整形外科における
理学療法

編集：アンチェ・ヒューター–ベッカー
Antje Hüter-Becker
編著者：メヒトヒルト・デルケン
Mechthild Dölken

日本語版監修：守安 健児／松尾 慎

翻訳：長谷川 圭／吉水 淳子

本書との出逢い

　ドイツ筋骨格医学会ボッパルトアカデミー「Deutschen Gesellschaft für Muskuloskeletale Medizin- Akademie Boppard」にて徒手医学を受講したのはかなり以前になる。当時、通訳を担当して頂いたのが、Gabriele Gerst先生であった。彼女から紹介された本が『Strukturen und Funktionen begreifen　Funktionelle Anatomie - Therapierelevante Details 1&2』（邦訳『からだの構造と機能Ⅰ＆Ⅱ』丸山仁司・監修、ガイアブックス刊）であった。訳書が出版されるまでの間、ドイツ語と格闘し、日々用いていた。その後、今回の原著にあたる『Physiotherapie in der Orthopädie』を紹介され、同じく手に取ることが多く、臨床と基礎を橋渡ししてくれる本であった。

　著者のMechthild DoelkenはDGMSMの理学療法士組織であるDAfPTの副リーダーを務められており、Thieme出版より多数の理学療法書籍を出版されており、臨床家、理学療法学生などから支持を得ている。

　日本にも多くの整形外科領域の理学療法に関係する本が出版されているが、基礎的知見と臨床との繋がりをこれほど明確に示してくれるものは少ないと思われる。

　言葉の壁により、良書であっても日本に紹介されない文献が多い中、今回訳本として刊行されることを大変嬉しく思うと共に、日本の理学療法の一助になることを願っております。

　本書の出版に際し、翻訳者、編集者をはじめ、出版に携わっていた頂いた方々に深くお礼申しあげます。

日本語版監修・守安 健児
朝日リハビリテーション専門学校

日本語版出版に寄せて

　私がこの本の筆者に師事を受けたのは、まだ徒手医学も理学療法診断についてもよく理解していない時のことであった。

　日本から有志のPT・OT10数名でドイツへ渡り、約1か月半に渡り徒手医学について講習を受ける機会があった。その中でドイツにおけるPTの役割、徒手医学の奥深さ、経験と知識の融合したPTの臨床診断について非常に強い衝撃を受けたことを今でも覚えている。

　その講習会のインストラクターの一人がこの本の筆者であった。

　その講義の中では経験からくる話はもちろん、それだけではなく常に理論的根拠、リサーチエビデンスについても提示し、我々を理解に導いてくれた。

　本書についてもその講習会の時に出合い、少しでも筆者の考えについて学びたいと思っていたが、ドイツ語の壁があり、恥ずかしながら十分には理解できていなかった。そんな中、本書が邦訳されることになり大変うれしく思う次第である。

　読者の皆様にも本書を読み進めていただければご理解いただけると思うが、序盤においては基礎医学を基にした障害像の解釈、中盤以降には整形外科領域から見た疾患像について、それぞれの症例提示がなされ、個別の治療プログラムについても解説されており、実際の臨床場面に則した造りとなっている。

　近年のリハビリテーション領域においては単位制限・期間制限などにより、より効果的なエビデンスレベルの高い治療が求められている。しかし、その要望に応えるためには理学療法評価を見直し、そこから導かれるものに対し、的確な治療を選択できることが必要である。

　この本を読まれた皆様方にとって、これからの臨床業務の一助になれば幸いである。

　また、本書の出版にたずさわっていただいた皆様方には深謝いたします。

日本語版監修・松尾　慎
宝塚医療大学

序　文

　理学療法の世界は転換期にある。理学療法士になるための門戸は大きく開かれ、専門性の高い学校の最初の卒業生は学士号を手に、職業生活の第一歩を踏み出した。専門教育の充実は着実に進んでいる。これらは理学療法士の教育にとって、何を意味しているのだろうか？

　まず、この職業の強み、ドイツ理学療法界がほかとは違う点に今一度目を向ける必要がある。では、ドイツの理学療法は一体何が特別なのだろうか。専門知識と能力の高さである。このことは、さまざまな比較で繰り返し証明されている。昔も今も、注意深いまなざし、強くしかしやさしい手、そして寛容な心が理学療法士のトレードマークである。国際的に開業資格と見なされる「理学療法学士」の称号は、私たちが実践的な能力を持つことを証明するが、一方では、全世界で主流となりつつある理学療法の専門化と高度教育化に追従するに必要な、学術的な基盤を提供している。

　私の"パートナー"が上梓した本書が、その何よりの証拠である。

　本書は、理学療法の全臨床分野において、診察と治療の実践的側面にこれまで以上の重点を置いた。その内容は教育課程だけでなく、とりわけ職業生活において重要となる実践的な内容となっている。学習は、3つのステップを通じて行う。まず、1つのテーマについて概説がある。次にそのテーマを基礎まで深く掘り下げ、最後には症例を通じて具体的な診察および治療の様子を説明する。注意書きや各章のまとめも、学習した内容を整理し、理解を深めるのに役立つ。

　本書の内容改善に貢献する鋭い質問やコメントは大歓迎である。理学療法テキストの再構成および出版においては、ティーメ出版、特にロージ・ハーラー・ベッカーの献身的な協力をいただいた。感謝の意を述べさせていただく。

　　　　　　　　　　　　　　　編者　アンチェ・ヒューター‒ベッカー

目次

1 整形外科系理学療法の特徴 ... 3

2 整形外科の主症状 ... 11

- 2.1 主症状としての痛み ... 11
  - 痛みを主症状とする患者に対する理学療法検査 ... 21
  - 痛みを主症状とする患者に対する理学療法 ... 46
- 2.2 主症状としての運動の変化—可動性の低下 ... 65
  - 可動性低下を主症状とする患者に対する理学療法検査 ... 78
  - 可動性低下を主症状とする患者に対する理学療法 ... 93
- 2.3 主症状としての運動の変化—可動性の亢進 ... 107
  - 可動性亢進を主症状とする患者に対する理学療法検査 ... 111
  - 可動性亢進を主症状とする患者に対する理学療法 ... 122
- 2.4 運動様式の変化 ... 132

3 静的症候群（姿勢に関する症候群）と機能障害 ... 159

- 3.1 概要：静的症候群と機能障害 ... 159
  - 静的症候群と機能障害の理学療法検査 ... 159
  - 静的症候群と機能障害の理学療法 ... 162
- 3.2 姿勢異常 ... 163
  - 姿勢異常の理学療法検査 ... 164
  - 姿勢異常の理学療法 ... 167
- 3.3 脊椎症候群 ... 173
  - 脊椎症候群の理学療法検査 ... 175
  - 脊椎症候群の理学療法 ... 194
- 3.4 腱障害（腱付着部症） ... 208
  - 腱障害の理学療法検査 ... 211
  - 腱障害の理学療法 ... 212
- 3.5 肩部腱障害 ... 213
- 3.6 棘上筋腱障害 ... 215
  - 棘上筋腱障害の理学療法検査 ... 215
  - 棘上筋腱障害の理学療法 ... 217
- 3.7 手伸筋腱障害（テニス肘） ... 221
  - 手伸筋腱障害の理学療法検査 ... 221
  - 手伸筋腱障害の理学療法 ... 223
- 3.8 下腿三頭筋（アキレス腱）の腱障害 ... 224
  - 下腿三頭筋腱障害の理学療法検査 ... 224
  - 下腿三頭筋腱障害の理学療法 ... 227
- 3.9 神経絞扼症候群と神経障害 ... 229
  - 神経絞扼症候群および神経障害の理学療法検査 ... 232
  - 神経絞扼症候群および神経障害の理学療法 ... 245
- 3.10 上肢の神経絞扼症候群と神経障害 ... 247
  - 上肢の神経絞扼症候群および神経障害の理学療法検査 ... 255
  - 上肢の神経絞扼症候群および神経障害の理学療法 ... 257
- 3.11 下肢の神経絞扼症候群と神経障害 ... 260
  - 下肢の神経絞扼症候群および神経障害の理学療法検査 ... 264
  - 下肢の神経絞扼症候群および神経障害の理学療法 ... 267

3.12 膝蓋骨の静力学的変化に起因する
　　 疼痛症候群 268
　　 膝蓋骨の静力学的変化に起因する
　　 疼痛症候群の理学療法検査 273
　　 膝蓋骨の静力学的変化に起因する
　　 疼痛症候群の理学療法 276

3.13 足の静力学的変化 278
　　 足の静力学的な変化の
　　 理学療法検査 286
　　 足の静力学的な変化の理学療法 . . . 289

4 構造的な位置異常 297

4.1 構造的な位置異常の概要 297
　　 構造的な位置異常の理学療法検査 . . 299
　　 構造的な位置異常の理学療法 300

4.2 脊椎分離症と脊椎すべり症 302
　　 脊椎分離症と脊椎すべり症の
　　 理学療法検査 305
　　 脊椎分離症と脊椎すべり症の
　　 理学療法 308

4.3 股関節の構造的な異常 312
　　 股関節の構造的な異常の
　　 理学療法検査 320
　　 股関節の構造的な異常の
　　 理学療法 324

4.4 膝関節の構造的な異常 327
　　 膝関節の構造的な異常の
　　 理学療法検査 330
　　 膝関節の構造的な異常の
　　 理学療法 332

4.5 脊柱側脊柱側弯症 335
　　 脊柱側弯症の理学療法検査 339
　　 脊柱側弯症の理学療法 345

4.6 足の構造的な異常 354
　　 足の構造的な異常の理学療法検査 . . 358
　　 足の構造的な異常の理学療法 359

5 関節症 363

5.1 関節症の概要 363
　　 関節症の理学療法検査 366
　　 関節症の理学療法 368

5.2 脊椎関節症 371
　　 脊椎関節症の理学療法検査 372
　　 脊椎関節症の理学療法 375

5.3 椎間板突出および脱出 388
　　 椎間板突出およびヘルニアの
　　 理学療法検査 398
　　 椎間板突出およびヘルニアの
　　 理学療法 405

5.4 変形性膝関節症 419
　　 変形性膝関節症の理学療法検査 . . . 421
　　 変形性膝関節症の理学療法 424

5.5 変形性股関節症 430
　　 変形性股関節症の理学療法検査 . . . 433
　　 変形性股関節症の理学療法 438

5.6 肩の関節症 449
　　 肩の関節症の理学療法検査 452
　　 肩関節領域の関節症の
　　 理学療法 457

6 運動器系の弾力性が低下する疾患 469

- 6.1 概要 469
  - 運動器系の弾力性が低下する疾患の理学療法検査 471
  - 運動器系の弾力性が低下する疾患の理学療法 473
- 6.2 無菌性骨軟骨壊死症 478
- 6.3 ショイエルマン病 478
  - ショイエルマン病の理学療法検査 .. 480
  - ショイエルマン病の理学療法 482
- 6.4 ペルテス病（若年性大腿骨頭壊死症）. 487
  - ペルテス病の理学療法検査 491
  - ペルテス病の理学療法 493
- 6.5 骨粗鬆症 497
  - 骨粗鬆症の理学療法検査 506
  - 骨粗鬆症の理学療法 510

7 炎症性リウマチ性疾患 517

- 7.1 強直性脊椎炎（ベヒテレフ病）.... 518
  - 強直性脊椎炎（ベヒテレフ病）の理学療法検査 521
  - 強直性脊椎炎（ベヒテレフ病）の理学療法 524

8 整形外科手術における理学療法の特徴 531

9 関節温存手術 545

- 9.1 下肢：股関節温存手術 545
  - 股関節温存手術における理学療法検査 549
  - 股関節温存手術における理学療法 552
- 9.2 下肢：膝関節温存手術（外反膝および内反膝の矯正骨切り術）....... 557
  - 外反膝および内反膝の矯正骨切り術における理学療法検査 558
  - 外反膝および内反膝の矯正骨切り術における理学療法 559
- 9.3 下肢：習慣性膝蓋骨脱臼の手術 ... 562
  - 習慣性膝蓋骨脱臼の手術における理学療法検査および治療 565
- 9.4 下肢：滑膜切除術 566
  - 滑膜切除術における理学療法検査および治療 566
- 9.5 下肢：足および足指の位置異常の矯正 568
  - 足および足指の位置異常の矯正における理学療法検査および治療 570
- 9.6 上肢：反復性肩関節脱臼の手術 ... 571
  - 反復性肩関節脱臼の手術における理学療法検査 573
  - 反復性肩関節脱臼の手術における理学療法 577
- 9.7 上肢：回旋筋腱板断裂後の手術 ... 583
  - 回旋筋腱板断裂後の手術における理学療法検査 586
  - 回旋筋腱板断裂後の手術における理学療法 588
- 9.8 インピンジメント症候群（肩峰下腔の狭小化）の減圧術 588
  - インピンジメント症候群の減圧術における理学療法検査 590
  - インピンジメント症候群の減圧術における理学療法 593

9.9	上腕骨橈側上顆炎の ホーマン法による手術......594		上腕骨橈側上顆炎のホーマン法による 手術における理学療法.......595
	上腕骨橈側上顆炎のホーマン法による 手術における理学療法検査.....594		

10　関節置換手術...........599

10.1	**人工股関節全置換術（TEP）**.....601		人工膝関節単顆・双顆置換術における 理学療法................626
	人工股関節全置換術（TEP）における 理学療法検査..............605	10.3	**人工肩関節**..............631
	人工股関節全置換術（TEP）における 理学療法................608		人工肩関節の理学療法検査....635 人工肩関節の理学療法......637
10.2	**人工膝関節単顆・双顆置換術**.....618		
	人工膝関節単顆・双顆置換術における 理学療法検査..............624		

11　関節固定術.............643

11.1	**脊椎固定術**..............644	11.3	**足関節固定術**.............658
	脊椎固定術の理学療法検査....649 脊椎固定術の理学療法......649		足関節固定術における 理学療法検査..............660
11.2	**股関節固定術**.............656		足関節固定術における 理学療法................660
	股関節固定術における 理学療法検査..............657		
	股関節固定術における 理学療法................657		

12　関節切除手術...........663

12.1	**股関節のガードルストーン手術**....663		股関節のガードルストーン手術における 理学療法................665
	股関節のガードルストーン手術における 理学療法検査..............664		

参考文献.................668　　**索引**...................679

---

*監修者注：
　ドイツ語からの訳語について日本語に相応しいものがないものがあるため、以下、解説する。
　「吊りなし」：Klein-Vogelbachの運動学に基づく用語で、自身の体の重さを重力に抗することなく動かすことを示している。例えば腰椎の屈曲伸展を座位で行うと重力の負荷がかかるが、側臥位で行うと重力に抗することなく動かすことを表している。
　「上跳躍関節」：距腿関節のこと。本書では基本的には距腿関節で表記している。
　「下跳躍関節」：距踵下関節と距踵舟関節のこと。
　「ディバーゲンス」：関節面同士が滑りながら離れていくこと。例えば椎間関節における屈曲時の関節面同士の動きなど。
　「コンバーゲンス」：関節面同士が滑りながら近づいてくること。例えば椎間関節における伸展時の関節面同士の動きなど。
　「モビリゼーション」：ドイツにおいては徒手療法で用いる手技だけでなく、早期離床で体を動かすことや歩行などの起居移動動作においても用いることがある。

1 整形外科系理学療法の特徴

1　整形外科系理学療法の特徴

　整形外科分野では、疾患の多くが慢性であり、症状が時間の経過とともに悪化していくケースも少なくない。整形外科系の理学療法における診断と治療の重点は運動器官である。診断と治療の対象となる部位は、大部分が結合組織(関節包、靱帯、筋組織、神経組織、筋膜など)で構成されている。

　生物は地球の引力の影響を受けている。引力があるからこそ体重があり、ほかの力が加わらない限り、身体は常に地表方向へ引きつけられる。そのため、人間が起立姿勢を保つためには、常に引力に逆らう力を動員する必要がある。人間が地表への引力に逆らう形で行う運動のほぼすべてにおいて、何らかの力が動員されている。これらの力が、身体構造にとって圧力や牽引などの負荷となる。そのような負荷・刺激は結合組織の栄養と組成にとって不可欠である。

　先天的な解剖学的異常（例えば股関節形成不全）では、こうした力が正常な関節とは異なった形で作用する。人体はこのような想定外の負荷にもおおむね対応できるようになっているため、特殊な負荷がかかっている状態でも障害が長期間現れない場合もある。しかし負荷の変化が継続した場合、身体構造に支障が現れ始める。そのため、整形外科分野に関連している痛み（疼痛）を伴う症状は、身体構造に対する負荷の変化に起因していることが多い。生体力学的な条件の変化により生じる過剰な負荷が痛みを引き起こすのである。

　しかし身体構造にかかる負荷が少なすぎる場合でも、長期的には痛みが生じることがある。本来、地球の引力圏での運動で生じるはずの結合組織への刺激が不十分だと、身体構造が退行し始めるからだ。そのため、負荷に対する抵抗力も弱まり、悪循環が始まる。

　整形外科における理学療法士にとって不可欠なのは、さまざまな身体組織の機能、生体力学、構造、栄養、そして解剖学に関する知識である。これらの知識は、運動や負荷の変化に対する身体の代償作用を認識し、それが患者にとって有益なものなのか、それとも有害なものなのかを判断するためにも欠かせない。

　理学療法士が、患者の運動様式を評価し、患者の身体構造にとってより効率的な負荷を考察する機会は極めて多い。しかしそのとき忘れてならないのは、人体が生存を続けるためには運動による負荷が不可欠だという事実である。患者の運動を、負荷が極力かからないように矯正することは、患者の運動および表現力に多大な抑制を強いることにほかならない。長期的に見た場合、そのような治療は逆効果となる。

例：ある患者が腰椎に椎間板手術を受け、セラピーを通じて「腰・背中にやさしい」かがみ方を習い、これを続けることを言い渡された。患者は自動車整備士で、3週間後には職場に復帰するつもりだった。彼は、職場でかがむ必要のある作業をすべて頭に思い描き、新たに学習したかがみ方を実行するのはほとんどの場面で不可能であることに気づいた。それに、同僚が彼の動きをばかにするだろう。療法士は患者が「腰・背中にやさしい」かがみ方のエクササイズに対するやる気を失っていることに気づき、彼にはコンプライアンスが足りないと考えた。

　この例からも、診断や治療の現場では、運動系にだけ注目していてはいけないことがわかるだろう。治療の現場では、患者だけでなく、療法士の態度や経験が重要となる。上記の例では、療法士が障害のある椎間板のことだけを考え、患者に対し実践不可能な動きを強制してしまった。

　患者のニーズを尋ねることなく、彼個人の置かれた状況に最適化した指導を行わなかったのである。治癒プロセスの説明がなかったため、そのようなかがみ方を一生続ける必要はなく、当該組織の負荷耐性が回復するまでの一時的な措置であることを、患者は知らなかった。回復が進めば、脊椎の運動を伴う日常的な運動をトレーニングする必要がある。動きを抑え、半ば固定した脊椎では、正常な運動パターンを実行することはできない。脊椎は十分に稼働する必要がある。どのような運動にも運動の実行

や制御といった側面がある。運動系の診断と治療ではそれらを無視することはできない。

この患者は自発的に彼の不安を発言することがなかった。療法士の指示に従わなければならないと考えたからだ。また、この療法士の態度が少し尊大だったため、気後れしていた側面もある。

療法士と患者の関係は患者のモチベーション、そして治療の成果に直接影響する。セラピーでは「コンプライアンス」が重要だ。この用語は「治療する医師の指示に対し、指示を受けた人物の活動が一致している度合い」と定義することができる (Hengeveld 2003)。一方でこの用語は、上の例にもあるように、「患者から療法士へ」の一方的な関係と理解されるリスクもはらんでいる (Kleinmann 1997)。実際のセラピーでは、患者と療法士の活発なパートナー関係が成立していなければならない。

コンプライアンスを最適化するために、療法士は意識的に情報戦略を立て、治療計画だけでなく、情報計画も患者とともに作成する必要がある。負荷と運動の変化を強いる疾患力学的なプロセスに関する理解を深める情報だ。このような情報を通じてのみ、患者における継続的な行動の変化を期待することができる。

また、自身の体調をコントロールするために、患者は理学療法だけでなく、セルフヘルプ戦略（痛みに対する対処法など）も必要としている。ある調査では、自己管理の方法を教わった患者では、治療過程に対する満足度が上昇するという結果も確認されている (May 2001)。

慢性の疾患を持ち、身体能力が持続的に抑制されている患者は、社会から身を引き、自身にかかる負担を軽減しようとする傾向が特に強い。そのような患者は劣等感を感じ、最終的にはうつ病を発症するケースも少なくない（膝を痛めて以来、もう何もすることができない）。

負荷をかけることも可能な限り避けるため、リハビリの進行だけでなく、負荷耐性や痛みの自覚にとっても悪影響が出る。負荷限界が低下し続け、身体の障害が思考の中心を占めるようになる。そのため治療では、身体に障害があるとしても、まだ十分な活動をすることができるという気持ちを患者に持たせることが肝心となる。また、自身の限界を知り、その維持あるいは拡大に努めることを、患者に教えることも大切である。

例：変形性膝関節症を患うある肥満患者は、膝の痛みのため階段を歩くことを避けていた。2階に住んでいたため、家から出ることも減り、生活は次第に孤独でさびしいものとなっていた。医者が処方した理学療法を行うため、療法士が彼女の自宅に通っていた。療法士は患者とともに階段に赴き、まず1つ目の踊り場まで階段を上った。患者自身、意外と簡単に上れたことに驚いていた。10段後、息が上がり、膝に軽い痛みも自覚したため、いすに座り、少し休憩した。その休憩中、患者はリラックスするための呼吸法を教わった。続けて、階段を下りる練習をした。この練習の成功を通じて、患者の階段に対する恐怖心が薄らいだ。宿題として、次の治療まで毎日階段を10段昇降するように指示した。その次の治療では、段数を少し増やした。患者は自身の限界を知り、それに対応する能力を獲得した。成功が、目標に到達するモチベーションを高める。1階分の階段を上り下りするためには、患者自身が前向きでなければならない。このようなトレーニングを通じて、この患者は自身の限界を伸ばす方法を学び、劣等感を和らげることができた。

■ 作用部位

理学療法は次の4つの分野に介入する：
- 運動系
- 運動の実行と制御
- 内臓組織
- 体験と行動

■ 主な症状

運動系の構造における負荷と負荷耐性の変化は、特定の病状に加えて、共通の症状も引き起こす：
- 痛み
- 可動性の変化
- 運動様式と運動の質の変化

これらの主症状が負荷耐性のさらなる減退を引き起こす。この悪循環こそが整形外科患者の特徴でもある。

主症状の発見が理学療法診断のカギであり、それをもとに各患者に最適な治療を考案する必要がある。

これら主症状は理学療法における4つの介入分野すべてに関連する。その関連を認識し、診断と治療に役立てることができる療法士だけが、医療における論理的思考や考察をマスターすることができる。そして病像だけを念頭に入れた、あるいは特定の治療法に固執する理学療法と決別し、代わりに患者の置かれた状況全体を考慮に入れた統合的な治療が可能となる。

理学療法の作用部位に対する主症状の影響（**表1.1**、**表1.2**、**表1.3**）

表1.1 運動系の痛み

運動系	内臓	行動と体験	運動の実行と制御
痛みが生じる組織 ■ 関節： 　— 関節包 　— 靱帯 　— 皮下軟骨 　— 骨／骨膜 　— 滑液包 ■ 筋： 　— 腱（付着部、圧痛点） 　— 筋腹（トリガーポイント、損傷筋線維） ■ 筋膜 ■ 皮膚と皮下組織（結合組織マッサージゾーン） ■ 神経構造（硬膜、脊髄神経、末梢神経）	痛みの原因： ■ 動脈（緊張の上昇に伴う小血管の圧迫に起因する虚血性疼痛など）：動脈の血流障害は運動系結合組織の栄養状態に影響し、耐性を低下させる。 　— 静脈：筋組織の緊張によるうっ血（斜角筋隙の前方） 　— 筋膜の緊張 ■ リンパ系（上記静脈を参照） ■ 臓器の交感神経支配が、運動系に痛みを放射し（胸椎の機能障害など）、皮膚と皮下組織における代謝に影響する（結合組織マッサージゾーン）。	■ 痛みは体験と行動に影響する。 ■ また、運動系の痛みは特定の行動戦略により影響を受ける： 　— 不安 　— ストレス（交感神経の活性化による筋緊張の上昇や侵害受容器の増感など） ■ 負傷の軽視による炎症の慢性化 ■ 慢性疼痛には、有益な警告シグナルとしての機能はなく、組織損傷との関連も失っている。このことが、痛みの場所や質にも影響する。 ■ 痛みが患者の日常を支配する（疼痛回避行動、運動不足、結合組織における悪循環）。 ● セラピーを通じて、患者は自分の痛みをコントロールする能力を獲得しなければならない。	■ 療法士は、疼痛という現象を理解するために、その発生機序を知る必要がある。 ■ 運動系組織における疼痛発生の神経生理学的側面（例えば、椎間板ヘルニアでは、後枝と前枝の支配領域、デルマトーム、支配筋を理解することが重要）。 ■ 神経根の圧迫による痛みと関連痛の区別。 ■ 慢性疼痛に対しては、理学療法のアプローチ法も変更する。 ■ 持続的な痛みは、特定の運動や運動パターンの回避につながる。 ■ 運動を避け、不動を続けると、皮質表現（cortical representation）が低減する。

表1.2 可動性の変化

運動系	内臓	行動と体験	運動の実行と制御
可動範囲の減少の原因 ■ 関節： 　― 関節包(エンドフィールの硬さ、牽引などの際の遊びの減少) 　― (脂肪などに起因する)関節面の滑りの減少により、関節内の転がりが増す。 　― 偏位(エンドフィールの硬さ、圧迫条件下では滑りも制限されることがある)。 ■ 筋短縮：反射性、および構造性の筋短縮。 ■ 筋膜：瘢痕や血腫による癒着。タンパク質は癒着を促進する。 ■ 皮膚、皮下組織(瘢痕などに起因)。 ■ 神経構造：神経内外の可動性。 ■ 可動性の亢進：過可動性と不安定性。 　― 過可動：運動制御は可能。 　― 不安定：運動制御は不可能(靱帯の損傷など)。	■ 運動系の可動性が低下すると、臓器の運動も減少し、その結果、局部の代謝(動脈、静脈、リンパ管)に悪影響が出る。 ■ 可動性の変化は運動系における血流にも影響する。 ■ 内臓結合組織間の癒着は、運動系の可動性に影響する(呼吸器疾患は胸部の可動性、胸膜の癒着などに影響)。	■ 可動性の低下により、日常生活における患者の自立性が失われる。欲求不満。 ■ 不安定性は、特定の運動に対する不安を呼ぶ(習慣的な肩関節の脱臼など)。 ■ ボディーランゲージも運動の一種。 ■ 感情も運動により表現される。 ■ 運動能力の低下は、患者の表現力の低下につながる。 ■ 運動の経験は、身体経験をなす。	■ 関節の不動状態は、関節感覚の変化を促す(例：運動と緊張の変化に対する関節内および筋内受容器の反応の低下：椎間関節の機能障害に起因する脊柱起立筋の緊張変化。 ■ 運動回避と不動による筋内および筋間の協調の変化。 ■ 運動回避と不動による皮質表現の変化(Kandel et al. 1996)。 過可動性と不安定性により、固有感覚も変化する(例：靱帯が断裂すると、関節の位置に関する受容器からのシグナルが欠如する)。

表1.3　運動様式の変化

運動系	内臓	行動と体験	運動の実行と制御
■ 身体構造の耐性の低下により、運動様式が変化する。 ■ 負荷に対応するため、身体が自然と適応を始める。 ■ 運動が不足することで耐性が変化し、負荷刺激の欠如により身体構造が変性する。 ■ 運動系における可動性の変化や痛みにより、患部を保護するために運動様式が変化する（例えば下肢に痛みがあり可動性が低下している場合、歩行、階段の昇降、起立／着座、靴や靴下の着脱にともなう挙動に変化が生じる）。 ■ 上肢の可動性の変化と痛みにより、物をつかむときや頭上での作業における挙動に変化が生じる（肩峰下疼痛症候群における有痛弧など）。 ■ 巧緻動作（手の障害など）。 ■ 腰椎と胸腰移行部における可動性の変化と痛みも、下肢の場合と同じ変化を促す。 ■ 胸椎と頸椎は上肢と頭部の運動に影響する。 ■ 頭部関節は平衡感覚に影響する。 ■ 可動性の変化と痛みに対処するため、補助具（松葉杖など）が必要となることもある。 ■ 生体力学に関する知識は、損傷組織の保護を目的とする代償運動の発生に関する理解を深める（例えば、デュシェンヌ歩行によりモーメントアームが短くなり、股関節に対する負担が軽減する）。 ■ 可動性の低下と痛みにより運動に変化が生じ、その結果、近隣組織に過剰な負荷がかかる。	■ 内臓の可動性の変化と痛みは、疼痛回避姿勢を誘発する（例えば、横隔膜の緊張の上昇は、障害のある側への側方屈曲を引き起こす）。 ■ 呼吸器疾患に伴う胸部の可動性の低下は、腕の運動と歩行に影響する。	■ 運動系に痛みがあると、患者は回避戦略を持つようになり、痛みに対する不安を理由に、可動最終域までの運動を避け、代償運動をするようになる。 ■ 跛行を恥ずかしい行為と見なす患者もいる。 ■「障害者」と見なされることを嫌い、補助具を拒む患者もいる。 ■ 感情も運動様式に影響する（例えば不安は筋緊張を高め、動きがぎこちなくなり、患者は肩をこわばらせる）。 ■ うつ状態の患者は運動が減り、姿勢も変化する。	患部をかばう行動は皮質下で制御されている。そのため、組織損傷が解消した後でも代償行動が存続することがある（例：股関節全置換術後の患者は、術前と同様の跛行を示すことが多い。「損傷した股関節を新しいものに取り換えたことを、大脳基底核が気づかない」）。

2　整形外科の主症状

2.1　主症状としての痛み　11

2.2　主症状としての運動の変化──
　　　可動性の低下　65

2.3　主症状としての運動の変化──
　　　可動性の亢進　107

2.4　運動様式の変化　132

2　整形外科の主症状

2.1　主症状としての痛み

■ 定義

- 痛みとは感覚だけでなく感情的にも不快な体験であり、顕在的なあるいは潜在的な組織損傷と関連している、またはそのような損傷そのものと見なすことができる（Merskey & Bogduk 1994）。
- 痛みとは身体事象の知覚であり、以下のような特徴を持つ：
  — 組織を損傷する刺激または組織を損傷する可能性のある刺激（侵害受容性刺激）を通じて生じる感覚
  — そのような侵害受容性刺激を伴う身体に対する脅威の経験
  — 侵害受容性刺激と身体への脅威を伴う不快な感情（Price 1999）

現実的なまたは潜在的な組織損傷に関連しているもののみを「痛み」と見なしているのではないという点で、上記の定義は斬新である。

整形外科患者の多くは痛みを抱え、そのため医師そして療法士のもとを訪れる。生活の質は持続的な痛みのために大きく制限され、ほとんどの患者は痛みの迅速な解消を医師と療法士に期待している。新しい痛みの定義では、この期待が重要な意味を持つ。

痛みの迅速な排除により、中枢の過敏化を避けることができる。繰り返し発生し長期間におよぶ痛みは、痛みに関連する中枢回路に変化を引き起こし、これを過敏にする。そのため求心性経路に変化が生じ、それが痛みとして知覚されるようになる。そして患者は組織に異常がなくなってからも、痛みを感じ続けるようになる。これが慢性痛の特徴である。

痛みの感覚は主観的なものであり、患者により大きな個人差がある。また、痛みの知覚とその処理の間には密接なつながりがある。痛みの知覚は心理・社会的な要因によっても左右される。つまり、痛みは思考や感情による影響を受ける。侵害刺激の位置や強度といった情報を伝達する神経経路は、感情や情動を伝達する神経経路とは異なっている。侵害刺激に対する反応には、この2つの神経系の両方が関連している。

整形外科の理学療法士が治療する患者は、急性の痛みを持つ場合も、慢性の痛みを持つ場合もある。

急性痛

組織の損傷、あるいは多かれ少なかれ身体にとって危険となりうる刺激が急性の痛みを引き起こす。この種の痛みは生体に対する警報と見なすことができるため、有益な痛みと理解することができる。急性の外傷だけが組織の損傷を引き起こすのではない。身体構造に生じた過剰な負荷が痛みの原因となることもある。急性の痛みは化学的、機械的、あるいは熱による刺激により生じる。刺激の源が存続する限り、急性症状も長期間持続することがある。

> 有益であるこの種の痛みも、それが長期間続いた場合、神経系の調節に誤作動を引き起こし、身体的な異常を引き起こすことがある。つまりその本来の役割を終えた後も、存続し続けることになる。

痛みに対する感受性が繊細すぎる場合（過敏症）、（例えば機械的な）無害な刺激も痛みとして知覚されるようになる。この無益な痛みは、慢性化した、または神経因性の痛みと呼ばれている。

慢性痛

慢性の痛みに対しては数多くの定義が存在している。国際疼痛学会（IASP）は、6か月以上持続するあるいは繰り返し発生する痛みを慢性の痛みと定義している（IASP 2004）。

しかし、組織の治癒という観点を定義に取り入れ

るほうが好ましいと思われる。正常な治癒過程を通じて本来解消しているはずの痛みが6か月以上継続したケースのみ、慢性の痛みと定義するのがより好ましいだろう (Linton 1996)。そう定義することで、例えば慢性の多発性関節炎などを抱える患者を、無益な慢性痛と区別することができる。しかしこの定義にも問題がある。この定義は先行する組織の損傷を前提としているからだ。慢性痛患者の大半では、このような先行損傷を確認することはできない。

近年、慢性痛に対する見方が変わってきている。痛みの期間ではなく、痛みの種類を定義の基準にする考えが定着してきたからだ。痛みは多くの場合、侵害受容的なプロセスからくるものではなく、「独自の規則」にしたがって発生していることが認識され始めている。ここでは心理的な側面が重要となる。痛みは組織損傷の反映であるだけでなく、それが善かれあしかれ患者にとって何らかの意味を持っているからだ。痛みに伴って得られたポジティブな経験すらも、慢性化を促進する要因になる。

例：
- ポジティブ：
  — 親密さの経験(徒手療法による接触)
  — 仕事からの開放
- ネガティブ：
  — 社会的孤立
  — 不眠

Linton (1999) によると、痛みと障害が慢性化するリスクをはらんでいる患者を見分けることが、筋骨格系の痛みに介入する療法士の最も重要な課題となる。彼は筋骨格系に痛みを持つ患者の多くが、慢性化のリスクを抱えていると主張する。

理学療法士は痛みの仕組みを理解し、治療に役立てなければならない。痛みの中枢やその経路、関連する神経細胞や相互的な化学作用を単に考察するだけでは不十分だ。痛みはより包括的かつ多元的に診断する必要がある。家族や職業生活といった患者の社会環境を考慮する必要があるし、また患者が痛みをどう経験しているか、痛みが患者にとって何を意味しているのかも理解しなければならない。同時に、患者に対し正しい説明と的確な予後予測を行い、最善の治療を可能とするためには、痛みを適切に検査・診断することも不可欠である。つまり、療法士にはさまざまなレベルの多元的な情報を治療に活用する能力が求められている (van den Berg 2000, 2001)。

痛みの次元

MelzackとWall (1996) は次の3つの次元を区別している：
- 感覚・分別的次元：痛みの領域、強さ、様式の知覚。
- 認知・評価的次元：痛みに対する患者の態度は、以前の経験や知識により左右される(例：セラピー中に痛みを感じた患者は、次回痛みがあるとそれを申告するのが早くなる)。
- 情動・動機的次元：痛みに対する患者の考えと感情的な反応(例：怒り、不安、恐怖、心配)。

これら3つの次元はどれも痛み体験にとって重要であり、その組み合わせが生理的なアウトプットを左右し、患者の痛みに影響する。けがや痛みに対するネガティブな考えは、自律系や神経内分泌系を刺激することがある。これもまた感覚系に対する負担となる。同時に、痛みに対し無意識に対処するため、運動パターンにも変化が現われる。

痛みは侵害刺激の知覚システムを構成する要因である。生体は潜在的な刺激の知覚やそれに対して反応するメカニズムを数多く有している (Wall 1997)：
- 逃避反射
- 痛覚
- 行動、学習、記憶(例：二度と膝をぶつけないようにするには、どうすればいいのだろうか？)
- 情動反応
- 自律性、呼吸性、内分泌性、免疫性の反応(例えば慢性の痛みを持つ患者は感染症に罹患しやすくなる)

痛覚に関連する心理社会的要因

心理社会的リスク要因は患者の感情や期待はもちろんのこと、患者と身の回りの環境の相互作用にも影響する (Kendall 1997)。職場での満足感、損害賠償額に対する期待、抑うつ的心理状態、あるいはパートナーによる過度な援助などが、患者

の症状の程度や痛みに対する態度にとって非常に大きな意味を持つことがある (Flor et al. 1990, Nicholas & Sharp 1999)。

患者が疼痛症状を通じて何らかのポジティブな体験をした場合、これが症状の改善の妨げとなることもある (Kendall et al. 1997, Nicholas & Sharp 1999)。症状が長引いているにもかかわらず、その原因が特定できない場合、患者の不安や心配が強まる可能性もある。そうした患者は自身の身体のみに関心を向けるようになり、痛みの強さに応じて生活を形作るようになってしまう。その結果、あらゆる感覚刺激に対して過度に反応するようになる。運動など、痛みを強める可能性のある活動をリスクと見なし、それらを避けようとする。患者は不安回避行動をとり、体をかばい、運動量を制限する。これが痛みに対する知覚を強め、痛みに対する許容力が低下する。近年の文献では、運動に対する不安が筋骨格系における慢性障害にとって最大の問題であるという見方も強まっている (Zusman 1998, Vlaeyen & Linton 2000)。

■ 痛みの分類

痛みは時間的な観点からも生理的な観点からも分類することができる。時間的な分類では専門家の間に統一的な見解は存在していない (p.11-12を参照)。

Waddell (1998)による時間的分類
- 急性の痛み：6週間まで
- 亜急性の痛み：6-12週間
- 慢性の痛み：3か月以上

ここで問題となるのは、痛みが組織損傷と直接的に関連している（急性）のか否か（慢性の痛みは損傷が治癒した後も、あるいは組織に損傷がなくとも発生することがある；Gifford & Butler 1999)という問題である。

組織損傷の再発や治癒の遅延により、6週間の急性期が過ぎた後も末梢の組織損傷により痛みが継続することがある。特に整形外科の分野ではこのようなケースが多い。例えば、あらゆる変性疾患は身体構造の耐性を持続的に低下させるため、さらなる組織損傷のリスクを伴っている。そのため痛みの時間経過を記録する際には、痛みの種類にも注目する必要がある。例えば痛みが持続しているのか、連日繰り返し発生するのか、あるいは頻繁なエピソードとして生じているのか、といった点に注目する (Waddell 1998)。

> 間欠的な痛みが確認できる場合は、痛みを引き起こす状況を見極める必要がある（姿勢や運動などの機械的影響など）。
> 持続的な痛みはむしろ炎症や中枢神経系の過敏化による慢性化に起因していることが多い。

生理的分類

痛みは3つの相に区分することができる：

第1相

原因となる刺激の発生と同時に痛みが発生する。通常、この痛みは特定の部位に明確に感じられ、刺激がなくなれば消えていく。つまり差し迫るあるいは発生した組織損傷と直接関連している。主に高速なAδ線維を伝わるため、鋭痛またはAδ痛と呼ばれている。AMPA（アルファアミノヒドロキシメチルイソキサゾールプロピオン酸）受容体を介して刺激は後角に伝達される。その目的は即時的な負傷の回避であり、そのため通常は痛みが逃避反射を引き起こす（熱いコンロに触れたときなど）。つまり警告あるいは保護のための痛みであり、その原因がなくなれば痛みもなくなる。

この第1の痛み経路は30m／secの伝達速度を持つAδ線維で形成されている。この経路は第1の痛みを引き起こし、第2の痛みを誘発する。Aδ線維は繊細な有髄線維であり、刺激に対して極めて迅速に反応する。主に皮膚内に存在し、位置の特定が容易な明確で刺すようなあるいは切るような痛みを伝える。

第1次末梢痛覚ニューロンの細胞体は結合組織に包まれ、ほかの感覚ニューロンとともに脊髄神経の後根内に脊髄神経節を形成する。その軸索は後角内で第2次ニューロンに接続し、その軸索は同じ髄節内で脊髄対側に交差し、新脊髄視床路（脊髄

視床路の外側部)で視床部の第3次ニューロンへ伸びている。

視床は間脳の一部を構成している。ここを通じて(嗅索を除く)すべての知覚神経路が大脳皮質に到達し、その軸索が痛みの感覚を引き起こす知覚領域につながっている。

第2相

この相で持続的な痛みが生じる。ここではおそらく無髄C線維が関連している。これが後角のNメチルDアスパラギン酸受容体(NMDA)を活性化する。そのためC痛と呼ぶことができる。刺激の発生とC痛の開始の間には時間的な隔たりがある。鈍い痛みで、その位置を特定するのも難しい。外傷による刺激がなくなった後も持続する。組織損傷で生じる化学物質や炎症がその主な原因である。C痛は負傷した組織にあまり負担をかけないようにするための合図と見なすことができるため、治癒を促す保護機能と理解することができる(Cervero & Laird 1991)。

この持続的で範囲を拡大する痛みが最も強く生じるのは関節である。続けて関節周囲の組織、内臓、筋肉、深部の筋膜、皮膚の順で弱くなる(Melzack & Wall 1996)。

この第2の痛みを伝達する経路は、3m/secの伝達速度を持つC線維で形成される。この線維は第1の経路に続いて活性化し、第2の痛みを引き起こす。小径かつ無髄の線維で、一定時間後鈍く焼けるようなあるいはドリルで穴を空けるような痛みを広範囲に引き起こす。旧脊髄視床路(脊髄視床路と脊髄網様体路の内側部)を通る。

第1相および第2相の痛みは、損傷組織を保護するための有益な痛みである。Aδ痛とC痛に関与する求心性神経は身体組織の受容器から始まっているため、これらの痛みは受容器痛と呼ぶこともできる。これらの受容器は侵害受容器と呼ばれている(侵害受容性疼痛)。

通常、侵害受容性疼痛は急性の痛みであるが、適応性の慢性痛として生じることもある。後者は組織の状態が悪く、弱まっているときに特に顕著となる。組織に異常が現われる疾患(炎症、関節リウマチ、あるいは関節症などの変性疾患など)では、筋骨格組織内に侵害受容性疼痛が発生する。

第3相

亜急性相から慢性痛に変わるのが第3相である。

数年前から、組織損傷が長期間におよぶと中枢神経系の機能にさまざまな変化が現われることを示す証拠が見つかっている(Mense 1999)。おそらく末梢の損傷部からのシグナルが脊髄に到達し、これが知覚情報の処理に変化をもたらすのだろう。この変化が進行した場合、傷が完全に治癒しているにもかかわらず、患者は痛みを感じ続けるようになる(Mense 1999)。つまり神経回路に変化が生じ、過敏化が進むのである。これが第3相の始まりとなる。この痛みは、損傷組織の保護という意味では無益である(不適応痛)。求心性経路が生理的に変化し、これが痛みとして知覚されるようになる。この相では末梢および中枢の感作により、急性の痛みが強くなる。

<u>末梢の感作</u>

組織の受傷後、炎症性の物質が発生し、これが末梢の感作を誘発する。損傷部には「感作物質の集まり」が生じる。

普通、末梢感作は本来なら反応が生じないような弱い刺激に対しても反応するように侵害受容器を敏感にすることに役立っている。また敏感になった侵害受容器は放電頻度も高まり、不活性受容器を覚醒させる。後者は炎症が発生した場合にのみ活性化する。炎症反応の調節のために、オピオイド受容体が形成され、その働きにより細胞の興奮が弱まり、炎症を促進するニューロペプチドが阻害される。理学療法介入(ソフトマッサージ、痛みの生じない程度の軽い運動、リンパドレナージュなど)を通じて、オピオイドの産生を高めることができる。こうして、亜急性段階で慢性化に対しポジティブに対処することができる。

損傷が治癒したにもかかわらず存続する慢性の痛みは、脊髄神経細胞の好ましくない学習に起因していると見なすことができる。痛みが広がる原因は神経シグナルが正しく解釈されないことにある。

個別神経細胞による学習の主な特徴は、外界からの刺激をきっかけに細胞の機能が持続的に変化

することにある。このような仕組みは可塑性と呼ばれている。神経の可塑性は、痛みの研究において非常に重要な要素となる。最近では、神経細胞の可塑的な変化を痛みの慢性化を説明するカギとして見なすことが多い（Mense 1999）。

中枢感作

痛みの求心性神経は後角を経由する。後角領域は、一次求心性神経興奮性放電、脊髄内におけるニューロンの興奮や抑制、あるいは下降調節などの働きが集中する部位である。そのため、はしゃぎ回る子どもたちに満ちた部屋のように、最も声高のシグナルだけが認識される。

感作物質に満たされた部位における末梢感作が、末梢組織からのシグナルを強化する。この仕組みを通じてシナプスの強度が一時的に上昇し、後角内の不活性の受容ニューロンが活性化する。その結果、末梢ニューロンの受容野が増大し、普段は無害な感覚すらも痛みとして知覚されるようになる。そして最終的には、脳へ強力なシグナルが送られる。

中枢感作の仕組みでは、後角細胞内のグルタミン酸受容体NメチルDアスパラギン酸（NMDA）の活性化を通じて、後角の感受性が強まることが変化の中心となる。グルタミン酸、一酸化窒素、そしてサブスタンスPが過活性を引き起こす（Ren 1994）。NMDA受容体は脊髄と脳細胞のニューロン細胞膜に分布し、当該ニューロンを活性化する役割を担っている。学習および記憶タスクで重要な役割を発揮し、長期記憶への保存に関与している。この仕組みを通じて、慢性の痛みにおける疼痛記憶の発生を説明することができる。

後角における中枢感作により、身体組織の振動や接触そのものだけでなく、本来は接触あるいは振動刺激を伝達する敏感なAβ線維がもたらすシグナルも、痛みとして知覚されるようになる。この時期、患者は（マッサージや徒手療法など）セラピー中に体に触れられることを心地よいとは感じなくなる。

このような痛みの発生には、痛み知覚の認知・評価的な側面や情動・動機的な側面など、さまざまな要素が関連している（p.12を参照）。また、神経構造の損傷も、このような不適応痛覚を引き起こすことがある。ここでは、神経組織を包む結合組織の損傷が、まず第1および第2相の痛みを誘発する。しかし軸索自体の損傷が、軸索内にインパルスを誘発することもある。そのため普段は生じない場所にインパルスが生じることになる。通常の場合、痛みが生じるのは受容体または神経終末だけである。

末梢神経の軸索鞘は疼痛刺激の生成ではなく、伝達のために存在している。この軸索における刺激は中枢神経系に送られ、痛みとして知覚される。つまりこれは神経因性疼痛と言える。炎症メディエーターと交感神経線維が、損傷部位の神経線維に病的な興奮を呼び起こす。健全な神経線維はアドレナリン受容体を含んでいないが、損傷した神経はこれを生成することができるため、そのような神経は交感神経刺激を感知するようになり、交感神経が痛みを維持することが可能となる。

例：窓を開けると警報器が作動するのと同様に、侵害受容性疼痛でも窓につながるケーブルのショートにより警報器が作動する。

> これら3つの相が連続している場合もあれば、そうでない場合もある。痛みが第1相で終息することもあれば、第2相の痛みに発展し、最終的に中枢系の感作を通じて第3相の慢性痛になることもある。しかも先行する第1および第2相なしに、第3相が始まることもある。

■ 痛みの発生、伝達、処理のレベル

侵害受容器が存在する組織ならどこにでも痛みは発生する。そして侵害受容器は、軟骨と脳をのぞくあらゆる組織に存在している。侵害受容器とは、有害な刺激をコード化し加工する神経細胞のことである。侵害受容系は末梢と中枢の2つの体系で成り立っている。覚醒時にこれが活性化すると、主観的な痛みが感じられる。

その原因を基準に、痛みは生理的疼痛（健常組織における有害刺激に対する警告）、病態生理学的疼痛（臓器疾患）、神経因性疼痛（神経細胞や神経線維の損傷）に区別することができる。

■痛みの原因

- 組織の機械的な損傷：圧力や張力による身体組織の負荷
- 熱刺激：＋45℃以上
- 化学的刺激：損傷した細胞から流出するカリウムイオン、組織の崩壊や炎症反応により生じる物質など（例えば、プロスタグランジンは侵害受容器の感度を増強する）
- 精神状態：患者の個人的な状況（ストレス、悩み）は痛みに対する感覚や処理能力を大きく左右する（痛み知覚の認知・評価的および情動・動機的側面、p.12を参照）。
- 通常、侵害受容器は組織内の細動脈の周囲に存在し、そこには交感神経の遠心路も走っている。これが化学物質（ノルアドレナリンなど）を放出することにより、侵害受容器の感受性に変化を引き起こすこともある（Gifford 2002, 2003）。
- 侵害受容器の刺激閾値が低下し感受性が高まると、組織が敏感になり（末梢感作）、場合によっては痛みが生じる（C痛）。刺激閾値の低下は組織の保護に役立ち、治癒を促進する役割を持つ。

侵害受容器

侵害受容器は痛みの警報器（ダメージ報知機）と見なすことができる。

侵害受容器の位置と仕組み

侵害受容器は軟骨と脳以外の以下の組織に分布している（軟骨下層には存在）：
- 骨
- 筋
- 腱と腱鞘
- 滑液包
- 神経
- 血管
- 皮膚と皮下組織

侵害受容器の刺激

侵害受容器は一次求心性神経であり、自由神経終末と低速な軸索を有している。自由神経終末は微小で無髄である。終末は部分的にシュワン細胞で覆われている。あるいは周辺組織内に直接接続していることもある。刺激の受容以外にも、自由神経終末にはメディエーター（サブスタンスPやグルタミン酸など）を神経線維から放出する役割がある。

侵害受容器の細胞体は脊髄神経節をなす。軸索原形質輸送を通じて、細胞体の物質が細胞内から終末へ、あるいはその逆へと輸送される。細胞体は神経終末と同様の受容特性を持っている。侵害受容器は、それがメディエーターを生成することができるか否かで分類することができる。ここでいうメディエーターとは、サブスタンスPのようなニューロペプチドのことである。

侵害受容器は人体の警報器であり、組織の損傷を知らせる役割を持つ。侵害受容器に一定以上の刺激が加わった場合、これがきっかけとなり痛みを知覚する。基本的に、侵害受容器の刺激閾値は高く、そのため強い刺激にしか反応しない。

ただし、器官や組織により、その閾値の高さは異なっている。器官や組織により危険と見なされる機械的、熱的、あるいは化学的刺激の強度が異なっているからだ。ほかの受容器と同様、膜電位の低下により侵害受容器は活性化する。膜電位は侵害受容器に多数存在し、それぞれ異なった刺激に反応するイオンチャネルの開放によって低下する。侵害受容器の刺激閾値は変化することが可能で、さまざまな要因により低くなる。感作が進むと、刺激閾値が無害な刺激の領域にまで低下することもある。

侵害受容器の多くは、知覚を伝える求心性の機能だけでなく、組織内のプロセスに影響する遠心性の機能も備えている。この遠心作用は、神経終末からニューロペプチドが放出されることで引き起こされる。このニューロペプチドがほかの細胞を刺激し、例えば血管の拡張や血管透過性の上昇を誘発する。

また、肥満細胞の脱顆粒が生じることもあり、そのため炎症メディエーターが放たれ、その結果侵害受容器の感度が上昇することもある。神経終末からメディエーターが放出された場合、基本的に神経性の炎症が発生する。これが炎症の主な発生機序となる。

侵害受容器の働き

- 痛み知覚の発動

- 体幹、四肢、眼部、咀嚼機構の運動ニューロンに対する作用
- 筋機能に関与するγ系に対する作用
- 心血管系と呼吸器系に対する作用

「ダメージ報知器」という言葉が、侵害受容器の役割をよく表している。侵害受容器のことを「痛み受容器」と呼ぶこともあるが、この用語はこの受容器の多彩な働きの一部しか表現していないため適切ではない。

侵害受容器の応答様式の分類
1. ユニモーダルおよびポリモーダル侵害受容器
ユニモーダル侵害受容器：
- 有害刺激の単一の種類（機械的、化学的、熱的）にのみ反応
- 一つの種類の刺激だけでも興奮
- 次の刺激に対してインパルス率が上昇：
  — 有毒・機械的（組織に対する過度な圧力や張力、半月板損傷など）
  — 有害・熱的（45℃以上の熱、熱いコンロに触れた場合など）
  — 有害・化学的（炎症メディエーターによる刺激など）

ポリモーダル侵害受容器：
- 複数種類の刺激に反応
- 複合的な刺激にのみ興奮
- 次の刺激に対してインパルス率が上昇：
  — 有害・機械的＋熱的
  — 有害・機械的＋熱的＋化学的

> 痛みを誘発する刺激にはたくさんの種類があり、複合的に発生することが多いため、ポリモーダル受容器の存在は有益である。

2. 一次機械非感受性（サイレント）侵害受容器
この受容器は通常、侵害刺激には反応しない。しかし炎症により感作され、ポリモーダル侵害受容器と同様の活性を示すようになる。炎症でサイレント侵害受容器が活性となると、機械や熱的な刺激にも反応を示すようになる。しかも研究を通じて、このサイレント侵害受容器が感作された場合は、痛みの知覚と同様の放電挙動を示すことが確認されている

(Weiß Schaible in Scherfer 2003)。

侵害受容器の感作は組織内の炎症メディエーターが誘発する（プロスタグランジン、ブラジキニン、セロトニン、ヒスタミンなど）。

3. 非侵害受容ニューロン
非侵害受容ニューロンは侵害受容器ではなく、痛みを伝達し、有害な刺激に応答することもできるニューロンである。

侵害受容器における応答様式の変化
侵害受容器の応答様式は変化することがある。例えば組織の炎症により、炎症メディエーター（ヒスタミン、ブラジキニン、セロトニン、プロスタグランジン）の合成と放出が増加し、以下に示すような侵害受容器の感作が進む：
- 機械的および熱的刺激に対する興奮域値が炎症により低下し、普段は無害な刺激に対してもインパルスを発するようになる。
- 侵害受容器のインパルス頻度が上昇する。
- サイレント侵害受容器において、機械的な刺激でインパルスが発生するようになる。
- 求心性神経繊維が損傷した場合、侵害受容器は交感神経系の伝達物質（アドレナリンなどの物質）により活性化される（それらがアドレナリン受容体を形成するため）。

■ 痛みインパルスの伝達

侵害受容プロセスでは、侵害受容インパルスが侵害受容器の軸索から脊髄へ、そしてそこから脳幹を経由して皮質へと伝達される。脳の高次構造において、主観的な痛みが知覚される。

侵害受容器の軸索
- Aδ線維：細い有髄線維で、刺激に対する反応が早く、主に皮膚に分布している。これが発する痛みは明確で、刺すようなあるいは切るような痛みであり、その位置の特定が容易である（一次疼痛）。
- C線維：細い無髄の線維で、時間差を持って鈍く焼けるようなあるいはドリルで穴を空けるよう

な痛みを伝える。位置の特定は難しい（二次疼痛）。

脊髄レベル

後角における回路を通じて、さまざまな形で求心性インパルスの処理が行われ、痛みに変化が生じる。組織損傷は、高速で痛み部位の特定が容易なAδ線維と、低速で痛み部位の特定が困難なC線維を通じて、脊髄後角にある第1の回路に伝達される（Wolff 1996）。

求心性線維は、スウェーデン人ブロール・レクセドが1952年に定義しIからVIまで番号付けした脊髄後角のラミナ（層）に接続する（Fruhstorfer 1996, Melzack & Wall 1996）。Aδ線維とC線維は、第Ⅰおよび第Ⅱ層（ローランドの膠様質）に到達する。Melzack & Wall（1996）は、ここには痛みの処理に関連する抑制性介在ニューロンも存在すると考えている（図2.1）。

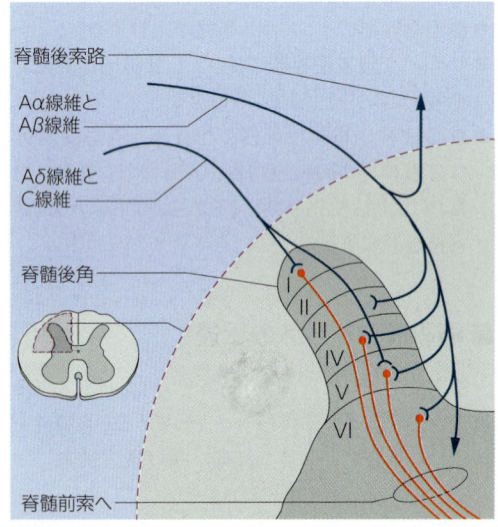

図2.1　レクセドの層を含む脊髄後角の仕組み

Aδ線維の一部は第Ⅴ層に到達する。第Ⅲ層と第Ⅳ層には、大経のAβ線維でなる低閾値求心性神経にも反応する細胞が存在している。筋や関節から伸びる低閾値の求心性神経は第Ⅵ層で終了する（Fruhstorfer 1996, Melzack & Wall 1996）。

後角内には3種類の細胞が存在している（Melzack & Wall 1996）：

- 第Ⅲ層と第Ⅳ層に存在する低閾値の求心性Aβ線維のみに反応する細胞
- 高閾値な小径のAδおよびC線維のみに応答する細胞（特定の侵害受容ニューロン）
- 両種の求心性神経に応答することができるため、多受容性細胞または広作動域細胞（WDR細胞）と呼ばれる細胞。この種の細胞は無害の刺激に対しては低い放電頻度で、有害な刺激に対しては高い放電頻度で応答する。無害の刺激にも反応するよう刺激閾値は低く、そのため興奮しやすい。

侵害受容ニューロンとWDR細胞の感作は、中枢感作にとって重要な役割を果たす。長時間持続する侵害刺激が侵害受容に反応する受容器の増強を促進し、後角領域にアミノ酸、グルタミン酸、プロスタグランジン、あるいはサブスタンスPなどのペプチドの放出を促す。これらの物質が後角の過酸化を引き起こす。

これ以外にも中枢における過度の感作には、後角（暗細胞）における抑制性介在ニューロンの死滅、ならびに脊髄視床路の線維につながる求心性の機械受容神経の発生も関連しているとの仮定も成り立っている（Zusman 1998）。このどちらも結果として痛覚神経の増強を引き起こす（Zusman 1998）。

後角の過酸化により、痛みを抑制する介在ニューロンが損なわれる。一方、侵害受容に関連する特定のニューロンが活性化する。これら特定の介在ニューロンはWDR細胞を刺激し、侵害刺激に対して感作することを通じて、皮質に通じる「ドアを開放する」（Butler 2000）。

後角の侵害刺激により、脊髄内の運動ニューロンと側角の自律ニューロンが刺激を受ける。この機序を通じて、痛みに付随する運動・自律的な反応（筋緊張の上昇）や自律的反応（血行の変化や発汗）を説明することができる。

従来の神経学では、痛みは前外側路（外側脊髄視床路、脊髄中脳路、脊髄網様体路）を伝わると考えられている。これらの経路には侵害受容線維だけでなく、非侵害受容線維も存在している。さらに、脊髄視床路の背外側部やリサウエル路も重要である。

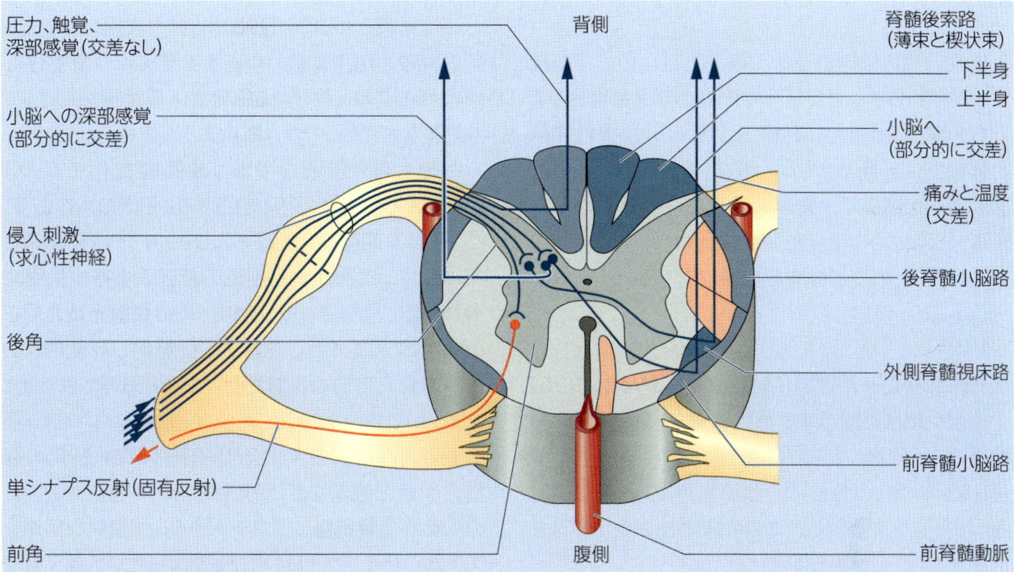

図 2.2　脊髄および神経路の断面

Gifford（2000）によると、痛みだけに特化した経路は存在しない。つまり、痛みの刺激はさまざまな経路を通じて脳に到達することができる（図2.2）。

中枢レベル
脳幹
ここでは網様体が重要な役割を担う。網様体は侵害刺激に対する運動、自律、そして情動反応の伝達に関与している。脳幹内に存在するニューロンが網目状に集まった組織で、数多くの化学ニューロン系と反射中枢を含み、覚醒程度などに関与している。

特に延髄と中脳において脳幹の網様体と中脳水道周囲灰白質に接続するニューロンが重要であると思われる。これらはモルヒネに似た作用を発揮する内因性の物質を産生するため、痛みを抑制する働きを持つ。このような物質は、脳下垂体で作られると考えられる（Benedetti 1997）。この領域が活性化すると、侵害刺激の後角への伝達が抑制される。

- 視床：視床は伝達されてきた侵害刺激を知覚、運動、あるいは内臓反射運動の中枢に連絡する重要な部位である。また視床部は、痛みを知覚する大脳と体性求心性神経とを結び付け、いわば「意識への入り口」をなす。視床核群の一部は外側視床皮質系の痛み処理系とつながっている。この処理系が痛みの感覚、位置、持続時間、そして強度を解釈する。
- 大脳（新皮質と辺縁系）：大脳皮質は痛みの知覚、区別、位置特定、評価、ならびに能動的な反応に関与し（認知的側面）、辺縁系は苦痛に特性を付与する（情動・感情的側面）。視床核群が体性感覚皮質領域からのフィードバックを受け取る。

可塑性
強い痛みが繰り返し生じた場合、中枢神経にいわば「痛みの記憶」が生じる。新しい痛みインパルスが生じると、以前の類似した痛みを「思い出し」、そのため痛みが実際よりも強く感じられるようになる（Gifford 1999）。脊髄上位（脊髄、脳幹、視床）だけでなく、体性感覚皮質の大部分も可塑性を有している。

可塑性の仕組み
- 脱抑制：疼痛抑制の減弱
- 長期的増強（学習）：体性感覚受容が反復する刺激により増大
- 樹状終末および軸索終末の発生

慢性の痛みは思い込みの産物ではない。それにもかかわらず、セラピー中患者の訴えに驚き、これを信じようとしない療法士が多い。慢性痛は機械的に分類できない。中枢神経における複雑な順応を通じて、痛みの処理に変化が生じている。このような変化を完全に元に戻すことは難しく、そのため患者は痛みを感じ続ける。

ゲートコントロール理論(Melzack & Wall 1996)

圧力や接触に関与する神経線維(有髄線維＝Aα線維、Aβ線維、ならびにAδ線維の侵害受容に関連しない一部)の分枝は、髄節後角にある第2の痛みニューロンに接続し、ここに抑制性のシナプスを形成する(求心髄節性抑制)。

機械的刺激(マッサージ、経皮的末梢神経電気刺激など)は、上記の線維を刺激するため、痛みニューロンの活性を静める。この原理は、侵害受容性の痛みに対する抑制手段として応用することができる。しかしこれは、中枢神経系の変性に起因する慢性痛に対しては効果がないだけでなく、これらの患者は機械的な刺激を疼痛刺激と解釈するため、痛みが増強することもある。

特定の疾患(多発性神経炎など)では、圧力と接触に関与する大経線維が無髄化し、その活性を弱めるため、髄節後角の第2痛みニューロンによる抑制作用も弱まる。この種の疾患における痛みは、この仕組みで発生していると考えられる。

■ 療法士と患者間の関係とその戦略

痛みの経験は末梢組織における侵害受容の結果であるだけでなく、中枢神経系の下行路によっても影響を受ける。痛みの発生における知覚や情動の側面において、皮質におけるプロセスが重要な役割を果たす。痛みは神経ネットワークにおけるさまざまなプロセスの結果であり、そのため組織に障害がない場合でも発生することがある。したがって認知、感情、社会、文化、活動などの側面が痛みの経験において重要な要素となるという考えが定着してきた(Hengeveld 2003)。

この認識をもとに、医療の研究や実践においても新しい考えが生まれつつある。その1つが生体心理社会モデルと呼ばれるもので、理学療法にとっても重要な考えとなりつつある。

中でも最も重要なのは「成熟有機体モデル」(MOMモデル、Gifford 1998, 2000)であり、ここでは人間はインプットおよびアウトプットの影響を常に受ける動的かつ可塑性の神経系を持つ生物有機体として理解される。環境からの情報が絶え間なく体内に取り込まれ、生理的、感情的、認知的、および社会文化的な影響を受けながら処理される(インプット)。その結果として、生理的なプロセス(筋緊張や自律反応の変化など)や身体活動(特定の運動の回避、逃避など)が発動する(アウトプット)。このモデルの特徴は、システムからのアウトプットがシステムへのインプットに再び影響するという考え方である。そのため痛みの経験は動的なプロセスであり、痛みによる障害が認知や情動、あるいは活動の直接的な結果として発生することになる。

つまり生物学的・医学的視点のみに基づいて患者を治療しても意味がない。認知のレベルを過小評価してはならない。患者は痛みの原因、許容の限界、痛みを左右する要因に関する情報を必要としている。こうした情報を提供するためには、理学療法士は痛みに関する高度な知識を持ち合わせていなければならない。さらに、活動やトレーニングの計画的な実践により身体意識を高め、疼痛回避活動を調整することを通じて、アウトプットにも介入する必要がある。

痛みの治療に生体心理社会的なアプローチを応用するには、患者の心理・社会的な側面に対する療法士による深い洞察も欠かせない。一般に、この点が意識されることはほとんどない(Hengeveld 2000)。

痛みの治療では、障害(身体の構造と機能)そのものの治癒だけではなく、患者の活動や社会参加にも重点を置く必要がある。診断の際には、運動器官に加えて活動と経験も考慮する。

理学療法士は解剖学的見地から組織の働き、痛み、苦悩、障害を、そして生体心理社会的見地から痛みの経験と様式を分析し、これを治療に役立てる必要がある(Hengeveld 2000)。これがクリニカ

ルリーズニングの第一歩であり、こうして痛みだけを緩和し、かわりに障害を残す一方通行の治療に別れを告げることができる。このような一元的なアプローチは、痛みの治療にとっては役に立たない。

もちろん身体の構造と機能、さらに患者の運動に関する理学療法診断と治療もおろそかになってはいけない。身体構造における侵害受容性疼痛に対処する治療法（徒手療法、マッサージ、電気療法など）に加え、患者との間にいわゆる「コーピング戦略（対処戦略）」を立てる必要がある。

ここでいうコーピングとは、人が日常生活の困難に対処する方法を意味している（Waddell 1998）。療法士は早い時期にコーピング戦略に関する知識を提示し、患者が日常生活のさまざまな場面で痛みと体調とどうかかわることができるかを伝える必要がある。急性期にこのような戦略を正しく立てることで、痛みの慢性化を防ぐことができる（例えば、痛みのない部位の運動は治癒を進め、オピオイドなどの鎮痛物質の放出をうながす）。

患者の多くは受動的なコーピング戦略（服薬や安静など）しか持たないため、慢性化が進んでしまう（Wittink & Hoskins 1997）。完全に受動的な理学療法（マッサージなど）も、慢性化を促進する。いたわりすぎても、患者は受け身な姿勢になってしまう。

痛みを自分で左右する方法を習得できれば、患者の運動に対する不安が次第に解消する可能性が高い。不安は痛みの急性期にも生じ、治療にとって不都合な影響を持つことが多い。不安をなくすことができれば運動を回避する態度は弱まってくる。

また、組織の損傷機序や治癒過程の詳細を理解することによっても、患者の運動に対する不安は弱まる。運動により（椎間板などの）再生能力がいかに変化するのか、痛みが神経とどう関連し、どのように発生するのか、患者はこういった情報を必要としている。もちろん、患者がこれらの情報を正しく理解したか確認する必要もある。

> つまりセラピーを通じて、患者が痛みの原因をどのように理解しているか、そして今後それにどう対処していくつもりなのか、調査することが欠かせない。

生体心理社会的な考えが理学療法に応用されるようになってからまだ日が浅い。そのため、この点にばかり注目し、病理学的側面がおろそかにされる、あるいは堅実な徒手療法が敬遠されるリスクも高い。

理学療法士にとって、徒手療法は特別な存在である。慢性の痛みに対する治療では、純粋な徒手療法は第一選択ではあり得ないが、それでもその存在を忘れてはならない。患者とともにあらゆる側面を考慮に入れた包括的なクリニカルリーズニング戦略を構築した上で、適切な治療法を適切な時期に運用する能力を持つ者が、プロフェッショナルな療法士である。

●痛みを主症状とする患者に対する理学療法検査

> 本章では、痛みの診断に特化した診断法を考察する。可動性や運動様式の検査は整形外科系理学療法に欠かせない要素であるが、これらはもちろん痛み患者にも応用することができる。

患者の痛みを理解するためには、詳細な問診が欠かせない。体温や体重あるいは運動能力とは異なり、計測が不可能であるため、患者の痛みを把握し記録することは容易なことではない。物理的な計測単位も存在しない。

また、患者における痛みの知覚や様式はさまざまな要因により左右されるという事実も、診断を困難にする一因となっている。肉体的な状況だけでなく、心理的な要因も症状に影響を与えているケースも多い。痛みに対する理学療法診断では、肉体と心理の両側面を考慮に入れ、適切な治療法を考案する必要がある。

急性の侵害受容性疼痛に対する治療コンセプトでは、機械受容器レベルに介入する治療法が中心となる。その主なものはハンズオンセラピー（徒手療法、マッサージなど）である。慢性の痛みに対しては、異なった治療戦略を立てる必要がある。ここでは患者のマネージメントが重要となり、ハンズオフ型（徒手的でない）治療法を利用することが多くなる。例えば患者は運動に対する恐怖を克服する必

要がある。

　適切で詳細な診断は患者に「私の訴えに誠実に取り組んでくれている」といった気持ちを芽生えさせる。こういった感情は、療法士と患者の信頼関係に不可欠である。患者の多くが、痛みがあるふりをしているだけだと思われていると感じた経験がある。特に慢性の痛みは症状が変動しやすく、純粋に構造的な破損として分類することができず、治療しても速やかな改善が見られないことが多いため、医師や療法士に不満がつのり、最終的には患者に不信感を抱いてしまうことすらある。

　初診の終わりには、療法士はクリニカルリーズニングを応用し、運動障害の中心とその発症原因に関する推論を立てる必要がある。そしてその推論に基づき予後予測を立て、リスク（レッドフラグ）を認識する。

　さらに、患者の個人的な障害体験に対する仮説も試みる。ここでは心理社会的な要因（イエローフラグ）も診断書に記録する。これには患者の感情や期待だけでなく、患者と環境の相互作用も考慮する（Kendall et al. 1997）。

例：

1. レッドフラグ

　レッドフラグとは深刻な疾患の存在を示唆する徴候のことである。レッドフラグが確認できた場合、療法士は患者を主治医のもとに送り、主治医と情報交換するのが好ましい。

　以下の徴候は、深刻な脊椎疾患の症状である可能性があるため、特に注意が必要となる：

- 苦痛が始まったときの年齢が20歳未満、または50歳以上（合併症にも注目）
- 発熱
- 短期間での体重減
- 機械的な原因のない進行性の痛み
- 重度の外傷、転倒
- 強度の夜間痛（炎症の疑い）
- 臥位になると強まる痛み
- 広範な神経性の障害（感覚や力の弱化）
- がんの既往歴
- 機械的な変化や原因の確認できない胸部の痛み

2. イエローフラグ

　イエローフラグは患者の痛みを左右するような心理社会的要因や合併症のことであり、痛みの慢性化を促進する可能性がある。

- 治療結果に対する不安
- 将来に対する不安
- 職場での不満
- 極度に思いやりのあるパートナー
- 損害賠償に対する期待（交通事故の後など）
- うつ症状
- 落ち着きのなさ
- 付随的な診断（糖尿病など）による神経系や治癒に対するネガティブな影響
- 運動に対する不安
- 受け身な態度（頻繁な医師の交換など）。

■ 問診

痛みの特徴

痛みの部位

　痛みを感じる部位と発生した部位は、必ずしも同一ではない。組織の損傷部位から離れた場所で痛みを感じることもある。臨床像を複数の構造に関連づけることが可能なケースもある。痛みの広がり方は、その原因となる構造により異なっている。

例：

1. 脊髄神経根の圧迫

　脊髄神経根が損傷すると、それに対応する皮膚領域（デルマトーム）に痛みが生じる（第5.3章を参照）。

2. 伝達する痛み

　内臓の痛覚線維は脊髄後角内において、皮膚領域の痛覚線維と同じ中間ニューロンにシナプスを形成する。内臓の一部が損傷した場合、患者は主に皮膚に痛みを感じる。これは中枢神経系が痛みの原因を主に外傷によるものと認識し解釈するからである（例えば、心筋の虚血性刺激では左腕に痛みが現われることが多い）。損傷した内臓からの神経が接続する髄節と同じ髄節に属する皮膚領域に痛みを感じる。このようなゾーン（領域）は、発見した

神経学者の名をとって「ヘッドゾーン」と呼ばれている（Head 1848）。結合組織マッサージなどの理学療法は、この仕組みを利用して皮膚領域から内臓へと働きかける。

3. 転送された痛み（関連痛）

脊椎椎間関節の機能障害は、その障害部位にしたがい肩・上肢（頸椎）または骨盤・下肢（腰椎）の支配領域に関連痛を引き起こすことがある。

Fukuiら（1996）による頸椎の研究（図2.3）：まず、患者の椎間関節に造影剤を注入し、痛みの強化を誘発した。次に局所麻酔により痛みを取り除き、さらに麻酔剤を椎間関節に注入した。被験者に後枝の内側枝に対する電気刺激を施した。患者には痛みを感じる部位を身体図に記すように指示した。

この方法を通じて、Fukuiら（1996）は椎間関節と後枝からの放射パターンを区別することに成功した。

痛みの質
- 高速な線維（Aδ線維、30 m／sec）を通じて伝達する痛みは、刺すような鋭痛であり、位置が正確に特定できる。
- 低速な線維（C線維、3 m／sec）を通じて伝達する痛みは、鈍い持続的な痛みであり、位置の特定が難しい。
- 神経疾患などで末梢神経の髄鞘が損傷した場合、焼けるような痛みが生じる。
- 痛みが脈動する場合、炎症の可能性がある。
- 痛覚過敏：痛覚が過敏化する。
- アロディニア（異痛症）：普段は痛くない接触が痛みとして感じられる。

痛みの種類
- 神経因性疼痛：神経線維／神経細胞の損傷による痛み
- 生理的侵害受容器疼痛：
  — 表層の痛み：皮膚が原因
  — 深層の痛み：関節、骨、結合組織、筋組織が原因
- 内臓性疼痛（病態生理学的侵害受容器疼痛）：内臓が原因、表層に投影されることもある（伝達痛）。
- 心因性疼痛：中枢神経系が原因、知覚される痛みのすべてが侵害受容器の刺激とその伝達に起因しているわけではない。

痛みの時間経過
- 急性：突然発生し、持続時間は短い。
- 慢性：ここでは時間的側面だけではなく、痛みが組織の損傷に関連しているか否かも重要。
- 断続性：一定の間隔を持って痛みが発生。増減もある。
- 生理的（適応性）：有意義な痛み。例えば損傷した組織を負荷から守る役割を持つ。損傷組織の保護を通じて治癒を促進する。
- 病的（誤適応性）：意味のない痛み。主に常在の慢性痛として現われ、機械的な介入では治療することができない。組織は治癒しているにもかかわらず、痛みは持続する。この種の痛みの発

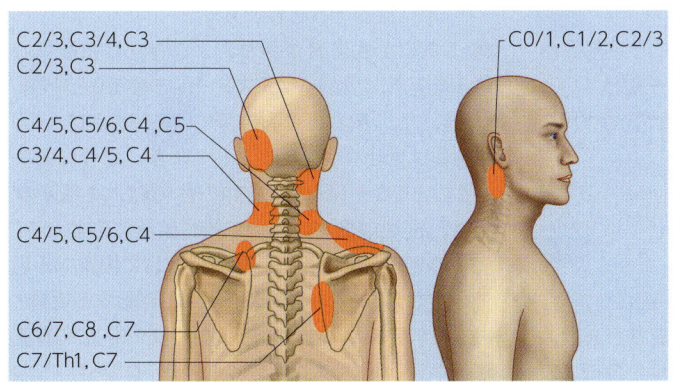

図2.3 椎間関節と痛み：Fukuiらによる痛みの領域（1996；C2／C3＝椎間関節、C3＝後枝内側枝）

生には、感情など数多くの要素が関連している。不安、憂鬱、怒りなどで副腎髄質におけるアドレナリンの放出量が増加する。これにより、末梢組織におけるプロスタグランジン、カテコールアミン、ノルアドレナリンなどの神経伝達物質の放出が盛んになる。これら神経伝達物質が末梢組織における神経性の炎症を引き起こし、悪循環が始まる。つまり神経伝達物質自体が組織を攻撃し、これが末梢における侵害刺激となり、その結果患者の精神的な反応を呼び起こし、再びアドレナリンが放出される。この仕組みを通じて、痛みの悪循環が長期化することになる（痛みの慢性化）。

発生の条件（24時間疼痛様式）
- 主に負荷条件下
- 主に安静時、夜間痛
- 主に特定の活動時

セラピー期間中、慢性痛の患者が痛みの様子を日記に記すことで、疼痛様式の小さな変化も明らかにすることができる。2時間ごとに痛みの強さと合併症状を表の形で記録するのがよい。さらに、セラピーの実行時間も同時に記録することで、療法士による影響も明らかになる。

合併症状
- 皮膚血流と汗腺分泌の変化：交感神経反射により生じる。中枢神経系に痛みインパルスが到達すると、これが下行する経路にもたらされる。この下行路が脊髄側角の交感神経ニューロンにつながり、さらに脊髄神経を介して皮膚器官、汗腺、そして立毛筋に連絡している。
- 筋緊張の変化
- 筋萎縮と局所的骨粗しょう症（客観的な患部保護の証拠）：痛みのある部位の保護を続けていると、筋萎縮や局所的な骨粗しょう症が発症することがある。

■ 問診の記録

痛みの特徴の記録には身体図が利用しやすい。患者自身が痛みの位置を記入する。痛みが複数の部位に広がっているときには、その強度を数値で表現し、痛みの中心がどこにあるのかを把握する（「質問票」を参照）。

患者は痛みの質を自分の言葉で表現する（「アリが這っているような感覚」など；知覚障害／神経の関与の可能性）。マクギル（McGill）式質問票などの事前に準備した言葉を利用することもできる（「痛みの計測」を参照）。痛みの強度を記録する方法として、患者自身が痛み強度を評価することができるグラフ、例えば視覚的な評価スケール（VASスケール、「痛みの計測」を参照）を利用してもよい。

個人的な痛みの経験に関する仮説を立てるために、療法士は以下のような質問をする：
- 自身の問題を患者はどう理解しているか？
- セラピーに何を期待しているか？
- 患者自身が痛みにどう対処することができるか？（この質問で患者がコーピング戦略に対して積極的であるか、あるいは消極的であるかがわかる。p.21を参照）
- 患者が将来の展望をどう見ているか？
- 患者が疾患に対してどう反応しているか？

このような問診は、痛みを有する患者にとっては特に重要な所見を提供する。療法士は今後の検査や治療でどのような戦略が必要になるか、最初の仮説を立てることができる。療法士は、問診時のあいさつの瞬間から患者の話をよく聞き、詳細に観察し、患者の疼痛様式やその体験を理解する能力を習得する必要がある。

■ 運動様式

患者の動きと彼が説明する痛みの様子が一致しているか、確認する必要がある。

例：ある女性患者が腰椎および臀部に持続的な痛みを訴え、これをVASスケールで強度9と申告した。しかし、脱衣と着衣の際には、体をかばうような動作は見せなかった。

このような一見したところ首尾一貫していない状況は、慢性の痛みにおいて特に頻繁に現われる。痛みの処理と慢性化の仕組みは非常に複雑で、患者の多くは痛みを非常に強いものと評価する傾向にある。ポジティブな体験や印象を通じて、この評価が低くなる場合もある（「痛みの処理」を参照）。

問診を含めた診断の間、療法士は患者のジェスチャーや表情、あるいは反応（軽く触れただけで苦痛の声を上げるかなど）に着目しなければならない。痛みがより急性、より激しい場合ほど、慎重に事を進める。しかしその際、患者の反応が誇張されたものでないか、見極める必要もある。これは新米の療法士や学生にとっては非常に難しい課題となる。経験が少ないうちは、誇張かそうでないかを見極めるのは困難だ。

反応が誇張されたものであるか、そうでないかの区別がつきにくい場合は、いわば「見せかけの施術」を実行するのも効果的だ。

例：ある患者が伸ばした脚を持ち上げる際（下肢伸展挙上テスト＝SLR）、股関節を20度程度屈曲しただけで痛みを訴えていたが、脚を伸ばして座る（長座位）は問題なく実行できた。この肢位でも股関節が屈曲し、膝関節が伸展しているため、神経構造はSLRテストと同様の形になる。股関節を20度屈曲しただけで神経にそれほどの刺激が走るのなら、長座位は不可能なはずである。

治癒と職場復帰を目指して、痛みの様式とその原因を探るためのさまざまな試験、つまり身体に障害があるのか、それとも心理的な要因によるものなのかを突き止めるための試験を行った。以下に挙げるこれらの試験は、患者が持つ年金に対する期待を評価するためや、痛みの診断や治療のためにも実行することができる。身体的な理由がないにもかかわらず現われる誇張的な反応を認識するために、特に役に立つ。

さまざまな試験を通じて、例えば腰痛なら、それが心因性のものであり、そのため慢性化のリスクが高く、寛解の可能性が低いのか、あるいはその逆なのかを調べることができる。これらの試験では腰部に大きな負荷がかかることがないため、構造的には痛みが増すことはあり得ない。試験を通じて患者がVASスケールで高い評価をする場合、あるいは過度な反応を示す場合、それは患者の痛みはむしろ心因性のものであることを示唆している。そのため機械的な痛みに対するものとは異なった治療法を考案する必要がある（p.46を参照）。

■ 腰痛予後予測試験

以下の4点のうち2点でポジティブな結果が見られた場合、患者が再び就労可能になる可能性は低下する。身体の構造と機能のみに介入する治療では治癒の可能性が低い。

- 踏み台試験：患者が30cmの踏み台を3分間昇降した後、VASスケールで痛みの強さを評価する。
- 腕挙上試験：患者はあおむけに横たわり、両手を天井に向けて伸ばす。それぞれ3kgの重りを両手に持たせ、この状態を維持する。その後、痛みの強さを評価する。
- 疼痛スケール（1-10）。
- ワデル徴候（Waddell sign；表2.1）：ワデルテストは以下（表2.1）の5つのカテゴリーのうち3つが該当する場合、ポジティブと見なす：
  — 腰痛の原因となる明確な組織所見が見当たらない
  — 診断と治療では心理社会的リスク要因（イエローフラグ）を考慮しなければならない
  — 痛みや予後に関する不安が存在する

個別のサインを過大評価しないこと。
このテストは組織的な要因を排除するものではない。
このテストだけで心理社会的な診断を行ってはならない。

表2.1　ワデルテスト

5つのカテゴリー	徴候
圧力感度	■ 背中(後枝の支配領域の外部も含む)の接触に対する過剰な感度(第5章を参照)。 ■ 脊柱周囲の広範囲における深部圧痛。
見せかけの施術	■ 圧迫：起立時、頭頂への軽い圧力で腰痛が発生。 ■ 体幹の回転：肩甲帯と骨盤を同時に回転させることで腰痛が発生。
矛盾的様式	下肢伸展挙上テスト、背臥位では明らかに陽性であるが、座位では陽性ではない(p.25の「例」を参照)。
神経解剖学	デルマトームの特定できない感覚障害、髄節を特定できない力の損失
過反応	診察時の顔のゆがみ、うめき、筋緊張、震え、衰弱、発汗などの過剰な反応(過大評価しないこと)。

運動に対する侵害受容シグナルの作用

侵害受容器から障害のシグナルが生じた場合、運動動作が何らかの形で反射的に変化する。侵害が患者自身に知覚される前にこの変化は生じている。例えば、活動すると痛みが増す筋の緊張は低下する一方で、関節を一定のポジションに固定するなど、患部をさらなる損傷から保護することができる筋の緊張は上昇する。この患部保護のための自律神経反射は、障害の原因にかかわりなく発生する。

■ 筋緊張変化の徴候

低張筋
- 収縮時に筋の痛みが増加
- 収縮痛
- 痛みを伴う筋疲労
- 筋疲労時の線維束収縮

高張筋
- 伸張時に筋の傷みが増加
- 伸展痛
- 痛みを伴う筋の硬直
- 受動的伸張時の歯車現象、筋の間欠的な抵抗

上記の両方で筋の負荷耐性は弱まり、疲労が早くなり、力の発生も弱まる。運動系疾患の大部分で、これらの徴候を患者は自覚する。

例：ある股関節症患者が主に早朝に股関節周囲の筋肉にこわばりが強まるのを感じていた。15分ほど歩けば、両下肢が疲れ、動きが鈍くなるとも感じていた。典型的な関節痛はなかったが、先週から歩き方が不安定になってきているとの指摘を同僚から受けた。自覚はしていなかったが、体が患部を保護するために、自然とかばう動作をしていたのである。

痛みを持つ患者は、体を動かすことに不安を感じる

痛みに対する不安は回避行動につながる。患者は痛みが生じる動きを避けようとする。警報シグナルとしての意味を持つ急性期の痛みでは、この行動は理にかなっている。負荷耐性が低下した身体構造は、治癒までの期間、安静を必要としているからだ。しかしまったく運動をしなければいいというものでもない。この場合、理学療法士の役割は、患者に患部の治癒と再生の情報を提供し、障害部位に負担とならない動き方を示すことにある。そうすることで患者は運動に対する自信を取り戻す。

症例：急性の腰椎椎間板ヘルニア患者があおむけの状態から急いで立ち上がったときに、極度の痛みを右下肢に感じた。それ以降、痛みに対する不安のあまり、この患者は体を動かすことに強いためらいを持つようになった。歩行時には脊柱を極端に傾け、腰椎部の前弯と側屈による保護姿勢を取っていた。

療法士は患者を負担のない姿勢に導き、腰椎に負荷のかからない運動を施した。この時点では、痛みのない方向への屈曲と側屈だけが痛みの増強を伴わない運動として可能であった。療法士が椎間板の治癒に必要な条件を説明して始めて、患者は運動に対し前向きになった。彼は急性期においてもセルフトレーニングが重要であることを学んだ(5.3章を参照)。

さらに、背臥位からいったん側臥位の状態になりそこから起立する方法を訓練し、これにより以前より痛みが軽減することも学習した。セルフトレーニングを通じて、保護姿勢により極度に硬直していた筋組

織の緊張が緩和し、患者の気分も向上した。この負担の少ない起立法のおかげで、彼の自立心も強まり、運動に対する信頼も取り戻した。療法士の指導のもと、運動量を増やし、横になったときに負担にならないさまざまな姿勢を自分で探すようになった。

> 診断の際には、患者の自発的な運動動作にも注目すること。ただし、患者に自分は観察されているという印象を与えてはならない。観察されていると感じる患者は、これに対処する戦略を立ててしまう。

膝関節を屈曲し、腰椎に作用する力を低下させ、その上で横向きになってから立ち上がる方法を訓練した。

加えて、下肢の重量に対抗するために腹部の活性を高めることを目的としたセルフトレーニングも学んだ（図2.4a-b）：背臥位で両脚を腹部方向に引き寄せ、股関節と膝関節を最大限に屈曲し、これを手で固定する。ここで腰椎が床に触れている部分を感じ取る。この姿勢から片脚をゆっくりと床に下ろす。このとき、腰椎が床から離れないように注意する。動きの幅を徐々に増やしていくこともできる。

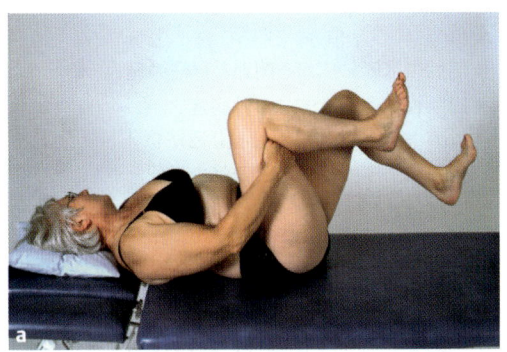 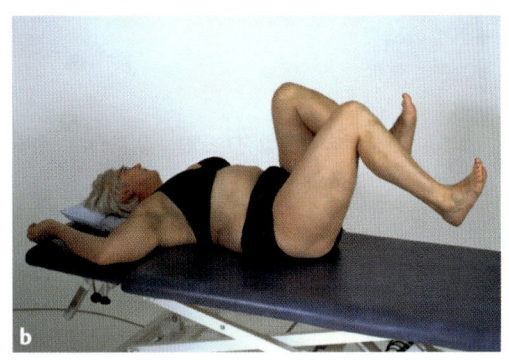

図 2.4 腹筋活性化のためのセルフエクササイズ　**a**　手で脚を支え負担を軽減　**b**　その発展形

痛みを生じる行動を患者とともに分析

痛みを誘発する活動や一連の運動を患者とともに分析することは、患者にとっても重要な情報となる。そのため患者自身の参加が欠かせない。痛みの発生と身体能力の低下に関する情報を提供し、なぜ特定の動きが痛みを引き起こすのか患者とともに考える。

症例：ある女性患者が、起立するときなど、背臥位の状態で下肢を上げると腰椎部分に痛みを感じていた。腹部が前方に大きく膨らみ、腹直筋離開が見られた。

療法士は患者にこれらの機能的な関係を説明した（腹部接続の不全、腸腰筋の働きによる過度な脊柱前弯）。同じ運動を繰り返し、患者は腹部の感覚と腰椎の状態を自覚し、その関連を理解した。

療法士は患者とともに痛みを避けるための戦略を考察した。そして患者は起立時にまず股関節と

回避戦略と不安が促進する痛みの慢性化

運動に対する強い不安やそれにより生じた回避戦略により、負荷が不足した状態が続き、結果として悪循環が始まる。身体組織は生きるために運動を必要としている。これが不足すると組織の退行が進む。

負荷耐性が低下し、負担が増加する。刺激が生じるたびに、新たな痛みプロセスが始まる。運動能力の低下に伴い、患者は日常における自立性や社会参加に対する関心を失い、憂うつな気分となり、痛みの慢性化が加速する。

■運動系組織に起因する侵害受容器疼痛

運動系の次の構造が痛みを引き起こす：

1. 関節

ここでは変性および炎症性の原因を区別する必要がある。次の関節構造が侵害受容に関連する：
- 関節表面の軟骨下層
- 骨膜
- 靱帯
- 関節包
- 滑膜
- 滑液包

変性の関節痛

原因
- 外傷の結果
- 湿潤な気候

部位

関節に関与する軟組織（筋、腱、靱帯）に広がる関節と脊柱の痛み。

痛みの質
- 主に深い部分での鈍い痛み
- 絞扼による急性の鋭い痛み（半月板など）

痛みの発生
- 早朝の痛み
- 負荷による痛みの増強
- 迅速な疲労
- 深夜・安静痛

特別な検査
- 関節の腫れ（関節症の発症時）、負荷回避姿勢や跛行に注目する。
- 触診に対し関節は局所的な圧痛で反応し、周囲の筋組織に緊張の変化が確認可能となる。
- 運動テストの際に運動痛があり、動きに制限が生じるが、すべての運動方向が同程度に制限されるわけではない（関節包パターン）。
- 痛みのために力が減弱し、筋緊張が上昇または低下する。筋組織に収縮痛や伸張痛がある。

> 日常機能の障害の程度は関節症の程度に左右される（5.1章を参照）。

痛みの誘発
- 軟骨下領域が関与すると、関節は圧迫に対し痛みを示す。療法士は患部に対し垂直に力が加わるように圧迫する。
- 負荷条件下においてのみ痛みを感じる患者では、重力により圧力がかかっている。

例：患者は片足で立ち、股関節に負荷をかける。つま先立ちから、かかとを床に落とす。このときの衝撃により股関節に圧力がかかり、歩行時と同様の痛みを再現することができる。

炎症性関節痛

原因
- 炎症性骨疾患とがん
- 関節滲出液

部位
- 周囲に広範に広がる関節と脊柱の痛み
- 局所性の骨膜炎による骨病変

痛みの質

鋭く脈打つような激しい痛み

痛みの発生
- 激しい持続性の痛み。
- 安静時痛や早朝に増強する夜間の痛み。

特別な検査
- 関節の輪郭が不明瞭になるほどの腫脹が現われる。患者は保護姿勢を取り、強い苦しみを訴える。非常に疲れやすく、体温が上昇していることも多い。
- 触診で体温の上昇が確認でき、炎症関節に強度の圧痛がある。
- 患部関節が負荷や運動を許さないため、患者の自立性は損なわれる。
- 運動の検査では、どの方向にも痛みを伴う極度の制限が確認できる。関節包に炎症がある場合は、当該関節包が（牽引などで）緊張下にある場合、痛みが強くなる。
- 痛みのため力が大幅に低下する。あらゆる運動が痛みを増強するため、周囲の筋組織の緊張は低下する。
- 痛みが持続するため、夜も安静を得ることができない。
- 患者は生気を失い、ときには痛みに対し怒りを感じることもある。

痛みの誘発

関節は圧力（圧迫）にも張力（牽引、重力）にも、

痛みで反応する。

2. 靭帯
原因
　特に可動範囲が過剰に広がった関節（可動性亢進関節）では、関節の回転軸にずれが生じるため、牽引や圧迫による負荷が靭帯構造に悪影響を与える。
部位
　靭帯と腱の付着部に局部的な侵害受容性の痛みが生じ、これが関連する筋組織にまで広がる。
痛みの質
- 広範な鈍い痛みや引っ張るようなあるいは穴を空けるような痛みとなる。
- 脊柱部分では、「折れそうな感覚」が生じることもある。

痛みの発生
　ある姿勢を長時間続けていると痛みが増加する。
特別な検査
- 関節の偏位（起立時や歩行時に膝関節が過度に伸展する反張膝、膝関節の軸のずれによる外反、腰椎前弯）。腰椎の下部に痛みを持つ患者は、足幅が広くなっていることも多い。
- 特定の体型が関節の偏位を促進し、靭帯により大きな負担をかけることもある（腹部の重みによる脊柱前弯など）。
- 皮膚の栄養状態の変化。
- 脊柱部位では不鮮明な横縞が現われる。シワが生じ、皮膚と皮下組織の境界が不鮮明になる。可動性が亢進した脊柱部位では、皮膚層に変化が生じ荒くなる。触診すると、痛覚が過敏となっている部分が極度に赤くなる。
- 患者は一定の姿勢を保つことを避けようとする（一箇所での長時間の起立など）。
- 可動性亢進関節では、他動的可動性や関節の遊びが大きくなる。

痛みの誘発
- 安定性試験で関節を引っ張ると、およそ30秒後から痛みが強まり、関連する筋組織に広がっていく。
- 触診により、靭帯やその付着部に圧痛が生じる。
- 痛みが持続するにつれ、その範囲も広まる。

3. 滑液包、腱鞘（潤滑組織）
原因
- リウマチ性あるいは代謝性の疾患（原発性慢性多発性関節炎＝PCP、痛風など）
- ホルモンあるいはビタミンの異常（大規模なホルモン変化、更年期、ビタミンE不足など）
- 一度のあるいは反復的な微小損傷

部位
　滑液包や腱鞘。
痛みの質
　引きはがすような痛みが生じる。
痛みの発生
　過負荷や反復作業で生じる。
特別な検査
- 滑液包部位の腫れが確認できる。
- 腫れた滑液包は触診で感じ取ることができ、圧迫すると痛みがある。腱鞘部分を動かすと、捻髪音がある。
- 運動は痛みを伴い、通常は一定方向に制限される（例えば肩峰下滑液包炎では、肩関節の外転が極度に制限される）。
- 負荷を取り除くと運動痛も弱まる（肩峰下滑液包炎では、上腕骨を引くと肩峰下に空間ができるため、痛みが軽減する）。

痛みの誘発
- 滑液包を圧迫すると痛みが生じる。

例：上腕骨頭を押し上げると肩峰下滑液包を刺激する。上腕骨を肩峰の方向に圧迫すると痛みが生じる。

- 触診で腱鞘を圧迫あるいは牽引すると痛みが生じる。

例：他動的背屈により、指屈筋の腱鞘に痛みを誘発することができる。このとき肘関節を伸展すると、痛みが増すこともある。

4. 痛みの原因としての筋肉
原因
- （関節の退行や固定などにおける）患部保護のための筋緊張の反射的変化
- 体型の変化などによる過負荷や誤負荷
- 外傷（筋断裂など）

部位
- 局所的な筋痛。収縮や伸張で痛みが増加する。収縮時にはけいれんが生じる傾向が強まる。伸張感受性が上昇する。
- 機能的に1つの単位をなす筋群全体に痛みが広がる。いわば連鎖反応が生じる。

痛みの質
- 広範な鈍い痛み
- トリガーポイント（局所的な筋硬化）上に生じる刺すような明確な痛み
- トリガーポイントが活性化すると、関連する領域にも痛みが伝達
- 潜在的なトリガーポイントは、圧迫に対し局所的な鈍い痛みで反応

痛みの発生
- 長時間の安静後や一定の姿勢を維持した後の活動開始時（早朝の痛みなど）
- 収縮や伸張で増強
- 静的収縮時の虚血性の痛み

特別な検査
- 長期化した場合、極度な硬化を伴う筋の輪郭の明確化、あるいは筋萎縮が生じる。
- 運動の質に変化が現われる。抵抗が上昇し、歯車現象が確認できることもある。運動が制限される場合もある。
- 自動的運動（特に遠心性筋収縮）が痛みを誘発する。
- 他動的運動では痛みがない。運動の終わりに伸張感受性が強まる。
- 患部筋は圧痛を示す。収縮や伸張で圧痛は強まる。筋内の局所的な硬化はトリガーポイントが活性化している場合、圧力をかけると放射性の痛みで応答する。

痛みの誘発
- 筋腹、筋腱移行部、腱骨膜移行部に圧力をかけることで痛みを誘発することができる。筋腹には、圧力をかけると痛みを放射する活性化トリガーポイントが存在していることが多い。
- 中間位からの等尺性収縮や、動的な求心性および遠心性収縮で痛みが生じる。筋力は低下している。
- 鑑別試験：特定の機能を共有する複数の筋が筋群を構成している。個別の筋を検査することで、患部筋を特定することができる。
- そのとき、以下の疑問に注目する：
  — 筋群はどの個別筋で構成されているか？
  — それらの位置や機能はどう異なっているか？筋群のほかの筋は二次的な働きを持つか？
  — どの拮抗作用を鑑別に利用することができるか？

例：手関節伸筋における筋の鑑別（図2.5a-b）

抵抗に対抗する自動的な手関節の伸展により、筋群全体に痛みが生じる。圧痛点は筋腹と外側上顆領域の起始部にある。短橈側手根伸筋と指伸筋はどちらも外側上顆に始まり、手関節の伸展時に活性化している。この2つの筋は指伸筋の二次的役割（指の伸展）をもとに区別することができる。

短橈側手根伸筋のテスト中、ある物をつかむことで、指伸筋の働きを抑制することができる。

指伸筋のテストには、抵抗に逆らう指の伸展を行う。このとき、患者は手のひらをテーブルに押しつける。こうすることで、拮抗筋である短橈側手根伸筋の働きを抑制する。

- 伸張位からの等尺性抵抗：中間位から緊張を高めても、筋痛の程度が軽い場合は、何の反応も生じない。あらかじめ伸張させておくことで、痛みを誘発できる可能性が高くなる。まず等尺性収縮を施す。これに患者が反応しない場合は、あらかじめ伸張したポジションから抵抗に逆らう求心性および遠心性収縮を自動的に行うことで、最大限に誘発することができる。

筋の区別は上記と同様の方法で行う。短橈側手根伸筋を鑑別するときは、肘関節を伸展し前腕を回内させた状態で、手首を掌側に屈曲させる。このとき指はリラックスさせる。この形から指をリラックスさせたまま、患者は手首を背側に曲げる。指伸筋を鑑別するには、まず肘を伸展および回内させた状態で指を掌側に屈曲する。このポジションから、指を伸展する。

5. 神経

原因

神経路への直接的な刺激が痛みの原因となる：
- 椎間板ヘルニアにおける神経根に対する圧力刺激
- 圧迫性の症候群（手根管症候群＝手根管内の腱鞘の腫脹などに起因する正中神経の狭窄など）による末梢神経に対する圧迫
- 神経を圧迫すると刺激が増し、痛みが強まる。潤滑組織内の神経の動きが阻害される。

部位
- 神経または神経根の局所的な、あるいは支配領域にまで広がる痛み
- 境界が明確

痛みの質
- 明確で急激、刺すようなあるいは切るような痛み、ヒリヒリ、ムズムズ。自律神経が関与している場合は、脈動するような痛み。
- 神経根が狭窄している場合は、関連部位に突発的な痛みが走る。

痛みの発生
- 神経根を圧迫すると、まずその場に痛みが生じる（根性の痛み）。これがデルマトームに広がる。椎間孔を狭めるような運動が痛みを誘発する（伸展、回旋など）。
- 急性期には、負荷のない姿勢でも痛みがある。
- 咳、鼻かみ、くしゃみなどの動きで痛みが強くなる。
- 末梢神経の圧迫により、その神経が接続している領域に痛みが生じる。これが持続し、神経の刺激や狭窄部への圧迫が加われば痛みが強まる。

特別な検査
- 神経根の圧迫では、負担を軽減する姿勢が見て取れる。末梢の圧迫では関連する筋組織が萎縮する。
- 自律神経が関与している場合は、四肢にむくみが生じる。血流が変化し、肌が青白くなり、ときには張りや光沢が現われる。
- 自動的あるいは他動的運動で痛みが発生する。敏感になっている場合は運動後も痛みが続く（第3章を参照）。
- 神経系の可動性はテスト（下肢伸展挙上テストなど）により検査することができる（3章を参照）。
- 神経学的な検査により、反射障害や感覚障害（感覚鈍麻、痛覚過敏、感覚異常）をデルマトームや末梢神経領域に観察することができる。支配筋や末梢神経の筋組織に運動障害が出る。発汗障害が現われるのは末梢神経病変だけである。

神経学的検査の基礎

整形外科の分野でも、末梢の神経路が損傷することがある。圧迫が原因であることが多い（椎間板脱出、脊椎管狭窄症、末梢の圧迫性神経障害など）。

その場合、個別の末梢性障害を鑑別するための検査をする（主に神経系の可動性に関する検査については3.9章を参照）。末梢神経路の損傷は、以下

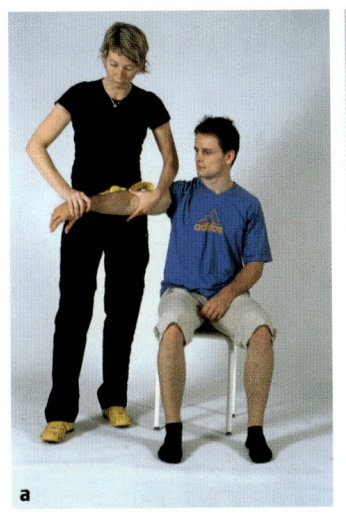

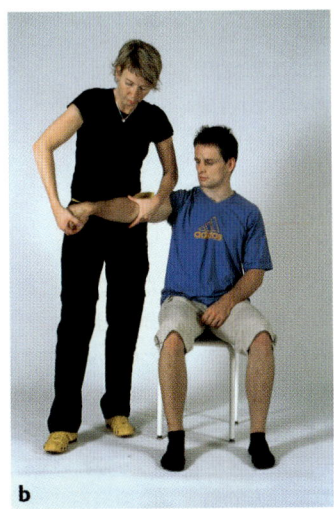

図2.5　手関節伸筋の疼痛誘発
a　橈側手根伸筋　b　指伸筋

の領域にも現われる：
- 脊髄神経／脊髄根（神経根）
- 末梢神経

病変の高さによりさまざまな症状が現われるため、神経学的検査が必要になる。症状を理解するには、神経解剖学の知識が役に立つ。

■ 末梢および脊髄神経の解剖学

髄節の数は、脊髄から発する神経の数に相当している（図2.6）。頸椎には8つのセグメント（C1-C8）があり、8の脊髄神経が発している。第1頸髄神経は後頭骨と環椎（第1頸椎）の間から出ている。そのため、頸椎部分から発する神経の名称は、その出口の下に位置する頸椎にしたがっている。

- 胸椎からは脊髄神経Th1-Th12が発している。その名称はそれらの出口の上に位置する胸椎に対応している。
- 腰椎からはL1-L5が伸び、これらも上に位置する腰椎に対応している。
- 脊髄神経S1-S5は仙骨管の椎間孔から発している。

脊髄神経が出る脊柱運動分節（隣接する2つの椎骨、その間の椎間板、周囲の靱帯や筋などを含む最小の運動単位）に対する髄節のずれは頭側から尾側に向かうにつれ増加する。頸椎部位では、髄節と運動分節の高さは一致している。

これが胸椎からずれ始める。運動分節Th1-Th6の高さでは2髄節、Th7-Th9の高さでは3髄節分ずれている。Th9-Th10の高さには腰髄節が、Th11-L1の高さには仙髄節がある。L1-L2の高さで脊髄が終わり、そこから先、脊髄神経は馬尾と呼ばれる組織として脊柱管を走る。

末梢の運動神経線維は、前根を介して脊髄から分枝する。どの節においても、特定の数の神経線維が1つのまとまりになり、運動神経を構成する。

末梢感覚神経線維は後根を経由して脊髄につながる。それらの細胞体は中枢神経系の外に位置する脊髄神経節にある。これらは感覚器（皮膚、腱、関節包など）のインパルスを伝達する役割を持つ。

現在も一般には、（侵害受容も含む）感覚神経線維はすべて後根を経由して脊髄にいたり、一方で運

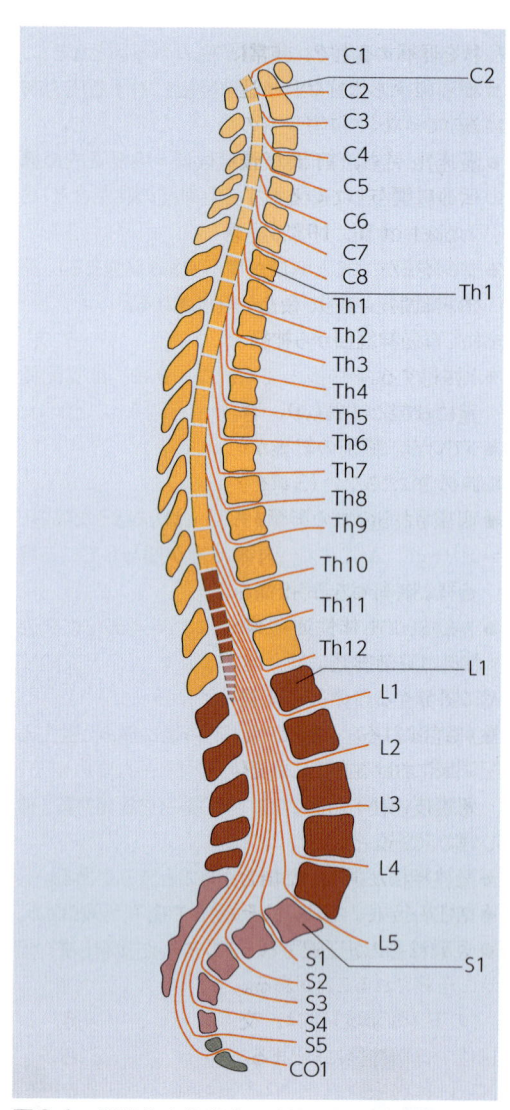

図2.6 機能的脊柱単位と髄節の関係および脊髄神経の出口

動神経線維のすべてが前根を経由して脊髄から分かれていくと考えられている。しかし、このように明確な分類は臨床経験が集まるにつれ、正しくないことがわかってきた。

Coggeshall（1973）によると、前根線維の30％は無髄であり、その大部分は脊髄神経のどの部分においても侵害受容性の性質を持っている。この神経解剖学的所見は、前根の圧迫により生じる

症状を理解する上で、非常に重要なポイントとなる。つまり、これらの症状には運動神経のみが関与しているのではなく、侵害受容の側面も多分にある。

臨床所見も、前根が侵害受容性インパルスの伝達に関与しているとする仮説を裏付けている（Winkel et al. 1985）。脊髄神経は椎間孔を経由して脊柱から出る前に集合し、神経根を形成する。これが椎間孔を通り、硬膜（脊髄を覆う硬い膜）に包まれて脊髄神経節から神経上膜（末梢神経の外層）へと移行する。

末梢神経とは異なり、脊髄神経は繊細な作りとなっている。個別の線維が並走し、末梢線維のように波打つこともない（3章を参照）。そのため脊髄神経は外部からの力の影響を受けやすく、傷つきやすい。

各脊髄神経は椎間孔の外で後枝と前枝に分かれる。どちらにも体性運動線維と体性感覚線維が含まれる。脊髄神経には、運動系血管の神経支配などに関与する自律神経線維（求心性あるいは遠心性）も含まれる。そのため、これに対する圧迫は支配領域における血流にも変化を誘発する。

硬膜枝（反回神経）には、体性求心性、自律性求心性および遠心性線維が含まれる（5.3章を参照）。脊髄神経根が損傷した場合、運動性の前根または感覚性の後根、あるいはその両方が関与している。前根Th2-L2が圧迫されると、交感神経線維も同時に圧縮されることがある。Th2の上（腕領域）とL2の下（脚領域）では、交感神経線維は神経根の遠位で脊髄神経にまとまる。そのため、これらの領域では神経根の損傷による影響を交感神経が受けることはない。この点は神経根の損傷と末梢神経の損傷の鑑別診断にとって重要となる。

脊髄神経各部の支配領域
1. 後枝
後枝は椎間関節包を感覚支配する。ただし、さまざまな後枝に由来する複数の分枝が1つの椎間関節を支配するため、1つの椎間関節が単独の分節に支配されているわけではない。そのため、椎間関節の痛みは複数の分節に広がる。

さらに後枝は脊柱起立筋を運動支配し、背側のデルマトーム（個別の髄節に関連する皮膚領域）を感覚支配している。脊髄神経の後枝により感覚および自律支配されている皮膚および皮下領域は、頭頂から後頭を経由し、ある程度の広がりを持って正中線に沿って仙骨裂孔にいたる。最後は臀部の上部から横に広がる部分と、尻の割れ目辺りで終わる。

2. 硬膜枝（椎骨洞神経と反回神経）
硬膜枝は主に交感神経幹からの自律性の求心神経線維（侵害感覚線維）と節後線維で構成されている。椎間孔を通って脊髄に戻り、分枝を脊柱管に伸ばし、これが頭側および尾側方向の複数の髄節に広がる。次の組織を支配している：
- 後縦靱帯
- 椎間板の線維輪
- 椎体と椎弓
- 硬膜の前部
- 前根

したがって、（椎間板脱出など）硬膜の圧迫による症状は1つの分節に制限されるものでなく、複数の分節に、ときには両側に広がる。

3. 前枝
頸部、腰部、および仙骨部の脊髄神経の前枝はそれぞれ集合し、神経叢（頸神経叢、腕神経叢、腰神経叢、仙骨神経叢）を形成する。ここから複数の脊髄神経の線維からなる末梢神経が発生する。

前枝は体幹の前側と四肢を運動、感覚、および自律的に支配している。圧迫するとデルマトーム（感覚後根を介して感覚インパルスを髄節に送る皮膚領域）に感覚の減弱と痛みを伴う典型的な症状が生じ、支配筋が弱化または機能停止する。

皮膚、筋、そして関節は、神経叢の末梢神経を介して複数の髄節により支配される。臨床の現場において、特定の筋肉がある特定の髄節と深く結びついていることがわかっている（支配筋）。支配筋に不全が見られる場合、どの髄節に障害があるのかがわかる。

例：長母趾伸筋はL5から単独の神経支配を受ける。L5神経根が圧迫されると、筋の麻痺や弱化が現われ、母趾の伸展は不可能となる、または極度に制限される。胸部には各節の脊髄神経前枝が走行

し、これらが肋間神経と呼ばれている。

椎間孔を出てから脊髄神経は後枝と前枝に分かれる。この分枝の前に、硬膜枝が枝分かれする。脊髄神経の圧迫（椎間板ヘルニアなど）は、この分枝以前に作用する。そのため、これら3枝のすべてに関連する所見が確認できる。

末梢神経が損傷した場合、デルマトームではなく、末梢神経が関与する皮膚の敏感な領域に症状が現われる。この皮膚領域をデルマトームと同一視してはいけない。各末梢神経は、複数の髄節から発する感覚線維を含んでいる。この区別は重要で、神経根部分の損傷と末梢神経の損傷を見分けるのに役立つ。

神経学的検査の要因

神経学的検査を通じて、当該髄節の高さや末梢神経の損傷を鑑別する。

- デルマトームの感覚試験（図2.7a-b）：デルマトームに働きの低下（感覚不全など）が見られる場合は、絞扼性の疾患を疑うことができる。働きが過剰（過敏など）になっている場合、運動分節の機能障害により後角部の侵害受容閾値が低下し、そのため髄節から関連痛が投射されることがある（3.3章を参照）。
  - 異痛症患者は触れると痛みを感じるが、これは特定のデルマトームに限ったものでなく、広範なものとなる。
  - 末梢神経の障害が疑われる場合、関連皮膚領域の感覚を検査する（図2.8）。
- 支配筋の筋力の検査：神経が不全となると、関連する筋に局所的な麻痺、萎縮、あるいは場合によってはけいれん（運動に支障のないけいれん）や緊張の低下が現われる（頚椎と腰椎分節の支配筋；5章を参照）。末梢病変では当該神経に支配されるすべての筋が不全となる。
- 反射検査：前根の運動神経が患部の場合、反射が減弱する。また末梢神経の障害でも反射の減弱や消失が確認できる。
- 交感神経不全の試験：交感神経の脱落は、胸椎の神経根が圧迫されて起こる。頚椎や腰椎では生じない。末梢の病変でも生じる。

交感神経不全

- 発汗の低下、それに伴う皮膚の乾燥が生じる。
- 皮膚をつまんでも、体毛の平滑筋を刺激できない、つまり、立毛反応（鳥肌）が生じない。
- 皮膚の平滑筋が機能しないため、血管の収縮が不可能となり、その結果血管が広がる（血管拡張）。

生じた痛みに対する交感神経系の反応と、痛みの生成における交感神経系の役割は、区別して考える必要がある。基本的に痛みには必ず自律性の反応が伴う。血流の変化、発汗、痛み患部の体温変化、心拍数と血圧の変化などである。

交感神経の起始部も痛みに影響する。この場所に機械的な刺激があれば、交感神経の活性が低下する（Sato & Schmidt 1973）。

交感神経の活性が低下すると、痛みが弱まる。

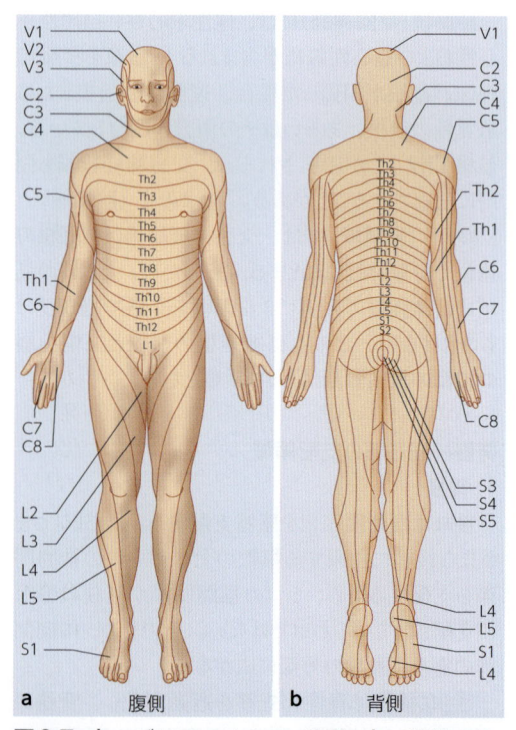

図2.7a-b　デルマトーム　a　腹側　b　背側

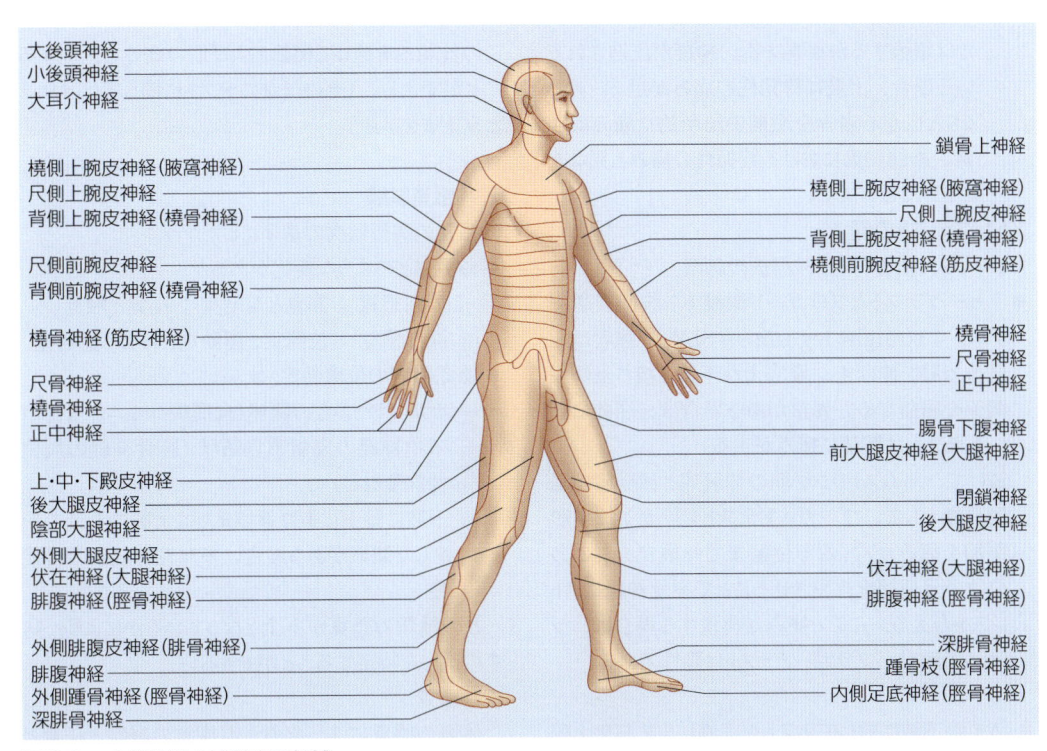

図 2.8 末梢神経の感覚支配領域

- 頭部および頸部の交感神経支配：C8-Th2
- 上肢の交感神経支配：Th3-Th7（Th9）
- 骨盤および下肢の交感神経支配：Th10-L2

遠心性の交感神経系も、痛みの生成に関与していることがある。複合性局所疼痛症候群（CRPS）が四肢の外傷後や神経系の負傷により発症する。CRPSには、1型（ズデック症候群など、かつては反射性ジストロフィーと呼ばれていた）と2型（かつてのカウザルギー）の2つのタイプがある。自発性の激しい痛みに加えて、皮膚血流や発汗の変化、皮膚や皮下脂肪あるいは骨の栄養状態の異常などがこの疾患に特徴的である。典型的な初期症状としては、顕著な浮腫や痛覚過敏を挙げることができる。さらに不全麻痺、振戦、ジストニアなどの複合的運動障害も生じる（Baron et al. 1996, Stanton-Hicks et al. 1995）。

痛みの原因として神経系が関与しているかを調べるため、次の検査を行う。

1. 神経構造に対する疼痛誘発試験

神経および脊髄の可動性が、機械的な障害（圧迫など）により抑制されている場合、神経構造の検査は陽性となる（3章を参照）。ここでは神経経路の全体に対する緊張を次第に強め、境界域（骨、筋、靱帯）および神経内結合組織に対する神経の可動性をチェックする。可動性が低下していると神経が虚血し、痛みが再現する。

この試験を通じて神経構造（神経と硬膜）の滑走性と圧迫に対する反応を調べることができる。機械的な障害（椎間板ヘルニアなど）により、滑走性が低下し痛みが生じる、または強まる。

疼痛誘発試験の例：
- 圧迫試験：頸部神経根の障害の疑いがある場合。
  — スパーリングテスト（5.3章を参照）：頸椎を側屈し、同側に回旋する。さらに伸展を強めることで、椎間孔が最大限に縮小する。このとき、頭の重さだけを利用する。頭部を押さえつけてはならない。この体勢が痛みを誘発ま

たは増強するか観察する。神経が圧迫されている場合、上肢に特発性の痛みが走る。ゆっくりと広がる痛みや頸椎の局所的な痛みは通常、椎間関節における絞扼性の痛みと見なすことができる。

ストレステストの例：

1. L4-S1（坐骨神経）神経根の刺激

- ラセーグテストとブラガード徴候（下肢伸展挙上テスト；straight leg raise＝SLR）：患者は背臥位で膝を伸ばす。療法士が下肢を持ち上げ股関節を屈曲する。異常がある場合は、屈曲に伴い下肢または臀部に痛みが走る。

  続けて、ハムストリング筋の伸展痛と神経痛の鑑別診断として、ブラガードテストを行う：まず股関節を痛みがなくなる位置まで伸展する。この位置で足関節を背屈させることで脛骨神経にストレスを与える。ここで痛みが再現する場合は、ラセーグテストとブラガードテストは陽性である。

> 必ず両下肢に対してテストを実施し、左右を比較する。急性症状では股関節のわずかな屈曲で痛みが生じる。ブラガードテストは特に屈曲の上限近くにおける鑑別診断に適している。

- 交差ラセーグテスト（SLR）：上記ラセーグテストと同様に行う。痛みのない下肢を動かしたことにより、対側の下肢あるいは腰部に痛みが現われた場合は陽性とする。

> これは、腰仙部の椎間板ヘルニアが進行していることを示唆している。

2. 神経根L2-L4（大腿神経）の刺激

- 逆ラセーグテスト（腹臥位膝屈曲；prone knee bend＝PKB）：施術者が腹臥位になった患者の下肢の股関節を伸展し、膝を屈曲させる。これで大腿神経（L2-L4）にストレスが加わる。異常がある場合は鼠径部および／または大腿腹側に痛みが走る。

  仙腸関節や股関節の関節症が原因である場合もある。ただし、この場合は痛みの質が異なる。付加的に頸を屈曲するとで、神経はより緊張するため、この仕組みを通じて関節および筋の痛みと区別することができる。（そのほかのテストに関しては3.9章と5.3章を参照）。

2. 感覚試験

感覚の評価は次の基準にしたがう：

- 知覚にどのような変化があるか？
  — 表在感覚：痛覚と温度覚；圧覚と触覚
  — 深部感覚：位置覚、運動覚、および振動覚
- 感覚障害の位置特定：
  — デルマトームとの関連（椎間板ヘルニアなど）
  — 末梢神経の皮膚感覚領域（腓骨神経の肢位性病変など）
  — 下肢に靴下に似た領域または上肢に手袋の形をした領域がある場合、多発性神経炎の可能性

どの種類の感覚が不全となっているかにより、病変の高さを特定することができる。

表在感覚

体表の感覚には、痛覚と温度覚の経路と圧覚と触覚の経路の2つの経路が関与している。これらの知覚の受容器は主に体表に分布している。筋、腱、関節包、骨には痛みと圧の受容器しかない。

痛覚と温度覚の経路：神経線維は後根を経由して脊髄の前方領域に到達し、ここで対側に交差する。そのため脊髄に中枢性の病変がある場合、痛覚と温覚対側が障害される。

- 痛覚の検査：（つねるなどの）皮膚刺激を用いて痛覚を検査することができる。痛みは強まることも、弱まることもある。左右両方検査し、比較すること。
- 温度覚の検査：冷たさや熱さに対する反応を、両側で検査する。
- 圧覚と触覚の経路：神経線維は後角を経由した後、まず同側の脊髄後部に至り、脳幹に達する。脳幹で対側に交差し、大脳皮質の感覚領域におよぶ。そのため脊髄に中枢性の病変がある場合、圧覚と触覚は損傷した側が障害される。
- 圧力および接触の感覚試験：施術者は布、指先、筆などによる接触で刺激を与え、患者は左右の感覚の質を表現する。

アリがはうような感覚やヒリヒリ・ムズムズする感覚が典型的な感覚障害であり、知覚過敏と評価することができる。慢性痛で生じることが多い（触刺激が痛み刺激と解釈される）。
神経構造が圧迫されている場合は知覚が弱まり、患者は鈍く麻痺したような感覚を訴える。

深部の感覚

運動の協調中枢は小脳にある。関節、腱、筋に存在する固有受容感覚器からの情報はすべて小脳で処理される。姿勢や運動の感覚はこれら情報の結果である。

深部感覚の検査には、位置覚（姿勢の模倣と運動の知覚）および振動を利用する。

- 位置覚の検査：施術者は患者の四肢をある特定の位置にもたらす。患者は目を閉じ、対側で同じ姿勢を模倣する。
- 運動覚の検査：施術者は関節（母趾関節など）を特定の位置にもたらす。患者は目を閉じ、関節の位置を口頭で説明する。そのためには、患者が説明するための言葉を知らなければならない。運動の方向を表現するには、部屋と体の位置関係を利用するのがよい（母趾は鼻の方向に動いている、など）。この試験を繰り返し実行する。
- 振動覚の検査（神経学的検査の一種）：このテストは深部感覚障害の初期症状に適している。振動している音叉を軟部組織に覆われていない上肢または下肢の部分に当てる。患者が音叉の振動を感じているか、どの時点で振動を感じなくなるかなどが評価の基準となる。その尺度は8／8から1／8とする。5／8以下を陽性と見なす。

3. 反射検査
- 打腱器で弛緩した腱を打つ。腱の伸張刺激に反応して筋が瞬時に収縮する。
- 左右の反射を比較する。差が認められる場合は障害が出ている。
- 反射の誘発は数回繰り返す。
- 反射が弱い場合、患者自身の力でこれを強めることができる。自己反射はほかの筋群を活性化することで（歯を食いしばるなど）強化することができる。

- 反射強度の記録方法：0＝欠如；1＝中度；2＝強度；VRZ＝反射ゾーンの拡大。

反射の例：

例として、重要な反射を3つ紹介する。

- 上腕二頭筋腱反射（BTR）、上腕二頭筋；C5-C6；筋皮神経：前腕は回内も回外もしていない中立的な位置を取る。施術者は人差し指を肘内側の上腕二頭筋腱に当てる。打腱器で指を打ち、上腕二頭筋の収縮を誘発する。
- 膝蓋腱反射（PTR）、大腿四頭筋；L2-L4；大腿神経：膝を軽く屈曲させた状態で膝蓋腱を打腱器でたたくと大腿四頭筋が収縮する。
- アキレス腱反射（ATR）、下腿三頭筋；S1-S2；脛骨神経：アキレス腱への刺激が足の底屈を誘発する。

4. 運動障害における筋力検査
- 「理学療法診断、筋力の検査」を参照
- 腰椎および頸椎部の支配筋：5章を参照

■ 痛みの計測（痛覚計測）

痛みは客観的に測定することができない。痛みを感じる人物がその強度を絶対的な数値で表すための方法も器具もない。

痛みの計測は基本的に、セラピーの成果をチェックするために行う。痛みの診断の一環として、比較的容易に実行可能な客観的および主観的な方法を用いる。客観的な計測には、侵害刺激に対する患者の生理的な応答反応を利用する。患者自身による痛み知覚を基準としていないため、客観的と見なすことができる。さまざまな刺激の強さに対する反応の大きさを標準値と比較することで評価する。機械刺激、熱刺激、化学刺激、そして電気刺激を侵害刺激として利用する。特定の装置を使って規定の刺激（圧迫など）を身体構造に与える。患者は痛みの強さを申告し、これを標準値と比較する。標準化した規定の刺激を用いることで、痛みの知覚とそれに伴う生理的反応（皮膚の充血、発汗など）を調べることができる。

このような痛みの臨床検査は、理学療法において非常に重要となる。この検査では、日常における患者による主観的な痛みの知覚とそれによる障害だけでなく、疼痛様式の理解にもつながる。

痛みの質の評価には、さまざまな方法を応用することができる。

■ 疼痛図表（ペインドローイング）による痛みの位置特定

痛みの位置は疼痛図表（ペインドローイング）を用いて記録する（疼痛生活障害評価尺度、p.44を参照）。図表への記入は、痛みの原因を考慮せずに行う。患者が痛みの場所を正確に特定できるか、そして痛みが表層にあるか深部にあるかに注目し、原因の可能性を絞る。例えば慢性痛は位置が不明瞭で広範に広がると申告される一方で、急性の侵害受容性の痛みは位置が明らかだと申告される傾向が強い。

> 治療にとって位置の特定は重要である。治療を通じて位置が変わった場合、それを把握することができるようになる。
> しかし痛みの定量化は、痛みの特徴を評価するのと同様に困難である。

■ 言葉を用いた痛みの特徴の把握

痛みの特徴は鑑別診断のヒントとなる。そこで痛みのさまざまな側面（感覚性、求心性など）を評価するために、その痛みを特定の言葉で言い換える方法を用いる。ただしこの方法は、セラピー成果の評価には向いていない（疼痛生活障害評価尺度、p.44を参照）。

マクギル疼痛質問票（McGill Pain Questionnaire、MPQ）は1975年にMelzackが考案した。この質問票はいくつかのパートからなり、痛みの強度を言葉に置き換えた語彙リストを含んでいる。Melzack（1975）によると、痛みは体性感覚（熱い、ヒリヒリする、焼けるような、燃えるような）、感情（いらだたしい、苦しい、さいなむ）、そして評価（限局的、広範な、拡大する）の3つのブロックに分けることができる。現在では、数多くのドイツ語評価表も利用されているが、その質は英語のものには及ばない（Weiß & Schaible in Scherfer 2003）。

■ 一元的尺度を用いた痛み強度の評価

痛覚の評価には、患者が痛みの強さを評価するためのさまざまな尺度（スケール）を用いることができる。これらはセラピーの進行度を確認するために活用する。

視覚的評価スケール（VAS；図2.9）

最もよく知られているのは視覚的評価スケール（VAS）である。この方法は簡易でありながら、手軽にしかし十分正確にセラピーの成果を記録するのに適している。VASは実用性も含め、こうしたテストに必要とされるすべての要件を満たしている。

数多くの運用試験を通じて、VASが信頼性の高い有効な「計測手段」であることが証明されている（Schreiber & Winkelmann 1997）。一般に、VASを用いた痛みの評価は患者にも理解が可能であるが、しかし患者自身が前向きに参加する必要がある。VASスケールは、セラピーの即時効果の評価（治療の開始時と終了時）だけでなく、複数セラピー後の経過管理にも応用できる。また、急性の患者にも慢性の患者にも利用できる。

VASは特定の長さをもつ直線（通常は10cm）からなり、その一方の端が痛みがない状態、もう一方の端が想像上最大の痛みを表している。それ以外の情報は含まれていない。患者はこの両端の間に、自身の痛みの強さを記入する。端からこの記入点までの距離をミリメートル単位で計測する。このようにして得た数値を記録し、比較する。

この評価法のために、さまざまなデザインの道具も考案されている。中でも、指で動かすことができる計量つまみが好まれている。これは6歳以上の子どもにも利用することができる。小児用の器具はスマイリーをあしらっている。さまざまな表情をしたスマイリーのおかげで、子どもにもわかりやすいのはもちろんのこと、数字のスケールになじまない患者で

も利用できる。

尺度の並びは一般的な慣習に準じているのが好ましい。つまり左から右に大きくなっていくのがよい。水平方向のスケールと垂直方向のスケールを比較したところ、水平方向では痛みの強度が低く評価される傾向があることがわかっている（Schreiber & Winkelmann 1997）。

水平スケールは、目盛りが記入されていないほうがよく、またその長さは10cmを下回らないほうがいい。患者の申告に影響が出る恐れがあるため、スケール上に記す言葉も慎重に選ぶ必要がある。「我慢できない痛み」や「想像できる限り最大の痛み」などの言葉があると、より左側に、一方「甚大な痛み」などの言葉があるとより右側に記入される傾向がある。

VAS実践のヒント

> VASの情報量は、痛みに対する質問により左右される。さまざまな質問を繰り返すことで、現時点での痛みやその経過を把握することができるようになる。

質問の例：

- 現状：今の痛みはどうか？
- 24時間：この24時間はどうだったか？
- 1週間：この一週間の様子は？
- 痛みの大小：
  ― 最大の痛みは（期間）？
  ― 最小の痛みは（期間）？
- 痛みの場所：ここの痛みはどうだった？（特定場所、ペインドローイング）
- 機能障害：ADL（Activities of daily living；日常生活動作）：痛みによって特定の生活動作（歩行、職業、家事、人付き合い、睡眠、生きる喜び）がどの程度制限されたか？

視覚的評価スケールを用いた診察はセラピー開始前に行い、記録するのが好ましい。そして、そのセラピー後に再び行い、痛みの強さを比較する。ただしセラピー後の結果を過大に評価してはいけない。この時点の痛みの知覚は、セラピーによる心理状態に大きく左右されることがあり、また強い刺激は一時的に痛みの増強を引き起こすことがあるからだ。経過記録にとっても、各セラピー前にVASを

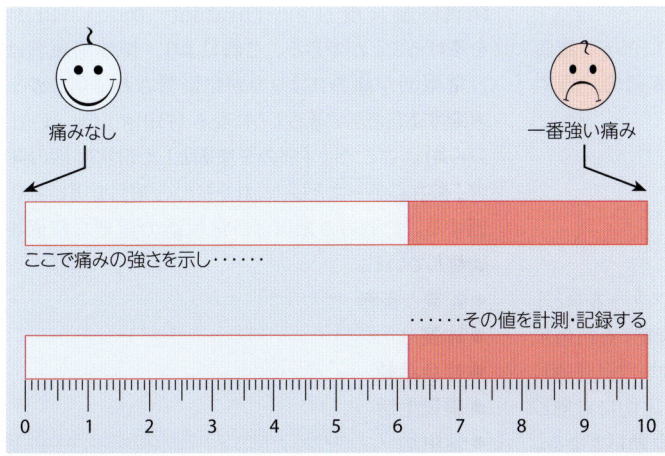

図2.9 視覚的評価スケール

行い、その結果を記録するのがいい。

　特に高齢者や身体の複数部位に痛みを有する患者は、痛みの強さを総合的に評価することや、つまみを正しく動かすことができない。このような患者には、我慢強く接し、明確な指示を与える必要がある。数値評価スケールなど、ほかのカテゴリーに基づくスケールを用いたアンケートの結果と対比するのも有益である。

　結果を正しく評価するためには、療法士がほかの治療法（鎮痛剤、鍼治療など）の影響に関する知識を有していなければならない。また、問診ではそのような治療を受けているか、患者に確認することを忘れてはならない。生活や習慣の変化などにも注意する必要がある。

　VASのデザインも重要となる。それが適切でない場合、重大な誤解が生じることもある。セラピーの経過を記録するには、常に同じVASスケールを用いるのが好ましい。

　痛み強度評価のためのそのほかの一元的スケールを下に紹介する。

数値評価スケール（NRS）

　患者は0-10または0-100の数値が記されたスケールを用いて痛みの強さを評価する。

口頭式評価スケール（VRS）

　ここでは強さを段階的に表す言葉を用いて痛みを評価する。患者は事前に提示された言葉の中から、その時点における痛みに相当するものを選択する。

> 口頭式評価スケールは多くの患者にとって数値的なものよりもわかりやすいが、経過の記録や統計評価には適していない。

■ アセスメント（評価）

　痛みの把握には、一般的なテスト（スケールなど）に加えてアセスメント（判断・評価・査定）も利用する。ここでは患者が自身の知覚と体験を自己評価し表現する。アセスメントが治療の質を適切に考慮している場合、これは医学的にも有益な助けとなる。一般に客観的と考えられている視覚的な変化の計測（可動性の変化の計測など）と同様に、アセスメントを通じてセラピーの経過や成果を証明することができる。

アセスメントの定義

　一般に「アセスメント」という用語は、直接観察できない事象や単純な方法で数値化できない事柄を評価するときに用いる。（Biefang et al. 1999, Hasenbein & Wallesch 2001）。

　アセスメントの利点は、患者が自身の状態およびセラピーの進展度を評価し発言することができる点にある。患者と療法士がともに、健康上の問題だけでなくセラピーやリハビリテーションによる日常生活や社会活動に対する影響を話し合うことができる。

　標準試験やアセスメント、特に自己評価の方法は理学療法の科学的な発展や評価に役立つだけでなく、患者の認知を総合的に理解することが理学療法の中心課題であることを確認し、これを発展させることにも有益である。

　アセスメントの目的は複雑な構造を理解することにある。直接観察することができない事象を科学的に、そして理学療法の現場で役立つように「理解可能な」言葉あるいは数値に置き換える（Dornholdt 2000）。「関節可動性」などとは異なり、「患者の満足度」や「慢性痛における生活の質」あるいは「日常生活の障害」などという言葉は抽象的であり、手術用語などとはまったく異なる性質のものである。

　疼痛患者による自己評価の例として、疼痛生活障害評価尺度（Pain Disability Index＝PDI）を挙げることができる。これにより、慢性痛患者は日常生活が痛みによりいかに影響されているかを表現することができるようになる（Dillmann et al. 1994）。ここでは「痛みを原因とした日常生活の障害」を中心テーマとし、これを7つの項目を用いて評価する。これらの項目は日常生活の重要な側面を網羅している。

- 家族と家庭
- 休養
- 社会活動
- 職業生活
- 性生活

2.1 主症状としての痛み 41

日付:		時間:	
姓:		名:	
誕生日:		性別: 男性 □ 女性 □	

① 家族構成: 1 □ 独身　　3 □ 死別
　　　　　　 2 □ 既婚　　4 □ 離別／離婚

② 学歴(就学・職業訓練年数)

　年数　4　5　6　7　8　9　10　11　12　13　14　15　16　17　18　19　20

　最終学歴:

③ 現在の職業(業種を記入してください。現在定職のない方は、以前の職業を記入してください。):

④ 配偶者(パートナー)の職業:

⑤ 現在の仕事環境に該当するものをチェックしてください。
　　1 □ 会社勤務、フルタイム　　　4 □ 年金生活
　　2 □ 会社勤務、パートタイム　　5 □ 無職
　　3 □ 主婦／主夫　　　　　　　　6 □ その他

⑥ 現在の疾患が診断されてから何か月たちますか?　　　　か月

⑦ 現在の疾患が原因で痛みがありますか?
　　1 □ はい　　2 □ いいえ　　3 □ わからない

⑧ 診断された時点ですでに症状として痛みがありましたか?
　　1 □ はい　　2 □ いいえ　　3 □ わからない

⑨ 過去1か月以内に手術を受けましたか?
　　1 □ はい　　2 □ いいえ

⑩ 日常生活で痛みを感じることはよくあります(頭痛、歯痛、ねんざなど)。
　過去1週間に、これらの日常の痛みとは異なった種類の痛みを感じたことがありますか?
　　1 □ はい　　2 □ いいえ
　今日: 1 □ はい　　2 □ いいえ

　上の2つの質問に「はい」と答えた方は下の質問にもお答えください。
　上の2つの質問に「いいえ」と答えた方は以上でアンケートは終了です。ありがとうございました。

⑪ 下の絵の中に、痛みがあった場所を記入してください。一番痛みが強かった場所には、×マークをお付けください。

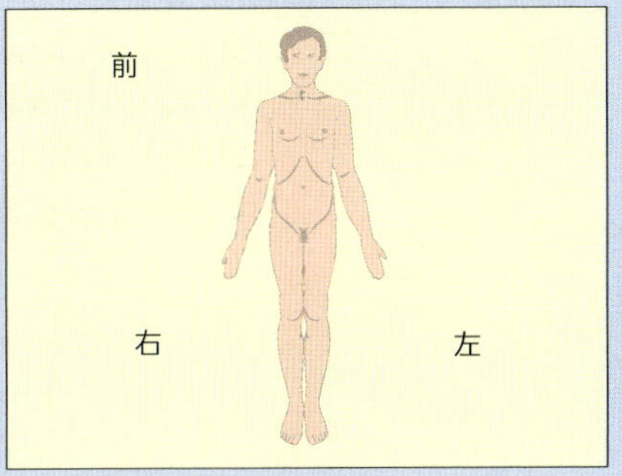

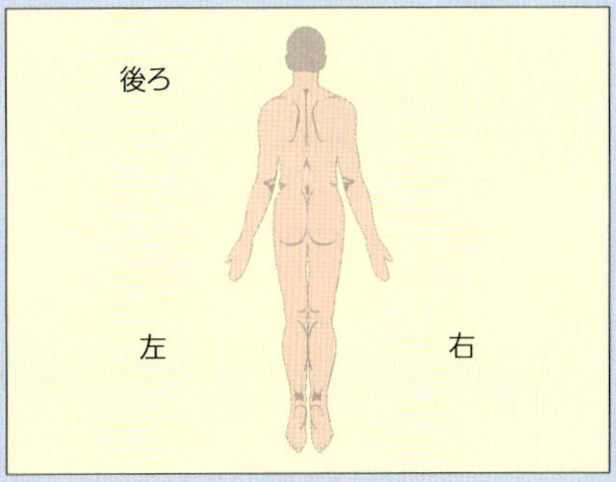

前　　　右　　　左　　　　後ろ　　　左　　　右

図2.10　疼痛質問票

⑫ 過去1週間で感じた痛みの中で一番強かった痛みはどの程度でしたか？ 該当する数字を〇で囲んでください。

0	1	2	3	4	5	6	7	8	9	10
痛みなし										想像できる最大の痛み

⑬ 過去1週間で感じた痛みの中で一番弱かった痛みはどの程度でしたか？ 該当する数字を〇で囲んでください。

0	1	2	3	4	5	6	7	8	9	10
痛みなし										想像できる最大の痛み

⑭ 過去1週間で感じた痛みの平均はどの程度でしたか？ 該当する数字を〇で囲んでください。

0	1	2	3	4	5	6	7	8	9	10
痛みなし										想像できる最大の痛み

⑮ 今現在感じている痛みはどのぐらいですか？

0	1	2	3	4	5	6	7	8	9	10
痛みなし										想像できる最大の痛み

⑯ 何をすれば痛みがやわらぎますか？ （あたためる、薬を飲む、安静にする、など）：

⑰ 何をすれば痛みが強まりますか？ （歩く、立つ、荷物を持上げる、など）：

⑱ 痛みに対して、どのような治療や薬を受け取りましたか？

⑲ 過去1週間に限定した場合、治療や服薬で痛みはどの程度緩和しましたか？
該当する数字（パーセント）を〇で囲んでください。

0	10	20	30	40	50	60	70	80	90	100%
緩和なし										完全な解消

⑳ 薬を飲んでいる場合、痛みが再発するまで何時間ぐらいかかりますか？

1	薬の効果なし	5	4時間
2	1時間	6	5-12時間
3	2時間	7	12時間以上
4	3時間	8	薬を利用していない

㉑ 痛みの原因は何ですか？ 最もよく該当するものを選択してください。

1. 治療（服薬、手術、放射線治療、プロテーゼなど）の結果　　1 はい　2 いいえ
2. 一次疾患（現在治療や診察をしている疾患）　　1 はい　2 いいえ
3. 一次疾患と関係のない疾患（関節炎など）　　1 はい　2 いいえ

(22) 痛みの感覚:あなたの痛みが下の言葉に該当するか、お答えください:

押すような重い痛み	まったくない	0	1	2	3	極度
ずきずきする	まったくない	0	1	2	3	極度
ひりひりする、熱い	まったくない	0	1	2	3	極度
ピリピリする、電気が走るような痛み	まったくない	0	1	2	3	極度
刺すような痛み	まったくない	0	1	2	3	極度
けいれんするような痛み	まったくない	0	1	2	3	極度
引き裂くような、引っ張るような痛み	まったくない	0	1	2	3	極度
軽く触れるだけで痛い	まったくない	0	1	2	3	極度
耐えられない痛み	まったくない	0	1	2	3	極度
疲れる	まったくない	0	1	2	3	極度
ひどい、おそろしい	まったくない	0	1	2	3	極度

(23) 痛みのせいで生活にどの程度の支障が出ているか、該当する数字を○で囲んでください:

A 一般的な活動
0　1　2　3　4　5　6　7　8　9　10
支障なし　　　　　　　　　　　　　　　　　　　　非常に困難

B 気分
0　1　2　3　4　5　6　7　8　9　10
支障なし　　　　　　　　　　　　　　　　　　　　非常に困難

C 歩行
0　1　2　3　4　5　6　7　8　9　10
支障なし　　　　　　　　　　　　　　　　　　　　非常に困難

D 通常の仕事(家事も含む)、持久力
0　1　2　3　4　5　6　7　8　9　10
支障なし　　　　　　　　　　　　　　　　　　　　非常に困難

E 人間関係
0　1　2　3　4　5　6　7　8　9　10
支障なし　　　　　　　　　　　　　　　　　　　　非常に困難

F 睡眠
0　1　2　3　4　5　6　7　8　9　10
支障なし　　　　　　　　　　　　　　　　　　　　非常に困難

G 生きる喜び
0　1　2　3　4　5　6　7　8　9　10
支障なし　　　　　　　　　　　　　　　　　　　　非常に困難

- 自助
- 生活に欠かせない活動

　0-10の数値を用いて、患者は痛みが日常生活の場面にどの程度影響しているかを評価する。各項目に対する数値（スコア）に加えて、すべての項目を総合した合計点も計算する。実際の治療時間外に数分間で患者自身が実行できるようにできている。

　上記の項目以外にも、痛みの強さ、位置、影響、および痛みの原因を評価するための項目も含むことができる。痛みの質の評価では、あらかじめいくつかの言葉を用意し、患者はこれらの言葉が自身の痛みの質に該当するか判断する。

　PDIを開発したのはウィスコンシン大学マディソン校神経学科の研究グループだった。これをドイツ語に翻訳したのがLoick、Radbruch、Kiencke、そしてSabatowskiであり、ドイツ赤十字マインツのウェブサイト（http://www.schmerz-zentrum.de）からダウンロードし、無償で利用することができる（**図2.10**）。

　PDIは痛みを主症状とするさまざまな疾患に利用することができる。この評価法は主に慢性患者に用いるが、慢性化のリスクを評価するためにも用いることができる。痛みの診断だけでなく、理学療法にとっても重要な意味を持つ。

　これ以外にも、特定の病状に対してのみ利用可能な方法が複数知られている。例えば、運動系の評価法としてハノーファー機能アンケート（FFbH）があり、これに腰痛のためのもの（FFbH-R）や関節症に特化したもの（FFbH-OA；図2.11）などが加わる（Raspe & Kohlmann 1989, Raspe et al. 1996；http://www.schmerz-zentrum.de）。

日常生活の活動について質問します。以下の活動を実行することができるか、お答えください。
あなたの現在(過去7日以内)の状況をお教えください。

	選択肢は**3つ**あります：	
1	**はい**	活動を問題なくこなすことができる
2	**はい、ただし努力が必要**	活動により疲れる、体がこわばる、以前より時間がかかる、支えが必要などの問題があるが、活動は可能
3	**いいえ、または第三者の助けが必要**	まったく実行できない、または第三者の助けがあればできる

	はい	はい、ただし努力が必要	いいえ、または第三者の助けが必要
平らな道(歩道)を1時間散歩できる。	1	2	3
平らでない道(森の中やあぜ道など)を1時間散歩できる。	1	2	3
1つ上の階まで階段を**上る**ことができる。	1	2	3
1つ下の階まで階段を**下りる**ことができる。	1	2	3
100メートルを走ることができる(バスに乗るためなど)。	1	2	3
30分間立ち続けることができる(行列など)。	1	2	3
車の乗り降りができる。	1	2	3
公共交通機関(バス、電車など)を利用することができる。	1	2	3
立った姿勢からかがんで、軽いもの(硬貨や紙切れ)を床から持ち上げることができる。	1	2	3
いすに座ったまま、いすの横に落ちている小さなもの(硬貨など)を持ち上げることができる。	1	2	3
重い荷物(1ダースのジュースボトルが入ったケースなど)を床から持ち上げ、テーブルに置くことができる。	1	2	3
重い荷物(スーツケースや水で満たされたバケツなど)を持ち上げ、10メートル運ぶことができる。	1	2	3
普通の高さのいすから立ち上がることができる。	1	2	3
靴下やストッキングをはいたり脱いだりできる。	1	2	3
普通の浴槽に入ったり出たりすることができる。	1	2	3
頭から足まで洗い、ぬぐうことができる。	1	2	3
普通のトイレ(通常の便座の高さ、支え用取っ手なし)を利用できる。	1	2	3
普通の高さのベッドから立ち上がることができる。	1	2	3

図 2.11 関節症におけるアンケート

まとめ：痛みを主症状とする患者に対する理学療法検査

- 疼痛患者の診察は医師と理学療法士の両者にとって、非常に難易度が高い。慢性痛患者に対しては、ほかの分野の医療チーム（心理療法士など）との協力が不可欠である場合も多い。
- 患者の精神状態が大きく変化する。痛みが強く急性であればあるほど、慎重なアプローチが必要となる。痛みは患者の生活リズムを左右する要因となる。例えば慢性の痛みをもつ患者は、痛みに合わせて日常の生活を決定するようになる。痛みやその影響に対するコントロールを放棄してしまうこともある。医師から医師へ、療法士から療法士へと渡り歩き、あらゆる助けを得ようとする（受動的なコーピング戦略）。患者は自ら痛みと向き合うことを学ぶ必要がある。これには段階的な診察と治療が欠かせない。
- 詳細な診断：患者は信用され、痛みが妄想などではなく本当に存在することを理解されたいと望んでいる。一見その理由が見当たらない痛みも、身体機能や生理学的な側面から説明できることが多い（痛みの処理と特徴に関する項目を参照）。
- 詳細な問診に加え、運動性能と運動様式も綿密に調査する。たとえ組織的な原因が見当たらない場合も（心因性の痛み）これを怠ってはならない。個人的な症状を把握する際は、痛みの増加ではなく、症状の変化に関する質問を中心とする。痛みのみに気が向いている患者では、痛みの増減に関する質問は、彼の知覚を左右してしまう場合がある。ワデルサインなどの特殊な方法を用いて、組織的な原因の有無を調べることができる。
- 患者の個人的な体験や疼痛様式を明確にするための問診を行う（イエローフラグに注意）。
- 個別の身体構造に対する特定の疼痛誘発テストを通じて、痛みの原因が侵害受容器にあることを確認する（組織的原因）。
- 痛みは客観的に計測することができないため、主観的な知覚が常に評価の対象となる。痛みを記録するには、人体図や評価スケール、あるいは質問票などを用いる。詳細な記録はセラピーの成果証明となる。

● 痛みを主症状とする患者に対する理学療法

痛み治療は、痛みの発生、伝達、処理のすべてのレベルに介入する。通常、医師による治療（投薬など）と理学療法は並行して行う。

> 本書では、鎮痛剤の複雑な作用機序に関する考察は行わない。ただしその効果は甚大であり、特に急性及び亜急性期には欠かせない存在であることを強調しておく。

痛みを軽減するために、末梢受容器の興奮を静め、中枢においてゲートコントロール機構を促進し、同時に下行性抑制系を励起することを目的とした理学療法を用いる。知覚の認知・感情的な側面に対処することでも痛みを軽減することができる。痛みとの付き合い方に関する客観的な指導と、感情に対するポジティブな働きかけを両立させる必要がある。

治療アプローチは定期的に吟味し、効果のないものを早期に発見し、変更しなければならない。長期化する痛みは末梢受容器および中枢における過敏化を助長し、慢性痛の発生を促進する。療法士は自身の治療の限界を認識し、必要な場合はほかの専門家の援助を求める。

急性期早期の患者は、自己管理戦略を学び、徐々にその焦点を痛み制御に向けていかなければならない。亜急性期および慢性期においては、患者が日常生活に復帰することを目標とした介入を行う必要がある。この過程では、受動的理学療法に加えて、さまざまなエクササイズ、アドバイス、身体知覚戦略が不可欠である。

患者がアドバイスやエクササイズに十分にしたがわないことも多い。このことはもちろんどの患者にも当てはまることであるが、疼痛患者では特に大きな

意味を持っている。痛みが慢性であればあるほど、患者は受け身な態度を取るようになり、積極的な治療参加を期待するのが難しくなる。彼らは例外なく受動的な処方、例えばスリングテーブル（**図 2.16** を参照）を用いた治療やマッサージを好む。

このような受け身な態度がだらしなさ、あるいはやる気のなさと理解されることも多い。しかし、療法士の提案するアドバイスやエクササイズに患者がしたがわないことには、さまざまな理由がある。療法士自身の戦略が患者のコンプライアンスを低下させることもある。例えば、以下の理由が考えられる (Sluys 1991)：
- アドバイスにしたがうことにより生じる何らかの制限。
- 療法士からのポジティブな反応が少ない。患者はエクササイズが正しく行われているかわからない。
- あきらめ。治療をしても痛みが変わらないと感じたとき。
- 時間不足。エクササイズを日常に取り入れることができない。
- 療法士の権威的な態度。
- 患者の意見、考え、期待、希望などが十分に聞き入れられていない (Chin et al. 1993)。

治療計画だけでなく、情報計画も作成する必要がある。これには障害の内容や原因の理解を助ける情報と、痛みに対処するための行動変化に関する情報を含める。

急性患者にとっては、創傷治癒、身体構造の負荷耐性の低下、能動的な運動の安全な実行方法や許容できる運動量などの情報が必要となる。不安を減らすことができれば、慢性化のリスクも低下する。

亜急性および慢性の患者では、運動に対する不安を取り除かなくてはならない。なぜ運動が大切であるのかを理解するためには、痛みの処理と伝達に関する知識が不可欠となる。

療法士の多くは、行動療法的側面を無視した一元的な治療アプローチを選択する。痛みと障害（身体構造および機能の損傷）を治療することで、患者の能動性と自主性が改善すると考えるからだ。そのため、治療アプローチは急性の侵害受容痛に対処するアプローチから離れることがない。

エクササイズが本当に患者のためになっているか、患者に前向きな気持ちを与えているか、療法士は確認しなければならない。患者に与えたアドバイスが日常生活の中で実行可能であったかを、患者自身に尋ねることも忘れてはならない。一度限りの指導で、患者の行動が持続的に変化することを期待してもいけない。（1章症例、p.3を参照）。

> 行動の変化により症状にどのような影響があるのか、患者自身が体験するのが好ましい。日常的な運動を体験することで、自身の能力に対する信頼を取り戻すことが容易になる (Treves 1998)。

実行するセラピーが痛みを引き起こしてはならない。痛みに対し不安や嫌悪感を持っている患者には、特に注意する必要がある。治療が奏功するのは痛みがある場合だけだと考える患者に対してのみ、ある程度の痛みが生じるセラピー（特定の電気療法、トリガーポイントに対する施術、横断摩擦マッサージなど）を行う。このような場合、痛みを伴う治療は、痛みの緩和と症状の改善につながることが多い。

> いかなる場合も、患者がセラピー中に生じる痛みを有益なものと理解し、許容していなければならない。したがってそのようなセラピーを実行する場合、その意義と目的を患者に伝え、そこで生じる痛みは意図したものであり治療の一環であることを理解させる必要がある。

患者の疾患体験や疼痛挙動に注目した診察を行うことを通じて、セラピーの方法を決定する。

■ セラピーの構成要素

理学療法は運動系の障害および運動の生成と制御だけでなく、行動と体験にも強く作用する。セラピーの構成要素は、WHOが提案した分類によっても区分することができる。この治療介入の分類法は、疼痛患者の治療がいかに包括的であるかを明確にしている。

適切なセラピー環境をつくる
- 疼痛治療の基本的な目的は、不安もストレスもない治療環境を構築することにある。
- 患者は予定されているセラピーについてあらかじめ知らされていなければならない。痛みが増減した場合に何をするか、前もって話し合っておく。
- 疼痛誘発テストは事前に了解を取り、テスト後は痛みが消えたか患者に確認する。
- 療法士は冷静さを醸しだし、患者のために十分な時間を取る。時間に追われているようでは、患者がリラックスすることができない。

患者に痛みの発生理由を説明する（活動と参加のレベル）
最初の診察後に障害と痛みの関連を説明する。知識が豊富であればあるほど、患者はセラピーに積極的となり、能動的なコーピング戦略が期待できる。
例：
- 痛みの発端には頸椎のむち打ち症などの外傷がある。
- 組織の損傷が痛みを引き起こし、これが末梢から脳に伝達する。痛みの情報は脳幹に集まり、ここから交感神経性の反応と感情反応が発生する。
- 痛みが長期化すると後角に変化が起こり、その結果として痛みの処理にも変化が生じる。感情的な反応により、組織内における炎症メディエーターの放出が亢進する（「痛みの処理」を参照）。
- この経過を通じてほかの症状が現れ始める。例えば頸椎障害の場合は肩や肘に痛みが生じる。
- その時期、ほかの事象も生じる：患者の不満はつのり、不安（職業の今後、人間関係、医師や療法士に対する不信など）が生じ、負荷耐性が低下し、痛みが余暇活動（スポーツなど）にも悪影響をもたらす。そして不満や不安が治癒にも悪影響を及ぼす。アドレナリンが放出し、痛みを抑制するホルモン（エンドルフィンやオピエートなど）の放出が低下する。
- これらのメカニズムが悪循環を引き起こす。
- 治療と身体負荷耐性の増強に関する情報は、負傷後の急性痛にとって非常に重要である。

「組織の健康」のためのセラピー（機能障害レベル）
- 筋・関節・神経系の治療：痛みの緩和、可動性の増進、代謝の促進（血流とリンパ流の向上）を目指す。
- 主に痛みの少ない部位に働きかける。
- 痛みが増加してはならない。ここでは受容器レベルに作用する理学療法（徒手療法、軟部組織テクニック、神経系のモビリゼーション、リンパドレナージュ）を応用する。

患者による痛みに対する対処法の学習（活動および機能障害のレベル）
- 負荷を軽減する姿勢や肢位の学習、物理療法（温熱など）による自己治療。
- 交感神経を静める運動（胸椎に負荷のかからない動きなど）。

患者が負荷に対する耐性を獲得する（活動と参加のレベル）
- ペーシング：痛みが生じない程度の活動を実践する。例えば、特定の運動を8回繰り返すと痛みが生じるとする。このとき患者はこの運動を7回自宅で繰り返す。この数を次第に増やしていく。こうして患者は痛みなく、あるいは痛みの増加なしに動くことができることを学ぶ。
- 患者は、日常のどの場面で痛みが発生するのか、どうやってこれを避けることができるのかを学ぶ。これは特定の運動である場合も、ストレスなどの心理的な要因である場合もある。

患者の注意を痛みからそらす（活動と参加のレベル）
- 患者に痛みなしに実行することができる運動を実践させる。
- リラクゼーション能力を高める。
- 患者が楽しいと感じる全身運動を実行し、痛みのある部位のみに集中した治療に陥らないようにする（集中的運動療法やダンスセラピー、精神運動）。
- 特に慢性痛患者では行動や体験に働きかけることが重要であり、「身体構造」だけを考えていてはいけない。したがって、運動は痛いのではなく楽しいと患者が感じ、自分の体に自信を持てるよ

うになる包括的なアプローチが求められる。

理学療法で利用する刺激
- 熱刺激：冷気、温熱（体表への適用、運動など）
- 機械的刺激：圧力、接触、摩擦、振動、ストレス、圧迫

理学療法で働きかける受容器とその位置
- 皮膚と皮下組織：
  — 皮膚と皮下組織には圧力と接触に反応する感覚器（メルケル細胞、マイスナー小体、ファーター・パチニ小体、ルフィニ小体）が分布している。
  — 自由神経終末が冷たさに反応する。
- 筋組織：
  — 筋膜、支帯、腱膜、そして腱には圧力、伸張、振動に反応するファーター・パチニ小体がある。
  — 上記の組織および腱鞘には熱に反応するルフィニ小体がある。
- 関節包：ここには関節の位置変化を感知するI型とII型の機械受容器が分布している。これらは他動的な並進運動（牽引、圧迫、滑り）を含む関節の動きに反応する。
  関節内における並進運動の再現は意図できるものではないため、療法士の手を借りる必要がある。並進運動とは関節の平行および垂直な動きであり、その方向はもう一方の骨の関節窩を基準とする（**図2.12**）。
- 靱帯構造：
  — 靱帯に存在するIII型の機械受容器は刺激閾値が非常に高いため、治療には向いていない。
  — ルフィニ小体は熱に反応し、パチニ様小体が圧力と振動に反応する
- 骨膜：
  — パチニ様小体の数は少ないが、圧力や振動によく反応する。

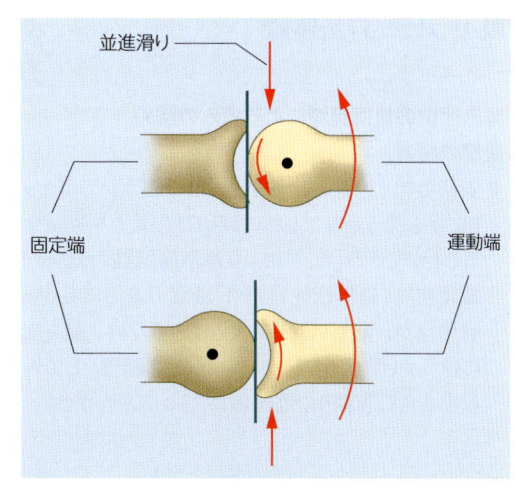

図2.12 運動関節の形状と滑り方向の関連

■ セラピー方法処置

痛み部位の負荷軽減による痛みの緩和
重量の軽減

- 安楽姿勢：過外転症候群患者は、ズボンのポケットに手を突っ込むことで、肩甲帯の重さを軽減することができる。これにより頸部筋組織の緊張が緩和する（過外転症候群：腋窩の高さにおける胸郭径が、肩幅に対して大きすぎるため、腕を常に持ち上げたような体勢になり、その結果として外転筋を含む首回りの筋組織にストレスがかかる）。

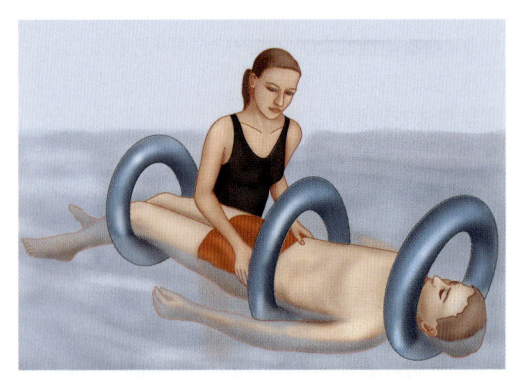

図2.15　浮力や浮き輪による体重の軽減

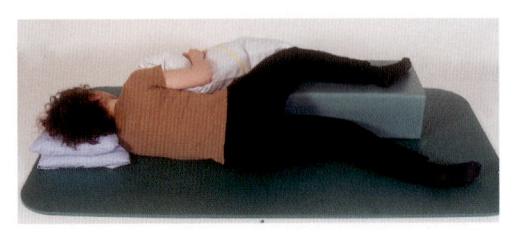

図2.13　負荷の軽減：重力に逆らう四肢の活動を解消

- 安楽臥位（図2.13）：安楽臥位を取ることで、重力に逆らい身体を転倒・落下から守る活動を中止することができる。筋活性が低下し、痛み部位に対する負荷も減少する。

上にくる側の上肢と下肢を支台などに乗せることで、回転刺激の発生を阻止できる。横になることで、患部を痛みの少ない位置にもたらすことができる。

例：腰椎神経根が圧迫されている場合、背臥位で両下肢を台に乗せることで、腰椎の前弯により、圧迫されていた神経根が開放される（図2.14）。

少する。浮きなどを利用して、浮力を調節することもできる。体が押しのけた水の量が、体重と一致する（アルキメデスの原理：図2.15）。

- スリングテーブル：複数のスリングで四肢や体幹の重さを支える。さらに、バネなどを用いることで、効果を強めることもできる（図2.16a-b）。荷

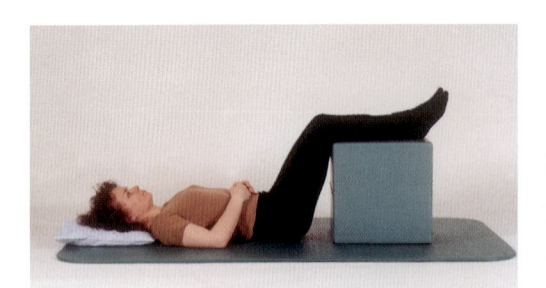

図2.14　台を用いた臥位足置き：腰椎の前弯による痛みを緩和

- プールセラピー：水中では浮力により重力が減

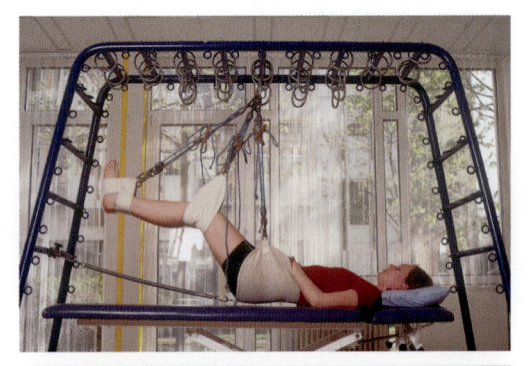

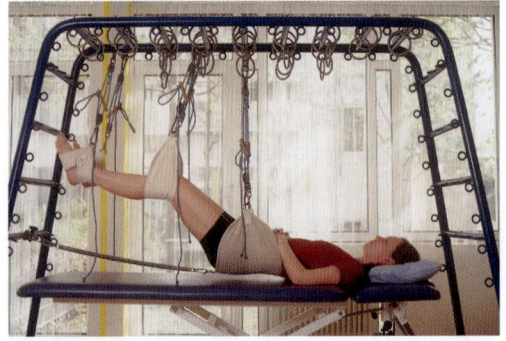

図2.16a-b　スリングテーブルを用いた四肢と体幹の体重負荷の軽減
a　一点で支えるハーフポジション
b　多点で支えるフラットポジション

重が減ることにより、筋肉は弛緩し、関節も抵抗なく動かすことができる。

牽引による関節面の離開と、圧迫による軟骨耐性の改善

牽引により関節面、あるいは軟骨や軟骨下領域を免荷することができる。この負荷軽減措置は強度に変性した関節に対して行う。ただし軟骨が栄養を得るためには圧迫が必要であることを忘れてはならない。つまり軟骨の働きを維持するために、圧迫を適用する。痛みを伴う急性の関節症に対しては、牽引を中心に行う。炎症が強くない場合、圧迫を通じて軟骨の栄養状況を改善し、強化する。

凹関節面に対し垂直に作用するように、牽引や圧迫を行う。牽引によりごくわずかに関節を離開することで、関節内の圧力が軽減する。関節内の受容器は弛緩を感知し、痛み受容器が抑制される。

牽引の3ステップ

- 弛緩：関節の付着張力のリリース（解放）。
- 緊張：関節包を展開し、たるみをなくす。このステップが、動きが一番大きい。
- 伸張：関節包のコラーゲン線維に抵抗が現れない程度の伸張刺激を与える。

牽引は治療関節面に対して垂直に行い、角度を変えることはしない。

■ 力を入れすぎないこと！

第1と第2のステップ（弛緩と緊張）が痛みを軽減するための処置となる。関節は痛みが最も小さい安静位を取る。関節包靱帯機構はリラックスさせる。

圧迫は断続的に行う。負荷により痛みが生じた場合は、患者がこれを申告する。圧迫の強さは、痛みの再現状況を見ながら調節する。診察時に痛みが生じた強さを基準として、その半分程度の力を用いる。

圧迫と運動

軽い圧迫をかけながらの回転運動や並進運動は、関節の靱帯構造の緊張をほぐす。例えばむち打ち患者は、牽引法に比べて頸椎の圧迫法に対し、よりよく反応する。軽い断続的な圧迫は靱帯構造を弛緩させ、関節の機械受容器を刺激する。

生理学的運動耐性の回復

身体構造（過敏な筋肉やつぶれた関節包など）が関節の運動許容量を制限したり可動性を増加させたりしている場合、運動軸がずれることがある。結果、関節に異常な負荷がかかる。これが続くと関節の慢性的な負担となり、痛みが生じる。ある身体部位の可動性に変化が生じると、ほかの領域にも過剰な負荷がかかる。変化した可動性に対する治療を通じて、身体構造の負荷が取り除かれる（可動性の変化に対する治療については、「可動性の変化」を参照）。

疼痛組織を免荷するための運動法と補助手段
例：歩行の変化による股関節の負担の軽減

立脚相において股関節かかる力は以下のようになる。

- 外部からの力：重力、および運動により生じる加速力
- 内部に生じる力：筋と靱帯から伝達する力

これらの力が加わる位置と股関節の運動軸が一致しないと、立脚相でトルク（回転力）が発生する。トルクの強さは、作用する力の合計と力点（ベクトル）から関節軸の垂直距離により決まる（図2.17a-b）。

トルク＝力×作用アーム（応力中心距離＝力点から回転軸までの距離）

力点から関節までの距離は歩行運動の形により大きく異なるため、理学療法を通じて股関節の痛みを軽減することができる。股関節にかかる圧力は、作用する力をこの力がかかる平面の大きさで割ることで計算できる。圧力は力の量に比例し、作用面の大きさに反比例する。つまり、平面が大きくなれば圧力は弱まる。

立脚相における骨盤の角度を矯正することで臼蓋（大腿骨頭の屋根部分）の角度が変わり、圧力がかかる平面を大きくすることができる。

外部からの力により生じるトルク（負荷トルク）と、股関節外転筋の力により生じる内部のトルクが均衡しているとき、立脚相にある骨盤は安定する。歩行

h_{Last} = 負荷の作用アーム（応力中心距離）
h_{HK} = 外転筋の支持力の荷重アーム
F_{HK} = 支持力

2本のアームを持つ梃子の原理

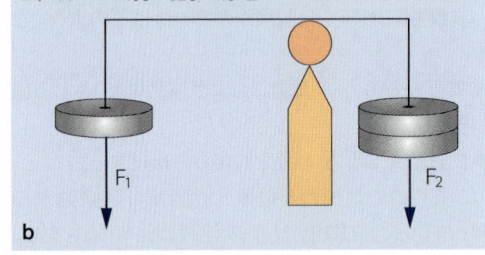

図2.17a-b 骨盤の安定：内部および外部からの力が梃子の原理で釣り合う。

に必要な筋力は外部からの負荷トルクにより左右される。

そして外部からの力は体重によって左右されるため、ここに手を加えることはできない。外部からの負荷トルクは、回転の中心と加わる力の作用線の間の距離で決定する。その距離が短いほど、股関節外転筋にとって、骨盤の平衡を保つのが容易になる。

立脚側への骨盤の傾きは次のような影響を持つ：
- 股関節と臼蓋の関係の改善
- 筋の作用アームへの作用（特に大腿筋膜張筋；作用アーム＝応力中心距離が長くなり、骨盤安定作用をより強く発揮できるようになる）

> 跛行は必ずしも悪いことではない。有益である場合もあり、患者によっては推奨することもできる。

デュシェンヌ跛行

デュシェンヌ跛行には3つのパターンがあり、そのうちの2つは有益なこともある。ただし、腰椎には負担がかかる（図2.18a-c）：

- 腰椎下部の側屈により体幹を立脚側へずらす。骨盤は遊脚側に沈み込む。このデュシェンヌ跛行には陽性のトレンデレンブルグ徴候が併発する。立脚側の股関節が内転し、その結果、大腿骨頭が覆われている面積が狭くなる。重力と床反力による圧力が狭い面積に集中する。運動の中心点は腰仙移行部になる。

> このタイプの跛行では、腰椎下部に過剰な負荷がかかる。接合面が縮小するため股関節にも余計な負担がかかる。そのため、このタイプの跛行はセラピーを通じて矯正する必要がある。

- 体幹と骨盤が同じ程度に立脚側に傾くため、立脚の股関節が外転する。この体勢は、上の1つめのタイプよりも効果的に負荷を軽減することができる。股関節の軸受けの面積が拡大するため圧力が拡散するからだ。股関節の外転を通じて、中心点から外転筋の作用線までの距離が広がる。このタイプの跛行では、股関節が中心点となる。

> 腰椎は安定しているため、腰椎下部に対する負担が増加することはない。

- 体幹は重心を中心に回転し、肩甲帯が立脚方向に傾く。骨盤は遊脚側にずれる。股関節の旋回点と関節軸が力点の方向に移動するため、関節にかかるトルク量が減少する。外転筋の対側の筋力が弱い場合、作用する圧力も低下する。また中心点の移動により、大腿骨頭がより適切に覆われることにもなる。中心点は、およそ胸腰移行部の高さにある。

> このタイプの跛行では立脚側への側屈が生じるが、骨盤の移動がこれをある程度代償している。そのため、脊椎にかかる負担が弱まる。

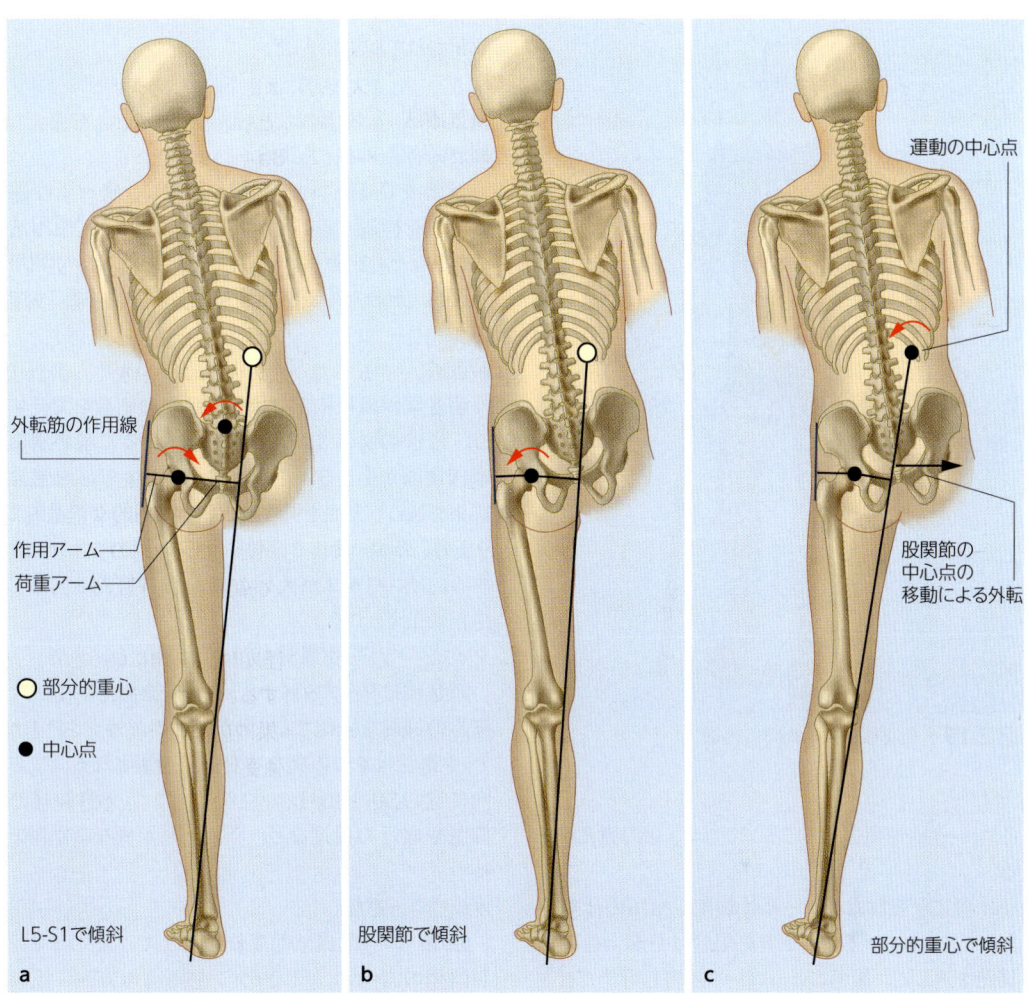

図2.18 a-c　デュシェンヌ跛行の3タイプ

　上記2つめおよび3つめのタイプの跛行では自由な外転筋の働きが欠かせない。立脚上の内転の度合いが高まれば高まるほど負荷が増してしまう。そのため、股関節の関節症では外転筋の働きを可能な限り抑制しないように心がける。患者に外転能力が不足しているなどの理由で、これらの措置では不十分な場合は、股関節の痛みのない側に松葉杖を持たせるといい（図2.19）。松葉杖は、外転筋の作用を補助することができる。応力中心距離（作用アーム）が長くなり、比較的小さな力で外転筋の筋力を補うことができる。そのため痛みのある股関節への圧力を軽減する。歩行補助の作用アームは、外転筋のそれの10倍ほどの長さとなる。つまり、10分の1の力で同じ結果を生むことができる。

末梢受容器の興奮性の減退による痛みの緩和

　機械的な刺激は高速な求心性神経を興奮させる。そのため、痛みを伝達する低速な神経の活動は抑制される。痛みを緩和するために受容器レベルに働きかける理学療法は、ゲートコントロール理論に基づいていることが多い（Melzack & Wall 1996, Melzack 1991）。この理論の背景には、大経で刺激閾値の低い求心性神経を選択的に刺激することで、脊髄のシナプスに侵害シグナルを伝え

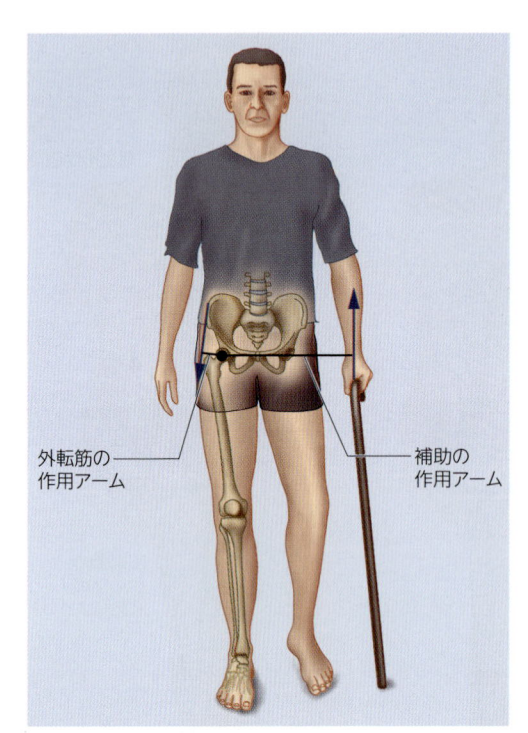

図2.19　松葉杖による負荷の軽減

外転筋の作用アーム
補助の作用アーム

るニューロンを阻害することができる、との考えがある。

　一般にゲートコントロールは髄節レベルの仕組みだと考えられているが、その提唱者は脊髄上位の神経路を通じて、後角ニューロンの阻害も可能だと主張している(Melzack 1991)。

　現在では、ゲートコントロール理論はむしろ脊髄に伝達されてくる痛みインパルスをさまざまな形で調節することができる仕組み(神経可塑性)として理解されることが多い。そして後角ニューロンは末梢、脳幹、そして介在ニューロンから送られてくるすべてのニューロンの処理に関与するリレーステーションと見なすことができる。興奮性および抑制性の働きすべての総和が、痛みの閾値を最終的に決定し、これが超えられると、高次の中枢に痛みが伝達される(Waldvogel 2001)。

　受容器レベルへの介入は、急性の侵害受容性疼痛にとって特に重要となる。慢性痛に対しては、特に単一の治療法として活用した場合、効果が現われないことが多い。機械的な刺激が疼痛刺激として解釈されてしまうからだ。

電気療法
経皮的神経刺激(TENS)
　低周波で高速のAδ線維を刺激し、痛み受容器の活性を抑制する。TENS装置は小さく、使用法も簡単なため、患者が人の手を借りずに自分で利用できる。そのため、装置を患者に貸し出すとこもできる。

超音波
　超音波が組織内部に機械刺激と熱刺激を誘発する。音波の働きにより各組織の層、特に境界層に摩擦運動が生じる。この摩擦が熱を生み、血管神経系を通じて充血を引き起こす。機械的な刺激により圧力、牽引、そして振動に反応する受容器が興奮する。インパルスが大経の求心性神経路を介して中枢に伝えられる。

ダイアダイナミック電流(diadynamic current)
　超音波にダイアダイナミック電流を加えることで、痛みの抑制を強化することができる。ダイアダイナミック電流は4つの異なる変調で適用される同じ方向に進む50-100Hzの交流である。交感神経の抑制や血行の促進など、それぞれが異なる作用を持つ。

ガルバニー電流
　ガルバニー電流は低周波の直流で、正のイオンが陰極の方向に、負のイオンが陽極の方向に流れる。陰極側では運動神経線維の興奮が高まり、陽極側では感覚神経線維の興奮が低下する。自律神経線維は、極に関係なく反応し、血行が改善する。さらに鎮痛剤の体内への透過を促進することもできる(イオントフォレーシス)。

熱刺激
　理学療法で利用する熱には、冷、温、高温の三種類がある。
- 冷刺激：低温刺激による痛みの一時的な緩和は証明することができる。末梢神経系(受容器の脱感作)だけでなく中枢神経系(Aδ線維の活性化によるC線維からのインプットに対するゲートの閉鎖)においても痛みを抑制できる。
- 温熱刺激：温熱刺激の鎮痛効果と神経メカニズ

ムの関係は、あまりよく知られていない（Melzack & Wall 1991）。侵害情報の伝達が中枢で直接抑制される一方で、熱が筋と血管を反射的に弛緩する。

冷

短時間の強力な冷刺激は中枢の痛み受容器を刺激し、いわば痛みを覆い隠してしまうのだと思われる。運動神経も刺激し、その結果、筋緊張が高まる。

冷刺激が長時間（数分）におよぶと、体温が低下し、筋緊張も低下する。そのため末梢受容器が阻害され、痛みが緩和する。低温による不活化を通じて、痛みに関与する生化学メディエーター（サブスタンスP）が減少するとも考えることができる。低温下において神経伝達速度が低下し、それが痛みを和らげる原因となっていると主張されることも多いが、C線維の伝達速度は遅いという事実を考慮した場合、この理論は支持できない。

冷却の例：
- 冷水（氷で冷やした水；身体部位の輪郭に合わせることができるのがメリット）
- アイスバー
- 袋詰めの砕氷：（メリット：身体部位の輪郭に合わせることができる）
- アイスパック（デメリット：-18度ほどの低温になるため、長時間使用すると表層のリンパ管が破壊される）
- コールドスプレー（デメリット：アイスパックと同じ）
- コールドエアー（デメリット：アイスパックと同じ）

冷却を長時間（30秒以上）続ける場合は、局所的な凍傷を避けるため、皮膚の一点ではなく面に適用すること。
また、創傷治癒にネガティブな影響が出るため、傷口に4度以下の冷却を長時間行ってはならない。血管が収縮し、治癒を促す物質が行き渡らなくなるからだ。
冷気の吸収を促すために、冷却が長時間続けられることがよくあるが、これは治癒を阻害し、リンパ管にも悪影響をおよぼすため逆効果となることのほうが多い。

温熱

適度の熱は血行を促進し、筋緊張を低下させる。温熱療法は通常、運動セラピーの準備として長時間（20分まで）処方する。

温熱療法の例：
- 熱風
- 温水浴：温水や温泉泥などの全身浴
- 湿布（温泉泥など）の局所利用

高温

45度以上の高温は、短時間（数秒間隔）で適用する。

効果：
- 軸索反射の誘発：血管が熱の適用時に拡張し、熱源を離したときに収縮する。結果、筋ポンプが活性化する。
- 筋緊張が熱の適用時に上昇し、熱源を離したときに低下する。
- リンパ管の形成が促進し、リンパ流が活発になるため、組織の緊張が緩和する（浮腫が軽減する）。この作用を通じて痛みも軽減する。

高温療法の例：
- 熱したタオル
- 熱包帯ホットロール

手順：

適用部位の広さに応じて、2-4枚のタオルを丸めたものを約1リットルの熱い湯で満たす。これを次第に広げることで放散される熱を患部に適用する。

痛みの原因が浮腫である場合は、まず近位側を刺激する。例えば膝に浮腫があるなら、鼠径部から熱を与え、そこからリンパ管の走行に沿って浮腫の中心方向に治療を進める。治癒が始まっているなら、縫合した傷口に施術してもかまわない。この方法なら、傷口には水分ではなく蒸気が触れるだけであるから、リスクは生じない。

- 下肢への適用：鼠径部＞大腿内側＞膝窩／膝蓋＞下腿＞足関節＞足
- 上肢への適用：腋窩＞上腕内側＞肘窩＞前腕＞手

体幹に障害がある場合も、同様に治療する。

マッサージ

一定の領域に適用したマッサージは、その部位における閾値の高いあるいは低い機械受容性の求心性神経を刺激する。そのためさまざまなマッサージ法は、痛み抑制につながる神経学的機序の多くを活性化することができると考えられる。

筋組織内の血行改善により、緊張した筋の血行不良でたまった過酸化物質の流動が進む。表面的に実施したマッサージ（軽いマッサージ）では、オキシトシン（視床下部ホルモン）が放出し、ストレス反応が軽減する。

結合組織へのマッサージは交感神経の反射を抑え、自律神経の興奮を静めることを目的としている。このとき痛みは生じるものの、交感神経の活性は抑制される。痛み刺激はAδ線維を伝わるとされ、このとき患者は鋭い痛みを感じる。鈍く圧迫するような痛みが生じた場合、これは細い求心性のC線維を痛みが伝わっている証拠であるから、注意しなければならない。その場合、交感神経反射が活性化されてしまう。

ほかの部位に比べ、胸椎にある交感神経の起始部で刺激がより強く作用するため、結合組織マッサージは交感神経の起始部以外の場所から始め、患者の反応を見ながら、起始部に近づいていく。このアプローチを反映して、結合組織マッサージでは大規模と小規模の2種類を区別することがある。

筋、腱、靱帯の軟部組織マッサージ

筋の緊張による痛みの原因は、筋虚血により痛みを誘発する内因性物質（ブラジキニンなど）が放出されることにあると思われる。筋の収縮により小さな血管が圧縮される。（筋の種類により）最大値の5-30%の収縮で虚血が発生する(Mense 1999)。

筋に負担がかかり虚血が生じると、トリガーポイントの発生も増加する。虚血による組織損傷により神経筋終板が破壊され、その結果アセチルコリンが過剰に流出すると仮定することができる。そのため、筋細胞膜の脱分極が進み、これがさらに筋小胞体からのカルシウムの流出を引き起こす。カルシウム濃度の上昇が神経筋終板下にある筋細胞の一部を局所的に収縮させる。収縮しなかった筋細胞部分は、受動的に伸張する。

筋の終板付近におけるこのような収縮部位が集合し、トリガーポイントを形成する。そのため、さらに虚血が進み、ブラジキニンやほかの感覚性物質の放出が増加する。トリガーポイントに圧痛が生じる原因は、こう説明できる。

> 筋組織に対する軟部組織マッサージは血行を促進し、過酸化した筋を「洗い流す」ことができる。痛みのメディエーターが減少し、組織への酸素の供給が改善する。

テンダーポイントとトリガーポイントに対する圧力の抑制

この治療法は、腱の付着部にある腱内のテンダーポイント（局所的な痛点）と筋腹のトリガーポイントに対して適用する。

テンダーポイントを圧迫すると局所的な痛みが生じる。（筋の持続的な緊張などにより）過剰に緊張した腱に、そうした痛点が生じる。この痛点を、圧迫法を用いて治療する。療法士は関節を動かし、腱が最も弛緩するポジションを見つける。このポジションで、痛点を約90秒圧迫する。ゴルジ腱器官が反応し緊張が低下する。同時に機械的なインプットにより痛みが抑制される。

腱骨付着部では、直接的な付着と間接的な付着を区別することができる。間接的な腱付着では、腱は骨と並走し、シャーピー線維を通じて骨膜に固定されている。

> ここに横断摩擦を与えると、牽引力がシャーピー線維から骨膜に伝わり、骨膜炎が生じる可能性があるため、横断摩擦マッサージを行ってはならない。そのため、圧力だけを加えるようにする。局所的な圧迫により、腱骨移行部の痛みが弱まる。通常は、15秒程度の圧迫で十分である。

トリガーポイントに対しては、より長時間（少なくとも1分間）圧力をかける。すると、酸素量が局所的に低下し、トリガーポイントの解消が始まる（虚血圧迫）。このとき、組織が柔らかくなるのを感じることができる。その後、圧力をかけたまま筋を運動させ

ることで、筋膜の癒着が解消する。

横断マッサージ／横断ストレッチ

横断マッサージおよび横断ストレッチ（横断伸張）は、筋腹に対して実施する。

- 横断マッサージの効果：緊張の低下と血行の改善。
- 横断ストレッチの効果：筋の柔軟性の改善。
- 手順：
  — 療法士は、母指球（手のひらの厚み部分）を線維の流れに対して直角に、筋腹深部に届くように押し込む。
  — 横断マッサージでは、短い間隔で一方向に圧力をかけながら進み、次に元の方向に圧力を弱めながら戻る。
  — 横断ストレッチでは、線維の流れを横断するように圧力をかけ、しばらく（緊張が低下するまで）伸張した状態を維持する。

横断摩擦

横断摩擦は、筋腱移行部と靱帯に適用する。

> 骨膜を刺激し、骨膜炎を引き起こすリスクがあるため、腱骨移行部には実施しない。

- 効果：
  — ゴルジ・マッツォーニ小体（腱紡錘：筋の緊張計）からの求心神経が増大し、α運動ニューロンが抑制され、筋の緊張が低下する。
  — 主に関節包と靱帯付着部の機械受容器が刺激を受け、侵害受容が抑圧される。
  — 癒着の解消と血行の促進。
  — およそ20分適用することで、炎症メディエーターが放出され始め、創傷治癒が促進される。
  — 肥満細胞（主に皮膚）が活性化し、ヒスタミンを放出する。ヒスタミンの作用により、血管が拡張し、微小血管壁の透過性も高まる。この作用は短時間で発揮される。
- 手順：
  — 圧力をかけながら、組織を横断する。
  — 皮膚の上をすべらないように注意しながら、深部にまで圧力をかける。
  — 摩擦は一本の指で行うが、もう一本の指を補助として摩擦指に重ねる。
  — 患者は最初の数分間、横断摩擦を不快に感じるが、痛みは生じない。療法士は数分後に組織が柔らかくなるのを感じることができる。
  — 施術時間は目的により異なる。2-3分で血行の促進が期待できる。慢性障害の治癒を促すためには15-20分必要となる。炎症メディエーターが放出され、治癒プロセスが始まる。
  — 長時間の横断摩擦は一度だけ行う。その後、短時間の横断摩擦を行うことで、治癒を補助する。

反対刺激（誘導刺激）

横断摩擦によるトリガーポイントと腱炎の治療は、反対刺激の原理を利用した治療法である。この治療法は、「治療で痛みが生じてはならない」とする医学原理の典型的な例外と見なすことができる。ここでは、機械的あるいは電気的な痛みを（患部または体分節の近くに）誘発し、本来の痛みを緩和することを目的としている。閾値の高い小径有髄末梢求心性神経に対する治療刺激が、中枢抑制を引き起こす。

振動

振動は大経の有髄機械受容神経を興奮させる。施術には器具を用いることも、療法士の手を用いることもできる。振動は、さまざまな深度に分布する低閾値の求心性受容器を刺激することができる。深部に分布するファーター・パチニ小体は（あるいはルフィニ終末も）200-300Hzの刺激に敏感に反応する。一方、表層にあるマイスナー小体とメルケル盤はより低い周波数に反応する（Bear et al. 2001）。

振動は筋紡錘求心神経（Ia型とII型）を活性化することもできる。拮抗筋群に振動を与えると、相反抑制の仕組みが働き、拮抗筋の筋緊張が低下する。痛みのあるデルマトームの上部と下部に対する振動で、痛みの強さを変えることができる（Yarnitsky et al. 1997）。

デルマトーム内（またはその上下セグメント）の同側機械刺激も痛みの強さに影響する。痛みのあるデルマトームの対側に対する振動も痛みを緩和することができる（Yarnitsky et al. 1997）。

他動運動

　他動運動により関節と筋に繰り返し機械的負荷を与えることで、末梢の求心性神経を広範囲に刺激することができる。これには閾値の低い大経機械受容線維（Aβ線維、Ia線維、Ib線維、II型線維）、高閾値の侵害受容性（Aδ線維、III型線維、C／IV型線維）体性求心性神経が含まれる。他動運動の繰り返しによる機械的な刺激は、中枢の痛み抑制機構を活性化するだけでなく、末梢の侵害受容器を疲弊させるため、痛みのない関節可動範囲も拡大する（Guilbaud et al. 1985）。

　関節に対する徒手療法を用いた他動運動の痛み抑制効果は、数多くの研究を通じて証明されている（Wyke 1985, Dubner 1994, Zusmann 1998, Dietzel 2003）。

　Dubner（1994）は、足関節に炎症のあるラットを用いて、徒手療法の鎮痛効果を証明した。この研究では、膝関節のモビライゼーションを9分から15分続けることで、足関節における機械的刺激に対する過敏性が低下することがわかった。モビライゼーションを膝関節に行ったのには理由がある。足関節に施術していれば、その効果がどの機序を通じてもたらされたのか、区別がつかなくなるからだ（Dietzel 2003）。

　徒手療法は脊髄だけでなく下行路にも鎮痛効果を発揮する。脊髄レベルでは、関節および周辺組織の機械受容器が刺激され、ゲートコントロール機構が作用する（Wyke 1985）。

　Zusmann（1998）は、炎症関節の他動運動で刺激されるのは機械受容器だけでなく、侵害受容器も刺激を受けると想定している。どの研究結果も、徒手療法は後角の神経活性に影響するという点では一致しているが、その詳細では相違が見られる。

　痛み抑制の下行経路が、徒手療法による疼痛緩和において重要な位置を占めていると想定することができる。痛み調節の下行制御は、脳幹の下行線維を経由した後角ニューロンの阻害を基としている。

　行動性、体性運動性、そして自律性機能（痛みはその一側面）の活性化と調節には、主に中脳水道周囲灰白質（PAG＝中心灰白質）が関与している。PAGには、脳幹、視床下部、皮質、視床からの求心性神経が集まってくる。

　動物実験を通じて、脅威となる刺激に対する反応においてこの部分が中心的役割を果たすことがわかっている。この反応には運動系や自律機能の調節、あるいは痛覚閾値の低下が含まれる（Bandler et al. 1991）。

　背側のPAG系は、伝達物質としてノルアドレナリンを放出し、これが機械的刺激に起因する炎症メディエーターつまりサブスタンスPの放出を抑える。腹側のPAG系は神経伝達物質としてセロトニンを利用する。主に熱刺激に反応し、メディエーターを放出する。Wright（1995）は、背側のPAG系が徒手療法による迅速な鎮痛作用に大きく関与していると想定している。

　炎症メディエーターの放出が減少すると、侵害受容器の興奮が弱まる。背側PAG系への刺激は血圧、心拍数、呼吸数の上昇や血管拡張など、交感神経性の徴候を引き起こす。

　Vicenzino（1998）は、外側上顆炎患者のC5／C6に対し徒手関節療法を行い、これが患部四肢の機械的および熱的な刺激に対する刺激閾値を大きく上昇させることを確認した。さらに上肢にも交感神経性の徴候（血流の改善）が現われた。これらの徴候はすべて、背側の中心灰白質への刺激で生じるため、Vicenzinoは徒手療法によりPAG系の背側部が活性化すると結論した。腹側に対する刺激でも、熱刺激の閾値が変化する可能性がある。

　徒手療法が機械的侵害受容器に鎮痛作用を発揮し、自律神経系の活性化を促すと考える理由もある。しかし、その機序については明らかではない。交感神経系が脊柱に位置的に近いため機械的に刺激されるのか、それとも脊髄上位におけるより複雑なプロセスが関与しているのか、今後解明する必要がある（Dietzel 2003）。

　SatoとSchmidt（1973）はある調査を通じて、機械的インパルスが交感神経反射の低下を引き起こすことを示した。大経の求心性神経（Aβ線維とAδ線維）を通じて、交感神経の活性を低下させることができる。神経線維の刺激により、交感神経の反射活性が一瞬増加し、続けて一気に低下する。

　SatoとSchmidtと同様にTeirich-Leube（1970）も、胸椎の交感神経起始に対する治療刺激が、ほかの部位に対する刺激よりも交感神経の活

性に明らかに強い影響を与えることを確認した。

　胸椎に対する徒手的な治療法は、腕や脚などの痛みに好影響を与えることができる。この場合、交感神経の起始部に刺激を与える。
- C8-Th2：頭部と頸部
- Th3-Th7（Th9）：上肢
- Th10-L2：下肢

　疼痛症候群（五十肩など）の痛みは、Th3-Th7に対する機械刺激で緩和し、血行も改善する。

自動運動

　痛みを主症状とする患者の多くは、体を動かすことに不安を感じている。そのため、治療の開始時から、患者の不安の除去に努めることが重要になる。

　外傷に伴う急性痛患者に対しては、創傷治癒と身体構造の負荷耐性に関する適切な情報を与え、不必要な不安を取り除く。痛みのない部位における能動的な運動は、外傷の治癒を助長し、痛みの慢性化を防ぐ。

　治癒途中の組織は、その再生のために生理的な刺激を必要としている。治癒組織に対する生理的刺激が理想的であればあるほど、瘢痕のない正常な治癒が期待できる。

　創傷治癒が進むにつれ、受傷した運動系の耐性も増していく。ただし、これは自然にそうなるというものでもない。好ましい形の創傷治癒を促すためには、患者が身体に可能な範囲の負荷をかけることが不可欠となる。運動系の組織を使うことで、負荷耐性の維持と発展に必要な刺激を与えることができる。損傷した組織だけでなく、無傷の組織にも同じことが言える。ただし、組織の運動はその時点における耐性に見合ったものでなければならない。でなければ過負荷となり、炎症や痛みの慢性化を促してしまう。

　不安のため運動を避けていると、生理的創傷治癒と身体構造の耐性に悪い影響が出る。動かさずにいると、組織の耐性が改善することがなく、そのため負荷が過剰となるスピードも速まる。不安は交感神経反射を活性化させるため、結果として治癒に遅れが出る。

療法士は患者とともに、治癒に最適な運動計画を立てる必要がある。

　患者に適切な情報を与えるために、療法士は創傷治癒の仕組みを理解していなければならない。運動系の各構造は、その大部分が結合組織で構成されている。（軟骨以外の）ほとんどの組織で、創傷治癒は4つの段階に区分することができる。

コラーゲン性結合組織の創傷治癒

第1相：炎症相(0-5日目)
- 血管相あるいは緊急相：0-2日目
- 細胞相：2-5日目

　最初の48時間は、白血球とマクロファージが損傷部位に侵入してくる。血管相では組織内の血管が傷つき、酸素を含む血液が間質に流れ込み、pH値が上昇する。活性化マクロファージが線維芽細胞の分裂に必要な刺激をもたらし、細胞の新生（筋線維芽細胞）が進む。

　Ⅲ型コラーゲンの合成は、炎症相に始まる。Ⅲ型コラーゲンは繊細な瘢痕組織であり、傷口を閉じるのに必要である。このタイプのコラーゲンは、Ⅰ型コラーゲンの良好な形成のための重要な前段階となる。

　筋線維芽細胞とⅢ型コラーゲンの形成が、細胞相の特徴である。この時期、組織の耐性は非常に低いため、運動などの機械的刺激には慎重でなければならない。運動は痛みや緊張のない範囲にとどめる（椎間板ヘルニア後の腰椎における重力のかからない動き、肩の負傷後の慎重な腕振り運動など）。

　炎症相の患部には、侵害受容器の感作を促進する物質が集まる。この時期の感作は、組織を運動による過剰な負担から守る役割を持ち、治癒を促進する。痛みは有益な警報であるから、患者が訴える痛みの限界には必ず注意しなければならない。

　痛みのない範囲での適切な運動は、過剰な炎症反応の予防になる。Aα線維の刺激により末梢の化学反応が調節され、内因性オピオイドの放出が促される。オピオイド受容体は、細胞の興奮を抑え、炎症性ニューロペプチドの放出を阻害する。

> この時期から患者に運動を促すこと！　ただし、慎重に！

第2相：増殖相（5-21日目）

この時期には、本来の意味での炎症プロセスは終了しているはずである。単球、白血球、リンパ球、そしてマクロファージの数は次第に減少する。14日後には、新生組織の中には筋線維芽細胞だけが存在している。この時期に患者が負傷を軽視し、患部を安静にせず、より痛めるようなことをすると、炎症相が長期化することになる。そうすると、体の動きは制限され、痛みを伴うようになる。

この時期には、コラーゲン合成が活発になる。新生組織の質は、治癒期間に生理的な負荷刺激を受けているかによって、大きく左右される。健全な組織のもととなるコラーゲン分子の産生に、刺激は欠かせない。基質（グリコサミノグリカンとプロテオグリカン）の産生は、まだ活発ではない。グリコサミノグリカンとプロテオグリカンは組織の弾性に関与しているため、新生組織は増殖相においても弾性に乏しく、負荷に弱い。筋線維芽細胞は傷を安定化するために活発に活動する。

この相でも、運動は大きく制限され、痛みと緊張のない範囲内での弱い動きが中心となる。しかし実際には、強度のモビライゼーションやストレッチがあまりにも早い段階から開始されることが多い。筋線維芽細胞の活動が活発な組織を無理に伸ばしてはいけない。交感神経が活性化し、治癒に悪影響がでるからだ。

痛みや不安は交感神経を活性化させ、創傷治癒を阻害するため、避けなければならない。ストレスが末梢感作と炎症反応を亢進する。したがって患者の心理状態を理解し、信頼を得ることが、のちの治癒プロセスにとって非常に重要である。患者に治療の内容について情報を与え、セラピーに前向きに参加することが大切だということを理解してもらう。

第3相：強化相（21-60日目）

新しく形成されたコラーゲンの組織化が進み、安定する。線維芽細胞と基質の合成が進み、組織の弾性が次第に改善する。筋線維芽細胞による創傷部の保護は必要なくなる。そのため筋線維芽細胞が減少し、線維芽細胞が増加する。コラーゲン線維は太くなり、強化する。

III型コラーゲンが、I型に転換し始める。組織により大きな負荷をかけることが可能となる。関節の可動限界まで運動を行い、体重による負荷もこれに加える。そのためにも患者は可動限界まで体を動かすことや日常生活に必要な運動をすることに前向きでなければならない。

患者に自信を持たせるために、最初のうちは補助具（テーピング、包帯など）を利用するのもよい。補助を用いることで、新生組織のコラーゲンに十分な負荷を与えながらも、限界を超える過剰な負荷から保護することができる。安全な運動を繰り返すことで、患者は自身の身体に対する信用を取り戻すことができ、運動は次第に自動化し、なめらかになっていく。

例：
- 膝関節手術後の患者は踏み台昇降を実施する。
- ヘルニア手術後の患者は、負荷がかかった状態で脊柱を動かすことを練習する。職業で必要とされる体勢から、重い荷物を持上げ、その重さを次第に増していく。前かがみになるとき、必ずしも背筋を伸ばす必要はない。次第に動きの「ぎこちなさ」が消えていく。

第4相：組織化および再編相（約60-360日目）

120日目前後まで、コラーゲン合成は活発で、およそ150日目でIII型コラーゲンの85％がI型に変化する。線維芽細胞は次第に減少する。創傷部位の細胞組織は、I型コラーゲンからなる通常の結合組織を形成し始める。ただしそのためには、組織が十分な生理的負荷を受け、運動できる状態になっていなければならない。

この時期の運動も、可動領域および負荷の限界まで行う。受傷組織が職業、私生活、スポーツなどの患者の日常生活で想定できるあらゆる運動に対して十分な準備ができていると見なされて初めて、セラピーとエクササイズは終了したことになる。

> 自然な動きを取り入れることが、運動系のセラピーの本質であると言える。創傷治癒の各段階を正しく考慮に入れることで、機能的にも生理的にも最善の治癒が可能となる。そして負傷や手術後の痛みの慢性化を防ぐことができる。

自動運動により、運動と関連した脳構造（運動皮質）が活性化し、脊髄の痛み伝達経路上のニューロン活性を抑制する（Dostrovsky 1988）。したがって、慢性痛患者に能動的な運動を促すことは極めて重要である。そのためには、患者自身が達成したいと願う目標を立てることが不可欠となる。療法士が一人で目標を立ててはならない。患者の意識が痛みではなく、目標の達成に向かうように工夫し、運動に徐々に導いていく（積極的コーピング）。

欲求不満や不安などの感情は治療に悪影響を及ぼし、痛みを増加させ、その結果さらに運動量が減ることにつながる。特定の運動ができない場合も、患者の不満が増し、セラピーやエクササイズに対する不信感が芽生える。そのため、セラピーの目標が高すぎてもよくない。

慢性痛では、痛みの完全な解消は予測できないことが多い。この場合、痛みがなくならないことを前提とした上で、身体機能の最善な改善と自立性の回復を治療の目的とする。

オピオイドは、シナプスへの痛みの伝達を阻害する。持久力トレーニングをしばらく続けると、交感神経の活性が低下し、オピオイドの産生が増加する。さらに血圧が持続的に低下し、痛覚閾値が上昇する。したがって、中枢系の過敏化による慢性痛には適度な持久力トレーニングを行うのが好ましい（Schumacher 2001a & b）。

患者と立てる積極的コーピング戦略

痛みに対する態度は、さまざまな要因により左右され、人それぞれ大きく異なっている。慢性痛患者は、消極的コーピング戦略を持つことが多く、援助の手が差し伸べられるのを待つようになる。特に、「何をしても治らない」と言いながら、繰り返しセラピーを受ける患者にこの傾向が強い。そのような患者は自分で何をするべきなのかわかっていないため、自己管理能力を習得する必要がある。

患者は急性期のうちに、痛みのコントロールに関連するコーピング戦略を学び、生理的な治癒の進行に則した適切な行動を習うのが好ましい。特に急性期において痛みを避けるような行動を続けることが、痛みの慢性化と障害の長期化につながる重要な要因だと考えられている（Hengeveld 2003）。このような情報を、急性期の治療において患者に話しておく必要がある。

身体構造レベル、生活レベル、社会参加レベル（WHO 2001）における治療だけでなく、認知や情動にも働きかけることも目標とする。

認知および情動の目標の例：
- 認知：個別身体構造の再生および運動が治癒にもたらす影響の情報戦略（2.1章を参照）。
- 情動：組織の働きの仕組みや、身体の緊張や運動がいかに痛みを増強させるかを、日常生活に近いシチュエーションにおいて体験することで、患者は運動に対する自信を取り戻す。

運動機能へのアプローチ

症例：膝関節と腰椎に慢性痛を抱えるある女性患者は、半年前3階に住む友人宅を訪問した際に激しい痛みに襲われて以来、階段を上るのが怖くなった。その日から2週間、膝は腫れ、夜に強い痛みがあった。この経験をきっかけに、この患者は家を出ることを避けるようになった。

患者宅を訪問して行った検査の結果、療法士は膝関節炎と診断した。身体を動かすことが減ったため、最終的には膝関節の耐性が極度に弱まっていた。

患者は安静にしているのが最善だと考えていた。そこで療法士は軟骨と関節包の栄養の仕組み、負荷刺激の必要性、長期的な運動不足がもたらす弊害などを患者に説明した。これに応えて、患者は負担の少ない運動（断続的な牽引や圧迫など）を始めることに同意した。療法士は、患者の関心が身体ストレスの変化に向くように心がけた。患者はセラピー後には起立・着席動作が軽くなっていることに気づくようになった。

これをきっかけとして、療法士は負荷耐性を強化する練習を始めた。このとき、苦労（痛み、努力）なしにエクササイズを繰り返すことができる回数が増えていることを、患者自身が気づくように仕向けた。そして宿題として、その限界よりも少し少ない回数のエクササイズをこなすことを指導した。次のセラピー時にその成果を確認し、宿題の回数を新たに設定した。反復可能な回数が次第に増えたため、

患者自身、セラピーに効果があることが実感できるようになった。そのため運動機能に対する信頼も回復した。階段の昇降でも、療法士は同じ手法を用いた。

加えて、認知に関する課題として、生活のどのような場面で痛みに対する不安から運動を避けようとしているか、自身で観察するように指示した。その結果について、次回のセラピーで話し合った。そして、どのような動き方が少ない痛みで可能であるか、二人で話し合った。こうすることで、患者はどの運動を避け、どの運動は避ける必要がないか理解できるようになった。

セラピーにおける患者とのコミュニケーション時間

慢性痛患者は、痛みの存続を受け入れ、完全な治癒だけを目標とすることをあきらめる必要がある。一方療法士も、そのような患者は、その原因が物理的なものであれ、心理的なものであれ、痛みに起因する障害を抱えていることを認識していなければならない。疼痛管理においてアクティブな役割を担うのは患者であり、理学療法士はむしろコーチの役割を演じる (Harding & Williams 1995, Tonkin 1999)。

患者と療法士の協力を通じたリハビリ目標の決定

認知行動療法的戦略を通じて、患者は自分の置かれた状況を客観的に評価する能力を習得し、例えば心的なストレスがいかに体調に影響するか、理解できるようになる。例えばストレスのせいで筋の緊張が高まり、肩のこりがひどくなることが自覚できるようになる。

患者の関心は、運動に対する不満や不安と痛みの関係、さらに運動回避行動や日常生活における支障などに向くようになる。このような患者は、例えば患部が再び負傷するなどといった可能性が現実的にあるかといった疑問を、エクササイズ中に持つことがある。その答えを理解するには、創傷治癒などに関する知識が必要となる。

認知行動療法の戦略の1つとして、ペーシングが知られている。ペーシング療法では、痛みが増すことのない範囲内で、日常的あるいはスポーツの活動を徐々に増やしていく。ここでは患者が恐れる運動をゆっくりと増やし、それを何度も繰り返すことが必要となる (Dolce et al. 1986)。その運動のいわば基礎がしっかりとしたものになったら、次の段階として、その日のセラピー目標に目を向ける。

ペーシングは、運動を急ぎすぎたために痛みが強まってしまった患者にも、運動が不足しがちな患者にも適している (膝関節患者の「症例」を参照)。疼痛回避行動を取る患者では、痛みのない範囲で運動を開始することが大切であり、たとえそれがトレーニングの目標よりもはるかに少ない運動量であっても、この原則を破ってはならない (Dolce et al. 1986)。

療法士は、(医師に比べて) 患者と接する時間が長い。そのため、患者の痛みの挙動を詳細に観察することができる。「痛み-機能損失-心的ストレス」の悪循環を解消するためには、心理社会的リスク要因と痛み増加のメカニズムを見つけだすことが非常に重要なステップとなる。心理学者との共同作業が必要になることも少なくない。

> 慢性痛患者に対する理学療法では、侵害受容レベルを超えた包括的なアプローチが不可欠である。

まとめ：痛みを主症状とする患者に対する理学療法

痛みの緩和が、痛みを主症状とする患者に対する治療の中心となる。しかし、慢性痛患者ではこの目標が達成できるとは限らないため、運動能力の向上や身体機能の回復などをセラピーの目標とする。また患者は、痛みだけに気を取られるのではなく、認知トレーニングなどを通じて自分で立てたリハビリ目標を始めとするほかの事柄にも関心を向けることを学ぶ。

治療は、身体的症状に焦点を当てた典型的な診察と治療からなる純粋に生物医学的なレベルにはとどまらない。生物医学的なアプローチだけでは、患者の置かれた状況全体を把握できない。痛みは常に心理的な側面も持つため、患者が自分の痛みや負傷や疾患に対して、どのような感情を持っているのかという点も考慮しなくてはならない。そうした感情も疼痛様式に影響し、慢性化のリスクを高めることがある。

身体構造にかかる負荷を軽減することで、痛みは緩和する：

- 患者は自分で負荷のかからない姿勢を見つけ、痛みをコントロールする方法を習得する。
- スリングテーブル、プールセラピー、補助器具（杖）などを用いて、体重による負荷を軽減することができる。
- 身体構造に与える特定の負荷刺激（牽引や圧迫を含む関節法など）は、局所的に代謝を促進する。

受容器の興奮性の低下による痛みの緩和

ここではゲートコントロール理論にもとづき、機械的刺激、熱刺激、そして電気刺激を利用して、痛みの緩和を促す (Melzack & Wall 1996)。電気および熱刺激のために、電気療法（TENSなど）や物理療法（温湿布など）を利用する。

機械的刺激にはさまざまな種類がある：

- マッサージは機械的求心性神経を刺激する。柔らかな摩擦マッサージは、痛み抑制の下行系路にも作用し、ストレスを軽減する作用を持つオキシトシン（視床下部ホルモン）の放出を促進する。
- 一部の軟部組織テクニックは筋と腱の疼痛症候群に作用する。そのうちいくつかでは反対刺激の原理が利用される（横断摩擦、トリガーポイント治療など）。ここでは、治療で痛みが生じてはならないとする原則にそむくことになる。細い有髄求心性神経を刺激し、中枢における痛みの抑制を促す。このとき、治療で生じる痛みは意図したものであり、有益であることを患者に説明することを忘れてはならない。このタイプの治療法は、有効なセラピーには痛みがつきものだと考える患者に、特に適している。しかしこの治療法を実行するかどうかは、よく吟味しなければならない。痛みを持続的に生成することで、慢性化が進むリスクがあるからだ。痛みに不安を感じている患者には、反対刺激は適していない。
- 振動（バイブレーション）は機械受容性の大経有髄求心性神経を刺激し、痛みを抑制する。振動を与えるには、手を使っても、器具を使ってもよい。
- 他動運動（徒手関節療法など）には、ゲートコントロール作用も下行路抑制作用もあり、痛みを緩和することができる。中脳水道周囲灰白質（中心灰白質）の背側を刺激することで、炎症メディエーターの放出を抑制することができる。また、機械的な刺激は交感神経の活性を静める。交感神経の活性化によるストレスが軽減することで、痛みにポジティブな影響が出る。胸椎にある交感神経の起始部に機械的刺激を与えることで、その効果は最大になる。
- 適量の自動運動は、損傷組織の再生を促す。自発的な運動に対する積極性を高めるために、創傷治癒の仕組みを患者に説明する。
- 身体能力の向上を自覚することで、患者は自分の身体に対する自信を取り戻し、痛み回避行動が減る。
- 身体機能改善のための治療目的は、患者とともに考える。不安や不満が生じるのを避けるため、目標を高く設定しすぎてもいけない。

積極的コーピング戦略の形成
- 積極的コーピング戦略は、急性、慢性にかかわりなく、患者とともに考案する。患者は、疼痛様式を中立的な第三者として観察することを学ぶ。
- 治療計画の立案では、治癒の情報や問題点（セルフエクササイズの事項など）について患者とともに話し合う時間を設ける。
- 治療目標の決定では、認知および情動的観点も考慮する。侵害受容レベルへの介入だけでは、不十分なことが多い。
- 慢性痛の場合、純粋な徒手療法だけの治療は消極的なコーピング戦略を助長してしまう。
- セラピーの最初から、患者自身が能動的な役割を担うようにする。

> 本章では、痛みに介入する方法のみを観察した。しかし、これに加えて運動能力や運動様式の変化も考慮しなければならない。心理社会的な要因と並び、これらの要因も最も頻繁な痛みの原因である。

2.2　主症状としての運動の変化 ― 可動性の低下

　理学療法士は整形外科だけでなく、医療のあらゆる分野で運動系の機能障害に対処しなければならない。その診断や治療は、一般に行われている医学分野の区分や、疾患名(診断結果)の垣根を越え、共通している部分が多い。予想される身体構造における耐性の変化を診断し、その結果を検査や治療に役立てなければならない。

　本章で紹介する主に可動性の低下として現われる運動機能の変化に対する診断や治療の方法は、整形外科だけでなくほかの分野にも応用できる。運動系における可動性変化の診断とセラピーは、理学療法分野での予防、治療、そしてリハビリで、非常に重要な位置を占めている。

> 効果的な理学療法を実行するには、可動性の変化の原因を理解しなければならない。そのためには、その原因と関連組織の鑑別が不可欠となる。

　機能障害の原因を調べるときには、患者の運動能力が低下していることを忘れてはならない。言い換えると、患者が特定の運動を実行することに、どの程度の不信感を持っているか、見極める必要がある (Gifford 2002)。運動に対する意欲や不安といった要素は、リハビリの進行を大きく左右する。心理的な要素、特に不安は、運動能力や運動量、そして運動の質と密接に関連している。運動機能の改善とそれに伴う安心感は、患者における症状の理解を促進し、積極的な対処を形成する基礎となる。

　運動能力に障害のある患者がセラピーを訪れる主な理由は、日常生活における支障や痛みであることが多い。したがって、障害レベル(身体構造と機能の損傷)に対する介入ではなく、運動に対する不安の解消を主な治療目標と見なしている。

　不動により運動性に変化が生じていることも多い。患者の多くは体を使うことを避け、一日の大半を座って過ごしている。そのため身体構造の運動性能や機能が十分に利用されていない。その結果、身体にかかる負荷が減少し一方的となっている状況に、身体構造が適応してしまう。

　また負荷を恐れる患者に対して、運動そのものを避けるように指示を出し、いわば人工的な不動状態を強いる療法士も残念ながら後を絶たない(腰痛を避けるために脊柱の屈曲を禁止するなど)。このような指示を守っていると、運動が次第に不可能となり、患者の能力が持続的に制限されてしまうこともある。通常の運動に必要な耐性すら失われてしまうからだ。さらに、そのような禁止は新たな組織障害を引き起こし、運動に対する不安を助長してしまう。

　一定範囲内における運動の禁止が有益となるのは、ごく限られたケース(創傷治癒の初期段階など)だけである。その場合も、治癒と有害な運動の関連や運動の禁止期間など、患者に創傷治癒に関する正しい情報を与えることが重要となる。

> 漠然とした予防を理由に、運動を禁止することには意味がない。

　可動性が健全な運動系の基礎をなす。つまり、可動性なしに運動は不可能である。

　運動系は基本的に、すべての可動方向に十分動ける状態でなければならない。この条件が成立して初めて、意図した運動を実行し、同時に運動を制限する要素に対して適応することができるようになる。

例：熱いコンロに触れたときには、肘関節と肩関節の可動性が必要となる。同時に、突然の動きでも重心が安定していなければならない。

　可動性の低下や亢進は、運動様式に影響する。
例：

1. 可動性の低下
　股関節の可動性が低下すると、歩行に変化が現われる。内旋が制限され、立脚終期における下肢の外旋が増加し、縦足弓は外側に向く。そのため接地面の長さが短くなる。

2. 可動性の亢進
　膝関節の伸展が増大すると、立脚相で過伸展が発生する。負荷のかかり方が変わり、変性が進む。

上の2例ともに、歩行のプロセスに変化が生じ、そのため運動様式も変化する。運動を検査する際には、このような変化（運動の量／質、力の損失、協調性）に注目する。

■可動性の変化を引き起こす身体構造

運動系の構成要素には、関節内構造（軟骨に覆われた関節面、半月板、靱帯、関節包）と関節外構造（筋、筋膜、皮膚、神経系）に二分することができる。そのどちらもが、運動に関与している。

結合組織のおかげで、運動は連続したものとなり、単一の組織だけが関与する運動はあり得ない。通常の運動には、常に複数の関節が関与している。関節の周囲に存在する組織の多くも運動に関与しているため、それらが運動の制限要因になることもある。

組織の多くは一つの関節ではなく複数の関節にまたがっている。そのため関節個々の運動の総和が、運動全体の質を決定するとは限らない。皮膚、筋膜、神経構造、あるいは筋組織は複数の関節にまたがって分布している。複数の関節に広がる緊張状態では、単関節ではなく多関節構造が制限要因となっていることが多い。日常では、主にそうした多関節性の運動が必要となるため、診察の際には特に注目する必要がある。

日常的な運動には複数の関節が関与しているおかげで、単一の関節はその弾性ゾーン（生理学的予備能、p.83を参照）にまで運動をする必要がない。その結果、個々の関節は安全なニュートラルゾーンにとどまり、健全かつ効率的な関節運動が可能となっている。弾性ゾーンへの負荷が持続すると、関節包と靱帯の構造に過剰な負荷が生じる。

健常な関節が、ニュートラルゾーンの範囲内で運動している限り、そこに抵抗が生じることはない。日常生活では、運動系は強い抵抗が生じるような運動を避ける仕組みになっている。「（抵抗の強い）ぎこちない動き」は運動系にとって、可動性の低下と同様に大きな問題となる。そのどちらもが、運動様式、そして身体構造の負荷耐性に影響する。

筋組織および神経組織の伸張感度と緊張感度は、運動時の抵抗を強め、運動パターンの無意識な変化を引き起こす。複合的な感覚フィードバック機構の結果として、姿勢と運動が決定される。中枢神経系における処理は、常に現実に合わせて修正される必要がある。中枢と末梢の神経系は互いに作用し合い、運動処理時に非常に活発に働いている。また、運動処理の学習は、以前に成功した動きに基づいている。

中枢神経系は、処理に必要な情報を末梢の受容器から受け取る。受容器における変化はすべて中枢神経系に送られてくる。これらの情報が姿勢や運動の変化のきっかけとなる（フィードフォワード）。空間内における身体の位置が、目標に効率的に到達するために必要な運動の計画を立てるために利用される。

このとき、ある1つの運動が成功したという情報が運動中枢にもたらされることが非常に重要となる。このように、成功の情報がもたらされた運動だけが、正しい運動として記憶され、新たな学習や運動パターンの変化に利用されるからだ。一方で、失敗、痛みを伴う動き、あるいは協調性に欠けた運動や回避運動なども運動記憶に取り込まれるが、これらは症状の顕在化や負の感情、あるいは欲求不満を引き起こす。

基本的に、刺激は運動を誘発する。つまり、意識的か無意識かにかかわらず、運動は常にインプットに対する反応と見なすことができる。この点も診断や治療で忘れてはならない。人間は主に視覚および聴覚の刺激に反応する（テーブル上のグラス、電話の音、ドアノブを使ったドアの開閉など）。しかし、感覚刺激もまた運動を誘発する（膀胱が満ちたときのトイレへの歩行など）。

例：遊脚相における股関節の屈曲をトレーニングする場合、患者は背臥位で抽象的なエクササイズをするよりも、実際に階段の前に立つほうが、成功の可能性は高くなる。

具体的な目標を目指した運動は、身体構造や痛みだけに注目した運動とは異なった形で処理される。そのため、不安のない運動を回復するためには、具体的な運動を実行することで成功の可能性が高くなる。身体は運動の意義を認知し、それを記憶された運動プログラムと比較する。日常生活に則した具体的な運動の回復と身体の

構造条件の改善の両方が、可動性に変化に対する治療の主な目標となる。

■ 運動系の結合組織

運動系の結合組織には、次の2種類がある：
- 密性結合組織（図2.20a-c）：
  ― 不規則性結合組織
  ― 規則性結合組織
- 軟骨と骨を構成する硝子軟骨とコラーゲン線維性の結合組織

不規則性結合組織は関節包や筋膜内にあり、不動による可動性の低下の原因となる。運動時、これらの部分にはさまざまな角度から負荷が作用するため、格子状の構造をしている。牽引などの動きが関節包を刺激し、結合組織の構造に作用する。

（腱、靱帯、腱膜などの）規則性結合組織は強靱で、その長さはほとんど変わらない。牽引力が一定の方向に作用するため、線維はすべて同一方向に走行している。

軟骨および骨内の硝子質およびコラーゲン線維性の結合組織には、意図的に負荷刺激を与えることができる。上記のような特徴を利用して、結合組織の働きを改善し、損傷後の回復を促進することができる。ある組織損傷に対してどの治療法を選択するか、その治療法が組織にどのように働きかけるか、そして治療が成功する可能性がどの程度なのかを検討するためには、結合組織の構成と微細構造内における生理学的プロセスの関連を理解していなければならない。

結合組織の構成要素

- 細胞
- 細胞外成分（マトリックス）

結合組織細胞はそのマトリックスから栄養と酸素の供給を受ける。細胞外マトリックスは格子を形成し、どの物質が細胞内に侵入するかを決定する。細胞はこうしてもたらされた物質を吸収し利用する。つまり細胞の機能はマトリックスの仕組みと働きによって大きく左右される。

結合組織自体は血液が少ない、あるいはまったく通っていないため、拡散や浸透の仕組みを介して栄養を得ている。そのためには、生理的刺激の増減が欠かせない。刺激の増減があって初めて、恒常的な再生が可能となる。このことは創傷治癒の全過程において非常に重要となる。

結合組織内の細胞には、結合組織の種類と同様にさまざまなものがあり、次のように分類することができる：
- 結合組織内に常に存在している定着細胞あるいは固定細胞：
  ― 線維芽細胞と線維細胞
  ― 軟骨芽細胞と軟骨細胞
  ― 骨芽細胞と骨細胞
- 特定の条件下で結合組織内を移動することができる運動細胞または移動細胞（白血球と顆粒球、マクロファージ）。その数は、創傷治癒期に特に増加する。

運動系に属する個々の組織の違いは、結合組織細胞の種類と細胞が産生する細胞外成分の違いによって決定する。

「芽細胞」は、合成活性の高い細胞であり、組織の生成に関与している。これらは通常、成長期や負傷後、あるいはがんの発症時以外は、成人の体内には存在していない。たくさんのミトコンドリア、1つの小胞体、そして大きなゴルジ装置を内包している。

線維細胞や軟骨細胞という場合の「細胞」とは、合成活性の低い細胞のことで、細胞の維持に関与している。どのタイプの細胞が形成されるかは、負荷の種類（牽引や圧迫など）と組織の酸性度に依存している。酸素を多く含み、そのためpH値が高い組織（アルカリ性環境）では、線維芽細胞と骨芽細胞が多くなる。軟骨芽細胞は血流が少なく、そのため酸素が少なくpH値が低い組織、つまり酸性環境に発生する。

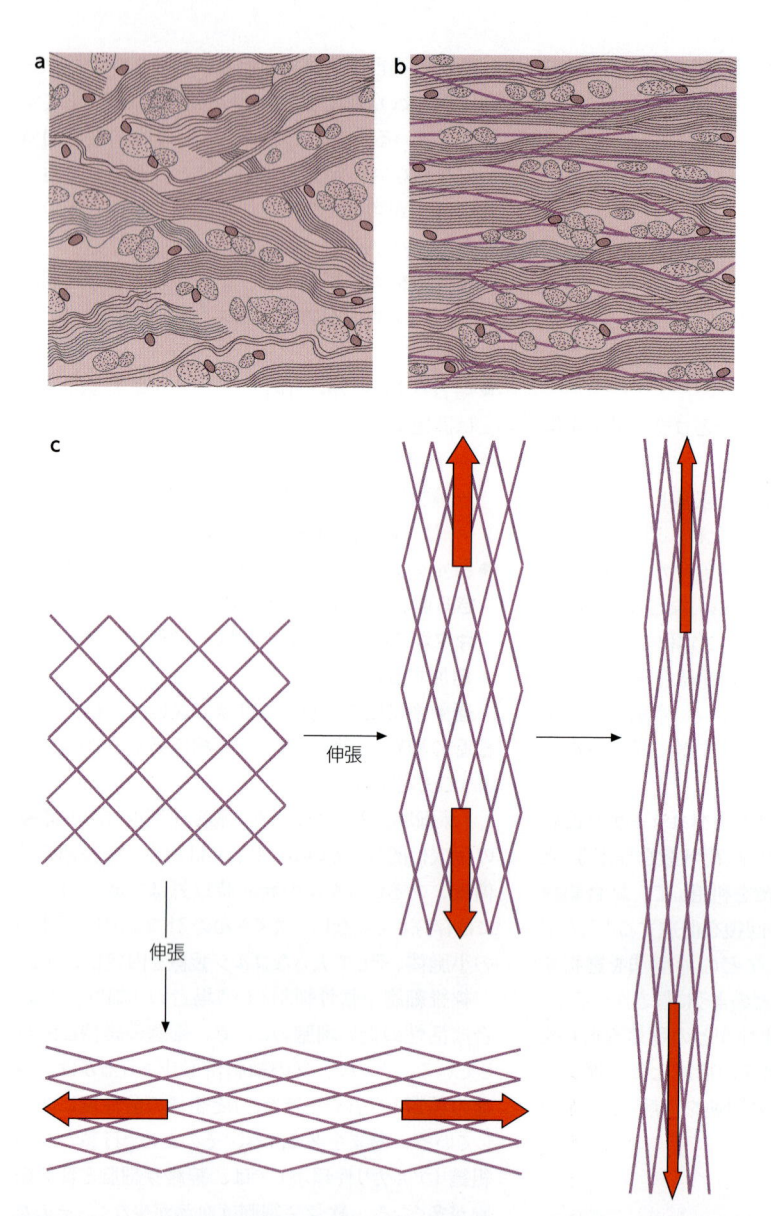

図 2.20a-c 密性結合組織（van den Berg 1999）　**a** 不規則性結合組織（関節包など）　**b** 規則性結合組織（腱など）　**c** 結合組織の格子状のネットワークはさまざまな牽引負荷に対応することができる。

負荷の形態
- O_2と牽引負荷：線維芽細胞の形成
- O_2と圧迫負荷：骨芽細胞の形成
- O_2と圧迫の欠如：軟骨芽細胞の形成

組織に対する負荷の形態が変化すると、組織そのものも変化する。

例：靱帯に牽引ではなく圧迫負荷がかかると、軟骨化が始まる（成長期における環椎横靱帯など）。

線維芽細胞と線維細胞

線維芽細胞と線維細胞は、関節包と腱膜、膜、腱、腱鞘、筋内結合組織、そして神経内結合組織に分布している。また部分的には半月板、椎間板、あるいは関節円板にも存在している。これらの組織はどれも比較的高い酸素濃度を誇っている。血流があり、pH値も比較的高く、酸性度が低い。

線維芽細胞の役割

線維芽細胞は、並走する弾性の高いコラーゲン線維を主に形成する。安静期にはコラーゲン線維は波打っているが、伸張するとピンと伸びる。この弾性が、コラーゲン線維の保護機能を担い、伸張時の加速力に対する緩衝となる。この仕組みのおかげで、腱や靱帯は同じ太さのワイアーよりも破損しにくくなっている。これに加えて腱や靱帯に存在するゴルジ受容器も、その保護に役立っている。

線維芽細胞は、少量のコラゲナーゼを放出する能力も持っている。コラゲナーゼは、コラーゲンの分子構造を分解する酵素である。この仕組みがあるため、古いコラーゲン分子を分解し、新しいもので取り換えることができるようになっている。コラゲナーゼは、コラーゲン分子内あるいは分子間にあり、組織内の安定性に貢献する結合の多く（水素結合、ジスルフィド結合、共有結合）を分解することができる。コラゲナーゼの作用を、関節のモビライゼーション（関節包牽引）や筋伸張などに利用することも可能だと思わる。

線維芽細胞は、創傷治癒において非常に重要な役割を果たす。筋線維芽細胞（線維芽細胞の特殊形態）は、細胞内にアクチンフィラメントとミオシンフィラメントを含有している。これらのフィラメントは、筋収縮に関与している。

筋線維芽細胞は創傷治癒の初期、特に増殖期に発生する。そして、新生組織の安定性に関与している。強化期と改造期に入ってコラーゲン線維が安定すると、筋線維芽細胞の数が減少する（2.1章を参照）。

> 筋線維芽細胞が増えている時期には、組織を伸張するセラピーは成功しないことが多い。

軟骨芽細胞と軟骨細胞

軟骨芽細胞と軟骨細胞には直接的な血液供給がなく、酸素供給量の少ない組織内に発生する。そうした組織のpH値は低く、酸性環境を呈している。軟骨内および血管の通っていない椎間板や半月板、あるいは関節円板の内部に、軟骨芽細胞と軟骨細胞が存在している。

両者とも靱帯と腱の骨付着部にも発生することから、これら付着部にも血流の悪い部位が存在することがわかる。また両者とも、拡散と浸透を通じて栄養を得ている。その排出物は共通の経路を通じて排出される。

骨芽細胞と骨細胞

骨芽細胞と骨細胞は、骨組織内に発生する。その発生には酸素の供給が不可欠なため、血管に隣接する部位にしか生じない。骨組織内には血液が多量に流れている。骨芽細胞は骨を形成する細胞として、骨組織内が安静した状態になると骨細胞に転換する。骨細胞は、骨の維持に不可欠な量の組織を形成する。

細胞外マトリックス

結合組織における細胞外成分のすべてを総称して、マトリックスと呼ぶ。マトリックスを通じて、栄養成分が結合組織細胞に到達する。マトリックスは次の成分からなるが、その割合は組織によって異なっている：

- コラーゲン線維
- 伸縮性線維
- 基質
- 水分
- 非コラーゲン性タンパク質

結合組織の基質は、プロテオグリカン（PG）、グリコサミノグリカン（GAG）、そしてプロテオグリカン凝集体からなる。これらは負の電荷を担っているため、水と安定結合することができる。基質は細胞と線維を結びつけ、さらに非コラーゲン性タンパク質（結合分子、ネットワーク分子）を利用して水と結合する。

（水以外の）マトリックスの成分は、結合組織細胞が産生する。マトリックスは安定したネットワークを形成し、組織に体積を与える。このネットワークが負荷を吸収する、つまり緩衝機能を発揮する。

線維とプロテオグリカンの間には間質液として水分があるため、組織の体積が形成される。マトリックスに結びついた水分が組織の重量を支え、衝撃を吸収する。この仕組みが、軟骨や椎間板などの支持組織において特に重要な要素となる。変性により水分の結合能力が低下すると、組織は安定性を失う。さらに、例えば椎間板の体積が減少すると、脊柱の運動分節の安定性も影響を受ける。

ほかの組織（軟骨など）では、プロテオグリカンとグリコサミノグリカン、そしてそれらに結合した水分は、負荷がコラーゲン線維に直接伝わることを防ぐ役割を担っている。つまり、コラーゲン線維のネットワークを強烈な負荷から守っている。腱と靱帯では、伸縮性線維が部分的に同じ役割を担っている。

> 基質が変形した場合、十分な量の水分を吸収することができなくなる。

例：関節包の基質は、安静時に最大量の水分を吸収することができるようになっている。緊張時には水分を放出する（肩の外旋や外転など）。運動時に負荷の状況が繰り返し変化することで、電位にも変化が生まれる。この電位の変化が関節包の維持と再生には欠かせない。

関節包の運動が制限されると、異常な架橋が生じ、関節包が緊張しやすくなり、そのため水分の放出も強まる。つまり関節包は柔軟性を失う。

このような圧電作用を、間欠的な牽引と運動によって、痛みのない組織にも誘発することが可能だと推測することができる。緊張と緩和により、負の電荷に変化が生じるからだ。

運動系組織の種類により、そこに含まれる結合組織細胞や、細胞が産生する細胞外成分の種類は異なる。

線維芽細胞は主に線維を生成し、マトリックスはあまりつくらない。牽引力を吸収する働きを担う関節包、靱帯、そして腱では、コラーゲン線維の占める割合が大きくなければならないからだ。一方、圧力をクッションのように吸収することが求められる軟骨芽細胞は、主にマトリックスを生成する。

基質の転換にかかる時間は、組織の種類によって異なっている。I型の結合組織（関節包、靱帯など）では、2-10日、コラーゲン線維では300-500日必要となる。つまり細胞は、基礎物質の再生を最優先する。そのとき、交感神経活性の増加などにより酸素の供給が不足すると、細胞の活動が弱まる。そのため結合組織は柔軟性そして緩衝能力を失い、結果としてコラーゲン線維が損傷しやすいものとなる。これを安定させるために、コラーゲン線維間に病的な架橋が発生する。

コラーゲンのタイプ

コラーゲンはI型からXVII型まで区別されている。中でも最も頻繁に見られるのがI型、II型、III型、IV型の4タイプで、これらを合わせるとコラーゲン全体の95％を占める。ほかのタイプは、結合組織内にごく少量存在しているだけである。

- **I型**：最も太いコラーゲンはI型コラーゲンで、全体の80％を占める。関節包、靱帯、腱膜、腱、筋内結合組織、神経内結合組織など、牽引負荷にさらされるすべての組織に分布している。部分的には椎間板、関節円板、半月板にも存在し、骨も主にI型コラーゲンで構成されている。I型コラーゲンは主に線維芽細胞と骨芽細胞から合成される。
- **II型**：II型コラーゲンは椎間板、関節円板、半月板など、規則的に圧迫負荷にさらされる組織に

分布している。軟骨芽細胞の合成により産生される。細いコラーゲンで、線維ではなく原線維を形成する。
- III型：非常に細いIII型コラーゲンは、主に皮膚と皮下組織、滑膜、さらに内臓の内部や内臓間に分布している。加えて、創傷治癒が進行している組織にも存在する。創傷治癒の増殖相では、このタイプのコラーゲンが傷を閉じる。そして治癒の最終段階になって、より安定した結合組織がこのコラーゲンに取って代わる。線維芽細胞と筋線維芽細胞の合成でIII型コラーゲンが産生される。
- IV型：IV型コラーゲンは血管、皮膚、神経、および筋組織の細胞膜と基底膜に存在している。線維芽細胞、上皮細胞、内皮細胞がIV型コラーゲンの合成に関与している。

コラーゲンの組成

コラーゲン線維、そしてコラーゲンで構成される結合組織の強度の秘密は、その微細構造にある。基本的に、コラーゲンは左螺旋構造（αヘリックス）を持つ3本のタンパク質鎖で構成されている。これらが右巻きの三重螺旋を形成し、コラーゲン分子となる。この構造のおかげで、牽引に対して非常に強い耐性を有している。

コラーゲン分子は細胞内で産生され、間質に排出される。そこで複数の分子が集合し、微小線維を形成する。これらが螺旋状に巻き付き、コラーゲン原線維となる。

この対向螺旋構造が線維に強度を与えている。コラーゲン分子の配向は、そこに加わる負荷の方向に従っている。負荷が常に同じ方向から同じ力でかかっている場合、コラーゲン素材はそれに対応し、組織化する。コラーゲン線維は、力の作用線と同じ方向に平行して並ぶ。このような規則性の密性結合組織は、腱と靱帯に形成される。

負荷がさまざまな方向からかかる場合は、メッシュ状の組織が形成される。この不規則性の結合組織は、関節包と筋膜の内部、さらに筋と神経の内外に見つけることができる。

このメッシュ構造が牽引負荷に適応する。骨内の螺旋構造とは異なり、軟骨内のコラーゲン原線維は、アーチ構造を形成する（**図2.21**）。その配向にとっては、圧電活性が極めて重要となる。コラーゲンの形態が変化することで、コラーゲンと周辺組織間に電位の違いが生じ、これに分子が反応する。（治癒

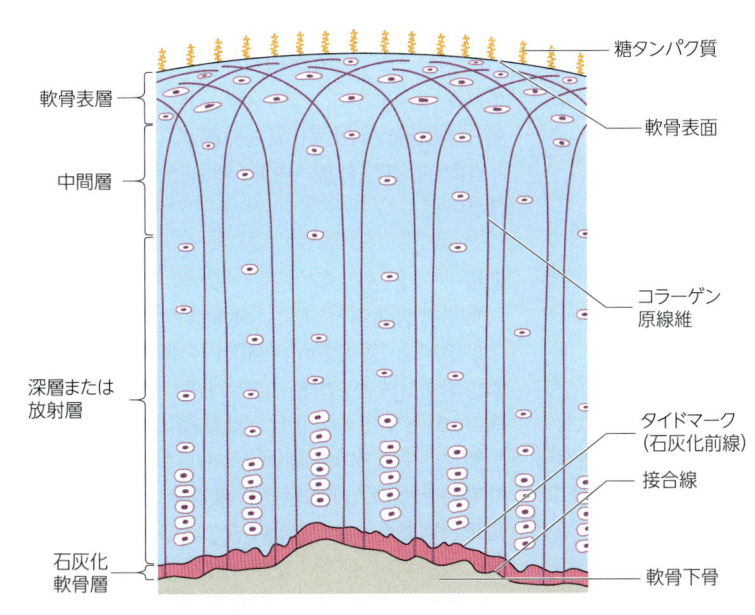

図2.21 関節軟骨の組成：コラーゲン原線維がアーチ構造をなす（van den Berg 1999）

のための不動などにより）刺激が不足すると、III型コラーゲンからの結合組織の形成が不十分になる。

コラーゲンの線維あるいは原線維は、緩和した状態では波打っている。そのおかげで、線維には一定の可動性と柔軟性が生まれ、急激な負担に対応できるようになっている。負荷の作用が早いところでは、波形が大きくなる。この波形があるため、結合組織の長さは5％程度伸びることができる。さらに、（他動などにより）力や加速が加わると、コラーゲン構造の形状が変化し、場合によっては破損する。負荷が急であればあるほど、破損しやすくなる。逆に、ゆっくりと持続的に負荷が加わった場合、組織はこれに適応し、形状の変化で対応する。

コラーゲンに対する負荷が、線維の太さと強さを左右する。強い負荷で定期的にトレーニングすることで、線維を太くかつ強靱にすることができる。不動などで負荷が不足すると退行する。

弾性線維

組織に柔軟性と可動性を与えている弾性線維は、コラーゲン線維の保護という役割も持っている。腱と靱帯では、弾性線維はコラーゲン線維の波形を維持することに貢献している。負荷がかかった場合、まず弾性線維がその負荷を吸収し、それをコラーゲン線維に均等に配分する。

弾性線維は線維芽細胞の小胞体内で産生される。膵酵素エラスターゼがこれを分解する。加齢や喫煙により、エラスターゼ量が増加するため、組織の弾性と耐性が低下する。

■ 可動性の低下を引き起こす身体構造

<u>関節や軟部組織における変化</u>

関節軟骨

負荷の規則的な増減による生理的刺激が、軟骨の成長に欠かせない。これが不足すると、軟骨は縮小し、可動性に変化が生じる。不動状態が続くと、軟骨の表面に脂肪が蓄積し、関節面の円滑な運動が阻害され、抵抗が生じる。

関節包

関節包が癒着しないためには、運動が必要となる。その表層（線維膜）は、主にI型コラーゲンと弾性線維からなる不規則性の密性結合組織で構成されている。この部位では、病的な架橋が生じ、関節包の弾性が損なわれることがある。

不動が続くと線維芽細胞の数が減少し、マトリックスの産生が弱まる。その結果、水分量が減り、関節包の弾性と耐性が低下する。まず、可逆的な架橋が生じる（水素架橋）。そして不動状態が長期に及ぶと、より強力な病的架橋に発展する。繰り返しの運動により血流を改善することで、水素架橋に対処することができる。

一方、病的な架橋に介入するには、長時間持続する伸張が必要になる。治療期間は数か月に及ぶこともある。また、数週間後には、関節包の内側（滑膜）に脂質を多く含む線維性の生成物が発生し、これが関節包に癒着する。関節包が損傷すると、炎症メディエーターが放出され、血管浸透性が上昇する。そのため、大型のタンパク質分子や脂質分子が血管を通過し、滑液内のタンパク質と脂質の量が増加する。そして粘性が変化し、関節包の間隙に脂質がたまり癒着を引き起こすこともある（腋窩陥凹や膝蓋陥凹など）。その期間の長さは患者の年齢に左右される（50歳以上で約1週間後）。

関節包が運動の抑制要因となっている場合、その関節包に典型的な運動パターンが現れる（関節包パターン）。

例：股関節ではまず内旋と伸展が、その後、外転と屈曲が制限される。内転と外旋はあまり影響を受けない。

靱帯

靱帯は関節包とともに、運動の受動的制御に関与している。受容器が、空間内の関節の位置と運動に関する情報を中枢に発信する。この非収縮構造における緊張の変化は、筋制御に加えて運動の平衡性と生理的な運動停止にも貢献している。靱帯の働きは、部分的には筋組織で補うことができる。靱帯が運動を十分に制御できない場合に、筋組織が代用される。運動に支障が出ているとき、関節からの求心性神経が筋による矯正を促す。

関節包と同様に、靭帯もⅠ型コラーゲンで構成されている。研究を通じて4週間の不動期間で靭帯の耐性が20%にまで低下することがわかっている。それをもとの耐性にまで回復させるには4-12週間かかる（Tabary 1972、Dölken 2002）。

軟部組織層

運動によりさまざまな組織層の間にずれが生じる。そうした層の間には、動きを円滑にするための層が存在している。そのおかげで、例えば腱は腱鞘内を、筋は筋膜内を、神経は神経鞘内を滑ることができる。滑液包は関節の動きを円滑にしている。

例：肩峰下滑液包は肩峰下の上腕骨頭の動きを円滑にしている。層の間に癒着が生じると、運動が制限される。

筋組織における変化

腱は、ごくわずかに伸張できる規則性の密性結合組織で構成されている。各筋の長さの違いは、腱ではなく筋自身により相殺される。解剖学的に見て、筋は伸張することができる仕組みになっている。筋の結合組織は線維に沿って走行するのではなく、格子状になっている。また筋の収縮単位（アクチンとミオシン）が入れ子状に組み合わさっているため、筋長は変化することができる。

筋は運動の能動的制御に関与している。身体の支持にかかわっているのは、主に緊張筋である。緊張筋は赤筋線維を多く含有し、ミオグロビンに富む。さらに、大型の運動単位を含み、少ない酸素量でも血液供給に優れている。このタイプの筋は疲労するのが遅く、短縮する傾向がある。

相同性筋は白筋線維を多く含み、主に運動に関係している。長さや緊張の変化に迅速に対応できるように、小さな運動単位を数多く含んでいる。疲労しやすく、衰弱する傾向にある。

身体の筋はどれも緊張性（遅筋）と相同性（速筋）の特徴を兼ね備えている。その筋が実行する運動パターンと機能が、その比率を決定する。人間の基本的な運動パターンは中枢に記憶されている。これが実際の運動時に末梢（関節の固有受容器など）からのフィードバックと照合される。

肢位と運動の能動的な適応は筋組織が行う。最善な運動のためには、筋組織は十分な伸張能と力を持っていなければならない。伸張能や力の低下は、即座に運動の変化を引き起こす。筋緊張は伸張能、つまり筋の弾性に影響する。

筋緊張

筋緊張は、生体物理学的および神経生理学的単位である。この用語には2つの意味が含まれている：
- 筋組織自体の特性
- 感覚運動的機能

筋緊張には、受動的な生体物理学的な側面と、能動的な神経生理学的な側面、つまり収縮的な側面があり、両側面は相互に作用し合っている。不動や不活は筋の組織特性と神経支配に変化を引き起こす。能動的な収縮特性が変化すると、筋力と収縮速度が低下する。同時に、受動的な特性にも変化が現われる。

受動的筋緊張（緊張亢進＝安静時緊張の増加）

姿勢、肢位、重心などの負担のない生理的安静時に、筋緊張は純粋に生体物理学的な大きさとなる。その大きさは筋組織に含まれる構成要素の特性により決定される。この特性には物理的な伸張状態、血流、温度が影響する。伸長に反応した筋は、緊張を上昇させる。

つまり受動的筋緊張とは、筋腱構造の伸張により生じる弾性の復元力を表し、その大きさは圧力（触診など）の作用や関節の他動伸展などに対する「安静」かつ弛緩した非収縮筋の抵抗力と見なすことができる（Basmajian 1957）。この機械的特徴は組織の構成成分間の摩擦と運動に対する組織の慣性に基づいている（粘弾性；粘性＝粘り強さ、弾性＝変化を誘発した力の作用がなくなった後の形態および体積の可逆的変化）。

トレーニングによる筋組織の特性の変化は、受動的筋緊張の発生に大きく影響する。筋組織は強い可塑性を有し、効率と機能を維持する。

近年発見された細胞内に存在する巨大タンパク質チチンも、筋の伸張に対する受動的抵抗に強くかかわっていると想定することができる（Labeit &

Kolmerer 1995)。Lieber（2002）は、受動運動の抵抗の主な要因はチチンであるとしている。筋の短縮に対する抵抗には、細胞内の原因（チチン）と細胞外の原因（結合組織）が関与していると思われる。

能動的筋緊張

能動的筋緊張は神経支配に起因する収縮性の緊張であり、生理的条件下で次の役割を果たす：
- 計画した運動の達成
- 姿勢と肢位、および平衡の静的および動的保護

不動と不活の影響
- 筋萎縮により結合組織の絶対量と相対量が増加し、筋線維内の血液供給が阻害される（Herbison et al. 1978, Hauschka et al. 1987, Appell 1990, Jozsa et al. 1988-1990）。
- 筋線維間の空間が増大する。
- 筋内血流の減少に伴い、酸素不足に起因する生化学的、組織学的変化が生じる。

緊張亢進の作用

持続的な過緊張は筋内の血流を阻害し、その結果として酸素が不足し、虚血性疼痛が発生する。（外傷後も含む）慢性の誤負荷により、血管作用性および神経作用性の物質が放出される（血管収縮と侵害受容器の感作）。循環障害が始まり、限局的に浮腫が発生し、それがさらなる酸素不足を引き起こすこともある。

筋内には、圧迫に対し痛みの投射で反応する限局的な硬結（トリガーポイント＝筋膜上の限局的緊張点）が見られることも多い。トリガーポイントに対する圧力は、投射領域における自律反応（発汗、立毛など）を引き起こすことがある。

トリガーポイントがある領域では、不均一な低酸素となり、その結果ATP（アデノシン三リン酸）形成が不全となる。高エネルギーリン酸塩であるATPは、筋収縮時に交差架橋を分解する。ATPが不足すると、架橋の分解が追いつかず、結合したままとなる。そのため運動終板領域に拘縮が発生する。筋が限局的に緊張するため、周辺の血管が圧縮される。そのため、拘縮を解消するために必要となる血液と酸素が十分に届かなくなる。つまり、悪循環が始まる。

安静時筋緊張の低下（低緊張）
- 反射性低緊張：運動により痛みが強まる筋に現われる。
- 筋活性障害：中枢および末梢麻痺

筋の伸張感受性の亢進／筋短縮

持続的な緊張亢進と不動により、筋は伸張に対して敏感になる。その状態が長く続くと、可塑性が働き、筋組織の弾性が低下する。
- 反射的短縮：この時点では筋の構造は変化していない。伸張感受性が高まる（神経生理学的事象）。
- 可逆性の構造的短縮：可逆性の改造プロセスが始まる。筋が短縮した状態で不動期間が長く続くと、筋線維の数は一定にとどまるが、運動単位が失われ、線維そのものが短くなる。大量の伸張刺激が筋に加わると、線維内に新たなサルコメア（筋節）がつくられ、線維が長くなる。筋が伸張するのではなく、筋長が長くなる。

不動後の治癒期では、最初の4週間に水溶性の架橋が形成される。痛みのない範囲での運動を繰り返すことで、この形成プロセスに介入することができる。コラーゲン性の組織を6週間以上固定すると、非水溶性の病的な架橋が生じる。
- 不可逆性の構造的短縮：拘縮が生じる。収縮単位が非収縮単位に転換する。

筋力の低下

- 反射性の抑制：痛みなどを理由にトリガーポイントを有する筋の筋力が低下する。
- 短縮した筋：短縮した筋は本来の運動範囲を活用することができなくなるので、筋力が低下する。

■可動性の低下を引き起こす神経構造

神経系は頭頂からつま先までつながっている。したがって、運動は遠く離れた部位も含め、神経系全体に作用する。損傷を防ぐために、神経細胞は複数の層をなすコラーゲン結合組織に包まれている。

神経線維は保護被覆に包まれた電気ケーブルにたとえることができる。ただし電気ケーブルの樹脂とは異なり、神経線維の被覆は柔軟性に乏しい。しかし、神経系もどのような運動条件下にあっても、シグナルを伝達することができなければならない。つまり、伸張などの刺激があっても、断裂せずにつながっていなければならない。

これを可能としているのが、神経細胞の軸索が持つ波形と結合組織部分である。緊張条件下では波形が伸び、神経の長さがおよそ15％増加する。ただし8％以上の伸張で血流は減少する。緊張の増加はまず外周の結合組織に作用し、その後神経に緊張が加わる。また神経が周辺組織（筋、骨、筋膜）のほうへ移動することでも、緊張が中和される。これは神経外部での移動と見なすことができる。

神経内の線維束も、互いに滑り合うことができる（神経内移動）。さまざまなレベルにおけるこれらの運動が阻害されると、神経に過度な緊張が加わり、疼痛が発生する（3章を参照）。

| 運動器官は運動を必要としている。牽引や圧力、負荷の増減などの生理的刺激が不可欠である。刺激がない場合、組織は十分な栄養を得ることができず、運動に変化が現われる。

損傷組織の治癒期には、関節を一定期間、安静にせざるを得ないこともある。痛みのため、患者は関節を十分に動かすことができなくなる。このような静止状態が続くと、神経生理学的、機械的および生体力学的プロセスが発動し、運動に変化が現われる。運動変化は、これらのプロセスが相互に作用した結果である。

| 関節は必要以上に安静にしてはいけない。ただし急な負荷は障害を引き起こすため、ゆっくりと負荷を高めていく。

神経生理学的原因

疼痛

さまざまな構造に対する一方的な負荷や過剰な負荷、または微小損傷などが疼痛刺激の原因となる。微小損傷が発生すると、炎症メディエーターと疼痛メディエーター（プロスタグランジン、セロトニン、ヒスタミン、ブラジキニンなど）も発生する。そうした機械的な過負荷や生化学的変化（疼痛メディエーター）により生じた侵害刺激は中枢に伝達される。この伝達は高速のAδ線維、または低速のC線維を介して行われる。さらなる侵害刺激が生じないよう、中枢が動きを抑制する。

| 組織が損傷すると、一定期間の安静が必要となるため、こうした保護機構は理にかなっている。早すぎる段階で治療負荷を加えると、治癒に遅れが出る。

C線維を介した伝達（遅い痛み）が始まると、身体はほかの損傷後と同様に、緊急期を開始する。組織損傷の種類や程度が認識されると、同じような損傷をしたことがあるか、そのときどのような反応をしたかなどの比較が行われる。その後、身体は治癒プロセスを開始する。この緊急期（およそ48時間）とそれに続く治癒プロセスの長さは、損傷の規模によって異なる。

緊急期にはアドレナリンの放出量が増え、γ運動ニューロンの活性と交感神経の反射活性が強まる。この時期、高濃度のアドレナリンと交感神経の反射活性が拮抗作用を示し、治癒プロセスに影響するため、本来の意味での治癒はまだ始まらない。したがって、治癒の開始を確実にするため、緊急期を中断するような介入をしてはならない。損傷した組織を挙上し、圧迫と固定により保護するのが好ましい。患者が損傷を軽視し、安静にすることを拒む場合、新たな損傷が生じ、緊急期が始めから繰り返されるため、治癒が不完全なものとなる。結果として損傷が長期化し、運動様式に変化が現われ、痛みが慢性化する（2.1章を参照）。

【例：関節包から発する痛み】

関節滲出液も侵害受容器を刺激し、関節運動を阻害することがある。しかし、関節の治癒プロセスで関節滲出液が発生することは、特に珍しいことではない。関節滲出液が関節包に適度な緊張を与え、それを癒着から保護している。つまり、関節を生理的に保護している。また機械受容器を活性化させるため、結果として周囲の筋組織の活性も高まる。

しかし、関節滲出液が過剰に発生すると、酵素が放出され、それが侵害受容器を刺激し、関節面に悪影響を及ぼしてしまう。これを防ぐためには、吸収を促進する予防措置(リンパドレナージュ、挙上、圧迫)などを実施する。

痛みが生じると、交感神経の反射活性が高まり、血流、コラーゲン性結合組織、末梢感覚器の感度などに影響が出る。

- 血流：
  — 受動的組織(非収縮組織：関節包、靱帯)において血管が収縮し、血流が減少する。
  — 筋内の微小血管も収縮するため、そこに十分な血液を送るために筋内細動脈が拡張する。
- コラーゲン性結合組織：血流の減少により、マトリックス(コラーゲン線維間の水性緩衝物質)が失われる。そのためコラーゲン線維により大きな負担がかかる。これに対応するため、分子構造が変化する：交差するコラーゲン線維の間に架橋が発生し、そのため安定性が増すが、運動性は著しく損なわれる(「運動系の結合組織」を参照)。
- 末梢感覚器への影響：交感神経反射の活性化に伴い、刺激閾値が低下するため、それまで閾値の下であった刺激も伝達されるようになる。そのため侵害刺激が知覚されやすくなる。

不全麻痺

中枢および末梢の不全麻痺により、運動制御が損なわれる。能動的な運動は不可能となり、受動的な運動が増加する。筋緊張の病的な増加を伴うあるいは長期間に及ぶ不全麻痺では、関節の可動範囲が活用されず、運動が小さくなる。結合組織には不動や固定で現われるものと同様の変化が生じる。

■生化学的原因

すべての運動器官にとって、運動が生理的な栄養刺激となる。不動などにより運動が欠如すると、生化学的プロセスが始まり、運動がさらに制限される。：

- コラーゲン性結合組織における血流の低下に伴い、マトリックスが減少する。
- マトリックスが減少した結合組織の安定性を増すために、病理的架橋が発生する。
- 関節包の働きが脂質架橋(脂肪結合)の形成により抑制され、関節包の間隙が癒着する。
- 滑液が粘性を失い、水っぽくなる。
- 筋組織内で非収縮性結合組織の比率が高まる。

■機械的原因

潤滑性の低下も、関節運動の低下を引き起こす。運動軸が偏位して転がりが増すため、関節内の位置関係や支持力が変化する。関節の一方では圧迫が増し、もう一方では間隔が遠のく。そのため、関節内の中心位置がずれる。1-2mm程度のずれでも関節覚(関節の位置と運動を知覚する関節内受容器からのシグナル)が変わってしまう。その運動の低下を、隣接する関節で相殺しようと試みるため、後者に可動性の亢進が生じることもある。過負荷や誤負荷が痛みを引き起こし、関節は固定され、生化学的プロセスが再び始まる。こうして悪循環が始まる。

関節の円滑な動きは、滑液粘性の変化や関節面の破損(関節炎、関節症)、あるいは周辺筋の短縮などにより阻害される。

どの関節内でも、滑りと転がりの2つの動きが複合して生じる。凸関節面では転がりが、凹関節面や平関節面では滑りが主な運動となる。可動性が低下した関節で、一方の骨が他方の骨の働きかけなしに、筋組織だけを通じて受動的に動く場合、その関節をはさむ2つの骨は自動的に転がり、互いに接近する。

したがって、純粋に受動的な運動は最小限にとどめる必要がある。滑りは能動的な運動であるため、フィードフォワードの欠如は関節力学に悪影響を及ぼす。

骨同士の接近は、関節の接触面に作用し、ここにも圧力が加わる。凹凸差が小さければ小さいほど、接触面は大きくなる（椎間関節は接触面が大きく、膝関節は凹凸差が半月板で埋め合わされ接触面が拡大している）。

普通、重さを支える面（支持面）は、接触面よりも小さい。関節の機械的働きにとって、支持面は極めて重要な要素となる。ここには関節圧が加わり、それが許容範囲を超えると軟骨が損傷してしまうからだ。関節面のどの部分に負担がかかるかは、関節の位置により異なる。支持面と関節圧は反比例の関係にある。つまり、支持面が小さいほど、そこにかかる圧力は大きくなる（図 2.22a-b）。

関節内の相互関係が変化すると、運動軸の位置も変わる。そのため、接触面と支持面にも変化が生じる。このことは先天的な関節異常、変性変化、可動性亢進のどのケースにも当てはまる。可動性に変化が生じた場合は、運動軸も必ず転位する。

関節に作用する力と、それに起因する機械的な変化の評価には、画像診断（X線）が役に立つ。

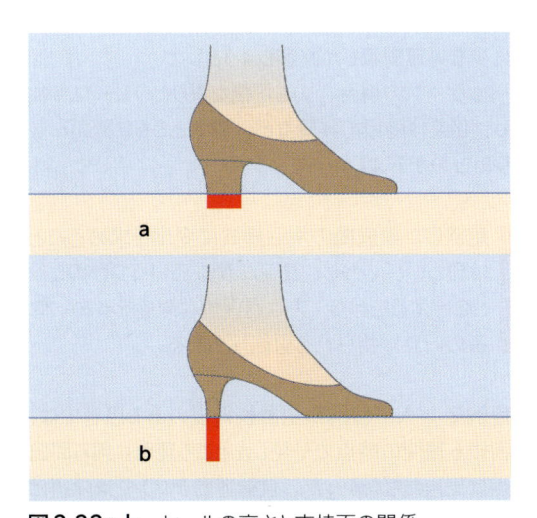

図 2.22a-b ヒールの高さと支持面の関係

■ 不動／不活性

可動性低下の最も一般的な原因は、運動系を十分に活用していないことにある。運動系は可塑性を有し、日常の負荷に対し適応する能力を持っている。

不動と不活性の原因
- 組織が損傷し、一時的に耐性が低下しているため、安静を必要としている。組織が安定した運動を行えない。

例：骨折後のギプス、脊椎手術後のコルセット。
- 急性炎症時の反射的な静止：痛みが過負荷を報告し、交感神経系の活性化により筋緊張が上昇する。加えて、結合組織内における何らかの変化も、自発的な運動の抑制に関与していると考えることができる。例えば、筋原線維の活性化が、運動の抑制に貢献している可能性がある。運動抑制のパターンは、損傷した組織によって異なっているため、患部がどこにあるのかを判断する手がかりとなる（関節包のパターンなど）。この種の運動抑制は反射的に発生しているが、炎症が解消しても存続し続けることがある。
- 長期にわたり不動状態が続くと、組織に構造変化が現れ始める。また、患者の行動パターンも構造変化の原因となる。過去の経験から、運動による痛みや損傷の不安を持つようになり、身体を意図的に安静にする。その結果、機能障害が慢性化する。
- 社会的原因

例：職場での一方的な姿勢、余暇も含む運動不足。
- 身体的制限：体形も、主に特定部位における可動性に影響する。

例：
- 肥大した腹部は、脊柱と股関節の屈曲を妨げる。
- 背の高さを気に病む大柄な人物は、背中を丸めるため、主に胸椎の伸展能力を失う。
- 人工的な不動：特定の運動を禁止することで、療法士が痛みや損傷に対する患者の不安を強めてしまうことがある（椎間板損傷後の脊柱の屈曲、股関節置換術後の内転と外旋など）。その意義や期間を正しく伝えないと、患者は脊柱や股関節の動きを生涯抑制することになる。

●可動性低下を主症状とする患者に対する理学療法検査

一般原則

　診断の目的は、運動の抑制を引き起こしている組織を見極めることにある。可動性の増減に伴い、患者の運動様式が変化し、日常生活に支障をきたす。可動性の変化を評価するためには、詳細な観察と機能性能試験（functional performance test）を利用する。これらの試験は固有感覚の性能、例えば体幹と脚部の筋の安定性をテストする。これらの要素が日常における患者の自立性や自信に影響する。

　診断はルーチン作業などではなく、患者ごとに適切なものを見つけなければならない。そのもとになるのは、問診結果とそれまでの診断結果（所見）である。診断には、患者の個人的な要素と共通の要素を組み合わせる。可動性だけでなく安定性も、確実な運動に必要な前提条件である。

　神経も障害に関連している疑いがある患者には、神経系の検査も行うことが重要となる。そこでは療法士の視覚と触覚が特に重要となる。患者の行動と体験も、診断を左右する。運動に強い不安を持つ患者は、特に慎重に運動限界まで導く必要がある。患者自身が、どの程度の運動が可能なのか理解しなければならない。そのためには、患者と良好な共同関係を築く必要がある。

　ほぼ通常通りの身体状況にある患者では、その時点における身体性能の限界をテストする。その場合、痛みをあえて誘発することが必要になる場合もある。負担になるのではないかと心配し、性能を限界まで引き出すことを避けることは、必ずしも得策ではない。ただし、負傷のリスクを避けるために、テストの難易度は徐々に上げ、確実な援助を提供しなければならない。療法士はさまざまな臨床パターンを経験することで、患者の症状に対する理解が深まり、テストの評価や構成が容易になっていく。

　テストの難易度を上げる際には、患者にもそれが可能かどうか確認する。そうすることで、患者自身の自己評価を知ることができる。患者自身、その時点の身体能力に自信を持てない場合や知識が欠如している場合は、その感情が治癒の障害となることもある。

症例1：人工膝関節置換術を受けた患者が、階段を使うことにためらいを感じていた。また、術後4週間たっても、自分で靴下と靴を履くことができなかった。自宅では、夫が彼女の面倒を見ながら、家事を行い、膝を安静にするようにと言い聞かせていた。

　そのため患者は、日常の活動の大半を自分でする必要がなかった。膝を動かすこともほとんどなかったため、膝関節の可動性と耐性も低下した。運動や負荷に対する不安も増すばかりだった。

　自動運動と他動運動の検査を通じて、特に屈曲が大きく制限されていることがわかった。50度の屈曲で痛みと緊張が走るため、エンドフィールを調べることもできない。しかし着座すると、患者は無意識のうちに、膝をより大きく屈曲していた。

　一般的な運動（着衣・脱衣、起立・着席など）を観察することは、患者の日常生活能力を見極めるのに非常に役に立つ。一般的な運動と検査中の運動が矛盾していることは、珍しいことではない。

　この患者では、可動性の低下を引き起こしている構造的原因に介入するだけでなく、日常における膝関節の能動的運動を促す必要がある。運動不安を抱える患者は一般に、運動により生じる恐れのある痛みに意識を向けるため、可動性の拡大を目的としたエクササイズを実行すると、普段何気なく行っている動作（階段、歩行、起立、着座）よりも、はるかに少ない運動量しか許容しようとしない。

　本ケースの場合、夫も可能な限りセラピーに参加し、例えば階段の昇降など、患者とともに課題に取り組むのが好ましい。

> 定着した家庭内の生活様式に変化を求めることは難しい。しかし、生活に関するいくつかのヒントを与えることで、夫は過保護な態度を改め、患者の自立が得られる可能性もある。

症例2：人工膝関節全置換術後のある患者では、術後6週間の時点で一見したところ運動に何ら問題点は見当たらなかった。自動運動テストでは障害は見つからず、可動最終域まで膝関節を屈曲すると、

しっかりとしたエンドフィールがあった。しかし、他動的安定性は、特に前額面において制限されていた。

手術前、患者は強度の外反膝を呈していたが、これは術中に矯正した。患者は主観的には回復したと感じていたが、1日に数回、膝の内側に突発的な痛みがあった。特にトラクターから降車するときに、痛みは顕著だった。農業を営むこの患者は、この時点でほぼ通常通り仕事をしていた。

完全にかがんだ状態にならざるを得ないため、牛の乳搾りは困難だった。かがんだ状態から起立するときにも、膝の内側に痛みを感じていた。膝は夜になると熱を帯びたが、痛みはなかった。痛みの生じる回数を尋ねたところ、1日に3-4回と回答した。ズボンをはく動作を観察すると、この患者は片足で立つことができていた、つまり膝に大きな負荷をかけることが可能だった。彼自身、不安を感じていないのは明らかだった。

この患者は、仕事のために早い段階で膝に大きな負荷をかけざるを得なかった。かがんで膝関節を大きく屈曲させることが困難であったことからもわかるように、痛みは主に可動最終域における運動で生じていた。おそらく膝関節の安定性が、大きな負荷に対応できるほどには回復していなかったのだろう。夜に熱を帯びることが、負荷が過剰であることを示唆している。

農場を長期間放置するわけにはいかないため、彼は仕事への復帰を最優先とした。そのため自身の回復を過大評価してしまったのである。患者の心情は理解できるが、それでもやはりその問題点を指摘し、リハビリ過程では強度の負荷は避ける必要があることを説明する必要がある。そしてこの患者の場合、彼が一番の問題と感じていた動きを自動運動の機能テストとして、治療に取り入れることにした。

> 痛みが発生する頻度は治療の進行度のパラメータとなるため、繰り返し質問し、記録する。

運動系の検査の最中、検査者はほかの領域に異常を発見することも多い。例えば、可動性の変化には、運動の実行と制御のシステムが常に関与している。運動器官と運動制御の間に数多くの関連性が存在しているのに加え、内臓や患者個人の感情や行動も、身体性能と耐性に影響している。

ある関節における可動性低下の原因を突き止めるには、次の点に注意する：
- 可動性低下が、身体全体の運動様式と能力に与える影響
- 関節における局所的な運動抑制の特徴
- 運動抑制の原因となっている組織の鑑別

■問診

　可動性の低下を主な理由として、セラピーにやってくる患者はほとんどいない。可動性の変化により生じた、あるいは可動性の変化の原因となっている痛みや刺激を理由に医師や療法士のもとを訪れる患者がほとんどである。障害が日常生活に支障をきたすようになって初めて、患者はセラピーの必要性を感じるようになる。

　療法士が患者の身体能力や日常における機能障害の現状の第一印象を得るためには、患者個人の置かれた状況を理解する必要がある。そのために、どのような活動が困難であるかなど、意図的に日常生活の問題点に関する質問を行う。身体構造の耐性に関する知識は、身体性能の自己評価に影響する。

　どの運動が痛みを誘発しているか、患者自身が理解している場合は、自動運動テストとして、その動きを実行させることができる。その際、障害の位置、質、そして(24時間の)挙動も調べる(2.1章、「問診」を参照)。

■身体構造と身体機能レベル（機能障害）の診断

　ここでの目的は、運動抑制の身体構造的原因を調べることにある。「障害の原因」の検査では、触診と患者挙動の観察（視診）が中心となる。緊張度に変化をきたしている身体構造の触診、圧迫による意図的な痛みの誘発、そして他動運動実行時に生じる抵抗（運動の質の低下）の理解が、触診と視診の主な内容となる。他動運動テストでは、患者側からの抵抗や表情の変化（痛みに対する反応や不安）などの反応に注目する。運動様式を観察し、正常な運動と比較する。

触診

目的
- 圧痛を伴う部位の位置特定
- 組織の構造変化の認識：
  ― 温度の変化
  ― 筋緊張の変化
  ― 硬さ(密度)の変化
  ― 皮膚層や筋膜の可動性
- 関節の偏位の確認
- 運動の変化の発見（運動テストを通じて見つけるが、これも触診の一種）

　触診は、運動系の診察法の中でも、最も難易度が高い方法の1つであり、多くの経験と優れた解剖学的知識を必要としている。経験を積んだ手だけが、触診により正しい印象を得ることができる。ほかのさまざまな感覚に惑わされないよう、検査者の感覚は研ぎ澄まされていなければならない。視覚情報は、目を閉じて触診することで遮断することができる。

　触覚の印象を正しく解釈するには、注意力、客観性、そして経験が必要となる。経験の浅い検査者は、自分が感じたいことを感じてしまうことが多い。つまり先入観に左右されてしまう傾向が強い。

> 動きのない構造は手を動かして、動いている構造は静かな手で触診すること!

　以下の構造が、触診の対象となる：
- 皮膚と皮下組織
- 筋と腱
- 骨と関節
- 神経と血管

皮膚と皮下組織
- 温度の変化：炎症を起こしている構造は温度が高い（急性の関節症がある場合、当該関節上の皮膚が熱くなっている）。
- 皮膚の質感：血行が悪くなっていると、皮膚が乾燥し、青白くなっていることが多い。交感神経の活性が高まっていると、皮膚が湿っぽくなる。
- 皮膚の癒着：慢性的な炎症部位（慢性腰部症候群など）では、粘りけのある限局的な癒着が見つかる。
- キブラーロール：急性条件下では、脊柱に平衡して痛覚過敏となった皮下脂肪が確認できる。親指と人差し指で皮膚をつまみ、垂直なひだをつくり、これを脊柱に平行してロールさせる。痛覚が過敏となっている部位ではひだが太くなり、質

感はなめらかではなく、ミカンの皮のようなくぼみを示す。
- 瘢痕：瘢痕が運動を抑制する（膝関節前面に瘢痕がある場合、屈曲が抑制されることがある）。
  — 癒着した瘢痕は短縮していることが多い。
  — 新しい瘢痕がある場合は、創傷治癒に注意しなければならない。発赤や湿りは、炎症のサインであることがある。それらが確認できるときは、強い機械的負荷を与えてはならない。
- 血流：痛覚が過敏になった領域は、触診すると限局的に発赤する（血流の増加、ヒスタミンの放出、温度の上昇）。
- 発汗：痛覚過敏領域は発汗が増す。
- むくみ：全身的なむくみは、心臓やリンパ系の疾患を示唆している。
- 関節の限局的な腫れは関節包に緊張を与え、運動を抑制する（関節症など）。膝関節における滲出液の有無は、膝蓋骨の揺れをテストすることで確認することができる（p.82を参照）。

筋と腱
緊張の変化（p.73を参照）

筋緊張（トーヌス）の変化は運動系に最もよく見られる症状であるが、2つの種類に大別することができる：
- 弛緩時緊張：平らにそろえた指を使って、完全に弛緩した筋の表層を、筋腹では線維の走行を横切るように、腱領域では腱の走行に沿った形で触診する。緊張は増加している場合も、低下している場合もある。

| 常に左右を比較すること。次に、活性筋を比較触診する。

- 活性時緊張：身体が重力にさらされている状態で、触診を始める。身体に障害がある場合、普段ならこの状態では働く必要のない筋にも負担がかかる。
  — 反射性過緊張：重力の作用により、緊張度が増す。
  — 持続的過緊張：重力に逆らわない安静状態でも、緊張が増したままになっている。

圧痛
- 持続的に緊張している筋は、圧迫すると痛みで反応する。活性トリガーポイント（圧迫すると痛みを投射する筋内の限局的な硬化、2.1章とp.177を参照）が発生する。
- 筋の起始部または停止部の腱が炎症を起こしている場合、圧迫すると強い痛みが走る。その傾向はあらかじめ伸張したポジションで特に強くなる。

骨と関節
- 平滑な骨：骨の上をほかの組織（腱など）が滑る部位では、骨の表面は非常に平滑になっている。そうした部位は変性プロセスを通じて粗くなることがあり、その場合、触診時に捻髪音が生じる。
- 粗い骨：生理的な粗さ（脛骨粗面など）に加え、外骨腫症（踵骨棘など）も可動性と負荷に影響を与える。踵骨棘は歩行時に痛みを誘発し、距骨下関節の運動を抑制する。
- 関節腔：関節症では関節腔が狭くなり、疼痛では関節腔の上の構造が腫脹している。
- 関節包：関節症と、関節手術後には圧痛と滲出液が発生する（例えば、膝蓋陥凹の蹄鉄のような形をした腫脹と膝蓋骨の揺れが確認できる場合、膝関節包内に滲出液の存在が疑われる）。
- 膝蓋骨の跳動のテスト（**図2.23**）：
  — 膝関節をニュートラル・ゼロ・ポジションにもたらす。伸展に障害がある場合は重心が下方にわずかに偏位している。
  — 体液を関節中央に送り込むように、膝蓋陥凹を膝関節に向かってさする。
  — 膝蓋骨を内側と外側からはさみ、人差し指で膝蓋骨の中心を押さえる。
  — 膝蓋骨が、水に浮かんでいるかのように揺れる（跳動する）場合は、このテストを陽性と見なす。
- 関節靭帯：可動性が亢進している関節は関節の遊びが増大し、過剰な負荷がかかっているため、関節靭帯が圧痛を示すことが多い。関節症のときも関節靭帯に痛みがある。

例：外反を伴う変形性膝関節症では内側靭帯に痛

みがある。恒常的な荷重がかかるため、過負荷となっている。
- 滑液包：炎症時には滑液包の肥大が触診で確認できる。（肩の外転障害を伴う肩峰下疼痛症候群時の肩峰下滑液包など）。
- 関節の位置：痛みや運動障害がある場合、関節の位置関係も検査する。

例：前腸骨棘と後腸骨棘の触診による仙腸関節部の位置検査。

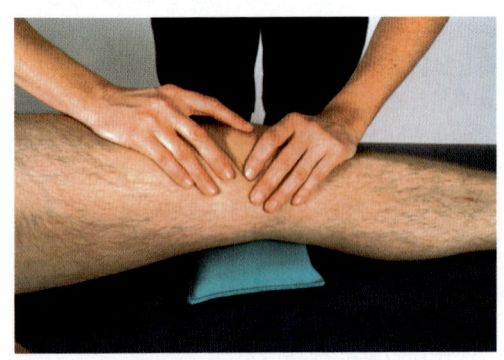

図 2.23 膝蓋骨の跳動の検査

神経と血管

障害の原因が上記の方法で筋腱あるいは関節部位に見つからなかった場合、神経や血管を触診することが必要となる。

神経と血管の走行は似ている部分が多い。主に、解剖学的に狭くなっている場所を触診する（3.9章を参照）。

可動性の検査

■ 常に左右を比較すること！
■ 自動運動と他動運動の両方を調べること！

- 単一関節の運動と複合的な運動をテストする。
- 患者は痛みの変化を申告する（患者により質問の仕方を変える）。
- 複数の異なった開始肢位からの運動を検査し、患者の個人的な能力と障害に合わせる（特に脊柱、股関節、膝関節、足関節など、体重を支える関節の負荷および低負荷状態での検査）。
- 1つの関節だけでなく、その近隣の関節との関連も検査する（例えば、腰椎が運動を許容しないと股関節近位の運動が阻害されるため、股関節の検査では常に腰椎も同時に調べる）。
- 患者の障害部位と可動性が低下している部位は必ずしも一致しない。ある部位における可動性の低下を代償するために可動性を亢進させたほかの部位に障害が発生することも多い。
- 運動器官の使用が不均衡になっている部位はどこか？
- 可動性が亢進している部位はどこか？　低下している部位はどこか？
- 目と手による評価（回避運動や運動量の確認、運動に対する抵抗の感覚）は、分度器や巻尺による計測よりも重要。ただし、記録と証明のためには計測も必要となる。
- 患者は運動による痛みの変化を申告する。質問をする際は、痛みが増減するかではなく、変化するかを尋ねるほうがいい。

自動運動検査

患者が自力で運動を行い、療法士は回避行動、運動量、疼痛様式を観察する。運動に関与している構造すべてにおける運動の量と質を検査する。

■ 常に左右を比較すること！

自動運動の検査を通じて、日常における運動の可能性を調べる。能動的に実行が可能な運動の量に加え、筋力と筋の協調性も検査する。急性疼痛および身体構造の耐性低下が確認できる場合、療法士が患者の体の一部を支えるなど、自動運動の手助けが必要となることもある。

他動運動検査

療法士は片手で患者の体を動かし、もう一方の手は関節近くに置き、組織の反応を感じ取る。重度の関節症では、関節に捻髪を感じることもできる。

通常、自動運動に比べ他動運動のほうが可動範囲が大きくなる。他動運動を用いて、運動のエンドフィールを検査する。しかし痛みがある場合、患者が筋を緊張させてしまうため、正確な検査結果を得

ることができるのは、患者に痛みがない場合、あるいは痛みがごくわずかな場合に限られる。

どの関節にも生理的予備能（弾性ゾーン）があり、これが関節構造の保護に役立っている（図2.24）。この予備領域は、自動運動の可動限界から始まるため、他動運動でしか到達することができない。自動運動では関節がこの領域まで到達できない。でなければ、可動最終域までの運動が常に最大限の屈曲となり、関節に対する極度の圧迫となってしまうからだ。

関節の変性により、最初に運動制限が始まるのはこの生理的予備領域である。エンドフィールの質も変化し、通常よりも早く始まる。関節は自動運動ではニュートラルゾーンを動き、弾性ゾーンでは療法士がエンドフィールを感じ取る。弾性ゾーン内では、受動的な支持システムがその役割を発揮する。弾性は結合組織の状態に左右され、その変化がエンドフィールとなって現われる。

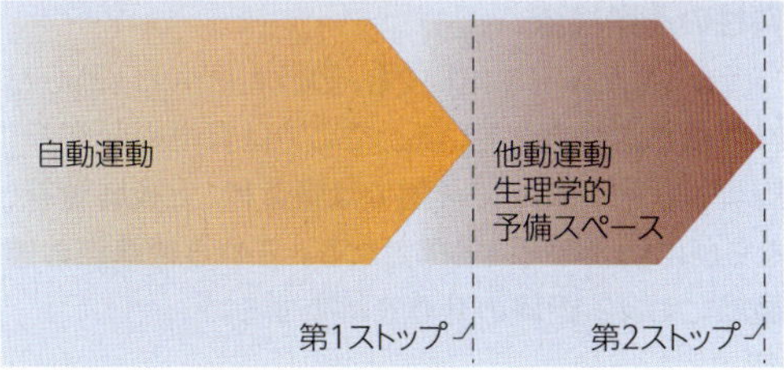

図2.24　生理学的予備スペース

生理的エンドフィール

以下の構造が他動運動を抑制する要因となる：
- 硬弾性停止：関節包と靱帯が運動を抑止する。
- 軟弾性停止：軟組織が運動を抑止する。

病理的エンドフィール
- 運動範囲が減少し、エンドフィールが始まるのが早まる。
- 反射的に収縮した筋により硬弾性停止が生じる。
- 関節包が関与している場合と構造的な筋短縮がある場合は、硬い停止が生じる。
- 堅固な弾性停止：軟骨が運動を抑止する。
- 骨棘の形成により、堅固で弾性のない停止が見られる。
- エンドフィールがなく、運動に手応えがないこともある（極度の過可動性、靱帯損傷による不安定性など）。
- 痛みが運動を不可能とし、エンドフィールをテストできないこともある。

関節可動性の検査は、次の3つの基準を評価する：
—運動の範囲
—運動に対する抵抗感
—運動の終期における抵抗感（エンドフィール）

単独関節の可動性を検査し、その際、複数の関節に緊張が生じないよう注意する。でなければ、関節を可動最終域にまで動かすことができない。
例：
- 距腿関節における背屈の可動性を検査するときは、膝関節を軽く屈曲させる。続けて、多関節運動を運動機能テストの一環として実行する。そうすることで、多関節筋や神経構造の弾性を調べることができる。
- 膝を屈曲しながらの背屈により、腓腹筋の弾性に関する情報が得られる。これに股関節の屈曲を加えると、坐骨神経の緊張と可動性も同時に検査することができる。

検査の解釈

運動時に緊張している、または圧迫によってストレスを受けているのがどの構造であるかを常に確認する。Debrunner（2002）が提唱したニュートラル・ゼロ法が、検査結果の記録と比較に役に立つ。

四肢の運動検査

直立状態における関節位置の偏位を、角度として記録する（図2.25）。

記録の例：

1. 矢状面：屈曲と伸展
- 記録：

  股関節　屈曲/伸展：60°/0°/10°
- 60度の屈曲と10度の伸展が存在。

2. 前額面：外転と内転
- 記録：

  股関節　外転/内転：20°/0°/10°

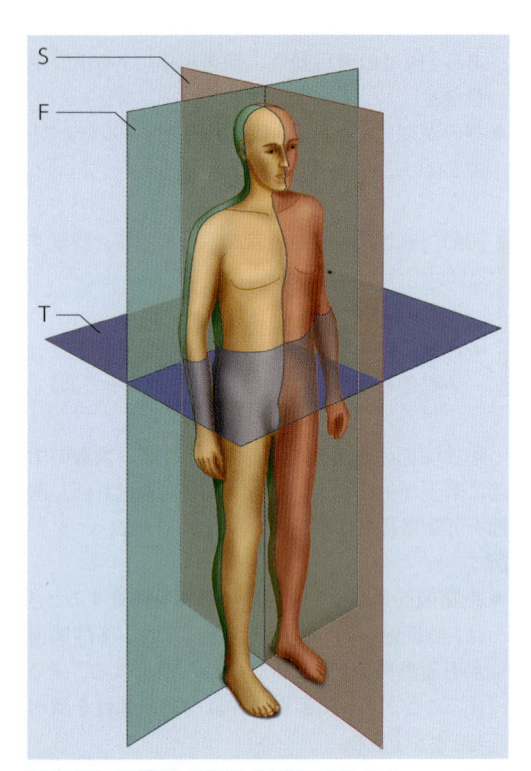

図2.25 計測の開始肢位と運動のレベル

- 20度の外転と10度の内転
3. 水平面：外旋と内旋
- 記録：股関節　外旋/内旋：40°/0°/10°
- 40度の外旋と10度の内旋

　機能障害を包括的に評価するため、直立状態の中立的な姿勢とは異なった運動を検査することが必要となる場合もある。その場合、基本姿勢は関節の静止位置や誘導した最適位置ではない。

例：
- 腹側関節唇障害または肩鎖関節障害を鑑別するために、水平面における関節窩上腕関節の内転テストを行う。
- 痛みが強いときは、現状の静止位から可動性を検査する。
- 肩峰下疼痛症候群の急性患者は、痛みのため肩甲骨レベルでの外転と屈曲だけを許容する。
- 股関節の回旋は、ニュートラル・ゼロ・ポジションと90度の屈曲位の両方から検査する。

　ニュートラル・ゼロ・ポジションからの回旋が、立脚相にとって非常に重要となる。関節包パターンが現われるのはニュートラル・ゼロ・ポジションほうが早い。このとき、大腿骨頭の体重を支持する面が骨盤の関節凹面に触れ、腹側の関節包靱帯構造が最大限に緊張する。その結果、大腿骨頭に対する圧迫が強まり、変性の開始が明確となる。

　屈曲した股関節の回旋では、関節包と筋の異なった部位にストレスが加わる。関節包の背側部における変化は、特に屈曲時の内旋を制限する。

　運動の検査は日常の運動で必要とされる2つのポジションから行うようにする。

例：股関節の回旋は、負荷のない開始肢位では痛みもなく、大きな制限なしに可能である。しかし、立位で骨盤の近位側から検査すると、患者は歩行時に感じるものと同様の痛みを訴える。

　人体は一歩歩くごとに、負荷のかかる股関節に一定の回旋を許容することができなければならない。変性が始まっている場合、それがまず阻害される。その結果、痛みと回避運動が生じる。

脊柱の運動検査

　そうしたケースに対しても、Debrunner（2002）は評価法を提案している。ここでは脊椎の棘突起、胸骨、肋骨弓、そして骨盤では腸骨稜、上後腸骨棘、ならびに仙骨が手がかりとなる。これら基準点の運動時における距離の変化を検査する。

例：
1 ショーバー徴候
- 腰椎：S1棘突起の上に1つ目のマークを、その10cm上に2つ目のマークを付ける。体幹を前傾すると、その距離は5cm以上拡大するのが普通である。
- 胸椎（オット徴候）：C7棘突起をマークし、そこから尾側30cmの位置に2つ目のマークをする。前傾すると、その距離はおよそ8cm拡大する。
- 記録：
— ショーバー　腰椎：10/15
— ショーバー　胸椎：30/38

これらの方法は分節ではなく、脊柱部位の全体的な動きを評価する方法である。しかし、記録、効果証明、そして予後管理には、数値化が可能な診断結果が必要となる。

2. 指床間距離（図2.26）

脊柱を最大限に屈曲させた状態で、指先と床の間の距離を計測する。

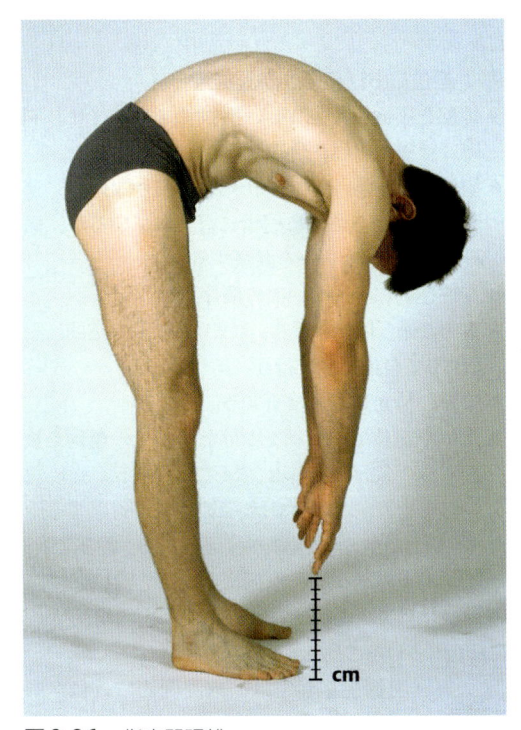

図2.26 指床間距離

この方法で計測できるのは、運動の質ではなく量だけである。数多くの組織がこの運動に関与しているため、どの脊柱部位に可動性の亢進あるいは低下が生じているのかはわからない。

腰椎のショーバーテストでは、短縮したハムストリングスが運動を抑制することがある。体幹の屈曲で下肢背側に重力に逆らう力が強く加わった場合、背側の筋連鎖がこれを抑制できなければならない。痛みのある患者はこのテストを実行することを拒むことが多い。

分節可動性の検査（図2.27a-c）

脊柱分節の運動許容量は、体幹に体重がかからない状態で行う。患者は、屈曲および伸展の運動軸に垂直になる体勢で横になる。腕と脚の重さを支え、これらが筋活性を抑制することがないように留意する。

例：側臥位における腰痛の伸展検査

- 矢状面における前額軸に沿った運動を行う。
- 側臥時、前額軸は空間内で垂直になる。
- 上になる下肢に回旋が生じないように、大腿間に小さなクッションを置く。
- 腰椎に運動が生じることを避けるために、股関節の屈曲は70度以下にとどめる。
- 上側の腕は床で支える、または大腿と同様にクッションを下に置く。
- 自動伸展の検査：
  — 尾骨は後頭方向に動き、腰椎部にしわが生じる。
  — 療法士は運動が円滑に行われているかを確認する。
  — 運動は尾側から頭側に円滑に行われている

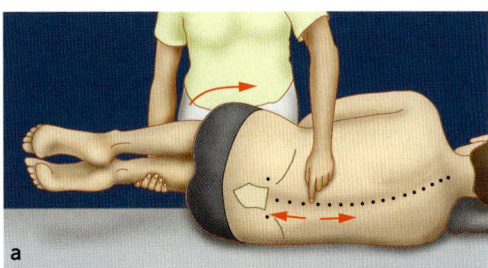

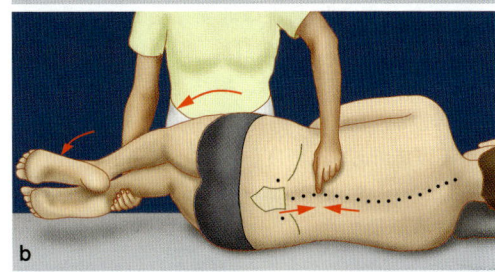

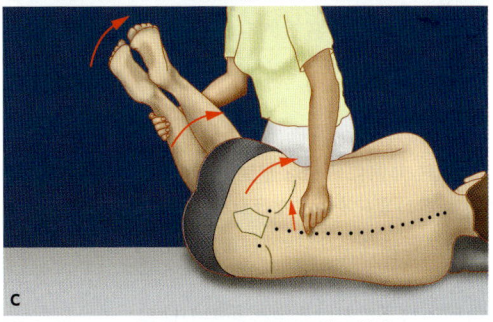

図2.27a-c 腰椎における分節運動の検査
a 屈曲　**b** 伸展　**c** 側屈

か、または脊柱の分節がブロックしているかに注目する。

● 分節の他動的可動性の検査：
— 患者はベッドの端に横たわり、両脚の股関節と膝関節を屈曲させる。療法士が患者の大腿を支える。
— 療法士は片手で患者の下腿を腹側から支え、その脚を尾背側に動かし、大腿を軽く背側に押し込む。
— もう一方の手の指を脊椎間に当て、棘突起の接近と軟組織の弛緩を感じ取る。
— 伸展により椎間関節は互いの方向に滑る、つまりコンバージェンス運動を示す。
— 伸展許容量が最も大きいのはL5/S1間であり、そこから頭側に向かうにつれ、運動量は均等に減少する。
— 異常所見の例としては、L5／S1やL4／5におけるコンバージェンス運動の不足を挙げることができる。
— 記録：腰椎伸展能の低下　LWS-EXT。
— L5/S1：− −（マイナス記号2つ＝明確な運動制限）。
— L4/L5：− − −（マイナス記号3つ＝強度の運動制限）。

各運動分節の可動性は非常に小さい。そのため、その変化を認識するには、多くの経験を必要とする。運動範囲の測定は、療法士の主観的な評価に依存しているため、確実に客観的な分類をすることは不可能である。軽度（−）、明確（− −）、強度（− − −）の区分は、コミュニケーションと記録のために利用する。

> 比較可能かつ客観的な分類が不可能である限り、その評価は科学的ではない。

関節の遊びの評価においても同じことが言える。ここでも非常に繊細な運動を検査し、手を使って組織状態の変化を感じなければならない。そのため、検査者には豊富な触診経験が必要とされる。

負荷条件下における脊柱運動の検査

負荷のかかった状態でのみ、腰椎に痛みを感じる患者に対しては、痛みを誘発する姿勢における運動を評価しなければならない。例えば、患者が座位で痛みを感じる場合、座位における骨盤の運動を検査する。その目的は負荷条件下における疼痛の誘発にある。

例：座位における腰椎伸展検査

● 骨盤を座面上で転がし、股関節を屈曲させ、同時に腰椎を伸展させる。
● 療法士は、腰椎のアーチ形に異常がないか、運動が尾側から頭側に円滑に行われているか、痛みが生じていないかを観察する。
● 脊柱運動の検査は、次の順序で行う：
● 重力に逆らわない形で、つまり運動軸を空間に垂直にして自動運動を行う。
● 分節の他動運動を検査する。
● 立位や座位での負荷をかけた状態での運動を検査する。（これを最初にすることもある。強い急性疼痛を有する患者では、この検査を省略する）。

脊柱における生理的運動許容（図2.28、図2.29）

運動検査の結果を、医師による所見と比較する。運動変化はX線画像で見つかる関節内の構造変化に起因していることがある。

例：脊椎関節症患者では、椎間関節に骨棘が形

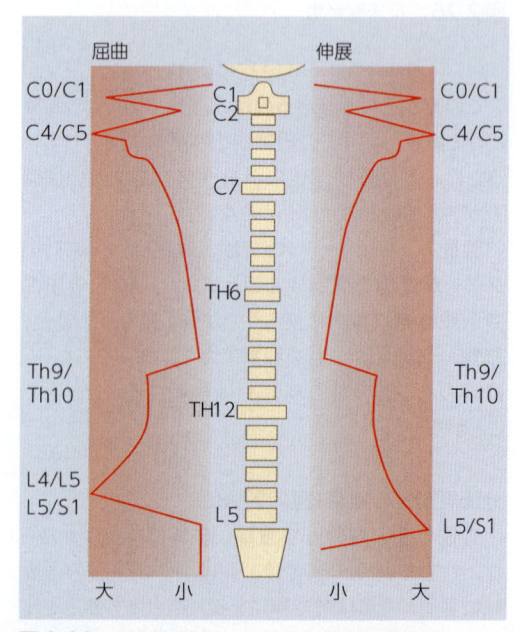

図2.28　脊柱矢状面における生理的運動許容

2.2 主症状としての運動の変化 — 可動性の低下

図2.29 脊柱水平面および前額面における生理的運動許容

成される。その脊柱部位における運動は極度に制限される。拘縮が進み、その結果、患者は痛みの緩和を報告する。変性により椎間関節が安静になるからだ。

> 当該部位に対して集中的なモビライゼーションを施してはならない！ 組織の代謝と栄養状況を改善するためには、むしろ臥位における自動運動の

ほうが好ましい。

また身体の静力学と体格の変化にも注目し、運動検査の結果と比較する。

症例：腰椎に障害を持つある患者は、腹部が大きく、そのため矢状面および水平面における力学バランスが崩れていた。股関節近位には＋＋屈曲が、腰椎には＋＋前弯が、そして胸椎部には骨盤方向への背側偏位が見られた。

運動検査では、両股関節における伸展能が低下していることが確認できた。腰椎と胸腰移行部の屈曲は明らかに制限され、一方で伸展は増加していた。

患者の体型が股関節と椎間関節の位置変化の原因となった。体型を短期間で変えることは不可能なため、この患者には脊柱の負荷を軽減する姿勢と股関節屈筋の伸長法を示した。

結果、体重による負荷が軽減し、脊柱の屈曲能が回復した。加えて、患者は身体部位の協調を改善する方法を学んだ。患者は個人的なトレーニング計画を受け取り、それを規則的に実行することで、筋の持久力も高まった。

脊柱起立筋の機能も高まり、安定性も改善した。さらに腹筋の反射活性を高めるためのセルフトレーニングも開始した。

例：背臥位で両股関節を最大限に屈曲させ、両手で腹部に固定する（**図2.4a-b**、p.27を参照）。ま

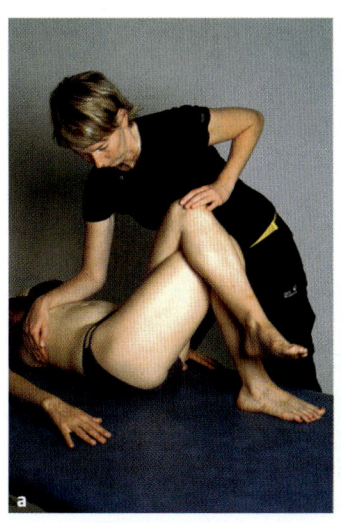

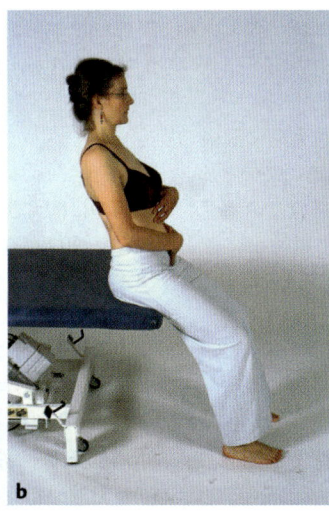

図2.30a-b
a 腹筋の反射活性（背臥位）
b 荷重を伴う座位

ず片脚を、続けてもう一方の脚をゆっくりと床に伸ばす。そのとき、腹筋間の距離が一定にとどまり、腰椎が床から離れないように気をつける。

もう1つの例（図2.30a-b）：尾側の回旋による腹筋の反射活性（a）と身体縦軸の伸張時における腹筋間距離の維持（b）。

患者がこれらを実行できる場合、開始肢位を伸ばし、腹筋に対する負荷を強めることもできる。

関節の並進運動の検査（関節の遊び）

屈曲伸展運動（角度の変化）の検査に続いて、並進運動の検査を行う。つまり、牽引や圧迫あるいは滑りにより、関節を静止位や治療位から動かし、左右の関節の遊びを検査する。

関節の遊びを通じて、検査者は関節の生体力学の変化を確認することができる。ここでいう並進運動とは、治療部位（治療面）における平行あるいは垂直方向の小運動のことである。治療面は凹の関節面に設定される。その状態に応じて、関節テクニックで利用する運動の方向を決定する。そうしたごく小さな動きの量と質を正しく評価するには、経験が重要となる。

関節の遊びは静止位と治療位で検査する。静止位では、関節包と靱帯は最大限に弛緩しているため、遊びも最大になる。一方、痛みのない範囲内における最大限の運動をしたポジションが治療位となる。関節包は緊張し、遊びの量も静止位よりも少なくなる。

❙ 関節の遊びは、常に左右を比較すること。

どの関節にも、関節包靱帯装置が最大限に緊張し、関節が固定されるポジションがある。このとき関節面にかかる圧力も最大になる。通常このポジションでは、関節の遊びもなくなる。可動性が亢進している関節では、ここでも運動を感じることができる（2.2章、「関節の遊びの改善」を参照）。

❙ 固定された位置で、関節の安定性を検査する。

関節の遊びに異常がないときは、筋の弾性を調べる。

筋の検査

筋の力、長さ、痛みを検査する（2.2章を参照）。

筋組織の正常所見

● 力強い緊張が可能で、痛みもない。
● 作動筋と拮抗筋が関節のポジションや作用する力の状態に応じて、同程度の力を発揮できる。

例：2つの関節に関与する作動筋は、両関節上で最大限に収縮した場合、生理学的に力を失い、いわば能動的な機能不全の状態になる。一方、単関節筋が接近時に（つまり関節運動の限界領域で）明確に力を失う場合は、異常と見なすことができる。

● 関節は、静的なあるいは動的な（求心性、遠心性にかかわらず）最大限の負荷条件下においても安定していなければならない。
● 関節は最終域まで運動が可能である。多関節筋の運動検査では、隣接関節の関節位にも注目する。生理学的に見た場合、多関節筋が関与する両関節が、同時に最終域まで運動することはない。

例：股関節の最大伸展時は、大腿直筋が膝関節の屈曲を80度ほどに制限するため、膝関節を可動最終域まで屈曲させることはできない。このとき、50度前後で制限が始まる場合は受動的な機能不全であり、筋が短縮している証拠と見なすことができる。

❙ 単関節筋における受動的機能不全は、病的な障害の存在を示唆している。

筋力

筋力には大きな個人差がある。そのため、統一的な基準は存在していない。左右の比較と筋バランスが評価の手がかりとなる。

筋バランスは、常に複数の筋が関与する運動を利用して検査する。円滑な運動には、筋バランスの安定が前提条件となる。

筋バランス：筋間の協調

協力筋の相互作用を検査する：

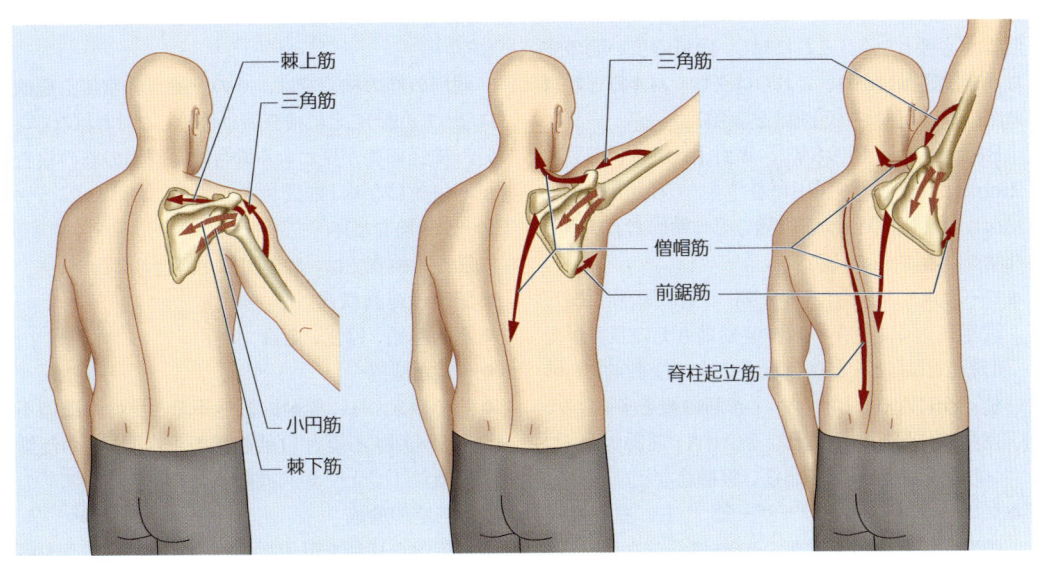

図 2.31 肩関節外転時の筋の相互作用

- 筋組織は関節を安定させることができるか（立脚上の骨盤は安定しているか、など）。
- 筋組織は日常生活の活動で安定性を発揮しているか（かがむときなど、前屈した状態でも身体の各部位は安定しているか、など）。

日常で必要とされる筋組織の働きは、個別の筋力ではなく、必要とされる複数の力の相互作用を評価することで検査する。運動との関連において、筋組織は次の二つのグループに大別することができる：

- モビライザー筋：運動時に関節の転がりを引き起こす筋。
- スタビライザー筋：運動時に関節の骨を安定させる筋。スタビライザー筋は関節に対し縦方向の力を発揮し、関節に関与する骨の接続の維持に貢献する。

> モビライザーとスタビライザーの相互作用が正常でないと、関節に好ましくない負担がかかる。

例：肩関節の外転（図 2.31）

肩関節外転の実行に関連する筋として、三角筋と棘上筋を挙げることができる。この2つの筋だけが外転に関与しているとすれば、運動をするごとに上腕骨頭が頭側に偏位するはずである。

三角筋の収縮は、上腕骨頭凸面の頭側への転がりを誘発する。複数の筋の相互作用による尾側への滑りがなければ、骨頭は肩に当たってしまう。結果、肩痛が生じ、運動パターンに変化が現われるだろう。棘上筋の主な役割は、外転開始時における回転中心位置の安定化にある。棘上筋の走行は、上腕骨頭を関節窩の方向へ押しつけ、骨頭中心を安定化させるようになっている。その安定化作用は、上腕骨頭を尾側に引き寄せるほかの筋の活性によって支持されている。棘下筋と小円筋、および肩甲下筋の一部が、上腕骨頭の尾側滑りに関与している。

ローテーターカフと内転筋が、骨頭の尾側滑りの保証となる。外転が大きくなると、大円筋と広背筋が背側から、腹側からは大胸筋がその動きを補佐する。これらの筋がすべて共同することで、関節が回転滑り運動をしても、上腕骨頭が偏位することがない。

さらに、三角筋は非常に強力なスタビライザーであり、関節がどの角度にあっても骨頭を関節窩に、そして上腕を肩甲帯へ固定することができる。腕を下げているときは、三角筋が腕の重量を支え、関節窩への上腕骨頭の接触を確保し、尾側への偏位を阻止している。

中心にぶれのない運動にとっては、ローカル筋と呼ばれる関節近くにある短い筋による能動的な運動

制御が必要となる。これに対し、面積の広い筋の主な働きは運動にあり、これらはグローバル筋と呼ばれている（「可動性の亢進」を参照）。

Bergmark（1989）、Panjabi（1992）、Richardsonら（1999）に基づき、ComerfordとMottram（2001）は筋組織をその動的および静的な働きに応じて分類した：

- ローカル・スタビライザー筋：主に深部にあり、関節に近くに存在する。運動時もその長さが変わることはほとんどなく、能動的にも受動的にも機能不全になることはない。赤筋線維を多く含み、運動時に最初に活性となる。αA1運動ニューロンの支配を受ける（多裂筋、腹横筋など）。
- グローバル・スタビライザー筋：主に遠心性運動時の関節運動を制御する（外腹斜筋など）。
- グローバル・モビライザー筋：グローバル・モビライザー筋は、主に高速な大きい運動で活性化し、全筋力を使った求心性および遠心性の運動を制御する。

個別筋力の計測：筋内協調（単一筋力）

筋バランスに異常が見られるときは、個別の筋の筋力を検査し、その結果を0-5の評価スケール（表2.2）を使って記録することで、変化の把握が容易になる。

表2.2 力の生成を評価する尺度

値	筋機能
0	■ 運動に関与する筋に可視的なあるいは触診可能な筋攣縮が生じていない。
1	■ 運動に関与する筋に可視的なあるいは触診可能な筋攣縮があるが、収縮による運動は発生しない。 ■ 筋の神経支配を筋の起始、停止、そして筋腹に触診することができる。支配が弱い筋は近接位から検査を始める。
2	■ 重力を排除した状態でのみ完全な運動が可能。 ■ 布や療法士の手が摩擦抵抗を軽減する。
3	重力に逆らう運動も完全に可能。
4	ある程度の抵抗があっても、重力に逆らう運動が完全に可能。
5	大きな抵抗があっても、重力に逆らう運動が完全に可能

個別の筋の検査では、その評価が非常に主観的になってしまうことに検査者は注意しなければならない。神経障害が疑われる場合は、個別の筋の検査が不可欠になる（椎間板ヘルニアにおけるインディケーター筋など）。

筋力の検査では、次の知識が必要となる：
- 関節の運動様式
- 筋の起始、停止、走行
- 作用と拮抗
- 筋の働きから、能動的機能不全と受動的機能不全を区別する能力（「筋組織の正常所見」の能動的機能不全と受動的機能不全を参照）

筋力測定の原則
- 客観的な比較を可能とするために、できる限り同じ検査者が検査を行う。
- 痛みがなく耐性が低下していないときにのみ、最大の筋力を計測することができる。
- 最初に関節の可動性を評価する。
- 左右を比較する。
- 協力筋の作用がない状態でのみ、個別の筋力が計測できる。

例：股関節の伸展の検査は、膝関節を最大限に屈曲させることで、ハムストリングスを能動的に機能不全にさせた状態で行う。こうしてハムストリングスの働きを排除することで、大殿筋などを検査することができる。

- ある筋が、ある関節において複数の役割を持つ場合は、その筋だけが関与している機能を検査の対象として選択する。
- 多関節筋は、最大限に接近している状態では力を発揮することができないので、検査することができない。このとき、作動筋は能動的な機能不全の、拮抗筋は受動的な機能不全の状態にある。
- 検査の開始肢位は安定していなければならない。
- 力の強い筋が弱い筋の役割を埋め合わせようと作用することがある。検査者はそうした代償作用に注意する。

例：股関節外転筋が弱まっていると、側方の背筋や腹筋が収縮し、外転を補うことがある。体幹の短縮により、下肢が側方に動く。そうした場合、検査に用いる運動や肢位を変更する。側臥位で外転の

検査をすると、体幹が通常の位置に戻るため、股関節屈筋が下肢を意図したポジションにもたらすことができる。
- 筋力評価スケール（**表2.2**）の評価値3、4、5は、重力を基準としている。重力を検査に取り入れるのが困難なときは、人為的な抵抗で代用する。評価が2つの値の中間にあるときは、低い値を選択する。
- 下肢の筋力を測定する場合は、体重に抵抗する形の検査を行うのが有益である。

例：踏み台昇降による大腿四頭筋の筋力評価（**図2.32**）。

> 筋力値5は、必ずしも筋機能に障害がないことを意味しているのではない。通常、最初に影響が現われるのは持久力であるが、一度検査しただけでは、筋の持久力を把握することはできない。

筋弾性

普通の長さの筋は、可動最終域にまで運動しても痛みも緊張の増加もない。多関節筋では、隣接関節のポジションにも留意する。両関節が同時に最終域まで運動することはできない。受動的機能不全は生理的な現象である（「筋の正常所見」、大腿直筋の例を参照）。

多関節運動において、筋弾性の損失がより明らかに確認できる。多関節運動の終わりには、筋の緊張が高まり、そのため抵抗が増す。この抵抗は、可動最終域では筋が伸張する必要があることから生じている。日常生活における複合的な運動が阻害されてはならない。

筋短縮によるエンドフィールの変化

エンドフィールが感じられるのが早くなり、最終域の手前で筋の緊張が高まる。反射的な筋収縮、つまり筋にまだ構造変化が現われていない段階では、エンドフィールは硬い弾性を示す。リラクゼーション法（等尺性収縮後筋弛緩法など）を用いて運動を拡大することができる。

硬いエンドフィールは、構造的な短縮の可能性を示唆していることもある。この場合は、リラクゼーション法を実行しても運動の拡大は期待できない。運動制限の理由が関節にある可能性を除外するためには、関節の並進運動検査を行う。筋の短縮は、次の2種類に分類できる：
- 不可逆的構造変化：骨化性筋炎（筋内のカルシウム蓄積を伴う筋短縮）など
- 可逆的筋短縮：架橋（水素結合や病的な非水溶性架橋）の生成により発生

神経構造の可動性検査

神経構造の弾性が低下すると、緊張が高まりやすくなり、可動性も低下する。神経はコラーゲン線維

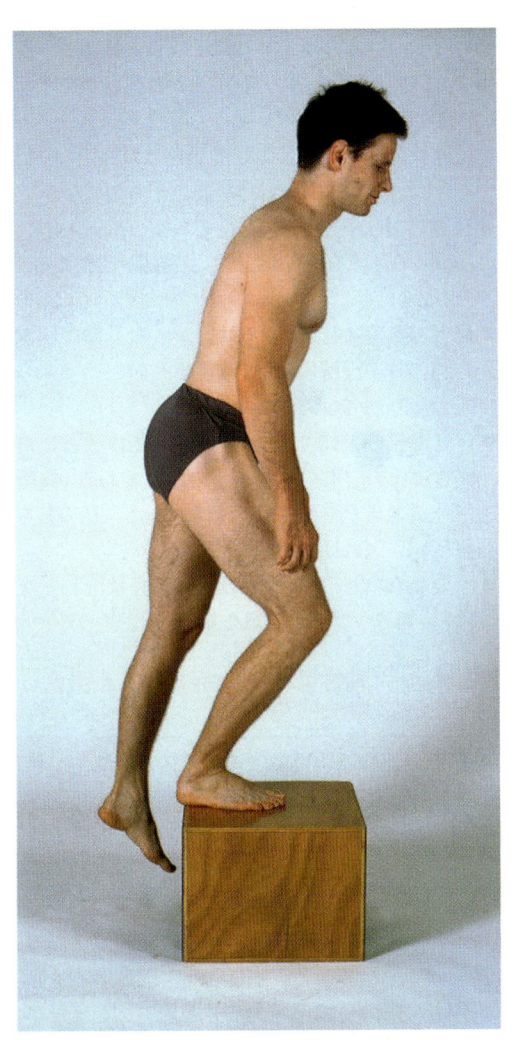

図2.32 踏み台を用いた大腿四頭筋の検査

を多く含み、わずかな弾性を持つひとつながりの構造体として、全身に広がっている。そのため遠く離れた部位における運動が、運動の制限に影響することがある。

神経構造の可動性は、多関節運動を通じて検査する。

神経構造は数多くの関節にまたがっているため、複数関節の運動を総合的に評価する必要がある。筋の弾性の変化も、複合的運動を同様に制限する要因となる。したがって、多関節運動の制限が筋に起因するものなのか、神経に起因するものなのか、見極める必要がある。そのためには、検査に神経系の緊張の増加を引き起こすような運動を取り入れる。神経は筋よりも長い距離を走行するため、関節運動に関与する筋の長さに影響しない運動コンポーネントを検査することで、筋と神経を区別することができる。

以下の運動が、神経系に特に強い緊張を引き起こす：
- 脊柱の屈曲
- 対側への側屈（凸側に緊張が発生）
- 対側への脊柱の回旋（回旋の方向とは逆の側に緊張が発生）
- 肩甲帯の下制
- 肩関節の外転
- 膝関節の伸展を伴う股関節の屈曲
- 膝関節の屈曲を伴う股関節の伸展

これらの運動はどれも、神経に起因する運動制限の鑑別における補足検査に適している。

例：座位における腰椎の屈曲が痛みで制限されている場合、頸椎を付加的に屈曲することで、神経系の関与と局所的な構造の関与を鑑別することができる。頸椎の動きにより症状が悪化するときは、硬膜にストレスがかかっている証拠であり、神経系が関与していると推測できる。

また、この脊柱を屈曲させた体勢で、屈曲させなかった場合よりも膝の伸展が困難な場合、この推測を裏付ける結果となる（3.9章、「スランプテスト」を参照）。

架橋や瘢痕形成は、神経系の可動性を神経内で、あるいはその境界組織（神経内および神経外運動）に対して制限することがある。神経には数多くの侵害受容器が分布しているため、ストレスが生じると運動終了時に痛みが生じる。

大型の末梢神経にはそれぞれ、ストレスが生じる特定の運動というものが存在している。ストレスのパターンは、回転中心に対する神経の位置関係によって異なる。さまざまな関節位置を組み合わせることで、神経に対する緊張を次第に強めることができる（3.10章、「ストレステスト」を参照）。

可動性の低下を助長する心理社会的要因

身体的な検査と平行して、心理社会的要因の評価も行う。患者の反応や仕草と表情を観察し、評価する。加えて、患者の言うことが身体検査で確認した機能障害と一致しているかも確認する。

可動性の変化と患者の行動戦略との関連も分析する。したがって以下のような観点が重要になる：
- 運動に対する不安：安全であることを説得し、不安から注意をそらすことで、運動が改善することがある。
- 患者の負荷は過剰になる傾向がある：職業状況（自営業）、理解のなさ（障害があるにもかかわらず、スポーツを減らさない、など）。
- 自己責任の欠如：患者は身体機能の改善に対する責任を、すべて療法士の手に委ねる（典型例：これまで誰も治してくれなかった。私の膝を何とかしてくれ!）。
- 重要なイエローフラグの考慮：家庭状況、二次診断、抑うつなど（2.2章を参照）。

まとめ：可動性低下を主症状とする患者に対する理学療法検査

- 診断の目的は、可動性の低下の原因を見つけることにある。その際、弾性が変化し、可動性に悪影響を与えている身体構造の鑑別に重点が置かれる。療法士は触診を通じて運動の最中と終わりの抵抗（エンドフィール）を感じ取る。また、身体構造の緊張の変化や組織層の動きの低下も検査する。さらに、自動運動と他動運動の際の身体部位の変化と患者の反応と挙動も観察する。

- 診断は運動の制限を引き起こしている構造や機構により、大きく左右される。診断には共通の検査と、個人的な検査の両方を含み、患者ごとに異なったものを行う。
- 診断では、以下の疑問の答えを見つける：
  — 障害が生じているのは、運動の質か量か？
  — 運動の制限は反射によるものか、構造変化によるものか？
  — 反射的な制限を緩和させるために、どの構造を治療するべきか？
  — どの身体構造（関節、神経、筋、軟組織）が運動を制限しているか？
  — 心理社会的な影響が、可動性の低下を助長しているか？
  — 可動性の低下が、日常生活のどんな運動に影響しているか？

● 可動性低下を主症状とする患者に対する理学療法

■ 一般原則

反射性の運動抑制

　（外傷や手術などによる）急性創傷後の可動性低下では、創傷治癒期に生じるコラーゲン性結合組織に注意する必要がある（2.1章を参照）。初期段階では、運動不安による反射性の運動抑制、そして損傷部位の保護を目的とした筋の反射的な緊張が顕著に見られる。この時期、運動の拡大により痛みが生じてはならない。また、新たな外傷により慢性化が進行することを防ぐため、患部に強い牽引負荷をかけてもならない。

　代謝状況の改善と痛みの軽減により、運動の回復を補助することができる。そのためには、体重による負担を軽減した緊張のない状態で実行する運動を繰り返し、交感神経の活性を抑制する処置を取る。

　療法士は、身体耐性の変化や創傷治癒に関する情報を患者に提供し、安心感を与えるように心がける。

　創傷治癒の急性期に（運動不安などで）可動性の拡大が不可能なときは、医師が麻酔を施し、モビライゼーションを通じて可動性を改善させることもできる。そうすることで、病的な架橋を機械的に破壊することができる。

例：人工膝関節置換術後の患者は、術後最初の1週間は運動が極度に制限され、またその後も改善に非常に時間がかかることもある。膝蓋陥凹に急速に脂質架橋が生じることに加え、運動不安のため筋組織の緊張が強く高まる。そのため、最初の数日間にも創傷部の十分な運動が欠かせない。しかし、痛みや緊張があるのに、無理に動かしてもいけない。この時期の痛みは、有益な警報であることを忘れてはならない。刺激が強すぎると、可動性の反射的な低下が新たに生じてしまう。

　10日ほど経過しても運動がいまだに大きく制限されている場合（屈曲90度以下、伸展がゼロポジションまで5度以上欠けている）、麻酔下モビライゼーションで運動の改善を促すことができる。その後、交感神経抑制療法と痛みの少ない部位における運動を通じて、可動性の改善を目指す。患者は自力で1日に数回、反射的に抑制されている運動を実行する。

　運動の安定性に障害のない外傷後や術後の患者では、増殖相の終わり（21日目）から、あるいは遅くとも6週間後には、自由な運動が可能になっているはずである。早期の運動刺激により、治癒過程にある組織が適正に刺激を受ける。治癒にある運動系が、より自然な形で利用されるほど、再生する組織も「オリジナル」に近いものとなる。治癒期における運動は、再生する運動系の質を高める。ただし、その時点における耐性限界を超える運動は禁忌である。

　瘢痕は組織同士の可動性と組織内の弾性に悪影響する。瘢痕はコラーゲン線維を多く含むため、硬く、ほとんど伸張することができない。増殖相が終わると（21日目から）、コラーゲン線維の形成は終息するため、瘢痕の成長はほぼ終了する。強化期の終わり（6-8週目）には、瘢痕の弾性は完全に形成された状態の3分の2程度の強さになる。この時期以降は瘢痕の長さの変化は極めて遅々としたものになる。

即座に当該組織を伸ばした状態で安静にし、その後早期の段階で可動最終域までの運動を開始することで、瘢痕の弾性低下を阻止することができる。しかし、ここでも治癒に悪影響が出ないように、痛みの限界には注意する必要がある。

加えて、患者自身が瘢痕マッサージ法を学習し、これを抜糸後に行うのが好ましい（p.102を参照）。

構造的な運動抑制

運動系の組織自体に変化が生じている場合、運動が構造的に抑制される。通常、反射性の抑制は無意識のうちに自発的に発生する一方で、構造的抑制では受動的な抵抗がその原因となる。次のような構造変化に対処する必要がある：

- 組織の損失（構造的な筋短縮におけるサルコメアの減少、筋内・神経内結合組織の短縮など）
- 結合組織内部や組織層間におけるさまざまな強度の病理的架橋の形成
- 組織層間の瘢痕形成

麻酔下におけるモビライゼーションにより、病理的架橋を機械的に分断することができる。新たに外傷が発生すると痛みが再び発生し、悪循環が始まってしまうため、麻酔下モビライゼーションは、痛みの強くない関節包の癒着に対してのみ実行する。

> 急性疼痛があるときは麻酔下モビライゼーションを行わない。

麻酔下モビライゼーションの実行

- 神経構造に大きな負荷がかからないように臥位で行う（例：肩部に対する麻酔下モビライゼーションではモビライゼーションする方向への頸椎の側方屈曲、肩甲帯の挙上、そして肘関節の屈曲を通じて腕神経叢を接近させる）。
- 多関節筋に緊張が生じることを避ける（膝関節屈曲のモビライゼーションでは、股関節が伸展していてはならない）。
- 治療位における並進的な関節法では、関節近位に対するグリップ法と運動拡大法を利用する。
- モビライゼーションは、創傷治癒期を除き、痛みの少ない関節に対してのみ施術する（p.622を参照）。
- 麻酔下モビライゼーション後、患者を痛みのない肢位で横にし、再生した運動性能を痛みのない範囲で利用する。痛みに起因する運動抑制の治療では、交感神経の働きを抑制するための予備処置を常に実行する（2.1章を参照）。
- 構造的運動抑制は、牽引刺激を用いて治療する。
- モビライゼーションの種類は、患部組織の構造により異なる。
- 構造的運動抑制のセラピーは、反射性運動抑制のそれよりも時間がかかる。

組織に対する牽引刺激の効果
- 病理的架橋の機械的な分断。
- コラーゲンの発生、およびそれに伴う結合組織の拡大。
- サルコメアの増加による筋線維の成長。
- 可動性の改善をもたらす組織特異的処置。

水溶性架橋と非水溶性架橋

結合組織内における水溶性架橋の形成は、反射性と構造性の運動抑制の中間形態と見なすことができる。この種の架橋は容易に解消するため、組織内の血流の改善と痛みのない範囲内での運動により対処できると思われる。

セラピーでは、交感神経の反射活性の低下と運動による組織状態の変化を組み合わせる必要がある。痛みのない領域では、運動を用いて組織の抵抗に介入する。

構造的な可動性の低下は、（水溶性）病理的架橋の分解、関節包の癒着や半月板と軟骨間の癒着の解消、あるいは関節面の滑性の正常化などを通じて改善することができる。

結合組織に対する限界までの負荷を規則的に実行することが治療の中心となる。モビライゼーション中に結合組織に生じる可動性の改善変化は、さまざまな生理的プロセスに起因している。

1996年、イタリアの歯科医CaranoとSicilianiは、線維芽細胞を調査し、間欠的な伸張を加えると、細胞がコラゲナーゼを放出することを発見した。コラゲナーゼは、コラーゲン構造および病理的架橋を分解するため、可動性の改善に貢献する。また、既存のコラーゲン構造において、より多くのコラーゲン

分子が（列をなし）並び、その結果として結合組織の長さが長くなる（Brand 1985）。

CaranoとSiciliani（1996）はその研究において、細胞に対する負荷の増減をそれぞれ3分間繰り返した。結果、細胞の長さはおよそ7%長くなった。間欠的な負荷を受けた細胞におけるコラゲナーゼの産生は、負荷を受けなかった細胞より200%、静的負荷を受けた細胞より50%上昇した。静的な刺激では、10-15分後にコラゲナーゼの産生が再び50%低下した（Carano & Siciliani 1996）。

間欠的伸張の最適な時間間隔や治療サイクルのインターバルの長さに関しては、いまだ学術的な研究は行われていない（van den Berg 2001）。

もう1つ興味深い研究がある。Warrenら（1971）は、結合組織が裂けることのない最大の負荷を基準とした場合、その半分の力を結合組織に加えることで、細胞の長さが3倍にまで増大することを確認した。これは理学療法では、少ない力を使って組織を伸張することが理想的であることを意味している。

組織の限界を超え、破損させる恐れのある大きな力は必要ない。加わる力が大きすぎると、組織を強化および安定化させるためのコラーゲンの産生が増加し、細胞は大きな負荷に適応するが、代わりに組織の弾性が失われてしまう。

組織にとってリスクとならない程度の軽い負荷に対して、細胞はコラゲナーゼの放出で応答し、その結果細胞自体の長さが伸び、そして長さの変化した新しい環境に組織を適応させる（Carano & Siciliani 1996）。

結合組織の粘弾性特性も、その可動性に影響する。粘弾性があるおかげで、組織は機械的な牽引負荷に適応し、伸張することができる。結合組織に長時間均一な負荷がかかると、クリープ現象（持続的な力が一定期間かかることで生じる組織の変化）が発生し、その長さが伸びる。しかし、クリープ現象が始まるまでには非常に時間がかかる（通常16時間目以降）ため、治療に応用するのは難しい。

Viidikによるコラーゲン負荷曲線

Viidik（1980）は1970年代にコラーゲンの弾性を調査し、次のような領域に分類した：

- A＝マトリックス負荷領域：
  — 組織は、負荷の増強なしに、伸張することができる。
  — 反射性運動抑制と水溶性架橋では、この領域が介入対象となる。
- B＝コラーゲン負荷領域：療法士はこの領域において、治療位において関節テクニックを実行する。
- C＝クリープ領域
  — 16時間後、コラーゲン線維は次第に変形する。
  — 以前は、この領域では大きな力を使ってモビライゼーションをする必要があると考えられていた。最近の調査により、この現象は始まるのに時間がかかることが明らかとなり、この仮説はくつがえされた。（Warren et al. 1971, Carano & Siciliani 1996）。
- D＝クリープ領域を超える負荷は、組織の損傷を引き起こす。

■ 可動性低下の組織特異的治療

関節に起因する運動抑制

関節に起因する運動抑制は、徒手療法で改善することができる。

どの関節にも遊びがなくてはならない。遊びがあるからこそ、角度の変化のない受動的で直線的な関節軸上の移動が可能となる。

関節の転がりや滑りに障害があると、遊びも制限される。その場合、運動の検査では硬いエンドフィールが通常よりも早く現れ、癒着があるときには関節包の領域に硬い停止が感じられる。そのため関節の両骨間の均等な距離を保った密着性が不可能となる。一方では圧迫が増し、もう一方では距離に隔たりが生じる。その結果、関節の中心がずれ、運動軸が偏位する。

> 関節の遊びを再生するために、牽引、圧迫、滑りを用いたモビライゼーションを行う。

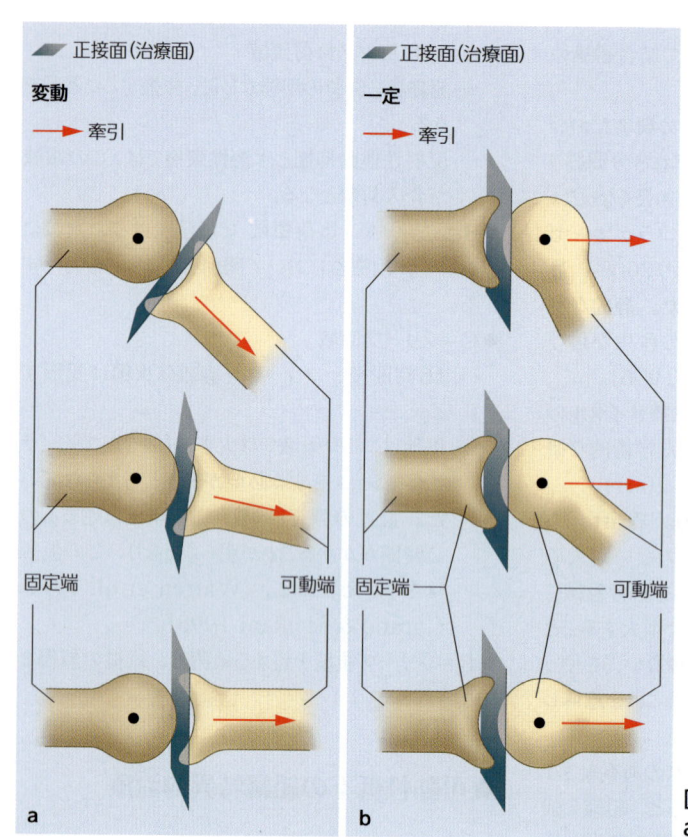

図2.33a-b　治療レベルの動態
a 凹関節が運動　b 凸関節が運動

関節包の弾性を改善するための牽引法

関節牽引を行うと、関節が離開し圧力が減退する。関節の固有受容感覚器がそれを感知すると、侵害受容器の活性と筋緊張が低下する。

牽引は、凹関節面を基準とする治療面に対して垂直に行う。凹関節を固定端とする場合、関節の角度にかかわらず、牽引の方向は同一になる。凹関節が可動端であり、治療レベルが移動する場合、牽引の方向もそれに合わせて変化させる必要がある（図2.33a-b）。

牽引の3段階（図2.34）

- 弛緩：
  ― 療法士の力で関節の接触ストレスを解消する。
  ― この段階は、滑りのモビライゼーションにも応用することができる。

- 緊張：
  ― 関節包が展開し、たるみがなくなる。
  ― 可動性はこの段階で最大になる。
  ― この段階で最初の抵抗が感じられる（マトリックス負荷領域）。

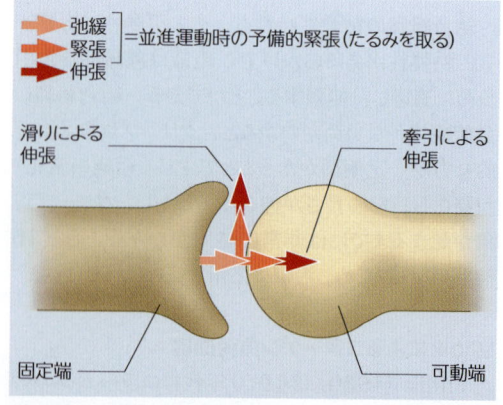

図2.34　牽引と滑りの3レベル

2.2 主症状としての運動の変化 — 可動性の低下

圧迫と牽引の繰り返しが滑液に作用する。コラーゲン性結合組織の代謝が励起され、マトリックスの形成が進む。

| この3段階の牽引法では、大きな力を加えたり、痛みを誘発したりすることはない。（図2.35）。

間欠的圧迫法（図2.36、図2.37）

　間欠的圧迫法の目的は、軟骨の栄養状態の改善と、負荷に対する準備にある。滑りモビライゼーション（転がり滑り運動の改善）を実行する前に、関節軟骨の耐性を上昇させ、軟骨細胞の合成活性を強める。

　滑りモビライゼーションとそれにより生じる関節面への圧迫により、滑液内に存在するヒアルロン酸分子間の距離が広がる。そのため滑液の粘性が低下し、滑液の円滑化作用が改善する。生理的条件下では圧迫が皆無であるよりも、軽い圧迫があるほうが滑り運動は抵抗も少なく、容易となる。

図2.35　関節窩上腕関節の牽引

● 伸張：
　— 関節包のコラーゲン線維に伸張刺激が発生するが、筋組織に反射的緊張が発生してはならない。
　— この段階の最後では、第2の組織抵抗が感じられる。
　— これ以上牽引すると、筋組織の緊張が高まる（コラーゲン負荷領域）。

　第1および第2の牽引段階で、痛みが緩和し、関節包液の吸収の促進が始まる。この時点では、関節は静止位にある（2.1章を参照）。第3段階は、関節の治療位（その時点における痛みのない能動的な運動最終域）における作業となる。

　コラーゲン性結合組織のモビライゼーションにおける治療時間とその間隔に関する学術的な研究はまだ行われていない。CaranoとSiciliani（1996）は、細胞に対し3分間の牽引を行った（van den Berg 1999）。しかし実際には、患者が不快感を感じて緊張してしまうため、数分間にわたる伸張を実行するのは難しい。そうした場合、いったん組織を弛緩させ、痛みのない部位における運動を行うのがよい。そうすることで代謝が改善する。運動はゆっくりと行い、最後は停止を保つ。10秒を目安とする。間欠的な牽引は、関節内の吸収活動を助長する。

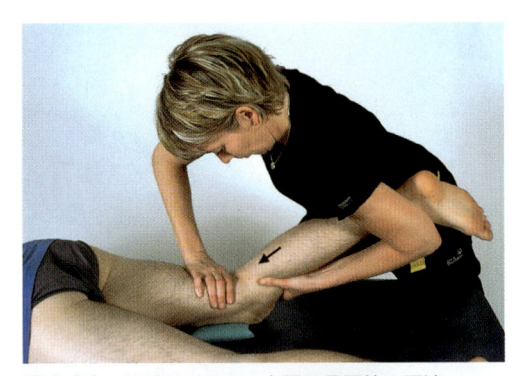

図2.36　伏臥位における大腿脛骨関節の圧迫

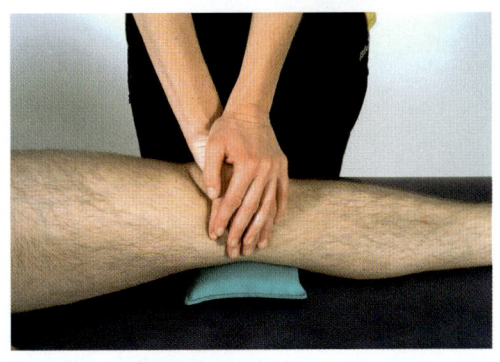

図2.37　大腿膝蓋関節の圧迫

治療刺激は、細胞または細胞膜の機械的な変形を促すため、細胞の合成活性が励起され、関節軟骨における圧電活性も増強する。また、関節軟骨にかかる負荷の増減が繰り返されることで組織の栄養も改善する。さらに関節軟骨の刺激に加えて、骨芽細胞による骨合成と軟骨下骨のミネラル化も増進する。逆に、破骨細胞の活動は弱まる。

圧迫は、治療面に対して垂直に行う。診断時に、同じ角度にある当該関節に対する圧迫で痛みが生じたときの力を基準として、その半分の力を利用する。痛みがない限り、その強度を上げ、関節を徐々に体重をかけて圧迫することもできる。

関節の滑りモビライゼーション（図2.38a-b）

滑りは、関節可動性の重要な要素である。滑りモビライゼーションでは、小さく直線的な平行運動（並進滑り）を利用する。角度の変化を伴う自動あるいは他動運動では、転がりと滑りが複合的に生じている。でなければ、関節は安定しない。モビライゼーションでは、滑りだけを活用する。

療法士はまず、治療面における関節面の接着を垂直方向に引き離す（牽引の第1段階）。続けて、関節面（治療面）に平行にモビライゼーションを実施する。滑り運動は関節面の形状により左右され、常に直線とは限らない（弧を描くこともある）：

- 可動凸関節：滑り方向は、空間内における骨運動と逆方向。
- 可動凹関節：滑り方向は、空間内における骨運動と同じ方向で、治療面に平行となる。

> 滑りは治療位で行い、弛緩、緊張、伸張の3段階を含む。

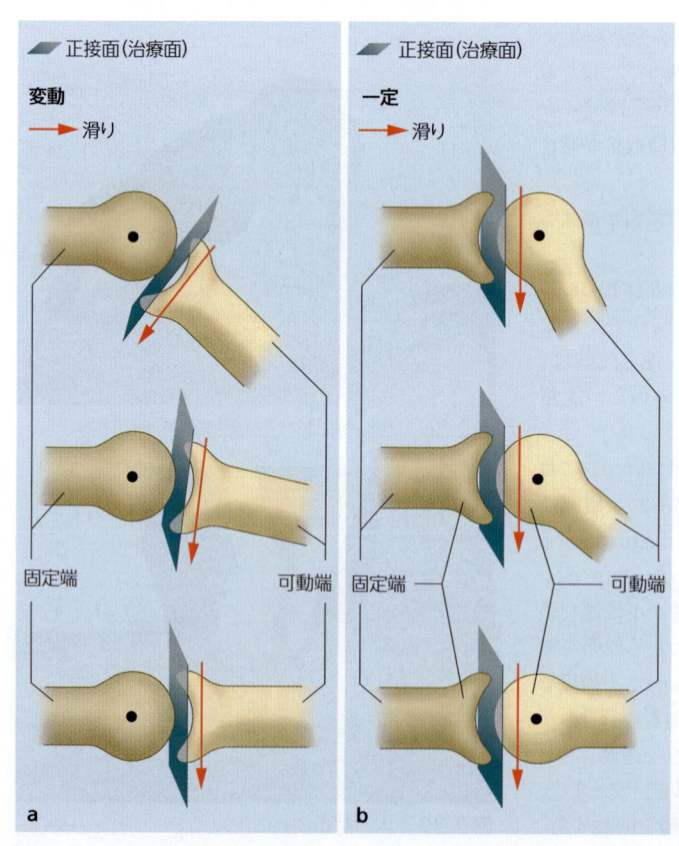

図2.38a-b 滑りモビライゼーション
a 凹関節における同方向への滑り
b 凸関節における逆方向への滑り

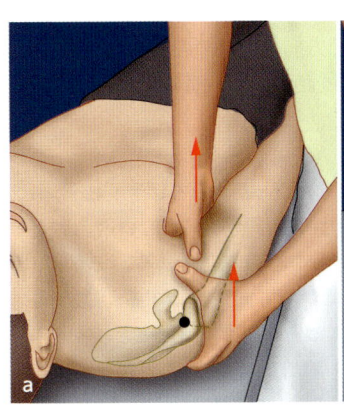

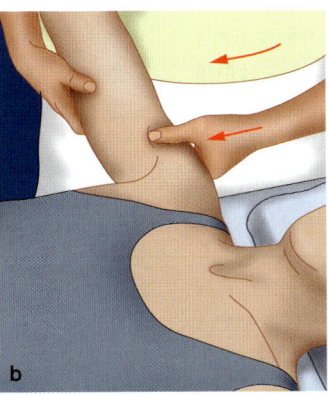

2.2 主症状としての運動の変化 ― 可動性の低下　99

図2.39a-b　治療位における関節窩上腕関節外転の改善

例：関節窩上腕関節外転の改善（図2.39a-b）

上腕骨頭に対し尾側方向に滑りモビライゼーションを施術することで、外転が改善する。骨縦軸は外側・頭側方向に移動し、上腕骨頭は上腕関節窩に対して尾側に滑る。

> 関節窩上腕関節の滑り要素が欠如すると、上腕骨頭は外転時に頭側に転がるだけとなる。その結果、肩峰下が狭窄するため上腕骨大結節が肩峰に当たり、外転が阻害される。

圧迫下の滑り（図2.40）

脂質架橋（脂肪結合）に起因する運動抑制など、一部の症状では軽く圧迫しながらの滑りが有効であることもある。圧迫が脂質架橋を破壊する。

例：膝関節を1週間以上不動の状態に保つと、半月板と脛骨の間に脂質架橋が生じ、これが屈曲と伸展を制限することがある。脛骨を大腿に対して背側に軽く圧迫しながら滑らせることで、屈曲は改善する。そのとき、治療面に対して垂直に作用するように心がける。

軟骨の栄養不全（軟骨軟化症）もまた、軽度の圧迫条件下における滑りで誘発可能な形成刺激を必要とする。軟骨には圧力を吸収し、伝達する働きがある。圧力による刺激が欠如すれば、退行してしまう。逆に圧力が強すぎると（非常に狭い範囲に高い圧力がかかった場合など）、軟骨は破壊する。運動軸が偏位している関節では、軟骨に均一な荷重がか

からなくなる。

関節が角度を変えるには、抵抗のない転がりと滑りが必要となる。通常、関節は体重による大きな負荷がかかった状態でも運動することができる。そのため、滑りモビライゼーションを圧迫条件下で行うことは有意義である。ただし、運動が抑制されている

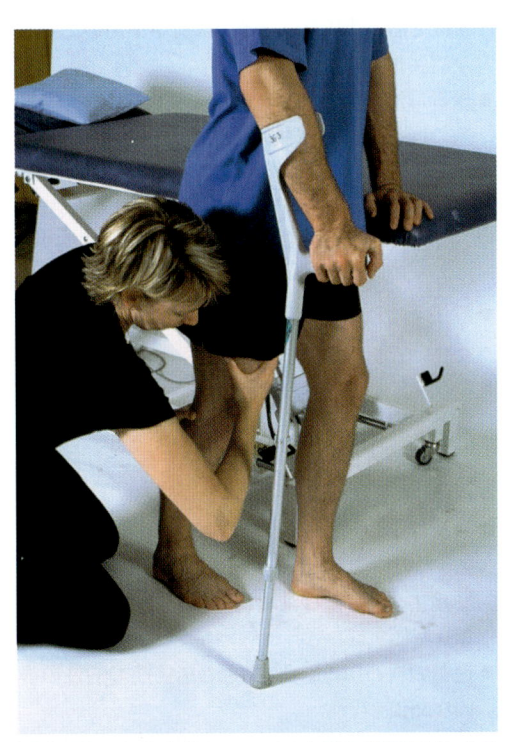

図2.40　負荷条件下における大腿の背側滑りによる膝関節伸展の改善

患者では、損傷後の不動により、軟骨の耐性が大きく低下していることが多いため、その開始には慎重になる必要がある。そうした患者では軟骨表面が破損する恐れがあるため、滑りと圧迫の併用は、強すぎても時期が早すぎてもいけない。もちろん、リハビリの最終段階では、どの関節も圧迫しながらの並進運動や角度運動が可能になっているはずである。

自動運動の際の関節の滑りには、筋と関節包靱帯機構が関与している。そのため、他動運動では転がり運動が強くなる。しかし、可動性の低下した関節にかかわる筋は、滑り機能を再び学習する必要がある。

> 滑り方向に走行する筋は、純粋に他動的なモビライゼーションを行った後、牽引や滑りで励起する必要がある。

症例：関節窩上腕関節の外転
- 尾側への他動的な滑りにより、尾側滑りに関連する棘下筋、小円筋、あるいは肩甲下筋の尾側部が活性化する。
- 患者は治療位で腋窩に刺激を受けながら、肩関節の回転中心が尾側に移動するのを想像するのが好ましい。想像を容易にするために、腋窩にボールを当て、これを足の方向に転がすのもいい。このとき、肩甲骨にくぼみができないように気をつける。
- 療法士は腋窩内の上腕骨頭の動きを手で感じ取る。
- このエクササイズは座った状態で腕をテーブルに載せて容易に実行することができるため、方法を習得した後は患者が自宅で実行することもできる。
- 再生した可動範囲を拡大させ、安定させる。
- 最初はごく小さな運動から始める。肩関節が拡大したのち、上腕骨頭の抵抗が近隣の筋組織を励起する。良好な活性化が確認できたら、運動量を増加する。
- 運動の終わりには、作動筋と拮抗筋の活性の静的な交代を行う。
- 最後に作動筋を活性化し、再生した運動量を知覚する。

- 加えて近接（軸方向への関節の圧縮）を行い、関節内の受容器を活性化し、筋の安定化作用を促進する。

凹凸の原則にしたがった滑りモビライゼーションで、さらなる可動性の改善が見られない場合、その原因の大半は関節中心の偏位である。そうした場合、滑り運動をほかの方向に実施する。逆方向へのモビライゼーションが効果的であることも多い。

例：肩関節の伸展には、腹側への上腕骨頭の滑りが必要とされる。しかし、偏位により上腕骨頭がすでに腹側に移動し、そのため腹側の関節包にストレスがかかっていることが多い。この場合、背側への滑りを改善するのが効果的である。

角運動と滑りモビライゼーションの併用

通常、さまざまな滑りモビライゼーションに、可動最終域まで関節角度を変えるモビライゼーションを組み合わせることが必要となる。特に関節包のひだ内の病理的結合に起因する障害では、この方法を用いなければ可動性が改善することはない。ただしこの場合、時には関節内に過剰な転がりが生じることを理解していなければならない。施術中、患者は体重をあずけ、療法士が関節の近くを握り中心を安定させることで、関節にかかる不利なストレスを軽減することができる。

> 並進運動はセルフエクササイズには適していない。構造的に制限されている運動の改善には、可動最終域における規則的な負荷が欠かせない。そのため患者は毎日角運動を行わなければならない。

エクササイズは日常の一部として実行可能でなければならない。繰り返しの少ないエクササイズを頻繁に行うことは、集中的なトレーニングをまれに実行するよりも効果的である。

症例：肩関節の屈曲の改善（図2.41）
- 患者はテーブルの前に腰かけ、体を前に傾ける。腕を他動的にその時点の限界まで屈曲させる。
- 療法士は関節近くをつかみ、背側尾側への上腕

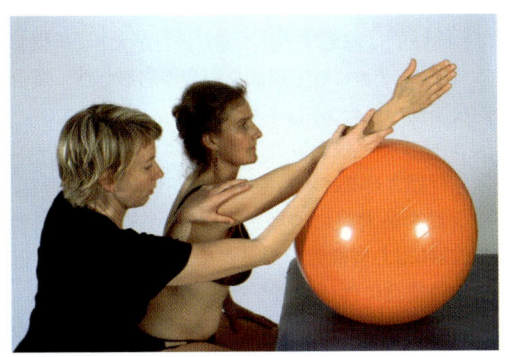

図 2.41　体軸の傾斜による肩関節屈曲の改善。療法士が上腕骨頭の滑りを補助する。腕の重さはフィットネスボールで支えることができる。

- 療法士は片手を肩甲骨の下角にあて、下角の内側尾側への揺れ運動を補助する。
- もう一方の手を上腕骨頭の頭側に置き、患者の腕の重さを支える。
- 患者の腕を両側から外転させながら、手で上腕骨の尾側滑りを補助する。

> 反対方向へのモビライゼーションを通じて、患者は回避運動をしなくても、運動を続けることで運動許容量を増やせることを学ぶ。このようにして、繊細な動きを促進することができる。
> この複合的な施術は、純粋に他動的な関節テクニックのあとに応用することもできる。

骨頭の滑りを補助する。

滑りモビライゼーションと反対方向へのモビライゼーションの併用

滑りモビライゼーションと反対方向へのモビライゼーションの併用は、一部の関節にしか応用できない。療法士は関節を両側から自動的にあるいは他動的に動かし、関節の中心点を動かす。療法士は手で滑り運動を補助する。

症例：尾側滑りと反対方向へのモビライゼーションを併用した関節窩上腕関節の外転の拡大（図 2.42a-b）

- 患者は側臥する。

軟部組織に起因する運動抑制

癒着と滑液包

- 急性滑液包炎は痛みが強く、可動性を低下させる。その治療には牽引と滑りモビライゼーションを用いる。
- まず、静止位における関節の弛緩を通じて、痛みを軽減する。
- 急性炎症期が終了後、モビライゼーションを施す。

筋膜の癒着：

- 筋膜は全身に存在し、組織や筋を包んでいる結合組織である。

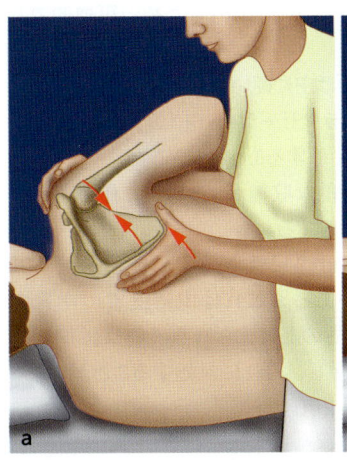

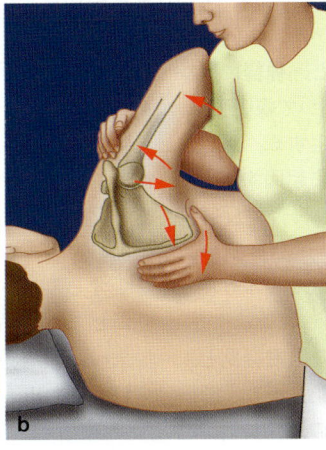

図 2.42a-b
関節窩上腕関節における外転の拡大：
反対方向へのモビライゼーションと
上腕骨頭の尾側滑りの複合

- 大型の浅筋膜が皮下組織と筋組織を分け隔てている。

瘢痕マッサージ

瘢痕は癒着の原因になる。癒着を予防するために、抜糸後すぐに瘢痕マッサージを開始する。療法士は瘢痕の横に指先を押し当て、深部に接触させた指を瘢痕の方向に動かす。患者はこの瘢痕マッサージを毎日自分で実行しなければならない。

結合組織マッサージ

関節の可動性が変化している領域では、皮膚のたわみや可動性も変化する（脊柱領域の皮膚におけるキブラーロールなど）。結合組織マッサージは、自律神経系にも、内臓器官にも影響する：
- 平面的な手技により、組織内の緊張が緩和し、可動性が改善する。
- 筋の周縁に作用する筋膜テクニックは、筋膜に働きかける。
- 皮下テクニックは皮下組織と浅筋膜間の可動性を改善する。
- 皮膚テクニックは真皮内で皮下組織に対して作用する。

古典的マッサージ
- 皮膚のローリング
- 柔らかなサークリング
- 皮膚刺激グリップ（つまみ、押し、もみなど）

神経系における可動性の低下

神経系における可動性が低下すると、神経に刺激が加わる。例えば、日常の運動において繰り返し牽引負荷が生じることにより痛みが発生する。構造的な運動抑制に加えて、神経の刺激に起因する反射性の運動抑制も頻繁に生じる。その場合、反射性運動抑制の治療原則を応用する。運動抑制の原因が主に組織構造にある場合は、モビライゼーションの強度を強める。

末梢および中枢の神経系は、1つの組織経路としてつながっている。そのため、可動性低下の影響は局所的ではない。神経組織はどの運動に対しても機械的に適応する。つまり長さが大きく変化する。しかしそれにも生理的な限界があるため、複合的な運動のいくつかは不可能である。

例：座位で脊柱を最大限に屈曲させた状態で足関節を背屈させると、頚椎を伸展させたときにのみ、膝関節を最大限に伸展させることができる。頚椎の伸展により脊椎管の構造が接近し、その結果、末梢神経構造に再び余裕ができるからである。

神経のモビライゼーションを行うには、神経系の解剖学と生理学、そして神経路の走行に関する正確な知識が欠かせない。神経系における可動性の低下には外的な原因と内的な原因とがある。外的な原因としては周辺環境の腫脹（浮腫、瘢痕、骨棘など）を、内的な原因としては血流、化学プロセス、浮腫、病理的癒着（長期間の不動など）を挙げることができる。

ストレステストの運動パターンを用いて、直接的に神経のモビライゼーションを実行することができる。間接的には、あらゆる関節運動がモビライゼーションに貢献している。姿勢の矯正や運動様式の変化で、神経ストレスの原因を取り除くことができる（3章、神経可動性の改善の原則と例を参照」）。

筋に起因する運動抑制

運動を検査することで、反射性の筋短縮と構造性の筋短縮を見分けることができる。

反射性筋短縮
- 構造的な変化は生じていないため、可逆的である。
- エンドフィールは主に硬い弾性となる。
- 当該筋は、リラクゼーション法（等尺性収縮後筋弛緩など）で治療することができる。
- 静的および動的な収縮が、γ線維と脊髄固有系の反射弓を励起する。
- 場合によっては等尺性収縮後に伸張抵抗が減少することがある。これは主に皮質の学習プロセスによるものと考えられる。筋は付加的なストレスを学習し、これに対処することができる（Brokmeier 2001）。

構造的筋短縮
- ここでは可逆的な短縮と不可逆的な短縮を区別することができる。
- 筋内に構造的な変化が生じる。
- エンドフィールは硬い(真性の拘縮では不可逆)。
- 可逆的な構造的短縮の治療には、1回2-3分の深部横断ストレッチを1日に数回、合計10-20分程度施す。
- ストレッチにより線維芽細胞からコラゲナーゼが放出され、これがコラーゲン構造を分解し、病理的架橋を解消する。
- さらに既存のコラーゲン構造の中により多くのコラーゲン分子が動員されるため、結合組織も大きくなる(van den Berg 2001)。

> 筋のストレッチを行う前に、関節の遊びを検査すること! 可動性の低下した、あるいは痛みのある関節をまたがる短縮した筋に、縦方向に伸ばすようなストレッチを行ってはならない。その場合、まず関節を治療し、筋は横方向にのみストレッチする。
> ストレッチを始める前に、筋を軽い抵抗に対する収縮や、痛みのない運動であたためておく。
> 多関節筋は、より安定したあるいは痛みのない関節上でだけストレッチする。ストレッチのあと、弱くなった拮抗筋を刺激する。

■ 伸張に敏感となった筋の治療 (反射性筋短縮／筋緊張の上昇)

リラクゼーション法

等尺性収縮後筋弛緩 (PIR)
- 関節は可動最終域にあり、療法士が患者の体重の一部を支える。
- ストレッチを施す筋を8-10秒間、等尺性に収縮する。

> 療法士の手助けが、運動を引き起こすことがないように気をつけること(少し押しますが、足を動かさないでください!)

- 小さな力で十分である。意識レベルを介して、緊張後には弛緩が感じられるようになる。緊張時に息を吸い、弛緩時に息を吐くことで、その効果が高まる。
- 弛緩時に、療法士が関節を拡大した方向に動かす。痛みがある場合は、患者自身が自動的に関節を動かす。自動運動時に拮抗筋の働きを抑制することで、より効果的な弛緩が可能となる。運動の拡大が確認できている限り、この過程を繰り返し実行する。
- 最後に働きの弱まった拮抗筋を促通する。

> 等尺性収縮後筋弛緩 (PIR) 法の最中、筋の弛緩時に療法士は滑りモビライゼーションを施術することもできる。

拮抗筋の抑制(相反抑制)
　ストレッチを施す筋の拮抗筋は、療法士が適用する抵抗に逆らって遠心性および求心性の動きをする。働きが弱まり、動的な仕事ができない拮抗筋は、静的に活性化することができる。その後、その筋を伸張位にもたらす。
利点:
- 静的な活性は、ストレッチを施す筋の負担となることはない。
- 遠心性筋収縮は拮抗筋の筋紡錘を刺激し、拮抗筋抑制の効果をより高める。
- 拡大した運動パターンを身体が知覚し、弱まった拮抗筋が励起される。

例:拮抗筋抑制による足関節背屈の拡大
　療法士が足背に一定の抵抗を加え、背屈筋の遠心性および求心性収縮を促す。数回繰り返したのち、療法士が足を最大限に背屈させ、この伸張位を維持する。

縦断ストレッチと横断ストレッチの併用
- 関節を筋線維の走行に応じて、可動最終域に動

かす（痛みがあってはならない）。
- この状態ですでに伸張している筋を、線維走行を横切るようにつかみ、動かす。
- ストレッチを約 10 秒間維持する（痛みを伴う運動抑制や関節に起因する運動抑制に効果的）。

> 横断ストレッチを、最終可動域への運動中に行うと、縦断ストレッチに横断マッサージを組み合わせたのと同じ効果になる。

エビエント（Evjenth）式機能マッサージ

ストレッチの最中、筋を手のひらで骨に押しつけ、線維の走行に沿って近位方向にずらす。

> 運動が持続性のあるいは反応性の過緊張により阻害されているときは、緊張を低下させなければならない。身体部位を重力に逆らって支持しなければならない筋に持続的な過緊張がよく見られる。

- 体重をあずけた状態での運動は筋組織内の血流を改善し、緊張を低下させる。

例：
  — スリングテーブル上における外転した肩関節による反対方向への運動は、肩および頸部の筋組織の緊張を低下させる。
  — 胸郭が発達し肩幅が狭い人物は、腕の重量を完全にあずけることができないため、頸肩筋組織は常に落下に抵抗するように働かなくてはならない。
  — 重量に逆らわない運動：膝屈筋の緊張を緩和するには、側臥位で膝関節を速いテンポで繰り返し伸展させる。タオルを敷くことで、摩擦抵抗を軽減することができる。
- 軟部組織テクニック：
  — 横断マッサージ
  — 古典的マッサージのグリップ、例えばもみ、押し、あるいは準備としての温熱療法

運動抵抗の減少：運動の質の改善

筋組織の過緊張により、運動時の抵抗が増すことがある。可能な限り頻繁に行う限界までの運動は組織内の体液形成を促し、筋緊張を緩和し、さまざまな組織間の潤滑性を促進する。

自動的な限界運動は、規則的な自宅療法の一環として日常に取り入れる。そうして初めて、運動は持続的に可能となり、日常生活で無意識のうちに実行することができるようになる。これらの運動はセラピーにも利用し、療法士の手助けがなくても実行できるようにならなければならない。

機能的運動プロセスを学習するには、数多くの繰り返しが必要になる。患者の身体は長期間にわたり、抵抗に逆らう運動をすることがほとんどないので、患者は運動に対する感覚を失っているのが普通である。そのため、患者の多くは、可動性の亢進した身体部位で不足した運動を代用する傾向が強い。

運動のすべてを活用することができるようにするには、つまり隣接関節による過剰な代償運動を阻止するには、反対方向への運動が効果的である。

> エクササイズの本来の目的は運動抵抗の減少ではなく、日常生活における運動系の均一な使用を可能にすることと、機能的に過可動となった運動分節の安定性の改善にある（2.3 章を参照）。

牽引ストレスを与えることで、筋組織は弛緩させることができる。牽引により、筋組織の起始と停止の間隔が広がり、筋に（構造的な伸張よりははるかに軽い）引張感覚が生じる。アクチンフィラメントとミオシンフィラメントの重なりが広がり、筋の静止長が回復する。

> 牽引は抵抗が生じない程度の軽いものでなければならない。運動はゆっくりと実行する。筋が何も支持する必要のない位置を開始肢位とする。

■ 可逆的な構造的筋短縮の治療

ストレッチ臥位による持続的ストレッチ

患者はストレッチした状態で20分間横になる。その際、身体の一部が落下に逆らう活動を起こすことがないよう、患者に適切な指示を与える。

例：股関節内転筋の構造的短縮（図2.43）

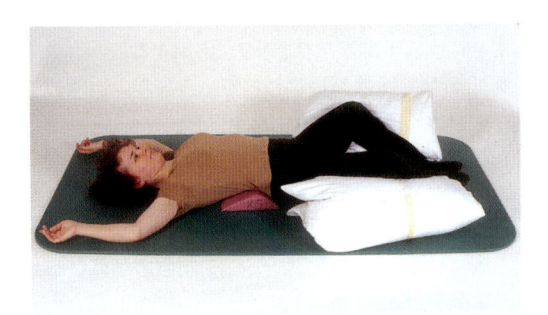

図2.43　股関節内転筋の構造的短縮

患者は背臥位で、膝を立てた両下肢を外転させ床につける。大腿部をクッションで支える。

深部横断ストレッチ
例：股関節内転（図2.44）
- 臥位で片脚を最終域まで外転させる。
- 療法士は股関節内転筋の筋腹に手のひらを当て、筋紡錘の走行に横断するようにストレッチする。
- ストレッチした状態をしばらく（2分まで）保つ。
- ストレッチの合計時間は約20分とする。

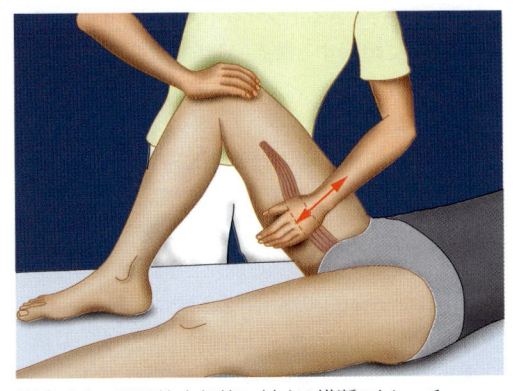

図2.44　股関節内転筋に対する横断ストレッチ

■ 心理社会学的要因に起因する可動性低下に対する対処

運動不安の解消
- 創傷治癒と身体の耐性に関する情報を提供する（2.1章、「自動運動」を参照）。
- 間接的な治療の開始：患部の治療をすぐに始めるのではなく、まずほかの部位から始める。

例：膝の手術後、脚部の筋をのちの活動に備えるために、まずPNF（固有受容性神経筋促通法）を通じて腕の補助運動を調整する、またはもう一方の脚の歩行運動から始める。

- ポジティブな開始：患者に、日常に近い運動を実行させ、その時点でどのような運動が可能かを示す。

例：間接的にもポジティブな治療の開始を期待することができる。また、何のために可動性を改善する必要があるのか、患者自身が理解している必要がある。そのためには日常的な運動との関連が重要になる。例えば、股関節や膝関節の屈曲を改善するには、臥位で治療するよりも階段の前に立つほうが効果的であることが多い。そのとき段の高さを次第に高くするとよい。身体のモビライゼーション法は障害のある身体機能に重点を置く一方で、日常機能に則した治療は患者の意識を身体障害から遠ざける。

> 運動不安のある患者の治療では、能動的な治療法を主に利用する。意図的に自宅プログラムを行うことで、患者は運動を日常に採り入れることを学ぶ。
> 積極的なコーピング（対処）戦略を、運動不安に対しても応用する（2.1章を参照）。
> 家族が患者の自立やその時点で可能な運動の実行に悪影響を与えている場合は、彼らも治療に参加することを呼びかける。

まとめ：可動性低下を主症状とする患者に対する理学療法

- 身体構造の可動性の低下は、その原因が反射性であるか構造性であるかに応じて治療アプローチも異なる。患者の運動不安は反射性の運動抑制を長期化させる要因となる。急性外傷後や術後には、反射性の運動抑制が主流となり、身体に構造的な変化はまだ現われていない。そのため構造的障害よりも迅速な対処が可能である。
- 組織内の局所代謝を促進し創傷治癒に好影響を与える治療法を中心とする：
  - 間欠的な牽引と圧迫は関節包と軟骨の栄養を改善する。
  - 横断マッサージとリラクゼーション法（PIR、相反抑制など）は、筋緊張を低下させ、筋の伸展感受性を抑制する。
- 運動刺激は痛みのない、あるいは少ない部位に適用する。
- 交感神経の活性を抑制することで、痛みと不安が減り、創傷治癒が進行する。
- 損傷部位に対するモビライゼーションをする前に、胸椎領域に機械的なインプットを与えることで緊張を低下させ、局所的な血流を改善する（2.1章を参照）。
- 創傷治癒の知識とその時点における身体耐性に関する情報が運動不安を取り除き、慢性化のリスクが低下する。患者はなぜ運動が重要なのか知らなければならない。
- 可能な限り早い段階で運動を日常の活動に取り入れる。身体がその運動を既知の活動パターンに組み込むことができれば、運動制御も正確なものになる。日常的な活動パターンを通じて、可動性の低下した関節は多関節運動に協調することができるようになる。その結果、多関節構造（神経構造、多関節筋、筋膜など）の柔軟性も改善する。
- 構造的な変化のある組織の弾性を改善するには、組織ごとに異なった手技を用いて、さまざまな形態の病理的架橋に介入する。架橋の形態は不動の期間により異なる。水溶性の架橋は反射性と構造性の運動抑制の中間形態と見なすことができ、反射性抑制と同じ戦略で対処することができる。交感神経の反射活性の低下と、痛みのない部位における組織抵抗に対する軽い運動を組み合わせる。
- 構造的な運動抑制は、関節包の癒着や半月板と軟骨表面の癒着の解消を通じた病理的架橋（水溶性）の分解、あるいは関節面潤滑性の正常化により改善させることができる。そのためには徒手関節テクニックを応用する。
- 関節包の弾性が損なわれている場合、治療位における3段階の牽引と滑りモビライゼーションで対処することができる。線維芽細胞の間欠的な伸張によりコラゲナーゼが放出され、それがコラーゲン構造を分解し、病理的架橋を減少させる。モビライゼーション刺激の時間はおよそ10秒とする。
- 圧迫下の滑り運動は半月板と軟骨面の癒着を解消し、日常活動に必要とされる転がり運動に対し関節を準備する働きを持つ。
- さまざまな関節テクニックを組み合わせて、可動最終域までのモビライゼーションを実行する。特に関節包のひだの病理的な癒着は、この方法でしか可動性を改善することができない。療法士は手で関節の中心を固定し、促通を促す。
- 並進的な徒手療法はセルフエクササイズには向いていない。しかし構造的な障害を改善するには可動最終域までの運動を日々繰り返すことが重要なため、患者に日常生活の中で問題なく実行できるエクササイズを紹介する。
- 神経系に起因する構造的運動抑制には特殊なモビライゼーション法を用いて対処する。慢性的な構造的運動抑制では、テンショナーを利用して神経結合組織の弾性を改善する。緊張の生じない範囲での神経の運動で血流を促進する（スライダー）。その後、神経が交差する点を中心に徐々にストレスを加える（3章、「神経モビライゼーションの原則」を参照）。
- 長時間のストレッチ（1日合計10-20分）は構造的筋短縮に有効である。
- 深部の横断ストレッチも筋内結合組織の弾性と滑走性を促進する。

- 持続的なストレッチは線維芽細胞からのコラゲナーゼの放出を促すため、病理的架橋を分解する。筋線維に対する伸張刺激によりサルコメアが形成され、筋線維が長くなる（筋の伸張ではなく成長）。
- 可能な限り大きな運動を自動的に実行することで、運動抵抗が減少し、運動の質が改善する。また、組織内の体液生成も増加する。過緊張していた筋は血行の改善により弛緩し、組織層間の可動性もより円滑となる（回避行動として患者が可動性の亢進した運動器官を使用しないように注意する）。
- どの患者においても、心理社会的な要因が可動性低下の原因となっていないか、考慮する必要がある。創傷治癒と身体の負荷耐性に関する情報は運動不安の解消に役立つ。
- 患者は療法士を信用しなければならない。療法士の落ち着いた態度、治療目的に関する知識、そしてセラピーへの患者の能動的な参加が患者に自信と安心感をもたらす。
- 治療の開始を間接的でポジティブなものにすることでも運動不安を減らすことができる。ここでは交感神経領域（胸椎など）への機械的な介入やPNFパターンによる促通などが利用できる。

2.3　主症状としての運動の変化 ― 可動性の亢進

　可動性の亢進に伴う運動の変化は、主に運動の質に影響する。運動の調和が崩れ、動きがちぐはぐになる。

> 可動性の拡大は必ずしも障害とならない。安定しており、協調もできる限り、トレーニングにより運動に調和をもたらすことができる。

　関節運動の安定性は、身体構造に加わるあるいは運動の実行のために身体により生み出される加速的な力と静止的な力の関係により左右される。そのバランスが崩れていると、偏位や剪断応力が生じ、それらが身体構造に恒常的な損傷を引き起こす。安定している運動プロセスは組織（筋、関節、靱帯）を傷めることがない。しかし、安定性を硬さやぎこちなさと取り違えてはならない。安定性とはよく制御されたそして関節の解剖学的構造に順応した運動のことを意味している。安定した運動は特定の基準を満たしていなければならず、次の3つのシステムと関連している：

- 受動システム：関節骨、関節包、靱帯
- 能動システム：筋と腱
- 管理・制御システム：能動系と受動系の個別組織に存在する固有受容感覚器、および末梢と中枢の神経系

■ 受動システム

　関節の解剖学的形態が、その安定性に影響する。SnijdersとVleeming（1993, 1997）は関節の受動的安定化機構を「フォームクロージャー」と名付けた（**図2.45a**）：「フォームクロージャーとは関節面が密接に安定し、その関節状態の維持に付加的な力が必要とされていない状態を指している（Snijders & Vleeming 1993, 1997）」

　関節のフォームクロージャーの程度は、関節面の形状と配置、関節軟骨の摩擦係数、そして隣接する靱帯の配置と状態により左右される。

例：股関節の安定性はフォームクロージャーに強く依存している。フォームクロージャーの働きにより、受動的な構造は運動の終わりに安定することができる。

例：腰椎の伸展は椎間関節の位置により、腰椎

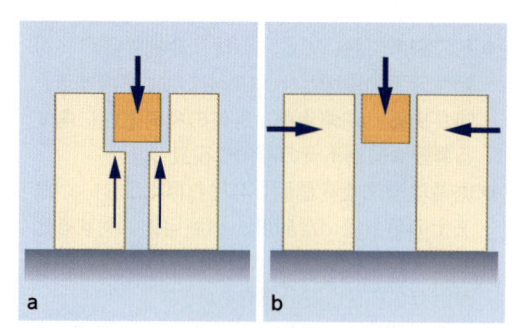

図2.45a-b　フォームクロージャーとフォースクロージャーの模式図　**a** フォームクロージャー　**b** フォースクロージャー

の屈曲は棘上靱帯と線維輪の緊張により、そして腰椎の回旋は線維輪の緊張により制限される。緊張が高まると、靱帯（棘上靱帯など）に存在する固有受容感覚器が反射弓を通じて当該運動分節の背筋の安定化作用を誘発する（Solomonow et al. 1998）。そのためには靱帯間の緊張関係が適正でなければならない。棘上靱帯の緊張は胸腰筋膜による影響を受ける。また胸腰筋膜も筋（大殿筋や広背筋など）の影響を受け緊張する（5.3章を参照）。

受動的な身体構造は、弾性域の抵抗の増加を通じた機序を介して安定する。診断に利用する典型的な不安定性テストはこの作用に基づいている。

受動的な構造は関節の安定性に関連する重要な固有受容機能を有している。この制御システムは受動系からの情報を受け取り、能動系の対応を促す。能動系の性能が低下すると、受動構造がこれに適応する。

例：腰椎部の運動分節における可動性が亢進した状態が続くと、次第に骨棘が形成され、結果として強直化が進む。

> つまり、受動構造は決して「受動的」ではなく、可塑的で動的なシステムである。そのため、さまざまな条件に適応することができる。

■ 能動システム

腱と筋が能動系を構成し、フォースクロージャーの仕組みを通じて関節の安定性に貢献する（図2.45b）。平坦な関節面を有する関節や関節窩の大きさに比べ骨頭が比較的大きな関節、あるいは形状があまり一致していない関節は、安定するために余分な力を必要とする。この力を生み出すのは主に筋の役割であり、次のような条件が満たされなければならない：

- 静的収縮を長時間維持する能力
- 動作の協調：緊張から生じる力が関節の骨同士の圧迫を改善し、適切な位置における円滑な運動を可能とする。そのため転がりと滑りの配分も適切となる。
- 筋は関節面の配置を最適化しなければならない。
- 協調能は、これらの前提条件を運動の全過程において満たさなければならない。

2 筋群の区分（Juli et al. 1996）

- 主に動かす筋群（運動筋）
- 主に安定性に貢献する筋群（安定筋）：
  - 深部に分布する短い単関節筋
  - 長い筋の短い一部の場合もある。
  - 関節構造と密接に関連している。
  - 有意な運動を生成しない。
  - 運動時、回転中心に対する位置関係はほとんど変わらないため、自発的に機能不全になることもない。
  - 作用アームもほとんど短くならないため、効率も一定している。
  - 一般的な筋テストでは検査することができない。
  - どの運動パターンにおいても早期に、通常は運動が始まる前に活性化する（フィードフォワード）。
  - あらゆる関節運動で活性化する緊張筋。
  - 緊張性の運動ニューロンの直径は小さいため、伝達が早い。

例：
- 内側広筋斜頭は膝蓋骨を内側に安定させる。
- 肩関節のローテーターカフは上腕骨頭を中央に配置する。
- 多裂筋と腹横筋および骨盤底の協調が、腰椎部

の運動分節を安定させる。

固有感覚の変化と痛みは、筋の協調を乱す要因になる。協調を回復するには段階的なリハビリが必要となる。筋組織の剛性も関節の安定性に貢献する。低レベルの意図的な収縮で、最大の剛性を得ることができる。筋の運動単位の活性化による基礎緊張が剛性を生み出す。

例：腰椎の分節をまたがる筋は、意図的に可能な最大収縮の1-3%の収縮で運動分節を安定化することができる（Cholewicke & McGill 1996）。疼痛や外傷はそのレベルを変化させるため、関節の安定性と堅固さの維持にも影響が出る。

固有感覚の変化と痛みが生じると、主に安定作用を発揮する筋群（安定筋）の動員が遅くなる。つまり運動が始まる前（フィードフォワード）でなく、運動筋と同時に活性化する。その結果、転がりと滑りの関係が崩れる。運動筋が転がりを誘発し、関節が偏位する。そのため受動的な身体構造と能動的な身体構造の両方に過剰な負荷がかかり、持続的な痛みが発生する。

> 脊柱と四肢関節の安定性の変化が慢性痛と筋骨格系の機能不全の最も重要な原因である。

しかし、可動性の亢進により安定性が常に失われるというわけでもない。例えばダンサーや体操選手は非常に大きな可動性を有しながらも、その動きは質が損なわれない限り、バランスが取れている。安定してよく制御された運動だけが、調和と軽快さを表現することができる。このような例では、一般の人に比べニュートラルゾーンが拡大しているため、可動性の亢進は生理的な現象である。

ニュートラルゾーンは、能動的な運動軌跡の一部である。Panjabi（1992）によると、運動はニュートラルゾーンに始まるこの運動軌跡内で、最少内部抵抗に対抗して実行される。ニュートラルゾーンに弾性ゾーンが隣接し、そこでは受動的（他動的）な運動のみが可能となる。弾性ゾーンの運動は強い内部抵抗に対抗する形になるが、この内部抵抗は安定化作用を持つ受動構造によるものである。どの運動方向にも独自のニュートラルゾーンと弾性ゾーンがある。

■ 管理・制御システム

管理・制御システムは能動システムと受動安定システムを結び付ける中間要素と考えることができる。関節および周辺組織の機械受容器からの規則的な求心性インプット、その正確な解釈、そしてそれに対する能動システムの適切な反応が、管理・制御システムの正しい働きの前提条件である（Lee 1999）。このシステムは、運動開始前に安定筋を活性化させる。

例：Hodges（1999）は立位においてEMG検査を行い、腕を上げる前にすでに腹横筋が活性化し、非常に重要な役割を担っていることを実証した。

この研究を通じて、管理・制御システムがあらゆる関節の運動における安定性を確保し、運動を効率的で確かなものにしていることがわかった。また、このシステムは実行中の運動の制御にも関与している。運動の制御の対象は隣接する領域であり、遠く離れた可動性部位ではない（p.115、可動性が亢進した腰椎の例を参照）。

■ 安定した運動の特徴

- 運動中、関節の骨同士の接触面は最大限の面積を維持する。接触面の片方に、体幹や四肢の重量などによる荷重がかかる。この面積が増えれば増えるほど、負荷は分散される。
- 運動は常に能動的な制御下にあり、（関節包、靱帯などにより）制限されていない。あるいは純粋に受動的に実行されてもいない。筋の活性が関節ニュートラルゾーン範囲内における受動的構造を保護する。運動の機械的な実行と制限に関与する能動的な制御が損なわれると、受動的な維持システムへの負荷が高まる。その結果、慢性的な過負荷が発生し、場合によっては構造的な損傷につながる。そして安定性の低下が進行し、悪循環が始まる。

関節が常に反応および運動することができない限り、安定した運動は不可能となる。能動的な制御が可能であって初めて、身体は変化する状況に適応することができる。環境の突然の変化にも、安定性が迅速に確保される必要がある（例えば何かに強くぶつかっても、すぐに再び安定しなければ

ならない)。関節の純粋な他動運動では(関節は可動最終域にもたらされているため)、運動方向は一方向に制限されていると同時に、その運動に必要となる筋の緊張を高めるまでに時間がかかる。
- 個別の関節はほかの関節と調和し、意図した運動の全体を構成する一部となる。さらに一つの関節における個別の運動は、ある特定の目的を持つ運動(把持運動など)の一部を構成する。このとき個別の関節がその可動性の極限まで運動することはない。ある関節の運動が限界に達すると、近隣の関節が同様の運動を継続する。この生理的な継続運動の仕組みがあるおかげで、特定の目的を持った運動を効率的に実行することができる。つまり、ある運動には複数の関節が関与している。そのため関節にかかる負担も分散されることになる。さらに運動の総量も増大する。正常時は、隣接する関節が継続運動に利用される。関節の運動が制限されている場合、より遠く離れた関節に継続運動が伝達されることもある。

例：
- 膝関節の屈曲が制限されていると、その代償として遊脚相において体幹の対側が短縮し、これが骨盤を介して腰椎の側屈を誘発する。
- 肩関節の屈曲が制限されている場合、腰椎の伸展が増加する。腰椎の過剰な使用の結果、可動性が亢進する。

| 運動性の高い(動きやすい)身体部位は、代償機能として可動性を亢進することが多い一方、運動性の低い部位(胸椎など)は可動性が低下することが多い。運動性の高い部位は過剰に使用される傾向がある。

機能的な過剰運動性は協調不全と身体部位の過剰な使用の現れである。こうした部位は運動抵抗が低く、そのため運動性の低下した部位(抵抗が高まっている部位)の代償として必要以上に使用されることが多い。

| 運動性の低下した関節のニュートラルゾーンを拡大する必要はない。しかし、機能的な過剰運動性は過負荷症候群、可動性亢進、あるいは不安定性の発生の前提条件と見なすことができる。

■ 可動性亢進の形態

過剰運動性

関節面や軟部組織における先天的なあるいは後天的な構造変化や機能障害に起因する可動性の増加を、過剰運動性とする。全身に現われる場合もあれば、限局的にあるいは単関節に発生することもある。運動制御は可能である。

角度運動のニュートラルゾーン(自動運動の範囲)が増大しているため、能動的な安定化システムに対する負担が増加する。その原因は体質的な場合も、学習したものである場合も考えられる。特にスポーツやアクロバットなどの極限的な状況において、亢進した可動性が目に見えるようになる。

| 可動域が増大した関節は必ずしも病理的障害とはならないが、可動性が低下した部位に比べ、過負荷症候群に発展する可能性は高くなる。

不安定性

遊びが病理的に増大することで関節は不安定となる。ニュートラルゾーンと生理学的予備スペースが拡大し、運動制御システムが不全となる。

当初、不安定性はバイオエンジニアにより剛性の欠如による機械的な問題と理解されていた(Pope & Panjabi 1985)。この場合の剛性とは、ある構造に作用する力と、それにより生じる運動の間の関係と見なされる。その大きさと速度は抑制的に作用する力と運動を促す力の関係により左右される。この2つの力の均衡(剛性)が過剰な運動を阻止するが、それが崩れると不安定となる。

そのような不安定性は運動中にも運動の終わりにも作用し、関節の運動方向を決定する。力の不均衡により関節内では滑りよりも転がり運動の割合が

増し、運動の質が変化する。関節が不安定になっていると、運動の可視速度が明らかに速くなる。

例：腰椎の屈曲が不安定になっていると、起立時の前屈中期において運動が突然加速するが、そのほかの運動軌跡には異常が現われない。Bogduk (1997) は、不安定性の原因となっている身体構造、つまり剛性の低下、あるいは転がりと滑りの関係の不均衡を引き起こしている組織を、治療の対象とすることを提案している。それには受動的な身体構造（靱帯、関節包）における変性から外傷または断裂まで、さまざまな可能性が存在している。また筋組織が不安定性の原因となっていることもある。

Panjabi (1992) は、安定化システムを臨床的不安定性の定義の重要な要因とした。「臨床的不安定性は、ニュートラルゾーンを生理的範囲に維持する安定化システムがその能力を顕著に低下させている証拠であり、そのため機能不全、可視的な変形、あるいは疼痛障害が発生する」(Panjabi 1992)。

つまり不安定性は構造的な損傷に起因する機能的かつ機械的問題である。安定化システムが不全となり、構造的な損傷が代償不能となると不安定性が生じる。

例：
- 脊椎すべり症あるいは椎間板手術により安定化システムが代償不能となると不安定性が発生する。安定化を促進する治療を施すことで、構造的な損傷が存在していても、安定する。
- 構造損傷がない限り不安定になることはないが、不安定性にまで発展しない安定性の問題が生じることはある。

▌構造的な原因と機能的な原因を区別すること。

画像診断で証明できる構造変化も、必ずしも不安定性を引き起こすとは限らない。安定化システム、特に関節付近の筋組織（ローカルシステム）の活性は、構造に損傷があっても安定性を保つことができる。

関節内の滑りは、安定化システムにより動的に制御されている（動的安定）。この動的安定性の回復が「関節の安定化」のためのセラピーの目的である。身体構造の変化（構造的損傷）だけでなく、固有受容の変化やそれに起因する中枢処理の変化、あるいは筋組織の障害もまた、関節内の滑り運動の制御に悪い影響を及ぼすことがある。

● 可動性亢進を主症状とする患者に対する理学療法検査

不安定性や過剰運動性を有する患者は痛みを理由にセラピーを訪れ、日常の運動が不確かなものとなっていると訴えることが多い。前十字靭帯の断裂や肩脱臼などの外傷後に特にその傾向が強い。運動が不確かなものとなると、運動不安も強まる。臨床像と機能検査の結果をもとに、症状と可動性の亢進の関係を確認する。

■ 目的

- 症状の原因となっている脊柱の運動分節や、不安定となっている末梢関節を特定する。画像検査の結果とも照合する。
- 不安定な運動方向の特徴を同定する：
  — 日常機能に障害が出ているか？
  — 痛みがあるか？
  — 所見と問診結果が一致しているか？
  — 特定の運動テストによる運動方向の検査（p.115を参照）。
- 動的な安定性に貢献する神経筋戦略の決定：
  — 運動様式の観察
  — 運動の質の変化の知覚

例：
- 四肢の運動や負荷テストの最中、脊柱の動的安定性が確保されているか？
- グローバルシステムにおける回避機構や活動亢進が、安定化作用を持つ筋の機能不全を代償し、その結果として症状が発生しているか？

■ 問診

主に静的な位置で痛みが発生する。例えば、長時間の立位や座位により、姿勢保持に関与する関節包・靱帯装置に負担がかかり、腰椎に痛みが生じ

る。時には痛みを放射することもある。適度な運動が痛みを緩和する（歩行が痛みを緩和し、立位と座位が痛みを強める）。

例：
1. 腰仙移行部の不安定性
- 腰仙移行部の深部における慢性腰痛
- 立位が長く続くと、痛みが脚に放射するが、膝よりも先に広がることはほとんどない。
- 痛みとともに、腰椎に「折れそうな感覚」が生じる。

2. 肩関節前方の不安定性
- 腕を頭上に動かすと、関節窩上腕関節の頭側に痛みが生じる。
- 転がり運動の割合が高まることで上腕骨頭が頭側に偏位し、肩峰下の構造に圧迫が生じる。
- 腕を頭上に挙げるために、不安定な方向への外旋が必要となる。
- 上腕骨頭が腹側に偏位すると、運動が不確実となり前方関節包の炎症を誘発する。

3. 膝関節の不安定性
患者は膝くずれ（Giving way）を訴える。膝くずれは、不安定な地面の歩行や急な加速を伴う運動（ジャンプ、つまづきなど）をした際に、突発的に膝が崩れる現象を指す。固有感覚が変化することで、筋内および筋間の協調が損なわれる。

4. 頸椎の不安定性
患者は「首をポキポキと鳴らす」必要を感じる。

患者が問診で訴える主観的な感覚が、可動性の亢進が障害の原因であることを示唆しているケースが多い。クリニカルリーズニングを通じて、療法士は記録されている典型的な臨床パターンと患者の症状を比較する。安定性の欠如は身体構造の一部でなく全身の関節システムに影響し、不自然な負荷となるため、痛みの様式も一定ではなく関節を中心としたさまざまな部位に関連する。

患者一人ひとりの症状は大きく異なるため、低下した安定性の診断は容易ではない。特に脊柱の不安定性は慢性の疼痛、あるいは少なくとも再発性の症状を伴うことが多い。患者によっては非常に耐性が強い場合もあれば、些細な変化が強い障害となる患者もいる。

一定せず変化を続ける症状は運動不安を助長する。また患者は職場の同僚や、あるいは時には療法士や医師から理解されていないと感じることも少なくない。障害に対する身の回りの人々の反応は、痛みの慢性化において重要な意味を持つ（2.1章を参照）。したがって、患者の障害に対する職場や社会環境における理解が非常に重要となる。例えば、重労働は身の回りの人が受け持つ、あるいは特定の余暇活動（美術館やコンサートなどにおける長時間の起立など）を避けるなどの工夫が必要となる。

社会的に容認されている疾患は容易に人々の理解を得ることができる。例えば、腰部椎間板ヘルニア患者は重労働をすることができないことは一般に知られている。安定性の低下では、事情はまったく異なっている。安定性の低下はほかの人の目にはとまりにくく、症状が変化するため、不信感すら呼び起こす。

例：「Mさんは昨日窓ふきをしていた。今日はアイロンがけすらしようとしない」

理解を得られないことで、患者の環境はさらにつらいものとなり、そこからの救済策として手術を希望する患者もいる（不安定な脊柱に対する脊椎固定術など）。手術のほうが、一般的な理解を得られやすいからだ。

疼痛障害の変化が明らかな場合、安定性が低下している可能性を常に考慮する必要がある。

■ 体形と姿勢の異常

可動性が亢進した関節の安定性は、受動的な固定装置の働きによりもたらされる。それらは、特に体重がかかっている場合に、固定ポジションをとる。

例：
- 膝関節の不安定性に伴う起立時と歩行時における反張膝
- 生理的な脊柱湾曲の調和が崩れることで生じる屈折
- 腰仙移行部における伸展不全における腰椎深部の前弯。胸腰移行部は後弯を強め、胸郭が背側に偏位する。
- 可動性が亢進し屈曲が不安定となった腰椎は後弯を強め、胸腰移行部は前弯する。胸郭も同

様に背側に大きく移動する（容易な立位；easy standing position）。
- 肩の安定性が損なわれると肩甲骨の位置も変化することが多い（図2.46）。翼状肩甲骨を併発する内旋の亢進は、肩甲帯の安定性が損なわれていることを示唆している。
- 体重の重い人物は、特に脊柱と膝関節において可動性の亢進あるいは不安定性が現われる傾向が高い。膝関節は過剰に伸展し、内反していることが多く、腰椎も腹部の重さのせいで伸展する（図2.47）。ニュートラルゾーンの拡大が進み、体重のかからない静止位においても関節構成要因間の関係が（例えば下肢軸のずれが背臥時でも確認できるほど）崩れていることもある。

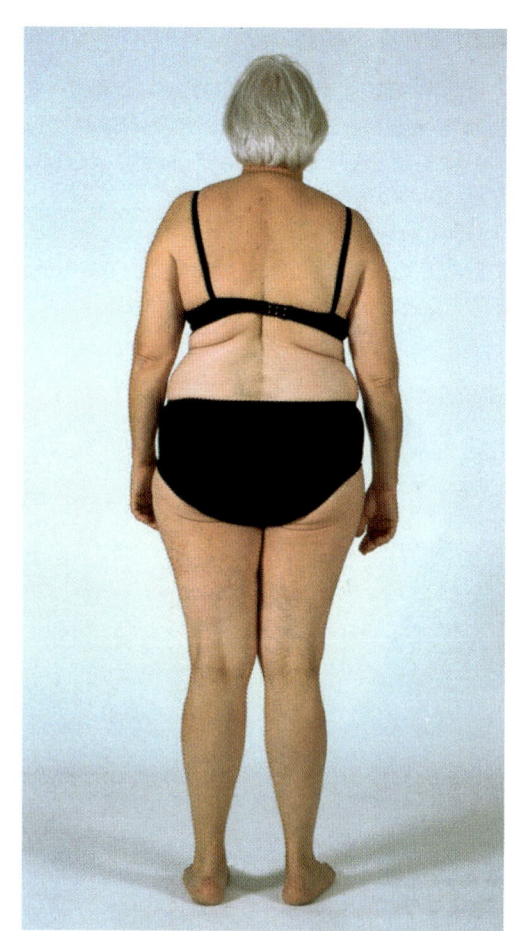

図2.47 膝関節の過伸展と下肢軸の外反、および腰椎の強度の前弯

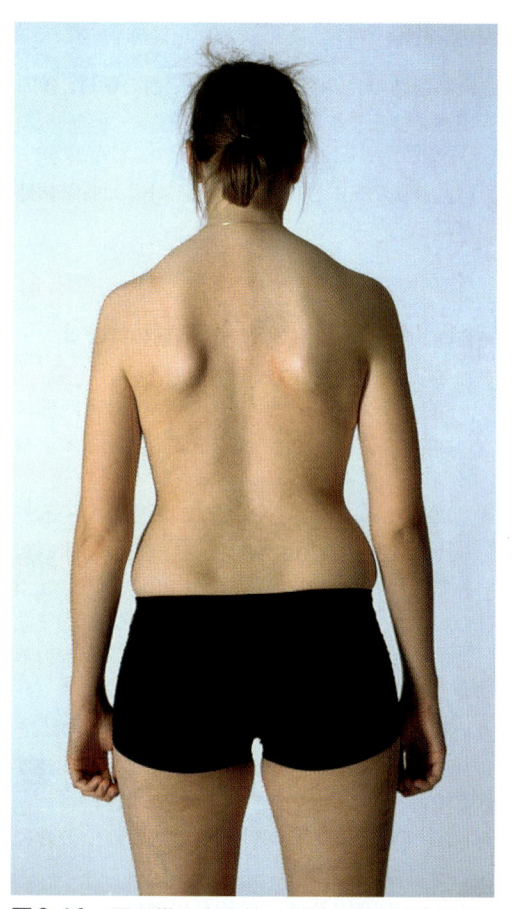

図2.46 肩甲帯の安定性の低下と肩甲骨の変位：肩甲骨の内旋と翼状肩甲骨

■ 皮膚と皮下組織

可動性の低下した身体部位の皮膚には横紋（皮膚線条）が現われる（図2.48）。組織は収縮しているようにも見える。つまんでも持ち上がりにくくなり、組織の血流反応は鈍くなる。

> 皮膚線条は、腰椎において特に典型的であるが、不安定となった肩や膝関節にも現われる。

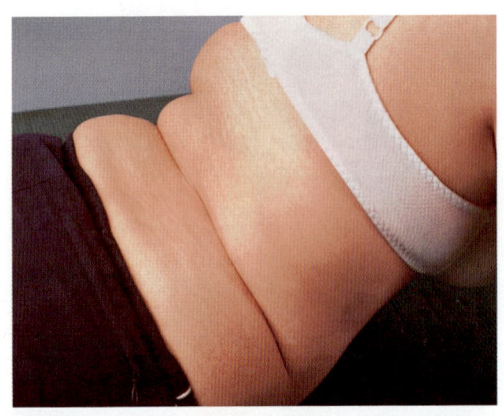

図2.48 皮膚線条と脊柱後弯を呈する患者

例：
腰椎が不安定となると、組織が強く収縮し、皮膚と皮下組織が棘上靭帯と癒着する。キブラーロールはほぼ不可能で、痛みを伴う。腸骨稜部位の横紋が代謝に変化が生じていることを示唆する。グローバル筋に属する表層の脊柱起立筋の輪郭が明確となり、肥大している印象を与える。

■ 関節包と靭帯

安定性の低下に伴う負荷の増加により、受動システムの構造が過剰に刺激されることもある。正常な部位ではこうした過負荷を一定量許容することができるが、すでに過敏となっている部位ではすぐに障害に発展する。
過剰な負荷に反応し、関節に滲出液が発生する。炎症が関節全体に広がると、関節包パターンの運動抑制が生じる。

> 安定性の障害と可動性の低下は同時に発生することもある。

靭帯における圧痛は強まり、時には痛みをほかの部位に放射することもある。靭帯が張り詰めた状態であるとき、圧痛は特に強くなる。
例：腰椎の不安定性障害では、腸腰靭帯に過剰な負荷がかかる。腸腰靭帯はL4／L5間の横突起と腸骨稜の間の深部で触れることができる。腰椎を対側に側屈させることで、圧痛は強くなる。
棘突起間の棘上靭帯と棘間靭帯も、圧迫に対し痛みで反応する。圧痛の検査にはコインテストを用いる。コインを棘突起間に当て、靭帯構造に圧迫を加える。約30秒後、靭帯は放射性の痛みを発する。

■ 筋組織

自動運動のテストを用いて、安定筋の動員と動的安定性を検査する。

> 自動運動のテストは個別の筋テストよりも信頼性が高い。

例：
- 自動的な腕挙上時における腹横筋の動員：
  — 動員が不足すると腰椎が伸展する。
  — 腰部安定化トレーニングの指示による内部ユニットの活性化の検査（第3章と第5章を参照）。
- 腹横筋の活性化いわゆるドローイン（Abdominal Hollowing）を、四つんばい状態で行うトリプルフェーズ法（Klein-Vogelbach 1992）と組む合わせることもできる。そうすることで、多裂筋の一方的な活性不足を、回旋の不安定さを通じて証明することができる。
- 自動的な腕挙上運動における肩甲上腕リズムを評価することで肩甲骨の安定性の低下に関連する情報を得ることができる（3章を参照）。
- トレンデレンブルグテストを用いて立脚上の骨盤の安定性を検査する。
- 下肢軸の安定性は一般的な運動時に観察する（起立と着座、階段の昇降、安定したまたは不

2.3 主症状としての運動の変化 ― 可動性の亢進　115

安定な床上における片脚起立など）。

筋組織に対する過負荷は、腱付着部におけるトリガーポイントと腱障害の発展を誘発する。触診時や疼痛誘発テストで生じる圧痛は陽性である（2.1 章を参照）。

■ 可動性

可動性の亢進あるいは低下した身体部位を同定することが可動性検査の目的となる。そうした部位は隣接していることも多い。

自動運動の検査を通じて、安定筋が適切に機能しているか、そして他動運動の検査ではどの運動方向が不安定になっているかを調べることができる。また、特殊な安定性テストを用いて、弾性ゾーンの抵抗を調べることもできる。

そうして得られた結果を、患者の臨床所見と比較する。さらに画像診断（X線、MRI）で構造損傷の有無を確認する。

<u>自動運動</u>

自動運動を通じて、患者は自身の症状を誘発する運動を実行する。療法士は運動の質と様式を評価する。

症例：ある患者は壁のフックに上着を掛ける動作を行い、そのときに肩と肩甲骨に、そして時には腰椎にも痛みがあることを説明した。

療法士は腕が挙がりきる前に腰椎の伸展が過剰となっていることを観察した。また、腕を挙上する前に肩甲骨も上昇していた。胸椎は後弯したまま（猫背）で、側屈はほとんど見られなかった。視線を壁のフックに向けるために、頸椎を過剰に伸展させる必要があった。

この非効率的な運動パターンが肩と腰椎に負担となり、胸椎の不全を「運動しやすい」関節が代償していた。この代償作用がなければ、頸椎と肩甲帯が安定することができない。腰椎の伸展は、安定筋（腹横筋、多裂筋）の動員が十分でないことを示唆している。

こうした患者の場合、治療に先だって胸椎部位の運動検査を行う。運動量の不足には、関節モビライゼーションと自己モビライゼーションで対処する。加えて、脊柱の安定化に貢献する内部ユニットを活性化するために感覚トレーニングを行うことも重要な治療目的となる。

自動運動の最中、運動の質が変化することも多い。制動的および加速的な力の不均衡により動作が不安定となり、制御されていない突発的な運動が生じる。

例：ある患者は、立位における脊柱の自動屈曲時、「半屈曲」を維持することができず、迅速な動きでその状態を克服していた。その運動は筋が維持していた一方で、最大屈曲は棘上靱帯の緊張を通じて受動的に固定されていた。しかし、この位置でも痛みはあった。このような場合、靱帯は緊張の上昇に対して遅発性（20-30 秒）の痛みで反応する。この患者の場合、大腿に手を当て支えなければ、起き上がることができなかった。

可動性の亢進した領域では後弯も強まり、椎骨間の調和が乱される。患者の多くでは、患部領域において脊椎間のバランスが崩れていることが一目で確認できる。浅部グローバル筋の過緊張が続き、その結果遠心性伸張の制御が失われる。組織は棘上靱帯と癒着し、伸展が困難になる。

可動性が亢進した構造への過負荷に対する反応の結果として、能動的な可動性が一時的に低下していることもある。保護のため、身体はそうした部位を静止する。そのため、実際は可動性が亢進している部位が一見運動性が低下しているように見える。該当部位を見つけるには、他動運動検査として安定性テストと関節の遊びの検査を行う。安定性の不足した関節に対して、機械受容器および／または周辺筋組織の求心性インパルスを変化させるだけの加速力を突然加えると、神経系が反応し、筋緊張が即座に上昇する。その結果、関節に過剰な圧迫が加わり、関節の遊びが失われ、運動が阻害される。

可動性の亢進した関節（特に脊柱）には、このような痛みを伴う一時的な運動性の制限が繰り返し現われることが多い。他動運動検査と関節の遊びの検査において、こうした機能障害も発見する。周辺の筋組織における弛緩時トーヌスを正常に戻すため

に、まず関節を弛緩し、遊びを回復する。

| ほかの筋と協調して働くには、筋緊張は正常でなければならない。そのため安定化の前に関節モビライゼーションを行うことが欠かせない。

　自動運動の範囲は、運動不安によっても制限されることがある。
例：習慣性の肩脱臼を有するある患者は最大限の外旋を避けていた。最大限の屈曲と外転も、反射性の緊張により制限されているようだった。運動に集中することで、患者は安定性の欠如を代償することができた。注意が散漫になった場合、あるいは運動の速度を上げた場合、代償は不可能だった。筋収縮のタイミングがずれた場合、関節内の圧力に対し最適な対処をすることができず、安定性が損なわれていた。
例：ある患者では歩行時、意識を集中している限り下肢軸は安定していた。歩行時に、療法士が話しかけたり、速度を上げたりすると、立脚相に反張膝の徴候が見えた。

　患者の多くは、速い歩行や暗闇内での歩行に不安を感じる。そこで非常にゆっくりと慎重に動くため、体が緊張する。暗闇では視覚によるコントロールが効かず、床の状態も判断しづらい。安定性が不全となった部位は、予想外の状況に対する自発的な反応が困難となる。関節包・靱帯装置による固定が解放されず、運動の準備が整わないため、筋間の協調が損なわれる。

　つまり、運動の質を評価するためには、単調で低負荷の運動をゆっくりと実行しているだけでは不十分であることがわかる。速度、負荷、そして反応課題を日常レベルにまで上げることが必要となる場合もある。安定性に不全が生じると、運動は円滑でなくなり、不確かなものとなる。

| 安定性の不全は常に目に見えるわけではない。外見上異常がなくても、安定性の証拠とはならない。

　運動の安定性は関節の運動範囲とエンドフィールの質（他動検査）だけでなく、負荷の伝達と円滑な運動をつかさどるシステムの制御によっても影響を受ける。運動の制御が正しくないと、関節面間の距離に隔たりが生じることもある。その結果、関節内に不適切なインパルスが生じ、これが運動制御の不全を持続的なものにしてしまう。

　自動運動は、フォースクロージャーとフォームクロージャーの検査にもなる。特定の運動と療法士の介入を組み合わせることで、例えば骨盤領域の不安定性に対処することができる。

例：自動下肢伸展挙上テスト（図 2.49、図 2.50）

　このテストは、安静位における負荷の伝達を検査するために行う（Lee 1999, Mense et al. 1997）。神経構造の可動性の検査ではない。立位における骨盤帯と仙腸関節の可動性を評価したのち、フォースクロージャーとフォームクロージャーの増加を通じてその際の挙動を検査する。
● 患者の開始肢位：背臥位
● 手順：
　— 患者は片脚を伸ばしたまま挙上する。このとき、この運動が体幹と骨盤帯の回旋なしに実行できているか、そしてどのような症状を引き起こしているかを観察する。
　— 続けて、腸骨翼に対する療法士による圧力を通じて、仙腸関節中央へフォームクロージャーを高める（図 2.49）。
　— 自動下肢伸展挙上テストを繰り返し、運動パターンと症状の変化に注目する。
　— 下肢の挙上開始前に外腹斜筋と内腹斜筋が動員されることで、フォースクロージャーが高まる（図 2.50）。このとき、患者は体幹を曲げながら回旋させ、その後伸ばした脚を持上げる。

| フォームクロージャーとフォースクロージャーの強化と同時に、機能の改善が見られた場合、リハビリの予後は良好と見なすことができる。（Lee 1991, 1998）。

他動運動

　他動運動テストはニュートラルゾーンの検査を目的としている。あらゆる関節および運動方向のため

にそれぞれ検査法があり、それらを利用して受動的支持システムの働きとニュートラルゾーンの大きさを調べることができる。検査では運動の強さと支持システムの弾性抵抗を感じ取ることができる。

他動的な角度運動およびエンドフィールの知覚に加え、並進運動と特定の不安定性テストも利用する。また、ニュートラルゾーンが正常で、靱帯系も健全でありながら、運動時において十分な関節圧を維持することできないケースもある。運動の制御が不十分であることや、筋収縮のタイミングにずれが生じていることなどがその原因であると思われる。この種の機能障害は、動的な条件下における負荷の伝達が損なわれているため（動的不安定性）、他動運動では認識することができない。自動運動検査によってのみ確認することができる。その治療では運動機能の回復と筋間の均衡の確保が中心となり、関節に対する治療は二次的となる。

Panjabiは1992年にいわゆるニュートラルゾーンを定義している（図2.51）。靱帯構造の大規模な損傷後、関節のニュートラルゾーンは明確に拡大する。そうした場合、関節面同士の関係も変化し、エンドフィールは空虚に、または防御反応としての筋緊張の突然の上昇により制限された感じになる。場合によっては可変的な症状反応が観察できることもある。

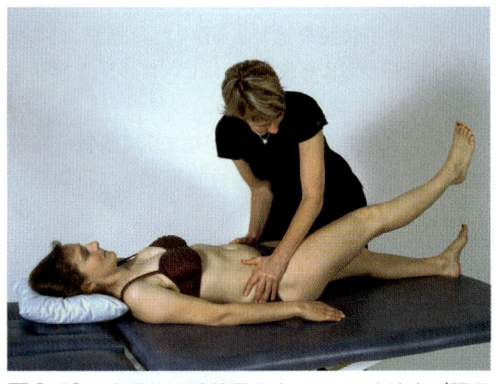

図2.49　自動的下肢伸展挙上テスト。療法士が腸骨翼を押さえることで、仙腸関節のフォームクロージャーを高める。

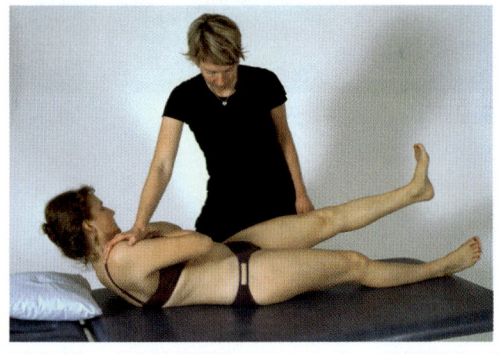

図2.50　自動的下肢伸展挙上テスト。腹筋組織の活性化を通じて、仙腸関節のフォースクロージャーを高める。

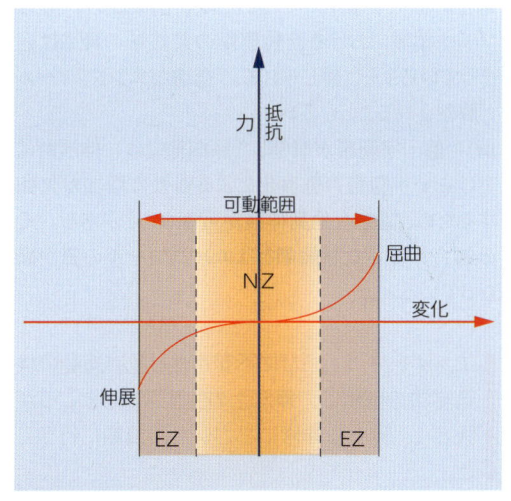

図2.51 Panjabi（1992）によるニュートラルゾーン：NZ＝ニュートラルゾーン、EZ＝弾性ゾーン

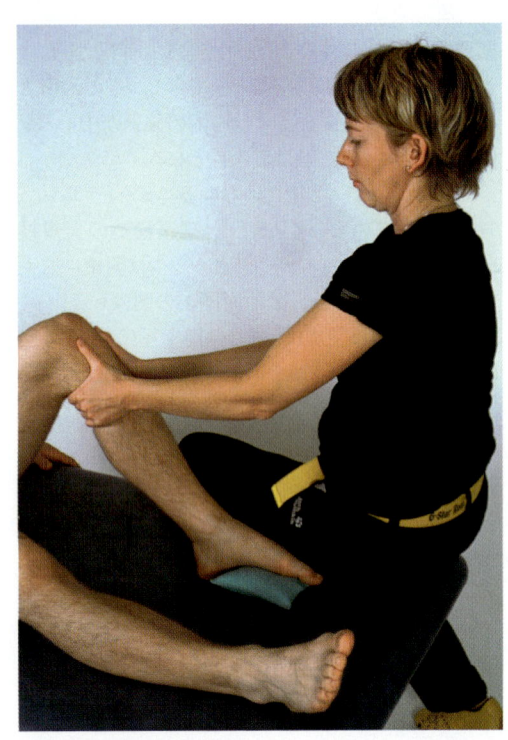

図2.52 前方引き出しテスト

反射的な緊張によりニュートラルゾーンの拡大が隠されてしまうため、検査の解釈には経験が必要となる。経験が浅い検査者は先入観を持って検査を行い、あらかじめ予想した結果を触診で感じ取ってしまう。

> ニュートラルゾーンの大きさが正常であっても、機能性の過可動性が存在していることもある。またニュートラルゾーンが拡大していても、必ずしも不安定になるとは限らない。運動時に能動的なシステムが受動的なシステムを代償することができなくなって初めて、不安定と見なすことができる。したがって、自動運動と他動運動を常に比較する必要がある。

　関節の可動性が亢進している場合、特に治療位におけるエンドフィール検査と牽引が不快に感じられることがある。靱帯と関節包が緊張の増加を知覚し、痛みや不快感を誘発するからだ。通常こうした痛みは緊張がおよそ30秒持続し、ゴルジ受容器が反応したのちに発生する。
　圧迫により関節面の距離が縮まり関節包・靱帯装置が弛緩するため、可動性亢進関節に不快感が生まれる。

例：健常な膝関節と比較して、前十字靱帯の断裂後の脛骨は腹側に偏位することがある。膝関節を90度屈曲させた状態における前方引き出しテストと25度の屈曲におけるラックマンテストを用いて、偏位の拡大を確かめる（**図2.52**、**図2.53**）。弾性ゾーン領域における他動運動の最終域の硬さは弱まっているように感じられる。空虚なエンドフィールと解釈されることも多い。

例：前十字靱帯が損傷した膝関節では、伸展時における十字靱帯の垂直化による緊張の増加が欠如するため、過剰な他動伸展が可能なことがある。その場合、健常な膝関節とはエンドフィールの質が異なっている。

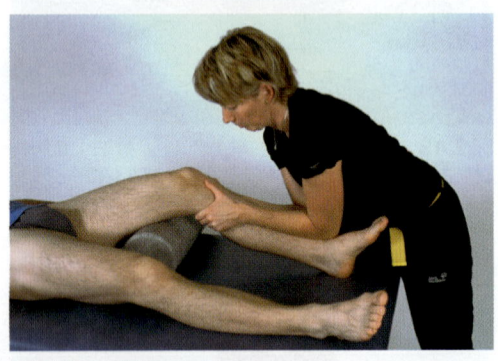

図2.53 ラックマンテスト

> エンドフィールならびに不安定性と並進運動の検査結果の解釈は、療法士の主観に負うところが大きく、運動も非常に小さいため慎重に行うこと。

　痛みと防御緊張がテストの結果を不明瞭にする。

■ 安定性テスト

安定性テストの主な目的は関節包や靱帯が最大限に緊張する関節位における並進運動の検査にある。関節包や靱帯などの受動システムが安定していると並進運動はなく、弾性抵抗もしっかりしている。安定性テストでは常に左右を比較する。関節包・靱帯装置の最大限の緊張は関節を固定位にもたらす。

固定位では靱帯と関節包に対し意図的な疼痛誘発を行うことができる。緊張が最大となる関節位をおよそ30秒維持し、それにより痛みが発生するか観察する。

特殊な安定性テスト

肩関節

主に腹側に不安定性が生じる。上腕骨頭の頻繁な腹側偏位により前方関節包が恒常的に弛緩する。胸椎の運動許容が不足すると、主に頭上での作業で関節窩上腕関節の可動性が亢進する。

腹側不安定性の試験のための前方不安定テスト（アプリヘンションテスト、図2.54）

- 手順：
- 療法士は片手で、患者の腕を45度、90度、135度に外転および外旋させる。
- もう一方の手で後ろから上腕骨頭を押さえ、前方

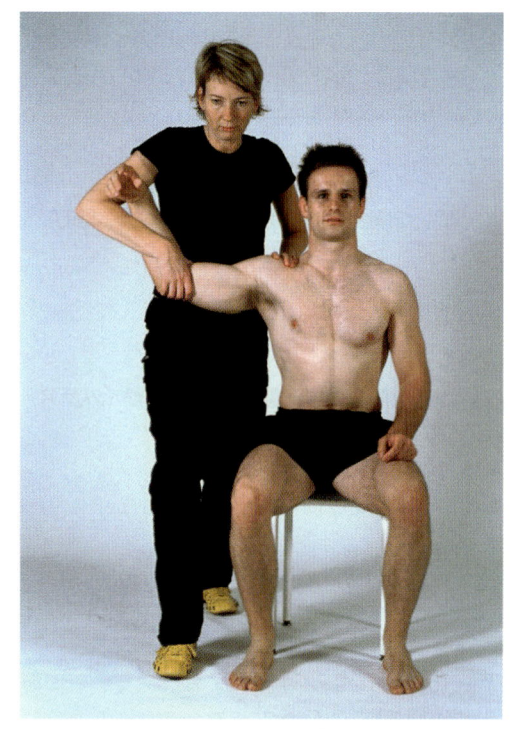

図2.54　前方不安定テスト（アプリヘンションテスト）

の亜脱臼位にもたらす。
- 45度では、前方関節包に放射する肩甲下筋の線維と内側関節上腕靱帯の安定性を検査する。
- 90度と135度では、下関節上腕靱帯と前方関節包の安定性を検査する。

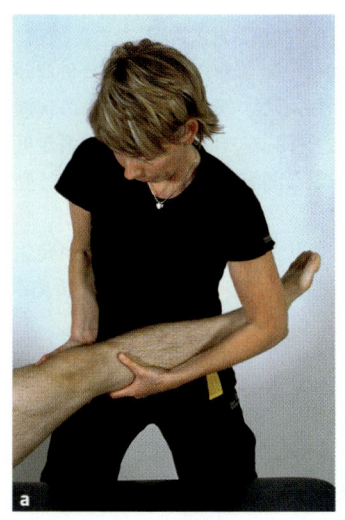

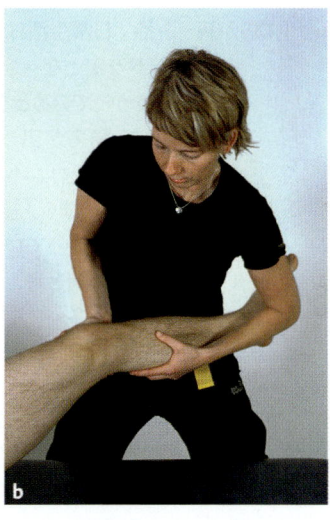

図 2.55a-b
膝関節の外反ストレス
a 最大伸展時　　b 15度の屈曲

- 上腕骨頭の前方並進による引き出しテストが陽性である場合と患者の回避反応が認められる場合は、不安定性の徴候と解釈する。

> 最大限に外旋させた状態で外転した場合、前方関節包が最大限に緊張するため、通常は前方への骨頭の並進は不可能である。

膝関節
内側側副靱帯と後内側関節包の安定性（外反ストレス、図2.55a-b）
- 患者の開始肢位：背臥位
- 療法士の開始肢位：患者の脚の側方
- 手順：
  — 療法士は患者の下腿を腕と脇の間にはさむ。
  — もう一方の手の手首を膝関節外側に当て、体を回転させ、内側に押し込む。
  — 脚はあらかじめ内旋させておくことで、股関節の回旋を防ぐことができる。
  — 外反ストレステストは膝関節を伸展させて行う。側副靱帯と関節包を最大限に緊張させるためには、膝関節の伸展は最大でなければならない。
  — 内側側副靱帯に痛みを誘発するためには、膝を約15度屈曲させて外反ストレステストを行う。この状態では後外側関節包が弛緩し、側副靱帯だけが緊張している。
  — この体勢を約30秒維持し、痛みが生じるか観察する。

■ 運動様式

　運動に対する不安が運動様式にも影響する。運動には緊張が見られ、調和も崩れる。意図的に集中しているときにのみ、運動の不確かさが減少する。

　通常、適度な運動は快く感じられる。例えば長時間座っているよりも、歩行するほうが心地よい。しかし腰椎が不安定な場合、街中の散歩などはアスファルト上のゆっくりとした歩行と長時間の起立が組み合わさるため、痛みの発生を誘発する。一定の速度を保った歩行は運動分節内の機械受容器にかかる負荷のリズミカルな変動を促し、脊柱の回旋筋を励起する。そのため、そうした歩行はゆっくりとしたものよりも高い安定作用を発揮する。

　身体を前にかがめた状態で歩行することは、不可能であることが多い。また、下肢の安定性が不足していると、特に平坦でない道や暗闇での歩行が不確かになる。ジャンプは症状を誘発する、または不安から避けられる。

　肩が不安定だと腕を最大限に動かすことが避けられるようになる。胸椎の可動性が低下している場合、腰椎が動くなどしてそれを補う。

　肩甲帯の安定性が損なわれた結果、肩甲上腕リズムにも変化が現われる。肩甲骨は外旋ではなく内旋で滑り、翼状肩甲骨が明確になる。

　注意が散漫であったり疲れていたりすると、意図的な運動制御が損なわれる。そうした場合、ごく些細なきっかけで症状が発症する。

　意識していない限り運動を適切に制御できない場合、日常生活は大きく制限されることになる。通常、不安定となった部位に障害が現われるのは負荷がかかっているときであるが、臥位で負荷がない状態でも障害が出ることもある。睡眠時は筋緊張が低下するため、不安定な関節を「保護することなく」動かしてしまう。そのため夜間の筋緊張の低下が、負荷がかかっていない状態でも不安定性障害が発生する原因と考えることができる。睡眠障害を訴える患者も多い。

まとめ：可動性亢進を主症状とする患者に対する理学療法検査

問診
- 安定性の低下による障害は慢性化するあるいは再発する傾向が強い。
- 症状が変化することも多い。良好な耐性を示す患者でも、些細なことをきっかけに痛みが発生する。周りの人には不可解であることも多いが、彼らの反応が患者の障害に重要な影響を与える。
- 適度な運動のほうが、一方的で静的な負荷よりもよく許容される。睡眠障害を訴える患者も多い。

体形と姿勢の異常
- 負荷が作用すると、不安定となった関節は受動的な固定装置の働きを通じて安定する。
- 体重による負荷のない静止位においても関節要素間の位置関係が異常となるほどニュートラルゾーンが拡大することもある（例えば、背臥位においても確認できる下肢軸のずれなど）。
- 肥満患者は可動性の亢進を呈する傾向が強い（腹部の重さによる腰椎の可動性亢進など）。

皮膚と皮下組織
- 患部関節上の皮膚に現われる線条は、安定性不全の症状と見なすことができる。
- 皮膚と皮下組織はつまんでも、持ち上がりにくい。

関節包と靱帯
- 異常な負荷が続くと、関節包に滲出液が発生する。
- 圧迫と静的な緊張に対して、靱帯は痛みで反応する。
- 痛みは通常、およそ30秒後に発生する。

筋組織
- 動的な安定性を検査する自動運動の機能テストは、単独筋の機能テストよりも効果的である。このテストにより、安定筋の活性が不足していることを証明できる。
- 腱の付着部は過負荷により刺激され、疼痛誘発テストと圧迫に反応する。
- 筋腹にはトリガーポイントが発生していることが多く、これらも圧迫に対し痛みまたは痛みの放射で反応する（2.1章を参照）。

可動性
- 自動運動時、運動の質が頻繁に変化する。不安定期には制動的な力と加速的な力のバランスが崩れ、運動が加速し、制御が効かなくなる。
- 安定筋の活性が不足し、運動の質が変化する。
- 反射的な保護緊張、刺激による疼痛、あるいは運動不安により、安定性不全時の自動運動が抑制されることもある。
- 他動運動を用いて、ニュートラルゾーンの範囲と受動的な安定化システムの弾性抵抗を検査する。安定性テストは、関節包・靱帯部位を最大限に緊張させた関節位で行う。筋による抵抗的な緊張により、ニュートラルゾーンの拡大が隠されてしまうこともある。
- 可動性が亢進した関節では、治療位におけるエンドフィールの検査や牽引が不快と感じられることもある。靱帯と関節包は、緊張の増加を感知し、痛みや不快感で反応する。しかしこの痛みは、緊張が続きおよそ30秒後にゴルジ受容器が反応してから発生するのが普通である。
- 可動性の亢進した関節に対する圧迫は関節面を近づけ、関節包・靱帯装置を弛緩させるため、心地よく感じられることが多い。
- ニュートラルゾーンの大きさが正常であっても、機能性の過可動性が存在していることもある。
- またニュートラルゾーンが拡大していても、必ずしも不安定になるとは限らない。運動時に能動的なシステムが受動的なシステムを代償することができなくなって初めて、不安定と見なすことができる。そのため自動運動と他動運動を常に比較する必要がある。

運動様式
- 運動は制動的な力と加速的な力の不均衡により、円滑さや調和に欠け、不確実であることも多い。
- 運動不安が運動様式に影響することも少なくない。意識的に集中することで運動は安定する一方、疲労や注意散漫で制御が損なわれる。

● 可動性亢進を主症状とする患者に対する理学療法

可動性の亢進自体は必ずしも治療が必要なわけではない。安定性に関与する3つのシステム（能動システム、受動システム、制御システム）が不全となって初めて、痛みや、あるいは制御されていない不確かな運動が生じる。

動的な安定性の改善が治療の目的となる。反応と運動が常に可能であることが、健全な運動系の前提となり、そのためには関節の能動的な制御が欠かせない。したがって、ここで求められる安定性は動的なものであり、運動性の乏しい堅固さではない。安定筋が動員されるタイミングに狂いが生じると、つまり運動に関与する筋組織に遅れて活動を開始するようになると、安定性が低下する。この動員のタイミングを改善させることが治療の趣旨となる。

人間の運動系が持つさまざまな能力を有効に利用するためには、構造的にも栄養的にも支障のない関節包と靱帯に加えて、筋の活動が完全に調和し、状況に臨機応変に対応できる状態にあることが求められる。安静時におけるさまざまな運動の制御ですら、非常に高い性能を要求する。そうした制御を運動時にも保ち続けるには、ある程度のトレーニングが必要となる。そして、十分な量の運動刺激や負荷刺激があって初めて、能動、受動、反射の要素からなる複合的な安定性が確保できる。運動皮質がその性能を発揮するには、十分な運動経験を必要としている。

運動が少ないと経験も不足し、性能が発揮できない。

トレーニングによる刺激の不足だけが、安定性欠如の原因ではない。変性や疾患（末梢および中枢神経路の損傷など）、外傷あるいは安定性の3レベルにおける疼痛も、安定性の低下を引き起こす。

あるシステムにおける障害は、ほかのシステムの適応により相殺される。筋組織だけでなく、制御システムも高度な適応能力を有している。また、受動システムも活発で適応能力な組織で構成されている。その大部分が栄養緩徐組織からなる（毛細血管がなく、そのため血流がない）。これらの組織は代謝と近隣組織の血流を通じて、創傷治癒や部分的再生、そして変化する負荷状況に対し適応する能力を有している。しかし血流のある組織に比べ、そのプロセスには長い時間がかかる。この事実をセラピーでは考慮し、負荷の増大には慎重でなければならない。

理にかなった治療は、患者一人ひとりの能力や必要に応じた個人的なものでなければならない。すべての患者に共通の治療法は存在しない。安定化を「硬く保つこと」と混同し、特に運動が痛みを伴う場合には最後の手段としてその方法が選択されることが多い。しかしそれは安定化治療の本来の目的ではないし、安定性の持つさまざまな能力に見合ったものでもない。

運動系における安定性不全が疑われる場合、安定化治療は必ず実施する必要がある。患部に対する積極的な治療が可能なのは、急性の炎症が発生していない場合に限られる。でなければ、反射抑制が生じる。

安定性不全の原因がわかっている場合、これは治療の重要なヒントとなる。外傷後や術後の創傷治癒のプロセスや問題点に関する知識をもとに、治療の計画を立てる。特定の疾患に関する知識も重要となる。身体の耐性や運動能力が低下していることも忘れてはならない。

例：人工股関節全置換術後はしばらくの間、股関

節内転と外旋が禁忌となる。関節包の部分切除により、脱臼のリスクがあるからだ。受容器の多くも失われるため、深部感覚も低下している。術前にすでに存在していた問題に加え、これらの要素が立脚上の骨盤の安定性に大きく影響する。

> 安定化システムの損傷時は、以下の点に留意する：
> 創傷治癒プロセスの考慮
> 負荷の増大と創傷治癒プロセスの同調
> 能動的なトレーニングを補助する受動的な補助手段（包帯、装具、テーピングなど）
> 制限された運動能力の考慮

例：外傷後または術後における安定性の一時的低下
- 十字靱帯の損傷または手術により、一時的な安定性の低下が生じる。
- 髄核摘出後には脊柱運動分節の安定性が失われる。
- 脱臼した上腕骨頭の再配置後は、関節包の損傷による運動抑制に注意する。
- 人工股関節の移植は関節包を摘出するため、安定性が低下する。

■ 受動的治療

受動的治療は能動的治療を補助する役割を担い、能動的な運動機能が不可能、あるいは短時間だけ可能であり、運動が限界を超えないように制限する必要がある限り、必要となる。

どの受動的治療でも機械的な刺激の増加を通じて、安定性をもたらす筋組織または関節内の受容器を刺激する。

テーピング

> 関節近位の圧迫法としてのテーピングは、関節受容器の刺激を目的としている。円形に巻いてはならない（図2.56a-b）。

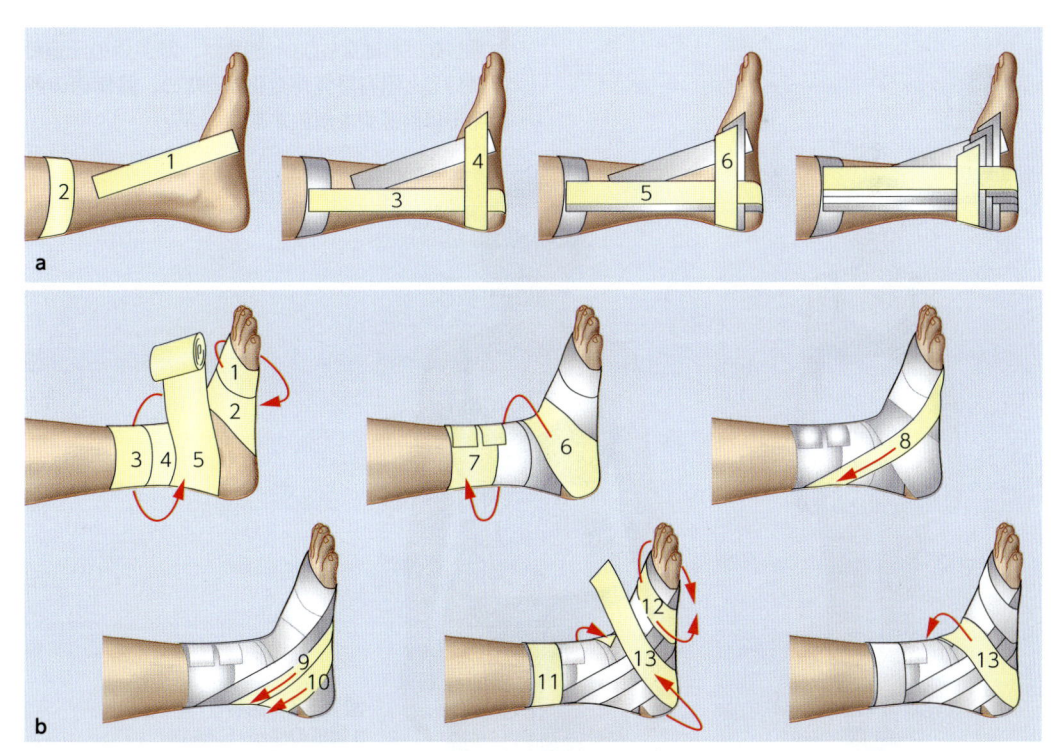

図 2.56a-b　足関節テーピングの例　**a** 三角靱帯　**b** 外側靱帯のサポート

- テープは身体の形状に合わせ、互いに重なり合うように貼り付ける。
- 能動的治療と関連して、テーピングは姿勢矯正後の脊柱の一部を新しい位置に安定させる場合などの目印としても機能する。一筋のテープのみを刺激として利用することもある。

例： 棘下筋の走行に沿って貼り付ける一本のテープが、上腕骨頭の前方偏位を防ぎ、上腕骨頭の中心化とローテーターカフの励起に効果を発揮する（図2.57）。

包帯

関節に弾性包帯を巻く。

例：脊柱の手術（腰椎椎間板手術など）

術後間もない期間では、幅広の腹部バンドが機械的な刺激を生み、身体部位の配置の補助となる（図2.58a-b）。

> 使用が長期化する場合は、医師による軟性コルセットや補助装具の処方が必要になる。
> どの種類の包帯でも、関節と筋の機能維持に注意しなければならない（例えば、膝蓋骨の圧迫を続けると固有感覚が変化するため、膝関節の包帯では膝蓋骨を解放する）。

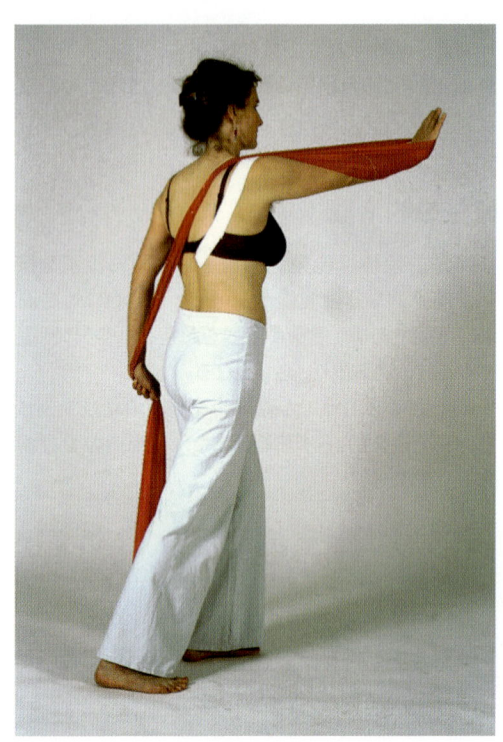

図2.57 ローテーターカフの活性化テーピング

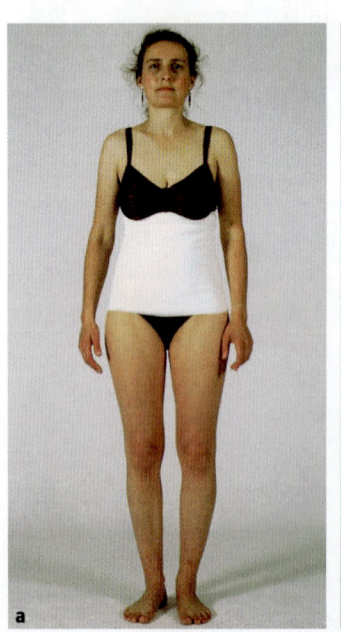

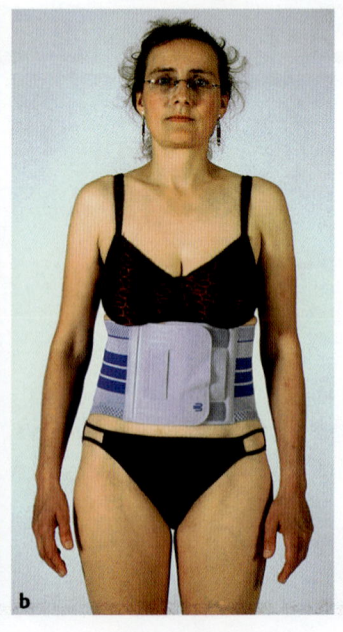

図2.58 包帯
a 幅広の腹部バンド
b 軟性コルセット

受動的な補助なしで安定している活動は、もちろん装具なしで実行するべきである。補助具が痛みや刺激を抑制する作用を失ったら、使用するのをやめる。

装具は運動不安を軽減するため、強い不安を理由に過度な運動回避挙動を示す患者に利用し、活動の増加を促すのに適している。ただし、中・長期的には、装具なしでの生活を目指さなければならない。装具への精神的な依存は好ましくない。

> 受動的補助具を使用するか否かの決定では、患者の性格や目的、疾患の種類やストレスなど数多くの要因を考慮しなければならない。

■ 能動的治療

> 安定化を目的とした能動的治療は、急性の炎症症状がない場合にのみ可能である。炎症がある場合は、能動的安定システムが反射的に抑制されているため、まず炎症を緩和する必要がある（2.1章を参照）。

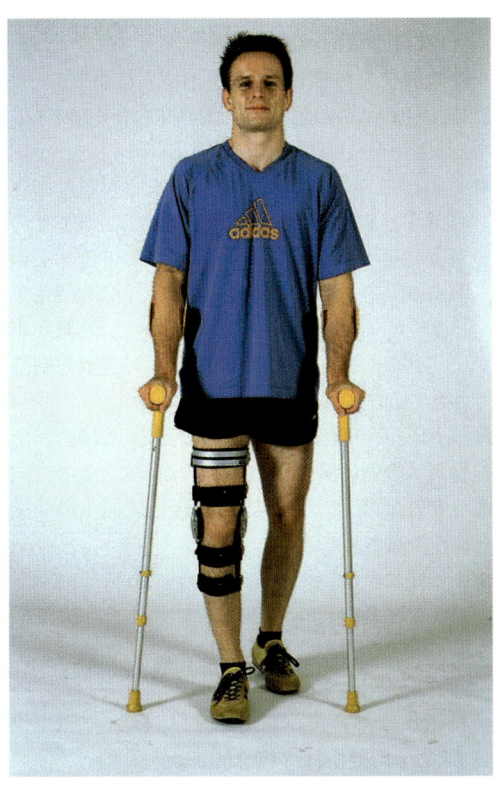

図2.59 可動ヒンジ付き装具

装具

特定の運動範囲を制限するために装具を用いる。
例：前十字靭帯の再建後は通常、膝関節の伸展／屈曲を一定期間0度から90度に制限する。この許容範囲を超えないように、可動ヒンジを持つ装具を利用する（図2.59）。負荷が急激に高まらないように、セラピー中も装着することがある。固有感覚が装具による補助に完全に適応してしまわないよう、安定性が増すにつれ患者は装具なしで活動することを学習する。

受動的安定性の不全の一部は能動的に代償することができないため、補助器具を恒常的に装着しなければならない。外部からの補助を避けるためだけに、刺激と痛みを誘発し続けることは有意義ではない。能動システムの反射抑制が生じ、安定性がさらに失われる。そうした場合、装具を使用しない代わりに運動が制限されているよりも、装具に助けを借りながら活動を増加させるほうが有益である。

能動的安定化治療の原則

- 作動筋と拮抗筋が同時収縮している場合、筋を通じた安定化が最も効果的となる。関節を包む筋の静的な働きが、関節が受動的固定位置に安定することを阻害する。
- 閉鎖システムにおける安定性：
  ― 下肢の関節は、閉鎖運動連鎖（両足が接地）において最も効果的に安定させることができる。足底を通じて、固有受容インパルスも発生する。立脚相が模倣されるため、筋が収縮運動をする。
  ― 肩に対しても、開放運動連鎖に加えて、閉鎖運動連鎖を用いて安定化を促す。Ulbingerら（1999）は閉鎖運動連鎖における4週間のトレーニングで機械受容器が刺激され、安定したあるいは不安定な支持面上にさまざまな関節位を維持する能力が顕著に高まる

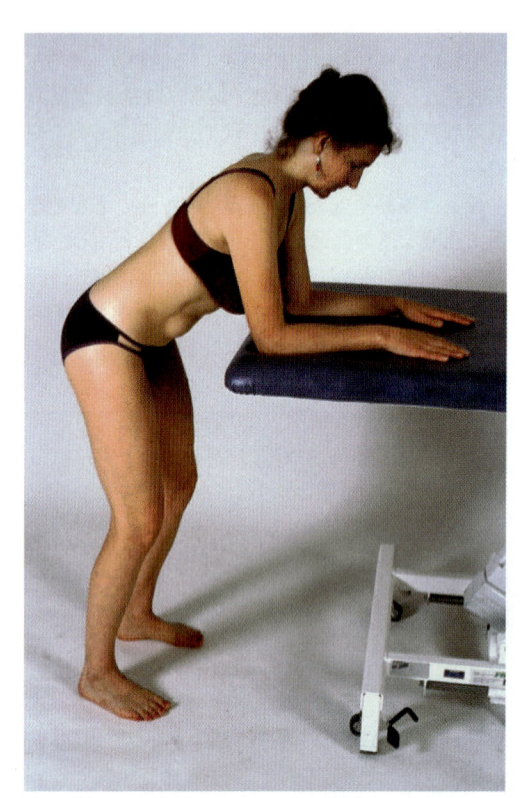

図2.60 治療台を用いた立位の支持

不安定な支持面上の指示機能

開始肢位の可能性として、治療台に手をついた立位（図2.60）と腹臥しトランポリンやフィットネスボールに手をつく姿勢がある（図2.61）。

- 可動性の亢進と安定性の低下の原因が可動性の低下した関節の代償にある場合は、まずその可動性低下関節にモビライゼーションを施す必要がある。運動の方向が制限されている場合もモビライゼーションを行う。多くの場合、運動が不安定になっている方向の反対側への運動が制限されている。

例：肩関節の腹側が不安定になっている場合、上腕骨頭は腹側に偏位していることが多く、その方向に不安定になっている。この場合、背側への並進機能が制限されている。

- 不安定になっていてもニュートラルゾーンが拡大しているとは限らない。一方向にずれていることもある。可動性の亢進した部位に、可動性の低下した部位が隣接していることも多い。

例：股関節の伸展が制限されていると、これを代償するために腰仙移行部が過度に伸展する。

ことを示した。また健常な四肢のトレーニングを通じて、オーバーフローも確認されている（Hauser-Bischof 2003）。

— 閉鎖運動連鎖におけるエクササイズは関節包・靱帯装置へのストレスが少なく、動的スタビライザー筋の収縮を促進する。閉鎖運動連鎖のエクササイズに不安定な床面を利用することでも、動的および静的制御を促進することができる。

例：支持機能を利用して胸郭上における肩甲帯の安定性を高める。肩甲骨の安定性が、関節窩上腕関節の中心化した運動の前提となる。開始肢位を変化させることができるため、肩損傷後のリハビリの早期から支持機能の利用は可能である。

治療台の前に立ち、前腕を台で支えることで、損傷部位に大きな体重をかけることなく、体幹を治療に取り入れることができる。この開始肢位では患者の圧力と療法士の抵抗を応用することができる。

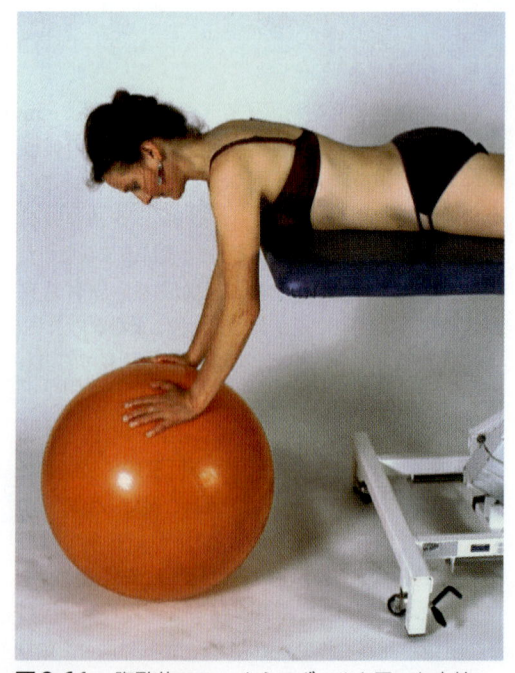

図2.61 腹臥位でフィットネスボールを用いた支持

- 頻繁に見られる運動パターン：
  ― 股関節の運動の低下
  ― 腰椎と仙腸関節の運動の増加
  ― 胸椎と頸胸移行部の運動の低下
  ― 肩甲骨の運動の低下
  ― 頸椎と肩関節の運動の増加
- 全身運動の姿勢制御が可能であるためには、不安定な運動方向の対側と隣接領域に十分な運動性が存在していなければならない。運動性は安定性改善の基礎であるため、モビライゼーションがセラピーの一部として欠かせない。
- 関節包・靱帯装置とその内外の受容器の健全な働き、そして痛みの増強がないことが、安定性の改善を目的とした治療の前提となる。急性損傷のない関節では、ニュートラルゾーンを超え弾性ゾーンに至り、そのため受動システムに負担がかかるような運動は好ましくないが、短時間なら通常は問題ない。
- 身体構造の損傷時における運動限界の超過の回避：

> 損傷したばかりの構造（関節包・靱帯装置など）では、ニュートラルゾーンの超過は創傷治癒への悪影響をもたらすため、絶対に回避しなければならない。

― この時期、多くのケースでは運動限界を設定し、患者はこれを厳守するために装具を装着する（「受動的治療」を参照）。
― 患者が反射的に、あるいは制御不全から許可された限度を超えることがないよう、エクササイズの難度は低く設定する必要がある。療法士は患者の近くに位置し、必要に応じて援助する。

例：前十字靱帯再建後、不安定な下地（エアレックスマットなど）の上で行う最初の下肢軸トレーニングでは、療法士が患者に手を貸す、あるいはマットを肋木のすぐそばに敷く（図2.62）などの援助を提供する。

損傷した部位を完全に静止した状態で、安定性エクササイズを行う必要があることも多い。

- 通常の運動では安定と運動の両方が同時に必要となるため、1つの関節に対する安定性トレーニングに続けて、運動全体の協調トレーニングを行う。安定性は主に協調の産物である。そのため安定性の改善では、筋トレーニングによる筋組織の増強が重要となることはあまりない。創傷治癒の急性期では、反射抑制の働きにより効果が現われないため、筋トレーニングは無意味ですらある。大切なのは、運動の自動化を促すことである。したがってエクササイズを何度も繰り返し、日常生活の中でも実行するのが好ましい。個別の筋の弱さに介入するのではなく、患者自身の個人的な運動パターンを練習することが大切となる。中でも重要なのは、運動力学を改善し安定化システムの疲労を低減することである。

心血管系の持久力も改善しなければならない。心血管系が健全な患者ほど、運動系に負傷することが少ない。

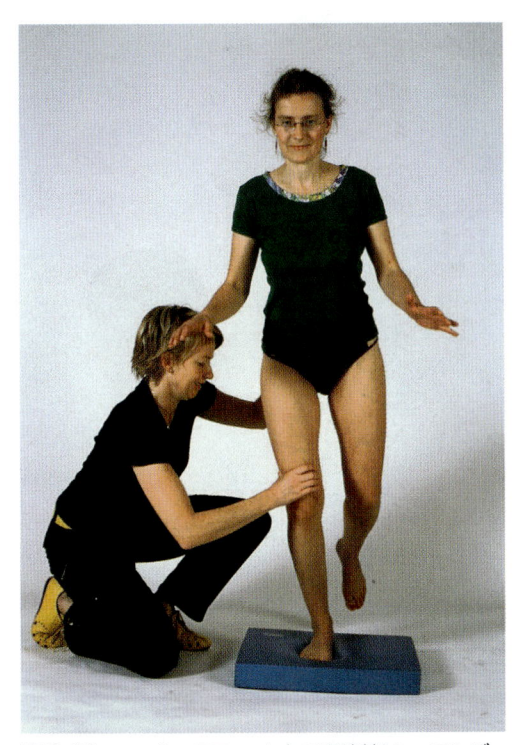

図2.62　エアレックスマット上の下肢軸トレーニング

■トレーニングの計画とレベルの決定

まず、どのような機能的負荷で安定性の低下による障害が発生するか、確認しなければならない。その際は次のような点に注目する：

- 患者は弛緩時（座位や臥位）で関節面を正しく配置できているか？
- その配置を重力のかからない運動や平衡反応時にも維持することができているか？
- 部分的な負荷や完全負荷時にも制御ができているか？
- 姿勢制御は負荷条件下でも可能か？
- 障害を誘発することなしに、エクササイズの難易度をどの程度挙げることができるか（速度の増加、平坦でない床、支持の減少など）？

患者の安定性の限界を知り、その限界よりも少し低いレベルが患者個人にとって最適な難易度となる。関節が安定しているか、客観的に計測することはできないため、次のような手順を踏む：

- まず、難易度の低いエクササイズから始める。運動が臨床的に正常であり、痛みも不安もない場合、そのどちらかが現われるまで難易度を上げる。痛みや不安が表れる難易度を限界とし、それよりも少し低い難易度のエクササイズを行う。

> 難易度が低すぎても、機能の改善は得られない。

- 治療台上での安定化エクササイズは、ほかのエクササイズの準備段階と見なし、可能な限り早い時期にほかの日常的な肢位（立位、座位、歩行）におけるエクササイズを開始する。
- しかし過度な運動のため患者が安定性を維持できないような状況は痛みや炎症を引き起こすため、難易度の上昇が早すぎてもいけない。筋に反射抑制が生じ、治療に悪影響する。

> エクササイズにおける不安定な状況は効果が薄く、運動不安も強めてしまう。ただし安定性の改善や損失を知覚するために、ときにはそうした負荷の強い不安定な状況を体験するのもよい。

■安定化の段階

Richardson et al.（1999）は安定化の段階を4つの相に分類している（表2.3）。

表2.3 安定化の4段階

相	目的
認知相	■ 安定筋の選択的かつ意識的な緊張 ■ 安定筋のトレーニング
連合相	■ 安定筋の緊張を維持しながらの、運動筋の意識的な緊張 ■ （検査結果によっては）運動筋の選択的トレーニング ■ 開始肢位の変化：安定した開始肢位から、運動や関節にとってより負担となる肢位への変化
自動相	安定筋の制御と平行した運動の制御
第4相	より速度の速い運動中の安定性の制御

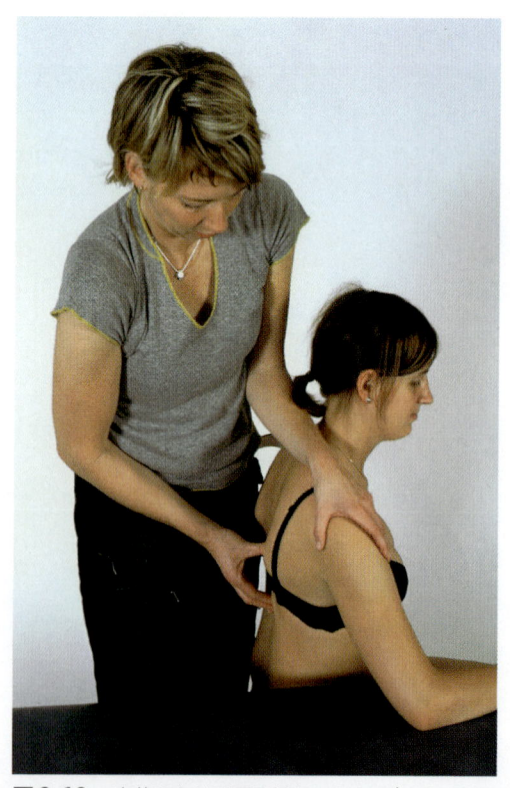

図2.63 座位における肩甲骨セッティング

認知相

認知相では身体感覚が中心となる。患者は弛緩した開始肢位にある関節とニュートラルな位置にある関節における、主に安定性に貢献する筋組織（ローカル筋群）の緊張の差異を学習する。

例：肩甲骨の高さに腕を置いた座位での肩甲骨セッティング（図 2.63）

- 準備として、患者に筋の機能と安定性の関係を説明し、その過程を写真や図を使って明らかにする。
- 療法士は僧帽筋上部の走行に沿って接触刺激を与える一方、患者は療法士が触れている部分の筋を収縮させようと試みる。僧帽筋は前鋸筋とともに肩甲骨の主要な外旋筋であり、腕の挙上時における肩甲骨の運動に関与している。
- エクササイズを通じて、患者は表層の大型筋（大胸筋や広背筋など）を動かすことなく、僧帽筋を活性化させる方法を学ぶ。

連合相

この相で安定筋の意図的な緊張と運動パターンを組み合わせる。これには痛みを誘発する運動パターンも含まれる。

例：

- 患者は把持運動を行うに先だって、僧帽筋上部と前鋸筋を動員する練習をする（図 2.64）。このエクササイズはまずテーブル上で行い、次第に手を伸ばしていく。
- 腰椎に痛みを持つ患者は頭上での把持運動を行う前に、腹横筋の活性化を練習する。
- 何度も繰り返すことで、自動化プロセスを促進する。ライプチヒのリハビリテーションセンターにおける Hummelsheim（1998）の研究では、一日2回、50回の繰り返しを含む20分のエクササイズで、学習が最善であることが確認されている。

> 運動が複雑すぎてはいけない。変動的な刺激は学習の効果を高めるが、変動が激しすぎては脳が規則性を見いだすことができず、逆に効果がなくなってしまう。学習には反復が欠かせないが、システムが適応できる範囲内で、刺激に変化を持たせる。例えば50回繰り返してカップの取っ手をつかむ場合も、カップの角度を変える、あるいは取っ手の形が異なったカップを用いるなどの工夫をする。ただし変化が頻繁すぎると学習効果は低下する（Hauser-Bischof 2003）。

自動相

この相では、主に安定性に貢献する筋組織の制御と運動の制御が同時に行われる。運動と機能の正確な実行に、意識を集中する必要もほとんどなくなっている。

患者は痛みを感じることも、関節に負担をかけることもなく、日常生活での活動を行うことができるし、能動的な運動に先行する安定筋からのフィードフォワードも機能している。そのためどのセラピーにとっても、この3番目の相に到達することが目的となる。この目標を達成するために、療法士はすでに第1相と第2相において患者に課したエクササイズの効果をコントロールしなければならない。

> エクササイズは抽象的なものではなく、患者が問題を感じていた日常の動作や運動パターンをもとに考案するのが好ましい。

第4相

第4相では、より高速な運動でも安定性が損なわ

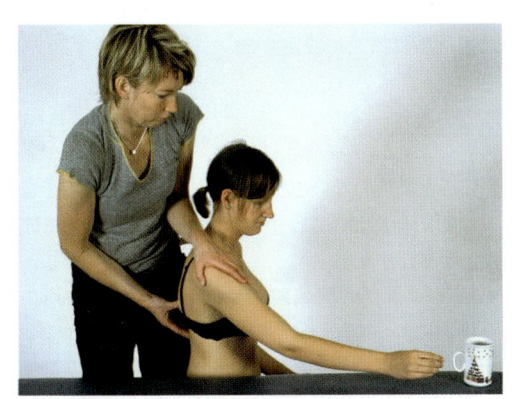

図 2.64 座位における把持機能の練習。療法士が上部僧帽筋を刺激する。

れない。ここではスポーツに特有の運動パターンを取り入れることもできる。

▌各相間の移行は流動的で、明確な区別はない。

例：ある患者は背臥位および側臥位では、腹横筋と多裂筋の動員が可能で腰椎が安定していたが、垂直位（座位と立位）ではいまだに認知相だった。つまり四肢の運動と同時に活性化することはできなかった。しかしこうした姿勢は日常において重要となるため、垂直位における活性化がセラピーの目標となる。

■ 安定化セラピーの構成

徒手的な抵抗

- 療法士が手を使って関節近くに抵抗を与える。例えば脊柱分節の安定化の場合、棘突起や横突起に対し抵抗を与える。短い作用アームで、関節近位の脊柱起立筋に働きかける。
筋が安定したら作用アームを長くする（関節から離れた位置での抵抗、開始肢位の変更、または四肢の体重の利用など）。
セルフトレーニングでは、道具（セラバンド、エキスパンダー、ボディブレードなど）を用いて抵抗を作る。ただしこれは安定筋の動員ができるようになってから開始する。新しい器具の使用を開始する際には、療法士のコントロールが欠かせない。
- セルフトレーニングの際、患者は精神的に抵抗に備え、静的筋作業の強さを自分でコントロールする。付加的な接近（骨の縦軸に沿った圧縮インパルス）が関節受容器を刺激する。

開始肢位の変化による難易度の上昇

- 安定筋に対する負担は、四肢や体幹の縦軸が水平になるにつれ高まる。縦軸が水平になると垂直に作用する重力による荷重が最大になるからだ。
- 床や支持面に対する身体の接触が減少するにつれ、開始肢位も不安定になる。例えば四足位は

腹部と骨盤がフィットネスボールで支えられていると、容易に安定する。
- バランスボードやトランポリンに立脚を安定させることで、下地を不安定にすることもできる。

安定性と運動性の複合による難易度の上昇

隣接する関節や四肢の重さが二次的な運動を誘発するにもかかわらず、可動性の亢進した関節も安定しなければならない。例えば四肢の運動の加速には、脊柱に高い安定性が必要とされる。

持久力の改善

- 運動の協調性を向上させるには大きな力ではなく、エクササイズの反復が必要とされる。そのため数多くの反復を利用した持久力トレーニングも、運動パターンの自動化に有効である。その際、トレーニングによる刺激は最大の60%程度の力とし、30-50回繰り返す（Hummelsheim 1998）。
- 筋力と持久力のトレーニングでは、主に立体的な運動パターンを利用する。神経線維は螺旋構造を形成するため、立体的な運動は関節に対する負担が少ない。ここではPNFの運動パターンが特に有効であるが、トレーニング器具（エキスパンダーやセラバンドなど）の利用も効果的である。
- 療法士は患者と協力して、簡単に実行できる宿題を考案する。ただしその種類はあまり多くないほうがいい。エクササイズの頻度とそれぞれの反復回数は厳密に設定する。

筋力の改善

痛みと炎症のないことが、筋力の改善の前提となる。認知相において、患者は安定筋を意識的に緊張させる方法を学ぶ。

- トレーニングの開始肢位は、患者のその時点の能力によって決まる。患者に適したトレーニングレベルをまず検査しなければならない（p.127を参照）。重力の作用が変化すると、筋が抵抗しなければならない負荷の大きさも変化する。

- 外受容および固有受容刺激を加えることで、抑制された筋の働きが改善する。
  — 外受容刺激：療法士による接触刺激が中心となる。運動の制御と静的筋作業において、視覚刺激は患者にとって重要なフィードバックとなる。言葉による刺激は患者のやる気を促し、活性を向上させる。空間や身体に対する方向感覚も重要となる。
  — 固有受容刺激：適切に調節された抵抗は、筋組織に対する刺激となり、その働きを左右する。抵抗が適切に調節されている場合、円滑な運動と静的な保持が可能となる。運動経路上で抵抗を調節することが必要な場合もある。

離開と接近
- 離開：骨の縦軸に沿った離開は、重力に抵抗する運動を容易にする（徒手療法における牽引との区別）。
- 接近：縦軸上の圧力刺激は安定化を容易にする。
- ストレッチ：ストレッチは筋紡錘を励起する。
  — 最初のストレッチは運動の開始時にあらかじめ伸張した筋組織に対して行う。これにより運動の開始が容易になる。
  — リストレッチにより、すでに収縮した筋組織の活性を上昇させる。
- 筋増強トレーニングを通じて、静的、求心性、および遠心性の筋作業が高まり、筋の直径が増大する。その際、適度なテンポで運動パターンの協調を練習し、力は最大筋力の60％程度、8-15回の反復、それを1-1.5分の休憩をはさんで3-8回繰り返す。療法士がトレーニングを管理し、修正する。患者によるセルフトレーニングも考案する。

まとめ：可動性低下を主症状とする患者に対する理学療法

- 可動性の亢進自体は治療対象とならない。（能動システム、受動システム、制御システムからなる）安定性に関与する3つのシステムが不全となって初めて、痛みや不確かな運動が生じる。
- 動的な安定性を治療の目的とする。運動系の性能が存分に発揮されるには、常に反応と運動が可能な状態でなければならない。
- 安定化治療は、患者の個人的な能力やニーズに合わせる。（損傷後や術後などの）耐性や運動範囲の低下を治療計画に加味する。ニュートラルゾーンの超過は避ける。療法士は患者を補助し、状況に応じて難易度を調節する。
- 受動的な補助具（テーピング、装具、包帯など）は、運動や耐性の低下時における安定性を補助する。運動機能が短時間しか安定できない限り、使用を続ける。運動不安を持つ患者は補助具により不安が減るため、運動に前向きになる。ただし、補助具に対する精神的な依存が生じないよう注意する。
- 受動的補助具を使わずに運動の制限を続けるよりも、補助具を用いて活動を増やすほうが、運動系にとって有益である。補助具に刺激や痛みを緩和する作用がなくなった場合、その使用をやめる。
- 安定化に関連する組織が抑制されてしまうため、能動的な安定化治療は、炎症が発生していない場合にのみ行う。
- 閉鎖運動連鎖におけるエクササイズは、関節包や靱帯にかかる負担が少なく、動的スタビライザー筋の共収縮を促進する。
- 可動性亢進の原因が可動性の低下した関節の代償にある場合、まずその可動性低下関節に対しモビライゼーションを施す。
- 通常の運動では安定と運動の両方が同時に必要となるため、1つの関節に対する安定性トレーニングに続けて、運動プロセス全体のトレーニングを行う。

- 安定性は協調的な活動の産物であるため、筋力トレーニングは二次的な役割しか持たない。
- トレーニングの計画とレベルは機能的負荷のどの段階で安定性不全の問題が生じるかによって決まる。
- 安定化には4つの段階がある（Richardson et al. 1999）:
  ― 認知相：この相では、主に安定性に貢献する筋組織の活性を知覚する。
  ― 連合相：安定筋の緊張を維持しながらの運動筋の活性化（安定と運動の複合）。
  ― 自動相：主に安定性に貢献する筋組織の運動の制御。
  ― 第4相：高速な運動時における安定性の制御。

各相間の移行は流動的で、明確な区別はない。

2.4　運動様式の変化

　運動様式は運動系の性能により異なり、個人差がある。個人の運動能力、運動に対する前向きさ、さらに運動系のトレーニング状態により左右される。

　また、ボディランゲージも運動の一種である。つまり、運動により感情を表現することができる。運動性が低下すると、患者の身体表現が抑制されてしまう。運動経験は身体経験でもある。人間の運動はさまざまな要因により特徴付けられる。運動を生体心理社会学的モデルとしてとらえることで、すべての側面を把握することができる。

　運動時に作用する、言い換えると、運動を可能とする力が、運動の物理的基礎を構成する（作用する力の関係、重心の位置、関節の自由度や可動範囲、速度や重力など）。

　一方、神経、感覚運動、体液、代謝などのプロセスが運動の実行を可能とする生物学的な基礎となる。主観的な感覚や感情は、運動様式に現われる。つまり個人の置かれた環境による心理社会的作用が、運動の様式や実行に影響する。運動を通じて、人間は世界と結びつく。したがって、運動は人間の行動や交渉を可能とする本質的な要素であると言うことができる。

　身体構造の耐性が変化すると、運動様式にも変化が生じる。耐性の変化に対し、身体は独自の戦略をもって対処しようと試みる。患部（耐性の低下した部位）の保護がその戦略の中心となる。

　運動様式は皮質下で制御されるため、患者は自分の代償運動に気づいていないことも多い。負荷を軽減する行動の多くは、自然なものであり、理にかなっている。代償運動に治療介入することは、それらがすでに必要なくなっているにもかかわらず、存続している場合に限られる。長期的に変化した患者の運動様式を是正するには、患者自身のモチベーションも高くなくてはならない。代償運動がうまく機能している限り、患者は治療を通じてよりよい戦略を習得する必要性を感じない。

　治療の目的は、患者の目的および利害と一致していなければならない（Hochstenbach 1999）。患者の潜在能力を見極め、それを活用することで、患者自身が治療の意義を見いだせるように心がける。でなければ、治療によりもたらされた改善が長期記憶に取り込まれ、運動の一部となることもない。療法士は、身についた代償運動を変化させる意義と目的を患者が納得できるように説明しなければならない。

例：
- 外傷や手術により耐性が低下している場合、創傷治癒と保護運動の期間に関する情報が必要となる。
- 髄核摘出術後の患者は、増殖相（21日目まで）の

期間、起床時には脊柱を動かさないように背臥位から腹臥位に回転してから身を起こす。この期間が過ぎたのち、回旋を用いることができるようになる。

個人的な運動様式に対する介入が有効なのは一定期間に限られる。負担の少ない行動に強制する運動様式への予防的介入は、患者にとって身体能力と表現力の大幅な制限となる。そのため一般的には逆効果となる場合が多い。健全な身体は運動を通じて負荷に対する耐性を獲得する。

> 耐性や運動性が低下している場合、身体を十分に準備することなしに、負荷を急激に増やしてはならない。それらの改善には時間がかかり、短期間で実現することはできない。運動系は負荷の変化に時間をかけて適応する。

負荷の増強は、次の要素を確認しながら行う：
- 創傷治癒の状態
- 患者における臨床像（痛み、炎症、運動抑制、安定性）

例：髄核摘出術後の患者は、術後22日目になったからといって、すぐに作用アームの長い背臥位から直接立ち上がってはならない。

運動様式の変化は新しい痛みの発生の予防、再発の際の自助戦略、あるいは身体耐性の総合的な向上を目的としている。この治療プロセスではコンプライアンスが重要となる。「コンプライアンス」は、「治療する医師の指示に対し、人物の活動が一致している度合い」と定義されている（Schneiders et al. 1998）。

患者に対し日常生活でどのような運動をするべきか説明するばかりで、それを体験させることのない理学療法士が多い。しかし日常的な運動機能を体験させることが、自身の能力に対する信頼を取り戻すきっかけとなる（Treves 1998）。指示を一度与える程度では、運動様式の変化が日常の一部となることはない。定期的なコントロールと修正が不可欠である。

例：背中にやさしいかがみ方の練習は、個人の日常生活に準じたものでなければならない。患者とともにその方法を考える。抽象的なものではなく、可能な限り現実的なシュチュエーションでトレーニングをする。療法士は、トレーニングする効率的でより好ましいはずの運動が、患者の体調を向上させ、疼痛回避戦略として奏功し、日常における活動の増加につながっているか検査する。

運動系器官の協調が運動様式を決定する。その観察を通じて、療法士が効率、精度、そして性能を評価する。結局のところ、運動の観察とは常に協調の検査である。

病理的でない運動の評価では、特定の観察基準がある（p.144を参照）。一方、協調の検査を目的とした標準テストはまだ存在していない。協調性は計測不可能だからだ。運動様式に介入するには、運動学習の活性化が欠かせない。

運動学習には中枢の数多くの領域が関与している。Jueptnerら（1997）とGraftonら（1998）は中枢神経領域図の作成時に、運動学習には1次皮質、前運動皮質、補足運動野、体性感覚野、大脳基底核など、さまざまな領域が相互に作用していることを発見した。

運動様式の変化も学習される。小児、成人、高齢者を問わず、生涯いつでも生じ得る。年齢にかかわりなく、新たな事象は知覚され、運動がそれに合わせて変化する。知識の獲得と、獲得した知識を記憶しそれを必要なときに呼び出す能力が、学習には欠かせない。

運動の学習や再学習を支援するのも理学療法の課題の1つである。学習は神経生物学的プロセスであり、これを通じて生体は一時的にあるいは恒常的に運動反応を変化させ、性能を改善させる。学習プロセスを通じて、神経細胞内部および神経細胞間に構造的および機能的な変化が生じる。学習は新しく形成される神経終末とシナプスの形態変化と成長を促し、神経伝達物質の増加を引き起こす。

局所的には皮質表現も変化する。Pascual-Leoneら（1995）は、新しい運動能力の学習（ピアノの演奏など）が皮質表現（ホムンクルス＝運動感覚および表面感覚の皮質表現の図示）の変化を促すことを証明した。指の屈筋および伸筋の領域が増大する（Annunciato 2004）。神経間の接続が新しくなることで、神経系の認知記憶と神経筋記憶が発展する。

かつては、人間は成長後は新しい神経細胞を産生することができず、中枢神経系は静的な組織であると考えられていたが、現在では神経系は複雑なネットワークであり、その多様な接続を通じて、環境の変化に対して柔軟に対応する能力を有していると考えられている。つまり神経系は動的な器官であり、状況に応じる適応能力を持っている。この点に関して、子どもと大人に違いはない。

神経の可塑性は環境や感情、認知により影響を受ける（Annunciato 2004）。神経の可塑性には、発生、学習、そして損傷後の3つの段階があり、感覚領域（p.19を参照）だけでなく、運動神経系にも認められる。

例：末梢運動神経が損傷すると、その末梢からの中枢および皮質に対する刺激（電気的刺激）が不全となり、筋の運動を引き起こすことができなくなる。しかし損傷後数時間で、電気的刺激は近隣の筋組織に運動を引き起こすようになる。したがって、運動皮質は損傷直後には機能を停止するが、数時間後には近隣筋組織の制御にかかわることができるようになると結論づけることができる（Annunciato 2004）。

理学療法は可塑性に影響する環境要因の1つである。そのため療法士は可塑性に直接的および間接的に影響する要因に留意する必要がある。それには個人的なセラピー計画や、患者の目的と心理社会的状況が含まれ、加えて運動パターンの変化を引き起こした生物学的および機械的な原因も考慮しなくてはならない。セラピーには日常生活に近い多様なエクササイズを取り入れ、患者が課題を長期的に学習し、自動化できるようにする。

さまざまな条件を伴ったエクササイズは学習能力に特に有効に作用する。同じ状況の繰り返しでは、運動機能の正確さが増すが、同様に高い学習効果は期待できない。長期的な学習にとって最も重要なのは、新しい状況に対し適切な運動計画を作成する能力である。エクササイズと実生活が似ていれば似ているほど、学習は確かなものとなる。

例：患者が歩行を学習する必要があるのなら、彼は歩かなければならない。側臥した状態での股関節伸筋の柔軟性を高める治療や立脚筋の活性化は、この意味では役に立たない。こうした処置は構造条件の改善にはつながるが、神経と筋の協調性は運動を通じてのみ改善させることができる。

歩行運動の活性化には股関節の伸展能が不可欠になる。立脚の伸展が遊脚機能の前提となる。立脚に荷重がかかっている限り、ゴルジ装置は活動している。対側の脚に荷重が移動して初めて、ゴルジ装置の活性がやみ、その脚が動くようになる（Pearson & Gordon 2000）。この複雑なプロセスは歩行運動を通じてのみ学習できる。

慢性的な身体的条件、長期的な運動様式、一方的なトレーニングは筋組織の状態を不均衡にする。そのため、偏った運動様式がより堅固なものとなってしまう。状態のいい筋に運動が偏り、一方的に負荷がかかるようになる。局所的な過負荷にまで発展することもある。

例：ボディビルダーは胸筋と上腕二頭筋を一方的に鍛えるが、肩甲骨の固定筋と外旋筋をトレーニングすることは少ない。バランスが崩れ、肩甲骨が不安定になると、関節窩の移動により上腕骨頭が前方に偏位しようとするため、上腕骨頭の中心化に関与する筋（ローテーターカフ）に過剰な負担となる。

■ 運動様式の影響要因

<u>生体力学的条件</u>

物理学的には、人間の運動は身体の形状と位置の変化ととらえることができる。それに関連するさまざまな力は身体構造に対する負荷となる。生体力学的基礎に基づいた運動様式の評価と運動の効率化が有益である。

関節の生体力学

関節には体重（荷重）と筋および靱帯の力の2つの力が作用する。これらの力が関節のトルクを生み出す。トルクは、運動軸の外側に力が作用した場合に発生する。その際、力の作用線と回転の中心までの垂直距離が、作用を発揮する作用アーム（応力中心距離）となる。この作用アームが、解剖学的梃子の効力を決定する。

すべての関節は、1本あるいは2本のアームを持

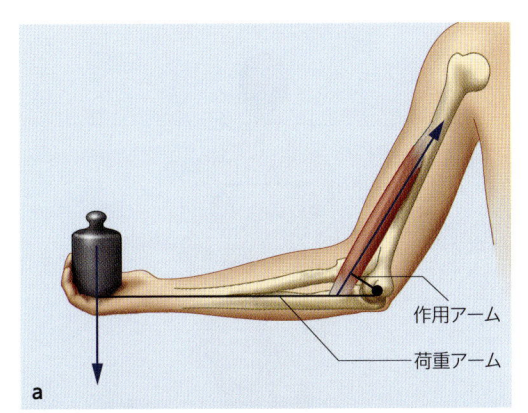

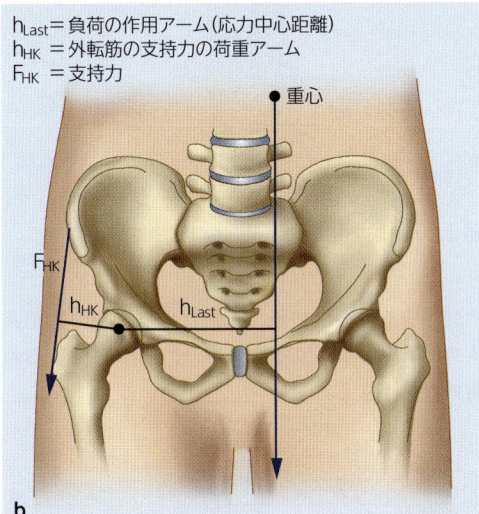

h_{Last} = 負荷の作用アーム（応力中心距離）
h_{HK} = 外転筋の支持力の荷重アーム
F_{HK} = 支持力

図 2.65a-b　梃子のアーム　a 肘関節　b 股関節

つ梃子として機能する。その大半は、肩関節、肘関節、あるいは膝関節のように1本のアームからなる梃子として機能する（図2.65a-b）。そうした関節では、荷重を担う支点と力が生じる力点が回転中心と同じ側に作用する。

股関節や足関節のように、2本のアームを持つ関節の数は少ない。これらの関節では、力点と支点が回転中心をはさむように位置しているため、両側に力が作用する。閉鎖運動連鎖におけるあらゆる運動は、関節を取り囲む筋組織に収縮を引き起こす。この仕組みは関節におけるトルクを軽減するため、関節が安定しやすい（上肢と下肢の支持機能）。

トルクを生み出す力と荷重の作用線はベクトルと呼ばれている。これらを用いてトルクの運動方向を図示することができる。力と荷重の総和が関節に作用する力となる。どの関節も3つの部位に分けることができる。

- 関節面：解剖学的関節面
- 関節接触面：滑り運動の接触面
- 荷重の支持面：圧力がかかる面

ある関節における機械的な負荷にとって重要なのは支持面である。支持面と関節圧は反比例の関係にある。つまり、圧力がかかる支持面が小さければ小さいほど、そこに加わる圧力は大きくなる。

通常、支持面は接触面よりも小さい。支持面のどの部分に荷重がかかるかは、その関節のポジションにより異なる。支持面が小さくなる要因としては、先天的な形成不全、外傷、あるいは変性変化などを挙げることができる。縮小した支持面に荷重がかかることで、関節の変性が促進されることもある。

> 運動様式の変化は関節の位置関係にも影響し、そのため支持面にも悪影響をもたらす。

例：トレンデレンブルグ歩行では立脚股関節側の骨盤が内転し、そのため支持面が縮小する。その結果、荷重と歩行時にかかとが床についたときに生じる床反力が、小さくなった支持面に作用し、その部分にかかる負荷が増大する。

支点の荷重アーム（支点から回転軸への垂線の長さ）と力点の作用アーム（力点から回転軸への垂線の長さ）を変化させることで、関節運動を引き起こす力が小さくなり、その結果、関節にかかる圧力を低下あるいは増加させることができる。

関節運動を引き起こす力の大きさに加えて、支持面における生理的な状態も大きく影響する。力は支持面の中心に作用するのが好ましい。その場合、圧力は軟骨に均等に分散する。

しかし関節の運動により、力が作用する方向と位置が変化するため、生じる関節圧も変化する。関節圧は関節面同士の密着を、つまりフォースクロージャーを可能とする。関節圧は骨と軟骨の維持に欠かせない刺激である。関節圧の不足は栄養刺激の欠如を意味し、その結果として軟骨が萎縮するため支持面も縮小する。

逆に、極度に小さな支持面に恒常的に圧力がか

かると負荷が過剰となり、これが生物学的な限界を超えてしまう。

> 運動の効率化が理学療法に求められることも多い。中心が安定し、可動性に不全のない関節では、生じる力は回転軸に一致する。
> 不可逆的な損傷の影響は、補助具を用いたり、負荷を軽減あるいは相殺する処置を施したりすることで対処できる。ときには意図的に跛行を許容する、あるいは訓練することも必要となる。

体格

身体の幅、高さ、厚さ、そして体重の分布は患者ごとに異なり、個人的な運動様式に影響する。特異な体格は各筋群に対する負荷の増大を引き起こす。

横幅

例：前額面における胸郭の幅、あるいは骨盤の大転子間距離（TP距離）が広いと、歩行時に上肢が常に外転する（**図2.66、図2.67**）。外転筋の持続的な静的活動により、筋内の血行が低下し、O_2量が減少する。その結果、虚血性疼痛や腱障害が発生する。栄養状況の悪化により、筋や腱付着部の耐性が低下する。

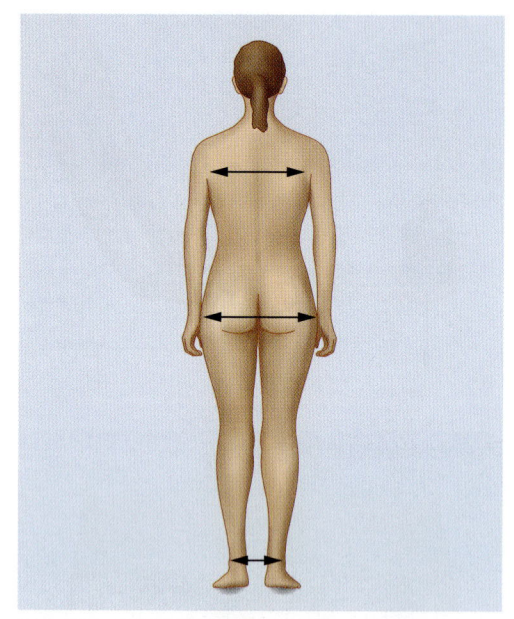

図2.67　胸郭幅と大転子間距離の拡大

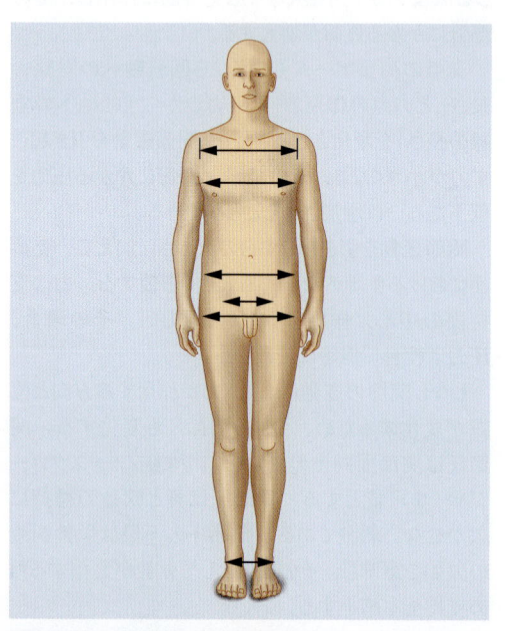

図2.66　身体部位の幅

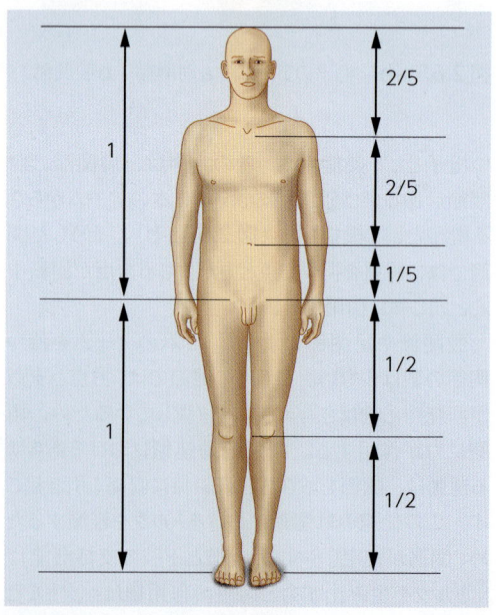

図2.68　身体部位の長さ比率

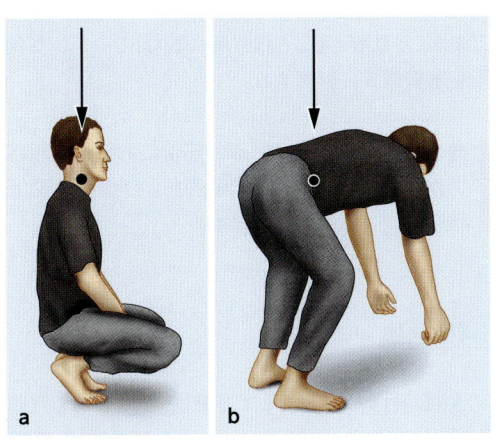

部と股関節の伸筋が非常に長い作用アームを支持する必要がある。
- 大腿部の長い人は、垂直よりも水平方向にかがむことを好む傾向が強い（図2.69a-b）。垂直にかがむと、長い大腿部のせいで床の支持面に対する重心が後方に大きく移動し、それを支えるために大腿四頭筋の活性が増す。その結果、膝関節（特に膝蓋骨）に対する圧迫が上昇するからだ。

> 下肢が長い場合、垂直にかがむには、股関節と足関節の優れた可動性が前提条件となる。

厚さ

身体の厚さは側面から観察する。矢状面における鼻の頭の位置における頭部の直径、胸部とへその位置の腹部の直径、そして足の大きさが基準となる（図2.70a）。

例：へその位置における腹部の直径が拡大した患者（腹部重量：＋＋＋）は、立位と歩行時に腰椎の前弯が強くなる。腹筋組織が伸張し、同時に股関節屈筋と腰部の伸筋の弾性が失われる。体重の分布の不均衡により、運動系の使用と負荷が均一でなくなる（図2.70b）。

腹部が重い人は長期的に脊柱背側に負担がかか

図2.69a-b かがみ方の2つのタイプ
a 垂直タイプ　b 水平タイプ

長さ

通常、上半身と両下肢はおおよそ同じ長さになる（図2.68）。大腿骨転子の部位が上半身と下半身の境界となる。上半身には骨盤部、胸郭、そして頭部が含まれ、下半身は脚部（大腿骨転子から床までの垂直距離）で構成されている。長さはかがむ、立つ、座るなどの運動を左右する。

例：
- 上半身が長い人物は水平に背を曲げてかがむと安定しづらくなる。上半身の前傾に先立って、背

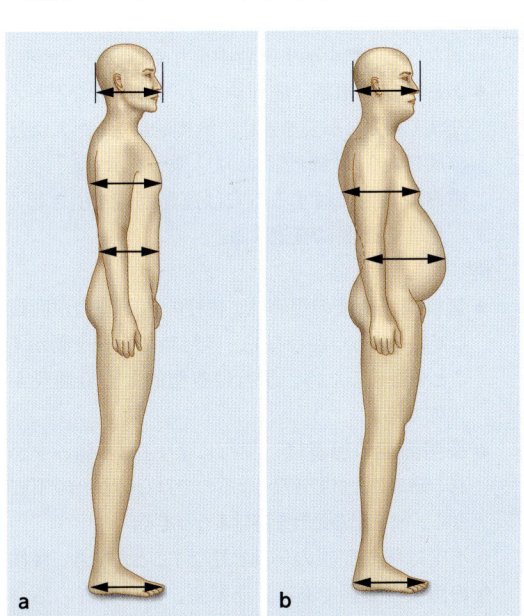

図2.70　身体部位の厚さ　a 良好な分布　b 運動系の偏った使用と一方的な負荷を引き起こす不均衡な分布　c 腹部体重による脊柱への負荷：脊柱起立筋の作用アームよりも長い荷重アーム

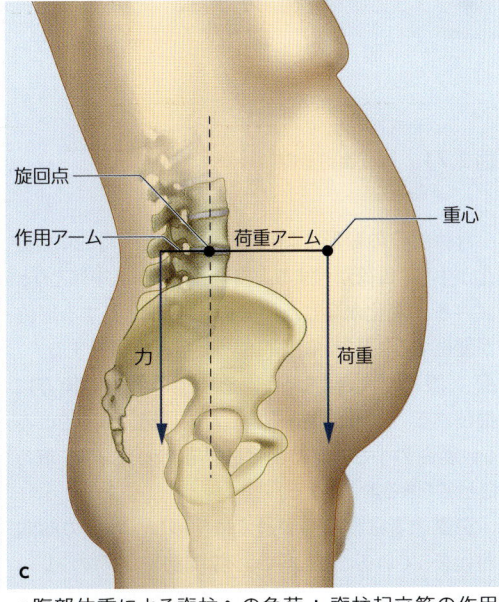

り、椎間関節と脊柱管が小さくなる(図2.70c)。その典型的な帰結が脊椎管狭窄症である。

長さ、幅、厚さの変化は、長期的には姿勢と運動性に影響する。

生理的弯曲が均等なとき、最も効率的な形で脊柱に負荷がかかる(図2.71)。

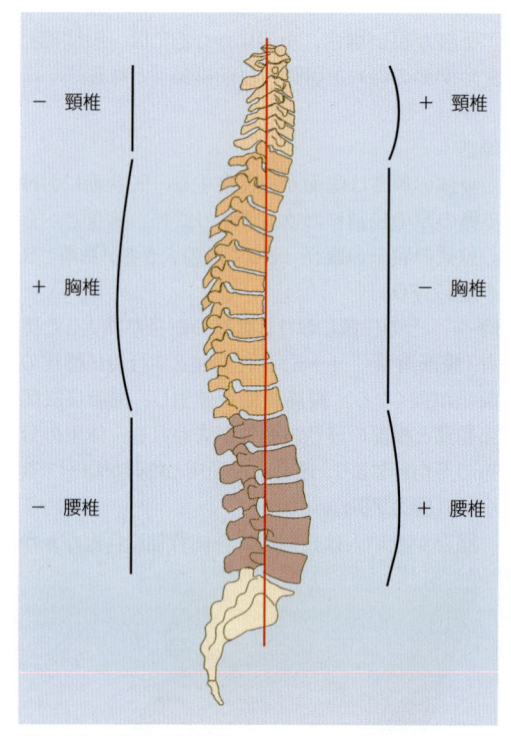

図2.71　脊柱と鉛直線

身体部位の変形により、脊柱の生理的弯曲にも変化が生じ、負荷が強まる。身体はバランスを保とうと試みる。変化が生じた部分の上下に位置する部位が偏位することで、前部に偏った重みを相殺する。
例：腹部が大きくなると、その上の胸郭が後方に偏位する。その結果、肥満した人は足の大きさと等しい範囲の小さな支持面で、体重のバランスを取ることができるようになる。

肥満患者は膝関節が過度に伸展し、外反の傾向が強まっていることも多い。膝関節安定筋のトレーニングが不足していると、関節は受動的固定位にとどまることが増える。つまり個人的なトレーニング状況も運動様式に影響する。

身体部位の偏位によりその部位における剪断応力が高まり、その結果能動的および受動的関節構造に対する負荷も上昇する。

行動と体験

人間の行動と体験そして運動様式は、どれも互いに関連している。誰もがボディランゲージとして独特な運動様式を有している。運動表現は感情により左右される。つまり、感情は姿勢と運動様式に現れる。運動様式とは、人と世界を結び付ける手段であると言える。

例：
- 勝利が決まった瞬間、スポーツ選手は両腕を高く突き上げ、体を起こし、胸を張る。
- 自らの仕事に誇りを持つ人物は、胸を張って歩く。
- 「地に足をつける」ということわざは、現実世界に対してある程度の自信を持って、着実に向き合っていく様子を表す。
- 同僚や上司から認めてもらえないため、自信をなくし、引っ込み思案となった人物は上記とはまったく異なった姿勢を示す。背中を丸め、肩をすくめる。
- ある特定の事柄（批判的な上司や同僚などとの交流）に対し不安を感じ、消極的になった人は及び腰になり、「怖じ気づいた」様子を示す。

痛みや負傷に対する不安は運動回避を引き起こす。患者の運動は減退する。

例：
- 髄核摘出術後の患者は、脊柱の運動能力が回復しているにもかかわらず、歩行時に脊柱を動かすことを避けるため、歩行に典型的な回旋運動が欠如する。
- 膝関節症の患者は、歩行により生じる痛みを恐れ、帰ることができなくなるのではないかとの不安から、家を出ることを避けようとする。

不安は疼痛症状の一部と見なすことができ、慢性化の重要な要因である。筋緊張、自律神経の活性化、そして免疫系にも影響している。これらの要因

が影響して、全身的な病態に発展する。

不安により創傷治癒も悪影響を受ける。不安回避戦略に基づく不動状態が続くことで、患者の無力感は増し、全身的な耐性も低下する。まさに悪循環である。抑うつと慢性痛が重なり、運動回避の傾向がより強くなる(2.1章を参照)。

運動を通じて、人は身体、心理、そして社会を体験し、これを形作り、そして適応することができるようになる。運動がまったくなくなると、仕事や友人との交際が不可能になるだけでなく、飲食も呼吸もできなくなる。慢性の病気や痛みにより運動能力が制限されると、人生はその豊かさを失い、味気ないものとなる。

人が、自分が思うような豊かな人生を送るには、運動が欠かせない。運動様式に障害が出たり制限が加わったりすると、心理状態と心理社会的体験にも必ず変化が生じ、日常活動に影響する。

新たに学習された運動様式は運動だけでなく適応や表現、創造、人間関係など、人生の本質的な部分に影響する。

症例：ある慢性腰痛患者は、理学療法を通じて姿勢の変化を認識し、それが持つ痛みへの影響を学んだ。体幹安定化システムの活性化により、この女性患者は痛みを減らすことができた。身の回りの人たちは彼女の姿勢が以前よりまっすぐになったことに気づき、夫は彼女が一回り大きくなり、魅力的になったように感じていた。患者は新しい姿勢が傲慢な印象を与えるのではないかと危惧し、再び背中を丸めた姿勢をするようになった。しかし痛みが生じ始めたため、彼女自身、姿勢が再び悪くなっていることを意識するようになった。彼女はまっすぐな姿勢に次第に慣れ、気分も向上し、自信を取り戻した。

このケースでは、理学療法によって患者の解剖学的身体構造と神経と筋の働きが改善しただけでなく、患者の表現能力と世界との関わりかたにも変化が現れた。

■ 運動様式への介入：運動学習

通常、セラピーにおける運動様式への介入は、運動の効率化を目的としている。日常的な運動は、痛みも関節に対する負担もないものでなければならない。痛み、可動性の変化、そして環境が運動様式に影響する。

通常は構造的な要素（関節の可動性、筋組織の弾性など）をまず是正しなければならないが、新たにあるいは再び獲得した関節および筋組織の働きが、日常的な運動の一部として機能するか否かという点が、極めて重要になる。運動の質の向上が必要な場合、運動学習とその指導に関する知識が欠かせない。その際、人体には自己組織化と適応の能力が備わっていることを念頭に入れながら、運動パターンやフィードバック、そして環境の意図的な変化を通じて患者個人にとって最適な学習方法を見つけなければならない。

運動学習のプロセスを通じて、患者の運動パターンに変化をもたらす。このとき、それまで無意識に行われていた運動が意識されるようになる。運動様式となって現れる新しい運動戦略の学習は3つの段階(認知、連合、自動化；p.140を参照)を通じて行われる。療法士はこのことを意識していなければならない。

SchmidtとLee（1999）は運動学習を複数の内在プロセスの総体として定義し、それらの練習と経験を通じて運動能力の持続的な変化が可能になるとしている。

運動学習は知覚と、運動能力および運動様式へのその知覚の転換と関連している。感覚インプットの処理、運動制御、運動能力の獲得、状況に応じた運動能力の運用、そしてそれらの記憶が運動学習を構成している。運動学習とは、獲得した経験の帰結としての運動様式の変化を意味し、それら変化が記憶されて初めて運動記憶となる（Leonard 1998）。

運動の学習は、その目的に応じる。その目的に見合った運動プログラムの総体、あるいはそれらプログラムの組み合わせがコード化される。Schmidt（1982, 1999）は運動学習の条件として4つのソースを定義している。それらのうち1つでも欠けると、学習した内容の記憶の質が下がる：

- 運動のための前提条件：物や人との距離、物の重さなど
- すでに記憶した同様の運動プログラムに関する情報との連関
- 実行した運動の成否に関する感覚器官からのフィードバック：
  — 運動時の感覚は？
  — 運動の見た目は？
- 運動の結果：
  — 予定した運動と実行した運動の一致度は？
  — 運動の目的は達成されたか？

■運動学習の3段階

認知相

　認知相では、患者は常に集中していなければ運動課題を実行できない。学習は口頭・文章を通じて行われ、脳の言語中枢が活性化している。その際、患者の認知力に無駄な負担をかけてはならない。患者は療法士が説明したあるいは例示したことに集中する必要があるからだ。運動のステップを確認するため、独り言を言う患者も多い。知識は視覚によっても運動によっても学習することができる。

　例えば、関節に負担をかけずにある物体を持ち上げる方法を学習するには、その物体の位置と形状を把握しなければならない。小さく軽量の物体をゆっくりと持ち上げることには、重い物体を素早く持ち上げるのとはまったく異なる姿勢制御が要求される。

　患者がこれらを把握する際、口頭による付加的な指図は混乱を呼ぶだけだ。知覚を阻害し、運動パターンへの集中を乱す。研究を通じて、療法士の介入（口頭による頻繁な指示など）が多すぎると、運動能力の記憶が損なわれることもわかっている（Schmidt & Lee 1999）。

　つまり効率的な運動学習にとっては言葉による慎重なフィードバックが重要となる。患者は自身の運動戦略を通じた学習プロセスを記憶するために、十分な時間と空間を必要としている。複合的な協調運動にとっては、個別の運動を別々に練習することも重要である（Leonard 1998）。複合的な運動はその要素に分解したほうが、運動シーケンスの最初と最後の部分が容易に記憶できる。

部分タスクトレーニング

　複合的な運動を構成する個別の要素を個別に練習する。
　例：ある患者が水平方向のかがみかたを学習すると仮定する。その1ステップとして、高いいすに腰かけ脊柱を安定させたまま、股関節を中心に身体縦軸を前傾させることを練習する。

総合タスクトレーニング

　複合的な運動を、その全体を通じて練習する。
　例：水平かがみの全過程を練習する。そのためには、脚部の使用も練習に加える。

連合相

　連合相では、患者は失敗も含め数多くのエクササイズをこなし（トライアル・アンド・エラー）、課題の最善の解決法を見いだす。患者自身がそれとして認識している限り、失敗してもかまわない。そうした過程を通じて、日常生活の中でも失敗を自分で修正する方法を学ぶことができる。療法士がすぐに修正してしまうと、患者は独自の戦略を立てる能力を習得することができない。

　連合層の期間は患者の性格と練習の頻度によって異なる。患者は失敗とその原因を認識する能力を学ばなければならない。療法士はさまざまな状況における安心感を、そして何より運動の結果に関するフィードバックとさまざまな戦略の使用に関するヒントを患者に与えることに努める。

　（術後まもなくなど）ある運動を能動的に実行できない患者は視覚、触覚、言葉または音による援助を必要としている。運動を手助けしたり容易にしたりすることは、患者に達成感をもたらし、どうすれば運動が成功するか理解させることに役立つ。目的をどうすれば達成できるのかを知ることは、患者にとって以後の戦略を立てるヒントとなり、成功体験はその運動を繰り返すモチベーションを高め、長期記憶を促進する（Umphred 1995）。運動学習の連合相において、患者は自身の行動を成功体験と結びつけ

る（成功の条件付け）。

　そしてさまざまな戦略の実行後の成果を互いに比較する。その成果に応じて有効な戦略を選択し、繰り返し練習する。この期間は、感覚運動野および運動野が主に活動している。

例：患者は、垂直的なかがみかたと水平的なかがみかたのどちらが自分にとって適しているか比較する。その実行時、股関節を回転させることを忘れ、脊柱を過度に屈曲させると、臀部に徴候が現れる。患者は両方法を比較し、日常の状況によっては一方の方法がもう一方の方法よりも好ましい場合があることを認識する。

■ 療法士の援助は必要最小限にとどめること！

自動化相

　自動化相が運動学習の最終目標となる。この時期には患者はどの運動戦略を利用すべきか理解している。一つの運動に集中する必要もなく、複数のプロセスに気を配ることが苦もなくできるようになる。また重要な情報と重要でない情報を区別し、選択的に認識する能力も身についている。

　この時期、さまざまな環境条件に適した数多くのエクササイズを考案することが療法士の課題となる。これらの状況や課題は部分的には患者の置かれた生活状況に基づいていなければならない。

■ エクササイズの多様性が十分でなければ、患者は運動に影響する視覚的、聴覚的、あるいは認知的妨害要因に対処する能力を習得することができない。

例：フィットネスボールやバランスボードを使ったエクササイズで練習する平衡感覚は、患者が歩道を歩き、ほかの歩行者と肩がぶつかるような状況、あるいは地面が突然平坦でなくなった場合や、暗闇の中を歩くような状況で必要となる平衡感覚とはまったく異なっている。

　このようなさまざまな状況を、セラピーを通じて練習する必要がある：

- マルチプルタスク：さまざまな可変的条件下におけるエクササイズ
- デュアルタスク：運動課題と認知課題の同時克服

例：歩行しながら会話することができない患者も多い。歩行に松葉杖を使う患者の多くは、立ち止まらなければ会話できない。

　Gentile（1987）は開放環境と閉鎖環境を区別している：

- 閉鎖環境：変化することのない部屋などで歩行を練習する。
- 開放環境：歩行を練習する空間内では、ほかの人々も往来し、騒音や光の変化が患者の注意力を分散させる。

例：
- 人工股関節置換術直後の患者が病院の廊下で歩行練習を行い、その際、ほかの人が何度も話しかける。
- 開放環境で運動することを練習しなかった患者は不安を感じ続け、転倒のリスクを恐れるあまり、そうした状況を避けようとする。

　転倒リスクを見極めるためなどに行う姿勢制御の評価テストも、セラピーによりもたらされた患者の変化を明らかにするために応用することができる。また、記録や効果証明にも利用できる（p.142を参照）。

■姿勢制御の基本的要素
（Bader-Johanson 2000）

- エクササイズの開始肢位における身体左右の対称性
- さまざまな方向への重心の移動と開始肢位に復帰する能力
- 重力に逆らい起立し、直立する能力
- 不必要な筋作業をせずにリラックスする能力

　体幹と四肢の選択的運動制御（求心性および遠心性）は相互に作用し、姿勢制御機構（バランスなど）によって左右される。そのため、選択的運動の実行能力は効果的な姿勢制御、関節の設定、そして機能の前提条件となる（ICF；Lynch 2003）。

■ 標準的姿勢制御テスト

ファンクショナルリーチテスト

ファンクショナルリーチテストは把持運動の際の姿勢制御の評価に適している（**図2.72a-b**）。歩行時や直立時、上肢は姿勢システムの一部を構成し、その制御に関与している。歩行時や立位時で物をつかむ運動は、上肢の運動制御とも関連するため、姿勢制御にとって特別な条件となる。

- 患者の開始肢位：体の側面を壁に寄せて直立する。
- 手順：
  - 壁側の上肢を90度屈曲させ水平に伸ばす。腕が壁に触れないように気をつける。
  - バランスを崩さず、足を動かす必要のない限界まで、体を前傾させる。
  - 壁のメジャーを使い指尖の移動距離を計測する。
  - 年齢により基準値があり、患者の値がそれを下回っている場合は、転倒リスクが高いと見なす（**表2.4**）。

表2.4 ファンクショナルリーチテストの基準値（Duncan et al. 1995）

年齢	性別	基準値
20-40歳	■ 男性 ■ 女性	■ 41.75cm ■ 37.00cm
41-69歳	■ 男性 ■ 女性	■ 37.25cm ■ 34.50cm
70-87歳	■ 男性 ■ 女性	■ 33.00cm ■ 26.25cm

ストループテスト

Theo Mulder（1996）はストループテストを修正した実験を行い、その中で切断患者に目の前に投影される複数の言葉を声に出して読むように求めた。視覚的および感覚的な妨害がある場合も、患者はバランスを保たなければならなかった。認知的注意力を高めるために、患者に色の名称を表す単語の表記に使われている色を答えさせた（例：赤い文字で「青」と書かれている場合は、「赤」と答える）。

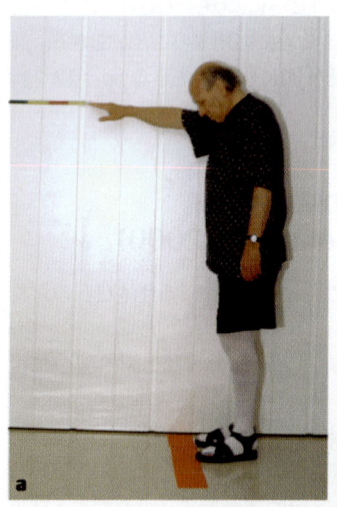

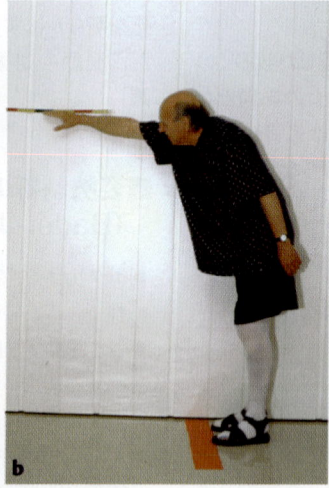

図2.72 ファンクショナルリーチテスト
a 開始肢位　**b** 終了肢位

同時に足の筋活性を計測し、バランスを保つことが患者にとってどれだけの負担になっているかを評価した。対照群と比較したところ、これらの患者は認知的および言語的活動により意識が散漫になった場合、姿勢制御がより困難になっていることがわかった（Horst 2004）。

■ 運動学習の重要要素

患者の集中

　ある活動の実行時、患者の集中を乱さないよう、療法士は必要以上の手助けをしてはならない。意思決定過程にある患者は新しい情報を取り入れたり解釈したりすることができない。したがって、療法士は患者が集中力を維持できているか否かに注目しなければならない。情報を理解する時間を十分に確保するため、療法士は指示と指示の間に十分な間隔を開けるのが好ましい。指示のあと、すぐに実行に移す。患者が疲れると、集中力だけでなく、運動能力や運動学習にも悪影響がでる。

　動作のタイミングはその目的に応じて計画されるため、患者の集中もその目的に向けられる。中枢神経系は有目的運動をその最終地点を基準に計画すると推測されている（Gentile 1987）。

　したがって、動員順序や加速といった要素はあらかじめ決定される。活性化の順序はその状況により左右される。運動計画は遠位から近位へと行われる。その実行は状況に依存し、姿勢制御は事前に活性化される。随意運動の大半には、遠位身体部位の精密な制御が必要とされ、脊髄反射が自動的運動を制御する（Pearson & Gordon 2000）。

> 姿勢制御は運動計画の段階で活性化されているため、セラピーでは患者が目的を持って運動するだけでなく、安定性や運動性も同時にトレーニングされることを忘れてはならない。つまり、姿勢制御は総体的な活動を通じてトレーニングする。

　運動実行のタイミングが適切でない場合、療法士が介入し、足りない活性の促進に努める。

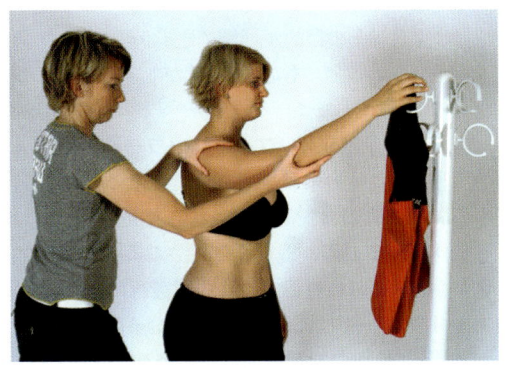

図2.73 上腕骨頭を支えながらの把持機能の練習

例：肩関節の手術を行い、ローテーターカフに縫合跡を持つある患者が把持機能をトレーニングした（図2.73）。運動時にはまだ上部腹側に痛みがあった。術後、中心化に関与する筋の動員が反射的に抑制されていたため、運動時の上腕骨頭はまだ十分に中心化できていなかった。運動時、療法士が上腕骨頭を外旋させ、手で支えた。患者自身の活性を認めることができた時点で、この援助を中止した。

患者に対する指示

　患者に対する指示は、患者が何をしてはならないかを伝えるのではなく、何をすべきかを明確にする。開始時は短い指示にとどめる。運動方向の目安として、部屋の一点や患者自身の身体部位を利用する。各動作の指示が、運動計画にとって重要となる。

症例：座位からの立位への移行の練習
　目的は座位からの起立にある。療法士が口頭で指示を与える：
- 「立ち上がってください」。この瞬間、患者は運動プロセスを計画する。例えば、体重の重心が支持面上にくるように無意識に両足を後ろに引く。必要に応じて療法士がさらなるステップを説明する。
- 指示に含まれるステップの数が多すぎ、目的が患者にとって明確でない場合、運動を適切に計画することができない。「上半身を部屋の前のほうに倒し、両足に力を加えてください」。この指示で

は、患者はその目的が理解できず、その結果、両足を正しい位置にもたらすことができず、重心が後ろに偏ってしまう。

適切な指示は正しいフィードフォワードを誘発し、中枢による身体の準備調整が可能となる。つまり、中枢神経系が身体を必要とされる運動活性に向け準備する。その際、運動が開始される前に感覚知覚が生じ、それに対応する戦略が実行に移される。フィードフォワードは経験に基づいている。

例：起立動作の経験を通じて、後ろに倒れてしまわないためには両足をまず正しいポジションに動かさなければならないことが理解される。

随意運動の反復により、患者はその際の潜在的な障害を認識することを学ぶ。その際に必要な修正は、さまざまな機序を通じて神経系によりもたらされる。運動は感覚情報を介して常に同調されるが、そこでは受容器に発する求心性情報が利用される。この仕組みがフィードバックと呼ばれている。もう1つの修正機序がフィードフォワードであり、これは運動開始前の感覚知覚を利用している。

例：ある患者は階段を上る際、股関節と膝関節を屈曲させ挙上すると同時に足を底屈させないと、足に衝撃があることを経験した。この衝撃の感覚経験に対する反応として、この患者は股関節と膝関節の運動範囲を広げた。つまり経験を通じたフィードバックとして、動作開始前の下肢の屈筋連鎖が活性化したのである。

■ 姿勢と運動様式の観察

姿勢の分析

- 矢状面の垂線を基準に、身体部位はどの位置にあるか？
- 支持基底面に対し、身体部位はどの位置にあるか？
- 前額面において、右半身と左半身のどちらに、どのように負担がかかっているか？
- 前面および水平面における身体縦軸を基準に、身体部位はどこに位置しているか？
- 落下を防ぐために常時作業している比較的緊張度の高い筋はどこに位置しているか？

効率的な姿勢

- 足：
  — 股関節から骨盤程度の間隔
  — 縦足弓と横足弓の存在
  — わずかに前方に偏った機能的足縦軸
- 膝関節：
  — 最大以下の伸展
  — 大腿四頭筋の活性が失われない程度の屈曲
  — 前額面において上下に並ぶ足関節、膝関節、股関節の旋回点、および平行に並ぶ伸展軸と屈曲軸
  — 垂直方向の身体縦軸に整列して並ぶ骨盤、胸郭、頭部
- 骨盤：
  — 常に運動可能
  — 股関節と腰椎にとって、持続的な静止姿勢は禁忌
- 胸郭と胸椎：
  — 胸椎中部にある前弯の頂点
  — 胸郭の動的安定：絶え間のない呼吸運動を通じて、胸椎伸筋は前方に偏った胸郭の重量を支え、屈筋に拮抗することができる
- 頭部：
  — 可動
  — 頸椎の持続的な静止姿勢は禁忌
- 肩甲帯：胸郭上に位置
- 上肢：弛緩して垂下

> 姿勢は、個人的なボディランゲージの一部であり、感情表現の手段である。常にストレスと不安に満ちた患者は肩をすくめ、胸郭の柔軟性を失い、胸椎の後弯が強まっている。

起立姿勢の変化は、運動系に作用する力に影響する。

例：外反膝における下肢軸の偏位の結果、膝関節外側に圧力が加わり、内側靱帯構造にストレスが生じる（図2.74）。

生理的下肢軸では、重力と床反力が膝関節の中央で衝突する。外反膝の場合、この2種の力は膝

2.4 運動様式の変化　145

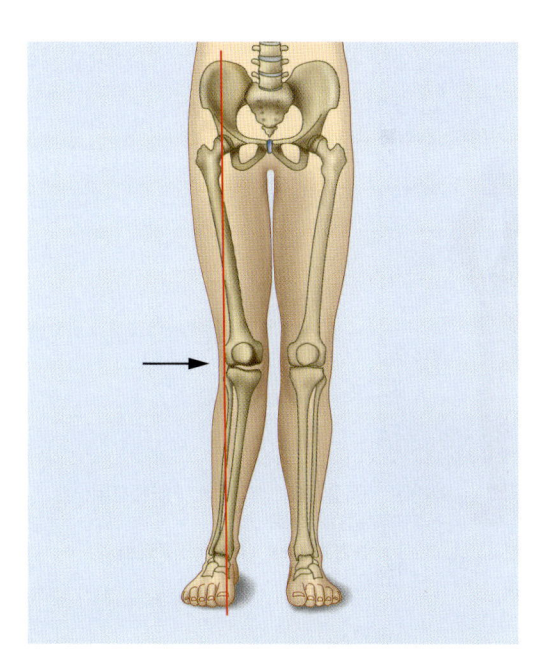

図2.74　下肢軸の外反（鉛直線が膝関節中心の外側を走る）

関節中心よりも外側に集まる。これらの力は回転中心の外側に位置するため、トルクを生み出す。

前額面における脛骨プラトーの傾斜にも変化が生じる。大腿骨顆部の滑り傾向が強まり、内側靱帯へのストレスが増し、膝関節外側の荷重支持面は極度に小さくなる。その結果、足関節における踵外反が生じ、内側への負荷が高まる。股関節では内旋と内転が強まる。下肢は機能的に短縮する。片側だけの変化により腰椎も側屈し、位置がずれる。

靴の内側を高くして下肢軸トレーニングを行うことで、外側方向へ反力を加え、膝関節を中心化することができる。この保存療法が成功しない場合は、手術を通じて下肢軸を是正する。

下肢軸の矯正
- 外反・内反ラインへの膝関節の矯正は、外側方向に向かって内側関節裂隙に手で力を加えることから始める。
- 股関節において大腿をわずかに屈曲および外旋させることで、膝関節の屈曲・伸展軸を股関節と足関節のそれに平行にすることができる。
- 母趾中足趾節関節下と踵の後方に対する触覚刺激は、負荷時における踵の内反と足前部の回内を励起し、その結果、横足弓と縦足弓が形成されるようになる。
- 座位や半端座位などにおいて、関節位置の変化を意識しながら部分負荷をかける（図2.75a-b）。

全負荷条件下における起立時および着座時の矯正（図2.76a-b）
- 矯正した姿勢で立脚筋組織をトレーニングし、特に立位から歩行への動作にこれを応用する。

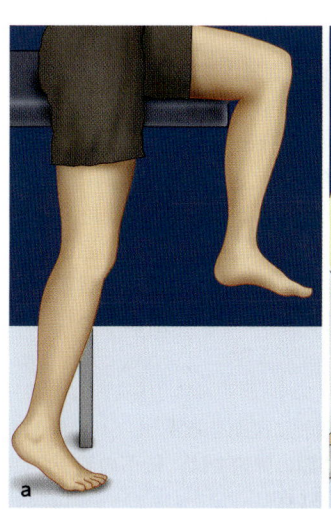

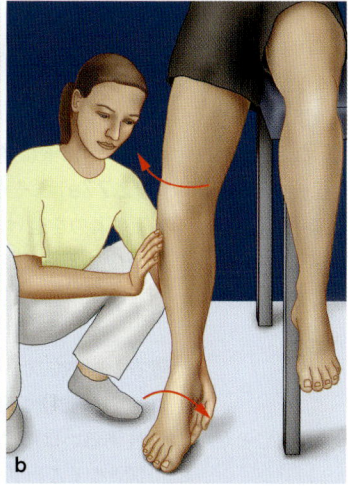

図2.75a-b
半端座位における下肢軸の是正
a 開始肢位
b 療法士による外反膝の矯正

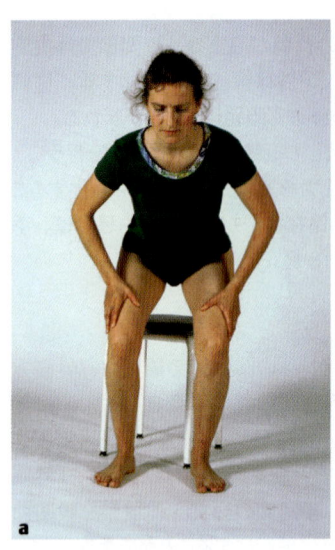

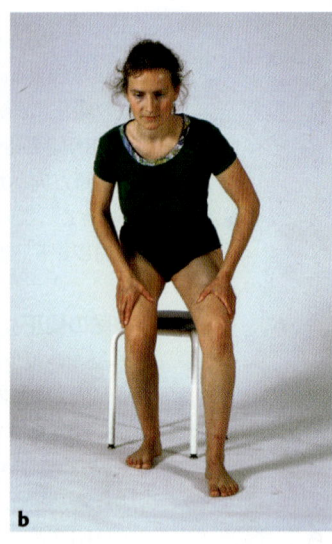

図2.76　修正した下肢軸を用いた起立と着席
a 左右対称　b ステップ位置

- 同時に会話する、トレイを運ぶ（デュアルタスク）、あるいはほかにも人のいる暗闇の中で移動する（マルチタスク）などの困難な状況下でも、矯正姿勢を維持するよう心がける。

日常機能における矯正
- 階段の昇降、アイロン台前の立位など
- 平坦でない地面や、テンポを変えるなどして、負荷や支持基底面を変化させることで、トレーニングの難易度を上昇

日常的運動／運動の推移（運動分析）
　量と質に注目して運動を観察する。質的側面には自発的な運動の速度も含まれる。その速度は環境、年齢、運動の経験、体格、あるいは目的により左右される。検査では特定の運動（歩行など）を指定したテンポ（ゆっくり、速くなど）で実行させることで、問題を発見することができる（10m歩行テスト、6分間テストなど、p.150を参照）。
　個人的な運動様式のどの構成要因が関節の誤負荷や過負荷を引き起こしたのかを分析する。

起立／着座
- 患者は手助けなしに着席し、再び起立することができるか？
- 肘掛けのあるいすを好むか？
- 低いいすにも問題なく座ることができるか？
- （立位に比べて）座位姿勢はどうか？
- 起立・着席時に両脚を使用しているか？
- 片脚の負荷を軽減する際、それを前に投げ出すか、後ろに引くか？

仕事で座っていることが多い場合、患者は職場環境を正確に説明し、そこでの典型的な活動パターンを例示するのが好ましい（可能なら職場の訪問も行う）。

例：股関節の屈曲が制限されている患者は、低いいすに座ることをいやがり、深く腰かけることは短時間しか許容しない。数分後にはいすの端に腰かけ、足をいすの下に置き、大腿部を床の方向に傾ける（図2.77a）。そうすることで、股関節が可動限界に近づくのを避けようとし、腰椎も代償的屈曲の量が減少する。くさび形クッションや高さの調節が可能ないすが、手軽な補助具となる（図2.77b）。

着衣と脱衣
- 患者は衣服の着脱に援助を必要としているか（脊柱あるいは股関節の障害では、靴下の着脱が問題となることが多い）？

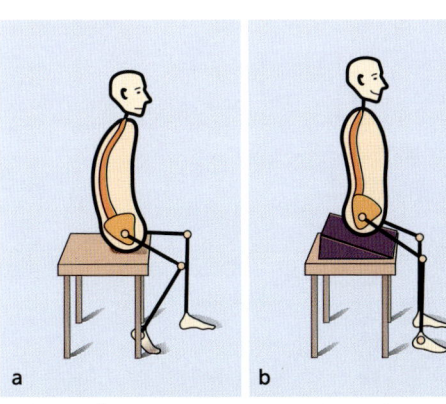

図 2.77a-b 座位姿勢　a 股関節の不十分な屈曲　b くさび形クッションの利用

- 患者は補助具(ソックスエイド、靴べら、松葉杖など)を利用しているか?
- 回避運動が確認できるか(肩痛患者はセーターの着脱時、脊柱屈曲と頭部前傾を示す)?

起床と就床(ベッド、治療台など)

- 患者はどのような中間段階(座位、側臥、背臥など)を利用しているか?
- 立ち上がるために補助(ベッドの取っ手など)が必要か?
- 患者は両側から起床できるか、それとも主に使う側が決まっているか?
- 身体部位の位置関係は適切か(脊椎手術後などに特に重要)?

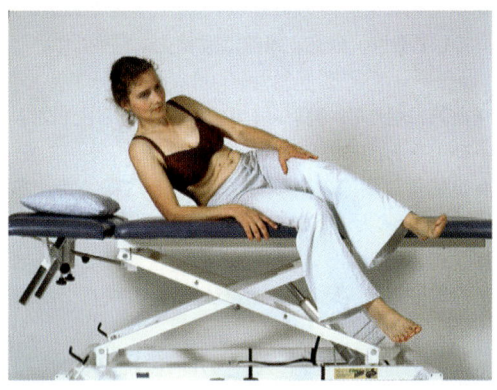

図 2.78 体幹の屈曲と回旋を組み合わせた起床と着床

通常、起床と就床は体幹の屈曲と回旋の複合を介して行われる(図 2.78)。

高齢者の大半では、脊柱の運動許容量が低下しているため、回旋が少なくなっている。

痛みや手術により、脊柱の耐性が低下していると、脊柱を安定させるため、一度側臥してから体を起こすことが多い。しかし、常にそのような動作を行う人はほとんどいない。

臥位における運動様式

臥位の運動様式の確認は、損傷した身体構造の保護のために特定の運動規則を厳守する必要がある術後患者にとって特に重要となる(椎間板手術や、人工股関節置換術など)。

- ベッド内での移動や背臥から側臥への回転で脊柱は安定しているか?
- 手術した脚に過度な負荷がかかっていないか?
- 手術した下肢の保護は十分か(人工股関節置換術後の内転と外旋の禁止)?

歩行の観察

特定の跛行パターンをもとに運動抑制と筋の持久力の低下を推察することができる。

例:
- トレンデレンブルグ徴候(図 2.79a):股関節外転筋の引きしめ作用により、立脚上の骨盤の安定性が確保される。外転筋が弱まれば、骨盤の対側が下がる。
- デュシェンヌ歩行(図 2.79b):上半身が立脚上に傾斜する。この重心移動により梃子のアームが短くなり、立脚の関節と筋に対する負荷が軽減する。

脊椎疾患患者の多くは、歩行時の回旋を避け、回避姿勢を取るようになる。この回避姿勢は立位においても見て取ることができる。肩に異常があるときも上肢の運動が欠如し、歩行に変化が現れ得る。

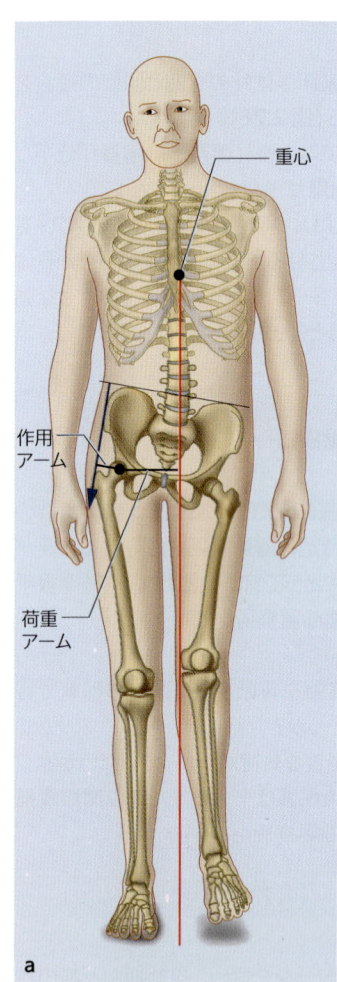

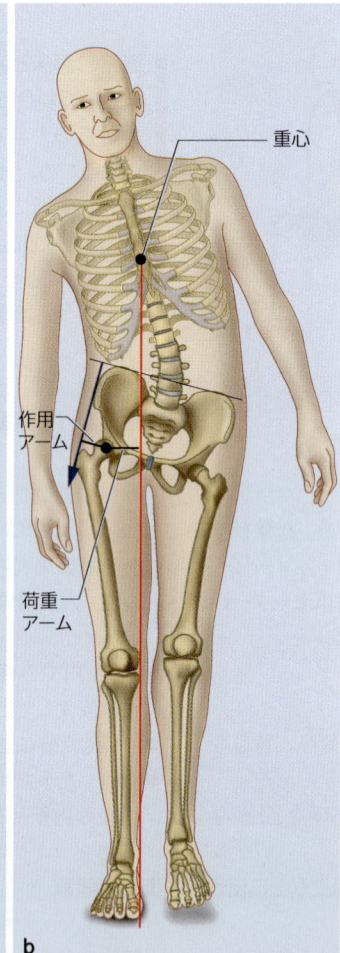

図2.79a-b 跛行のタイプ
a トレンデレンブルグ徴候：股関節外転筋の不全により骨盤対側が低下する。重心は立脚から遠ざかる。
b デュシェンヌ歩行：立脚側への上半身の傾斜により重心が立脚側に偏位する。立脚の荷重アームは短くなるため下肢に対する負担が軽減する。

　歩行の観察は療法士にとって非常に困難な課題である。連続的な運動を観察することは、静的な状態を観察するよりもはるかに難しい。

　歩行のテンポには個人的な差があり、さらに目的、環境、年齢、運動経験、体格、可動性などにより左右される。専門書では1分間の歩数を表す歩調（ケーデンス）という単位が利用されることが多い。Klein-Vogelbach（1995）によると、1分間に120歩が理想的な歩調だとされている。

8つの観察対象

- 歩調はどうか。
  ― 正常で効率的な歩調は1分およそ120歩であり、健全な交互運動を観察することができる。
  ― 歩調が明らかに低い場合は、歩行に伴う腕運動などが欠けている。
- 歩行時にも身体の機能的縦軸が垂直であるか？そして骨盤、胸郭、頭部は縦軸上に整列しているか？
- 前方に張りだす胸郭は、歩行方向に対し左右および上下方向に動いているか？
- 足幅は股関節の間隔よりも狭くなっているか、あるいはより大きく広がっているか（図2.80）？
- 歩幅はどのぐらいか（図2.81）？ 両踵の接地点の間隔を歩幅とし、通常は足の大きさの2-3倍になる。
- 歩行方向と足縦軸の向きの関係はどうか？ 解剖学的縦軸は、足が地面から離れるときに、左

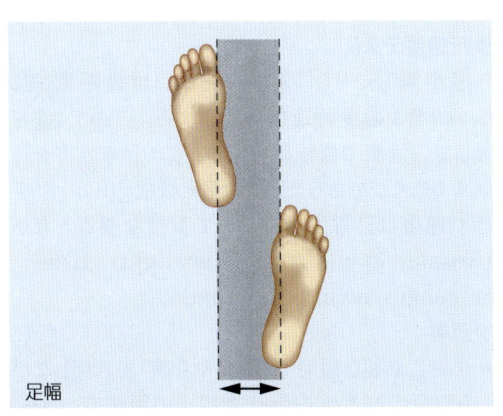

図 2.80 足幅

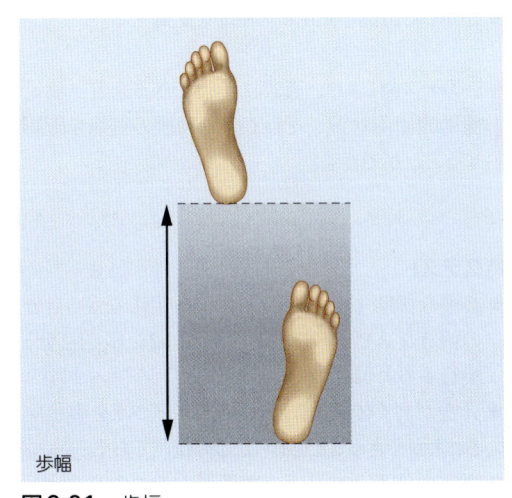

図 2.81 歩幅

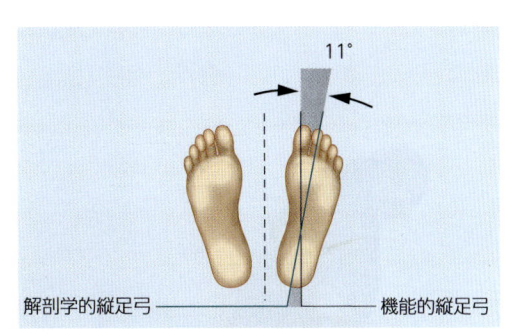

図 2.82 機能的および解剖学的縦足弓（足の縦軸）

右対照レベルからおよそ11度の生理的偏向を示す。機能的縦軸は歩行方向に一致する（図2.82）。
- 立脚および遊脚時における脚と骨盤の運動様式はどうか？
- 歩行時に腕が振られているか？ 歩行の観察は平坦な場所で始める。術後しばらく経過してからは、平坦でない場所で観察を行う。
  — 手術した関節は安定しているか？
  — 不慣れな場所でも、松葉杖を問題なく使えているか？
  — 歩行中に話すことができるか、物を持つことができるか（デュアルタスク）？
  — 同じ空間内をたくさんの人が歩き、ときには目の前を横切ったり、肩がぶつかったりする状況で、患者の歩調が乱れないか（マルチタスク）？
  — 患者は歩行時に補助器具を必要としているか？
  — 補助器具を使っていても、ドアを開閉することができるか？
  — ドアの開閉のような際に援助を必要とし、許容量以上の負荷が脚にかかっているか？

階段の昇降
- 患者は下肢を左右交互に動かして階段を昇降できるか？
- 運動の制限が目に見えるか？ 例えば、膝屈曲の許容量は階段の昇降に十分であるか？
- 代償戦略を利用しているか（階段を昇るとき、遊脚側を短縮するなど）？
- 補助器具を利用しているか？

歩行安定性の評価法
歩行安定性の評価を介して、日常における自立性を見極めることができる。しかし、本当に日常的なシーン（一般道における歩行など）とは条件が大きく異なり、セラピールームの環境は人工的であることが欠点となる。

"立って歩け"時間計測（図2.83）
このテストは、患者の運動性を第三者が評価するための標準的尺度として知られている（Podsiadlo & Richardson 1991）。このテストを短時間で実行できればできるほど、患者の運動性は高いものと見なされる。運動性が低いと、活動や

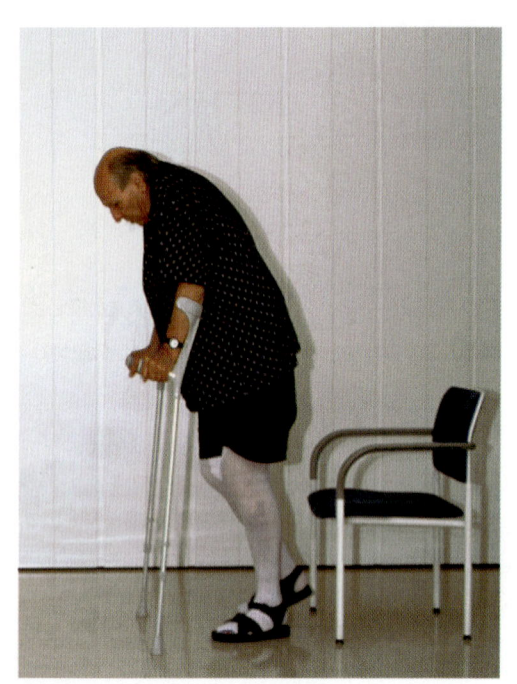

図2.83 「立って歩け」時間計測

社会参加に影響する（ICF；Shumway-Cook 1995, Masur 2000, www.igptr.ch/ass_nr_modifiedgetupandgo.htm）。
- 患者に肘掛けのあるいす（高さ46cm）から立ち上がり、3m歩行した後、振り返り、再び腰を下ろすように指示する。
- 起立の開始から再び席に着くまでの時間を計測する。
- 患者はしっかりとした靴を履き、歩行補助を普段使用している場合は、テストでもそれを利用する。
- 開始時、背中はいすの背もたれにつけ、腕は肘掛けに置き、補助具を手にした体勢で「スタート」の合図を与える。
- 援助なしに、患者は規定のコースを不安のない自分のペースで移動する。
- 健常者はこの運動に10秒も必要としない。

> 10-25秒かかる場合は、患者の日常生活能力は低下していると見なす。25秒以上の場合は転倒のリスクが極めて高く、第三者による介護が必要となる。

歩行速度テスト

短距離（5、10、20m）あるいは長距離（2、6、12分）の歩行速度を計測する。このテストを通じて、活動や機能障害レベルにおける障害を評価することができる（身体構造と機能、ICF）。歩行の速度は日常生活において重要な要素となる（Rossier et al. 2001, www.igptr.ch/ass_nr_gehgeschwindigkeit.htm）。

短距離
- 患者に必要な援助（補助具や介護）を利用しながら自分の好きなスピードで規定の距離（5、10、20m）を歩くように指示する。
- かかった時間と使用した補助を記録する。

> このテストにより、確実に歩行できる速度、歩行補助の使用状況、そして感覚障害の有無を確認することができる。

持久テスト

- 必要な援助（補助具や介護）を利用しながら自分の好きなスピードで規定の時間（2、6、12分）歩行するように指示する。
- 具合が悪くなった場合はいつでもテストを中止することができることをあらかじめ伝えておく。
- 規定の時間内に歩行した距離とその際必要とした援助を記録する。
- 患者がテストを中止した場合、そこまでの距離と時間を記録する（Rossier et al. 2001）。

身体能力を限界にまで追い込むことがないため、6分間のテストが最も頻繁に用いられる（www.igptr.ch/ass_kp_sixminutewalking-test.htm）。その際、廊下（歩行コース）は少なくとも33m以上必要であることが、一般に知られている（あるいはトレッドミルで代用）。

> 持久テストは心肺疾患患者に応用されることが多いが、疼痛患者のスタミナ評価法としても適している。

ティネッティ・テスト

5-10分間のティネッティ・テストを用いて、さまざまな状況における患者の転倒リスクを評価する（Masur 2000）。

評価表の各運動機能にはポイントが設定され、その合計は28ポイントとなる（**表2.5**）。ポイントが高ければ高いほど、患者の運動は確実であると見なす。成績は次の4つのグループに分類されている：
- 1-20ポイント：転倒リスクは極めて高い。
- 20-23ポイント：転倒リスクは高い。
- 24-27ポイント：転倒リスクは高くないが、ほかの障害（脚長差など）の可能性がある。
- 28ポイント：リスクや障害はない。

評価表はそれぞれ1ポイントあるいは2ポイントの値を有する20の項目を含んでいる。各項目は、転倒リスクのある日常生活の単純な行為に関する質問となっている。この評価法は臨床的印象を数値化するのに適してはいるが、すべての要因が網羅されているわけではない。例えば時間的制約、焦燥感、能力の過信などは頻繁に転倒の原因となるが、そうしたストレス条件下における転倒リスクは評価表に含まれていない。

> このテストは、主に老年医学や整形外科（下肢や脊椎の手術後など）で利用されている。

表2.5 ティネッティ・テストの評価表

機能	0ポイント	1ポイント	2ポイント
いす上の座位バランス	片側に傾く、いすの上で滑る	非常に安定	
起立	補助なしでは不可能	腕を使えば可能	腕を使うことなく可能
起立の試み	援助なしでは不可能	2度以上試みれば可能	1度で可能
起立直後のバランス（最初の5秒）	不確実（小さな歩幅、体幹の明確な揺れ）	確実だが補助が必要	補助なしで確実な立位
両足を揃えたときの立位バランス	不確実	確実だが両足の間隔は10cm以上、または補助が必要	両足は左右にそろい、安定
押し（両足を揃えた状態で検査者が手のひらで患者の胸骨を3回押す）	補助なしでは転倒	足の位置を変えるが転倒はしない	安定
目を閉じる（両足はできるだけ近くに揃える）	不確実	確実	
360度回転	■ 不連続なステップ ■ 不確実または補助が必要	■ 連続的な歩行 ■ 確実	
歩行の開始（指示後すぐに歩行）	ためらい	ためらいなし	
歩幅と足上げの高さ：右が遊脚	■ 左の立脚の前にこない ■ 右足が床から完全に離れない	■ 左の立脚の前 ■ 右足が床から完全に離れる	
歩幅と足上げの高さ：左が遊脚	■ 右の立脚の前にこない ■ 左足が床から完全に離れない	■ 右の立脚の前 ■ 左足が床から完全に離れる	
歩行の対称性	左右の歩幅が一定でない（目視）	左右の歩幅がほぼ同じ（目視）	
歩行の連続性	歩行中の停止や非連続性	歩行は連続的	
歩行の偏向（距離3m）	想定したラインからの明確な逸脱	軽度の偏向または補助の使用	補助なしで直線

表 2.5 ティネッティ・テストの評価表（続き）

機能	0ポイント	1ポイント	2ポイント
体幹安定性	補助なしでは明確な揺れ	揺れはないが体幹を曲げたり腕でバランスを取ったりする	揺れもなく、何かにつかまる必要もない
足幅	歩行時の足幅が広い	歩行時に両足が触れそうになる	
着座	不確実（距離の推測ができず、いすに落下）	腕を使う、または大きな動きをする	確実に自由に座ることができる

■日常生活における効率的な運動様式

かがみかたのトレーニング／持ち上げ運動

最適な運動は患者の体格、状況、そして可動性の総和により決定される。まず個人的なかがみ方を検査し、それを必要に応じて是正する。

2つのかがみ運動とその条件（図2.84）

水平的なかがみ運動
- 脊柱は動かさず、上半身を股関節から前方へ傾ける。
- 股関節には十分な屈曲能が求められる。
- 脊柱に垂直に重力がかかるため、脊柱起立筋は脊柱を安定させるために重力に逆らう作業をしなければならない。
- 上半身が長いと抗重力作業が増え、腰椎への負荷が上昇する。

垂直的なかがみ運動

体軸は垂直のまま、股関節と膝関節の屈曲を通じてかがむ。

股関節と膝関節の高い屈曲能と、足関節の良好な背屈能が前提条件となる。底屈量が不十分な場合、靴のヒールを高くすることで代償することができる。体軸がほぼ垂直になるため、膝関節の背側に非常に大きな荷重がかかる。そのため、膝関節にかかる負荷が大きく、大腿四頭筋がこれに対抗する必要がある。

短い上半身と、骨盤部の重さは、この体勢にとって不利に働く。体重の多くが後方に向くため、バランスを取るのが難しい。

上半身が短い人には水平方向の、上半身が長い人には垂直方向のかがみ方が適している。いずれのタイプも脊柱はニュートラル・ゼロ・ポジションで安定している。そのため脊柱を屈曲させるよりはそこにかかる負荷は少ない。

脊椎手術後の創傷治癒中、特に増殖相では脊柱を安定させることが不可欠である。手術をしていなくても、強度の構造損傷がある場合は、これらのかがみ方を利用するのがよい。通常、脊柱が健全な人はかがむ際に脊柱を動かす。この運動を予防的に禁止することには意味がない。健全な脊柱は、運動が動的に安定している限り、負荷に対処することができる。

セラピーにおいては一連の運動を分解し、例えば高いいすに座った状態で体軸を前傾するなど、各ステップを個別に練習する。その後、各ステップを組み合わせる。療法士による明確な指導が欠かせない。患者が一連の運動をマスターしたら、これを日常的な動作に応用する（図2.84）。

運動パターンの自動化が、日常的な動作（さまざまな場所にある重量物の反復的な持ち上げ動作など）の前提となる。重量物は体の近くで運ぶと、その重量が減少する。重量物が体から遠ければ遠いほど、作用アームが長くなる。

次に、例えば歯みがき、食器洗い、アイロンがけ、掃除機などをしながら安定した脊柱の前傾を行う、あるいは片手で物を持ち上げるなど、一連の運動をさまざまな状況で実行する。

最後に、療法士が患者に例えば治療台のシーツを持ってくるように頼み、その様子を観察する。このときセラピーで練習したかがみかたなどが正しく行われないことがあるが、それはその運動方法がまだ自動化していないからである。人は誰でも、独自の運動パターンを記憶している。これを修正するには時間がかかり、患者自身のモチベーションも高くなければならない。

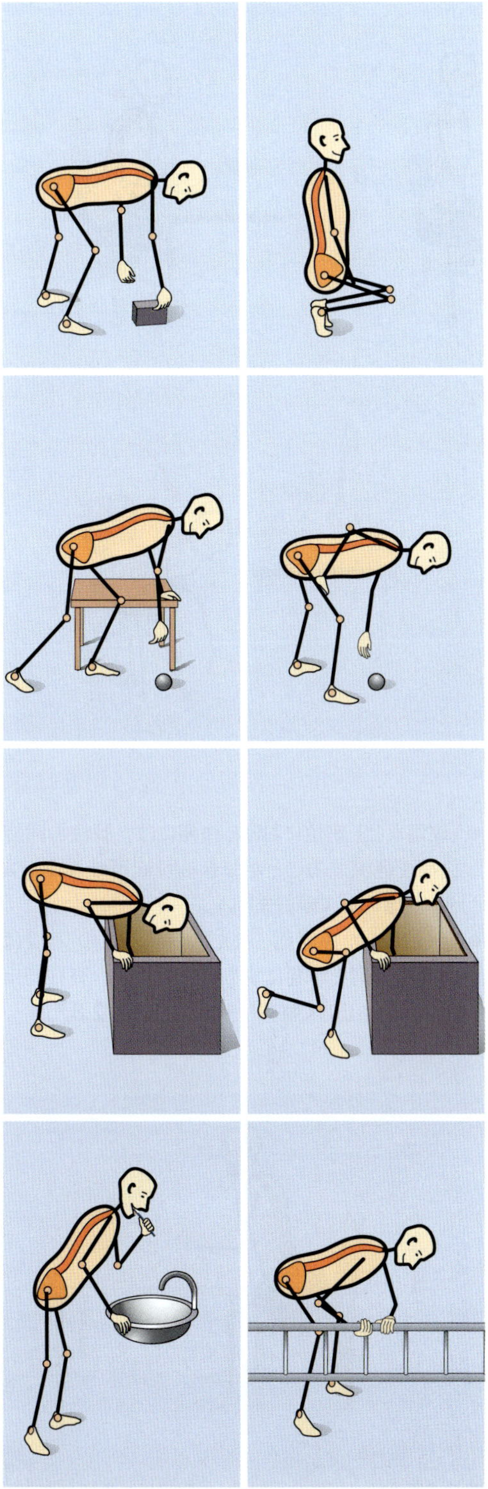

自身の運動を修正するために、患者は認識可能な基準を必要としている。そのため、患者に対して腹部距離（恥骨結合とへそ、へそと頸静脈窩の距離）などを説明し、それが変化してはならないことを意識させる必要がある。

　通常のかがみ運動には脊柱の弾性と屈曲能、そして脊柱起立筋と背側大腿筋の弾性が求められる。よく制御された伸筋の遠心性伸張能が安定した運動を可能とする。痛みの消失後、あるいは増殖相（およそ21日目）が終了した後、負荷に対して脊柱を慣れさせ始める。負荷を次第に高めることで背側の筋組織の弾性を高める。

　その効果を確認するために、立位での前かがみにおける指床間距離を計測する（2.2章を参照）。ただしこの簡易テストは機能障害レベルではなく、活動レベルの検査であるため、身体障害や運動の質の評価には用いることができない。したがってこのテストはセラピーの前後における運動能力の検査に適している。

　患者が足に手が届くようになって初めて、日常生活（着衣、入浴など）における自立が高まる。

> 活動レベルにおける機能テストでは、特定の身体構造を検査することができない。成績が向上すると、日常における運動に対する意欲が向上し、その結果として自立性も高まる。

座位における運動様式
座位姿勢の矯正

- 最適ないすの高さ：股関節は膝関節よりも高くする。
- 身体の縦軸を垂直にすることで、ニュートラル・ゼロ・ポジションにおける脊柱の安定化を容易にする。
- 両足間および膝関節間の距離は骨盤の幅よりも広くとる。股関節が水平に外転するため、（デスクで手紙を書く際など）体軸の前傾が容易となる（図2.85）。
- 足を膝関節よりも前に置くことで、支持面を前方に拡大する。

上記のような静的な座位姿勢の習得後、それをさ

図 2.84　日常運動における水平的および垂直的なかがみ運動

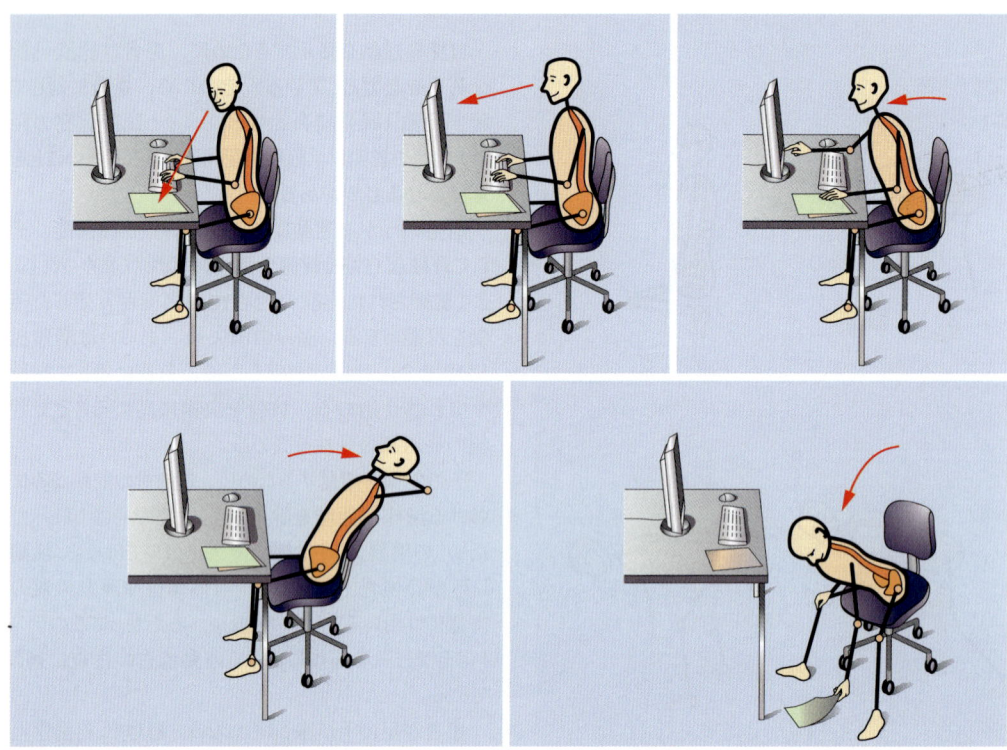

図 2.85　職場における座位機能

まざまな状況（テーブル脇、さまざまないすの種類など）および動的な活動（体軸の前傾や後傾、前方の物体をつかむ、横方向への体重移動など）に応用する（図 2.86）。

例：姿勢の修正に効果的な座席
- 高さの調節が可能ないすは、個人的な体格や職場状況に適応できる。
- （職場など）座位における作業には、脊柱の回旋負荷を軽減することができる回転可能なキャスター付きのいすが好ましい。
- 軽く前傾した座席面、またはくさび形クッションは腰椎の前弯を容易にする。そのため、脊柱のほかの部分も正しく整列しやすくなる（図 2.87）。

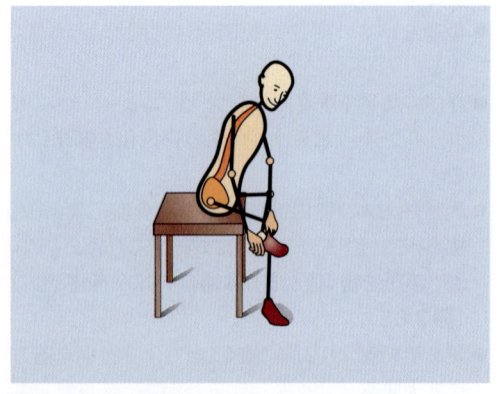

図 2.86　矯正した座位における靴下の着衣

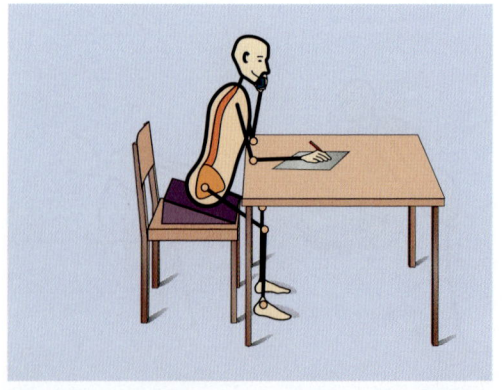

図 2.87　くさび形クッションを利用した腰椎の前弯。ほかの脊柱部位は体幹軸上に整列。

> 例外：腰椎下部の可動性が大きく亢進している場合や胸腰移行部の伸展許容が低下している場合は、くさび形クッションを使用してはならない。

- 肘掛けは、脊柱にかかる腕の重量負荷を軽減する。
- 起立補助：立って行う作業を可能とする高さまで調節が可能ないすを使用する。キャスターや半円形の脚先は、仕事環境への適応が容易。
- ボール上に座ることは、筋組織を疲労から保護する。不安定な支持基底面上での小さな運動は、関節の位置変化に対する適応や反射的な重心維持運動を促進するため、静的かつ持続的負荷を避けることに役立つ。

> 座位でも脊柱が常に垂直であるわけではない。最大限の屈曲も短時間なら、脊柱の障害になることはない。
> 大切なのは、身体が垂直位になるための前提条件を満たしていること、および肢位の変化が可能なことである。
> 誤った形で固定された身体部位では、そこにかかる負荷が変化せずに一方的となる。

効率的な運動様式に関するヒント

　運動様式の変化を日常生活に応用するのは容易なことではなく、患者の学習能力にとって高いハードルとなる。姿勢の「矯正」には患者自身のモチベーションが欠かせず、常に成功するとも限らない。運動様式はボディランゲージの一部でもある。

　職場などの環境によっては、最適な適応が不可能なこともある。そのような場合、療法士が職場を訪問・観察することも有意義である。それが不可能な場合は、仕事でどのような動作が必要とされているか、患者自身が実例を示しながら説明する。その情報をもとに、患者が普段必要としている運動パターンを具体的に練習する（例えば仕事でペンキを塗る必要がある患者は、頭上での作業を避けることはできない）。

　胸椎の運動性の低下や胸郭上における肩甲骨の安定性の欠如が肩部障害の原因になっている場合、それら障害に個別に対処し、その後日常場面に応用する。

> 単純なヒントで「日ごろの正しい姿勢と運動」を改善させることができる。

例：
- 常に立って作業をする必要のある患者は、いつも同じ靴を履くのではなく、頻繁に交換するのがいい。
- 慢性的に膝を過伸展している場合は、ヒールが高めの靴を履く。
- 座業では、時折体を伸ばす。
- 例えば座位で頭部重量を両手で支えるなど、身体部位の重量を何かで支えることで筋の静的・持続的負荷を軽減することができる。
- 散歩中、両手を上着のポケットに入れることで腕の重量を軽減することができる。
- 歩行時、両手を腰に当てることで重心が後ろにより、そのため背側筋組織のストレスが軽減する。
- 衣服などの着脱に長い靴べらなどの補助具を用いる。靴に手が届きにくい場合は、着脱の際に腰かける。

　回避運動は運動様式の変化の一種であり、機能不全の存在の徴候であるため、理学療法の一環として観察し、解釈しなければならない。この種の運動は身体の保護として発生し、痛みの軽減と組織の負荷軽減に役立つ。

> 特定の条件下では回避運動は有意義でもある。しかし、常にほかの組織に過剰な負担がかかるため、回避運動は不可逆的な機能障害においてのみ許容するべきである。

　つまり、ある障害が治癒可能かあるいは不可逆的であるかを検査することが重要となる。セラピーでは最善の代償方法を見つける必要がある。例えば股関節の関節症では、デュシェンヌ型の負荷軽減跛行が常時必要となることが多い（2.1章を参照）。

　機能障害（可動性の低下など）が治癒した場合、回避運動の解消を開始する。回避運動を行う期間が長びけば、個人的な運動パターンとして記憶されてしまい、そのため正常運動への是正にも時間がかかる。手を使った矯正などの明らかな触覚刺激や言葉による介入で回避運動の流れを中断することが、その解消に有効である。

まとめ：運動様式の変化

- 運動様式は個人により異なり、運動系の性能に左右される。
- 身体耐性の変化も運動様式に影響する。身体は無意識のうちに耐性の低下を補う戦略を立てる。
- 負荷軽減運動は自然な現象であり、有益であることも多い。これに治療介入することは、そうした運動が不必要にもかかわらず存続している場合に限られる。
- 患者自身のモチベーションが高くない限り、治療を通じた運動様式の変化を期待することはできない。そのため、治療の目的は患者の目的と一致していなくてはならない。
- 患者に対し日常生活でどのような運動をするべきか説明するばかりで、それを体験させることのない理学療法士が多い。しかし日常的な運動機能を体験させて初めて、患者は自身の能力に対する信頼を取り戻すことができるようになる。
- 療法士は習得した効率的でより好ましいはずの運動が、患者の体調を向上させ、疼痛回避戦略として奏功し、身体能力の増強につながっているか確認する。
- 運動様式の変化も運動系にとっては一種の学習過程である。運動能力の再学習を支援することが、理学療法士の役割の1つである。
- 理学療法士はセラピーにおいて、神経系の可塑性に直接的にあるいは間接的に関連している要因に留意しなければならない。そして患者の目的と心理社会的状況、ならびに運動パターンの変化を引き起こした生物学的および機械的な原因も考慮に入れた個人的なセラピー計画を立てる。エクササイズと実生活が似ていれば似ているほど、学習は確かなものとなる。
- 生体力学的条件や患者の体質も運動様式を決定づける要因となる。行動と体験は相互に影響する。
- 運動様式は個人的な身体表現である。運動表現は感情により左右される。痛みや負傷に対する不安は運動表現を抑圧し、運動不安を引き起こす。
- 運動様式に介入する療法士は運動学習の仕組みを考慮する。新しい運動戦略の学習過程は認知相と連合相と自動化相の3つの段階に区分することができる。自動化相において、患者は苦労なくさまざまなプロセスに注意を向け、どの運動戦略を選択すべきか理解できるようになる。したがってこの相が学習の目標となる。
- 療法士による援助が多すぎると、学習過程にある患者の集中が途切れてしまう。したがって療法士の援助は必要最小限にとどめる。
- 患者の関心は運動の目的に向いていなければならない。運動のタイミングはこの目的に則して調節される。
- 患者への指示も運動の目的を明確にしたものでなければならない。患者は「何をしてはいけないか」ではなく、「何をすべきか」を理解する必要がある。
- 運動様式の観察を通じて、療法士は日常における運動の効率、精度、成果を評価する。
- 運動系の協調が運動様式を左右するため、観察の際は協調性を重視する。協調性は計測が不可能であるため、協調性および運動の質の検査に用いることができる標準的テスト法は存在していない。
- 活動レベル（ICF）に関する標準テストを利用して、運動系の性能や患者の日常生活能力を検査することができる。一連の運動における運動性、歩行の確かさ、転倒リスク、姿勢制御などがこれに含まれる：
  ― 姿勢制御：ストループテストとファンクショナルリーチテスト
  ― 歩行速度：5、10、または20mの歩行テスト
  ― 歩行耐久性：3、6、12分の歩行テスト
  ― 患者の運動性：「立って歩け」時間計測
  ― 転倒リスク：ティネッティ・テスト

3 静的症候群と機能障害

3. 1 概要：
静的症候群と機能障害　159

3. 2 姿勢異常　163

3. 3 脊椎症候群　173

3. 4 腱障害（腱付着部症）　208

3. 5 肩部腱障害　213

3. 6 棘上筋腱障害　215

3. 7 手伸筋腱障害
（テニス肘）　221

3. 8 下腿三頭筋（アキレス腱）の
腱障害　224

3. 9 神経絞扼症候群と
神経障害　229

3.10 上肢の神経絞扼症候群と
神経障害　247

3 静的症候群（姿勢に関連する症候群）と機能障害

3.1 概要：静的症候群と機能障害

静的な姿勢に起因する症候群（静的症候群）と機能障害は多岐にわたる。小児期や青年期における症候群は病理的障害ではなく、姿勢の偏位に起因している場合が多い。全身的な先天的過可動性は、姿勢不良を促進する。テレビやコンピュータの前に長時間座り続けることで運動が不足し、成長期にある運動系に悪影響が現れる。

姿勢不良と非効率的な運動による過負荷は長期間代償することができるが、最終的には痛みを伴う構造損傷を引き起こす。

小児における姿勢偏位は学校での身体検査などを通じて偶然発見されることも少なくない。

小児期や青年期における早期発見により、潜在的な障害発生の予防策を講じることができる。通常、まだ具体的な障害が発生していないため、若年患者の多くはセラピーの必要性を理解しない。そのため理学療法士は患者を説得する能力が必要になる。

姿勢不良や非効率的な運動による過剰なあるいは過小な負荷は運動系全体に影響し、痛みの原因となる。

痛みに対する対症療法に加えて、その原因の追及と治療が欠かせない。

●静的症候群と機能障害の理学療法検査

■問診

早期に姿勢の異常が発見された小児を除いて、ほとんどの静的症候群患者は痛みが発生して初めて治療に訪れる。この場合、日常生活の障害となる痛みを解消するという明確な目的があるため、患者は治療に前向きであることが多い。

痛みの原因を取り除くには患者の運動様式に変化を加える必要がある。しかしそのためには患者自身が運動学習プロセス克服の困難さを理解していなければならないため、セラピーでは患者の啓蒙が極めて重要となる。

例外的に疼痛症状が急性のケースもあるが、通常は痛みの発生する状況や原因が不明瞭であることが多い。痛みを治療しなかった場合、慢性障害に発展するリスクが高まる。

■体形と姿勢の異常

静的症候群や機能障害では、まず体形や姿勢の異常を検査することが重要である：

- 体重の不均衡な分布は、過負荷反応を引き起こす。

例：腹部重量が重いと腰椎の前弯が亢進する。腰部の伸筋が短縮し、腰椎運動分節が恒常的に伸展した位置にとどまる。

- 身体横幅のバランスが崩れていると、特定の筋における支持作業が増加する。

例：肩甲帯の幅が狭く胸郭が大きい場合、上肢が垂下できず重力にさらされるため、持続的な外転が生じる。

- 姿勢は精神状態を表し、ボディランゲージを構成する要素である。

例：

- 自身の身体と調和している人物は、正しい姿勢を取る傾向が高まる。

- 不幸なあるいは心配性な人は、社会から一歩身を引くため、肩をすくめ、胸椎と頸椎を縮める傾向がある。
- 慢性疼痛症候群患者には常に姿勢の変化が現れる。

■ 皮膚と皮下組織

特定の領域における筋緊張や可動性の変化により、皮膚の動きも低下する。

例：腰部伸筋が短縮していると、腰椎領域における皮膚と皮下組織の可動性も低下する。

脊柱運動分節における機能障害は、神経後枝の支配下にある皮膚と皮下組織の可動性の変化を引き起こす（5章、図5.42）。

■ 靱帯

一方的な負荷により生じる力は靱帯にとってストレスになる。可動性の亢進した脊柱部位は靱帯痛を誘発する。

例：腰仙移行部の可動性が亢進すると、腸腰靱帯にストレスがかかる。触診すると腸腰靱帯に圧痛があり、それが約20秒後に増強し、臀部、ときには鼠径部にまで痛みを放散する。

■ 筋組織

- 一方的な負荷は筋緊張の変化を促す。持続的な静的負荷は筋腹におけるトリガーポイントや腱における圧痛点（テンダーポイント）の発生を助長する。代謝状況も変化し、筋の耐性が低下する。

例：肩甲帯が狭く、胸郭が大きい場合、棘上筋と三角筋の筋緊張が上昇する。トリガーポイントとテンダーポイントおよび腱付着部の炎症が外転時の痛みを誘発し、遠心性負荷がこの痛みを増強する。

- 偏った姿勢は可動性と運動様式の変化を引き起こし、特定筋群の短縮に発展する。拮抗筋の活性は反射的に弱まる。また、短縮した筋の力と協調性も大きく損なわれる。

こうした筋バランスの変化がさらに可動性と運動様式の変化を助長し、悪循環が始まる。

■ 可動性

- 姿勢偏位と体格により作用する力が一方的となり、自動的および他動的可動性に変化が生じる。
- 可動性が低下した部位は近隣部位における可動性の亢進を促進する。

例：
- 胸椎後弯の増加は中部頸椎や肩関節の可動性を亢進させる。
- 脊柱の各運動分節には蓋板や底板など、いくつかの傾斜面が含まれる。そのため椎体の位置が変化すると、斜め応力が増加することがある。腰椎の前弯が増大すると仙骨が前方に傾く（図3.1a-b）。傾向としてL5椎体は腹尾側方向に移動する。椎間関節に対する圧力は強まり、当該運動分節は持続的に伸展した状態になる。腰部伸筋の弾性が不足することで運動分節の屈曲能が失われ、脊椎すべり症に発展することもある。腰椎前弯の亢進と同時に股関節の屈筋が短縮することで腰椎が過剰運動性になることも多い。

■ 運動様式

- 痛みが回避運動を誘発し、回避運動が過負荷を引き起こす。

例：棘上筋腱付着部の炎症により肩の外転時に疼痛弧が生じる。その結果、場合によっては肩甲上腕リズムが変化し、その際生じる下部僧帽筋または肩甲挙筋の筋緊張の変化が頸椎に機能障害を誘発する。

- 身体各部の幅および体重の不均衡は非効率的な運動の原因となる。

例：非常に太い大腿により歩行の際の足幅が広がる。同時に左右股関節の中心間距離が短い場合、膝関節中心の内側に歩くたびに重力がかかる。結果、下肢軸の外反が強まる。

- 胸部が重いと胸椎の後弯が進み、直立能力が弱まる。
- 胸椎の運動性が低下した状態における頭上作業は腰椎の伸展を亢進する。

3.1 概要：静的症候群と機能障害　161

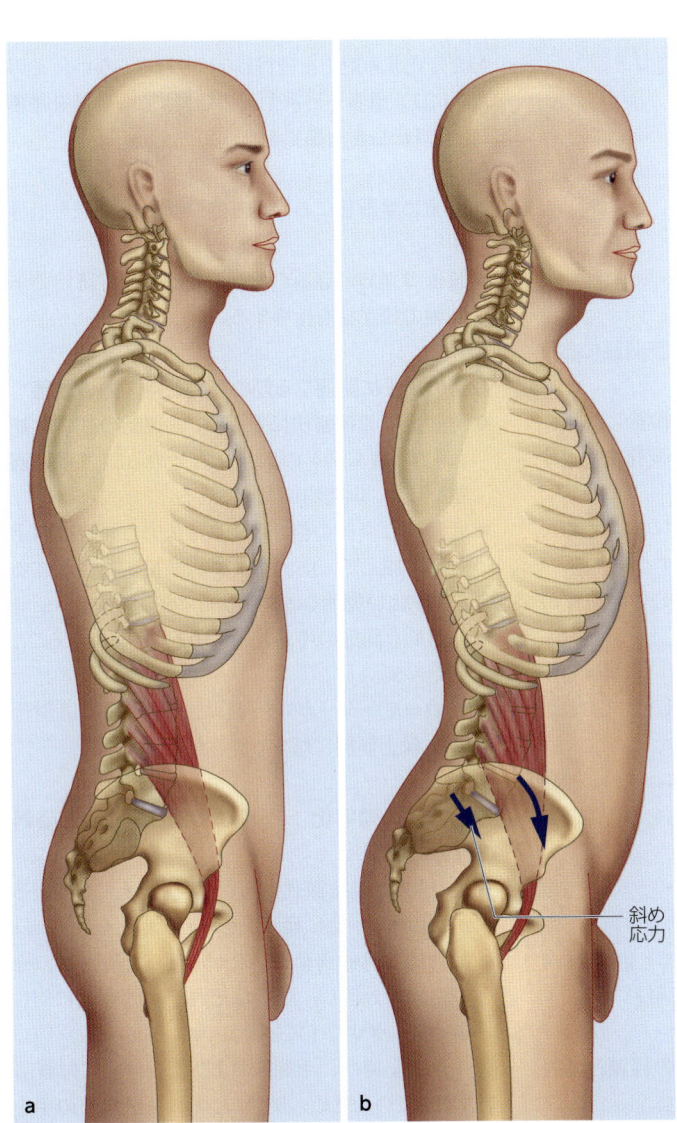

図3.1a-b　腸腰筋と仙骨基底部に対する腰椎前弯の影響
a　正常
b　前弯の増強：仙骨基底部の前傾が強まり、腸腰筋が短縮する

斜め応力

■ その他のテスト

- 末梢神経組織は、筋や筋膜の緊張により、その可動性が損なわれることがある。

> しびれなどの感覚異常がある場合は、神経の関与を疑うことができる。

- モビリティテストとストレステストを用いて神経構造の可動性を検査する。
- 胸部が重いと斜角筋の緊張が上昇し、斜角筋隙から出る腕神経叢を刺激することがある。

●静的症候群と機能障害の理学療法

■ 目的と処置

身体構造と機能（機能障害）

可動性の低下した脊柱部位および四肢関節における可動性の維持
- 姿勢と体格の異常は脊柱や四肢の関節に作用するさまざまな力に起因する可動性の変化を促進する。
- 特定の徒手関節テクニックや筋テクニックにより、身体構造の弾性を維持および改善する。
- 自己モビライゼーションの学習を通じて可動性の改善に努める。
- 神経に接する筋の筋緊張が持続的に上昇することなどにより、神経構造の滑性が低下することがある。
- 特定の神経モビライゼーションテクニックは、神経の可動性と神経内結合組織の弾性を改善することができる。

安楽臥位と安楽肢位
　負荷を軽減する臥位や肢位を通じて、非効率的な体格で生じる身体への過剰な負荷を軽減する。

過負荷状態にある組織における負荷の軽減と炎症の解消による痛みの緩和
- 持続的な筋緊張の上昇は、腱付着部や筋腱移行部における炎症を引き起こす。
- 局所的炎症を解消するために、圧迫法、横断摩擦、超音波、温湿布などを利用する。しかしこれらはいずれも対症療法であり、痛みや過負荷の原因は別途検査し、治療しなければならない。

活動

能動的姿勢制御の改善：身体部位の体軸上の整列
　患者は、日常生活において、自発的に無理なく姿勢を修正する能力を習得しなければならない。そのためには、患者が日常生活で頻繁にとる姿勢を基準として修正法を指導する。

例：
- 児童に学習机における座位姿勢の修正法を指導する。
- 膝蓋骨領域に痛みのある小児に階段昇降時の下肢軸の修正法を指導する。

姿勢の矯正に関連する筋の筋力と持久力の改善
- 可動性の改善療法に平行して、運動の基本性能（筋力と持久力）の向上にも努める。患者に宿題を与え、規則的に実行させる。
- 能動的な姿勢の修正により持久力も同時に向上する。加えて、筋内および筋間協調を促進する静的および動的なエクササイズを実行する。
- 能動的な関節の中心化により負荷を軽減することができる。

例：ローテーターカフを介した上腕骨頭の尾側化により、棘上筋腱に対する負荷が軽減する。

運動様式の効率化：不良な姿勢と修正した姿勢の違いの認識
- どのような運動様式が過負荷を引き起こしているか、患者に早急に理解させ、その変化を促す。
- 持続的な静的負荷につながる偏った活動は、その要素に分解し、患者はそれぞれの要素に対し動的なエクササイズを行う。

例：ある秘書は、手関節および指の伸筋に付着部炎を有していたため、時折コンピュータ作業の手を休め、手関節と指の屈筋のストレッチと胸椎および頸椎のセルフモビライゼーションを行った。この能動的な修正は机に腕をのせた状態で行うのが最も容易だったため、いすに腰かけたまま実行した。

参加

正しい姿勢の価値の認識
- 正しい姿勢の価値を認識することが、自発的な姿勢修正の前提となる。
- 精神的苦痛により姿勢が悪化していることもある。その場合は、理学療法では介入できない。

精神的苦痛は慢性疼痛患者において特に重要な意味を持つ。

心理学者などを含むチームを構成し、治療に努める必要がある。

- 成長が極めて早く、同年代の児童よりもはるかに大きい若年者は、自分を小さく見せようとして猫背になる。背臥位や座位でモビライゼーションやストレッチを行うことで、成長を阻害する形で働いていた固定位を解消する。姿勢の自己修正は、一人で自宅で行うことができる。
- 「大人になること」の良さを理解することで、上記のような青年のコンプレックスは軽減することがある。そのためには両親の積極的な関与が求められる。
- 悪い姿勢にはない正しい姿勢が持つ美しさ（美的側面）も患者のモチベーションとなる。

患者自身による自主的な矯正
- 姿勢が悪くても障害は発生していない場合が多いので、自主的な矯正に対するモチベーションを維持することは難しい。
- 自宅でのエクササイズを指導する場合、その反復回数と実行時間を厳密に指定することが重要である。
- ポジティブなフィードバックは患者のやる気を向上させるため、定期的にセルフエクササイズの成果を確認する。
- 生体力学的変化と痛みや過負荷の関連を患者に説明する。
- 疼痛患者の場合、その苦しみがエクササイズに対するモチベーションを高めることもあるが、そのためには患者自身がエクササイズを心地よく、効果があるものと感じていなければならない。

3.2 姿勢異常

■ 定義

S字形の脊柱が正常な直立姿勢の基準と理解されている（図3.2a）。身体の各部位が整列している場合、姿勢は効率的であると言える。各部位の並びがこの基準から外れている場合、姿勢に異常があるとみなす。姿勢偏位はさまざまなレベルに現れる。

以下では、脊柱の異常を例示し、それにより引き起こされる姿勢の偏位を説明する：
- 円背（図3.2b）
- 凹円背（図3.2c）
- 平背（図3.2d）

■ 原因と発症

姿勢が変化すると、身体に加わる力にも変化が生じる。そのため、姿勢の偏位により身体に構造変化や過負荷反応が現れる。

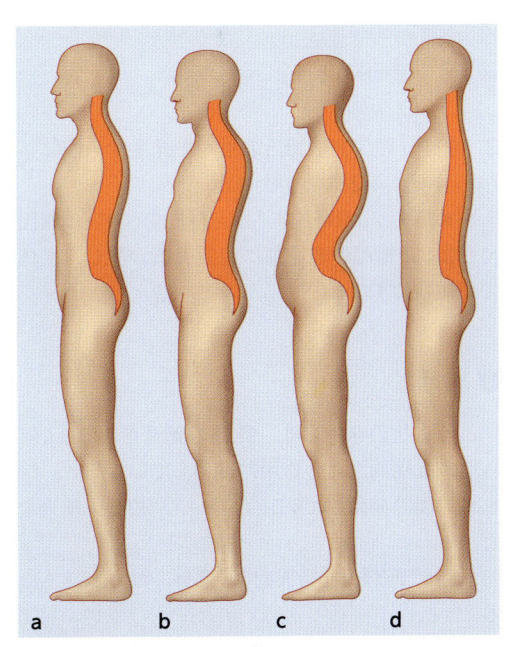

図3.2a-d　脊柱のタイプ
a　正常　b　円背　c　凹円背　d　平背

例：
1. 腰仙移行部
　仙骨基底部は第5腰椎に対し傾斜面をなす。その傾斜が強まると、前方にずれ落ちる力（斜め応力）が強まる。L5とS1間の関節面の前方にこの力が集中する。こうして高まった圧力負荷が脊椎関節症の原因となる（図3.3）。

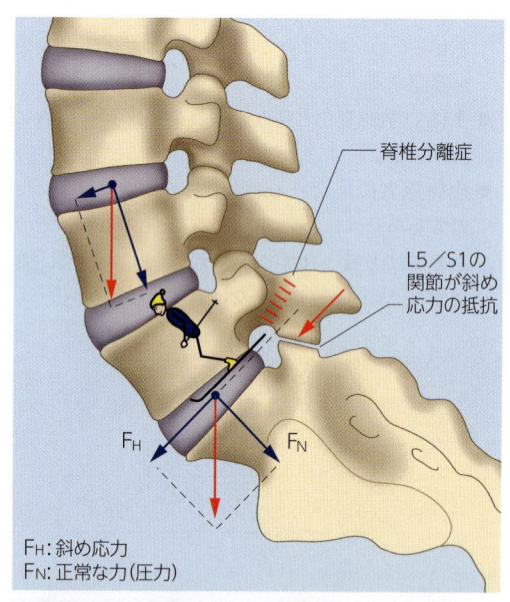

図3.3　腰仙移行部に生じる斜め応力

F_H：斜め応力
F_N：正常な力（圧力）

2. 脊椎分離症（主にL5の椎弓で発生する椎体接続の分断；4.2章を参照）：
　斜め応力がより増加すると、脊椎すべり症の原因にもなる。椎弓の連絡部に疲労骨折が生じ、椎体が腹尾側にずれる。

■ 診断

　この症状の発生には、姿勢の異常だけでなく何らかの機械的な力の作用が関与しているため、診察時に偶然発見されることが多い（学校身体検査など）。
　両親が子どもの「特異的な」姿勢に気づくこともある。

■ 治療

- 理学療法
- 姿勢トレーニング（学校内で行われることもある）

● 姿勢異常の理学療法検査

■ 円背

> 円背は平背が構造的に変形した結果である場合も、ほかの疾患（ショイエルマン病、ベヒテレフ病、骨粗しょう症など）により引き起こされている場合もある。円背では運動許容が乏しくなる。単なる姿勢不良とは異なり、是正するのはほぼ不可能である。

体形と姿勢の異常

- 骨盤の腹側傾斜は15度以内であるため、近位側から見た股関節は伸展位にある大腿骨頭が腹側に偏っている。股関節は外旋する傾向にあり、腰椎の前弯が減少する。
- 胸椎の後弯が亢進している。
- 胸郭と頭部の所見は凹円背と同様になる。

筋組織

下記の筋に反応性の過緊張が現れる：
- 股関節屈筋（特に腸腰筋）：骨盤・胸郭軸の後傾が原因となる。大腿直筋、縫工筋、大腿筋膜張筋が、骨盤が大腿骨頭上を背側に滑ることを阻止する。
- 腹筋：胸郭軸が後方に傾くため。
- 胸郭および頸椎部のその他の筋：凹円背を参照。

筋の短縮

- 股関節伸筋：特にハムストリングス
- 股関節外旋筋：大腿骨頭の前方への偏位、およびそれに伴う伸展軸および屈曲軸に対する筋組織の後置が原因

- 腹筋：腰椎前弯の減少と胸椎後弯の亢進が原因
- 胸郭および頸椎部の筋組織：凹円背を参照

筋力

上記短縮筋、腰椎伸筋、そして頸部腹側の筋の筋力が失われる。

可動性

脊柱
- 多くの場合、脊柱全体の可動性が亢進している。
- 腰椎と胸椎の伸展が部分的に強直していることもある。
- 後弯が亢進しているため、肋骨関節の可動性は制限される。
- 腰椎では背尾側に荷重がかかる（凹円背を参照）。

股関節
- 股関節伸筋が短縮しているため、股関節の可動域が制限される。
- 外旋筋の短縮により内旋の可動域が制限される。

肩関節
凹円背を参照。

■ 凹円背

体形と姿勢の異常

- 矢状面に姿勢の偏位が現れる。生理的前弯と後弯が強まり、頭尾側方向に移動しているケースもある。
- 骨盤の縦軸は15度以上前方に傾いている。そのため股関節の近位側が屈曲位にある。大腿骨頭は関節窩の後方に位置するため、股関節は内旋する。骨盤の偏位により筋線維の大部分が運動軸に対して腹側に作用するため、中殿筋の内旋機能が強まる。仙骨はほぼ水平であり、恥骨結合は深く位置し、腰椎前弯は亢進している。前弯の頂点はL3／L4の高さではなく、ほとんどの場合それより高く位置する。
- 胸郭の縦軸は後傾する。胸椎の中部および上部において特に後弯が強く、胸郭経が矢状面では拡大している一方、前額面では縮小していることも多い。その結果、肩甲帯の位置も変化する。前額面における胸郭経が縮小しているため、肩甲骨の接触面が減少している。そのため肩甲帯は前下方向にずれる。
- 身体は支持基底面の中央に体重を置くことでバランスを保つことができる。そのため頭部が支持基底面の中心に位置するように、胸郭に比べて大きく前方に偏位する。
- 頸椎の中部および下部では前弯が亢進する。頂点はC3／C4の高さより低くなり、通常はC5／C6の位置になる。視線を前に向けるために、環椎後頭関節が前弯を相殺する。

筋組織

筋緊張が比較的上昇している筋
- 股関節の伸筋と外旋筋：骨盤軸の前傾と股関節の内旋位が原因。
- 腹筋：胸郭軸が後傾しているため、上部腹筋の筋緊張が上昇する。
- 肩甲骨間筋：肩甲帯が前下方向に偏位しているため。
- 背側および腹側の頸部筋：頸部の筋群は頭部と頸部および肩甲帯間を連絡するため、肩甲帯の偏位は筋緊張の変化を引き起こす。

> 上記筋緊張の上昇は慢性化することもある。

筋の短縮
- 股関節屈筋：腸腰筋、大腿直筋、大腿筋膜張筋、縫工筋；腹側の股関節内転筋（恥骨筋、長内転筋など）
- 腰椎伸筋：脊柱起立筋の腰部、腰方形筋、広背筋
- 腹側肩甲帯筋：大胸筋と小胸筋
- 腹外側頸部筋：斜角筋
- 肩内旋筋：大胸筋、大円筋、肩甲下筋

- 頸椎伸筋：下部僧帽筋、肩甲挙筋、後斜角筋

これらは主に姿勢に関与する（緊張）筋であり、短縮しやすい傾向を持つ（2章、「可動性の変化」を参照）。

筋力

短縮した筋はどれも運動範囲が縮小しているため筋力を失う。

その他の筋の弱化：
- 大殿筋やハムストリングスなどの股関節伸筋
- 腹筋
- 胸椎伸筋
- 菱形筋や上部僧帽筋などの肩甲骨筋
- 腹側頸部筋

凹円背による病理的な負荷により、長期的には構造変化が生じることもある。

可動性

- 個々の脊柱領域における弯曲が亢進することで、脊椎底板や蓋板の傾斜が変化する。
- 生理的傾斜が増大し、斜め応力が強くなる。その結果、腰椎ならびに胸椎下部と頸椎は不安定となる一方で、胸椎の中部と上部では椎間関節の接合性が高まり、可動性はむしろ低下する。
- そうした可動性の変化が頸椎と腰椎の可動性および胸椎の動的安定性の低下を引き起こす。

脊柱

高い剪断応力が作用する脊柱部位に、可動性の亢進が生じる。
- 腰仙移行部：仙骨が水平なため、腹尾側方向に荷重が加わる。
- 胸腰移行部：前弯が強まることで腹尾側方向に荷重がかかり、胸郭縦軸の後傾により背尾側方向に荷重が加わる。
- 中部頸椎：主にC5／C6領域に、二重の剪断応力が生じる。肩甲帯の重量が前下方向に加わ

り、胸郭の重量は後下方向に作用する。
短縮した筋の作用により、腰椎の屈曲と胸椎中部および上部の伸展に部分的な強直が生じることもある。後弯の強度な亢進により、肋骨関節の可動性は制限される。

股関節

股関節屈筋の短縮により伸展が制限される。

肩関節

胸郭伸展の部分強直と腹側胸筋組織の短縮により、肩関節の屈曲と外転が阻害される。

運動様式

歩行
- 股関節の不十分な伸展は、骨盤における回旋の亢進が代償する。
- 回旋部は胸腰移行部の高さにある。
- 機能的足部縦軸は軽く内側に向く。

■ 平背

注意：平背は姿勢不良ではなく構造障害であり、関節面や蓋板の位置に変化が生じている。
脊柱の生理的弯曲は平らになり、安定性が低下することで姿勢不良が生じる。

体形と姿勢の異常

- 弯曲が平らになり、脊柱の緩衝機能が低下する。負荷が増し、患者の多くは椎間板障害を訴える。
- 後弯の減少により胸椎の動的安定性が失われる。上から押しつぶされたような形になり、胸郭が背尾側方向に偏位する。その結果、円背に似た形状になる。
- 胸郭の矢状面直径は縮小し、前額面における直径は拡大することが多い。
- 矢状面直径の縮小により肩甲骨を胸郭に固定する筋群の力の作用線が短くなるため、胸郭上の形態の安定性が悪化する。通常の場合、強度の

平背では肩甲帯が前下方向に偏位する。患者は肋骨関節の再発性ブロッキングを伴う胸椎症候群を発症する傾向が強い。
- 胸腰移行部や頸部に弧の短い後弯が生じることもある。
- 頸椎の下部および中部における前弯が減少しているため、環椎後頭関節が伸展位にとどまる。

筋組織

■ 円背に類似した所見が見られる。

- 肩甲帯の安定性が損なわれているため肩甲帯領域の筋組織に過剰な負荷がかかり、その結果として上腕骨頭の中心化に関与する筋（棘上筋や棘下筋など）に腱障害が発生することもある。

可動性

脊柱は可動性を亢進する傾向にあり、各分節の運動性が低下し、肋骨関節に再発性の機能障害が生じる。

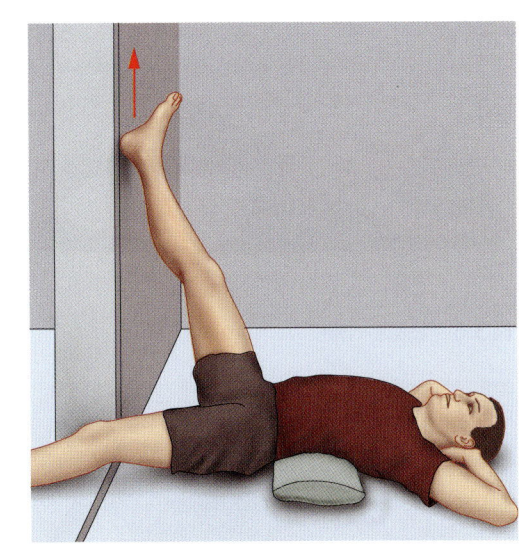

図 3.4　背側大腿筋群の自己ストレッチ

例：
1. ハムストリングス（図3.4）
- 患者は開けたドアに向かって横たわる。
- クッションを用いて腰椎を前弯させる。
- 股関節を屈曲させ、大腿の縦軸を天井方向に向ける。
- （坐骨）結節はできる限りドア枠に近づける。
- 踵をドア枠に沿って上に滑らせ、膝を伸展させる。
- ストレッチの程度は患者が自分で調節する。

●姿勢異常の理学療法

注意：若年患者には障害が出ていないことが多いため、姿勢の矯正と過負荷の予防が治療の主な目的となる。

■ 目的と処置

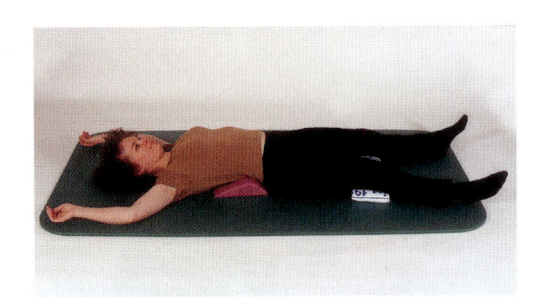

図 3.5　腹部および胸部筋群のストレッチ

身体構造と機能（機能障害）

可動性の低下した脊柱分節と四肢関節における可動性の改善

姿勢に異常がある場合、通常は筋の短縮により脊柱と四肢関節の運動範囲は制限されるため、自分で実行できるストレッチ法を患者に指導する。

2. 腹筋と胸筋（図3.5、図3.6、図3.7）
- 患者は背臥する。
- クッションで腰椎を支持する。
- 両腕は最大限に屈曲・外転・外旋させて耳の横に置く（腕の下に小さなクッションを置くのもい

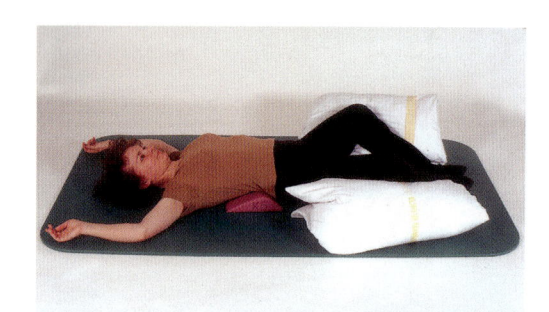

図3.6　股関節内転筋のストレッチ

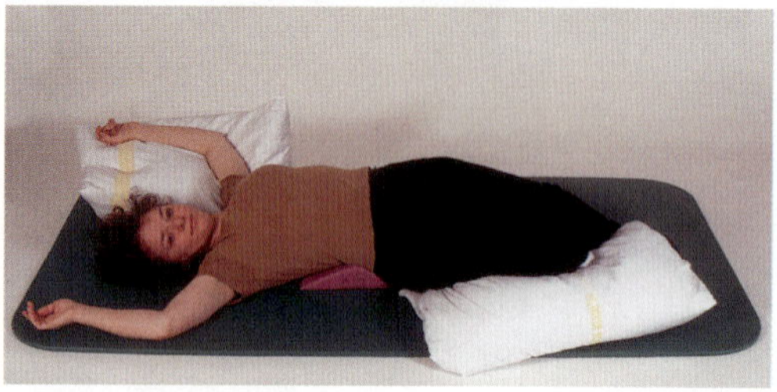

図3.7　斜腹筋のストレッチ

い)。
- 体重は完全に投げ出す。
- 腹式呼吸を利用して、ストレッチを後押しすることもできる。
3. *胸郭と胸椎のモビライゼーション*
- 呼吸療法の回転・ストレッチ位において、さまざまな方向への呼吸をより強めることで腹筋のモビライゼーションとストレッチ効果を高めることができる。

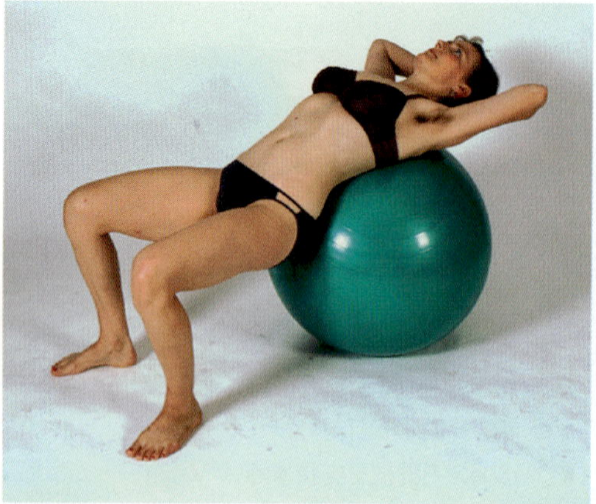

図3.8　フィットネスボールを用いた腹部および胸部筋群のストレッチ

- 脊柱の部分的強直に対するモビライゼーションは臥位で行う。
- 可動性が低下した脊柱部位を認識させるため、療法士がその部位に手を当てる。

例：
- 胸椎における伸展の改善は側臥位で行う。療法士はモビライゼーションを施す部位の頭側および尾側境界をそれぞれ指で触れて示す。患者は指の間隔を感じ取り、その部位を短縮するように試みる。そのとき自分の胸にのったメダルを誰かに見せようとしている姿を想像するといい。療法士は手で腹尾側方向へ弧を描くメダルの動きをサポートする(p.201を参照)。
- 胸椎伸展の自己モビライゼーションにはフィットネスボールを利用することができる(図3.8)。円背を呈する小児もフィットネスボールに背臥することができる。頭の重みは両手で支える。この体勢は股関節を軽度に外転させ、膝関節と股関節を屈曲させることで安定する。両脚は床に付ける。患者に適した大きさのボールを使うことを忘れてはならない。この体勢では腹筋も同時に伸張する。

<u>活動</u>

患者は自身の姿勢異常や非効率的な運動様式を認識していなければならない。

　姿勢異常に対し身体は作用・反作用の法則に従い反応し、バランスを保とうとする。身体のある部位における重量の偏向は常にその上にある部位の対側への偏位を引き起こす。そのため体重の重心はその時点における支持基底面の中心にとどまることができる。身体部位の偏位により、支持基底面に対するその位置関係が変化する。
- 患者は支持基底面に対する位置変化を圧力の変化を通じて知覚しているのが好ましい。
- 患者は身体部位の重量偏位により支持基底面にかかる圧力が変化することを学習する。
- 患者は身体部位の重量偏位による筋緊張の変化を触診を通じて知覚する。

例：機能的運動学的「積み木遊び」(図3.9)

3.2 姿勢異常　169

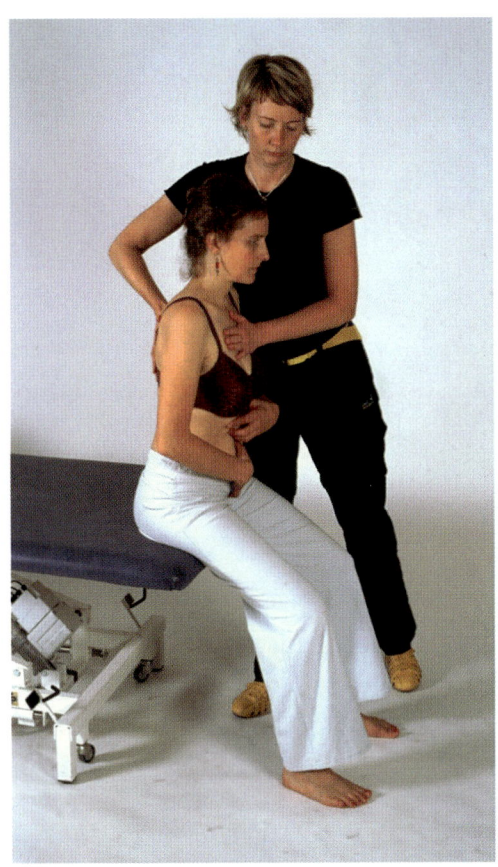

図3.9　積み木遊び：療法士が身体部位の適応を触覚で補助する

> このエクササイズは身体縦軸が前傾または後傾している患者に正しい姿勢を認識させるのに役立つ。

骨盤、胸郭、頭部を積み木に見立て、縦に整列させ塔を作る。

予備段階として、患者は坐骨結節下の圧力の変化を学習する。座位で坐骨結節下の圧力変化を感じ取り、その一方で療法士は患者と協力して胸郭と胸椎を背側に（屈曲）、そして腹側に（伸展）動かす。その後、患者は両手を腸骨稜に置き、股関節における骨盤の屈曲と伸展に伴う大腿までの距離の変化を知覚する。そして坐骨下に圧力が感じられる中間点を見つける。

骨盤に対する胸郭の整列は腹部間隔を知覚することで明らかとなる。片手の中指と親指を恥骨結合とへそに置き、もう一方の手の中指と親指をへそと胸骨剣状突起に置く。その間隔は脊柱が屈曲すると縮まり、伸展すると広がる。脊柱は胸郭と骨盤が上下に並ぶまで伸展させる。その際、患者は坐骨にかかる圧力の変化と腹部間隔の変化を感じ取る。胸椎弯曲の頂点を頭頂方向に引き延ばすことで、頭部の整列がもたらされる。

股関節で体軸を前傾あるいは後傾させながら、身体各部の整列状態を維持する。これを準備段階として、起立や着座に発展させる。

上記のような整列法（アラインメント）は、不安定な足場（フィットネスボール）上でも練習することができる。最後に療法士は重心の偏位による各関節への影響を、画像や骨格模型を利用しながら患者に説明する。

剪断応力の発生を説明するには、スケッチや日常を例とした機械的モデルの利用も理解の役に立つ。そのような手段を通じて、例えば凹円背患者の腰仙移行部における剪断応力を生活におけるそれと比較する（スキーの際の斜め応力など；図3.10）。

筋に作用する負荷は、さまざまな活動時に筋に触れることで患者が自分で感じることができる。身体縦軸における身体各部位の位置関係が変化すると、筋緊張が上昇し、姿勢を是正すると筋緊張が低下する。

例（図3.11a-b）：患者は座位で指を肋骨の下端に当て、筋緊張が明確に上昇するのが感じられるま

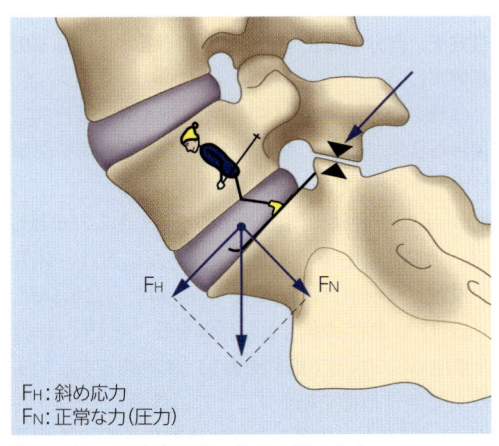

F_H：斜め応力
F_N：正常な力（圧力）

図3.10　腰仙移行部に生じる斜め応力：スキーヤーの向きが仙骨に生じる斜め応力の方向

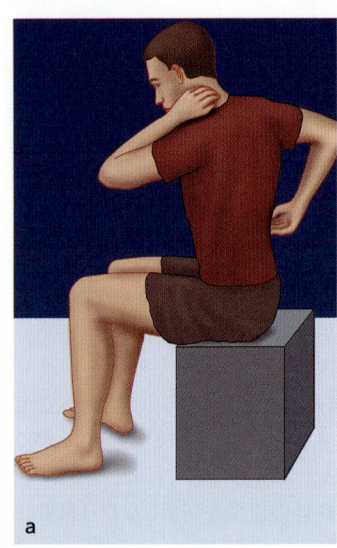

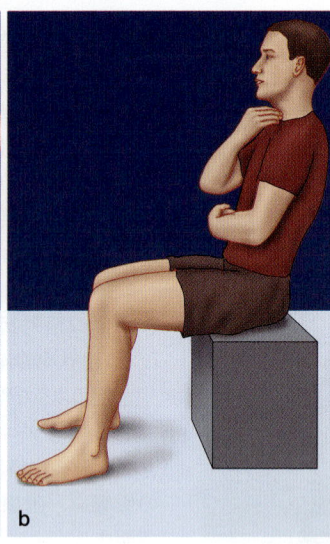

図3.11a-b 筋緊張の自己触診法
a　背側筋組織　b　腹側筋組織

で骨盤の位置をずらさずに胸郭の縦軸を後ろに傾ける。続けて、療法士の手を借りながら胸郭を骨盤の上にもたらし、筋緊張が明確に緩和するのを感じ取る。

身体部位の意図しない偏位は、筋緊張の上昇を引き起こす。胸郭が後ろによると、腹筋の緊張が増す。頭部が前に偏ると、うなじの筋組織が緊張する。姿勢が正常で胸椎の動的安定性が確保されていると、呼吸も阻害されずに苦労なく可能となる。

患者は、姿勢異常および／または非効率的な運動様式を、自分で矯正することができるようになるのが好ましい。

体幹のアライメントは初めのうち体重を部分的に預けた状態で行い、筋の安定に伴い、負荷を次第に増やすこともできる。

例：平背患者は骨盤上に胸郭をそろえるのが難しい。上肢と肩甲帯の重量をテーブルに預け、体幹の縦軸を軽く前に傾けることで、整列が容易になる。
続けて、患者は療法士の援助を受けながら、体幹を垂直にした状態で胸郭を骨盤上にもたらす。いすの上で坐骨結節を転がすことで、骨盤のセットをサポートすることができる。この状態での整列をマスターすることができれば、体幹の前傾により伸筋への負荷を、そして後傾により腹側体幹筋群の負荷を高めることができる。患者は指を恥骨結合、へそ、そして胸骨剣状突起に置き、その間隔をどの運動においても一定に保つように試みる（積み木遊びを参照）。

▎このエクササイズは仕事の合間にデスクで行う
▎など、日ごろの生活に取り入れやすい。

効率的な運動様式は歩行、物の持ち上げ、バッグの保持など、日常生活の活動に反映されなければならない。

姿勢に異常のある小児や青少年はたくさん運動することが好ましいため、スポーツを勧めるのもよい。特にスイミングやサイクリングなどの持久スポーツが適している。

アライメント法も日常生活に取り入れるように心がけ、学童には学校における姿勢を指導する。（2章、「座位における運動様式」を参照）。

▎小児には正しい姿勢の説明会などを行うのもよ
▎い。

姿勢の矯正に関連する筋の筋力と持久力の改善

- 適切なトレーニングを行うことで筋力を改善することができる。そのために療法士はまず静的状況や体格をもとに筋の現状を分析する。

例：凹円背患者は下腹部の筋群を求心的に短縮するのが困難であり、股関節と胸郭に対し骨盤を整列させることができない。また上腹部の筋組織は常に短縮した状態にある。そのため胸郭を伸張させた状態の維持は、患者にとってまったく新しい身体機能を意味している。

- 姿勢矯正の意図的なトレーニングにとって、腹筋機能の分別的な考察が欠かせない。最初に負荷のあまりかからない状況で、腹筋組織を安定したポジションでの働きに慣れさせなければならない。

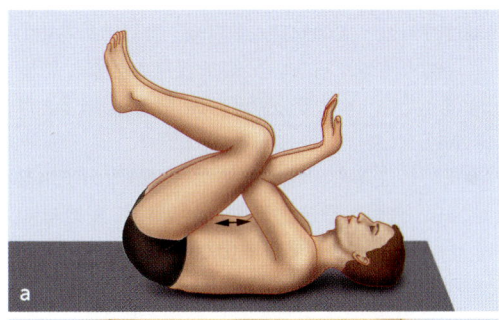

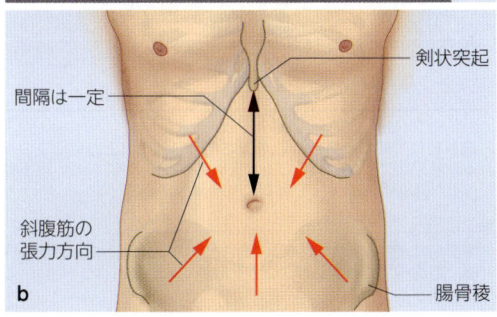

図3.12 選択的腹筋トレーニング
(Klein-Vogelbach 1992)

例：背臥位でトレーニングを開始する（図3.12）。骨盤の下にくさび形のクッションを薄い側を頭方向に向けて置くのもよい。そうすることで下腹部の短縮をサポートできる。股関節と膝関節を屈曲させ下肢の重量を腹筋にのせた上で外転や外旋させることで、腹筋の活性を促進する。患者に下肢の重さに左右されることなく、恥骨結合とへその間の距離を一定に保つように指導する。

肩甲帯を内転するよう試み、胸骨は弧を描くように腹側と頭側に（胸の上に置いたメダルを見せるように）動かす。患者の肘は正中線上にそろえ、へその方向に動かす。同時に肩関節を外旋させることで、肩甲帯の低下と内転を助長することができる。療法士は肘や前腕、そして下肢に抵抗を与え、筋活性を増強させる。

腹筋の活性が低い場合は腹部に膨らみが生じ、左右に筋力の違いがある場合は力の強いほうにへそが偏位することもある。そして上腹角は拡大する。

肩甲帯と骨盤の下にサポートを敷くことで、脊柱は伸展位にもたらされ、その結果、肩甲帯と骨盤間の脊柱の弯曲を動的に安定化させる必要が生じる。患者が自分で安定させることができない部位は、療法士が手を添え、例えば「この指にかかる圧力が強くなってはいけない」など指導するとよい。

> 体幹の姿勢を維持したまま四肢を動かすことで、このトレーニングの難易度をより高いものにすることができる。これを習得した後は、患者は自分で練習することもできる。セルフトレーニングを指導する際は、反復回数と休憩時間を指定する。

- 平背患者は脊柱だけでなく、肩にも痛みを持つことが多い。胸郭の形が平らなため、肩甲帯と胸郭の位置関係が崩れ、安定性が低下しているからだ。閉鎖運動連鎖における支持運動により、肩と肩甲帯の安定筋を励起することができる。同時に、脊柱の動的安定性を促進することもできる。

例：患者は四つ足になり、体幹を整列させる（図3.13）。頭頂と尾骨への接触刺激により、自動的な整列を促すことができる。患者はこの2点間の距離を頭側と尾側に広げることをイメージする。そのとき脊柱は能動的に伸張するはずである。同時に患者は両手にかかる圧力がどう強まるか意識する。両手の圧力が交互に変化する場合は、能動的な整列を中止する。胸郭と骨盤の空間内における位置は変化してはならない。安定性が欠如している場合、前額面における位置が変化することが多い。圧力に変化が生じると、その対側の膝関節における圧力が比較的高くなる。体幹アライメントにより脊柱の

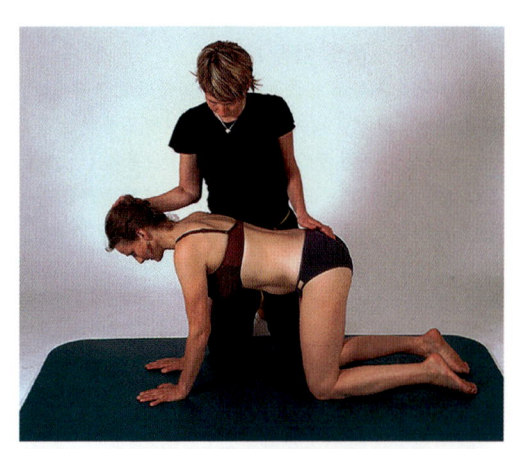

図3.13 四足位：頭頂と尾骨に触れることで、脊柱の直列を励起する

回旋安定性も助長される。

参加

正しい姿勢の価値の認識
- 正しい姿勢の価値を認識することが、自発的な姿勢矯正の前提条件となる。
- 成長が極めて早く、同年代の児童よりもはるかに大きい若年者は、自分を小さく見せようとして猫背になる。
- 背臥位や座位で実行するモビライゼーションとストレッチは、成長期の終わりまでに生じる姿勢の固定を予防する。姿勢の自己修正は一人で自宅で行うことができる。
- 「大人になること」の良さを理解させることで上記のような青年のコンプレックスは軽減することがある。そのためには両親の積極的な関与が求められる。
- 悪い姿勢にはない正しい姿勢が持つ美しさ（美的側面）も患者のモチベーションとなる。
- 姿勢異常がもたらす構造的な影響を身体チャートや骨格モデル、画像などを用いて説明する。

まとめ：姿勢異常の理学療法

- 姿勢に異常のある患者の大半は若年者であり、運動系の障害はまだ発生していない。矯正の必要性を感じないため、セルフエクササイズの実行を説得するのは難しい。
- 図や骨格モデルなどを用いて、静力学と病力学の関係を具体的に説明することが必要となる。両親の参加も欠かせない。
- エクササイズの反復回数や実行時間を具体的に指導する。
- 療法士による定期的なコントロールとポジティブなフィードバック治療成功の可能性を高める。脊柱運動性などに関する計測可能なパラメータ（ショーバー徴候*、オット徴候*、指床間距離）を用いて、治療の成果を可視化する。
- エクササイズは無理なく日常に取り込めるものでなくてはならない。精神状態も姿勢に影響するため、すべての患者で矯正が成功するとは限らない。
- そうした場合、理学療法だけでは十分ではない。患者と療法士の関係が非常に良好な場合、精神的な姿勢の変化がもたらされることもある。ポジティブなフィードバックは患者の自信を強め、これが姿勢に好影響を与える。
- 自己モビライゼーションとストレッチが姿勢矯正の前提となる。

*ショーバー徴候
直立位にて第5腰椎棘突起の高さとその10cm上方に印をつける。前屈位でどれだけのびたかを計測する。通常は5cm以上伸びるが強直性脊椎炎などでは5cm未満となる。

*オット徴候
直立位にて第7頸椎棘突起の高さとその30cm下方に印をつける。前屈位でどれだけ伸びたかを計測する。通常は3～4cm以上伸びる。

3.3　脊椎症候群

本章では、関節と靱帯そして筋に関係する症候群を考察する。神経構造に起因する症候群については、変性脊柱疾患および神経障害として後述する(3.9章を参照)。

■ 定義

脊椎症候群という用語は一般に、脊柱に原因が特定できない疼痛症状がある場合に用いられる。持続的な姿勢不良や構造性、変性、炎症性の変化が脊椎症候群の原因となる。侵害受容器が存在する脊柱部位のどこにでも発症する。

侵害受容器は次の部位に存在する：
- 椎間関節と肋骨関節
- 靱帯
- 筋
- 脊髄神経の神経根鞘
- 硬膜

脊椎症候群は、その発症部位による次のように分類する：
- 腰椎症候群
- 仙腸関節症候群
- 胸椎症候群
- 頸椎症候群

上記症候群が合併することもある。

■ 原因と発症

通常、急性疼痛が発生する。例えば不慣れな作業などによる過負荷で筋や関節に痛みが生じたり、重量物の持ち上げなどにより可逆的な機能障害(拘縮)が生じたりする。

拘縮は外的要因なしに発生することもある。しかし多くの場合、長期間におよぶ潜在性の疼痛症状が先行している。そして些細な事象をきっかけに「急性症状」が発症する。患者の多くは発症のきっかけを覚えておらず、朝起きると首が硬直していたり、起床時に腰椎が動かなくなっていたりすることに気づく。

可動性が亢進している脊柱部位のほうが、拘縮が生じやすい。夜間、可動性亢進関節を保護する動的な安定化が働いていない。睡眠時の姿勢が悪いと(頸椎が最大限に回旋した腹臥位など)、中部頸椎の関節が拘縮する。

座わって、あるいは両手を体幹から離れた位置で作業をすることが多い人は、胸椎症候群を発症する傾向が強い。伸ばした腕は胸椎にとって、長い梃子のアームとなるからだ。不安定な胸椎(例えば強度の平背など)は、発症傾向がより強まる。

呼吸器疾患(喘息など)では、呼吸に必要な筋作業が増えるため、筋性の疼痛症候群が生じやすい。また、胸椎や肋骨部の機能障害が発生することもある。

胸郭の上半分では主に肋骨関節の靱帯に疼痛症状が現れる一方で、下半分では肋骨関節に作用する圧力の不均衡による変性疾患が発症しやすい。尾側の肋骨関節面は頭側に比べ平らになり、横突起上に位置しているため、上部の肋骨とは異なり呼吸時に回転運動することができないことがその原因である。その結果、吸気時に頭背側へ、呼気時に尾腹側へ滑る。それに伴い、肋骨の角度が変化する (Keitl, Hayek & Werenskiold [Frisch 1995])。

関節と筋組織の機能障害は椎間板障害や脊柱変性を伴っていることが非常に多い(5.2章と5.3章を参照)。

基本的に、1つの領域だけに機能障害が発生することはないため、どの脊椎症候群においても脊柱全体と隣接する関節のすべてを検査し、治療する必要がある。

筋組織と筋膜が緊張を隣接領域に伝達するため、機能障害が連鎖する。機能障害を相殺するための代償行動もまた、障害の連鎖を生み出す原因となる。

■ 診断

　機能性の脊椎症候群では臨床検査が極めて重要となる。徒手による各脊柱分節の検査が検査の中心となる。機能性脊椎症候群を正しく検査するには、徒手療法における豊富な経験が欠かせない。

　椎間板や構造の変化（腰椎すべり症など）、あるいは変性変化（脊椎管狭窄症）などの有無を確認するためには、画像診断を実行する。ただし、画像診断の結果を過大評価してはならない。

　経験の浅い医師はMRIやCTスキャン、X線などの画像だけを信用し、疼痛症状の原因を構造変化だけに求めてしまう傾向がある。そして、例えば脊椎の狭窄症やすべり症の発症には長い時間がかかり、突然発生するものではないという事実を見逃してしまう。確かに、患者には急性の症状が現れるが、これは構造変化に機能障害が併発し、その機能障害が痛みを引き起こしていることも多い。例えば機能障害により、構造変化の代償メカニズムがうまく機能しなくなった場合などである。したがって画像診断に加えて、臨床検査を行うことが極めて重要となる。

■ 鑑別診断

- 運動分節の構造変化は画像法（MRI、CT、X線）で診断する。
- いくつかのモビリゼーション法にとって禁忌となるので、骨粗しょう症の検査は極めて重要である（特に胸椎と肋骨）。
- 骨腫瘍と転移：いくつかのモビリゼーション法にとって禁忌となる。

■ 医師による治療

- 徒手療法に精通した医師がブロックされた脊椎の関節へマニピュレーションを行う。

ドイツでは、脊柱のマニピュレーションは上記リスクを排除することができる医師だけが実行することを許可されている。理学療法士は行ってはならない。

- 椎間関節への注入療法：障害を持つ椎間関節に鎮痛剤投与を直接行うことで、理学療法をサポートすることができる。脊柱分節の安定化治療やモビリゼーションが痛みにより効果を上げない場合、注入により局部的な炎症を抑えることで、セラピーの効果を高める。
- 安定化のための補助具：仙腸関節包帯法として、仙腸関節の高さにベルトのように革包帯を利用する。
  - 腰椎：弾性包帯を用いた安定化；胸郭から骨盤まで届く幅広のマジックテープ式弾性ベルト（図3.14）
  - 頸椎：ネックカラーを用いた急性疼痛時の短期安静。ただし安定化のためには用いない。

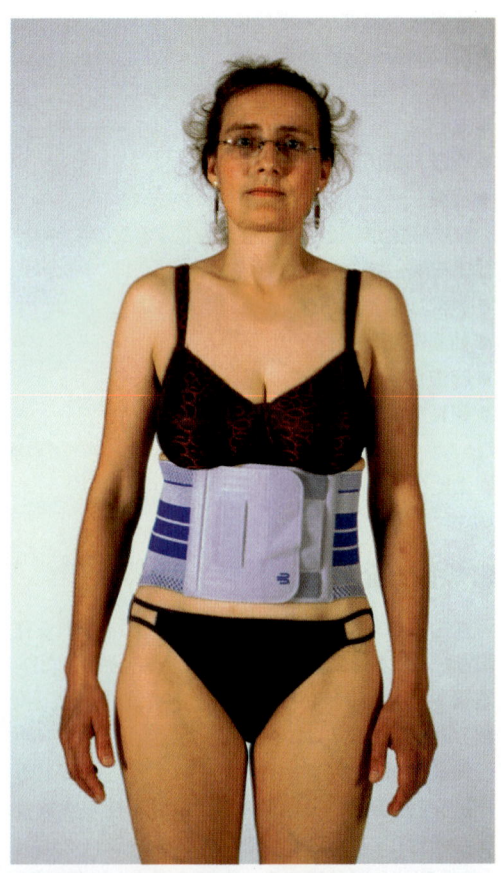

図3.14　安定化の補助：腰椎の安定化を補助するための弾性バンデージ

- 薬品：
  — 保護メカニズムが抑制されるため、鎮痛剤は痛みが強い場合に限定する。
  — 筋緊張を低下させる薬剤（過可動性が問題となっている場合には不適合）。

●脊椎症候群の理学療法検査

■問診

| 疼痛歴の問診は診断と治療の方向性を決定する際の有益な情報となる。

　関節や筋あるいは靱帯に分布する受容器性疼痛は鈍く引きつるような痛みを持ち、その場所は特定しにくい。その一方で、神経性の疼痛は（歯科治療中の痛みのように）耐えがたい鋭い痛みとして感じられることが多い。その場所は限局的である。

　したがって運動系の侵害受容器刺激に起因する痛みは神経の圧迫による痛みから区別することができる。関節または筋や靱帯における受容器性疼痛では、神経性の症状（感覚鈍麻、支配筋の障害など）は併発しない。ただし痛みにより筋の衰弱や感覚鈍麻に似た症状（触覚異常）が生じることはある。

　姿勢や運動を通じて症状は強くなることも弱くなることもある。運動による機械受容器の刺激が侵害受容器の働きを覆い隠すこともあるため、運動により痛みが低下することもある。

　姿勢不良により異常な負荷が持続した場合、関節や持続的に緊張した筋、あるいは可動性の亢進した脊柱部位の靱帯構造が刺激を受ける。その反応としてプロスタグランジンなどの疼痛メディエーターが放出される。痛みは主に侵害受容刺激が生じる部位に発生する。いわゆる関連痛（referred pain、Head 1889）の機序を通じて、直接的な患部でない部位にも痛みが生じる（2.1章を参照）。

　脊椎関節における可逆的な機能障害（ブロッキング）により、関連痛が生じることがある。

　侵害受容器の刺激により、関連する後角構造全体における侵害閾値が低下する。そのため同じ分節に支配される健常な組織にも痛みが感じられるようになる。

　例：運動分節L2-L4の機能障害により、股関節内転筋組織に緊張の変化と痛みが生じる。関節侵害受容器の刺激がL2-L4の後角構造の侵害閾値を低下させ、そしてL2-L4から連絡する閉鎖神経が内転筋群を支配しているからである。

　脊椎関節の可逆的機能障害は関連痛を引き起こす。脊椎関節は後枝による感覚支配を受ける。椎間関節には4つの隣接する分節と連絡しているため、単一分節だけに痛みが生じることはない。

　Kellgren（1938）は傍脊椎筋と靱帯、椎弓関節に生理食塩水を注入し、痛みの広がりを観察した。

　TravellとRinzler（1952）は筋と筋膜内の圧痛点を証明し、これをトリガーポイントと名付けた（図3.15）。トリガーポイントは、誰にでも存在し、圧迫されると関連痛を引き起こす。通常は不活性だが、（姿勢不良などによる筋緊張の持続的な増加など）刺激状態が持続すると活性化する。不活性なトリガーポイントは圧迫に対して限局的な痛みで反応するが、活性化したトリガーポイントは痛みを放散する。その放散領域はトリガーポイントによりそれぞれ異なっている（2.1章および2.2章を参照）。

　靱帯の侵害受容刺激に起因する痛みはある姿勢を長時間保つことで増強する（長時間の立位や座位など）。体をもたせ掛けたり、何かにつかまったりすることで靱帯構造の支持作用を軽減し、痛みが減少する。

　関節や筋、あるいは靱帯の侵害受容刺激を有する患者は天候の変化により痛みにも変化が現れると訴えることが多い。寒さや湿気が痛みを強め、気温が上がると痛みは緩和する。

　脊椎症候群患者の診察では、職業や趣味に関する質問を欠かしてはならない。長時間におよぶ一方的な姿勢は痛みの発生を促進するため、セラピーではその対処法を考案する。

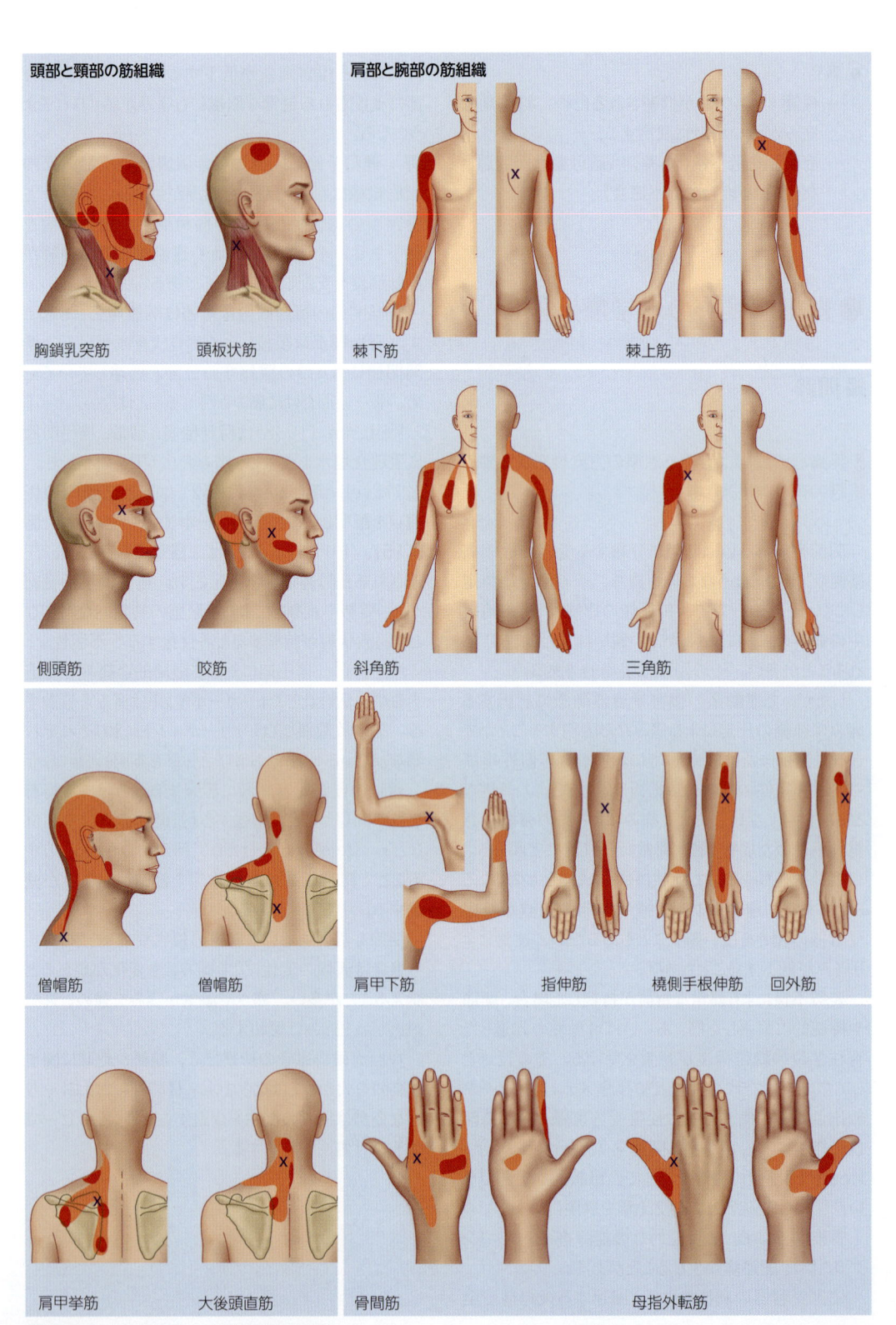

図3.15 トリガーポイントが頻発する部位

3.3 脊椎症候群 177

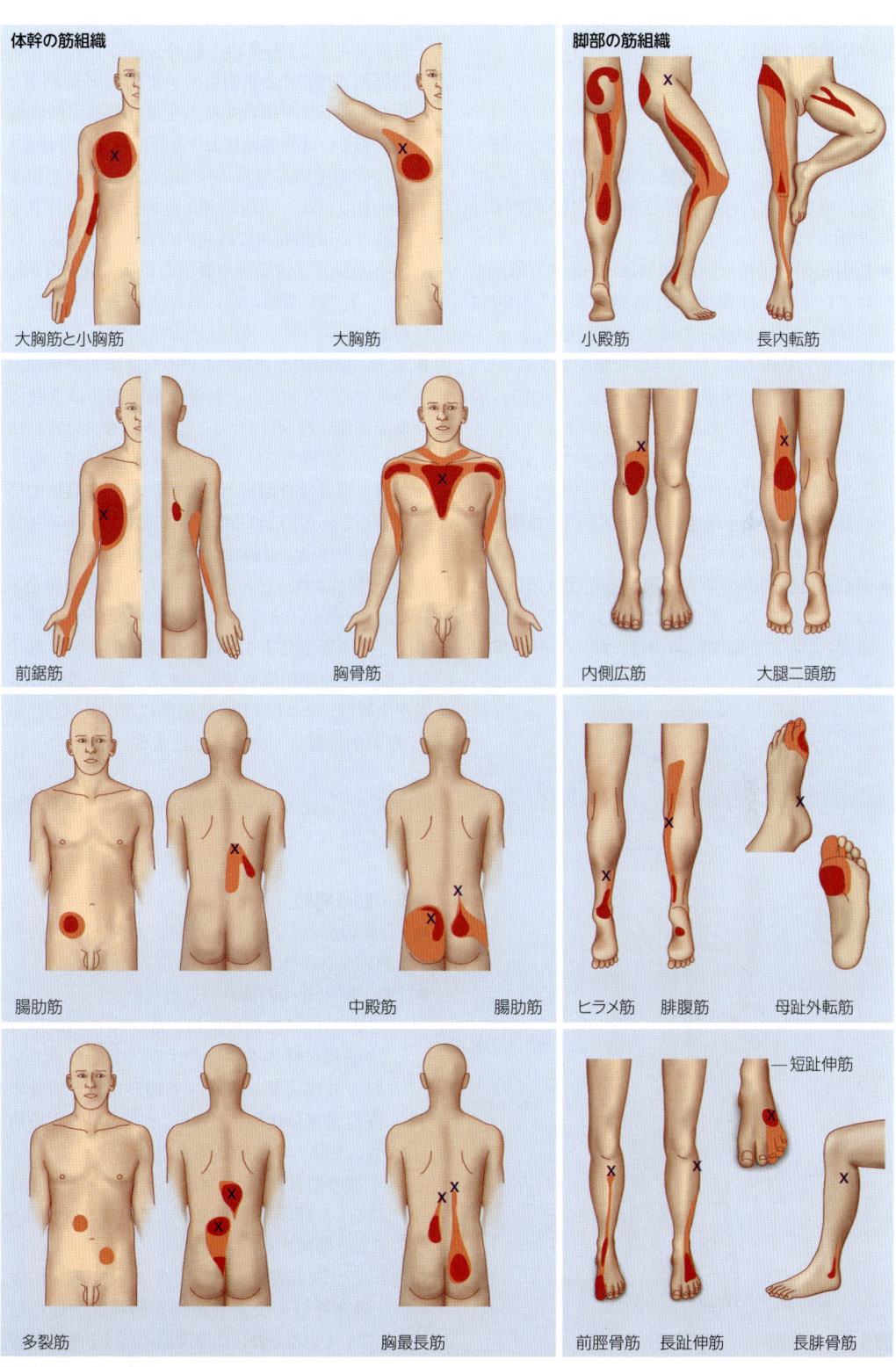

体幹の筋組織	脚部の筋組織
大胸筋と小胸筋 ／ 大胸筋	小殿筋 ／ 長内転筋
前鋸筋 ／ 胸骨筋	内側広筋 ／ 大腿二頭筋
腸肋筋 ／ 中殿筋 ／ 腸肋筋	ヒラメ筋 ／ 腓腹筋 ／ 母趾外転筋
多裂筋 ／ 胸最長筋	前脛骨筋 ／ 長趾伸筋 ／ 短趾伸筋 ／ 長腓骨筋

図3.15 （つづき）

脊椎症候群の症状

腰椎／仙腸関節

- 鼠径部、臀部、下腹部、および／または下肢への痛みの放散。下腹部臓器障害の併発もあり得る。機能障害だけが腰椎症候群を引き起こすわけではない。
- 仙腸関節の正確な疼痛領域は現在もまだ解明されていない。仙腸関節の神経支配はL3-S4に広がり、そのため痛みの放射範囲も広い。
- FortinとFalcoら (1997) は仙腸関節を調査し、無症候被験者に関節注入を行った。その際、液体の漏出を防ぐため関節に造影剤を注入し、X線撮影を行った。痛みの放射範囲は図3.16のようであった (Pescioli & Kool 1997)。仙腸関節に障害がある場合、同側の下肢に負荷をかけると痛みが増強する。
- 腰椎と仙腸関節の障害で現れる症状は類似している。そのため、鑑別のため運動検査と触診が重要となる。仙腸関節障害は、腰椎下部の障害を併発することも多い。腸骨位置の変化に伴い腸腰靭帯にかかる牽引負荷が変化し、その結果として腰椎下部が偏位する。全身性の過可動性傾向、あるいは妊娠時における靭帯構造の「緩さ」が、仙腸関節症候群の原因となる。腰椎が屈曲した座位では、仙腸関節に剪断応力が作用するため、後仙腸靭帯に持続的な負荷がかかる。解剖学的脚長差は腸骨や腰椎の位置変化を引き起こし、靭帯や関節、筋に過剰な負荷がかかることがある。
- 通常、仙腸関節領域における機能障害が単独で発症することはない。腸骨の機能障害は下肢の機能連鎖に起因していることが多く、例えば捻挫による足根領域のブロッキングなどと関連している。
- 仙骨と腸骨は骨盤底と小骨盤内臓器に直接的に関連している。これらの部位における手術で生じる瘢痕形成は、可動性に影響する。

例：捻挫により、立方骨が外旋した位置で固定されることがある。そのため腓骨筋の緊張が上昇する。この筋緊張により腓骨が尾側方向に引き寄せられる。次の連鎖構成要素である大腿二頭筋の緊張が上昇し、それにより坐骨結節に牽引負荷がかかり、最終的に腸骨が後方へ転位する。

| 問診では、必ず過去の外傷や手術について確認すること！

胸椎／肋骨関節

- 「心臓の痛み」に類似した症状：呼吸に起因する胸郭全体を包み込むような痛みがある。
- 上肢と肩甲骨への痛みの放散：
  — 上部肋骨の機能障害は、肩の内部や肩甲骨内側縁に痛みを生じさせる。上腕外側から肘の外側上顆に発生する痛みは第3肋骨の機能障害に起因していることが多い。この場合、上肢への治療は効果がない。
  — 下部の肋骨は胸郭における円形の痛み（肋骨に沿った痛み）を引き起こし、この痛みは呼吸とともに増減する。
- 合併症として自律神経性の症状が現れることも多い。自律神経の交感神経節が肋横突関節の前に位置しているため、この関節における機能障害

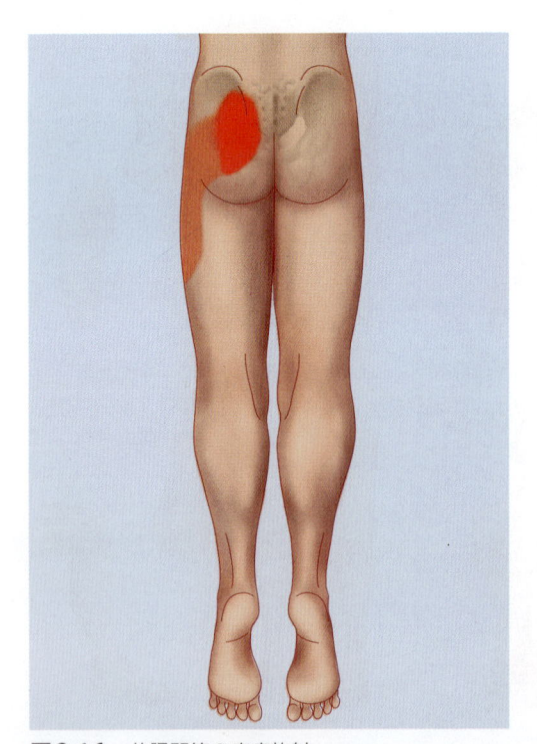

図3.16　仙腸関節の疼痛放射

は神経に刺激を与える(吐き気や冷や汗など)。

頸椎
- 上肢への放散の症状(髄節局在とデルマトームとの関連を比較すること!)
- 頭痛：
  — 上部頸椎の障害：額と眼部の圧迫
  — 中部頸椎：頭蓋冠
  — 下部頸椎／頸胸移行部：ヘルメットのように後頭部から上方へ広がる
  — 上部頸椎：目まい、吐き気
- 顔面痛(頸部の脊柱起立筋を通る脳神経の一部が筋緊張の変化により刺激を受けるため)。
- 中部頸椎(特にC3)の障害による耳鳴り
- 腹側筋組織の過緊張による喉が詰まった感覚
- 眼鏡の度が合っていないと頸部の脊柱起立筋の緊張が強まるため、患者が眼鏡を使用している場合は、視力検査をいつしたか確認する。
- 顎関節の障害は頸椎部の筋緊張を上昇させる。逆に頸椎の障害が顎関節の問題を引き起こしている場合もある。顎と頭部の関節の機能障害は併発することが極めて多い。

■ 体形と姿勢の異常

- 姿勢の異常や特定の体形が確認できる場合、脊柱に持続的に過剰な負荷がかかっている部位があると予想することができる(姿勢異常の静力学的な影響については3.2章の例を参照)。
- 姿勢の異常では、痛みを軽減するための回避姿勢(負荷軽減のための脊柱屈曲など)と持続的な姿勢不良を区別する必要がある。
- 下肢の静力学が変化することも多く、その場合脚部はもちろんのこと、骨盤の安定性も低下するため、脊柱を支える柱としての役割が損なわれる。

■ 皮膚と皮下組織

当該脊柱部位の組織は腫脹していることが多い。
例：
- 仙腸関節：仙骨溝内部と仙骨上
- 頸胸移行部：可動性が低下している場合、代謝が減退し、頸胸移行部の組織に脂肪が蓄積する(頸椎症候群で頻発)。
- 慢性疼痛を伴う可動性が亢進した脊柱部位では、皮膚が萎縮していることが多い。
- 痛覚過敏領域の血流：急性期では触診により血流が向上するが、慢性脊椎症候群では血流は低下している。
- キブラーロール陽性(2章：皮膚と皮下組織の触診)。
- 胸椎の上部と中部では、機能障害のある高さでキブラーロールが陽性となり、胸椎の下部と腰椎では機能障害のある高さよりも下方になる。

■ 関節と靭帯

- 靭帯の圧痛(少なくとも20秒間圧迫)。
- 痛みが靭帯からきていると疑われる場合は疼痛誘発テストを行う。

例：腸腰靭帯
- 患者の開始肢位：腹臥位で腰椎の前弯を弱め、側屈させる。
- 手順：
  — (側屈した)凸側の腸骨稜とL4横突起間に付く靭帯を見つけ、伸張した位置で圧力を加える。
  — 圧迫を20秒以上続け、疼痛症状が再現あるいは増加するか患者に尋ねる。
  — 仙結節靭帯と仙腸靭帯、腸腰靭帯は背臥位でも、大腿を背側あるいは背外側にずらすことで疼痛を誘発することができる。

|その前に、股関節の障害の有無を確認しておくこと!

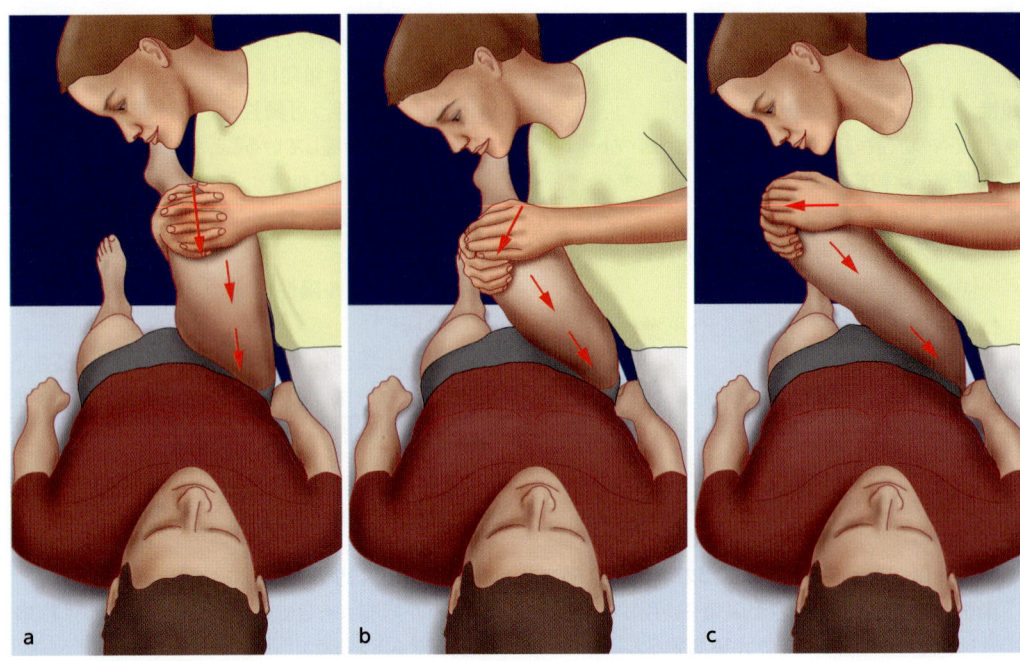

図3.17a-c　靱帯の検査　**a** 仙結節靱帯　**b** 仙棘靱帯　**c** 腸腰靱帯

靱帯痛の放散（図3.17a-c）

- 仙結節靱帯：大腿背側と圧痛のある坐骨結節（仙腸関節障害と仙骨偏位では腰椎下部のブロッキングにより痛みがある）
- 仙腸靱帯：S1デルマトーム（仙腸関節障害で痛みが発生）
- 腸腰靱帯：鼠径部（腰椎下部の可動性亢進、腰椎と仙腸関節の機能障害）
- 可逆的機能障害を有する関節における圧痛

例：
1. 脊椎棘突起を中心とする「疼痛ロゼット」（図3.18a）

- 患者の開始肢位：腹臥位
- 手順：
  — 療法士は適度な圧力でさまざまな方向から棘突起の周りを探り、靱帯（棘間靱帯と棘上靱帯）の付着部と脊柱起立筋（棘間筋、多裂筋、半棘筋）に圧痛が生じるか調べる。
  — 腰椎だけでなく、胸椎にも触診を行うことができる。
  — 可動性が亢進した脊柱部位の靱帯は圧痛が生じる。

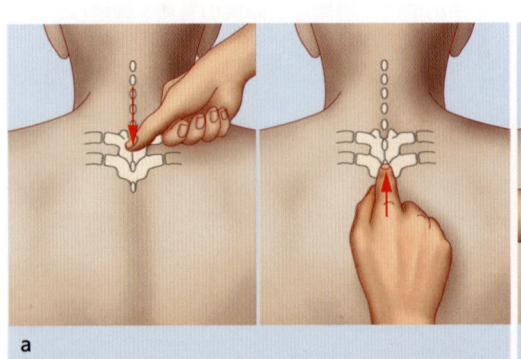

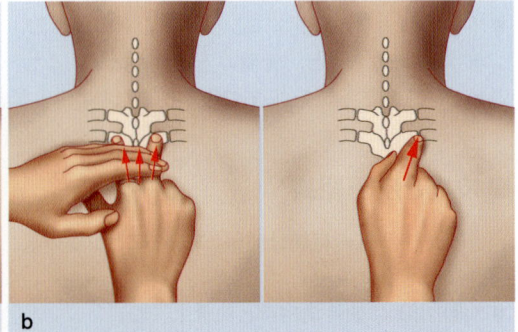

図3.18a-b　触診　**a** 脊椎棘突起　**b** 肋椎関節

— 機能障害が発生している場合は、分節筋組織の緊張が高まり、圧痛が現れる。
— 胸椎の棘突起は長い。Th1-Th5およびTh10-Th12の領域では横突起は指の太さ1.5-2本分、Th6-Th9の領域では2-3本分、棘突起の頭側に位置している。
— 腰椎の横突起と椎弓は、棘突起下端から指1本分頭側に位置している。

2. *肋椎関節*（図3.18b）
- 患者の開始肢位：腹臥位
- 手順：
— 療法士は脊柱起立筋の外側、棘突起からおよそ3-4cmの位置にある肋横突関節を触診する。
— 棘突起の先端から指の太さ2-3本分頭側に肋横突関節がある。
— 痛みの原因は肋横突関節の偏位やブロッキングの場合もあれば、同じ運動分節に属する胸椎関節の異常であることもある。
— 外側から肋骨をその走行に沿って触診することもできる
— 肋骨角は骨性の突出として触診することが可能で、肋骨角の内側で触診指は谷間に落ちる。
— そこで肋横突関節の圧痛を検査する。
— 機能障害が発生している場合、関節上に腫脹が感じられる。
— 外肋横突靱帯は強度の圧痛で反応する。
— 肋椎関節は触診することができない。

3. *頸椎*
- 患者の開始肢位：スツールいすに腰かける。
- 手順：
— 椎間関節C2-C7：中部頸椎の棘突起は筋組織と項中隔に覆われているため、触診しづらい。
— 椎弓関節は頸部脊柱起立筋筋腹の横にある。
— 最初に触診可能なのはC2棘突起であり、そこから触診指は「山」を登り、そして「谷」に落ちる。そのときの指の位置が運動分節C2／C3の関節上になる。
— そこから尾側の椎間関節はそれぞれ指1本分程度の間隔で並んでいる。

— 機能障害では限局的な腫脹と圧痛が確認できる。

4. *仙腸関節*（図3.19a-b）

仙骨溝の深さと下部の外側仙骨角を基準に、仙腸関節の機能障害を誘発する仙骨の位置異常を触診することができる。

> 触診は主観的な判断に基づくため、それだけを診断のよりどころとしてはならない。可動性テストと誘発テストを併用する。

腸骨の位置異常は、上後腸骨棘（SIPS）と上前腸骨棘（SIAS）を両側から触診することで確認する。仙腸関節における異常は機能的脚長差の原因となる。

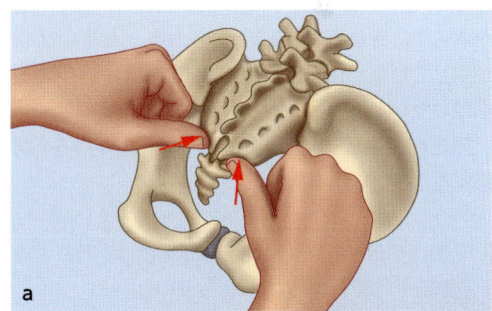

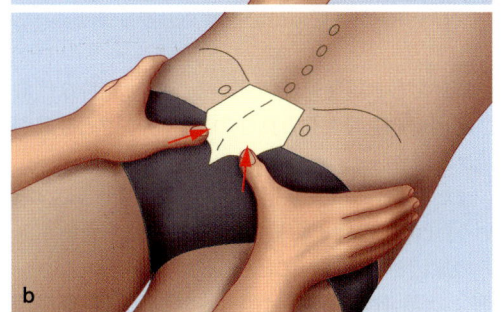

図3.19a-b　仙骨角の触診　a　骨格図　b 患者における触診位置

解剖学的脚長差と機能的脚長差は区別する必要がある。解剖学的脚長差では、SIPSとSIASの両方が頭側に偏位し、転子の側方が高くなっている。この種の脚長差は立位検査の際、板などを足の下に置くことで相殺することができる。脚長差は非対称的な動きを促進し、その結果機能障害が発生し

やすくなる。足の下の板の有無で生じる運動性の変化を比較する。

SIPSとSIASの位置は、立位と臥位の両方で触診する。

例：右のSIASが左のそれよりも頭側に偏位し、右のSIPSは尾側に位置しているとする。この場合、右腸骨が背側回旋しているケースと、左腸骨が腹側に回旋しているケースの2つの可能性が考えられる。腸骨が仙骨に対して背側に回旋することで、寛骨臼は頭腹側方向に向き、その結果脚が機能的に短縮する。逆に、腸骨を腹側が回旋していると脚は長くなる。

腸骨の位置変化は、解剖学的脚長差の代償として発生することもある。解剖学的に長いほうの脚が背側に回旋し、機能的に短縮するのである。触診すると、腸骨稜は同じ高さにあるが、SIASの位置が明らかに異なっていることがわかる。有害な症状が生じていない限りこの種の代償機構は治療する必要はない。

障害が発生している場合、靴のヒールの高さを調節することで脚長差を矯正できる。

| 関節にブロッキングが見られる場合は、靴による調節を行ってはならない！
| ブロッキングと代償は区別する必要がある。

運動触診と誘発テストを用いることで、純粋な代償に起因する位置変化と真性のブロッキングとを鑑別できる。

また、腸骨の位置変化が障害を必ず引き起こすというわけでもない。短縮し緊張過多となった筋が痛みの原因となっていることもある：

例：大腰筋の過緊張は腸骨を背側に、腸骨筋の過緊張は腹側に回旋させることがある。そのため腸骨の位置変化が見られると同時に、関節の遊びの存在が確認される場合（つまりブロッキングではない場合）、大腰筋と腸骨筋の短縮を検査し、左右の筋緊張を比較する。

■ 筋組織

短縮の検査

腰椎症候群と仙腸関節症候群
- 腸腰筋
- 内転筋群
- 股関節外旋筋群
- ハムストリングス
- 腰方形筋
- 広背筋
- 脊柱起立筋

| 上記筋組織は反射的にあるいは持続的に緊張を高め、トリガーポイントを発生させる傾向が強い。

胸椎症候群
- 大胸筋
- 小胸筋
- 斜角筋群
- 胸鎖乳突筋
- 腹筋群

頸椎症候群
- 下部僧帽筋
- 肩甲挙筋
- 上部頸椎の短い頸部伸展筋群（大後頭直筋、小後頭直筋、上頭斜筋、下頭斜筋）。

| これらの筋が短縮すると、環椎後頭関節が伸展位で固定される。身体縦軸に身体部位を整列させると、上記短縮により頭部が正しく整列しないが、その状態は頸胸移行部に伸展能が不足しているかのような印象を与える。

- 斜角筋群
- 胸鎖乳突筋
- 大胸筋と小胸筋

筋力の検査

腰椎症候群と仙腸関節症候群
- 腹筋群
- 背筋群。特に脊柱起立筋（5.3章を参照）
- 立位や歩行に関与する骨盤安定筋群

> 身体各部の安定性は、日常生活に近い活動を用いて検査するのがよい。例えば、座位や立位における体軸の前傾で背筋群を、あるいは体軸の後傾で腹筋群を検査する。その際療法士はどの身体部位が最初にバランスを崩すか確認する。

胸椎症候群
- 肩甲帯の筋群と胸椎の伸筋群は、体軸から離れた作業における上肢の運動に対し、胸椎を支えなければならない。したがって、そのような作業をする前に、胸椎の安定性を検査する必要がある。
- 加えて正しい姿勢における日常的な運動を用いて、筋の耐久力を検査する。
- PNF肩甲骨パターンとさまざまな負荷条件下における支持活動を利用して、胸郭上の肩甲帯の安定性を検査する。

頸椎症候群
腹側頸筋群
- 患者の開始肢位：背臥位で頭をそらせる。
- 療法士の開始肢位：患者頭頂の前で患者の頭を支える。
- 手順：
  — 重力に逆らいながら、頭部を身体縦軸に揃え維持するように患者に指示する。続けて頸椎を屈曲させ、求心性および遠心性活性を検査し、口を開けることで浅頸筋の活性を抑制する。同様に、頸椎椎体前方の深頸筋を検査する。
  — 腰椎および胸椎症候群では、日常的な運動を用いて体幹の筋群を検査する。頸椎を正しく整列するには、頸椎より尾側の身体各部が整列していなければならない。

■ 可動性

可動性の検査時、どの運動方向が痛みの増加や軽減を引き起こすかを療法士が検査する。可逆的な機能障害では、痛みが強まる方向にブロッキングがあると見なすことができる。つまり、ブロッキングした方向への運動は痛みを増強する。

通常、関節と筋あるいは靱帯の侵害受容性疼痛では、ある一定方向だけで痛みの増強が見られる。その一方で、神経構造の圧迫（椎間板ヘルニアなど）で痛みが生じている場合は、複数のときにはすべての方向への運動が大きく制限される。

可動性の亢進した脊柱部位と部分的強直は隣接していることも多い。疼痛症候群は、可動性が亢進した部位により頻繁に見られる。運動軸の変化によりそうした部位の靱帯と筋は過剰な負荷を受けるからである。こうした部位に可逆的な機能障害が発生する。

どの脊柱部位にも次の試験を行う：
- 負荷条件下においてのみ痛みが生じる場合は特に、負荷のかかった開始肢位で可動性の検査を行う。
- 下肢や上肢に痛みが広がっているときは、特定の複合運動で椎間孔を可能な限り狭め、根性の圧迫疼痛を誘発する。この誘発テストは、腰椎ではケンプテスト、頸椎ではスパーリングテストと呼ばれている（5.3章を参照）。
- 複合運動の検査：
  — 腰椎と胸椎の分節では、対側回旋を伴う側屈をしながらの伸展が最大となる。一方、同側への側屈と回旋で屈曲は最大となる。
  — 頸椎の中部と下部（C2／C3以下）では、同側への側屈と回旋で屈曲も伸展も最大となる。
  — 上部頸椎（C0／C1とC1／C2）では側屈と回旋が対側になる。
  — 複合的な運動パターンを検査することで、椎間関節のディバージェンス*およびコンバージェンス*運動の限界を検査する。

---

*ディバージェンス
　椎間関節が滑りながら離れていくこと

*コンバージェンス
　椎間関節が滑りながら近づいてくること

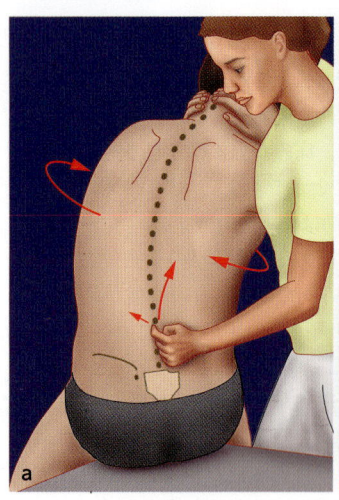

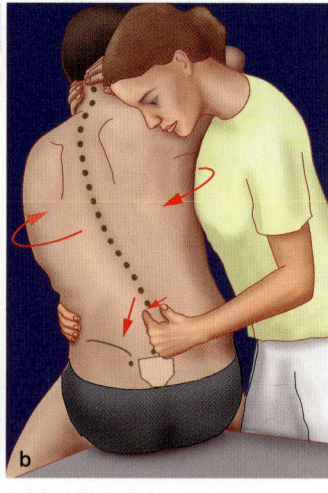

図3.20a-b　複合的な運動
a　屈曲の複合　b 伸展の複合

例：L3／L4の椎間関節におけるディバーゲンス運動の限界を検査するには、どの分節を屈曲させ、左に側屈および回旋させる。運動の終わりに等尺性収縮後筋弛緩法（PIR）を行うことで、筋性の運動制限と関節性の運動制限を区別できる。筋性疼痛の疑いがある場合は、筋の収縮あるいは伸張時に痛みが生じるかを確認する。

ディバーゲンス運動に問題があると、靴を履くときなどに、座位で左足に触れることが困難になる。

- 痛みが強い場合は、負荷のかからない状態で検査を行う：
  — 重力のかからない状態での全方向運動
  — 分節可動性の他動的検査
  — 並進運動（関節の遊び）の検査
- 隣接関節の可動性の検査：
  — 腰椎と仙腸関節の不全：股関節の偏位と可動性の検査
  — 頸椎の不全：肩関節の偏位と可動性の検査

腰椎
- 立位における運動検査。
- 座位における複合運動の検査（図3.20a-b）。
- 側臥位における伸展と屈曲の検査：まず全体的な可動性を、その後分節の可動性を検査。
- 下肢の運動を介した四足位における側屈の検査。下肢の重みを利用して、または骨盤の運動

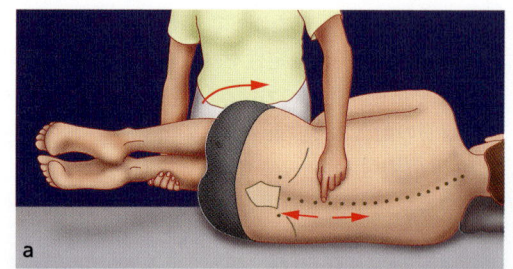

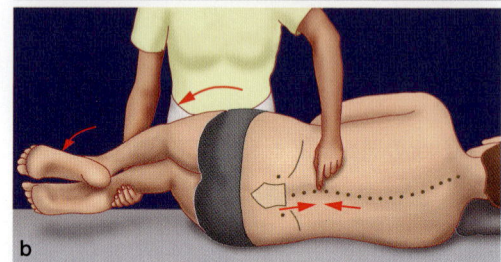

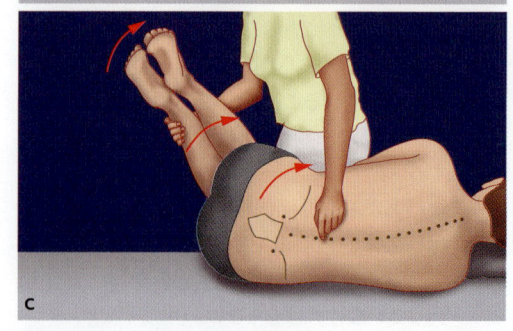

図3.21a-c　腰椎分節の検査
a　屈曲　b　伸展　c　側屈

を介した側臥位における分節の検査（図3.21a-c）。
- スプリンギングテストによる他動的可動性の検査（p.188を参照）。
- ブロッキングの疑いがある場合：関節の遊びの検査（p.195を参照）。
- 筋性疼痛の疑い：筋の収縮や伸張で痛みが生じるかを検査。

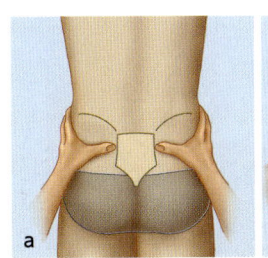

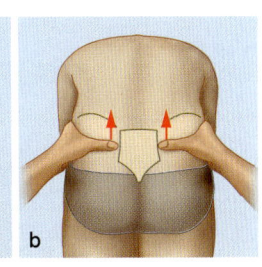

図3.22a-b　立位前屈テスト
a　開始肢位　　b　終了肢位

仙腸関節
- 仙腸関節の動きは、前屈および後屈テストにより脊柱と仙骨の運動を確認し、さらに遊脚に追従する運動を用いた検査で確認する。
- ブロッキングの疑いがある場合、持ち上げテストを利用して関節の遊びの並進を検査する。
- 疼痛誘発テスト：
  — パトリック・クビステスト
  — 背臥位でのギャッピングテスト
  — 側臥位での圧迫

> 誘発テストにより痛みが再現する場合、仙腸関節が痛みの原因である。

仙腸関節の検査法
可動性テスト
1. *前屈テスト*（図3.22a-b）
- 患者の開始肢位：均等な圧力を両足にかけた立位。
- 療法士の開始肢位：
  — 患者の背後にかがむ。
  — 皮膚を尾側から押し上げながら両側の上後腸骨棘を触診する。
  — 上後腸骨棘に垂直に視線が向くように目を向ける。
- 手順：
  — 患者は頭から脊柱全体を屈曲させる。
  — 療法士は両側の上後腸骨棘が仙骨とともに等しく頭腹側方向に移動しているか、確認する。
  — この運動を複数回繰り返すことで、筋に起因する左右差は減少する（腰方形筋の過緊張は、当該側の前屈異常を引き起こす。ハムストリングスの過緊張や短縮は、結節の起始を通じて同側腸骨を背側に偏位させる。そのため、対側のほうが前屈する。多関節筋であるハムストリングスは膝を軽く屈曲させることで弛緩させることができる）。
  — ブロッキングがある場合、当該側の前屈が陽性となる。仙骨と腸骨は独立していないため、ブロッキングがある側の腸骨がより早く頭腹側に移動する。前屈は0.5cm以上の左右差がある場合、陽性と見なす。
  — 前屈テストは座位でも行うことができる。腸骨の上部は仙骨よりも背側・内側にあり、坐骨結節間の距離は広がる。
  — 座位における前屈が顕著な場合は、仙骨の位置異常を疑うことができる。
  — 前屈が立位においてのみポジティブであるなら、解剖学的脚長差や下肢関節の機能障害などの下肢の異常に起因する腸骨の位置変化が原因である。
  — 脛腓関節がブロッキングすると、大腿二頭筋の反射的緊張などが生じ、そのため腸骨が背側に回旋する。

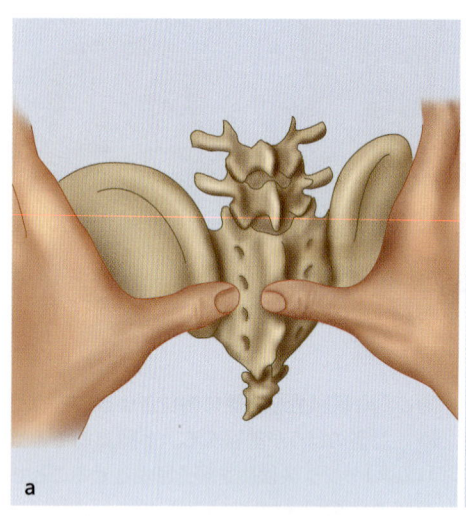

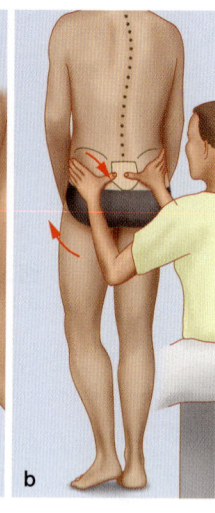

図3.23a-b　仙腸関節における遊脚追従運動の検査
a　グリップの位置　b　検査位

2. *遊脚に追従する運動を用いた検査（後屈テスト；図3.23a-b）*
- 患者の開始肢位：壁を前に立ち、腕を90度屈曲させ、両手は壁で支える。
- 療法士の開始肢位：患者の背後で、目を仙腸関節の高さにする。片手の親指を仙骨に、もう一方の親指を上後腸骨棘に置く。
- 手順：
  - 患者は片脚を動かし、同側の股関節を屈曲させる。
  - 療法士は仙骨に対する腸骨の背側回旋を触診する。
  - 上後腸骨棘は背尾側方向に動く。
  - 仙腸関節の遊びが制限されていると、腸骨と仙骨の独立性も失われる。つまり、仙骨も同時に動く。
  - 患者は続けて股関節を伸展させる。このとき仙腸関節も同時に腹側に回旋する。

3. *持ち上げテスト（図3.24a-b）*
- 患者の開始肢位：腹臥位。前弯が顕著な場合は、腹部の下にクッションを置く。足は反らすまたはロールを下に敷く。
- 療法士の開始肢位：
  - 検査する側の対側。
  - 運動を触診する。右仙腸関節を触診するなら、左手人差し指を仙腸関節の下端に当て、

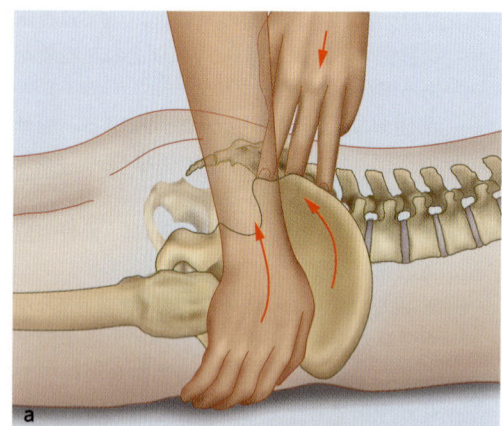

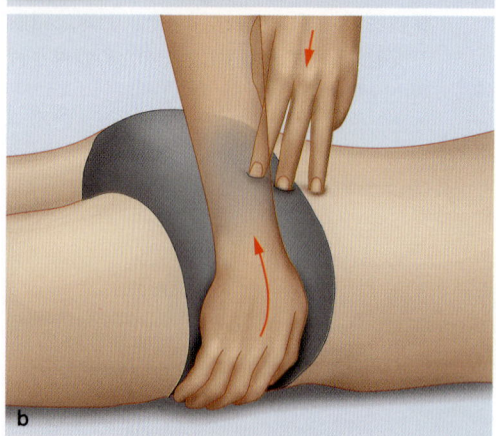

図3.24a-b　仙腸関節の挙上
a　グリップの位置　b　検査位

中指は上後腸骨棘の高さに、そして薬指は仙骨溝に置く。
- 療法士は右手で外側から腸骨をつかみ、指は前腸骨棘に当てる。
- 前腸骨棘を背側そして軽く内側に（関節面に合わせて）持ち上げる。
- 小指の付け根で仙骨を固定する。
● 手順：
- 持ち上げテストでは、最終可動域まで関節を動かし、エンドフィールを確認する。
- このとき療法士は、仙骨と腸骨が独立しているか確認する。

疼痛誘発テスト

可動性テストの信頼性は万全ではないため、疼痛誘発テストも必ず実行する。可動性テストと触診の妥当性や有効性には、疑いの声も上がっている。そのためそれらの結果だけをもとに診断を下すのは好ましくない（Pescioli & Kool 1997）。

1. パトリック・クビステスト（図3.25a-c）
● 患者の開始肢位：背臥位。検査する側の脚を立て、その足を対側の膝の横に置く。
● 療法士の開始肢位：検査側に立つ。片手で対側の骨盤を治療台に固定する。もう一方の手で膝を持ち、下肢を外転させる。
● 手順：
- 膝関節の手で外転時のエンドフィールを調べる。
- 仙腸関節に機能障害がある場合は、関節が圧迫されるため、このテストで痛みが増強する。
- エンドフィールは硬い弾性を示す。
- このテストを通じて内転筋、特に長内転筋の短縮も同時に検査できる。
- 硬弾性の停止がある場合は反射性短縮を、エンドフィールが堅固な場合は構造性短縮あるいは股関節の関節包異常を疑うことができる。
- 運動範囲が正常な場合は、膝と床の間隔は手の幅程度になる。

2. ギャッピングテスト（図3.26）
● 患者の開始肢位：背臥位で両下肢を伸ばす。
● 手順：
- 療法士は腕を交差させ、手のひらを上前腸骨棘に当てる。
- 背側および外側方向に圧力を加えることで、骨盤の背側を圧迫し、腹側を離開させる。
- 上前腸骨棘を腹側および内側に引くことで、骨盤の腹側を圧迫し、背側を離開させる。

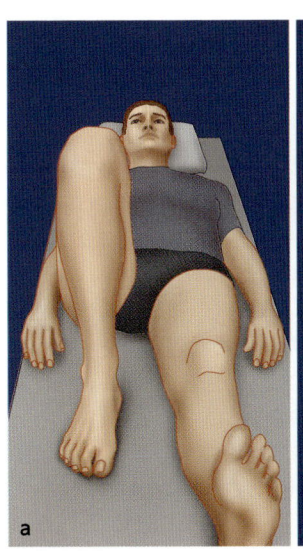

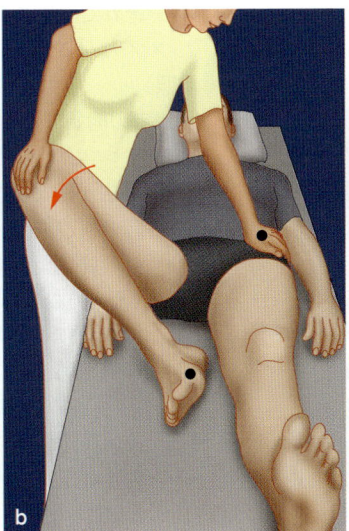

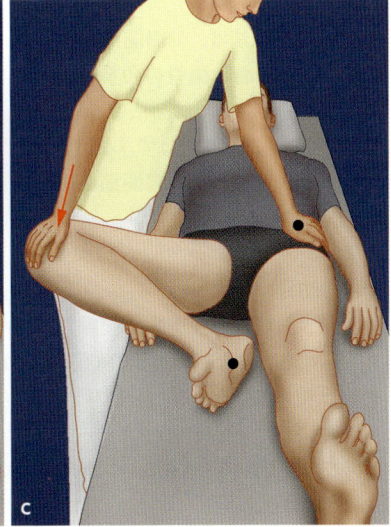

図3.25a-c　パトリック・クビステスト
a　開始肢位　b　療法士による骨盤の固定　c　エンドフィールの検査

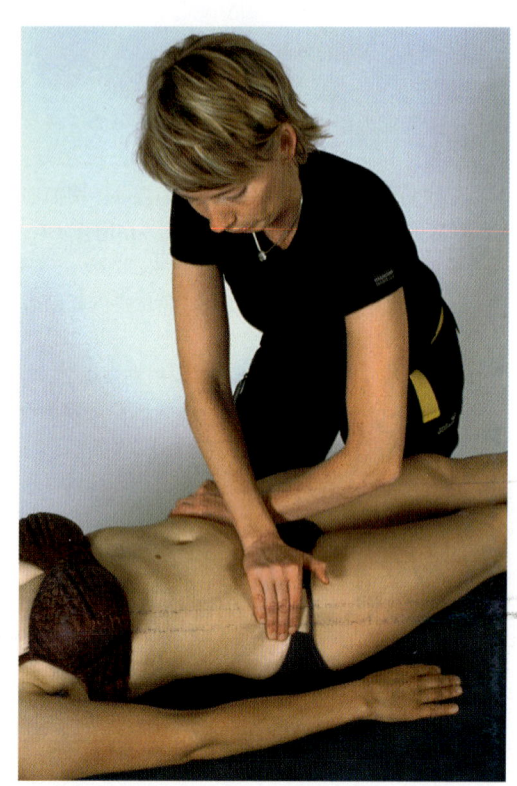

図3.26 背臥位における仙腸関節のギャッピングテスト

■ どのテストでも左右を比較すること！

　上記の検査法は、仙腸関節の診断方法の一部でしかない。仙骨と腸骨の位置異常はさまざまな形で現れるため、その診断法も多岐にわたる。ここですべてを議論することはできない。ただし、上記のテストを用いることで仙腸関節が痛みの原因であるか、検査することができる。

胸椎と肋骨
- 座位における複合運動（「腰椎」を参照）
- 座位における分節の可動性（図3.27a-b）
- 側臥位における伸展と屈曲のテスト
- 座位における回旋のテスト
- スプリンギングテストによる他動運動の検査（下記参照）
- 胸郭と肩甲帯の重量をあずけた座位における側屈

- 呼吸時の肋骨運動の触診
- 並進運動の検査（3.3章を参照）

座位における分節運動のテスト（図3.27a-b）
- 患者の開始肢位：端座位で両手は胸の前で交差させる。胸郭上部を検査する際は（頸の後ろで）両手を上下に重ねる（頸椎の姿勢に注意すること！）。
- 療法士の開始肢位：
  ― 患者の腹部の横に立ち、胸郭を腹側からつかみ、交互に屈曲と伸展、そしてその複合運動を促す。
  ― 棘突起間の動きを触診する。
- 手順：
  ― 伸展時に接近し、屈曲時に離開する棘突起の動きを触診する。
  ― 屈曲の複合運動では、療法士の方向に側屈と回旋を行う。
  ― 片手で療法士は腹側から背側方向に圧力を加え、もう一方の手で凹側の棘突起間を触診し、運動を検査する。
  ― 伸展時の複合運動では、療法士は患者を自分から遠ざけるように傾ける。胸郭にあった手は頸部の高さに置く。
  ― 同時に療法士の方向に回旋させる。
  ― それに追従する回旋を背側の手で触診する。

2. スプリンギングテスト（図3.18b左；p. 180を参照）
- 患者の開始肢位：腹臥位
- 手順：
  ― 療法士は人差し指と中指をV字形にし、棘突起の横、椎弓関節に直接当てる、または横突起の約2cm横に置く。
  ― もう一方の手の尺骨縁で、腹側方向へ断続的なインパルスを触診指に加える。
  ― 椎弓関節と筋の痛みと運動の程度、さらにエンドフィールを検査する。
  ― 硬い弾性のエンドフィールが正常であり、可動性が可逆的に低下している場合のエンドフィールは硬くなる。
  ― 可動最終域での運動で痛みと相反的な緊張が発生することもある。

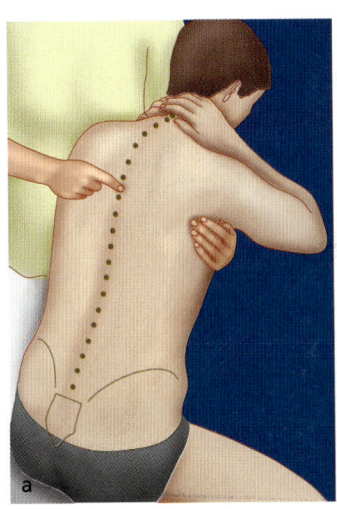

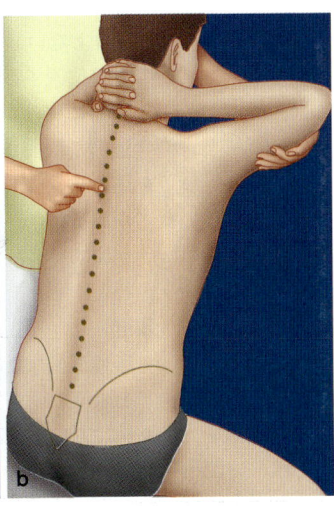

図3.27a-b　胸椎の分節運動
a　屈曲　b　伸展

— 腹側方向への圧迫を20秒ほど続けると、靱帯に痛みが生じることもある。この場合、可動性の亢進を疑うことができる。この痛みは再現することができる。
— 胸椎の棘突起は長い。
— Th1-Th5およびTh10-Th12の領域では、横突起は指の太さ1.5-2本分、Th6-Th9の領域では2-3本分、棘突起の頭側に位置している。
— 腰椎の横突起と椎弓は、棘突起下端から指1本分頭側に位置している。

呼吸運動の触診による肋骨運動の検査

1. 上部肋骨(1-6)

主に矢状面で上部肋骨は運動する。吸気時に主に矢状面の胸郭経が拡大する。ポンプのロッドのような動きをするこの運動は、胸郭の前面で触診できる。

中部と下部の肋骨は、主に前額面で運動する。したがって、吸気時には前額面の胸郭経が拡大する。バケツの取っ手のような動きをするこの運動は胸郭の側面で触診できる。

- 患者の開始肢位：背臥位。
- 療法士の開始肢位：患者の頭側から。両親指を肩に当て、ほかの指は肩甲骨から肋骨上に伸ばす。

- 手順：
— 通常呼吸時の律動を確認したのち、長く息を吐くことを患者に指示する。耳の方向に肩甲帯が大きく運動してしまうため、深く息を吸う指示は与えない。
— この方法で第2から第5肋骨の運動を触診する。
— 療法士は呼吸による胸郭の拡大および肋間の拡大と縮小が左右均等であるか確認する。
— 第1肋骨の運動は、鎖骨の背側と下部僧帽筋の腹側と胸鎖乳突筋とのすき間を触診して検査する。
— 吸気時、肋骨が頭腹側に向かい触診指に触れ、呼気時に再び沈下する。
— 運動が左右同様であるかに注意する。斜角筋の緊張も同時に検査する。

2. 下部肋骨(7-12)

- 患者の開始肢位：背臥位と腹臥位
- 療法士の開始肢位：
— 背臥位の場合、療法士は胸郭外側の肋間に尾側から指を置く。まず通常の呼吸、その後深い呼吸時の運動を触診する。
— 腹臥位の場合、療法士は頭側から接近し、背側かつ外側の肋間部に指を当て、手のひらは胸郭背側に置く。通常の呼吸と深い呼吸の運動を触診する。

― 療法士は呼吸による胸郭の拡大および肋間の拡大と縮小が左右均等であるか確認する。

障害の疑いがある場合、側臥位でバケツの取っ手運動が増強する。

- 患者の開始肢位：側臥位。胸郭下にクッションなどを置くことで、検査する肋間を広げる。この間隔をより大きくするために、上にくる下肢を伸ばす。
- 療法士の開始肢位：腹側にも背側にも手を当てることができるように、患者の頭側付近に位置を取る。肘関節を軽く屈曲させた上にくる腕の肩関節を包み込むようにつかむ。前腋窩線または後腋窩線上の肋間部に触診指を当てる。
- 手順：
  ― 吸気相の終わりに腕を頭背側に引くことで、肋間の間隔がより広がり、それに伴い胸椎が伸展と側屈、さらに回旋する。
  ― すべての肋間に対して、この腕の牽引を繰り返す。
  ― 呼気時は、肋間の縮小を感じ取る。
  ― 呼気相の終わりに、肋骨に沿って当てた指で尾側方向に他動運動を試み検査する。
  ― 療法士は、吸気時に肋間が均等に広がり、呼気時に収縮しているかに注目する。
  ― 吸気により肋骨は外側かつ腹側に動き、呼気時は内側かつ尾側に沈下する。

吸気時における上肢の牽引による他動運動と、呼気時の尾側への他動運動で、痛みが生じてはならない。

- 肋骨は吸気位あるいは呼気位でブロッキングしていることもある。
- 吸気位でブロッキングしている場合、その肋骨は頭側に固定され、呼気時も尾側に移動しない。鋭い肋骨下端に触れることができ、上に位置する肋骨との感覚が狭くなっている。呼気時に痛みが強まる。上に位置する肋骨も、呼気運動が阻害されていることもある。
- 肋骨が呼気位に固定している場合、息を吸っても挙上しない。丸い肋骨上端に触れることができ、下に位置する肋骨との間隔は狭くなっている。吸気時に痛みが増す。下に位置する肋骨も、吸気運動が阻害されていることもある。
- 肋骨の閉塞は胸椎の閉塞に起因している可能性があるため、肋骨の機能障害の診断では、それが属する胸椎分節も同時に検査する。

頸椎
- 自動運動または療法士の誘導を介した他動運動を座位で検査する。
- 続けて、分節の可動性を検査する
- 並進運動の検査
- 肩関節の可動性検査

自動運動検査
1. *屈曲*
- 屈曲運動の開始時、顎が内側に動くか、それとも環椎後頭関節は伸展したままか？
- 屈曲時の頸椎は均一的な弧を描いているか、それとも中部頸椎が平らになっているか？
- 屈曲と同時に、側屈や回旋が生じるか？－ ディバーゲンス運動またはコンバーゲンス運動の不全や筋短縮の徴候は見られるか？
2. *伸展*
- 頭側から尾側へ運動が調和しているか？
- 伸展時、頸胸移行部も動いているか、屈曲位のままか？
- 目まいがあるか？

運動時、患者は目を閉じない。

- 上肢に痛みが伝達するか？
  ― 伝達する場合、痛みは突然発生するか？－ 神経根性の症状はあるか（骨棘による脊髄神経の圧迫など）
  ― 痛みはゆっくりと広範に広がるか？－ 関節の侵害受容性疼痛の疑いがあるか？
- 上肢に痛みが広がる場合は、スパーリングテストを続けて行う（椎間孔狭窄による脊髄神経の圧迫；p.403を参照）。
3. *側屈*

- 環椎後頭関節が最初に動いているか？
- 運動は調和的か？
- 回旋運動が併発しているか？
- 肩甲帯の追従運動が早すぎないか？

> 他動的な肩の挙上を通じて筋を接近させることで、運動を抑制しているのが筋か関節かを鑑別することができる。筋を接近させても側屈が楽にならない場合は、関節に原因がある。

4. *回旋*

さまざまな屈曲位や伸展位を応用し、頸椎のさまざまなレベルで回旋を行う。上部頸椎：主なレベルC1／C2。
- 上部頸椎：
  ― 頸椎を屈曲させると、靱帯の働きにより頸椎の中部と下部は回旋しない。
  ― 続けて、軽い伸展を行い、上部頸椎の組織を再び近づけ、この位置で回旋を検査する。両側におよそ20度の回旋が可能。
- 中部頸椎：頸椎を中央位にもたらし、回旋させる。
- 下部頸椎と頸胸移行部：
  ― 正しい姿勢での回旋を検査する。
  ― 意識的に軽く顎を引き、その形で回旋する。
  ― Th4まで、追従的な回旋が生じるのが普通である。
  ― 運動は棘突起の外側で触診できる。

5. *複合運動*
- 屈曲させた頸椎を、同側に側屈および回旋させる。凸側の中部頸椎および下部頸椎の椎間関節のディバーゲンスが最大になる。
- 伸展させた頸椎を、同側に側屈および回旋させる。凹側の中部頸椎および下部頸椎の椎間関節のコンバーゲンスが最大になる。

分節可動性の検査（図3.28a-b）
- 患者の開始肢位：座位。
- 療法士の開始肢位：
  ― 患者の斜め前。
  ― 右椎間関節検査では患者の左側。
  ― 患者の額を療法士の左肩にのせる。
  ― 右手の人差し指を椎弓関節の筋腹に当てる。
  ― 腹側から左手をまわし頭を支え、尺骨端が右手の触診指の上にくるようにする。
- 手順：
  ― 上記のグリップ法を用いて、頭部をすべての方向に動かす。
  ― 療法士の体と患者の頭部が一つとなり、一緒に運動する。
  ― 複合的な運動を通じて、最大のディバーゲンスやコンバージェンスを検査する。
  ― 続けて、関節の遊びの検査をすることもできる。

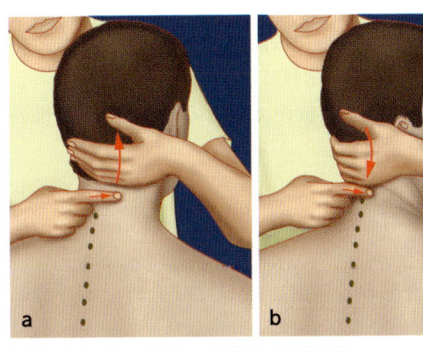

図3.28a-b　頸椎の複合的分節運動
a　屈曲　b　伸展

関節遊びの検査
- 尾側の手を尾側の頸椎に当て、親指と人差し指を椎弓に固定する。
- 運動の限界まで頭部を動かす。
- 限界近くの運動位で、頭側の手で頭側の頸椎部分を運動方向に軽く押し、エンドフィールと関節の遊びを検査する。

■ 運動様式

腰椎症候群と仙腸関節症候群
歩行
- 歩幅：腰仙移行部を保護するため、歩行時の歩幅が広くなる。
- 立脚相：
  ― 腸骨が後置した状態にあると（背側に回旋し

た腸骨)、脚が股関節を中心として外旋する。そのため、歩行時の機能的縦足弓がより外側に向く。
— 腸骨が前置した状態にあると(腹側に回旋した腸骨)、股関節が内旋する。
— 股関節の伸展が制限されるため、立脚相が短くなる。その結果、本来なら歩行に追従する仙腸関節と腰仙移行部の運動も減少する。
● 歩行時に典型的な回旋運動：胸腰移行部に障害があると、回旋が回避され、歩行がぎこちなくなる。

日常の動作
● 仙腸関節や腰椎に機能障害を持つ患者は、靴や靴下を履くのが困難になる。
● 屈曲・外転・外旋が、腸骨の背側回旋と腰椎の屈曲を誘発する。

胸椎症候群
歩行
肩甲帯部の緊張が高まっているため、歩行時の腕ふり運動が少なくなる。

日常の動作
● 手を頭上に上げて行う作業で、胸椎の伸展により痛みが生じる。
● 呼吸時の痛みのため、日常的な耐力が低下する。

頸椎症候群
● 車の運転時など、頭部の回旋が制限される。
● 頭上での作業で痛みが生じる。
● 頭部を前傾させた姿勢での作業(デスクワークなど)で、痛みが強まる。

症例：ある35歳の女性患者は、ときには右臀部にまで広がる腰痛を抱えていた。痛みが発生してからすでに2か月がたち、最近の2週間で症状が強まっていた。特に座っているときに、臀部の痛みがひどかった。その原因に患者は心当たりがなかった。
仕事中(オフィスワーク)の痛みは、ビジュアルアナログスケールで5と申告した。臀部と腰椎右側の伸筋に凝り固まったような感覚が現れるとのことだった。

この患者にはジョギングをする習慣があった。数日前、ジョギングの開始からおよそ10分後に、右ふくらはぎの外側と右臀部に痛みとコリを感じた。しびれや虚脱感はなかった。こうした痛みは通常、運動を通じて対処することができる。

仮説と治療
痛みは腰椎下部と仙腸関節の機能障害に起因していると予測できる。下肢に痛みが広がるため、その原因が神経構造にある可能性も検査しなければならない。

神経に対する疼痛誘発テストとして、立位でケンプテストを、背臥位でストレステスト(下肢伸展挙上テスト)を行う。座位で主に痛みが生じるため、座位におけるスランプテストも有効である。

疼痛原因としての仙腸関節の関与は、疼痛誘発テスト(ギャッピングテスト、側臥位圧迫法など)で確認することができる。

仙腸関節に対する誘発テスト(疼痛症状の再現)に続けて、可動性検査と触診を行う。

腰椎分節の可動性を座位と側臥位で検査し、可動性の亢進や低下を確認する。

下腿外側の痛みの原因として、神経の圧迫と脛腓関節の機能障害が考えられる。そのためまず関節の遊びを検査する。

脛腓関節の機能障害は、大腿二頭筋の過緊張が原因となっている場合もあれば、足の外傷など足部の機能障害によって引き起こされている場合もある。

まとめ：脊椎症候群の理学療法検査

問診
- 腰椎／仙腸関節：
  — 同様の症状が現れることが多い：臀部と下肢へ広がる痛み。
  — 座位における障害：特に仙腸関節障害時
  — 仙腸関節障害は脚部関節や腰椎の機能障害に併発することが多い。
  — 可動性が亢進していると、「折れそうな感覚」（一定の姿勢を保持できずに崩れおちてしまうような感覚）が生じる。
- 胸椎／肋骨：
  — 呼吸による痛み
  — 上肢や肩甲帯への痛みの放散
  — 自律神経性の随伴症状
- 頸椎：
  — 中部頸椎と下部頸椎に障害があると、腕に痛みが広がる。
  — 上部頸椎に障害がある場合は、頭部や顔部に痛みが現れ、目まいや耳鳴りが発生する。

体形と姿勢の異常
- 姿勢に異常が認められる場合、脊柱に持続的過負荷が生じていると考えられる。
- 腰椎と仙腸関節に障害があると、下肢軸の支柱としての働きが損なわれる。
- 胸部の重量が重い場合や肩幅が広い場合、胸椎あるいは頸椎症候群が発生しやすくなる。

皮膚と皮下組織
- キブラーロール：中部胸椎以降、後枝の支配領域は少しずつ尾側方向にずれる。
- 血流：
  — 急性期は血流が増加。
  — 慢性になると血流が減少。
- 腫脹：可動性の低下した領域では局所的な腫脹が見られる（頸胸移行部など）。

靱帯と関節
- 脊椎棘突起の疼痛ロゼット
- 靱帯が痛みが発生している疑いがある場合（可動性亢進）は、圧力やストレスによる疼痛誘発を行う。
- 肋横突関節の触診：圧痛が強く、腫脹を触診できる。
- 椎弓関節の触診：その高さに注意！
- 棘突起はそれぞれ長さが違うため、棘突起の下端と椎弓関節の高さの相違に気をつける：
  — Th1-4とTh10-12：頭側に指の太さ1.5-2本分。
  — Th5-Th9：頭側に指の太さ2-3本分。
  — 腰椎：頭側に指の太さ最大1本分。
  — 頸椎：棘突起はC2からC7のみ触れることが可能であるが、椎間関節は直接触診することができる。

可動性
- 主に負荷下で痛みが生じる場合は、座位や立位で可動性を検査する。
- 続けて、分節の可動性と並進運動を検査する。
- 痛みが強い場合は、負荷のかからない状態で自動運動も検査する。
- 仙腸関節の障害では、運動検査に加え、より客観的な疼痛誘発テストを行う。
- 呼吸時の肋骨の運動を触診し、並進運動を検査する。
- 放散性の痛みでは、ケンプテスト（腰椎）やスパーリングテストを行い、神経根性の痛みか椎間関節に起因する痛みか鑑別する。またストレステストを行い、神経の可動性を検査するのもよい。
- 隣接関節の可動性も検査する。
- 腰椎あるいは仙腸関節の障害では、股関節も検査する。
- 頸椎あるいは胸椎症候群に対しては、肩関節の可動性を調べる。

筋組織
- 腰椎／仙腸関節：
  — 通常、障害がある部位の脊柱起立筋の筋緊張が変化する。ブロッキングしている側は、緊張が高まり、対側では緊張が低下する。表層の筋群は、両側ともに緊張が増し

ていることが多い。
— 骨盤部と脚部の筋組織が短縮していないか検査する。それらの短縮は姿勢異常を促進する。
— 安定化システム（5.3章を参照）の筋力と耐久力を検査する。
● 胸椎／肋骨：
— 肋骨障害により肋間筋の筋緊張が変化する。
— 短縮：胸筋群、腹筋群、斜角筋群、胸鎖乳突筋。
— 筋力：呼吸運動時における胸郭および胸椎上の肩甲帯の安定性（支持機能）
● 頸椎：
— 頸と肩の筋組織の緊張。
— 腹側の頸部筋の緊張が高まると、喉にものがつかえたような感覚が生じる。
— 短縮：環椎後頭関節の背側頸部筋および脊柱起立筋が短縮する。
— 筋力：頭部の整列の前提となる安定性（「胸椎」を参照）。体軸を偏位させたときの、頭部の整列を確認する。開口時および閉口時における腹側頸部筋の筋力。

運動様式
● 歩行：
— 主に腰椎と仙腸関節の障害で、歩行に変化が現れる（脚部に痛みがある場合、立脚相が短くなるなど）。
— 頸椎と胸椎の障害では、歩行に伴う腕ふり運動が制限される。
● 日常的運動：
— 腰椎症候群あるいは仙腸関節症候群では、靴や靴下を履く動作が困難になることがある。
— 胸椎または頸椎に障害があると、頭上での作業が痛みを伴う。

● 脊椎症候群の理学療法

■ 目的

身体構造と機能（機能障害）

- 痛みを軽減し、脊柱の負荷を緩和
- 脊柱部位における低下した可動性の改善や機能障害の治療

活動

- 脊柱安定性の改善。
- 効率的な運動様式の習得。

参加

- 痛みの発生機序に関する患者の啓蒙。
- 患者をリハビリに積極的に参加する必要性を説得する。

■ 処置

以下、各治療目標に対し、それぞれ対処法を例示する（そのほかの治療法については2.1章、4.2章、5.2章を参照）。

痛みの軽減と脊柱の負荷を緩和

- 温熱（ホットロールなど）
- 電気療法：ガルバニック電流、TENS、ダイアダイナミック電流（diadynamic current）。
- 超音波：トリガーポイントには低周波で。痛みのある靭帯にも利用。
- 靭帯の痛みに対する横断摩擦。
- 過緊張で短縮した筋に対する横断マッサージと横断ストレッチ。
- トリガーポイントの圧迫による抑制法。
- 脊柱の痛みを緩和する安楽肢位・臥位（2.1章と5.2章を参照）。
- 脊柱のモビライゼーションに先行する代謝促進を目的とした間欠的な牽引による免荷
- 慢性脊椎症候群に対する能動的なリラクゼーション法（ジェイコブソン式プログレッシブリラクゼー

ション法など）。

脊柱における低下した可動性の改善や機能障害の治療

共通

- 牽引および滑りモビライゼーションによる関節の中心化：
  - 腰椎および仙腸関節の障害では、股関節の中心化が必要なことが多い（その診断と施術方法は5.5章を参照）。
  - 頸椎および胸椎の機能障害は肩関節の偏位を伴っていることが多い（その中心化に関しては3.3章と5.6章を参照）。
- 吊りなしまたは吊りありモビライゼーション（患者の宿題としても）。
- 短縮した筋のストレッチ、および宿題としてのセルフエクササイズ。

腰椎と仙腸関節

1. *側臥位における腰椎の伸展と屈曲を応用した分節モビライゼーション*（図3.29a-b）
- 伸展：尾側から頭側へのコンバージェンス滑りの改善。
- 屈曲：尾側から頭側へのディバージェンス滑りの改善。このモビライゼーション法に、腰部の脊柱起立筋に対する等尺性収縮後筋弛緩法を（PIR）組み合わせるのも効果的。
- 患者の開始肢位：側臥位で脚を曲げ、下肢は治療台の上、膝は治療台の外に出し、膝を療法士の大腿に当てる。
  - 伸展モビライゼーション：股関節をおよそ70度に屈曲。
  - 屈曲モビライゼーション：尾側の隣接分節に運動が生じるまで屈曲。
- 療法士の開始肢位：患者の膝を療法士の大腿に当て、患者の下腿を腹側から抱える。患者の下肢および身体の運動を誘導する。頭側の椎骨を棘突起で固定する。
  - 伸展：患者の膝から大腿を背側に押すことで、頭側の椎骨に対するコンバージェンス滑りを誘発する。続けて、伸展位で分節運動を行う。
  - 屈曲：尾側の椎骨を腹頭側方向にもたらすことで、ディバージェンス滑りを誘発する。その際、療法士はモビライゼーションを行う側の前腕を患者の仙骨に固定し、運動を誘導する。この方法にPIRを組み合わせることもできる。伸筋はまず等尺性に活性化させた後、その弛緩期に屈曲モビライゼーションを行う。

2. *関節の遊びが制限されている椎間関節に対する牽引*モビライゼーション法*（図3.30）

*注：この場合の牽引とは、椎間関節間を本をひらくかのごとく引き離すようにすることである。別名クラフテクニック。

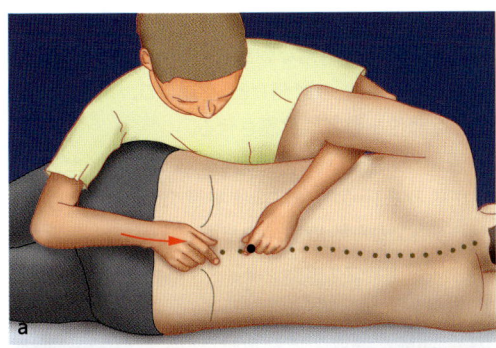

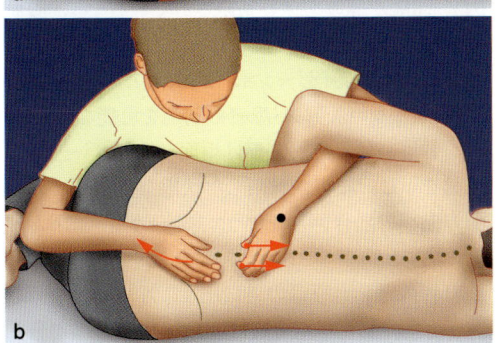

図3.29a-b 分節モビライゼーション
a 伸展　b 屈曲

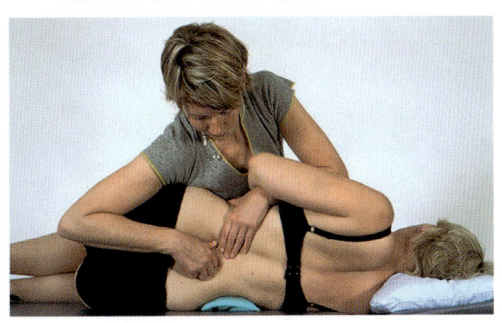

図3.30 腰椎椎間関節の牽引モビライゼーション

関節の遊びの制限に伴うディバーゲンス運動とコンバーゲンス運動の低下に対し、可動性を改善するため以下の徒手療法を用いる。

側臥位で脊椎を回旋させることで、上にくる椎間関節を離開させる。こうした離開が椎間関節を牽引する最善の方法である。尾側の棘突起を固定することで、分節に人工的な回転中心が生じ、それを中心に椎間関節は離開する。

- 患者の開始肢位：障害のある椎間関節が上にくるように側臥する。
- 療法士の開始肢位：患者の骨盤と下肢の間に位置する。
- 手順：
  ― 親指と人差し指で尾側の椎骨を固定する。
  ― 頭側の腕を患者の腕と体の間に置き、頭側の椎骨に手を当てる。
  ― 上半身を後ろに回転させる。そのとき患者は頭部も動きに逆らわずに動かす。
  ― 体の回転に伴い、分節が伸展する。分節の動きを確実にするため、上側の骨盤を牽引(尾側へ引く)することで、上体の動きと逆方向に分節を側屈させる。
  ― あるいは、砂袋などを下に置くことで、側屈を確保する。
  ― 椎体を固定している人差し指に圧力の上昇が感じられるまで、患者の体を後方に回転させる。
  ― 軽く力を加え、さらに回転させることで関節の遊びは改善する。
  ― これに等尺性収縮後筋弛緩法を併用することで、反射性の筋緊張にも対処することができる。
  ― 尾側の脊柱部位を屈曲位にもたらすようにすると、固定がより確実になる。

3. *吊りなしの腰椎のモビライゼーション* (**図3.31a-b**)

分節モビライゼーション後、重力に逆らうことのない形でモビライゼーションを行い、腰椎を伸展あるいは屈曲させる。明確な刺激(皮膚のくびれ、ストレッチや短縮、距離の計測など)を通じて、可動性の低下した部位を患者に意識させる。

運動が制限されている方向へのモビライゼーションが痛みを伴う場合は、まず逆方向へのモビライゼーションから始める。また準備として、横断マッサージやモビライゼーションマッサージなどを施し、軟組織の緊張を解く。

例：伸展が痛みを伴い制限されているなら、腹臥位における側屈を用いたモビライゼーションから開始する。モビライゼーションが痛みの増強を引き起こすことがないように、患者の前弯を可能な限りなくす。伸展時は、椎弓関節は両面ともコンバーゲンス運動を示し、腰椎が伸展した状態での側屈では対側方向への随伴回旋を伴うコンバーゲンス滑りが凹側に生じる。

患者は足を治療台の外に出し、片脚ずつ交互に突き出す。脚部の置き方により、主に運動する分節の位置が変わる。股関節の外転により、治療台に乗る脚部の範囲が増えると、運動位置は頭側に移

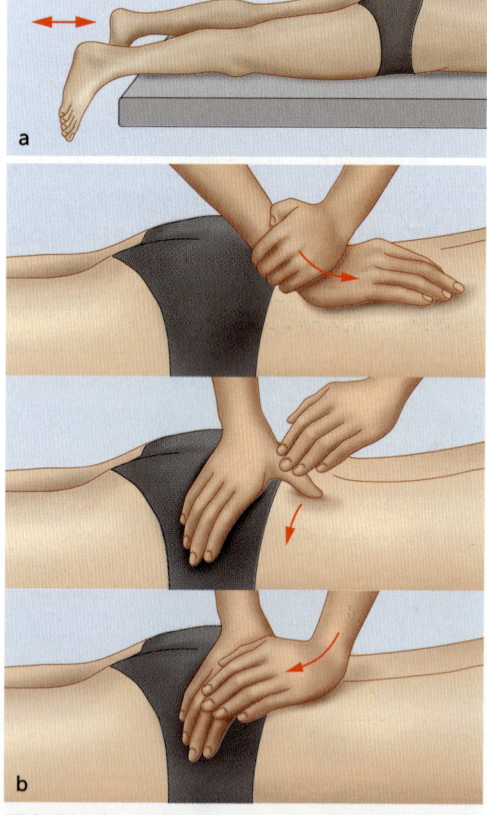

図3.31a-b 痛みにより伸展が制限されている腰椎に対する側屈モビライゼーション
a 腹臥位 b 凹側筋組織の緊張緩和

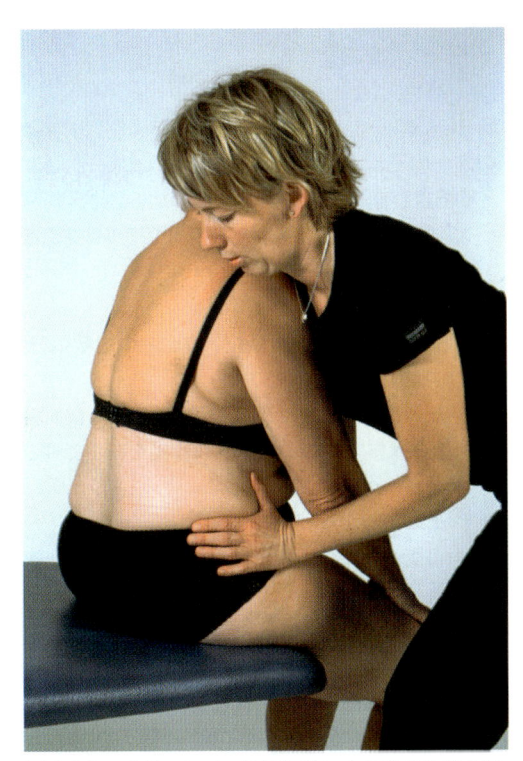

図3.32 座位における骨盤揺動による腰部伸筋の遠心性伸張

動する。筋線維の走行に横断する形で、親指または手の付け根を用いて凹側に円を描く動きをすることで、腰椎分節の筋緊張を弛緩する。

自己モビライゼーションとして、患者は腹臥あるいは背臥位でこの運動を自力で実行することもできる。

4. *吊りの少ない腰椎の伸展・屈曲・側屈モビライゼーション*

このモビライゼーション法により、安定した胸椎に対する骨盤の可動性を改善する。腰椎の可動性向上に加え、胸郭および肩甲帯の安定化も期待できる。

- 患者の開始肢位：フィットネスボールに座り、両側に置いたいすにそれぞれ手を置く。
- 療法士の開始肢位：患者の背後から骨盤の運動を手で誘導する。
- 手順：
  — いすにのせた手で体を支えることで、腰椎にかかる胸郭の重みを軽減する。ボールを前後に転がし、股関節と腰椎を伸展および屈曲させ

ている間、上半身の位置は変わらないようにする。
  — ボールを左右に転がすことで、側屈を誘発する。
  — 水平な運動ではなく、弧を描く運動ができているか、療法士は注意して観察する。
  — 腰椎に付加的な接触刺激を与えることで、知覚的に運動をサポートすることができる。

5. *骨盤パターン*

ディバーゲンス滑りまたはコンバーゲンス滑りの改善に、固有受容性神経筋促通法（PNF）の骨盤パターンを利用することができる。

例：
- 左側の前方挙上または右側の前方沈下による右ディバーゲンスの改善。
- 遠心性を強調した後方挙上による作動筋の逆運動（リバーサル）を通じて、腰部伸筋の能動的な伸張を促すことができる。

6. より高い負荷がかかる状態での腰椎のモビライゼーション

急性疼痛期が終息し、分節モビライゼーションを行った後、より強い負荷のかかる状態で可動性の完全な回復を目指す。ここでもPNFの応用が有効で

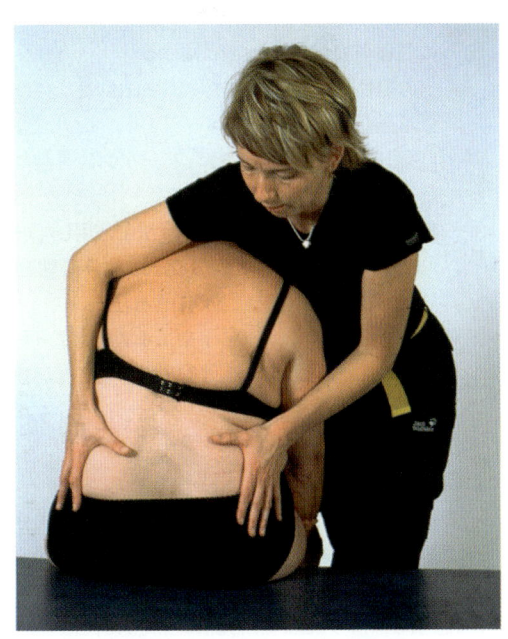

図3.33 座位における屈曲との複合運動における伸筋の遠心性伸張

ある。
例：
1. *座位における骨盤の揺動を用いた腰椎の屈曲と遠心性伸張の改善*（図 3.32）
● 患者の開始肢位：直座位で足は床につける。
● 療法士の開始肢位：患者の腹側。
● 手順：
 ― 手の付け根を腸骨稜の腹側に置き、骨盤運動に抵抗を加える。
 ― 腰部伸筋の求心性および遠心性伸張は、座席上で骨盤を前後に転がすことで促進できる。
2. *修正型チョッピング法による屈曲複合運動の改善*（図 3.33）
● 患者の開始肢位：直座位で足は床につける。
● 療法士の開始肢位：患者の斜め前に立ち、両手を胸郭または骨盤の外側に置く。
● 手順：
 ― 抵抗を徐々に加えて、伸筋を等尺性に活性化する。
 ― 抵抗力の作用方向は（腹側ではなく）頭側に向くようにする。腹側に向いた場合、患者がそれに対してもたれかかってしまう。
 ― 等尺性の活性から、遠心運動に移行する。
 ― 療法士は患者の上半身を患者の右膝あるいは左膝の方向にゆっくりと傾ける。
 ― その際療法士は、同側への側屈と回旋を伴う弧を描くような屈曲をイメージする。こうして、凸側における最大限のディバーゲンス運動と筋の遠心性伸張に働きかける。
 ― 作動筋の逆運動（リバーサル）法を応用した求心性収縮と遠心性収縮の交代により運動経路の一部を強調することができる。
 ― 学習後、患者はセラバンドやエキスパンダーを用いてこの運動パターンを自動化することができる。

仙腸関節

1. *交叉グリップ法を用いた腸骨腹側回旋のモビライゼーション*（図 3.34a-c）
 腸骨は（例えば、階段を踏み外した際の立脚に対する急激なストレスなどで）背側に回旋した位置で拘縮することが多いため、ここでは腹側へのモビライゼーション法を紹介する。

> ここに紹介する方法は、仙腸関節障害に対する唯一のモビライゼーション法ではない。仙腸関節および仙骨の障害は多岐にわたるため、綿密な診断に基づき適切なモビライゼーション法を選択する。

● 患者の開始肢位：腹臥位。クッションを敷くことで腰椎の前弯を弱める。
● 療法士の開始肢位：治療対象の対側。右仙腸関節を操作するには、左下仙骨尖を右手で押させ、仙骨を固定する。
● 手順：
 ― 可動する手は仙腸関節近くに置き、腸骨を腹外側方向に動かす。
 ― 座位における前屈テストなどを通じて、仙骨の位置に異常があることが明確である場合は、可動手と固定手を交代する。その場合、右手を腸骨に、左手を仙骨に置く。腸骨を固定し、右上仙骨尖を背側へ動かす。
 ― 腹側への他動的なモビライゼーション後、下肢を固定させた状態からの収縮により大腿直筋の等尺性収縮を活性化させることで、腸骨を能動的に腹側に動かすことができる。
 ― 腹臥位で膝を曲げることで大腿を伸展位に固定する。
 ― この位置から、軽い抵抗に対抗して患者は膝を伸展させる。
 ― 下前腸骨棘にある起始部を介して、大腿直筋からの力が腸骨を腹側に引く。

> 腸骨の位置異常は筋に起因していることが多いため、過剰な筋緊張は低下させる必要がある。過緊張となったあるいは短縮した大腰筋は、腸骨を背側に回旋させる。この筋を弛緩するには横断マッサージを行う。
> 可動性の完全回復を目指すには、関節を不全位置に固定している筋を弛緩する必要がある。腸骨筋の緊張が過剰だと、腸骨が腹側に回旋する。この筋も、腸骨翼の内側（腸骨窩）に同様の手技を施すことで緊張と解くことができる。

3.3 脊椎症候群　199

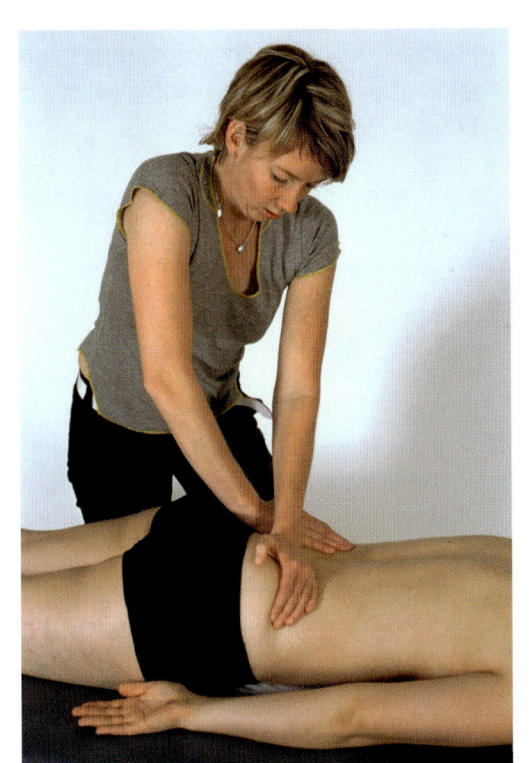

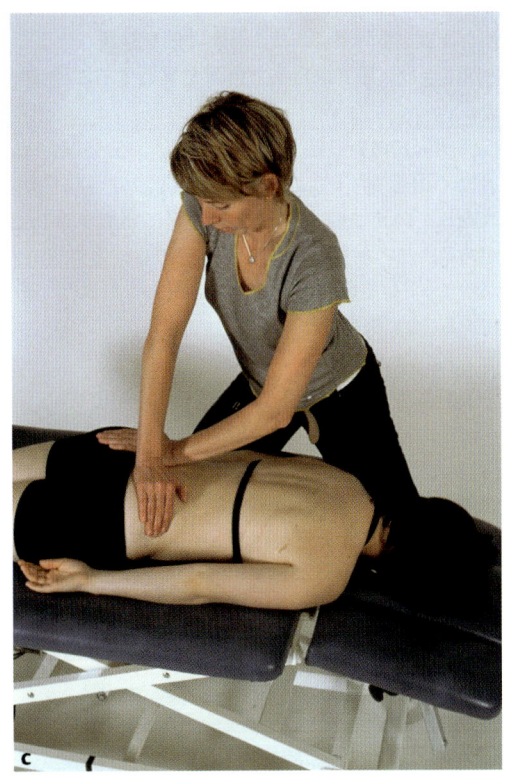

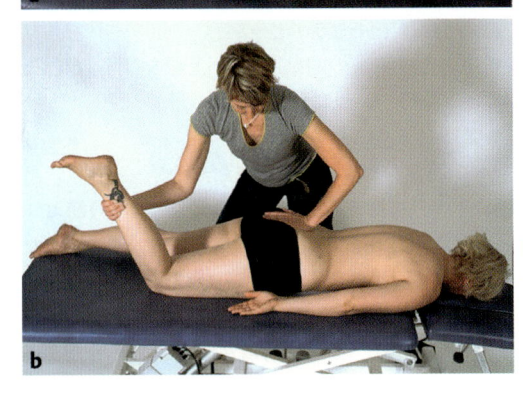

図3.34a-c　腸骨モビライゼーション
a　腹臥位における交叉グリップ法を用いた腹側へのモビライゼーション　b　大腿直筋を介したマッスルエナジー法　c　左斜め軸における後傾（counter nutation）に対する仙骨モビライゼーション

2. 大腰筋の筋緊張の低下
- 患者の開始肢位：背臥位。股関節と膝関節の屈曲で腹筋を接近させる。
- 療法士の開始肢位：患者の横、治療対象がある側。触診指の全体をへその少し下、腹直筋の側面に当てる。
- 手順：
  — 筋が腰椎に対して尾側方向に斜めに走行しているため、触診指を45度の角度で下方に向ける。
  — 筋は硬い弾性を持ち、圧痛が生じることもある。
  — 圧力をかけながら、筋線維の走行を横切る形で指先を動かす。
  — 痛みがある場合、療法士は指全体でその場所に圧力をかけ続け、筋緊張が低下するのを待つ。

3. 大腰筋のセルフリラクゼーション
足の重量を投げ出した状態で、近位側から股関

節を伸展運動させることで、大腰筋を弛緩させることができる。患者は自宅で自分で実行することもできる。

股関節において低下した可動性は、仙腸関節と腰椎で相殺されるため、これらの関節の可動性が亢進し、再発性の可逆的機能障害に発展することがある。この状態は可能な限り治療し、変性変化が始まっている場合は、それが悪化しないように維持することに努める。

■ 股関節の偏位も可動性の変化を引き起こす。

例：大腿骨頭が腹側に偏位（前位）すると、内旋が制限される。歩行時、胸腰移行部の回旋によりその足りない動きは代償される。そのため偏位をきっかけに、腸腰筋と股関節外旋筋の筋緊張が必ず上昇する。どちらの筋組織も、仙腸関節に関与している（偏位の診断と治療については5.5章を参照）。

胸椎と肋骨

1. *胸椎分節の屈曲と伸展（図3.35）*
- 患者の開始肢位：背臥位。股関節と膝関節は屈曲させ、両足を治療台に立てる。両手を首の後ろに組み、両肘を付ける。施術する分節下に硬めのクッションを置く。
- 療法士の開始肢位：患者の横に立ち、片手は患者の背側で肋間の運動と状態を触診し、同時にモビライゼーション運動をサポートする。もう一方の手は患者の肘に当てる。
- 手順：
— クッションを回転軸として利用する。
— 屈曲モビライゼーション：治療対象の分節を治療位（屈曲位に）セットする。吸気時における脊柱起立筋の等尺性収縮後、呼気時に肘を背頭側に押し込む。療法士は背中の手で頭腹側に牽引刺激を加え、椎弓関節のディバーゲンス滑りを促す。
— 伸展モビライゼーション：治療対象の運動分節を伸展位にセットする。吸気時における屈筋群の等尺性収縮後、呼気時に肘に圧力を加え、モビライゼーション対象の脊柱部位を背側に押し込む。そうすることで椎間関節の関節面は離開させ、コンバーゲンス滑りを促進する。

2. *胸椎の自己モビライゼーション*
- 患者と療法士の開始肢位：上記を参照（自己モビライゼーションにも有効）。
- 手順：
— 屈曲位における自己モビライゼーション：患者はモビライゼーションの対象となる分節に作用が及ぶまで屈曲する。その後、息を吐きながら両足に圧力を加えることで、治療台に対して頭背側に脊柱を押し込む。下肢の支持作用により、腰椎は前弯が解消した状態で安定する。
— 伸展位における自己モビライゼーション：患者は、モビライゼーションの対象となる分節に作用が及ぶまで伸展する。息を吐きながら、治療台の方向に圧力をかける。
— 自宅でのエクササイズでは、タオルを2枚巻いたものをクッションの代わりとすることができる。いすの背もたれを利用して、自己モビライゼーションを実行することも可能である。腰椎は脚を組み、股関節を屈曲させることで安定する。

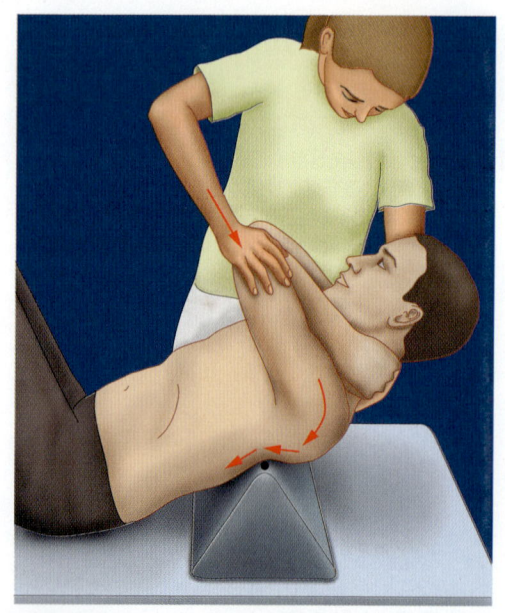

図3.35 胸椎モビライゼーションのためのテコテクニック（自己モビライゼーションとしても可能）

3.3 脊椎症候群　201

え、その際に生じる皮膚の間隔の拡大や縮小を患者に意識させる。

これに加え、周辺の軟部組織にモビライゼーションマッサージを施す（図3.37a-b）。患者は、療法士の圧力に逆らわないようにする。伸展軸あるいは屈曲軸の右方向に圧力を加えることで、胸椎は伸展する。圧力に抵抗することで、屈曲的な運動が生じる。

これらの運動は、呼吸リズムに合わせて行うこともできる。その場合は、吸気により前額面および矢状面における胸郭経がわずかに拡大し、呼気時には屈曲が生じることに留意する。胸郭がブロッキングしている患者は、息を吸うときに胸部の筋組織が胸

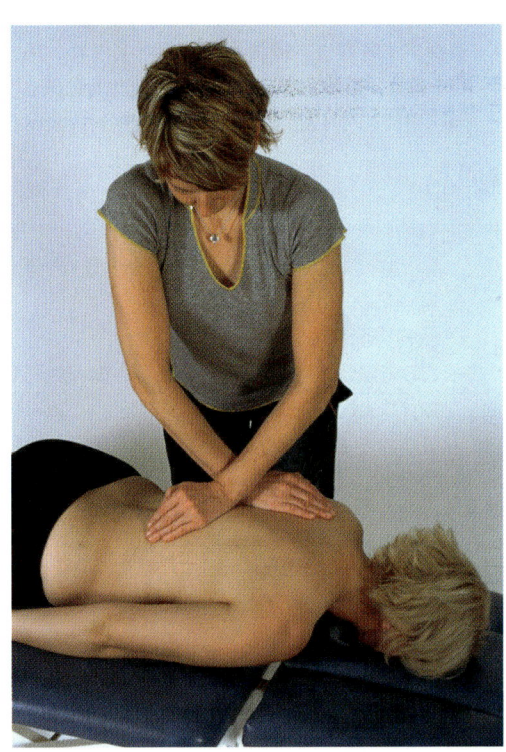

図3.36　交叉グリップ法を用いた腹臥位における胸椎モビライゼーション。Th7-8右分節のモビライゼーション

3. 交叉グリップを用いた椎弓関節のモビライゼーション（図3.36）
- 患者の開始肢位：腹臥位。治療する側に顔を向ける。
- 療法士の開始肢位：患者の左側。右手の豆状骨を患者のTh7左横突起に、左手の豆状骨をTh8の右横突起に置く。
- 方法（運動分節Th7-8の右関節を例とした場合）：両小指球で、呼気時に腹側へ同時に圧力を加え、両椎体を対側方向に回旋させる。その結果、右椎弓関節が離開する。

4. 吊りなしの臥位における胸椎のモビライゼーション
- 伸展／屈曲：ほとんどの患者は、胸椎部位における伸展および屈曲運動を分節的に知覚することができない。患者が自分でエクササイズができるようにするためには、その違いを療法士が患者に明確に認識させる必要がある。そのための方法として、側臥位で療法士が棘突起へ圧力を加

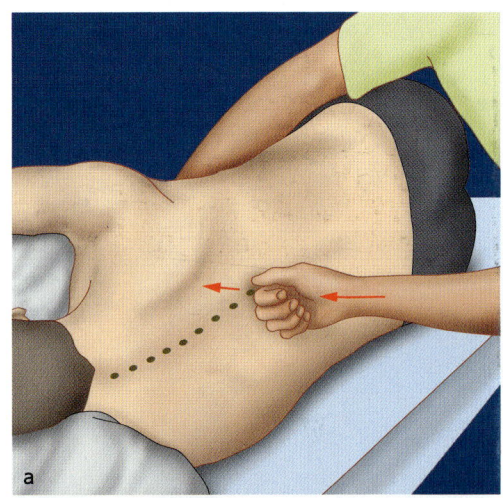

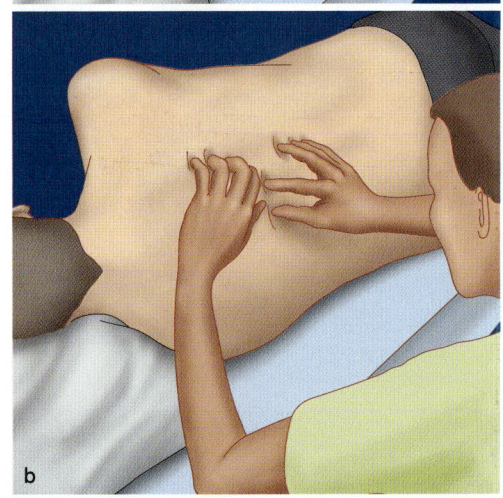

図3.37a-b　胸椎に対するモビライゼーションマッサージ
a　運動の適用　b　運動中の筋組織に対する施術

郭の伸展を補助し、息を吐くときには腹筋が屈曲を後押しする傾向がある。
- 回旋：座位において頭部と骨盤を固定した状態で回旋モビライゼーションを行うことで、頸胸および胸腰移行部の可動性を改善することができる。その際、腕は胸の前で組む。頭頂を上にあげて、脊柱全体を能動的に直立させる。自宅でのセルフエクササイズには、呼吸療法で用いる回旋伸張臥位を応用する。

肋骨

1. 交叉グリップ法を用いた肋骨モビライゼーション
- 患者の開始肢位：腹臥位。胸椎が平坦になる場合は、下敷きを置き軽い後弯を確保する。硬直している側に頭を向ける。
- 療法士の開始肢位：施術する肋骨の対側に立つ。片手の小指の付け根で、モビライゼーションの対象でない側の横突起を固定する。右肋骨に施術する場合は、療法士は右手で上のような固定を行う。もう片方の手の尺骨端を肋骨に置き、当該横突起のすぐ外側、肋骨角の部分に豆状骨がくるようにする。この手が可動手となる。
- 手順：
  — 右肋骨のモビライゼーションでは、横突起を右回旋させた位置で固定し、肋骨を腹側・外側・尾側に動かす。
  — 肋横突関節に離開が生じる。
  — この方法は、第4-12肋骨の吸気あるいは呼気のブロッキングに利用できる。

2. *上部肋骨のモビライゼーション*（図3.38）

いすの背もたれやロール状に巻いたタオルを利用した胸椎の伸展モビライゼーションを応用して、上部肋骨のモビライゼーションとすることもできる。
- 患者の開始肢位：座位。高い背もたれのあるいすや可変式の治療台を用いる。あるいは、背臥位でクッションなどの下敷きを利用する。背もたれや下敷きは脊柱の下部にくるようにする。患者は腕を組み、額に当てる。頸椎の中部と上部が伸展しないように、顎を引く。
- 療法士の開始肢位：患者の横。片手で患者の前腕をつかみ、もう一方の手で肋間の間隔を触診し、あるいは尾側の肋骨に逆方向への圧力を加える。
- 手順：
  — 療法士は患者の腕を背側に動かし、頸胸移行部の伸展を促す。このとき、肋骨は矢状面に

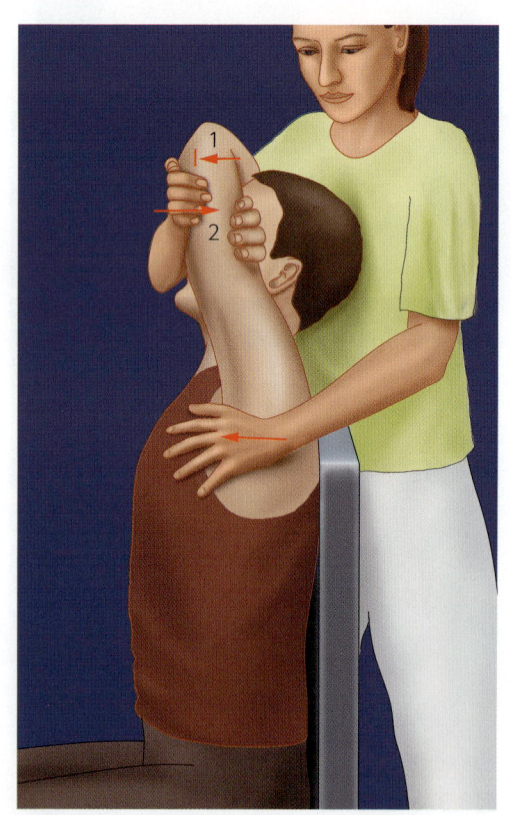

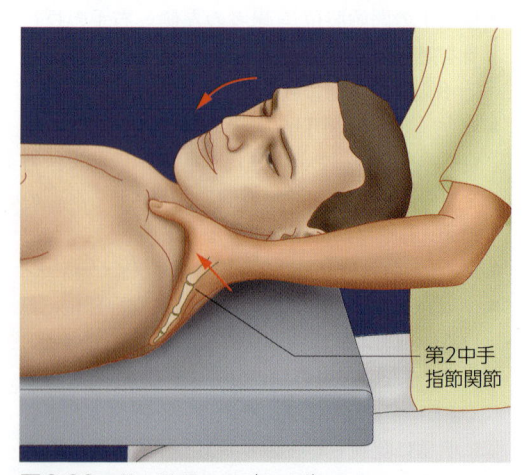

図3.38 上部肋骨のモビライゼーション

図3.39 第1肋骨のモビライゼーション

第2中手指節関節

対して挙上する形になる。
— 吸気時は、患者が療法士の腕に抵抗するように前腕を軽く前に押し（図3.38の1）、呼気時あるいは弛緩時は療法士が背もたれや下敷き方向（背側）に力を加える（図3.38の2）。
— この方法は、背臥位または背もたれのあるいすを用いて、患者が一人で実行することもできる。

3. *第1肋骨のモビライゼーション*（図3.39）
- 患者の開始肢位：背臥位。施術する側に頭を向け傾斜させると、横突起が対側に移動するため、斜角筋群が弛緩し、肋横突関節に牽引力が加わる。
- 療法士の開始肢位：頭側に立ち、患者の頭部を上記の位置で固定する（頸椎を圧迫しないように注意！）
- 手順：呼気時に、第1肋骨の背側に対して、人差し指の付け根の橈側で腹尾側方向に圧力を加える。
- 第2肋骨にも同じ方法を施術できる。

4. *下部肋骨の自己モビライゼーション*（図3.40）
- 患者の開始肢位：側臥位。クッションなどを置くことで、胸椎を側屈させる。肩関節の外転や股関節の内転により、上にくる肋骨の間隔をさらに広げる。下腿は屈曲位で固定する。
- 手順：
— 息を吸いながら、腕を頭側に、下肢を尾側に動かすことで、肋骨間の離開を増加させる。
— 肋間筋が伸張する。
— 療法士による軟部組織テクニックで、肋骨モビライゼーションをサポートすることもできる。
— 肋間を摩擦したり揉んだりすることで、胸郭の組織層の柔軟性を高める。

5. *可動性の低下した胸郭部位への呼吸の誘導*
肋骨や胸椎に対するモビライゼーションを行った後、可動性の低下している部位における呼吸運動を改善させる措置を取る。ここでは、PNFの呼吸パターンを応用することができる。
胸郭下部の外側における呼吸パターンは横隔膜の、特に横隔膜肋骨部の弛緩を促進する。

6. *胸郭の運動を阻害している筋の伸張*
胸郭の運動を阻害している短縮筋が伸張させなければならない。特に、斜角筋群（第1と第2肋骨を吸気位に固定）と小胸筋（肩甲帯を腹側回旋位に、そして第3-5肋骨を固定）、大胸筋（腹筋群とともに胸郭の中心化を阻害）が重要となる。
ストレッチ臥位で、患者はこれらの筋を自分で伸張する。

頸椎

> 頸椎はTh4までが回旋する。頸胸移行部の可動性が低下していると、回旋の不足分は中部頸椎と椎間板が相殺する。その結果、可動性が過剰となり、剪断応力が発生する。
> 伸展と回旋の低下は、運動分節C7／Th1とTh1／Th2に最も頻繁に現れる。Th2／Th3とTh3／Th4では屈曲が制限されることが多い。

1. *テコテクニックを用いた背臥位における頸胸移行部のモビライゼーション（伸展と回旋；図3.41）*
- 患者の開始肢位：背臥位。半円枕による頭部

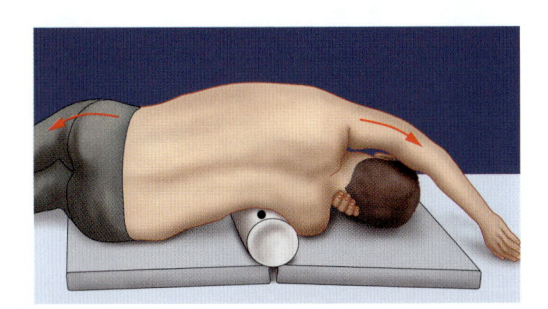

図3.40 下部肋骨のモビライゼーション

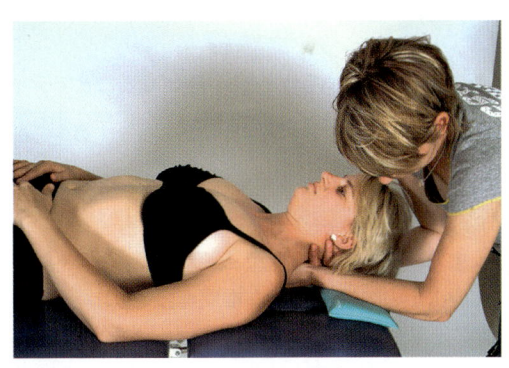

図3.41 テコテクニックによる頸胸移行部の伸展および回旋の改善

の支持。
- 手順：
  - 療法士は片手で頸椎のC7まで全体と頭部を支える。
  - 軽く頭側に引くことで、頸椎は安定する。
  - もう一方の手で、(親指と人差し指で鼻をつまむように)尾側の椎弓を固定する。
  - 前腕を半円枕にのせ、梃子として利用する。
  - 療法士が軽く膝を曲げ腰をかがめることで、尾側の椎体を腹側方向へ動かす。
  - 頭側の手は、患者の頸椎を支え、安定させる。この手が床方向に下がってしまっては、中部頸椎が伸展してしまうので、気をつける。
  - 尾側の椎体に圧を加えることで、椎弓関節が伸展する。
  - 頭部の回旋により、コンバーゲンス運動が強調される。

2. ディバーゲンス運動の改善を目的としたC2以下の頸椎分節のモビライゼーション
- 患者の開始肢位：座位。
- 療法士の開始肢位：基本的には分節運動検査と同様のグリップ法を用いるが、ここでは尾側の椎体を大きく開けた手で固定し、もう一方の手(可動手)の尺骨端をモビライゼーションを施す椎弓関節に当てる(p.191、図3.28a-b)。
- 手順：
  - 左関節のディバーゲンスを改善するなら、頸椎を屈曲させ、右方向に回旋および傾斜させる。
  - 可動手は腹頭側に滑らせる。
  - 療法士の前腕は治療方向に向ける。
  - 頭側および軽く背側に引くことで、関節を牽引する。
  - PIRに目の運動を組み合わせることでディバーゲンスモビライゼーションを容易にすることができる。

3. コンバーゲンス運動の改善を目的としたC2より下の頸椎分節のモビライゼーション
- 患者の開始肢位：座位。
- 療法士の開始肢位：左椎間関節のコンバーゲンス運動を改善する場合、療法士は患者の右側に立つ。ディバーゲンスモビライゼーションと同じグリップ法を用いる。

- 手順：
  - 頸椎を伸展させ、左方向に側屈および回旋させる。
  - 背尾側方向に滑り運動を促す。
  - 背頭側に軽く引くことで、牽引モビライゼーションを実行する。
  - 尾側の椎骨が治療レベルとなる。このレベルが滑り運動と牽引方向の基準となる。

> 頸椎の回旋に関与する筋は目の運動とも関連しているため、頸椎の筋弛緩法はどれも、目の動きで支援することができる。視線を右に向けると、頸椎の運動が始まるよりも先に、右側に知覚可能な筋緊張の上昇が現れる。

4. 短い頸部脊柱起立筋の弛緩(図3.42)
環椎椎弓と後頭部領域に圧迫法と横断マッサージを行う。
- 患者の開始肢位：背臥位。
- 療法士の開始肢位：患者の頭側。
- 手順：
  - 指の腹を後頭部尾側に置く。
  - 患者の頭部は療法士の手の中で静止する。
  - 頭部の重みを利用して、指先で局所の筋紡錘に伸張刺激を与える。
  - 横断マッサージとして、指を外側方向に動かし、同時に頭部を軽く伸展させる。

5. 下部僧帽筋、肩甲挙筋、斜角筋の縦断ストレッチ(図3.43a-b)

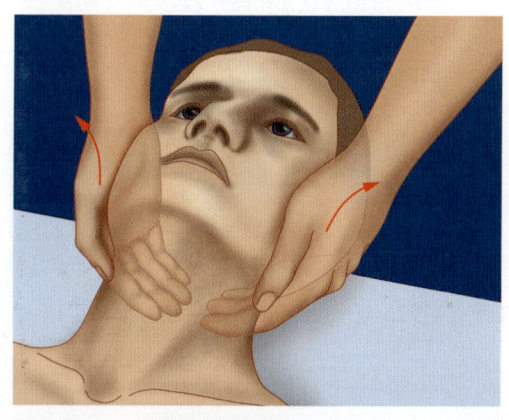

図3.42　上部頸部筋群の横断マッサージ

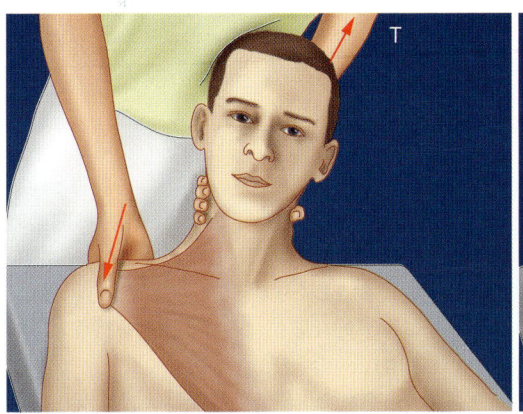

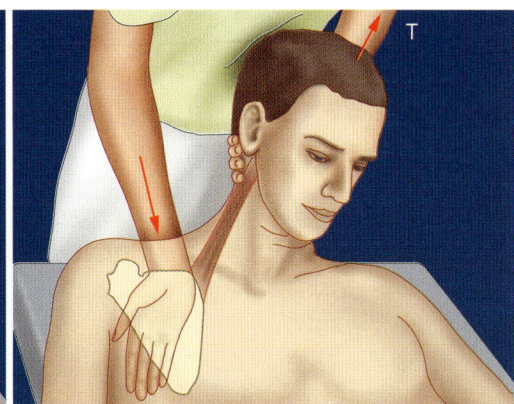

図3.43a-b 筋ストレッチ　**a** 下部僧帽筋　**b** 肩甲挙筋

背臥位または側臥位にある患者の筋を療法士が伸張させる。患者が自分でストレッチするには、側臥位が適している。

右ストレッチの場合の頭部セッティング：

- 下部僧帽筋：屈曲、左側屈、右回旋：肩甲帯の下制によりストレッチ。
- 肩甲挙筋：屈曲、左側屈、左回旋：肩甲骨上角に置いた手で肩甲骨を尾外側に動かすことでストレッチ。
- 前斜角筋と中斜角筋：伸展、左側屈、右回旋：鎖骨と上部肋骨を尾側に動かすことでストレッチ。
- 後斜角筋：屈曲、左側屈、左回旋：上部肋骨(主に第2肋骨)を尾側に動かすことでストレッチ。
- 胸鎖乳突筋：伸展、左側屈、右回旋：頭部を頭側に滑らせると、力の作用線と運動中心の位置が変わるため、胸鎖乳突筋は屈筋から伸筋に変化し、環椎後頭関節を伸展位に固定する働きを示す。

脊柱安定性の改善
一般

能動的対処法

以下の方法は、痛みがある場合に利用する他動的処置(2.3章を参照)に優先して行う。脊柱分節の安定性は、基本的に短い起立筋により確保される。これらの筋には、重力負荷のあまりかからない状況で適度な回旋インパルスを加えることで介入することができる。重力負荷がかかるのが早すぎるあるいは強すぎると、主に表層の長い筋連鎖が活性化する。その結果、安定が不十分な分節に剪断応力が加わり、可動性の亢進が進んでしまうこともある。

近年の研究では、深部筋(多裂筋や腹横筋など)はその柔軟な弾性により、脊柱の不安定性に伴う異常な分節運動を防止する働きがあることがわかってきた(Hides et al. 1997)。弱い同時収縮だけでも、ほぼ最大限の分節安定性を発揮することができる(5.3章内の安定化システムの項目を参照)。

> 下肢軸トレーニングは「脊柱の支柱」としての下肢の働きを改善する。

例：安定化方法

1. 分節の安定化
- 患者の開始肢位：腰椎と胸椎では側臥位、頸椎では背臥位。
- 療法士の開始肢位：
  — 患者の腹側。尺骨端を利用して、横突起に回旋抵抗を与える。
  — 頸椎の治療では、患者の頭側に立つ。人差し指の橈側を横突起の外側に当てる。
- 手順：
  — 軟部組織を介して深部接触を確保し、徐々に抵抗を強める。
  — 四肢の位置を変えることで、患者の側臥を不安定にすることもできる。
  — 頸椎の分節安定化は座位でも施行することが

できる。
2. *四足位における安定化*
- 患者の開始肢位：四足位。身体各部は身体長軸に整列させる。
- 手順：
  — 片脚に対する圧力を強めると、対側の腕にかかる圧力も反射的に増強する。この作用があるため、重心は支持基底面の中心にとどまり、回旋筋が活動する。
  — 支持基底面を小さくすることで、四足位をより不安定にすることもできる。
  — 各四肢を挙上すると、回旋筋に加わる負荷が強まる。
  — 安定性と可動性を組み合わせることもできる（静的あるいは動的な肩甲骨と骨盤）：例えば片腕は静的活性を持つ腕として立て、肩甲骨を後方下制させ、もう一方の腕は浮かせ肩甲骨と上肢を動的に制御する。
3. *PNFの肩甲骨および骨盤パターン*
   肩甲骨と骨盤のパターンは、例えば肩甲骨の後方下制と骨盤の前方挙上など、側臥位で組み合わせることができる。これらのパターンは動的にも静的にも複合することができる。結果として、脊柱に回旋活性が生じる。
4. *PNFの歩行促通法*
   歩行促通法は立脚時の骨盤安定性を改善する。立脚の機能は縦足弓の意図的な接近により、安定させることができる。関節受容体の刺激により、支持筋の働きが高まる。遊脚と遊腕を用いて、同時に動的なパターンを実行することもできる。

効率的な運動様式の習得

患者とともに日常生活をシミュレートし、衣服の着脱、起立と着床など、患者の運動を観察する。患者の職業や趣味などで必要となる運動パターンも実行させる。
患者の運動パターンを効率化する方法を考える（体重の軽減方法や補助具の使用など）。
日常や職業に必要な運動パターンの多くは、より改善することが不可能な場合も多いことに気をつける必要がある。それでも運動を可能な限り効率的に行うために、意図的な練習を通じて運動系を学習させることに努める。

- 仕事中の姿勢が悪く、脊柱の筋の安定が不十分な場合、上半身からの力の作用により腰椎と仙腸関節に負担がかかる。そのため、治療の開始時には主に上半身を垂直にした状態でかがんだり、日常的運動をしたりすることを練習する。後に、徐々に水平的な肢位における運動を行う（2章、「運動様式」を参照）。
- 体幹から離れた位置での作業は、脊柱安定筋群に作用する梃子のアームが長くなるので、体幹の近くで作業することをトレーニングする。
- 患者に（特に改善の不可能な運動パターンに対する）代償行動の可能性を提示する。例えば、頸椎に障害がある場合、頭部の重量を両手で支える。胸椎の場合はいすの背もたれを利用して伸展モビライゼーションを行う（そのほかの例は5.2章を参照）。

痛みの発生機序に関する患者の啓蒙

- 患者に機能的側面を理解しやすくするために、解剖図を用いて説明する。
- 患者に、自身の耐力を正しく評価し、身体とうまく付き合う方法を学ばせることで、どのような場合に負荷を軽減あるいは増強するのがよいか学習させる。そのためにも、疼痛様式を問診で正確に把握することが好ましい（どのような活動で痛みが増し、それにどう対処することができるか）。疼痛スケールを用いた評価で、痛みを客観的に把握し、その変化に対し患者を敏感にする。
- 患者自身がその必要性を感じない限り、効率的な運動パターンが実際に使用されることはない。つまり、新しく学習した運動が実行されるようになるには、意識の変化が不可欠であり、その変化には非常に長い時間がかかることもある。新しい運動パターンを模擬的な日常環境の中で練習するには、患者のモチベーションも高くなければならない（2章の運動様式に関する項目も参照）。

リハビリへの患者の積極的参加
- セルフエクササイズは定期的にコントロールし、ポジティブなフィードバックを通じて患者のモチベーションを維持する。
- 安静肢位または臥位を日常に取り入れる。
- 補助的な鎮痛法（温熱療法など）を患者自身で実行する。

- （慢性疼痛症候群などの）患者は過剰なあるいは過小な負荷を避けることで、リハビリの効果をサポートする。
- 慢性疼痛症候群患者は自分の身体に対する自信を取り戻し、痛みなしで活動することを学習する。痛みのない方向への自己モビライゼーションや可動性の向上は、痛みが強まることのない範囲にとどめる。

まとめ：脊椎症候群の理学療法

痛みの軽減と脊柱の緩和
- 物理療法：ホットロール、電気療法など
- 過負荷条件下にある筋や靱帯に対する軟部組織テクニック：横断マッサージ、横断摩擦、圧迫法
- 安楽肢位・安楽臥位（5章を参照）。
- 分節モビライゼーションに先行する、代謝の改善を目的とした分節に対する間欠的牽引。

脊柱における低下した可動性の改善や機能障害の治療
- 可逆的機能障害の治療では、徒手療法の関節テクニックを利用する。関節テクニックを軟組織テクニック（横断マッサージなど）でサポートする。
- まず重力負荷のかからない状態で運動範囲全体の可動性を回復し、その後徐々に重力負荷を増やしていく。
- 他動的関節モビライゼーションの終了後、患者は各脊柱分節に対して自己モビライゼーションを行う。
- 隣接する関節を中心化し、その可動性を回復させる。腰椎症候群および仙腸関節症候群では股関節を、頸椎症候群および胸椎症候群では肩関節を考慮に入れる。
- 短縮により関節の変位や機能障害を誘発している筋組織はストレッチする。患者に自己ストレッチ法も提示する。

脊柱安定性の改善
- 安定化システムの内部および外部ユニット両方の働きを改善させる。
- 最初に分節の安定性を改善する。その際、まず負荷の少ない開始肢位から始め、次第に垂直位に移行する。
- 静的なだけでなく動的な安定化にも努める。

効率的な運動様式の習得
- 最初にかがみかたと梃子のアームの短い把持動作をトレーニングする。
- 次第にアームを長くする。
- 患者が日常で必要としているかがみかたをトレーニングする。
- 日常あるいは職業生活には、最適化することが不可能な運動パターンもある。意図的な運動計画を立てることで、運動系の最大限の効率化を促す。

痛みの発生機序に関する患者の啓蒙
- 患者が機能的な側面を理解しやすくなるように、図や画像を用いて説明する。
- 自身の耐性を正しく評価する能力を患者に学習させる。
- 患者自身がその必要性を感じない限り、効率的な運動パターンが実際に使用されることはない。

リハビリへの患者の積極的参加
- セルフエクササイズは定期的にコントロールし、ポジティブなフィードバックを通じて患者のモチベーションを維持する。
- 患者は過剰なあるいは過小な負荷を避けることで、リハビリの効果をサポートする。
- 慢性疼痛症候群患者は自分の身体に対する自信を取り戻し、痛みなしで活動することを学習する。

3.4 腱障害（腱付着部症）

■ 定義

腱や筋腱移行部あるいは骨に対する腱の付着部に生じる炎症症状を腱障害とする。

■ 症状

患者は主に能動的な運動時に痛みを感じる。四肢の重さを軽減する、つまり筋にかかる遠心性負荷を減らすことで、痛みも緩和する。筋に生じる痛みは、鈍く広範にわたると知覚されることが多い。しかし急性期には、明確な鋭い痛みとして現れ、筋機能を完全に阻害する。筋が硬く感じられることもある。

通常、痛みは負荷のあとに発生する。運動中は筋の代謝状況はよく、機械的インプットが侵害受容を阻害する。筋と腱が静止すると、腱の炎症反応による化学変化が優勢となり、侵害受容器が興奮する。

■ 原因と発症

- 緊張、興奮、出力などの点で筋に関連障害が合併していることも多い。
- 転倒を防ぐために急激な最大収縮が生じたときなどの外傷による筋の急性負荷。
- 一方的な負荷による筋の慢性負荷。例えば、長時間のコンピュータ作業により手関節の伸筋に過剰な負荷が生じる。この場合、近位の筋群は長時間の静的活動を、遠位の筋は動的な協調作業を実行する必要がある。
- 体格の異常による慢性の過負荷。胸郭が非常に大きく、肩幅が狭い場合の外転症候群など（2.4章を参照）。
- 姿勢異常による慢性の過負荷。体幹の縦軸が前傾し、体重の重心が前方に偏位していると、肩甲帯の過剰な負荷を伴う伸展障害が発症する。外反膝により鵞足に過剰な負荷がかかる（2.4章を参照）。
- 脊柱可動性の低下や肩甲帯の安定性不足による慢性の過負荷。脊柱の伸展が不足すると、肩部の関節と筋に負担がかかる。通常、屈曲と外転の最後の30度では、脊柱も追従して運動する。この追従運動が可動性の低下により阻害されると、それを代償するため肩関節の可動性が亢進し、筋に過剰な負荷が生じる。
胸郭に対する肩甲帯の安定性が不足すると、肩甲骨が筋の固定端となることができず、その結果上腕骨頭の中心がずれ、腕の働きに障害が生じる。胸郭と肩甲骨の位置関係に変化が生じると、筋力の作用線も変化し（梃子のアームが短くなり）、そのため筋にかかる負荷が過剰となる時期が早まる。
- 可動性亢進による慢性の過負荷。肩関節が不安定だと、肩関節の中心化に関与する筋群（棘上筋、棘下筋、肩甲下筋、上腕二頭筋長頭腱）に過剰な負荷が生じる（2.3章を参照）。
- 解剖学的狭窄による持続的な圧迫、例えば肩峰下の狭窄による棘上筋腱炎など。上腕骨頭の中心化不全がこれらの狭窄の原因となっていることが多い。上肢の屈曲や外転時、滑りに対して転がりの割合が大きくなるため、上腕骨頭は頭側に偏位し、上腕骨大結節に衝突する。
- スポーツによる過剰な負荷。例えばテニスでは、サーブ技術が未熟だと上肢だけで力を発揮し、体幹が有効に運動しない。その結果、肩関節に痛みが生じる。
- 長時間静的な負荷条件下にある腱や筋では血流が低下し、酸素が不足するため、腱の変性が誘発される。解剖学的に血流が少ない筋（棘上筋など）では、この傾向が特に顕著になる。
- 神経障害と腱障害を鑑別する必要もある。神経構造の滑性や弾性の不足も、同様の症状を引き起こすことがある。また、神経構造の可動性の低下が腱の過負荷を誘発することもある（3.8章を参照）。

■部位

上肢
肩
- 棘上筋(p.215を参照)。
- 棘下筋：上腕骨頭が腹側や頭側に偏位すると、変化した力の作用に抵抗するため、筋に負担がかかる。不利な体形（幅広の骨盤など）でも、歩行時の腕ふりが外転や外旋を伴い、棘下筋に慢性的な負荷が生じる。
- 上腕二頭筋：上腕二頭筋の短頭腱よりも長頭腱のほうが、過剰な負荷にさらされることが多い。上腕骨頭が腹側に偏位すると、長頭腱の緊張が持続する。
- 肩甲下筋：伸張した状態から始まる内旋を伴う急激な最大収縮(投球動作など)により、上腕骨の小結節に炎症が生じる。

肘関節
- 上腕骨外側上顆(テニス肘)：
  - 長橈側手根伸筋
  - 短橈側手根伸筋
  - 指伸筋
  - 尺側手根伸筋

> 外側上顆に起始を持つ短橈側手根伸筋と指伸筋に、特に障害が発生しやすい(p.31を参照)。

- 上腕骨内側上顆(ゴルフ肘)：
  - 橈側手根屈筋
  - 長掌筋
  - 浅指屈筋
  - 尺側手根屈筋
  - 円回内筋

指屈曲と回内を長時間行う活動、例えばネジの締め付けなどが腱炎を誘発する。

筋緊張の持続的変化により耐性の低下している伸筋の腱炎が、屈筋の腱炎を引き起こしていることもある。

伸筋の短縮も過負荷につながる。後弯と肩関節の内旋を伴う姿勢異常は、上肢の筋組織全体に筋緊張の変化をもたらす。その結果として、手の屈筋と伸筋に腱炎が発症することもある。尺側手根屈筋は豆状骨の偏位により刺激を受ける。豆状骨は、尺側手根屈筋腱と小指外転筋の内部に種子骨として位置している。どちらの筋も尺骨線条の安定化に関与している。豆状骨の偏位は、転倒した際に上肢をつくことなどで発生する。その可動性は、筋を緩める(掌屈させる)ことで内側や外側に触診することができる。

下肢
股関節
股関節では腱炎と構造性疾患が合併していることが多い。例えば、変形性股関節症や股関節偏位、外反股、あるいは静的腰椎症候群などがそれである。

- 内転筋：股関節の偏位により、梃子のアーム(作用アーム)が短くなる。外反股により、股関節の中心が極端に近寄り、作用アームが短くなると、股関節に加わる負荷が過剰になる。
  短縮した内転筋は、スポーツなどの一定の運動パターンで炎症を起こしやすい。
- 腸腰筋と大腿直筋：股関節屈筋が短縮していると、スポーツ、例えばウォーミングアップが不十分で、短距離走のスタート時などに伸張位から最大収縮を行った場合などに、頻繁に炎症を起こすようになる。
  仙腸関節が後方回旋した位置に偏位している場合、大腿直筋と腸骨筋がこれを相殺するため過剰に緊張し、その結果として付着部に炎症が生じる。
- ハムストリングス：ハムストリング腱炎は、スポーツ選手やかがんだ姿勢で作業をすることが多い人(庭仕事など)に発症する。大腿二頭筋は、(捻挫などに起因する)近位脛腓関節の腓骨骨頭偏位、あるいは腰椎症候群や腹側偏位した腸骨により刺激される。

膝関節
鵞足：鵞足を構成する筋群は、膝関節の安定化に関与する内側側副靱帯をサポートしているため、(靱帯損傷、あるいは外反膝を伴う強度の変形性膝関節症などで)それらが不安定になると、鵞足に過剰な負荷がかかる。

腸骨が後方に回旋していると、鵞足の緊張が高まる。静的な下肢軸偏位、特に外反膝をもまた、緊張を高める。

足
- 下腿三頭筋／アキレス腱（p.224を参照）。
- 後脛骨筋：後脛骨筋は母趾外転筋と長母趾屈筋とともに足底の縦足弓を安定させる（図3.44）。扁平化が極度に進むと、後脛骨筋に過剰な負荷がかかる。（捻挫などにより）舟状骨と楔状骨の機能が不全となった場合も炎症することがある。

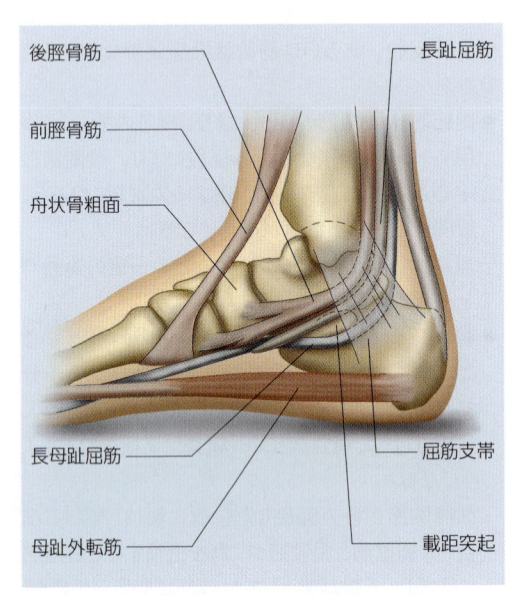

図3.44 内側縦足弓の安定性に関与する筋の走行

■ 診断
- MRI
- 超音波

画像診断では、腱の構造変化だけが可視化できる。

例：機械的な負荷が長期間過剰となると、棘上筋腱の表面が粗くなり、石灰が沈着していることが確認できる。その境界部位において、純粋に静的な症候が変性変化に発展する。したがって、診断では機能検査が最も重要となる。可動性の検査や触診、特定の疼痛誘発テストを通じて、診断を確実なものとする。

■ 鑑別診断
- 痛みの原因が腱にあるのか、ほかの関節周辺組織にあるのか鑑別診断を行い確認する。

例：60-120度の領域における自動的外転で生じる肩部の痛みは、棘上筋腱の炎症に起因しているとは限らず、肩峰下のほかの組織が関与していることもある。

- 棘上筋腱と肩峰下滑液包の鑑別：滑液包炎では、腕の走行に沿って尾側に牽引しながら行う他動的外転で痛みが緩和する。腱付着部の炎症では、同じ動きで腱が緊張するため、痛みが緩和せず、強まることもある。
- 滑液包炎は超音波検査で可視化することができる。続けて触診と疼痛誘発テストを行い、画像所見を確証する。

■ 治療
- 主に徒手療法を用いた理学療法：過負荷の原因を調査し、集中的に治療する。
- 急性期では、短期間の固定が必要となることもある。医師による局所麻酔の注入や浸潤で、理学療法をサポートすることもできる。
- 免荷包帯：皮膚からの固有受容インプットは関節の安定化をもたらし、その結果腱にかかる負荷も軽減する。

例：
- テニス肘では圧迫パッド（テニス肘バンドなど）を利用することで、手首伸筋の腱起始部を免荷することができる。
- 膝に弾性包帯を巻くことで、外反膝における鵞足の腱を免荷できる。
- 外科治療：内側および外側上顆炎では、医師が手術介入することもできる（ホーマン法、Niethard & Pfeil 2003）。この手術では患部腱板を削り、場合によっては感覚神経のヴィルヘルム式除神経法（Niethard & Pfeil）も行う。

● 腱障害の理学療法検査

■ 問診

日常生活における一方的な負荷やスポーツの負担を問診で確認する。それらの運動を例示させるのもよい：
- 痛みを誘発する運動があるか、それとも痛みは気づかぬうちに生じ、徐々に強まるか？
- 痛みは初めて生じたのか、それとも再発か？
- どの日常運動やスポーツ活動が、痛みにより制限されているか？
- さまざまな運動により痛みの生じる時間、場所、強度。

> 運動中は侵害受容器が機械受容器の活性により阻害されているため、運動をやめた後に痛みが生じることも多い。

■ 体形と姿勢の異常

体形や静力学の評価では、どの姿勢異常が過負荷につながっているかを検討する。加えて、疼痛回避姿勢が生じている可能性も考慮する。

■ 腱付着部と靱帯

- 触診時、腱付着部と筋には圧痛がある。
- 腱が腫脹していることもある。
- 腱に牽引負荷をかけると痛みが強まる。
- 筋の収縮と伸張に痛みが伴う。

■ 筋組織

主に遠心性の負荷で痛みが増す。過敏になった筋は、あらゆる収縮により痛みが強まるため、緊張が低下する。伸張時や静止時は、緊張が高まる傾向にある。拮抗筋やその腱も変化を被る。つまり、患部を保護するため、拮抗筋の筋緊張も亢進または低下する(2.1章を参照)。拮抗筋の緊張の変化も、それが長期間持続した場合は、障害に発展する。

特殊な疼痛誘発テストを用いて、滑液包炎、関節の関与、狭窄症候群、あるいはそのほかの疾患と腱障害を鑑別することができる。

中間位および伸張位での静的および動的抵抗テストにより、痛みを誘発することができる：
- 痛みがなく抵抗も強い場合は、収縮構造に障害がない。
- 痛みがあり抵抗が強い場合は、軽度の障害（損傷）を疑うことができる。
- 繰り返しテストを行った後、遠心性負荷においてのみ痛みがある場合は、軽度の障害が原因となっている。
- 抵抗が弱く痛みがない場合は、腱断裂や神経障害を疑うことができる。
- 抵抗が弱く痛みがある場合は、重度の障害が発生している。

■ 可動性

自動運動検査で疼痛回避運動が現れる（棘上筋腱における有痛弧徴候など）。上肢の外転は、肩峰下領域が極端に狭くならないよう、屈曲および回旋位に回避する。上腕骨大結節が背尾側方向に動くため、肩峰の直下には位置しなくなる。

他動運動では可動最終域までの運動が痛みなく可能なこともある。ただし、炎症が長期に及んでいる場合は、関節の二次的な制限により他動運動も痛みを伴うことがある。

触診で捻髪音が感じられることもある。

> 関節の中心化も検査すること！

例：上腕骨頭の滑りが減少し、転がりが増強している場合、肩関節の他動運動時にそれを触診することができる。外転時の頭側化により、棘上筋腱に負担がかかる。

■ 運動様式

自動運動において、痛みのある領域を回避する行動が現れる。
例：棘上筋腱炎における有痛弧
患者は、腕の重量を他方の手で支えることで、遠心

性負荷を避けようとすることも多い。

> 上肢の腱障害では頸椎を、下肢の腱炎では腰椎と仙腸関節を同時に検査すること！

● 腱障害の理学療法

■ 目的と処置

身体構造と機能（機能障害）

局所炎症の解消による痛みの緩和
- ホットロールやアイス、または電気療法（主に超音波）。
- 受動的療法（免荷包帯やテーピング）で理学療法をサポートする。
- 腱骨移行部に対する圧迫法。
- 横断摩擦：癒着の予防または解消。意図的な「急性期化」により創傷治癒プロセスを開始させる。機械受容器の活性化により侵害受容器を阻害することができる（骨膜を刺激する恐れがあるため、腱骨移行部には横断マッサージを行わない；2.1章を参照）。

> 横断摩擦は純粋な対症療法であり、それをもって障害の原因を排除することはできないため、これだけを唯一の治療法として選択してはならない！直接的な腱付着部にのみ横断摩擦を施術し、間接的な腱付着部には圧迫法を行う。

例：上腕二頭筋は、長頭の付着部が間接的であるため、横断摩擦は短頭にのみ施術する。間接的な腱付着部は、腱が骨膜に並走する部分が多く、そこで腱と骨膜がつながっている（結節間溝内の二等筋長頭腱）。間接的腱付着部に横断摩擦を施すと、骨膜が炎症することがある。

低可動性関節の可動性の改善
可動性の低い隣接関節も改善する必要がある。

例：
- 脛腓関節の可動性の低下が大腿二頭筋の緊張と付着部炎を誘発し、膝の外側に痛みを引き起こすことがある。
- 上腕骨頭が腹側に偏位すると、棘下筋がその偏位に抵抗するため、過剰な負担がかかり障害に発展する。同様に、上腕二頭筋長頭腱にも恒常的に牽引負荷がかかり、炎症が生じる。
- 胸椎の可動性が低下すると、肩関節や肩甲帯に過負荷症候群が発症する。

活動

効率的な運動様式による有害過負荷反応の回避
- 有害な過負荷の原因は発見し、効率的な運動様式を通じてそれらを回避する必要がある。これには姿勢の是正も含まれる。
- 脊柱と可動性亢進関節の安定化トレーニング。
- 下肢軸トレーニングとかがみかたの練習の複合。
- 痛みの解消後、適度な量の運動トレーニングを開始する。まず運動経路の中域における求心性および遠心性筋作業から開始し、次第に運動範囲を広げる。
- 過負荷傾向にある筋の耐久力の改善。拮抗筋はストレッチが必要なことが多い。

参加

患者自身による過負荷が生じる理由の理解
患者は、自身にかかる負担を調節する方法を習得する。

例：腱の創傷治癒の各段階を説明することで、腱の負荷に対する理解を深める。

リハビリへの患者の積極的な参加
- セルフエクササイズや自己モビライゼーションを定期的に利用。
- 補助的処置（包帯など）も、患者自身の判断で利用させる。

3.5　肩部腱障害

腱障害を含む肩関節障害を正しく診断するには、肩部の正常運動に関する知識が欠かせない。肩部の運動は肩関節と肩甲帯に関与するすべての関節部位が協調して上肢を外転および屈曲させることで行われ、この協調運動は「肩甲上腕リズム」と呼ばれている。この関節間のリズム運動により、胸郭に対する鎖骨の位置が変わり、肩甲骨と屈曲と外転の3分の1が可能となる。

肩部の運動パターン
外転
0-70°
- 関節窩上腕関節（肩甲上腕関節）：
  — 棘上筋と三角筋が求心性収縮する。
  — 棘上筋は作用アームが非常に短いため、三角筋の始動筋として機能する。
  — 棘上筋が上腕骨頭を内側に引きよせる。そのため、関節窩にかかる頭部の圧力が少し高まる。これが関節受容器にとって重要な固有受容インプットとなる。
  — 同時に、棘下筋と小円筋そして肩甲下筋が協働して上腕骨頭の尾側滑りを誘発する。この相乗作用が不全となると、三角筋だけが収縮し、上腕骨頭が肩峰に衝突する。その結果、棘上筋腱と肩峰下滑液包が圧縮する。
- 肩甲胸郭関節
  — 下部僧帽筋と上部僧帽筋と前鋸筋が肩甲骨を外旋させる。肩甲骨下角は外側に向く。
  — 胸鎖関節では、鎖骨外側端の頭側挙上を伴う尾側滑りが生じる。

70-150°
- 関節窩上腕関節：　上記と同様の尾側滑り。
- 肩甲胸郭関節：
  — 肩甲骨がさらに外旋し、関節窩上腕関節の関節窩が頭外側に移動する。
  — 胸鎖関節では、鎖骨外側端の頭側挙上を伴う尾側滑りがさらに進行し、同時に鎖骨が縦軸を中心に背側に回旋する。

150-180°
- 可動最終域では、脊柱も動く。
- 片方へ外転では、脊柱対側に側屈が生じ、両腕の外転では脊柱が伸展する。
- 肩甲骨の外旋と鎖骨外側の頭側移動が強まる。

内転
- 外転筋の遠心性運動を利用して、逆の順序で内転が行われる。
- 肩甲骨は内旋および内転する。胸鎖関節と関節窩上腕関節は頭側へ滑る。
- 大胸筋、烏口腕筋、広背筋、大円筋、小円筋、脊柱僧帽筋が抵抗に対する内転に関与している。菱形筋と広背筋、そして中部僧帽筋と上部僧帽筋が肩甲骨を内転および回旋させる。

屈曲
0-60°
- 関節窩上腕関節：
- 三角筋鎖骨部、烏口腕筋、大胸筋鎖骨部が求心収縮する。
- 棘下筋と小円筋の牽引により、上腕骨頭が背側へ滑る。

60-120°
- 関節窩上腕関節：
  — 背側および尾側へ滑る。約90度以降は尾側滑りが強まる。
  — 上腕骨頭は最初から尾側へ滑れる状態でなければならない。肩峰は矢状面に対し斜面を形成するため、背側へ滑る際に尾側への運動も伴う（図3.45）。
- 肩甲胸郭関節：
  — 肩甲骨は胸郭上を外側および頭側へ外旋する。
  — 鎖骨は縦軸を中心に背側に回旋する。

120-180°
肩関節および肩甲帯関節の運動が終了すると、脊柱が側屈あるいは伸展することで、さらなる屈曲

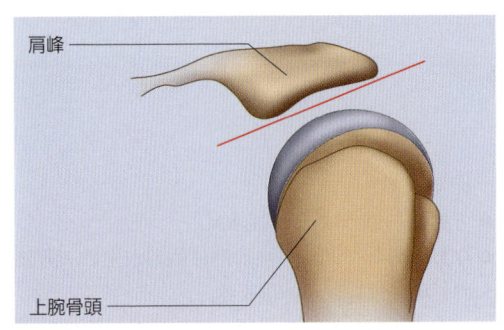

図3.45 肩峰は矢状面において斜面を形成する

が可能となる。

伸展
- 伸展運動は、遠心性の筋運動を介して、逆の順序で行われる。
- 上腕骨頭は腹側に滑る。
- 抵抗に逆らう伸展には、小円筋と大円筋、三角筋脊柱部、広背筋が関与している。肩甲骨の内転を伴う内旋には、菱形筋、広背筋、そして僧帽筋中部線維が関与している。

回旋
　内旋および外旋を実行する筋の相乗作用には大きな違いが見られる。内旋にかかわる筋の力は、外旋にかかわるそれの倍ほどになる。

　外旋
- 棘下筋
- 小円筋
- 脊柱部三角筋

　外旋の運動範囲は、肩甲骨関節窩の運動により、頭側および外側方向に大きく拡大する。関節窩面の向きが運動振幅に影響する（図3.46）。
- ニュートラル・ゼロ・ポジションではおよそ60度まで可能：ニュートラル・ゼロ・ポジションにおける運動範囲は、個人により大きく異なり、胸郭上の肩甲骨の位置により左右される。普通、肩甲骨は前額面に対しておよそ30度の角度を形成するが、姿勢の異常により腹尾側方向に偏位し、理想的な位置から外れることが多い。肋骨上にずれるため、前額面に対する角度が大きくなる。同時に、こうした偏位が関節窩上関節の関節窩面に影響し、また胸郭上における肩甲骨の運動にも悪影響を与える。

外側偏位により内旋時の肩甲骨の追従運動が減少するため、内旋時に肩甲骨は肋骨を「登る」ように滑る。また、腹側および内側方向に関節窩の傾きが強まる。それにより腹側への斜め応力が生じるため、上腕骨頭が偏位しやすくなる。上腕骨頭が外旋するには、背側への転がりと、腹側への滑りが可能な場所（遊び）が必要となる。偏位の結果、この遊びが阻害される。そして運動幅が減少し、外旋運動で過剰な負荷が生じるようになる。
- 90度の外転では、90度の外旋が可能。
- 120度の屈曲では、90度以上の外旋が可能。
内旋
- 肩甲下筋（短縮する傾向がある）。
- 広背筋（短縮する傾向がある）。
- 大円筋（短縮する傾向がある）。
- 三角筋鎖骨部。
- 大胸筋（短縮する傾向がある）。
- 上腕二頭筋、特に短頭。

　外旋に対して内旋がより強まることが、関節包に起因する外旋の抑制の第一の原因であると考えることができる。ニュートラル・ゼロ・ポジションにある胸郭上における肩甲骨の追従運動は、肩の外旋時は内転であり、内旋時は外転運動である。

　上記した角度は、およその値であり、実際には個人によって異なっている。

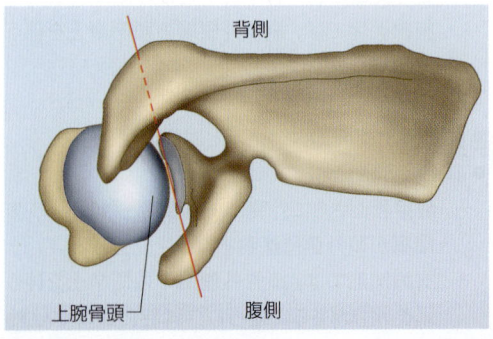

図3.46 頭側から見た水平面における肩関節の関節窩

3.6　棘上筋腱障害

●棘上筋腱障害の理学療法検査

■ 問診
- 痛みの放散：肩から上腕。特に外転時。
- 髪をドライヤーで乾かす、ブラッシングするなど、頭上での作業で痛みが生じる。

■ 腱付着部と靱帯
- 中立位からの外転による静的な緊張で、痛みが強まることがある。
- 腱を触診し、腫脹や圧痛を確認する（図3.47）。
- 伸張位における疼痛誘発テスト：
  — 患者の開始肢位：座位。上肢は伸展、内旋、内転。手と前腕は背中へ回す。
  — 療法士の開始肢位：患者の背後。
  — 手順：肩峰腹側の上腕骨大結節から、棘上筋腱を線維の走行に沿って肩峰端まで触診する。この開始肢位では棘上筋腱は頭尾側方向に走行している。

まず圧痛の有無を検査し、続けてもう一方の手を上腕の外側に置き、外転に抵抗を加える。

> このテストにより、関節や肩峰下滑液包から棘上筋を鑑別する。

■ 関節と滑液包
ニュートラル・ゼロ・ポジションで台の上に置いた腕の上腕骨頭の位置を触診する。肩峰背側から上腕骨頭の背側および腹側を触診する。通常、骨頭の3分の1は肩峰の前に位置している。骨頭が腹側に偏位していると、背側の触診指が深く軟部組織に沈み込む。

疼痛誘発テストの結果が明確ではない場合、関節の遊びの他動的検査（尾側滑り、牽引、圧迫）を行い、関節が痛みの原因である可能性を排除する。肩鎖関節と胸鎖関節も検査する。他動外転時に尾側に牽引することで、肩峰下滑液包が痛みの原因となっていないか検査する。

肩峰下滑液包が原因である場合、牽引により肩峰下空間が拡大するため、痛みが緩和する。その際、棘上筋腱にも牽引力が加わる。この腱に障害がある場合、痛みが強まる。

■ 可動性
自動的外転で痛みが生じる。特に肩峰下の空間が狭くなる60-120度の範囲で痛みが強くなる。痛みが強い場合、回避運動として屈曲と外旋が生じる。有痛弧が陽性となる（図3.48a-c）。

遠心性外転で、痛みが最も強くなる。療法士の抵抗に対する外転時の静的緊張も、痛みを増強させる。

協力筋の作用による自動的な尾側滑りも阻害され

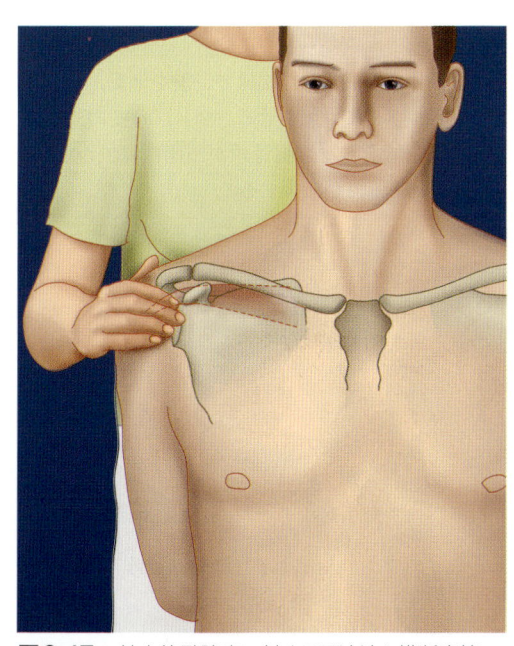

図3.47　棘上筋腱障害に対する圧迫法と横断摩擦

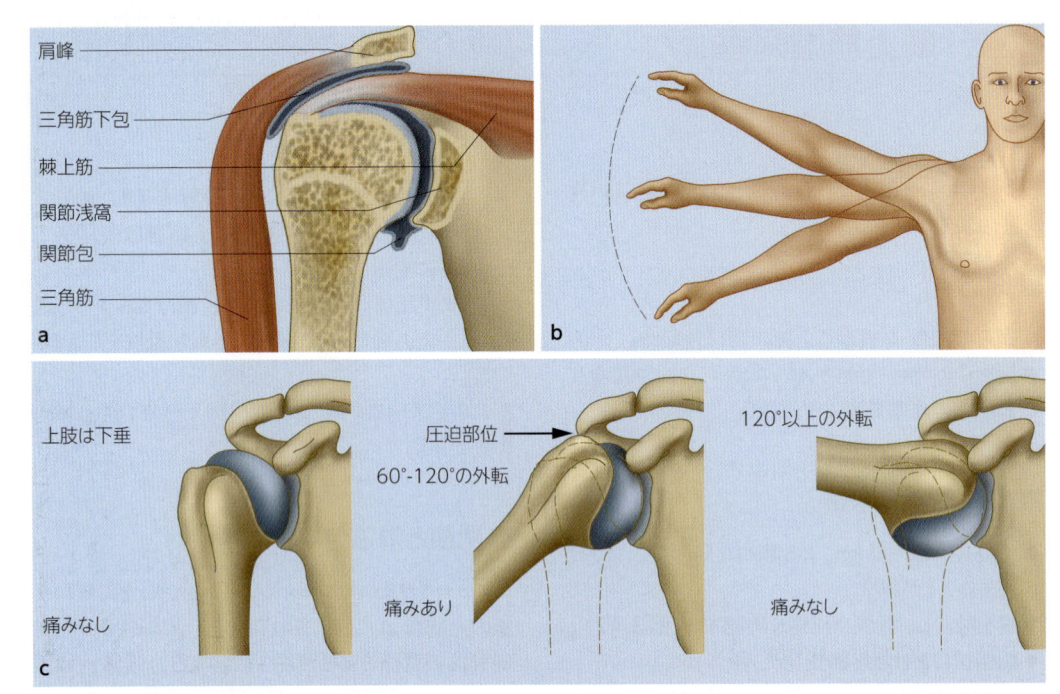

図3.48a-c　棘上筋の腱障害　a　棘上筋の走行　b　60-120°の外転は痛みを伴う　c　有痛弧の仕組み

ていることが多い。外転時に上腕骨頭を触診すると、骨頭が頭側へ純粋に転がることがわかる。

骨頭が尾側に十分滑らないため、外転時に肩峰の外側にできるはずの溝も現れない。背側から観察すると、胸郭上を肩甲骨が動いていることがわかる。

他動運動では痛みもなく、何の制限もないこともある。障害が長期間存続している場合、他動運動も制限されている可能性もある。

肩関節の偏位の検査

上腕骨頭の頭側および腹側偏位は、他動的な外転に外旋や内旋を加えることで検査できる（図3.49a-b）：

— 肩甲骨を固定した状態で、腕を他動的に肩甲骨レベルに外転させる。90-100度の外転が正常である。上腕骨頭が頭側に偏位していると、運動幅が減少する。

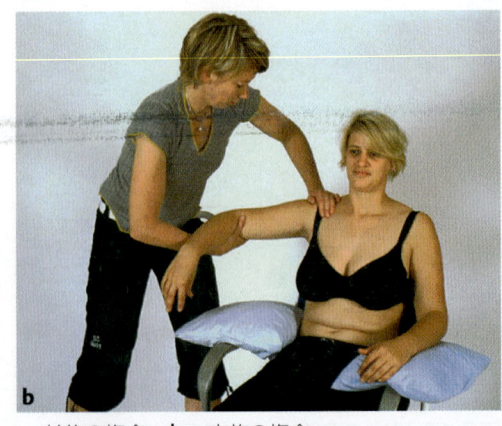

図3.49a-b　肩甲骨レベルにおける肩関節の他動外転　a　外旋の複合　b　内旋の複合

― 可動最終域では腕が少し外旋する。その結果、上腕骨大結節が肩峰から背側へ遠のくため、他動的外転の範囲も拡大する。上腕骨頭が頭側に偏位していると、この拡大が現れない。
― 内旋を組み合わせることで、上腕骨頭は肩峰から腹側に移動し、より大きな外転が可能となる。上腕骨頭が腹側に偏位していると、この拡大が現れない。

●棘上筋腱障害の理学療法

■目的と処置

身体構造と機能（機能障害）

痛みの緩和と局所炎症の解消
- 座位における圧迫法や横断摩擦法。上肢は伸展、内旋、内転。手と前腕は背後に回す（図3.47）。あるいは側臥位で同様の上肢の形。
- あらかじめ腱障害の原因を検査しておく。横断摩擦は炎症の抑制をサポートする対症療法であるため、単独では治療効果が十分ではない。
- 超音波。
- 過外転症候群に対しては、安楽姿勢（例えばズボンのポケットに手を入れる、いすの肘掛けや机に手を置くことなどによる上肢重量の軽減）を指導。

- 肩関節は他動および自動運動を通じて中心化する。

例：Sohier（1991）による背側および尾側への上腕骨頭の中心化

1. *尾側への中心化*（図3.50a）
- 患者の開始肢位：関節包靱帯を最大限に緊張させた状態で中心化を行う。腕は肩甲骨の高さで軽く外転および内旋させる。いすにもたれ、上肢はクッションを敷いた肘掛けに置く。
- 療法士の開始肢位：上肢の横。遠位の手で患者の前腕を下から支え、上顆をつかむ。つまり、療法士の上肢は患者の上肢とクッションの間にあり、患者と療法士の上肢は両方ともクッションにのっている。近位の手は指先で肩峰の外側端をつかみ、手のひらで上腕骨頭の深部に接触する。
- 手順：
  ― 療法士は両手を使って中心化を行う。
  ― 近位の手で上腕骨頭を尾側に動かす一方、遠位の手で上腕骨の縦軸に沿って上肢を軽く牽引する。このとき、外側方向にも力が作用する。この外側要素は重要であり、これがなければ肩甲骨が傾いてしまう。
  ― 中心化は、弱い力を用いて行い、軽い抵抗が現れるまで続ける。その位置で停止し、組織の抵抗が弱まるのを待つ。

2. *背側への中心化*（図3.50b）
- 患者の開始肢位：関節包靱帯を最大限に緊張させた状態で中心化を行う。上肢は肩甲骨の高さで軽く外転および内旋させる。いすにもたれ、上肢はクッションを敷いた肘掛けに置く。

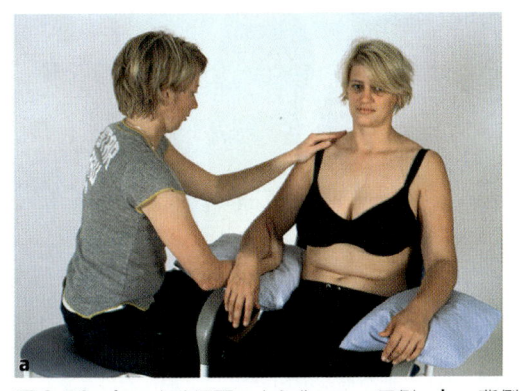

図3.50a-b　上腕骨頭の中心化　a　尾側　b　背側

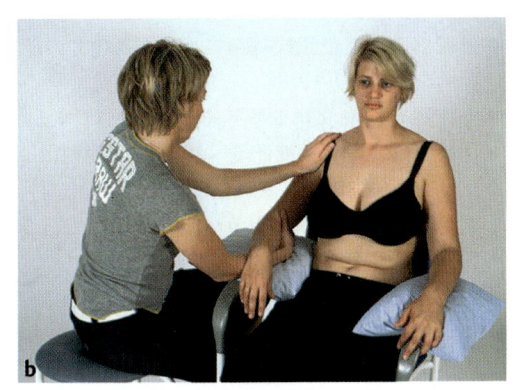

- 療法士の開始肢位：上肢の横。遠位の手で患者の前腕を下から支え、上顆をつかむ。つまり、療法士の上肢は患者の上肢とクッションの間にあり、患者と療法士の上肢は両方ともクッションにのっている。近位手の親指の付け根で上腕骨頭の腹側に触れる。
- 手順：
  — 矢状面に対して背尾側方向に肩峰は走行している。この構造にしたがい、中心化は3-4段階に分けて行う。
  — 遠位の手でその縦軸に沿って上腕骨を軽く引き、尾側へ動かす。
  — その後、近位の手を軽く回内させることで上腕骨頭を背側化する。
  — この両手の動きは一つの単位として、正確に協調させる。

> 中心化後、肩甲骨を固定した状態で外旋および内旋させることで、他動的に外転を改善する。（3.6章、p.216を参照）。

活動

上肢の協調運動の改善
- 肩甲帯は胸郭上に安定していなければならない。そのためには脊柱が直立する能力がなければならない。脊柱が直立できて初めて、上腕骨頭の中心化筋群が肩甲骨を固定端として利用し、上腕骨頭を動的に制御することが可能となる。
- 理想的な肩甲骨位置の確保（肩甲骨セッティング）。
- 外転筋の角度がさまざまなに変化する中での能動的な尾側滑りの習得。
- 内旋筋が短縮している場合、それをまず伸張する。
- 関節近くにおける上腕骨頭への抵抗などを利用した肩関節の安定化。後に上肢運動のトレーニング。エキスパンダーやセラバンドを利用して行うPNFの肩甲骨パターンなどを応用。
- p.126-129、9章を参照。

例：
あらゆる上肢の運動において肩関節の安定化は欠かせないが、上腕骨頭が中心から外れる可能性が高い素早い標的運動（把持機能など）で特に安定していなければならない。

把持機能では、内旋運動も必要なことが多い。肩甲骨が安定し、外旋筋の遠心性伸張がよく制御されているときにのみ、把持運動をしても、上腕骨頭が関節窩内で安定する（図3.51）。安定していないと、骨頭が頭側および腹側に偏位する。

患者が上肢を動かし、療法士は上腕骨頭に対する接触を通じて外旋を促通する。その際、意図している運動を口頭で説明し、筋の正しい相乗運動を促すことが重要となる。

上肢を何かにのせるなどして、負荷があまりかからない状態を開始肢位とする。のちに、日常生活に近い開始肢位をとり、負荷を次第に高める（座位や立位で身体の前にある物体をつかむ）。

日常で必要とされる肩の運動パターンの大半は開放運動連鎖で行われるため、セラピーの最終目標はあらゆる角度における開放運動連鎖の制御である。

支持機能も日常生活にとって重要であるため、閉鎖運動連鎖における安定性も高めなければならない。例えば、肩甲帯を安定させるために鋸筋の働きを向上する。

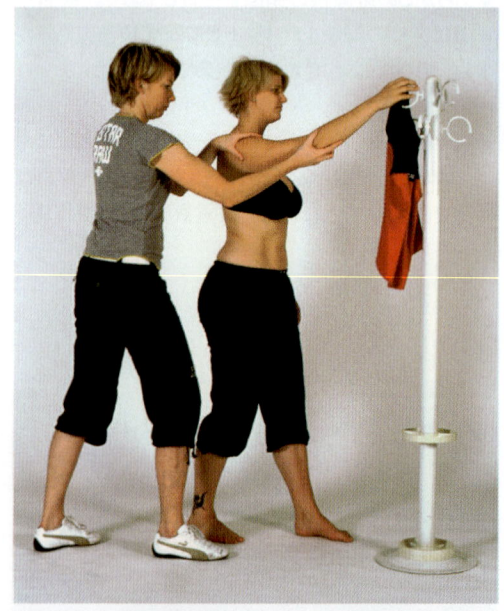

図3.51 把持機能のトレーニング時における療法士による上腕骨頭の中心化

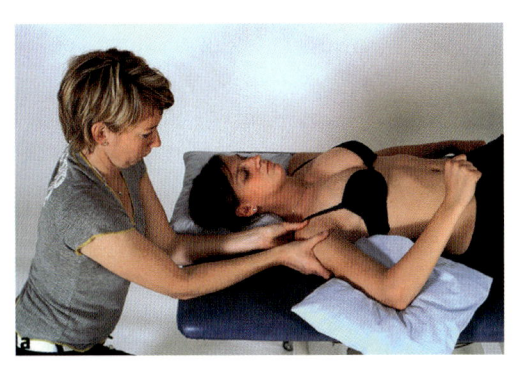

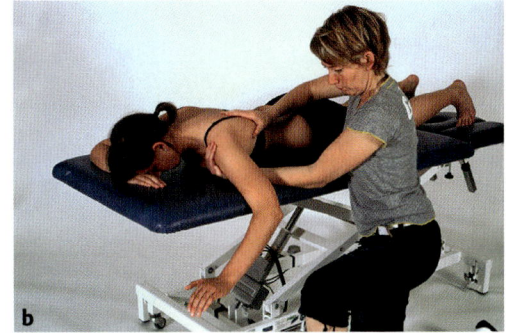

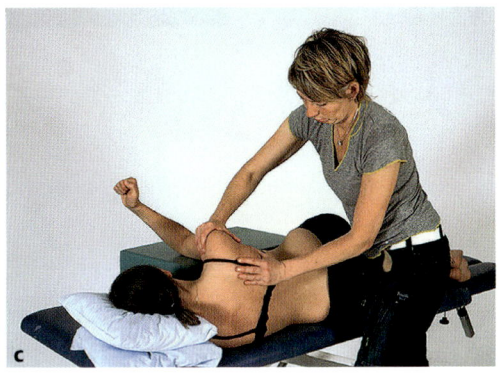

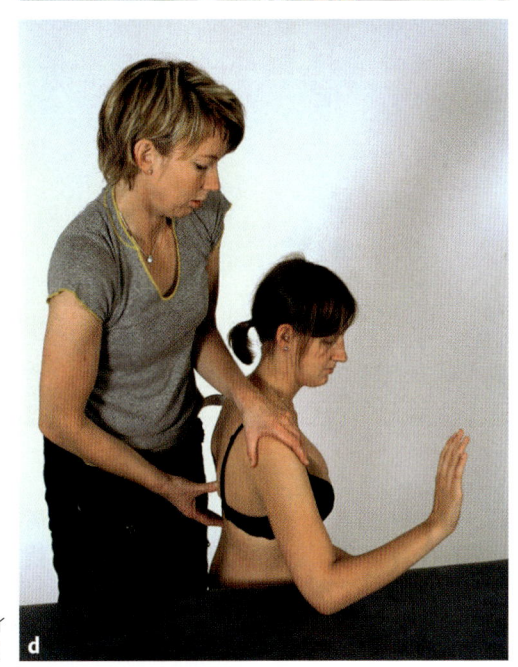

図3.52a-c さまざまな開始肢位における肩甲骨セッティング a 背臥位 b 腹臥位 c 側臥位 d 座位

理想的な肩甲骨位置の確保（肩甲骨セッティング）
理想的な肩甲骨位置の基準

身体各部が整列した正しい姿勢が前提条件となる。

- 内側縁は脊柱に並走し、脊柱棘突起から5-7cmの距離を保っている。
- 肩甲棘：Th3棘突起の高さ
- 下角：Th7棘突起の高さ
- 肩峰は上角よりもわずかに上
- 肩甲骨面は前額面から30度傾斜
- 上腕骨頭の3分の1以上が肩峰の前に出ていてはならない。

患者とともに、肩甲骨を上記の位置に可能な限り近づけるのが目的となる。筋短縮と関節の運動抑制が発生している場合、準備として、まずこうした構造障害の治療を行う。

患者はさまざまな開始肢位における感覚、そして能動的に肩甲骨位置を矯正する方法を学習する。

まず負荷のあまりかからない姿勢で運動を開始する。療法士による触覚刺激が知覚をサポートする。

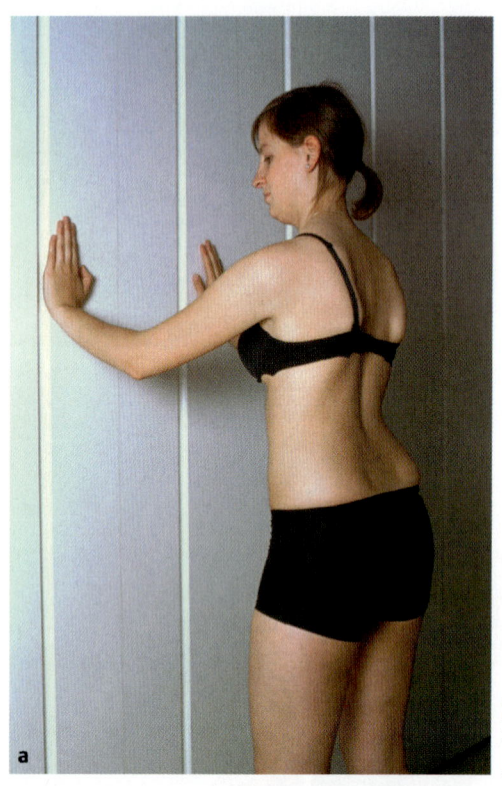

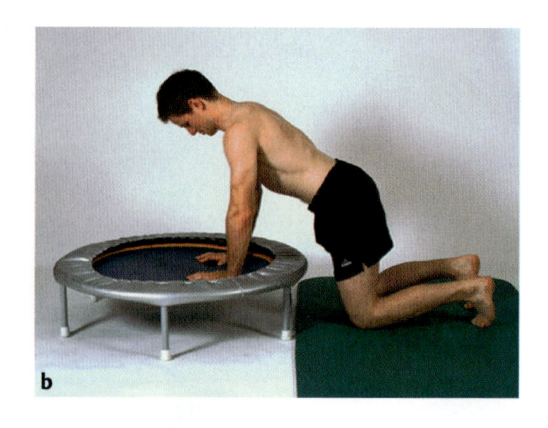

図3.53a-b さまざまな開始肢位の閉鎖運動連鎖における肩甲帯の安定化　a　壁腕立て　b　不安定な支持面上における四足位

背臥位における肩甲骨位置の改善を目的とした肩甲骨レベルにおける肩関節の自動内旋と自動外旋（図3.52a-d）

- 患者の開始肢位：背臥位。クッションの上で上肢を軽く外転、屈曲させ、肘関節は90度に屈曲、そしてニュートラル・ゼロ・ポジションに回旋。
- 療法士の開始肢位：肩関節の上。近位の手を肩甲帯の上に置き、烏口突起を触診する。遠位の手で上腕骨頭を大きくつかむ。
- 手順：
  — 患者は上肢をゆっくりと内旋および外旋させる。運動時、療法士は手の圧力を強めないように気をつける。
  — 外旋筋と内旋筋の遠心性伸張を通じて、患者は肩甲帯の安定を維持することを練習する。
  — 基準：およそ70度の内旋で、肩甲帯の追従運動が始まるのが普通である。つまり、烏口突起は腹尾側および外側の肩甲骨端の方向に、1cm以上移動してはならない。
  — 外旋はほかの部位に追従運動を引き起こすことなく、90度まで可能である。

このエクササイズは、さまざまな開始肢位（座位、腹臥位、側臥位）に応用することができる。

肩甲骨セッティングは閉鎖運動連鎖における支持運動を利用しても実行することができる（図3.53a-b）。

例：
- 壁の前に立ち、肩関節の高さで手を付ける（腕立て伏せ）
- 四足位：三相（手にかかる圧力の変化）
- 不安定な支持面上での支持（バランスボード、トランポリン、フィットネスボール）。

3.7　手伸筋腱障害（テニス肘）

■ 短橈側手根伸筋腱に最も頻繁に発生する。

● 手伸筋腱障害の理学療法検査

■ 問診

職業が罹患率に大きく関連している。手伸筋腱障害（テニス肘）に最も罹患しやすいのは秘書や主婦であり、テニス選手が実際に罹患することは極めてまれである。

例えばコンピュータ作業におけるマウスの利用など、指の繊細な運動と手首関節の伸筋の静的な持続的緊張を同時に必要とする活動では、負荷が過剰になることが多い。

痛みは肘関節の外側から、前腕橈側そして手の甲に広がる。

上顆炎は多くの場合、頸椎、胸椎そして肩甲帯の下行鎖に起因している。そのため、これらの部位に問題が生じていないか確認する必要がある。

■ 体形と姿勢の異常

回避姿勢や姿勢偏位は手関節屈筋の緊張を高める。胸椎の直立が不足していると、上肢の内転筋と内旋筋そして屈筋の筋緊張が高まる。

患者の多くでは、頸胸移行部の直立が正しく保たれていない。

■ 腱付着部と筋腱移行部

腱を触診し、圧痛の有無を検査する。腱骨移行部、腱内部、あるいは筋腱移行部に炎症が生じる。

短橈側手根伸筋腱の触診（図3.54a-b）
- 患者の開始肢位：座位。上肢をテーブルに置き、肘関節を約70度屈曲。
- 療法士の開始肢位：上肢の横。
- 手順：
  — 腱骨移行部は、外側上顆部で直接触診することができる。
  — 外側上顆の突出部から内側方向へ触診する。そこの平らな部分に、腱の起始部がある。
  — 腱は、起始の尾側、指一本分の太さの距離で触れることができる。
  — 腱の遠位に筋腱移行部がある。

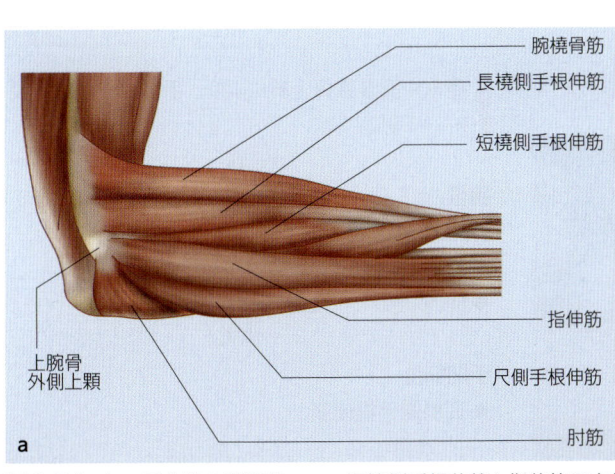

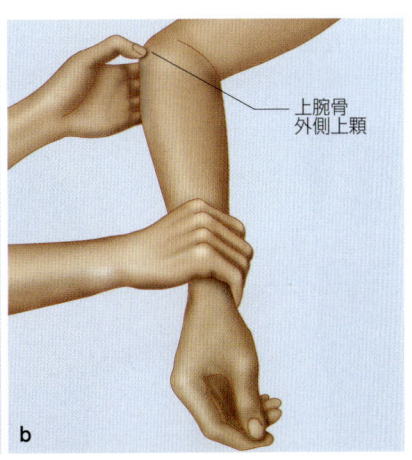

図 3.54a-b　手伸筋の腱障害　a　短橈側手根伸筋と指伸筋の走行　b　外側上顆部における伸筋の触診

■ 筋組織

障害の原因が上顆と筋にある場合は、筋緊張が全体的に変化し、圧痛もある。頸椎に原因があるときは、上顆だけに圧痛があり、筋緊張は変化しない。

手関節伸筋群の起始は外側上顆の位置で個別に触診することができる。手関節と指関節をそれぞれ伸展させ緊張を高めることで、筋の触診が容易になる(図3.54a-b)。

<u>短縮の検査</u>

1. *手関節屈筋群*

上肢位
 肘関節
- 伸展
- 回外

手関節位
- 橈側手根屈筋:
 — 背屈
 — 尺側外転
- 長掌筋:
 — 背屈
 — 中手指節関節の伸展による手掌腱膜の緊張
- 浅指屈筋:
 — 背屈
 — 中手指節関節と近位指節間関節の伸展
- 深指屈筋:
 — 背屈
 — 遠位指節間関節を含む指関節の伸展

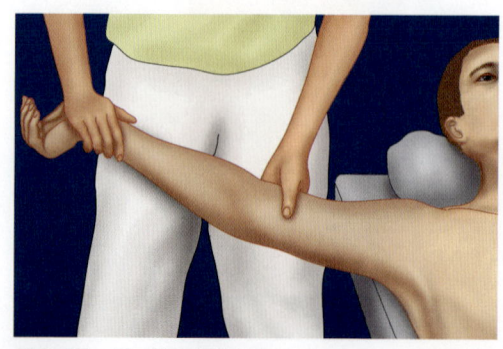

図3.55 手屈筋の短縮検査

- 尺側手根屈筋:
 — 背屈
 — 橈側外転
- 円回内筋:肘関節の伸展および回外

手順(図3.55)
- 患者の開始肢位:座位または背臥位。肩関節は外転。
- 療法士の開始肢位:患者の背側。患者が臥位の場合は上肢の頭側。肘関節は療法士の腰の高さ。片手で上腕を固定し、追従的な外旋を阻止する。もう一方の手を前腕遠位の掌側または手のひらに置き、上記筋群をセットする。
- 手順:開始肢位において、手や指の運動による求心性あるいは遠心性の静的抵抗を通じて、屈筋群に痛みを誘発することができる。運動振幅の評価を行い、短縮の有無を検査する。

> この開始肢位では、腕神経叢も同時に緊張する。神経構造の可動性が低下している場合、痛みやしびれ、または感覚不全が生じることもある。肩や頸椎の位置を変えることで、神経と筋を鑑別することができる。
> 神経構造の接近させるためには、頸椎を検査側に側屈させるか肩関節を外転ではなく屈曲させるといい。こうした位置の変化が症状に影響する場合は、神経構造に原因がある。

2. *手関節伸筋群*

> 痛みや筋緊張の上昇により、手関節伸筋群も反射的に短縮する。

腕位
肘関節
- 伸展
- 回内

手関節位
- 長橈側手根伸筋:
 — 掌屈
 — 尺屈

- 短橈側手根伸筋：掌屈
- 指伸筋：
  — 掌屈
  — 指屈曲
- 尺側手根伸筋：
  — 掌屈
  — 橈屈

手順
- 患者と療法士の開始肢位：上記「手関節屈筋群」の短縮および疼痛誘発検査、ならびに2.1章、p.31を参照。
- 手順：
  — 近位の手で肩関節の追従的内旋運動を阻止する。
  — まず手の筋群をセットし、その後肘関節を開始肢位にもたらし安定させる。

> このグリップ法を用いて、縦断ストレッチも行う。

■ 可動性

肘関節の自動的および他動的な伸展時、手関節伸筋群の伸張により回内と掌屈は制限される。

手関節と指関節の自動伸展、場合によっては肘関節の屈曲も痛みを伴う。伸張により、掌屈と指屈曲でも痛みが生じる。

> 頸椎から肘関節外側に痛みが伝達されることもあるため、頸椎（特にC5／C6とC6／C7）およびその機能の検査も必ず行う必要がある（3.3章を参照）。

腕橈関節の遊びが伸筋群の過緊張により縮小していることもある。長橈側手根伸筋または短橈側手根伸筋の腱障害が再発する場合、小菱形骨と有頭骨に対する第2中手骨と第3中手骨の遊びを検査する。これらの関節における機能障害はそこに付着する筋（長橈側手根伸筋と短橈側手根伸筋）の腱障害を誘発することがある。

■ 運動様式

把持運動で生じる橈側外転と背屈が痛みを強めるため、患者は握手などを嫌う傾向がある。

● 手伸筋腱障害の理学療法

■ 目的と処置

<u>身体構造と機能（機能障害）</u>

痛みの緩和と炎症の解消
- 筋腱移行部への横断摩擦
- 腱骨移行部への圧迫法
- 横断摩擦前の準備としての超音波やアイス
- 伸筋筋腹の横断マッサージと横断ストレッチ

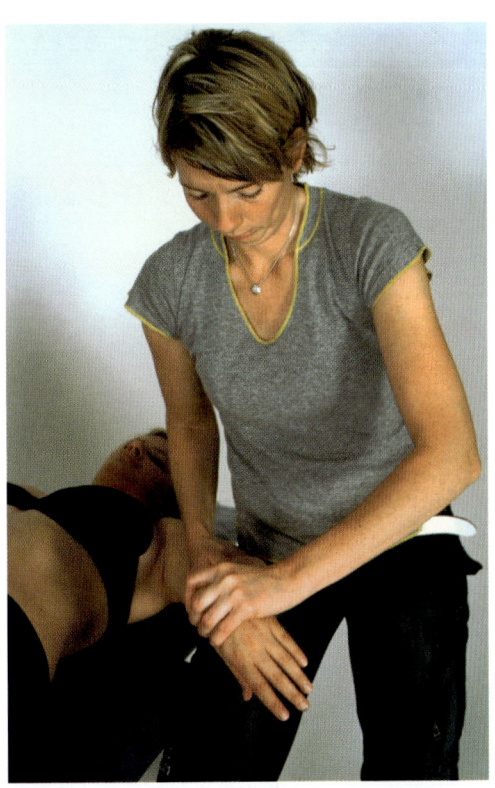

図3.56 背臥位における短橈側手根伸筋の横断マッサージ

- 屈筋の軟部組織テクニック、あるいは関節運動とその併用（短縮検査と同じ開始肢位、p.222を参照）。
- 準備として、屈筋群へのホットロール
- 必要なら、頸椎の治療：頸椎分節の免荷牽引

例：短橈側手根伸筋に対する横断摩擦と圧迫法（図3.56）
- 患者の開始肢位：背臥位で上肢は外転、肘関節は療法士の腰
- 療法士の開始肢位：患者の上肢の頭側。片手で患者の前腕と手を伸展位にもたらし、もう一方の手の親指で外側上顆を内側へ深くさぐる。長橈側手根伸筋の起始は上顆から指の太さ1本分頭側、上腕骨の外側で触診できる。
- 手順：
  — 療法士は前足に重心をのせ、線維の走行を横切るように内側に圧力をかけ、圧をかけずに元の位置に戻る。
  — 圧迫法ではこの圧力をかけ続ける。その際、肘関節は軽く屈曲および回外していることに気をつける。でなければ、軟部組織に緊張が生じ、圧力をかける親指がはじかれてしまう。

> 同様の開始肢位で伸筋の筋腹に横断マッサージと横断ストレッチを施術することができる。横断ストレッチは、縦断ストレッチと併用することもできる。その場合、遠位の手で前腕を伸展および回内、手を掌屈および尺側外転させ、近位の手で筋腹を広くつかむ。

低可動性関節の可動性の改善
- 牽引による橈骨上腕骨関節の関節モビライゼーション。関節圧の低下により、侵害受容の求心性伝達も低下し、伸筋の筋緊張が弱まる。
- 第2および第3中手骨の滑りモビライゼーション。
- 屈筋の縦断ストレッチ、あるいは自己ストレッチ。
- 頸椎と胸椎の可動性低下分節のモビライゼーション（3.3章を参照）。
- そのほかの処置：3.4章を参照。

3.8　下腿三頭筋（アキレス腱）の腱障害

● 下腿三頭筋腱障害の理学療法検査

■ 問診

　下腿三頭筋が膝関節部の起始で炎症を起こし、膝窩に生じる痛みがふくらはぎにまで広がることがある。ただし、こうした痛みの場合、筋遠位の踵骨付着部およびアキレス腱全体が炎症を起こしている可能性もある。
　そうした遠位の炎症は、ランニングスポーツで生じることが多い。特に踵が非常に小さい人や膝関節が過剰に伸展する人にこれらの筋に腱障害が発生しやすい。そうした患者は歩行時、特に長時間の安静後再び運動した場合に痛みがあると訴える。痛みは歩行時に足が接地していると発生し、特に体が立脚の前にきたときに下腿三頭筋の遠心性伸張が必要となる。

■ 体形と姿勢の異常

　縦足弓の安定性が低下している患者は、腱障害に罹患するリスクが高い。踵骨の位置変化により、アキレス腱の緊張が変化する。
　特に扁平足に注意する。（片足立ちなどで）強い負荷がかかっている場合にのみ扁平になるのか、常にそうなのか、つま先立ちの場合どうなるのかなどを確認する。扁平足の場合、縦足弓が大きくなるように踵が外反しているのが普通である。踵の外反にもかかわらず、縦足弓が大きくならない場合は、

3.8 下腿三頭筋(アキレス腱)の腱障害 225

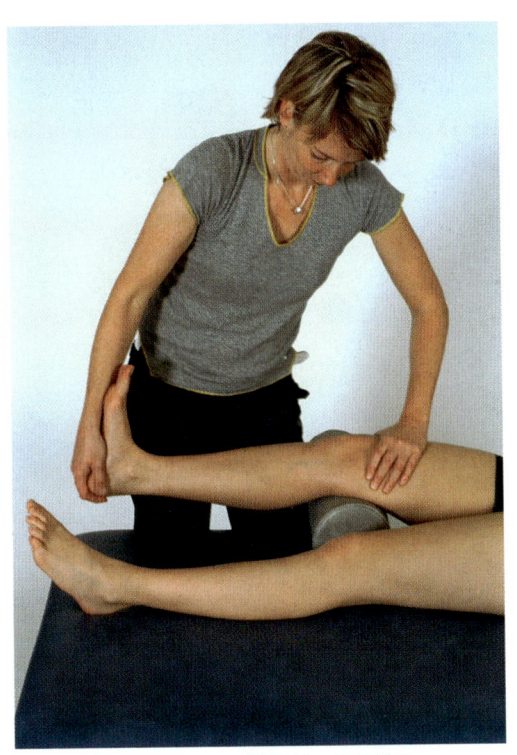

図3.57 背臥位における腓腹筋の短縮検査

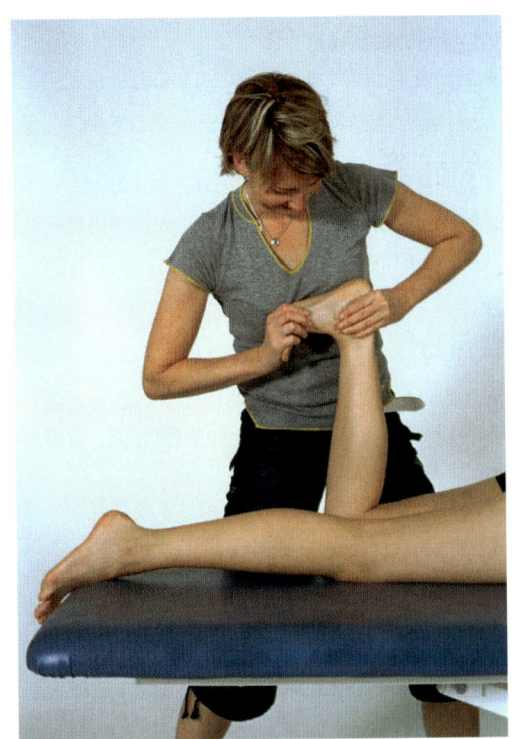

図3.58 腹臥位における趾屈筋の短縮検査

足根骨の可動性を検査しなければならない。
　踵骨が小さい場合、下腿三頭筋の作用アームが短くなり、足関節上部におけるその働きが弱まる。

■ 腱付着部と筋腱移行部

　触診により、アキレス腱に部分的肥厚が確認できることが多い。また触診時にはアキレス腱の可動性も確認する。

■ 筋組織

　腓腹筋とヒラメ筋の短縮を検査する。腓腹筋の筋頭は膝窩内、半腱様筋腱と大腿二頭筋腱の内側にあり、そこでは圧痛の有無を検査する。

<u>短縮の検査</u>

1. *腓腹筋とヒラメ筋*(図 3.57)

- 患者の開始肢位：背臥位。ひらめ筋の検査では、膝の下にロールを置く。
- 療法士の開始肢位：検査側の横。遠位の手で踵の背側をつかみ、前腕を足の裏に当てる。腓腹筋の検査時、近位の手は大腿遠位の腹側に置き膝関節を伸展位で固定する。ヒラメ筋を検査するときは下腿の遠位に置く。
- 手順：
  ― 遠位の手で足を外反させながら背屈させる。
  ― 踵骨を軽く引くことでより伸張する。
  ― 療法士は伸張位からの底屈に抵抗を加える。

2. *趾屈筋*(図 3.58)

- 患者の開始肢位：腹臥位。膝関節は屈曲。
- 療法士の開始肢位：足の横。
- 手順：片手で足趾を最大伸展位に固定し、もう一方の手で踵を引き、足を最大背屈位にもたらす。

そのほかの短縮検査
- 前脛骨筋：この筋が短縮していると、舟状骨に比べ楔状骨が背側に移動するため、縦足弓が平坦になる。
- 股関節内転筋群：これらの筋が短縮すると、下肢軸の正しい整列が阻害され、大腿の内側化により縦足弓が小さくなる。

■ 可動性

　自動的な足の底屈が、ときには膝関節の屈曲や痛みを伴う。足屈筋の短縮と伸張痛により、背屈が阻害されることもある。

　他動的な背屈で、運動域の減少と硬弾性のエンドフィールが確認できる場合、筋障害を疑うことができる。よりわかりやすいのは、膝を伸展させながらの背屈が制限されている場合であり、これは腓腹筋が多関節筋であることと関連している。

　距骨下関節の機能障害がアキレス腱の腱障害を誘発することも多い。受動検査に続けて、距骨下関節の遊びも検査しなければならない。

　足関節の機能障害には、脛腓関節の機能も関連しているため、ここでも遊びを検査する。

　足の各レベルにおける機能障害は、歩行時の立脚相に大きな変化をもたらす。各レベル（ショパール関節とリスフラン関節）における回内と回外の他動運動検査を通じて、障害が発生しているレベルを限局化し、そこに関連する足根骨の遊びを検査する。

　股関節の伸展と内旋が制限されていると、立脚相に影響し、また屈筋鎖全体に過緊張が生じるため、股関節の可動性も検査する。

　腰椎では、運動分節L5／S1の機能障害が下腿三頭筋に関連痛を誘発する。この分節が下腿三頭筋を神経支配しているからである。

■ 運動様式

　歩行や立位での姿勢だけでなく、患者の靴にも注目する。

　歩行時の立脚相の時間が短くなっている。立脚足を支点として体幹を前進させる際に必要となる背屈が不足するため、その代償として踵が通常より早

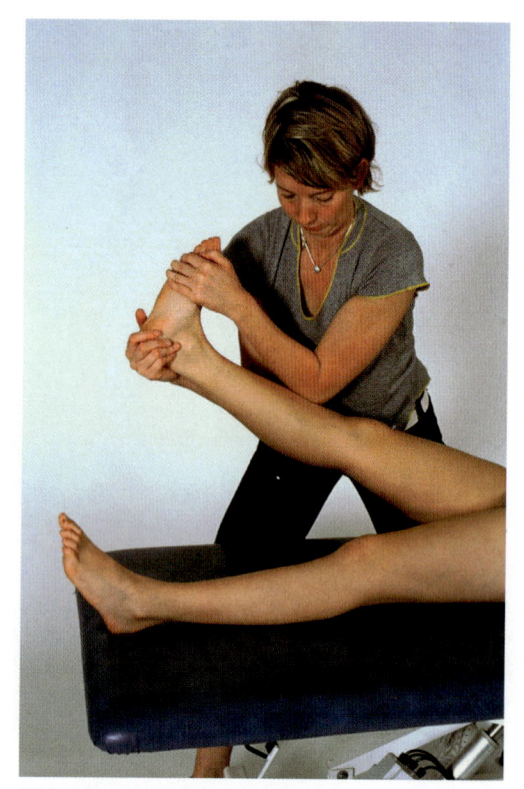

図3.59　腓腹神経の末梢運動を複合したSLR

く地面を離れ、股関節の伸展も減少する。そして少なくなった股関節の伸展を補うため、骨盤が通常よりも回旋する。

　階段の昇降でも痛みが生じる。階段を下りるときには、遊脚の下降に伴い、足関節の背屈が増し、下腿三頭筋には遠心性の伸張が必要となる。患者は脚を保護するために、まず痛みのある下肢を下の段に置き、次にもう一方の下肢をその横に揃える。

■ その他のテスト

神経可動性の検査（図3.59）

　アキレス腱障害が治療抵抗性を示す場合、腓腹神経に障害が発生している可能性がある。腓腹神経は内反を伴う背屈により刺激される。そうした肢位では、内反により筋が最大限に伸張していない。

　神経が関与している疑いがある場合、下肢伸展挙上テスト（SLR）に内反を伴う背屈を組み合わせて

検査する。患者の疼痛症状がこのテストで増強あるいは再発する場合、神経が関与していると見なすことができる（3.9章を参照）。

さらに、股関節の内転と内旋により、神経の近位がより緊張する。この近位の検査で症状が強まるのならば、筋ではなく神経性の症状であると診断できる。

腓腹神経障害の原因としては、靴の踵部分の硬さで生じる圧力などが考えられる。

●下腿三頭筋腱障害の理学療法

■目的と処置

身体構造と機能（機能障害）

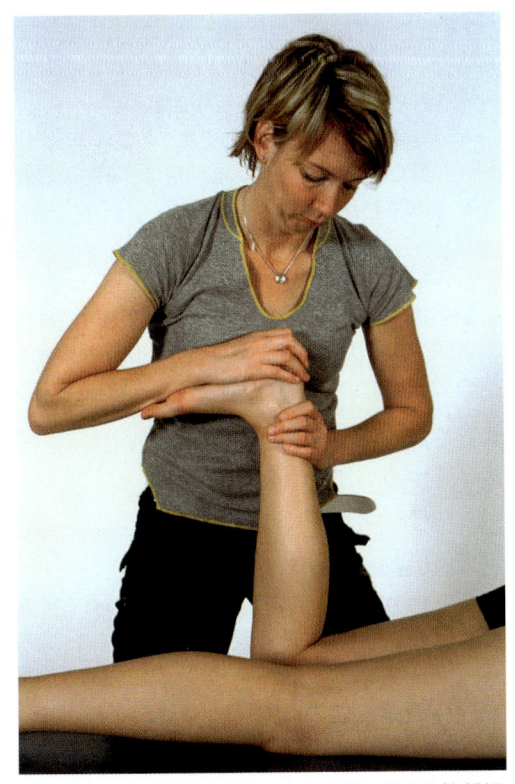

図3.60　腹臥位におけるアキレス腱に対する軟部組織テクニック

痛みの緩和と炎症の解消
- 膝窩の腓腹筋筋頭に対する圧迫法と横断マッサージ
- ふくらはぎの筋腹に対する横断マッサージと横断ストレッチ
- 軟部組織テクニックによるアキレス腱の癒着の解消
- ホットロール
- アキレス腱への超音波
- ヒラメ筋と腓腹筋の縦断ストレッチと自己ストレッチ
- 趾屈筋群の縦断ストレッチと自己ストレッチ
- 適した靴の助言：踵が小さい場合は、ヒールの軽い靴
- ランニングスポーツ選手ではトレッドミルでの検査を通じて最適なシューズを探す。

例：アキレス腱に対する軟部組織テクニック（図3.60）
- 患者の開始肢位：腹臥位。膝関節は90度に屈曲。
- 療法士の開始肢位：検査側の横。片手を踵に置き、その前腕が足の裏にくるようにする。もう一方の手の親指と人差し指をアキレス腱の内側と外側に置く。
- 手順：
  ― 踵に置いた手で足を背屈させる。同時に他方の親指と人差し指でアキレス腱に面の圧力をかけ、背側に牽引する。

> 神経が関与している場合、同じ方法を神経境界面のモビライゼーション法として実行することもできる。その場合は、患者は側臥でSLR（股関節屈曲と膝関節の伸展）を行う。上半身は脊柱を最大限に屈曲させたスランプテストの姿勢をとる（3.9章、p.246を参照）。

筋組織および神経系の弾性と関節可動性の最適化
- 足関節と脛腓関節および足根骨の機能障害は、徒手療法を用いて対処する。
- 股関節の伸展と内旋の低下は、関節の偏位（大腿骨頭のわずかな前位など）により引き起こされる。そうした大腿骨頭を背側へもたらし中心化することで、歩行に好ましい影響が出る（5.5章を参照）。

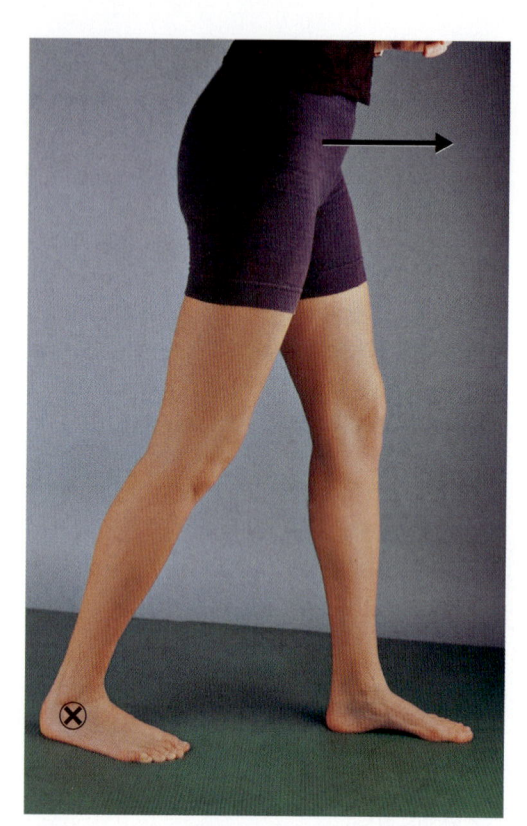

図3.61 下腿三頭筋の自己ストレッチ

- L5／S1の可動性の低下は、徒手療法で改善する。
- 縦断および横断ストレッチを用いて、趾屈筋群と下腿三頭筋の弾性を改善する。患者に自己ストレッチの方法も指導する。
- PNF（固有受容性神経筋促通法）に基づく歩行運動を通じて、意図的な遠心性伸張を行う。

例：
1. 趾屈筋群の遠心性伸張
- PNFの伸展・外転・内旋パターンにおける足の筋群の作動筋逆運動（リバーサル）。
- 歩行促通：歩行位の離地期における作動筋の逆運動。
2. 下腿三頭筋の自己ストレッチ（図3.61）
- 患者の開始肢位：歩行位。ストレッチする下肢を後ろにし、つま先を前に向ける。前の足は床につける。

- 手順：
  — 踵を床に付けることができる最大限の歩幅にする。筋が伸びる感覚が生じる。
  — 膝関節は伸展させるが、過伸展にはならないように気をつける。
  — 前にくる足を低くすることで、ストレッチを強めることもできる。

神経可動性の改善
- 神経をあらかじめ緊張させた状態で、アキレス腱に対する軟部組織テクニック（境界面のモビライゼーション；p.246を参照）。
- 腓腹神経にはスライダー。

例：スライダー
- 患者の開始肢位：側臥位。下肢はSLR（股関節の屈曲と膝関節の伸展）。上半身は脊柱を最大限に屈曲させたスランプテストの姿勢をとる（p.246を参照）。
- 手順：
  — 患者は膝関節を伸展させ、同時に足関節を底屈させる。
  — 続けて膝を屈曲、足を背屈させる。
  — 膝関節は、可動域全体を使う必要はなく、伸展経路だけで十分である。足は、可動最終域にまで動かす。

> このモビライゼーションの目的は、緊張した筋を、旋回点を中心に接近させることにある。これにより、管の中を走るケーブルのように、神経はその周辺組織の中を前後に動くことができるようになる。

活動

効率的な運動様式の習得
- 下肢軸トレーニング：部分的に負荷のある状態（半端座位や座位など）で始め、痛みがなくなってから、負荷条件下でトレーニングし、かがみかたのトレーニングなどとも組み合わせる。
- 姿勢の矯正。

3.9　神経絞扼症候群と神経障害

本章は刺激の伝達ではなく、神経系の可動性を主なテーマとしている。神経運動の知識は、神経絞扼症候群や神経障害（癒着による滑性の低下）の発生機序を理解し、それらを検査・診断する際の助けとなる。

■ 定義

脊髄から出た神経構造は運動系の組織による圧迫を受ける。それにより神経の可動性は損なわれ、ときには伝達能力も低下する。圧迫は局所炎症を誘発することもある。炎症メディエーターの作用により、神経はその周辺組織に癒着することが、可動性低下の原因となる。

神経障害や絞扼により神経の滑性も低下することがある。以下の位置が特にリスクが高い：
- 解剖学的狭窄：第1肋骨と鎖骨間（腕神経叢）など
- 神経が周辺組織と堅く結びつき、圧力を回避することができない部位：腓骨骨頭（腓骨神経）など。
- 交差位置：神経が関節を横切る場所。
- 神経が皮膚の直下を走行している部位：尺骨神経溝内の尺骨神経など。
- 末梢神経系が中枢神経系に接続する部位：椎間孔内の脊髄神経根など
- 神経が筋を通過する部位：円回内筋を通過する正中神経など。
- 神経がトンネルを通過する部位：手根管内の正中神経。

神経は、かつて想定されていたよりも損傷しやすいことがわかっている。かつては関節障害によるものだと考えられていた症状が、神経障害で発生する。

絞扼症候群と神経障害が、慢性疼痛の原因となることもある。

■ 原因と発症

その一部が損傷すると、ほかの部位にも影響が出るため、神経構造は独自の可動性を持った単一の器官と理解することができる。

運動により末梢の神経組織に負担が増すと、神経根を通じてそれが中枢にまで伝達される。

末梢神経は、四肢の運動に適応するために、その長さが部分的に非常に伸張しなければならない。例えば、肘関節の伸展に加え手関節を背屈させた際、正中神経の線維束はおよそ20％ほど伸張する必要がある。

脊椎管の中枢神経系もまた、脊柱の運動に伴い、その長さを変える。脊柱における屈曲と伸展の運動軸は、脊椎管の腹側に沿っているため、伸展からの屈曲時に中枢神経は約5-9cm長くなる。

神経の生存にとって、運動と緊張は欠かせない。運動と緊張が神経の栄養基盤となる。運動は縦方向にも横方向にも動けなければならない。

神経系の障害の原因としては、血管性の要因と機械的な要因を区別することができる。神経組織が正しく機能するには、継続的な血液供給が必要である。

神経組織は人体組織の中で最も多量の血流を必要としている組織であり、O_2総需要量の20％を消費する。静脈の鬱滞やそれに伴う低酸素により、神経線維の栄養が損なわれる。その際、小さな神経線維よりも大きな線維のほうが圧迫や虚血の影響を受けやすい（Gasser & Erlanger 1929, Ochoa 1980）。

神経内および神経周辺の組織や体液には、圧力の高低差が見られる。Sunderland（1976）はモデルを用いて、その高低差の変化が手根管における正中神経の圧迫の原因である可能性を示している。この理論は、身体のほかの神経管にも応用することができる。

Sunderland（1976）によると、管内組織の圧力は神経部の細動脈において最大であり、そこから毛細神経束、細静脈に向かうにつれ低下することが、神経束の正常な血流および神経の正しい働きの前提となる。

神経の栄養を確保するには、血液が管内の神経線維に流入そして流出できなければならない。そのためにも、圧力の差が必要となる。管内の圧力が静脈内のそれより高い場合、静脈還流が阻害される。こうした状況は、20-30 mmHg (2.66-3.99 kPa) で発生する (Rydervik et al. 1981, Ogata & Naito 1986)。静脈の鬱滞やそれに伴う低酸素により、神経線維の栄養が損なわれる。神経虚血は痛みやほかの症状 (感覚異常など) の原因となる。低酸素状態が長続きすると、内皮毛細管が損傷する。その結果、タンパク質を多く含む浮腫が発生する。

また、機械的な圧迫により、毛細管がさらに傷つく (Rydervik et al. 1981)。通常は神経を保護するためにある血液神経関門が、この場合障壁となり、神経内流体圧と神経束内圧を高めてしまう。神経周膜はリンパ管で覆われていないため、浮腫は分散することができず、神経幹に沿って縦に流れるだけである。そのため、神経が膨張する。

この浮腫段階が進行すると、線維芽細胞が繁殖する。浮腫に含まれるタンパク質が、この繁殖をさらに助長する。そして最終的には、神経周辺と神経内の線維化が起こる。結合組織の容積が拡大し、そのため管内の圧力がより高まる。この悪循環により、神経の栄養と可動性、そして機能が多きく損なわれる。さらに、瘢痕化した神経部位が神経路のほかの部分 (主に敏感な神経管) に摩擦を引き起こす。こうして二次的に発生した障害部位でも、上記と同じプロセスが繰り返され、線維化が生じる。このような症状の拡大は臨床で確認されることも多く、そのほとんどはダブルクラッシュ症候群 (二重絞扼) と見なすことができる。この症候群は神経構造全体で発生する。

● 神経外運動：ケーブル管との比較が、神経とその周辺組織の運動様式を理解するのに役立つ。ケーブル管自体が周辺にある組織 (筋、骨、線維-骨性管、筋膜など) の運動に合わせて動く。
● 神経内運動：ケーブル管の内部で伝導ケーブルが滑走する。

脊椎管では、硬膜がケーブル管に相当する。その中で脊髄とそれを包む膜 (内層としての軟膜、中間層としてのクモ膜、およびその間のクモ膜下空間) が滑走する (液体が摩擦を低下させる)。

末梢神経も、結合組織性の保護層で包まれている (図3.62)。その大部分は縦に走行するコラーゲン線維からなり、神経を牽引負荷から保護している。その構造は、脊髄の膜と同様、3つの層から成り立っている。これら保護層は、その内包物とともに互いに滑走しあう：

● 神経上膜：外層。硬膜に相当。

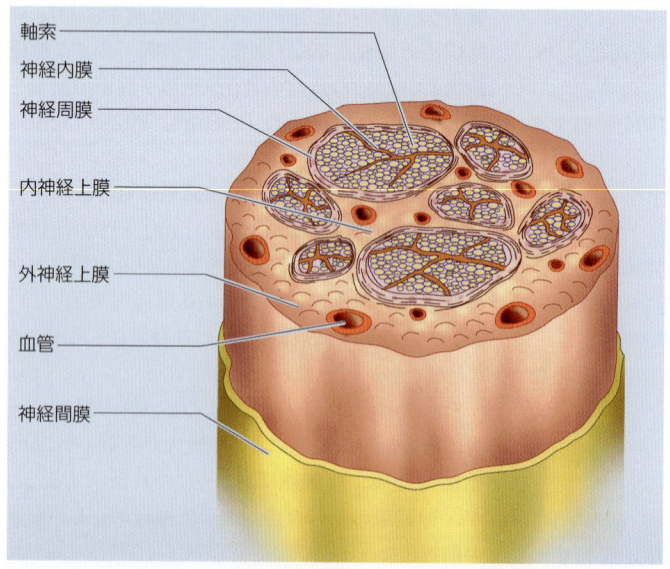

図3.62　末梢神経の構造

- 神経周膜：中間層。クモ膜に相当（クモ膜よりははるかに安定し、線維束を包んでいる。コラーゲン線維を多く含むため頑丈）。
- 神経内膜：内層。軟膜に相当。ただし軟膜よりははるかに安定し、基底膜を包んでいる。

末梢神経はそのおよそ50％が結合組織でできている。関節の交差する位置（折れ曲がるリスクが高い位置）と神経が表層近くを走行する位置では、結合組織の割合はより高くなる。上記の部位では、神経を圧迫から守るため、特に脂肪が多くなる。例えば、坐骨を走行する坐骨神経の周りには、ほかの身体部位よりも多くの脂肪が集まる。

> ダイエットなどで脂肪が減少すると、圧迫性の神経障害が発生しやすくなる。

神経内の線維束は神経幹内を波打って走行し、常に変化可能な形をとる。その結果、圧迫や牽引から保護されている。緊張が増加すると、直径が減少し、血流量が減る。このプロセスは、わずか8％ほどの伸張で始まり、15％で虚血状態になる。

神経障害の原因
- 内出血。筋線維断裂など。
- 浮腫。単調な作業による姿勢の固定など。
- 神経内の浮腫や線維化。
- 瘢痕化
- ウイルス感染。神経内の層におけるインフルエンザ毒素の沈着など。
  神経外障害と神経内障害を区別する。
- 神経外障害周辺組織に対する神経の運動が抑制される（手根管内における正中神経など）。
- 神経内障害：結合組織性境界面に対する各神経組織要素の運動が阻害される。例えば、硬膜に対する脊髄の運動、あるいは神経上膜に対する神経線維束の運動。

■ 症状

神経外
- 運動により、痛みが変化。
- 短時間の痛み。痛みを引き起こす外的要因から神経が離れると痛みもやむ。

神経内
- 神経の緊張により痛みが強まる。例えば、ラセーグ徴候では股関節の70度の屈曲で痛みが出る。神経内の可動性が低下している場合は、緊張が高まるのが早くなる。
- 痛みは神経の走行に沿って現れる。
- 神経の弾性が変化する。

> 通常、神経の可動性は外的にも内的にも抑制されている。痛みのある期間が長くなればなるほど、神経の外的そして内的な可動性に対する悪影響が強まる。
> 広範にわたる焼けるような夜間痛がある場合、常に神経を検査する。むくみや発汗がある場合、自律神経線維が関連している。

■ 診断

- EMG：神経に強い圧迫があると、伝達能が低下する。
- MRI：神経根の圧迫が疑われる場合（脊髄神経；5.3章を参照）。
- X線：骨の間隔が狭い部位。頸肋部（C7横突起の肥大）など。
- 各神経が支配している皮膚領域の感度検査。
- 神経の可動性検査は主に理学療法士が行う。医師は神経ストレステストなどを行い、椎間板ヘルニアなどを診断する。
- 狭窄部を特定するために疼痛誘発テストを行う：特定の肢位を用いて、神経の通り道を狭め、疼痛症状が再現できるか調べる（詳細については各症候群の項目を参照）。
- （血栓症や微小塞栓の疑いがある場合）血管の圧迫を検査するために、動脈造影および静脈造影を行う。
- ドップラー超音波検査：動脈および静脈の狭窄を検査する。
- まれに反射にも変化が現れる。

■ 鑑別診断

　鑑別診断を通じて、以下に挙げる合併症の有無を検査する。これらの合併症は神経モビライゼーションの禁忌となる。

条件付の禁忌には特に注意すること！

- 糖尿病（化学作用により、神経周膜の耐性が低下する）
- アルコール依存症
- エイズ
- 血液循環障害
- 目まいや吐き気

絶対禁忌：
急性炎症
悪性腫瘍
馬尾症候群
神経性症状：クローヌス、バビンスキー反射、深部反射減弱（前もって検査すること！）。

■ 治療

- 外科手術による狭窄部の拡大と神経圧迫の免荷：手根管症候群（正中神経）における屈筋支帯の分割など。

手術の前に、ほかの機能的な神経障害や圧迫の原因を排除する。

- 薬物療法：痛みの緩和と炎症の抑制。
- 理学療法：主な目的は機能性の原因の排除と神経運動の改善。

神経構造に対するモビライゼーション
- 神経を「しぼりだす」。つまり運動を通じて神経内の流動を活性化させる（細胞から目標組織への流動＝正流；目標組織から細胞への流動＝逆流）。
- 血流の改善。
- 癒着の解消。
- 脳脊髄液の流動速度の向上。

● 神経絞扼症候群および神経障害の理学療法検査

　神経絞扼症候群が機能障害（短縮あるいは緊張した筋や関節の硬直など）に起因しているか否かを調べることが検査の目的となる。機能障害に起因する絞扼症候群は治療することができる。

代謝障害や炎症疾患（PcP）に起因する絞扼症候群では、痛みの緩和だけが可能であることも多い。術後、関連関節の可動性は維持あるいは改善しているはずである。どのタイプの絞扼症候群においても、神経構造の可動性を検査し、その改善に努める。

■ 問診

- 疼痛問診：
  — 血圧の低下、およびそれに伴う動脈圧の低下により、夜間に痛みが生じることが多い（上記「原因と発症」を参照）。
  — 神経の走行に沿った痛み：ダブルクラッシュ症候群では、原発部位から離れた場所に痛みが発生する（例えば、手根管症候群では腕の外転に伴い肩に痛みが現れる。外転により腕神経叢にストレスが加わり、神経痛が強まるからである）。
  — 異痛症（アロディニア）：触覚刺激など、普段は痛みを生まないような刺激で疼痛が生じる。
  — 痛覚過敏：通常は痛みとならない刺激に対する疼痛反応の亢進。
- 職業やそのほかの日常活動が、絞扼症候群の発生を促す：
  — 長時間にわたる特定の姿勢の維持
  — 頻繁に繰り返される運動パターン
  — ほかの部位が固定されている状態における特定部位の運動の繰り返し（コンピュータのキーボードなど）
  — 出力が振動を伴う作業（削岩機を用いた作業など）
  — 長時間にわたる頭上作業
- 先行外傷。
- 手術痕も神経の可動性に悪影響することがある。

- 症状を誘発する運動に関する質問。
- 過敏や感覚低下などの感覚障害。
- 運動障害
- 合併症（糖尿病などは神経代謝に影響）。

■ 体形と姿勢の異常

体形や姿勢の異常も、絞扼症候群の発生を促進する：
例：
- 胸郭と肩甲帯の幅が変化すると肩および頸部の筋組織にストレスがかかる。胸郭が大きく肩甲帯が狭いと、肩甲帯が腹尾側方向に偏位しやすくなる。そのため、小胸筋の緊張が高まり、持続的に短縮する。小胸筋は筋と肋骨の間、烏口突起の尾側を走行するため、上肢を挙上すると腕神経叢をこの筋が刺激する。
- 腹部の重量が重いと、鼠径部の神経が刺激される。
- 扁平足では、足底筋膜にストレスがかかり、後足根管症候群の傾向が強まる。

■ 皮膚と皮下組織

- むくみは静脈が圧迫されていることを示唆している。

例：鎖骨下静脈が圧迫されると手がむくむ。静脈は斜角筋隙を通り、胸鎖乳突筋と前斜角筋の緊張により圧迫される。
- 自律神経が関与している場合は発汗が増す。
- 動脈が圧迫されると蒼白やチアノーゼが現れる。

■ 筋組織

- 神経に隣接する筋の緊張と弾性を検査する。

筋の短縮を検査する肢位では、神経も同時に緊張するため、筋と神経関与の鑑別をするには、特殊な検査を利用する。
運動抑制が神経に起因している場合、筋を縦断ストレッチしてはいけない！

例：ハムストリングスの短縮検査の肢位では、坐骨神経の緊張も高まる。検査の終了肢位で付加的に足関節を背屈させると症状が強まる場合、この運動では筋の長さが変わらないため、神経性の症状と見なすことができる。
- 筋の反射抑制や血流の低下により、筋力が低下する場合は、絞扼症候群に血管が関与している。

■ 可動性

関節と筋組織は、神経構造に対する界面を構成する。これらの組織における機能障害は、神経の可動性に影響する。
- 関節可動性の自動および他動検査。

神経の走行に関する解剖学的知識が前提となる。どの関節が、神経に隣接しているか理解する。

- 関節の遊びを検査し、続けて神経を緊張させる（特定の肢位による神経の事前緊張）。

例：脛腓関節の機能障害は、腓骨神経に影響する。背臥位で足を立て、関節の遊びを検査し、次に側臥位になり、股関節を屈曲、膝関節を伸展することで、神経を緊張させる。この状態で脊柱を最大限に屈曲させ、神経の緊張をより高める。神経障害が腓骨骨頭の可動性に悪影響している場合、症状に大きな差が現れる。

この検査が陽性の場合、この姿勢でも関節のモビライゼーションを行う。

神経構造の可動性

神経構造の可動性検査とモビライゼーションの方法を習得するのは、容易ではない。抵抗や緊張を感知する高度な能力が欠かせない。施術の際は、当該部位だけでなく、全身を考慮する必要もある。

非常に高度な神経生体力学的見地が必要であるため、本書で検査や治療法のすべてを詳述することはできない。

生体力学が不全となった場合、神経系が特定の

症状を誘発することを理解し、診断において常にそれに注目する能力を、理学療法を学ぶものは誰もが習得しなくてはならない。

ストレステストを利用して、神経の弾性と周辺組織に対する滑性とを検査する。ストレステストでも、短時間、可逆的な虚血が発生する。ストレステストにおける特定の関節位は、神経を最大限に緊張させる。この関節位は、神経の走行と運動軸の関係から導き出せる。Robert Elvey (1979)は上肢のストレステストを考案した。1970年代後半にスランプテストを徒手療法に応用したのはGeoff Maitlandだった。

神経が走行するすべての部位において神経にストレスを加える。このテストを通じて、隣接構造（筋、筋膜、骨）に対する神経の可動性と、神経内結合組織の弾性を検査する。

周辺組織に対する緊張と可動性だけでなく、結合組織層間の可動性も検査されるため、Butler (2001)はこの検査を神経動力学（ニューロダイナミック）検査と名付けた。

> 神経構造だけが、モビライゼーションの対象となることはほとんどない。そのため、まず関節と筋を検査し治療する。神経系やその隣接組織の運動は、二次所見をもとに調査する。

神経動力学（ニューロダイナミック）検査の基礎

ここに紹介する検査法は、適宜実行し、繰り返すことができるように、可能な限り簡素なものとした。再現性が高いため、標準検査と見なすことができる。

各検査法は、それぞれ特定の神経幹に対応している。ただし、神経は複雑に絡み合っているため、1つのテストで厳密に1つの神経部位だけを検査することはできない。特に上肢の神経系は下肢のそれに比べはるかに複雑なため、限定的な検査は不可能である。

テストにより、以下の情報を得ることができる：
- 症状反応：
  — 運動のどの時点で症状が始まるか？
  — 症状の種類（疼痛、感覚障害など）は？
  — 患者が訴える症状と一致しているか？
  — 運動の終了時点で症状はどうなっているか？
- 抵抗：
  — 最初の抵抗がいつ始まるか？
  — 抵抗が運動を阻害するのはどこからか？
  — 抵抗はゆっくりと強まるか、それとも急にくるか？

1. 他動的頸部屈曲 (Passive Neck Flexion = PNF；図 3.63)

- 患者の開始肢位：背臥位。できれば枕も使わない。上肢は体幹横にニュートラル・ゼロ・ポジション。下肢もニュートラル・ゼロ・ポジション。
- 療法士の開始肢位：頭側。
- 手順：
  — 療法士は片手または両手で頭を支え、頸部を他動的に屈曲させる。その際、症状、可動域、抵抗を記録する。
- 通常の反応：
  — 痛みがあってはならない！
  — 頸胸移行部に引っ張る感覚が生じるのは正常であるが、これはほとんどの場合筋に起因している。

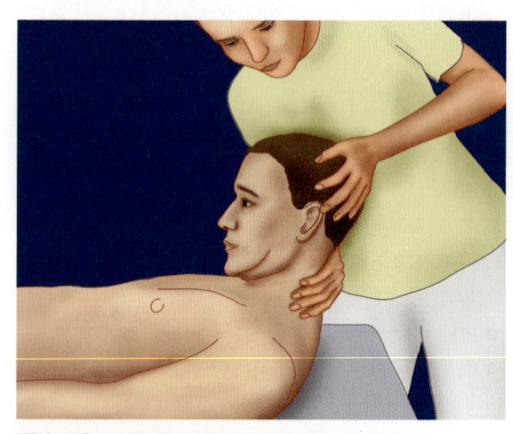

図3.63　他動的頸部屈曲 (Butler 2001)

上の検査に下肢伸展挙上テスト (SLR) を組み合わせることで、筋と神経の関与を鑑別する。下肢を挙上しても、筋性の症状には変化が現れない。このテストで症状が強まる場合、神経系が関与している。

他動的頸部屈曲により、脊椎管の中を脊髄と髄膜が移動する。そこに下肢挙上を加えると、縦方向にも横方向にも脊髄の緊張が強まる。

このPNFは独立した基礎検査法と見なすことができるが、ほかのテストと併用することで、検査をより確実なものとすることができる。
あらゆる脊髄障害（脊髄の関与が疑われる腰椎症候群など）や頭痛、頸椎や胸椎の障害、あるいは脊髄に起因する可能性のある腕部および脚部の痛みなどの検査に利用する。

2. 下肢伸展挙上テスト (Straight Leg Raise=SLR；図3.64a-e)

文献によると、ラセーグはハムストリングスが坐骨神経を圧迫すると痛みが生じると考え、1864年にこのテストを考案した（Butler 1995）。

- 患者の開始肢位：背臥位。できるだけ枕も使わない。繰り返し行う場合も、同様の開始肢位をとる。
- 療法士の開始肢位：患者の横。
- 手順：
  ― 片手を使って、アキレス腱の位置で下肢をつかみ、もう一方の手で膝が屈曲しないように押さえる。
  ― その下肢の股関節を膝を伸ばしたまま他動的に屈曲させる。
  ― 患者が外転や外旋をして、神経の緊張を緩和しないよう気をつける。
  ― 屈曲を可動の限界まで、あるいは患者が症状を訴えるまで続ける。
  ― 症状、抵抗の発生、可動域を記録する。
  ― 他方の脚にも同じテストを行い、左右を比較する。
- 通常の反応：
  ― 通常、股関節の屈曲能は50-120度と、大きなばらつきがある（Troup 1986）。
  ― 大腿背側や膝窩、ふくらはぎに引きつる感覚があるのは正常である。

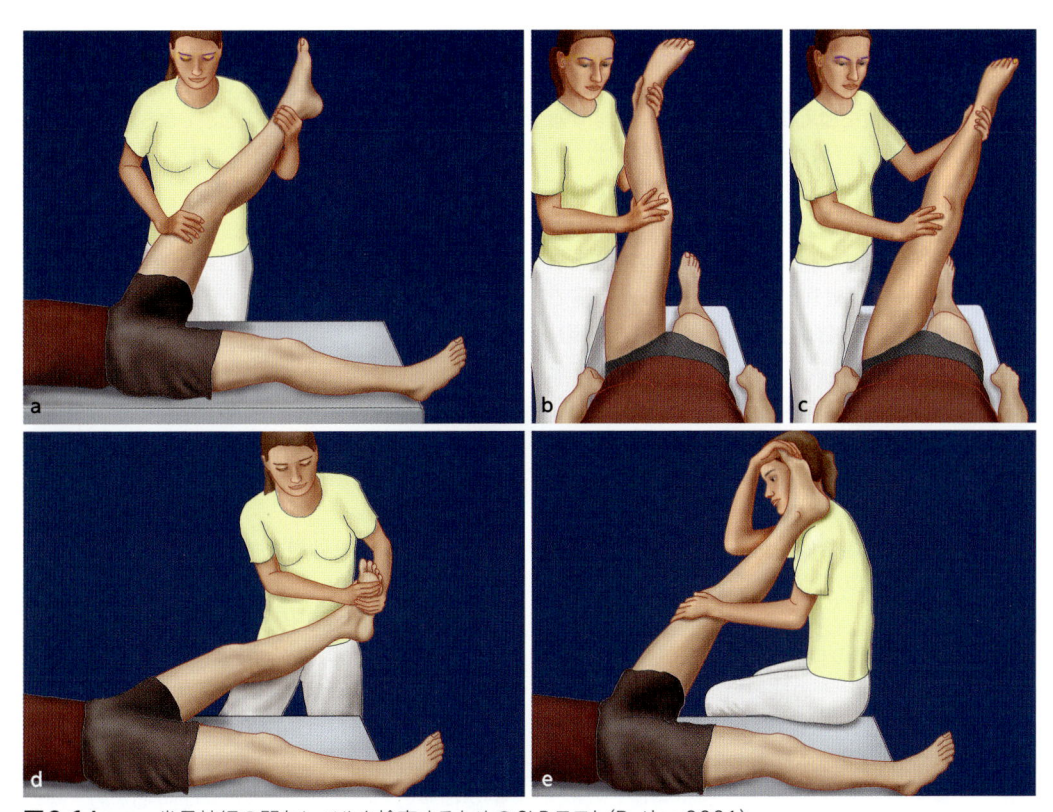

図3.64a-e　坐骨神経の関与レベルを検査するためのSLRテスト（Butler 2001）
a　下肢の伸展挙上　b　内旋の増加　c　内転の増加　d　底屈と内反の付加　e　背屈と外反の付加

― 伸展の増加や側屈など、頸椎の姿勢に変化が観察されることもある。

SLRは足先から脳までの神経構造の動態をテストすることができるため、下肢や脊柱に現れる症状に対する標準試験である。テストを通じて、坐骨神経が隣接組織（椎間孔内の神経根など）に対して移動するだけでなく、伸張もする。股関節が70度以上屈曲すると、神経は運動や伸張せず、緊張だけが強まる。内腔が狭くなり、血流量も減少する。

頭痛などの検査において、他動的頸部屈曲と併用すると、緊張をより高めることもできる。

SLRにほかの検査法を組み合わせることで、坐骨神経の遠位部分のより詳細な検査や、ハムストリングスの短縮との鑑別ができる。坐骨神経は坐骨結節方向へ走行しているため、股関節の内転により、緊張がより強まる。また股関節の内転により、ハムストリングスが接近する。股関節の（屈曲を維持したまま）内転を増すことで痛みも強まる場合は、神経性の症状であることがわかる。

股関節に内旋を加えることで、緊張が高まり、腰部や下肢の症状が強まることもある。

足の底屈と内反を加えると、総腓骨神経により強いストレスが加わる。頻繁に捻挫する患者では、神経障害が足関節の安定性に悪影響を及ぼしている可能性があるため、このテストを必ず実行する。

背屈と外反により、脛骨神経にストレスを加えることができる。後足根管症候群とモートン神経痛では、この検査を必ず実行すること！（p.264を参照）

背屈と内反により、腓腹神経により強いストレスを加えることができる。腓腹神経は感覚神経であり、膝窩において腓骨神経と脛骨神経が結合して形成される。足首の捻挫や骨折、あるいはハイヒールの着用などで、障害が現れることがある。アキレス腱に炎症が見られる場合は、腓腹神経を必ず検査する。腓腹神経は踵の外側とふくらはぎに痛みを誘発する。

上記した足関節の検査位は、SLR運動の終わりに適用することも、その開始時にあらかじめセットしておくこともできる。症状の原因が近位領域（骨盤、腰椎）にあると考えられる場合、SLR運動の終わりに、足関節の検査を加える。遠位領域（下腿や足の絞扼症候群）に原因がある場合は、足関節を前もってセットしておく。

3. *腹臥位における他動的膝屈曲（腹臥位膝屈曲テスト、Prone Knee Bend=PKB）*

腰椎上部における椎間板に関連する症状に対する逆ラセーグテストとして、この検査法は知られている。しかし、その使用は椎間板ヘルニアだけに限定されるものではない。

- 患者の開始肢位：腹臥位。顔を療法士のほうに向ける。
- 療法士の開始肢位：患者の横。
- 手順：膝関節を他動的に屈曲させる。
- 通常の反応：
  ― 踵を臀部にまで動かすことができる。大腿四頭筋に軽く引きつる感覚。
  ― 筋短縮との鑑別は、SLRほど容易ではない。
  ― 痛みの質は筋伸張による痛みとは異なっている。
  ― 側臥位で膝屈曲テストを行い、これに他動的頸部屈曲を加えることで、筋性の症状と神経性の症状を鑑別することができる。
  ― 緊張が大腿神経を介してL2、L3、L4の神経根に伝達される。

> 膝、大腿腹側、腰椎上部に症状を抱える患者に対する標準テストとして、腹臥位膝屈曲テストを用いる。

腹臥位膝屈曲に加え、股関節を軽く内転させながら伸展すると、外側大腿皮神経が強く緊張する。このとき症状が再現されるなら、この神経が障害に関与している。

股関節の外転と外旋を加えると伏在神経がより強く緊張する。この方法は原因不明の内側膝関節痛に利用する。深枝は内側大腿骨顆部の近位で筋膜から出る。神経に障害がある場合、その場所に痛みが生じる（膝神経痛）。膝関節運動軸の背側を走行するため、伏在神経は膝関節を伸展すると緊張する。

> 腰神経叢の全神経が腰筋を通過するため、腰筋が腰神経叢を刺激することがある。

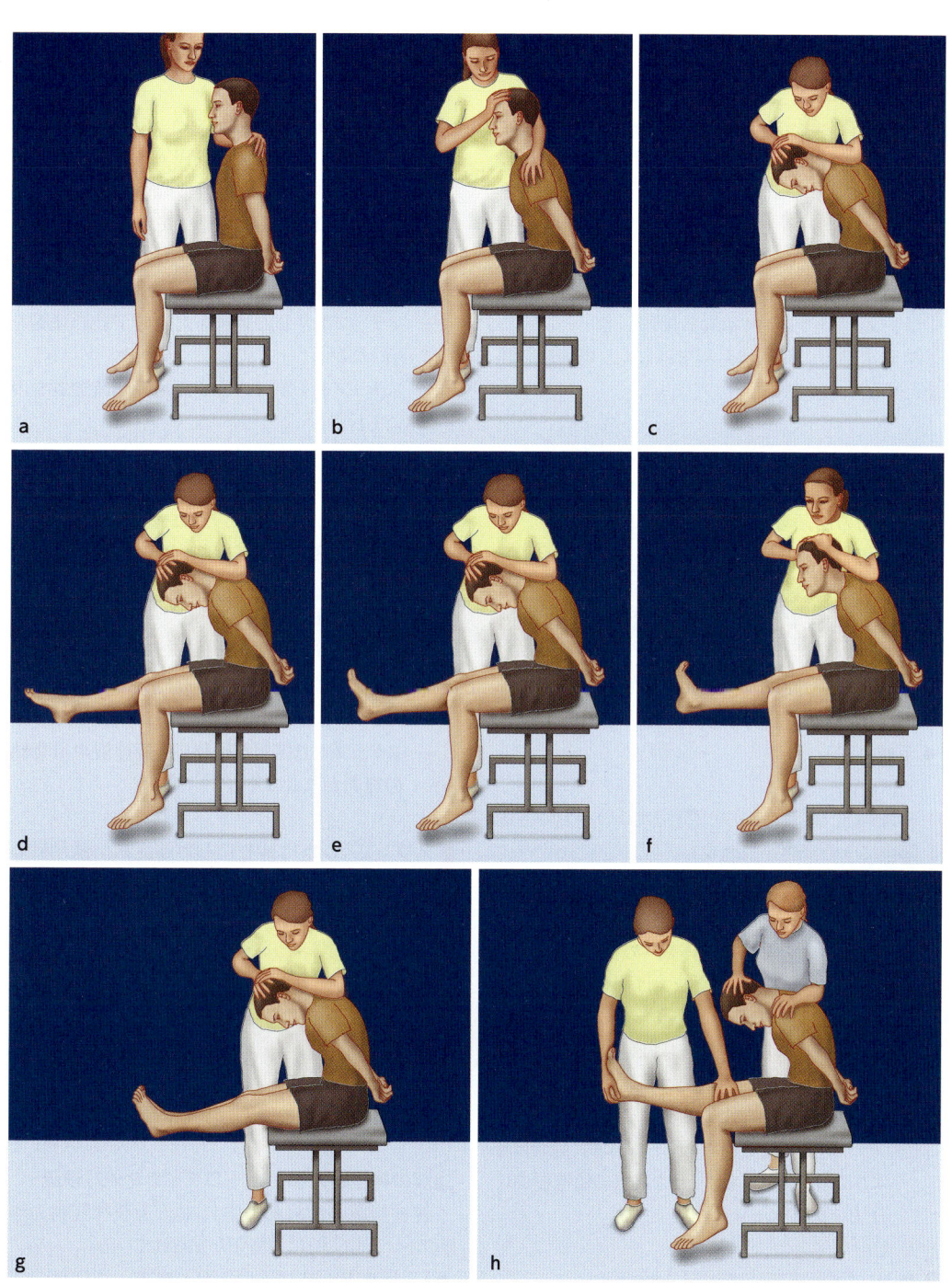

3.9 神経絞扼症候群と神経障害　237

図 3.65a-h　スランプテストの8ステップ (Butler 2001)

4. スランプテスト(図3.65a-h)

1942年にはすでにCyriaxが膝伸展と頸部屈曲の複合検査を行っていた。Maitlandは1979年にこの検査法をスランプテストと名付け徒手療法に導入した。

> 不安定な椎間板障害を有する患者には(負荷と強度の屈曲により椎間板の逸脱が強まるため)スランプテストを行ってはならない!
> 検査後結果の解釈は容易ではなく、経験を必要とする。

スランプテストは非常に複雑で、神経系に極度の緊張が生じる。スランプテストを通じて、神経系が複合運動の制限要因となることが理解できる。以下では、テストの順序を紹介する。

- 患者の開始肢位：治療台に座る。大腿の全体を台上に置く。両手はリラックスさせ、体の横、治療台に置く。
- 療法士の開始肢位：患者の横。片手を患者の顎に当て頭部を支持する。
- 手順：

> テスト前に患者に症状を説明させ、テストの各段階後にその変化を質問する。

— ステップ1：開始肢位の確保。
— ステップ2：患者に「体を丸める」ように指示を出す(スランプ)。療法士は顎を支え、頸椎を伸展位に維持する。もう一方の手を背後から肩甲帯上に置き、脊柱に強い圧力をかける。脊柱を(弓なりに)緊張させる。股関節が屈曲してはならない。仙骨を垂直に維持する。
— ステップ3：患者に顎を引き、胸郭に近づけるように指示する。療法士は慎重に頸椎屈曲に圧力をかける。

> 頻繁に症状について尋ねること!

— ステップ4：患者は自動的に症状のない側の膝を伸ばし、次に症状のある側の膝を伸ばす。常に同じ下肢で始める。
— ステップ5：患者に足を背屈させるよう指示する。
— ステップ6：頸部屈曲をゆっくりと解き、これらの運動に対する反応を患者に詳細に質問する。ハムストリングスの伸張痛は、このステップでも変化しないのが普通である。神経系が膝の伸展を制限していた場合、このステップの体勢で伸展しやすくなることが多い。
— ステップ7：同じ過程を対側の下肢の運動を用いて行う。
— ステップ8：同じ過程を両足の同時運動を用いて行う。

- 通常の反応：
— ステップ2では症状が出ない。
— ステップ3で胸椎Th8／Th9の高さに痛みが生じる。
— ステップ4でハムストリングス部位と膝窩に引きつるような感覚。膝伸展は左右同程度に抑制されているのが普通。
— ステップ5における背屈は少し制限される。
— ステップ6で症状が緩和し、膝伸展や足背屈の範囲が拡大する。

> スランプテストは脊柱における症状に適用するが、椎間板障害が急性で不安定な場合は禁忌とする。
> 患者が、同じような姿勢で症状が出現すると説明する場合に実行する(車に乗るときや足を伸ばして座るときに、腓骨頭付近に痛みが生じるなど)。
> 一連の治療が終了した時点で、神経の正常な運動を確認するために実行することもできる。

上肢の神経動力学(ニューロダイナミック)検査

腕神経叢の神経動力学テスト(上肢神経動力学テスト：ULNT)は4種類が知られている。

- ULNT 1：主に正中神経を検査。肩関節の主な運動は外転。
- ULNT 2a：主に正中神経を検査。肩関節の主な運動は肩甲帯の下制と外旋。
- ULNT 2b：主に橈骨神経を検査。肩関節の主

な運動は内旋。
- ULNT 3：主に尺骨神経を検査。肩関節の主な運動は外旋と外転。肘関節の主な運動は屈曲。

| この検査法は上肢のSLRとも呼ばれ、頸椎や胸椎、そして上肢の痛みに利用する。

手順
どのテストでも、頭部はニュートラル・ゼロ・ポジションとし、可能な限り枕も用いない。頸椎を側屈させることで、筋と神経構造の関与を鑑別することができる。頸椎の側屈で腕の症状が変化する場合、神経構造が関与している。通常、症状の出ている側に頸椎を側屈させると症状と緊張が弱まり、対側への側屈で強まる。側屈で症状が消える場合もある。筋が症状に関与している場合、側屈で変化が生じない。

| 対象となる構造は耐性が低く、刺激されやすいため、どの上肢テストも慎重に行う必要がある。

テストにより、上肢の神経構造全体と、頸椎および胸椎の神経構造の多くにストレスが加わる：
- 肩の抑圧により、C5／C6／C7の神経根と腕神経叢にストレスが加わる。
- 腕神経叢は肩関節の外転により烏口突起に絡みつくため、緊張する。
- 肘関節の伸展を通じて、その伸展軸と屈曲軸の腹側を走行する正中神経と橈骨神経が緊張する。
- 肘関節の屈曲を通じて、その伸展軸と屈曲軸の背側を走行する尺骨神経が緊張する。

1. *ULNT1*（図3.66a-b）
- 患者の開始肢位：治療台の端。頭部はニュートラル・ゼロ・ポジション。検査する上肢は軽く外転させ、療法士の大腿にのせる。
- 療法士の開始肢位：上肢の尾側。腰を軽くかがめる。片手を検査する肩甲帯の頭側に置き、それを押さえる。他方の手を患者の手のひらに置き、背屈と指の伸展をセットする。その際、親指の付け根と指の部分にそれぞれ2本の指をあてがう。肩をおよそ10度、水平方向に伸展させる。
- 手順：
  — 療法士は前足に重心を移し、患者の上肢を約110度外転させ、同時に遠位の手で前腕を回外させる。
  — 続けて肩を外旋させる。
  — 最後のステップとして、肘関節を伸展させる。この段階での運動範囲を比較する。
  — 症状が生じている場合、ここで患者が自動的に頸部を側屈させ、筋と神経の鑑別を行う。ただし、このとき側屈に回旋が加わらないように注意する。
  — あるいは治療台の表面が滑りやすい場合、頭部を枕にのせ、その枕を引っ張ることで頭部の位置を変えることもできる。

| 上肢を挙上することに困難を感じている患者に、このテストを行う。主に頭側領域と腕神経叢領域における障害の検査に適している。
| 患者がどの時点で回避様式を示すかに注目する。

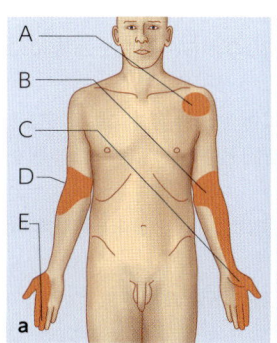

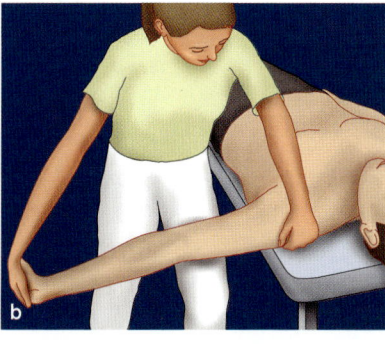

図3.66a-b ULNT 1（上肢神経動力学テスト：Butler 2001）
a テストで生理的反応が生じる部位（A＝肩関節腹側、B＝肘窩、C＝母指球、D＝肘周辺、E＝人差し指と中指）
b 検査の実行

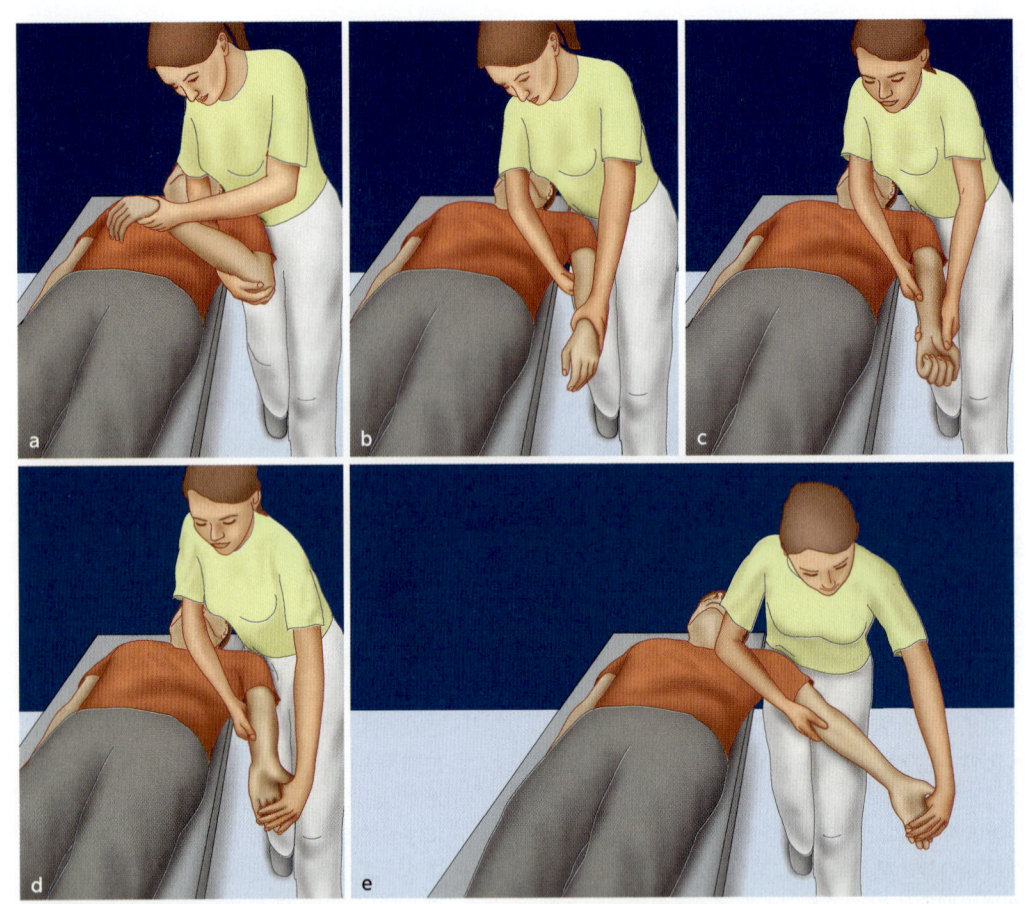

図3.67a-e　ULNT 2a（Butler 2001）

- 通常の反応：
  - 肘窩と前腕橈側に引きつる感覚。
  - 親指の付け根、ときには肩にも引きつる感覚。
  - 第1-3指にしびれ。
  - 正中神経は尺骨神経とも連絡しているため、小指球にもしびれが生じることもある。

2. ULNT 2a（図3.67a-e）

- 患者の開始肢位：治療台の端に背臥位。肩甲帯の一部は台の外に出す。
- 療法士の開始肢位：上肢の頭側。療法士は大腿を用いて患者の肩甲帯を下制する。片手で患者の手を取り、背屈と指伸展をセットする（ULNT 1を参照）。左肩の検査では、右大腿を肩甲帯に当て、右手で患者の肘を持ち、左手を手のひらに当てる。この体勢をとることで、実行中に上肢の位置を変える必要が最小限となるため、検査をスムーズに行うことができる。肩の伸展はおよそ10度とする。
- 手順：
  - 療法士は患者の肘関節を伸展させる。
  - 伸展と下制を維持しながら、上肢を外旋位にもたらす。
  - 近位の手を上腕に置き、外旋位に固定する。遠位の手で前腕を回外させ、手と指の伸展を強める。
  - 最後に肩の外転を加える。30-40度程度可能なはずである。
  - 全行程を通じて、肩の下制の維持に努める。

この方法は、正中神経遠位部の検査に適している。前腕に症状が現れている場合、肩甲帯の下制により感作を強めることができる。頸椎の側屈を加えることも可能である。
ULNT 2aは、コンピュータ作業や家事など、腕を下ろしているときに主に症状が現れる患者に適用する。

正中神経の走行と障害の発生部位
- C5-Th1の内側および外側路
- 上腕を通過。上顆の頭腹側に顆上突起がある。そこは線維帯の下になるため、狭くなっている。
- 近位の前腕掌側には円回内筋の2つの筋頭の間を神経が走り、筋緊張が高まっている場合、これが刺激を受ける。
- 尾側に分枝する前骨間神経は橈骨と尺骨間の骨間膜を通過する。
- さらに遠位では横手根靱帯の下に位置する手根管の中を走行する。ここでは絞扼性神経障害が特に頻繁に発生する（手根管症候群）。

上記した部位に神経外障害や絞扼症候群、あるいは癒着が生じることが多い。

3. ULNT 2b（図3.68a-d）
- 患者と療法士の開始肢位：ULNT 2aを参照。
- 手順：
  — このテストでは、内旋がカギとなる。前腕は回内する傾向があるため、内旋をあらかじめセットする。
  — 遠位の手で患者の肘関節を伸展させ、手関節を掌屈させる。さらに指の屈曲と外転を行う。
  — この肢位で上肢を外転させる。30-40度、可能なはずである。

肩の下制により痛みが生じる場合は、特に慎重に行う。例えば、慢性のテニス肘やド・ケルバン病（短母指伸筋と長母指外転筋の腱の腱鞘炎）な

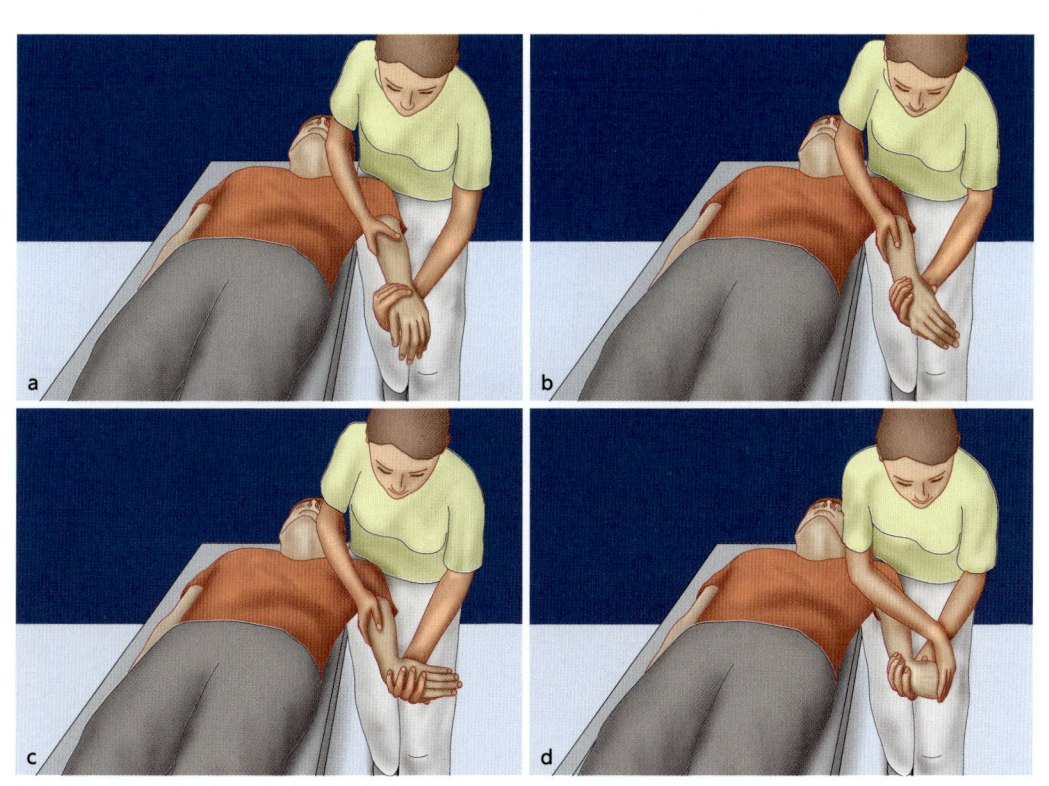

図3.68a-d　ULNT 2b（Butler 2001）

ど、橈骨神経の支配領域に症状が現れている場合、この検査法を用いる。

- 通常の反応：
  ― 神経の走行に沿って引きつるような感覚、あるいはしびれ。
  ― ULNT 1に比べ、神経に加わるストレスは少ない。

橈骨神経の走行と典型的な神経外障害

- 上腕には三角筋粗面の側枝である筋皮神経が走行し、これが三角筋の付着部痛をと混同されやすい。この側枝の障害がテニス肘を誘発する。
- 橈骨上腕骨関節に接着している。
- 前腕では回外筋を通過する。
- 嗅ぎタバコ窩（タバチエール）の位置で分枝する。ここが弱点となる。

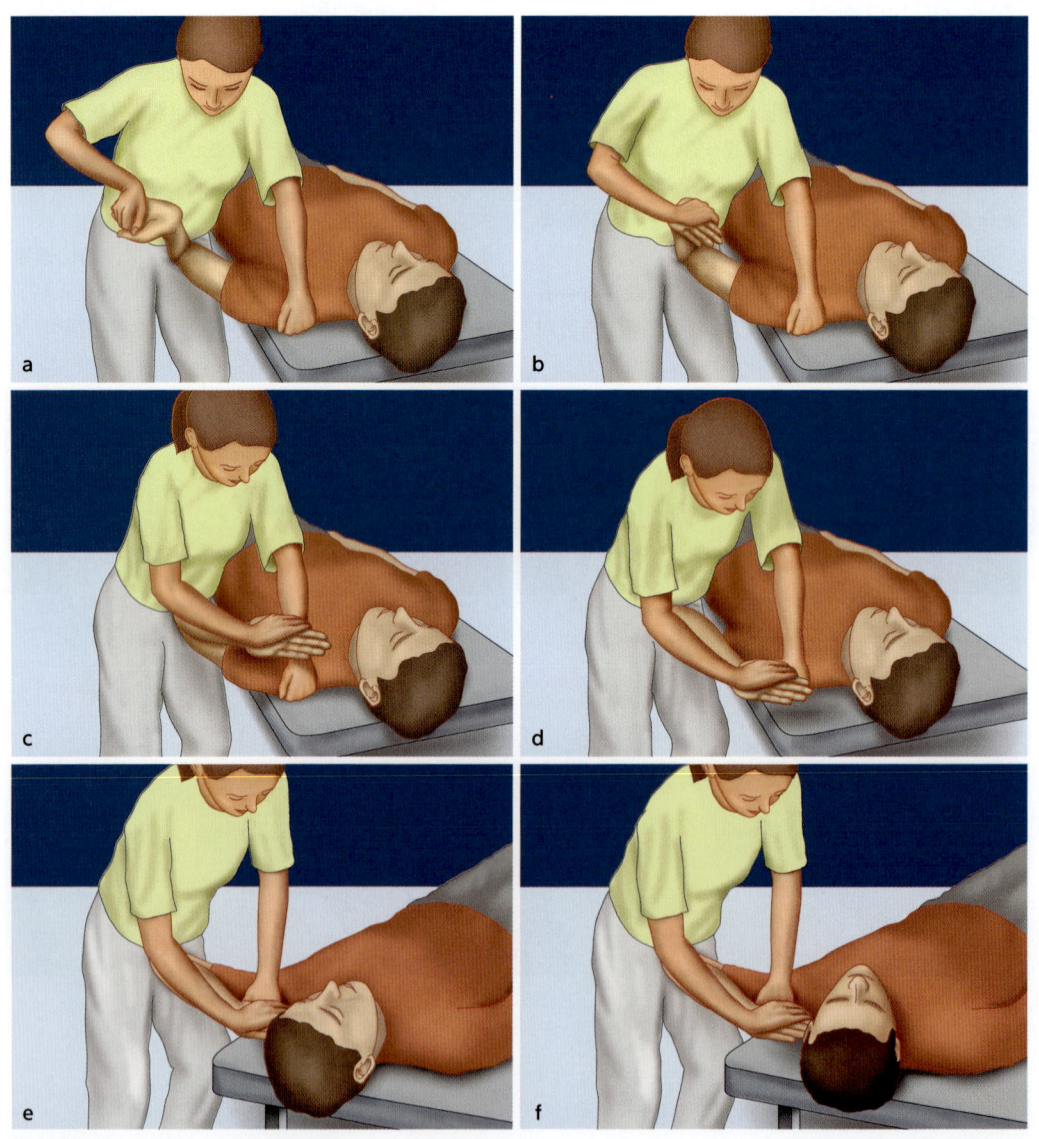

図3.69a-f　ULNT 3（Butler 2001）

4. ULNT 3（図3.69a-f）
- 患者の開始肢位：ULNT 1を参照。肘を療法士の鼠径部。
- 療法士の開始肢位：ULNT 1を参照。
- 手順：
  — 開始時は肘を伸展。
  — ULNT 1の方法で手と指を伸展させ、前腕は回内させる。
  — 次に肘を最大限に屈曲させる。
  — 近位の手を使って、肩甲帯への下制を強める。
  — 遠位の手で肩を外旋させる。
  — 最後に前足に重心を移し、手を耳に近づけるイメージで肩を外転させる。

このテストでは各関節を正しい位置にもたらすことが特に重要となる。ゴルフ肘の検査で特に適している。また正中神経との連絡枝が検査対象となるため、手根管症候群の検査にも利用できる。例えば、側臥位で肘をつき片手で頭を支えながら本を読むとき、あるいはゴルフのスイングで振りかぶったときに痛みを訴える患者は、この方法で検査する。胸郭出口症候群患者では、尺骨神経も関与していることが多い。

- 通常の反応：
  — 正中神経の支配領域における症状（ULNT 1を参照）
  — 尺骨神経の支配領域（前腕尺側や小指球）における症状
  尺骨神経の走行と典型的な神経外障害
- 上腕三頭筋頭間を尺骨神経溝へ走行。
- 遠位ではギヨン管を通過（有鈎骨鈎と豆状骨の間）。

■ 運動様式
- 患者は神経にストレスが加わる運動を避ける。
- 前腕型杖を使った歩行を長期間続けると、手関節に持続的な背屈負荷が生じ、手根管への横手根靱帯の密着を引き起こすため、正中神経が刺激される。
- 適した靴の選択：靴底が硬いと腓腹神経が刺激され、アキレス腱の炎症リスクが高まる。
- 一方的な作業姿勢：
例：
- コンピュータ作業により、肩と頸部の筋組織が緊張し、そこを通過する神経組織を刺激する。筋が神経に対する界面となり、筋と神経の滑走が低下する。
- （ネジの締め付けなど）前腕の回旋が続くと、円回内筋の緊張が高まり、正中神経を刺激する。

症例：48歳の患者が、右手第1指から第3指にしびれと痛みを感じ、そのため睡眠障害に苦しんでいた。指は、早朝は硬直し、むくみもあったが、日中は問題は少なく、手を下げているときにたまにしびれがある程度だった。手を振り、動かすことでしびれを解消することもできた。

仮説と治療

左右を比較したところ、親指の付け根に軽い筋萎縮が見られた。二か月後の手根管手術（外来手術のため待機期間が長期となった）まで、理学療法を行った。

診断の結果、頸椎にも障害があることがわかった。頸椎の伸展と右回旋が制限されていた。スパーリングテスト（椎間孔の狭窄）で、手の痛みが再現することはなかった。運動分節C6／C7のコンバージェンス運動で、頸椎に痛みが生じた。頸胸移行部は後弯し腫脹していた。伸展はC7／Th1で制限され、右側の関節遊びはなくなっていた。右第1肋骨は吸気位に固定され、その遊びも減少していた。

肘関節伸展時のエンドフィールは硬弾性であり、軽度に抑制されていた。ニュートラル・ゼロ・ポジションに5度程度不足していた。手の背屈は20度程度が限界で、硬弾性のエンドフィールがあった。掌屈は約5度制限されていた。硬いエンドフィールがあった。指および手首の屈筋の筋緊張は大きく高まり、圧痛があった。主に円回内筋を圧迫すると、しびれが手に生じた。円回内筋は正中神経の出口を形成している。

肩関節の運動は制限されていなかったが、およそ80度の外転で腹側に軽い痛みが現れ、同時に手のしびれが強まった。この角度で正中神経の起源で

ある腕神経叢の緊張が高まる。

月状骨の掌側滑り運動で、手の症状が強まり、背側滑り運動で弱まった。これは掌側移動で正中神経への圧力が高まるためだ。

ULNT 1と2aは明らかに陽性だった。どちらでも症状が再現し、ULNT 1は肩の腹側に痛みを誘発した。

ULNT 1では、肘関節の伸展が40度に制限されていた。ULNT 2aでも、肩を外転させた時点で症状が再現した。

頸胸移行部のの伸展および右回旋に対する楔子の原理を利用した背臥位でのモビライゼーション、ならびに第1肋骨の遊びの改善により、手に心地よいあたたかさがもたらされた（方法の詳細は3.3章を参照）。患者は頸胸移行部の直立を目的とした背臥位と座位における自己モビライゼーション法を学んだ。

頸胸移行部のモビライゼーションは星状神経節に影響する。交感神経の抑制と肋骨の固定の解消により、腕の血流も改善する。肋骨が吸気位で固定されると、鎖骨と肋骨の間の神経と血管の通り道が狭くなる。

指屈筋と手屈筋、さらに円回内筋に対しホットロールと横断マッサージを施術することで、手に心地よいあたたかさが広がる。その後、肘関節の伸展は回復していた。月状骨は、橈骨と有頭骨に対して背側に移動させた。

神経構造の可動性は、近位のスライダーを介して改善する。まず患者は背臥位に、上肢をULNT 1の終了肢位にもたらし、そして肩甲帯を挙上および下制させた。続けて、痛みのない腕の最終位で、第1肋骨のモビライゼーションを行った。

患者は肘および手首を通じた自己モビライゼーション法を学習した。その自己モビライゼーション法では、上肢をまず外転させる。さらに患者は肘関節を伸展させると同時に手を掌屈させ、続けて肘を屈曲させながら手を背屈させる。

5回のセラピーにより、この患者は症状の75%が改善したと報告した。その後、3度のセラピーにより、症状はほぼ解消していた。リンパドレナージュにより、症状の改善はさらに進んだ。患者は頸胸移行部と神経構造の自己モビライゼーションを、主に起床後に、定期的に続けている。頸胸移行部に対する自己モビライゼーションは、午後にも座位であるいは立位で行っている。また、自分自身の姿勢の悪さも意識するようになった。この患者は手術を辞退した。

チェックリスト：神経絞扼症候群および神経障害の理学療法検査

問診	■痛み： ― 血圧の低下に起因、夜間痛も多い。 ― 神経の走行に沿った痛み ― 異痛症（アロディニア） ― 痛覚過敏 ■以下も同時に検査： ― 職業／日常生活 ― 既往歴：外傷、手術、瘢痕 ― 合併症 ― 感覚障害または運動障害
体形と姿勢の異常	身体部位の幅や厚さの変化により、筋が緊張し、神経の滑走が阻害されることがある。
皮膚と皮下組織	動脈性、静脈性、自律神経性の徴候に注意！
筋組織	■神経構造に隣接する筋の緊張と弾性の検査。 ■短縮検査の多くは神経にもストレスが加わる。 ■障害のある神経を伸張してはならない。そのため、神経運動が抑制されている場合、その原因として筋と神経を鑑別する必要がある。
可動性	■関節と筋は神経に隣接する。関節と筋の機能障害は神経の可動性を損なう。 ■神経の可動性は、神経動力学（ニューロダイナミック）検査を用いて検査する。その目的は、神経の滑性と弾性の検査にある。 ■交差するすべての部位において神経にストレスが加わる。
運動様式	一方的な作業姿勢や持続的な運動パターンの繰り返しで、神経が刺激される。

●神経絞扼症候群および神経障害の理学療法

■目的と処置

身体構造と機能（機能障害）

痛みの緩和
- 交感神経の抑制。胸椎と肋骨のモビライゼーションは上肢と下肢の交感神経支配領域に影響する。上肢はTh3-Th7 (9) に、下肢はTh10-L2により支配される。
- 過緊張筋の緊張低下：神経に隣接している筋が特に重要となる。筋緊張を低下させるために、まず横断マッサージを、その後神経をあらかじめ緊張させた状態での施術を行う。その結果、筋組織に対する神経の滑性が改善する（その方法は下記「神経可動性の改善」を参照）。
- ホットロール（横断マッサージの準備としても応用可）。
- リンパドレナージュは圧迫された神経の浮腫を減弱させることができる。
- 下行ガルバニック電流。
- 安楽位／安楽肢位

関節可動性と筋弾性の向上
- 関節の機能障害が神経絞扼症候群を引き起こしている可能性があるため、関節の徒手モビライゼーションを行う。

例：
- 第1肋骨が挙上していると、肋骨と鎖骨間の空間が狭くなり、腕神経叢の可動性が低下する。
- 近位脛腓関節の拘縮（捻挫など）は、腓骨神経を刺激する。
- 関節可動性の低下により、姿勢が正しくない位置で固定されることがある。そのため筋と筋膜の緊張が変化し、神経を刺激する。

例：肩甲帯の可動性の低下に伴い、鎖骨下筋と斜角筋群の緊張が高まり、腕神経叢の可動性も低下する。両筋が第1肋骨の挙上を引き起こす。
- 神経が刺激されてしまうため、通常は神経の可動性が改善して初めて、筋の縦断ストレッチが可能となる。神経の可動性が強く抑制されている場合、横断ストレッチや筋膜テクニックを用いて筋の弾性を改善する。

神経可動性の改善
施術はさまざまな構成要素で成り立っている：
- 神経の直接モビライゼーション。通常は神経動力学（ニューロダイナミック）検査を応用して行う。神経外障害の場合、運動範囲の大きい神経動力学検査の運動パターンを（スライダー）、神経内障害の場合は、可動最終域における範囲の小さな運動（テンショナー）を用いて治療する。
神経構造は連絡を介して単一器官を構成しているため、モビライゼーションは患部に遠い部位から始める。特に急性の過敏性障害では、この方法が好ましい。過敏性障害がある場合、神経動力学検査後にも痛みが持続する。

例：腰椎に急性の障害がある場合、他動的な頸部屈曲と腕に対するストレステストにより、硬膜を近位から移動させることができる。

スライダー法の原理
このモビライゼーション法では、神経が1つの点に接近し、もう一方の点では緊張する。この方法により、主に神経の代謝が改善する。ケーブルのように、管の中の神経を前後に動かすため、神経外組織に対する神経の滑走が改善する。

テンショナー法の原理
この方法では神経がすべての点で緊張する。小さな運動振幅を用いて、障壁に対して神経を動かす。神経内結合組織の弾性が、この方法で改善する。

例：
1. 坐骨神経に対するスライダー法（図3.70）
- 患者の開始肢位：側臥位。頸椎と胸椎は屈曲（スランプテストと同じ）。症状の出ない限界の位置まで、股関節を屈曲、膝を伸展させる。
- 療法士の開始肢位：患者の腹側。尾側の手を踵と足底に当て、足を背屈させる。近位の手で患者の大腿を支持する。
- 手順：
 — 患者は頸椎を伸展させ、硬膜の緊張を弱める。このとき、療法士は患者の股関節を屈曲

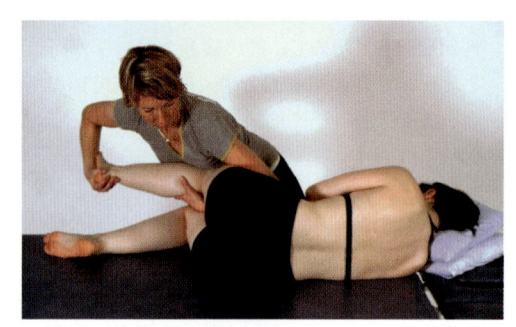

図3.70　側臥位における頭部、股関節、膝関節を介したスライダー法

位にもたらし、続けて頸椎を屈曲、股関節を伸展させる。

> この近位スライダーは、股関節を付加的に内転・内旋した場合に症状がひどくなる患者に特に有効である。最初の30度でSLRが陽性になる椎間板ヘルニアに対しては、腰椎に追従的な運動が生じない限り、遠位スライダーよりも近位スライダーのほうが負担が少ない。

2. 坐骨神経に対するテンショナー法（図3.71）
- 患者の開始肢位：側臥位。脊柱は限界まで屈曲。症状が始まる直前まで、両脚を伸展挙上する。
- 療法士の開始肢位：患者の腹側。スライダー法と同じグリップ法。
- 手順：
  — 療法士は患者の足を背屈、膝を伸展させる。同時に患者は頸椎の屈曲を強める。

> 両方法とも、患者が一人で実行することもできる。

- 界面モビライゼーション：神経に隣接し、神経幹に直接関連する組織（関節、筋、筋膜、皮膚）の治療。

例：第1肋骨が挙上しているためULNT 1が施術できない場合、まず関節の遊びの改善と肋骨モビライゼーションを行うのがよい。その際、上肢はULNT 1のポジションにセットしておく（肋骨のモビライゼーションについては3.3章を参照）。

活動

効率的な姿勢の学習と職場・作業環境のアドバイス
- 神経の自己モビライゼーションを日常生活の一部として確立する（座位におけるスランプ位など）。
- 患者は、免荷姿勢をとるべき時間を学習する。

参加

- 患者に痛みを自分で緩和する方法を指導する。
- 慢性化の悪循環に入った患者は、痛みに対処する方法を見失い、思考や生活が痛みに支配されるようになる。痛みを緩和させる方法を学ぶことで、患者の自立やモチベーションが高まる（2.1章を参照）。
- 再び運動し負荷をかけることを患者は学ばなければならない。痛みが強まることのない自己モビライゼーションで、運動能力に対する信頼を患者は取り戻す。
- 夜間に痛みが発生することが多いため、睡眠が妨害される。安楽臥位の確保や神経自己モビライゼーションで痛みを緩和する。

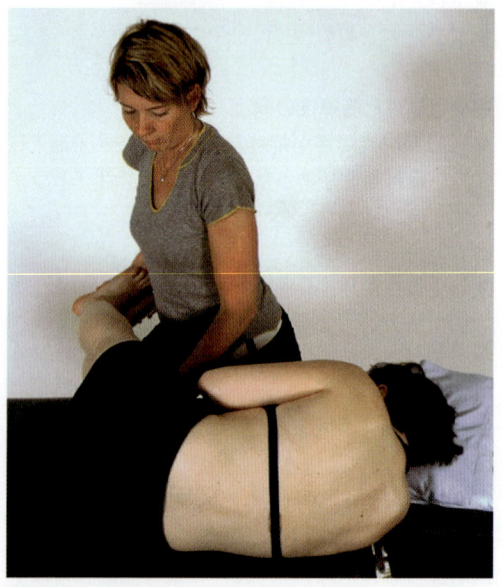

図3.71　側臥位における頭部、股関節、膝関節を介したテンショナー法。頭部はあらかじめスランプテストのポジションにセットしておく

まとめ：神経絞扼症候群および神経障害の理学療法

- 神経系のモビライゼーションが治療の重点となる。主にスライダーとテンショナーの原理を利用する：
  - 大きな運動振幅を用いるスライダー法により、神経は緊張を増すことなしに、ケーブルのように管の中を滑走する。その結果、隣接組織(筋、関節、筋膜、靱帯)に対する神経の滑性が改善する。
  - テンショナー法では、神経は全体的に緊張する。小さな運動振幅を利用し運動範囲を拡大し、神経内結合組織の可動性を改善する。波状の線維束を最大限の緊張を通じて張りつめる。機械的な誤負荷が神経に作用する期間が長ければ長いほど、神経の結合組織に構造変化が生じやすくなる。
- 界面モビライゼーションを用いて、神経に対する筋と関節、筋膜、靱帯の運動性を高める。特定の肢位をとり、神経をあらかじめ緊張させる。この開始肢位で、運動系組織にモビライゼーションを施す。一般的な関節テクニックや軟部組織テクニックを応用する。
- 神経の可動性を向上させるテクニックを習得するには、神経走行に関する解剖学的知識が極めて重要となる。神経動力学検査と過敏性検査の結果をもとに、どのテクニックをどの順序で用いるかを決定する。神経動力学検査後も反応が持続する場合は、患部から遠く離れた部位に対する施術を優先する。例えば、右腕に痛みがある場合は、左腕のモビライゼーションから始める。特に症状が近位にある場合、近位スライダーは遠位スライダーよりも負担が少ない。
- 神経モビライゼーションは、テストを兼ねて、15回程度の繰り返しから始める。治療後、神経の可動性を再び検査し、翌日に夜の状況を患者に報告させる。セラピー後数時間、反応が強まるのは正常である。しかしそれは、翌日には治まっているはずであり、持続するものではない。神経モビライゼーションにより、感覚障害や虚弱などの神経症状が強まってはならない。
- 神経の可動性が長期間低下している場合は、神経内部の可動性も低下している。これにはテンショナー法で対処する。
- 神経を緊張させると関節運動の抵抗が大きく増し、症状が再現される場合、関節テクニックと神経のモビライゼーションの併用が適している。
- 神経モビライゼーションの前に、可動性の低下した関節と過緊張筋に対する処置をそれぞれ行う。
- 縦断ストレッチが神経症状を誘発してはならない。神経に悪影響が出た場合、筋の緊張が反射的に高まり、伸張もできなくなる。したがって、筋と神経は厳格に区別する。

3.10　上肢の神経絞扼症候群と神経障害

- 胸郭上口の神経絞扼症候群(胸郭出口症候群)には3つの種類があり、腕神経叢だけでなく鎖骨下動脈と鎖骨下静脈も圧迫される。
  - 斜角筋症候群
  - 肋鎖症候群
  - 小胸筋症候群(過外転症候群)
- 前腕と手の神経絞扼症候群：
  - 回内筋症候群(正中神経)
  - 回外筋症候群(橈骨神経、深枝)
  - 肘部管症候群(尺骨神経)
  - 手根管症候群(正中神経)
  - ギヨン管症候群(尺骨神経)

■胸郭上口の絞扼症候群（胸郭出口症候群）

定義
腕神経叢が絞扼されるだけでなく、鎖骨下動脈や鎖骨下静脈が圧迫されることもある。次の3種類の症候群が区別されている（図3.72）：
- 斜角筋症候群
- 肋鎖症候群
- 小胸筋症候群

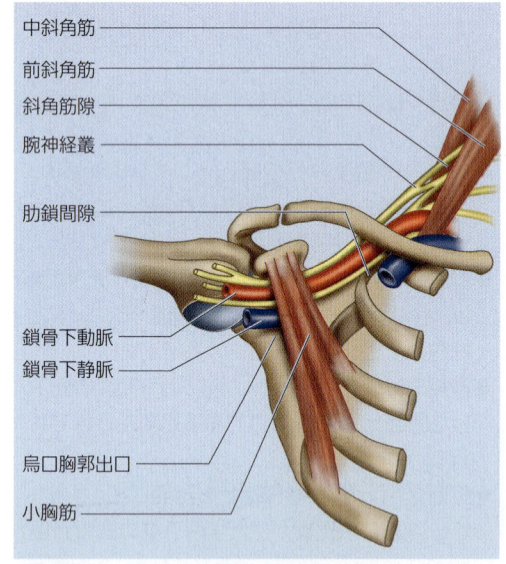

図3.72 胸郭上口の絞扼部（斜角筋隙、肋鎖間隙、烏口胸郭出口；中斜角筋、前斜角筋、小胸筋、鎖骨下動脈、鎖骨下静脈、腕神経叢）

原因と発症
胸郭上口の絞扼症候群は神経根性の障害ではなく、肩甲帯の狭い出口で血管神経束が圧迫されることに起因している。

症状
- 片腕または両上肢の痛み。小指や後頭部に痛みが広がることもある。
- C8-Th1、ときにはC2-C7のデルマトームにしびれ。
- 主に負荷時および負荷後の虚脱感。
- 手にむくみが感じられることも多い。
- 手を動かすことで血行が改善し、症状が緩和する。
- 腕神経叢内の微小循環の低下と交感神経線維への刺激が症状を引き起こす。

1. 斜角筋症候群

定義
斜角筋症候群では、腕神経叢の絞扼に加え、鎖骨下動脈と鎖骨下静脈が関与していることもある。前方の斜角筋隙は、胸鎖乳突筋と前斜角筋の間にある。鎖骨下静脈がそこを通過する。

後方の斜角筋隙は前斜角筋と中斜角筋の間にあり、そこから腕神経叢と鎖骨下動脈が出ている。

原因と発症
前斜角筋および中斜角筋と第1肋骨の間を腕神経叢と鎖骨下動脈が通過する。前斜角筋および中斜角筋の異常に緊張した筋腹が神経を絞扼する。これらの筋の緊張が亢進する原因は、例えば喘息などにおける呼吸筋に対する過剰な負担などである。まれではあるが、スポーツ選手でも発症する（そのほかの原因については下のX線所見に関する項目を参照）。

不利な体型や姿勢などで持続的に静的な負荷にさらされている筋も緊張が高まる傾向が強い。

主に感覚障害（前腕尺側や小指における感覚異常やしびれ）が、まれに運動障害と血流障害も発生する。

診断
狭窄部をより狭める誘発テストによる（尺側を中心とした）感覚障害の増強、脈拍の低下、そして指の蒼白。アドソンテスト（図3.73）
- 患者の開始肢位：座位。上肢は大腿に置く。
- 療法士の開始肢位：患者の斜め後ろ。片手で橈骨動脈の脈拍を測り、ほかの手で頭部に抵抗を与える。
- 手順：
  — 呼吸しながら斜角筋を収縮あるいは伸張させ、出口をより狭くする。
  — 伸展させた頸椎を検査側に回旋（伸張）または

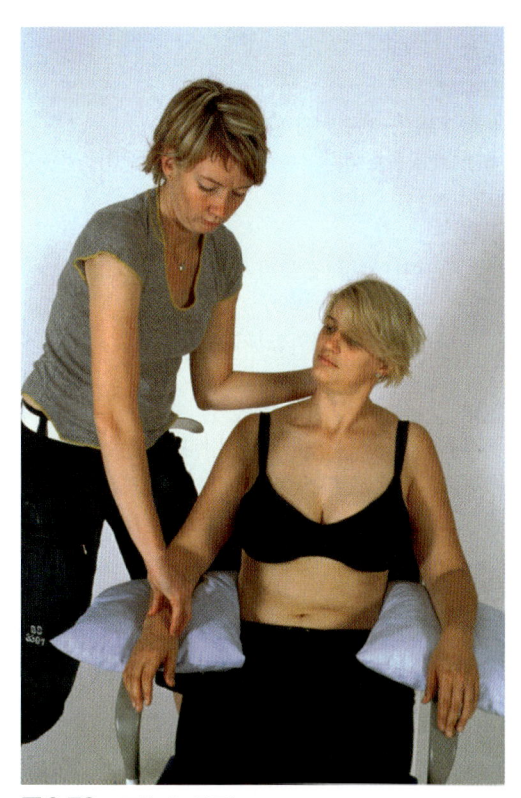

図 3.73 アドソンテスト

その対側に回旋(収縮)させる。
― 深く息を吸い込むと第1肋骨が挙上する。
― 上肢をぶら下げると肋鎖間隔が狭まるため、患者の両上肢は下肢にのせておく必要がある。
- X線：胸郭上口の撮像。可能な所見：
  ― C7横突起の過形成（第7頸椎の横突起が第1胸椎の横突起よりも長い状態）
  ― 頸肋
  ― 第1肋骨の外骨腫
  ― パンコースト腫瘍（肺尖部腫瘍）
- EMG：臨床像が自然に解消されることもあるため、不全麻痺が発生することはほとんどない。まれに尺骨神経の刺激伝達が遅延することがある。
- 動脈および静脈造影：血管圧迫部の発見。

❙ 動静脈造影は血栓症や微小塞栓の疑いがある場合にのみ必要!

- ドップラー超音波：動脈や静脈の狭窄を発見するため超音波検査。
- 神経学的検査：
  ― まれに反射の変化
  ― 主にC8-Th1のデルマトームにおける軽度の感覚鈍麻
  ― ストレステスト中、血流の減少と痛みによる筋力の低下
  ― ごくまれに自律神経性症状（発汗の亢進や手のむくみ）

鑑別診断
- 肋鎖症候群
- 小胸筋症候群

治療
手術
- 頸肋や骨性外骨腫の摘出。非常にまれな介入法。
- 3.10章を参照。

2. 肋鎖症候群

定義
第1肋骨と鎖骨の間が絞扼部になる。

原因と発症
頸肋、C7横突起の過形成、鎖骨骨折後の仮骨形成異常、（拘縮や呼吸筋の過活動などによる）第1肋骨の吸気位での挙上などが狭窄に関与している。

鎖骨下静脈、リンパ管、鎖骨下動脈、そして腕神経叢(主に微小循環と交感神経線維)が圧迫される。

症状
- 特に重量物を持ち上げる際の腕のしびれや麻痺。
- 形態の抑圧で症状が強まる。

❙ 肋鎖症候群は斜角筋症候群と同様の臨床症状を呈する。ただし、手のむくみが主となる。

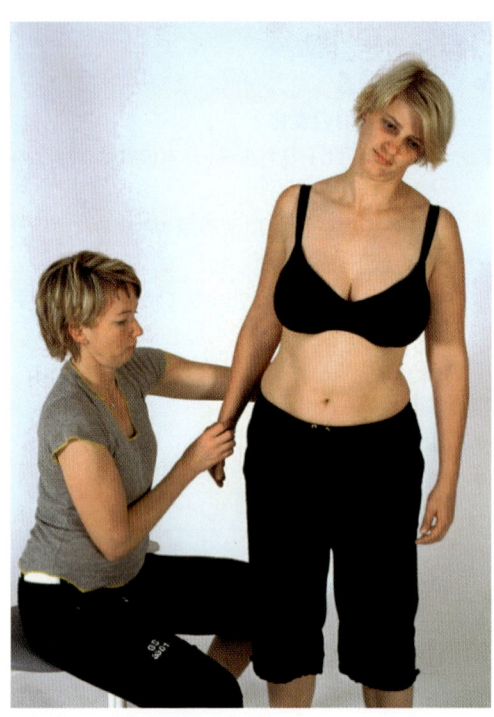

図3.74　エデンテスト

診断
「斜角筋症候群」も参照。

誘発テスト：エデン検査法（図3.74）
- 患者の開始肢位：立位で手を下ろす。
- 療法士の開始肢位：座位。橈骨動脈の脈拍を測る。
- 手順：
  — 肩甲帯の後退および下制と同時に、息を吸いながら対側へ体幹を側屈させることで肋鎖間の間隔が狭くなる。
  — テスト中、療法士は脈拍を触診する。
  — 同時に上肢を引くことで、肩甲帯の下制を強化する。
  — 脈拍は弱くなる、あるいは消失することがある。
  — 上肢にしびれや痛み、静脈の鬱滞が生じることもある。

鑑別診断
- 斜角筋症候群
- 小胸筋症候群

治療
保存療法
- 徒手療法（第1肋骨の拘縮の開放）。
- 3.10章を参照。

手術
「斜角筋症候群」を参照。

3. 小胸筋症候群（過外転症候群）

定義
　小胸筋と上部肋骨の間が絞扼部となる。そこにある烏口突起のすぐ下を腕神経叢ならびに鎖骨下動脈と鎖骨下静脈が走行する。

原因と発症
　小胸筋の極度な短縮や過緊張におり、鎖骨下動脈と鎖骨下静脈、そして腕神経叢が圧迫される。長時間の頭上作業や、上肢を頭の上にした状態での睡眠により、筋が伸張し、症状が誘発される。

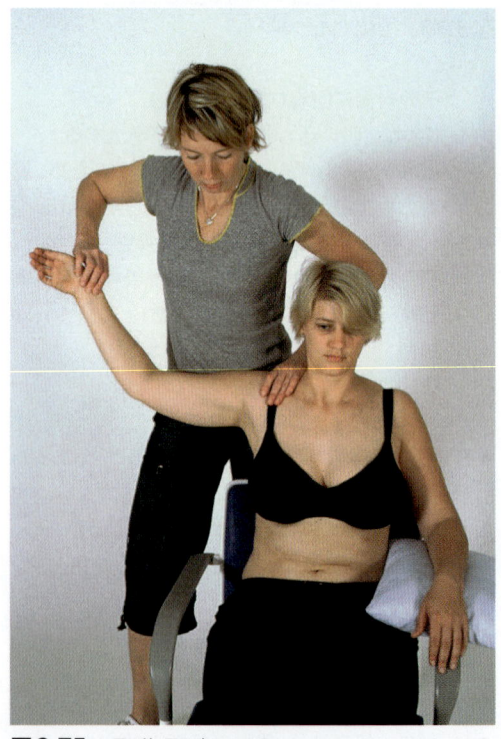

図3.75　ライトテスト

症状
- 主に上肢の挙上時や運動時における上肢のしびれや感覚不全。
- 上肢(主に前腕尺側)に引きつるような痛み。

診断
「斜角筋症候群」も参照。

誘発テスト:ライト検査法(過外転症候群;図3.75)
- 患者の開始肢位:座位。
- 療法士の開始肢位:上肢の斜め後ろ。片手で橈骨動脈を触診し、もう一方の手で患者の上肢を他動的に屈曲させる。
- 手順:
  — 上肢をゆっくりと最大限に屈曲および外転させる。
  — 療法士は脈拍の速さを確認し、どの時点で症状が現れるか観察する。
  — 両手の色の差や脈拍の低下に注目する。
  — 痛みやしびれ、感覚鈍麻が発生することもある。
  — 虚脱感を訴える患者も多い。

鑑別診断
- 斜角筋症候群
- 肋鎖症候群

治療
保存療法
- 徒手療法(第3-5肋骨と肩甲帯の機能障害がある場合、これを解消する)。
- 小胸筋の縦断および横断ストレッチ
- 3.10章を参照。

■ 前腕と手の神経絞扼症候群
- 回内筋症候群
- 回外筋症候群
- 肘部管症候群
- 手根管症候群
- ギヨン管症候群

図3.76a-cは腕神経叢の走行と、絞扼の生じる位置を示している。

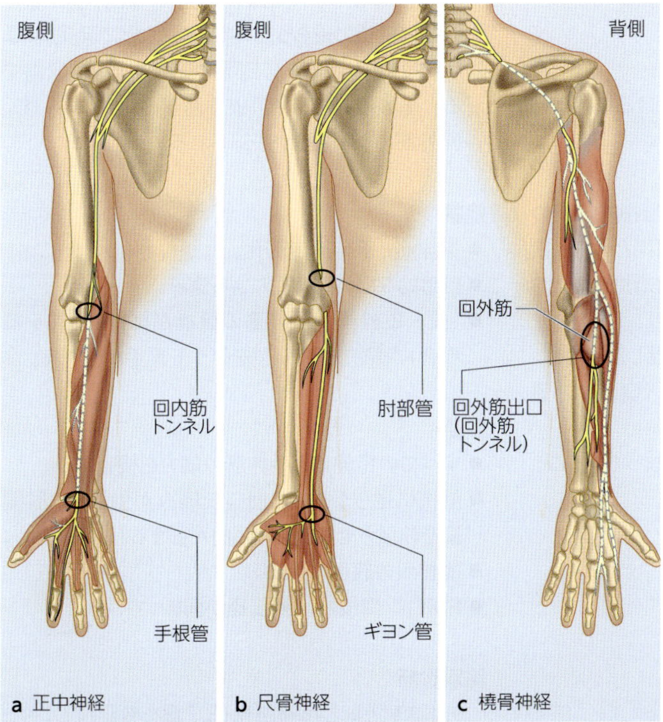

図3.76a-c
腕神経叢に由来する神経の走行
a 正中神経
b 尺骨神経
c 橈骨神経

1. 回内筋症候群（正中神経）

定義
正中神経が円回内筋を通過する位置が絞扼部位となる。

原因と発症
正中神経は肘窩の遠位、円回内筋の両筋頭間を通る。円回内筋の肥大や突発的な強い収縮（ネジ締めなど）で神経が圧迫される。

直接的な外傷がきっかけとなることはまれである。

症状
- 正中神経の支配領域におけるしびれや痛み。特に親指と人差し指（2.1章を参照）。
- 次第に正中神経の麻痺に発展することもある。結果、回内筋、掌屈、長指屈筋、母指球筋群の機能が失われる。

診断
- 肘関節から親指と人差し指への正中神経の走行に沿った痛み。
- 上腕二頭筋腱膜下の圧痛。
- 円回内筋の圧痛。
- 特に伸張時（肘の伸展と回外）における抵抗に逆らう回内による痛み。
- 上記筋群の筋力の低下。
- 陽性のボトル徴候：母指外転筋と母指対立筋の麻痺により、ボトルをつかむときに親指と人差し指の間（水かき部分）とボトルの間にすき間ができる（すき間なしでつかむことができない）。
- こぶし検査：深指屈筋の機能が脱落した患者は、こぶしをしっかり握ることができず、代わりに「猿手」を作る。
- EMG：正中神経の刺激伝達が弱まっていることがある。

鑑別診断
手根管症候群。

治療
保存療法
- 前腕と手関節の固定。
- 圧迫が生じている部位に対する局注。
- 3.10章を参照。

手術
円回内筋筋頭の外側へ神経を外科的に転位させる。

2. 回外筋症候群（橈骨神経深枝）

定義
肘窩で橈骨神経は感覚性の浅枝と運動性の深枝に分かれる。深枝は回外筋を通り、そこで圧迫されることがある。

原因と発症
深枝は直接あるいは間接的外傷による損傷を被りやすい。
- 直接的外傷：橈骨頭の脱臼や亜脱臼。
- 間接的外傷：手関節の橈側外転を伴う突然の背屈と抵抗に逆らう回外（テニスなどで発生）により、短橈側手根伸筋と回外筋が最大限に収縮する。その際、短橈側手根伸筋下の出口において、回外筋により神経が圧迫される。

症状
- 指伸筋と手伸筋の弱化。
- 自動的な回外と背屈による痛み。
- （長・短橈側手根伸筋の機能が維持されている場合）次第に橈側偏位を伴う下垂手が現れる。

診断
- すべての指伸筋と手伸筋の筋力を検査する。
- 抵抗に逆らう背屈と回外で痛みが生じる。肘関節を伸展させるとその傾向が強まる。
- 橈骨頭の腹側に圧痛。
- EMG：深枝の刺激伝達が弱まっている。

鑑別診断
テニス肘と同じ疼痛所見（3.7章を参照）。

> 治療抵抗性の橈側上顆炎では、絞扼障害の可能性を常に考慮すること！

治療
保存療法
- 圧迫が生じている部位に対する局注。
- 3.10章を参照。

手術
手術で神経を解放する。

3. 肘部管症候群（尺骨神経溝症候群）

定義
圧迫により生じる近位尺骨神経の麻痺症状を肘部管症候群とする。肘関節の屈曲時、尺骨神経は内側に移動し尺側上顆に押しつけられる。同時に三頭筋の内側頭が尺骨溝に押される。肘関節内側側副靱帯が、神経の転位を阻害し、同時に圧迫する。

原因と発症
直接的な外傷や頻発する微小損傷が絞扼症候群を誘発する。（骨折後などにおける）強度の外反肘により頻発する神経の伸張などがその例である。

上腕骨の内側上顆の下にある溝（尺骨神経溝）などで、尺骨神経は損傷しやすい。尺骨神経溝からの神経の逸脱が障害の原因となることもある。関節が屈曲するたびに神経が逸脱し、伸展時に元に戻る。この場合は、神経絞扼とは見なさない。

症状
- 第4指の尺側と第5指における焼けるような痛み。まず感覚過敏が生じ、次第に感覚鈍麻に移行する。
- 骨間筋群、短母指屈筋、母指外転筋の運動機能が停止する。のちに、深指屈筋と尺側手根屈筋に症状が広がることもある。

診断
- 小指球の萎縮。
- 「鷲手」。
- 骨間筋群の萎縮による中手骨間のくぼみ。指を広げたり閉じたりすることができなくなる。
- 中手指節関節の屈曲と虫様筋握りができなくなる。
- フローマン徴候：親指を人差し指に内転させることができない。代償として、親指関節が長母指屈筋を介して屈曲する。
- 感覚障害：例を参照。
- EMG：尺骨神経の刺激伝達が低下する。

鑑別診断
- 頸椎における椎間板ヘルニアと機能障害
- 胸郭出口症候群

治療
保存療法
3.10章を参照
手術
手術により神経を肘窩に配置する。

4. 手根管症候群（正中神経）

定義
手根骨で構成される手根管において、前腕屈筋支帯の緊張が高まることで、正中神経が圧迫される。手根管内は正中神経と長指屈筋、そして血管が通っている。

原因と発症
手根管症候群は手で作業をすることが多い人やホルモン転換期（更年期）にある30-50歳の女性に多い障害である。発症の原因は、手根骨の閉塞、長指屈筋や横手根靱帯（屈筋支帯）の変性、あるいは痛風（代謝障害）であることが多い。原発性慢性多発性関節炎と合併していることもある。リウマチ障害の前兆としても手根管症候群が頻繁に現れる。

骨折後の治癒における手根骨の偏位が原因となる場合もある。

さらに、遠位前腕血管における外シャント人工透析患者にも発症しやすい。

手根管症候群は、上肢で最も頻繁な絞扼症候群である。

症状
　回内筋症候群と同様、運動障害と感覚障害が発生する。上肢と手の痛みが頸椎にまで広がることもある。日中よりも夜間のほうが痛みが強い。

例：
- 53歳の主婦が、第1-3指に引きつるような痛みとしびれを感じ、睡眠障害で苦しんでいた（夜間知覚異常性上腕痛）。指はむくみ、硬直していた。日中は、何の障害もなかった。
- 慢性多発性関節炎患者の親指付け根の外側が筋萎縮していた。主に夜間に痛痒があり、その後リウマチが発症した。症状が日中に現れることもあったが、手を振ることで緩和することができた。

診断
- 手根管部分とたたくと痛みがある（ホフマン・ティネル徴候）。
- 主に正中神経の主要感覚支配領域である手掌に感覚鈍麻やしびれ、疼痛が生じる。
- 母指球筋群の萎縮。
- 誘発テスト：ファーレンテスト（図3.77）。
- 手の甲を合わせて、互いに押す。最大限の掌屈により、圧迫が強まる。およそ60秒後にしびれや感覚鈍麻が生じる。
- ボトル徴候：「回内筋症候群」を参照。
- 猿手：「回内筋症候群」を参照。
- 母指球筋起始と長掌筋に圧痛。
- 手の背屈で麻痺が強まる。
- 超音波で狭窄が確認できる。
- 正中神経の伝達速度が低下。
- 母指球筋群の筋電図が筋の変性を示す。

鑑別診断
- 頸椎における椎間板ヘルニアと機能障害
- 胸郭出口症候群
- 回内筋症候群

治療
保存療法
- コルチコステロイドの局所注入によるむくみの解消。
- 夜間シーネ：手関節に中立位で使用。指は自由。
- 3.10章を参照。

手術
　屈筋支帯の分割。外来手術後、1-2週間シーネを使用。

5. ギヨン管症候群
（尺骨神経症候群、サイクリスト麻痺）

定義
　ギヨン管は解剖学的狭窄部であり、手根骨尺側にある。短掌筋の下、豆状骨と有鉤骨鉤部の間を通る尺側血管と尺骨神経がそこで圧迫される。

原因と発症
　自転車の運転や前腕松葉杖を用いた歩行などで、持続的に手関節を背屈させると圧迫が生じる。

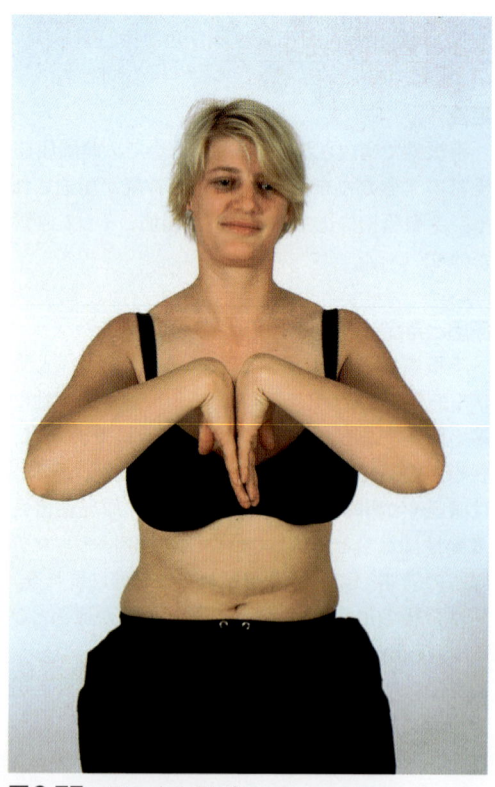

図3.77　ファーレンテスト

尺側手根屈筋腱の肥厚を伴う腱炎も、圧迫の原因になる。

症状
- 尺骨神経が圧迫されると、小指球やその近くの筋群に運動障害が生じる（「肘部管症候群」を参照）。
- 小指の麻痺や親指の虚弱感。ただし、常在するわけではない。

診断
- 小指球の萎縮。
- 骨間筋群の萎縮による中手骨間のくぼみ。
- まれに、患者が小指と薬指に感覚障害を訴えることもある。
- フローマン徴候：「肘部管症候群」を参照。
- 鷲手が現れることもある。
- EMG：神経伝導速度の低下。

治療
保存療法
- 感覚障害のみが発生している場合、圧迫部位に注入。
- 3.10章を参照。

手術
運動障害がある場合：神経剥離術による神経の解放。

● 上肢の神経絞扼症候群および神経障害の理学療法検査

■ 問診

- 疼痛問診：
  — 部位、強度（疼痛スケール：患者の疼痛知覚を客観的に検査）、質、痛みの経過や変化、痛みの発生時間。
  — 異痛症（アロディニア）：普段は痛みを誘発しないような刺激（皮膚の接触など）で痛みが生じる。
  — 痛覚過敏：侵害刺激に対する疼痛応答の増強。
  — 末梢神経の支配領域に生じる痛み。慢性化すると、疼痛部位が次第に拡大する。
- 職業やそのほかの活動が絞扼症候群の発症を促進する。
  — 長時間維持される特定の姿勢。
  — 特定運動パターンの頻繁な繰り返し。
  — ほかの部位が静的に固定されている状況で、特定の身体部位における運動の繰り返し（キーボード）
  — 出力が振動を伴う作業（削岩機を用いた作業など）
  — 長時間の頭上作業
- 合併症状：
  — 呼吸器疾患がある場合、呼吸補助筋の緊張が高まり、第1肋骨を挙上させるため、肋鎖間に圧迫が生じる。
  — 糖尿病などの代謝疾患。
  — 原発性慢性多発性関節炎などの炎症性疾患。
- 先行外傷：過剰な骨折（鎖骨骨折）後の過剰な仮骨形成や瘢痕化による神経組織の癒着。
- 先行手術：頸椎の髄核摘出術など。
- 患者が頻繁に変化する負荷にさらされている。前腕松葉杖を用いた長時間の歩行で手関節が持続的に背屈し、その結果横手根靱帯が手根管に入り込み、正中神経を刺激する。
- （上肢を下にして寝るなど）付加的な圧迫により、夜間痛や感覚鈍麻が生じることもある。
- 圧迫要因がなくなった後もしびれが続く場合がある。

■ 体形と姿勢の異常

絞扼症候群の発症は姿勢や体形の異常により助長される：

- 肩甲帯が小さいわりに胸郭が大きいと、肩甲帯が胸郭に腹尾側方向に下がる。小胸筋が短縮し、烏口突起部で腕神経叢が圧迫される。
- 胸の大きな女性では、斜角筋群の緊張が高まり斜角筋症候群が発症しやすい。その場合、細いブラジャーは食い込み、肩と首回りの筋群を全体

的に緊張させるため、幅の広いブラジャーの使用を推奨する。

■ 皮膚と皮下組織

胸郭上口の神経絞扼症候群（胸郭出口症候群）により、血管と神経が圧迫されるため、静脈や動脈性の徴候にも注目する：
- 動脈の圧迫：皮膚の蒼白やチアノーゼ。負荷後、腕に麻痺感覚。
- 静脈の圧迫：手が青白くむくみ、静脈が浮かび上がる。

■ 筋組織

- 筋萎縮：正中神経の圧迫では母指球、尺骨神経の圧迫では小指球。
- 呼吸補助筋の活性が高まると、斜角筋群の、ときには小胸筋の緊張が高まる。持続的な過緊張で、腕神経叢が刺激される。
- 原因と考えられる筋が短縮していないか検査する：斜角筋群、小胸筋、円回内筋、回外筋など。
- 当該神経に支配される筋の筋力検査（各神経絞扼症候群の項目を参照）。

■ 可動性

- 頸椎と胸椎の可動性（3.3章）。肩甲帯と上肢の疼痛誘発に特に注目すること！
- 腕部に痛みがある場合、神経根性の症状と鑑別するためにスパーリングテスト（椎間孔の圧迫）を行う（p.403を参照）。
- （手などの）発汗傾向が強まっている場合、胸椎に特に注意する。自律交感神経索が胸椎や肋骨の障害により刺激されている可能性がある。
- 肩関節、肩甲帯関節、肘関節、手関節。
- 手に症状が現れている場合、手根骨の可動性を検査する。例えば、月状骨が掌側に偏位すると、手根管の正中神経が刺激される。背側にもたらすことで、負荷が軽減する。
- 第1肋骨の可動性（3.3章を参照）。
- 神経構造の可動性を、ULNT 1、2a、2b、3を用いてテストする（p.238-242を参照）。

■ 運動様式

- 頭上作業が困難になる。
- 肩の挙上と上肢の支持が免荷をもたらす。
- 重量物の運搬が困難になる。
- 前述の活動で上肢に不明瞭な疲労感が生じる。

■ その他のテスト

「診断」を参照（アドソンテスト、エデンテスト、ライトテスト）。

症例：45歳の女性が、主に車でバックするときに前腕の尺側にしびれと痛みを感じていた。運動障害はなかった。

胸が大きく胸郭も幅広いわりに、肩甲帯が極度に小さい。頸胸移行部の後弯が顕著だった。

起床時には上肢がしびれていることが多く、手もむくんでいた。手を振り動かすことで、症状は緩和した。

<u>仮説と治療</u>

車運転時の頸椎の回旋により、斜角筋群が牽引されていると想定できる。その際、斜角筋隙が狭くなり、症状が発生する。

頸椎と頸胸接合部および第1肋骨の機能障害により、斜角筋群の緊張が高まる。その結果、斜角筋隙が狭窄する。

手のむくみは、静脈の圧迫によるものと考えられる。腕と頸椎の固定が、夜間の症状を誘発する。夜間の血圧低下により、神経構造の血流が減少する。

頸椎と頸胸移行部、および第1肋骨の検査が、診断の中心課題となる。この患者の場合、神経構造の可動性をULNTテストで検査したところ、ULNT 1（腕神経叢の近位部の可動性）とULNT 3（尺骨神経）が陽性だった。胸郭出口症候群では、尺骨神経の可動性が最も制限される。

頸椎のスパーリングテストで、神経根の圧迫と鑑別することができる。

●上肢の神経絞扼症候群および神経障害の理学療法

■ 目的と処置

身体構造と機能（機能障害）

痛みの緩和
- 上肢と肩甲帯の荷重を緩和する安楽位の確保。
- 過緊張筋に対する治療。ホットロールと慎重な軟部組織テクニックなど。腕神経叢の出口にあたる以下の筋を対象とする：
  — 斜角筋群
  — 鎖骨下筋（どちらも第1肋骨を挙上させる）
  — 小胸筋
- 胸郭と肋骨のモビライゼーションによる交感神経の抑制（腕はTh3-Th7（Th9）の自律神経側角に支配される。

関節可動性と筋弾性の向上
- 可動性の低下した脊柱部位の分節モビライゼーション（3.3章を参照）。胸椎と肋骨のモビライゼーションにより、自律交感神経索が励起される。
- 肩甲帯関節の可動性が低下していると、肩関節の屈曲と外転により肋鎖間が狭くなる：
  — 肩鎖関節のモビライゼーション（図3.78a-d）：（発症の初期）治療位において肩峰を鎖骨に対して背側にモビライゼーションする。
  — 胸鎖関節のモビライゼーション（図3.78e-f）：肩甲帯の位置や腕部機能の低下状態にしたがい、鎖骨を頭側あるいは尾側にもたらす。肩関節を最大限に屈曲させると鎖骨が胸骨方向に滑る。
- 手根骨：
  — 手根管症候群は、月状骨を橈骨に対して背側移動させることで痛みが緩和する（図3.79a-b）。

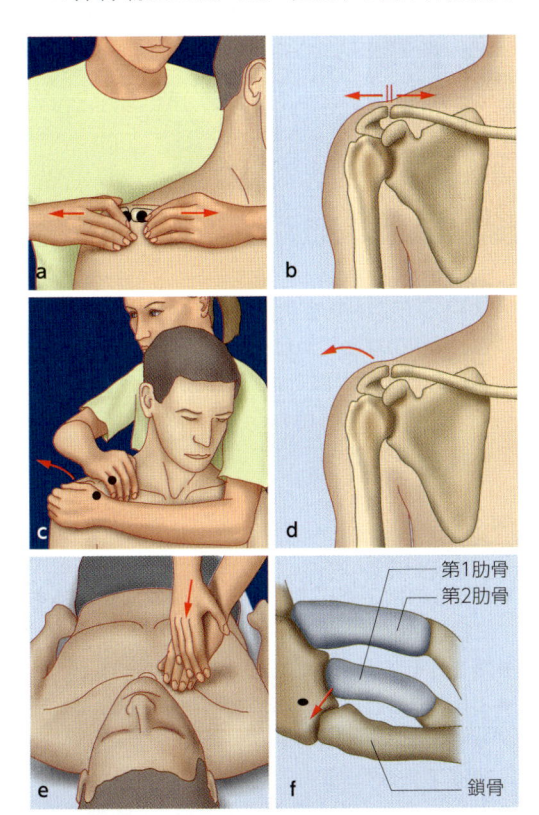

図3.78a-f　モビライゼーション
a-d　肩鎖関節　　e-f　胸鎖関節

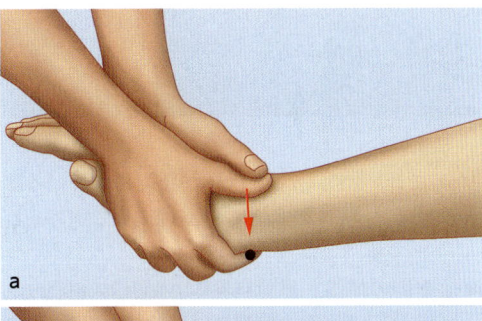

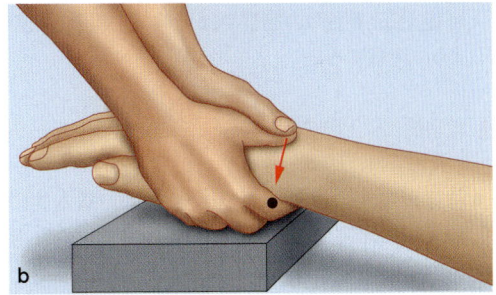

図3.79a-b　月状骨のモビライゼーション
a　背屈の改善：橈骨を掌側から固定し月状骨を掌側にモビライゼーション
b　掌屈の改善：月状骨を掌側から固定し橈骨を掌側へモビライゼーション（固定端と運動端の交代）

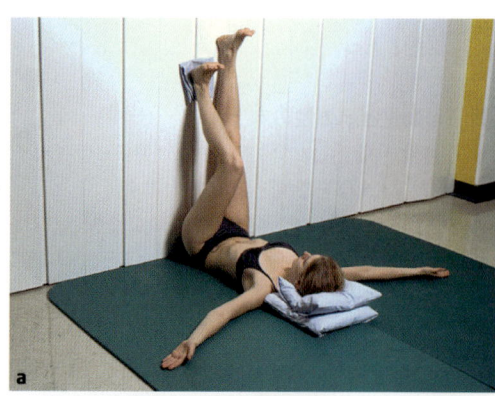

図3.80a-d　自己モビライゼーション
a　坐骨神経：腕はULNT-1のポジションに置くことも可能（肩関節の外転・外旋、前腕の回外）
b　正中神経、尺骨神経、橈骨神経
c　尺骨神経
d　橈骨神経

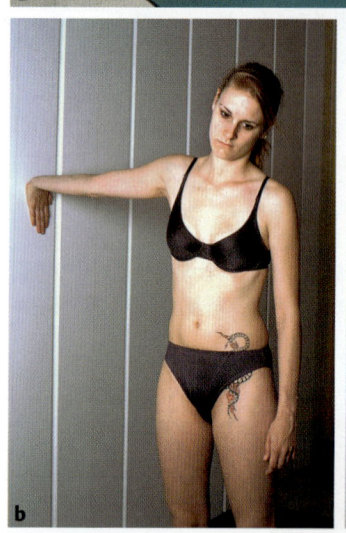

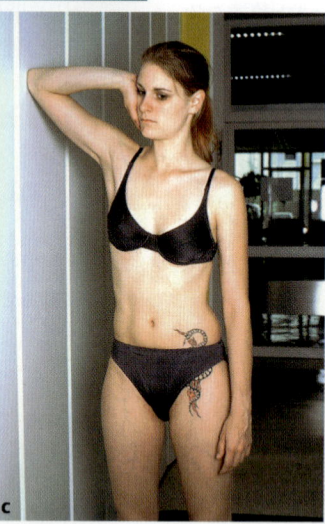

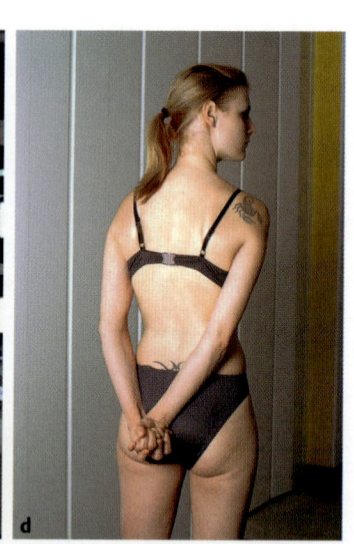

— ギヨン管内で尺骨神経が圧迫されている場合、豆状骨を外側にもたらすことで痛みが軽減する。
● 短縮筋の伸張。患者自身による自己ストレッチも可能（肩と頸回りの筋群では、神経を刺激しないように注意する）。

▌意図的に、上肢の症状を尋ねること！

● 神経可動性の改善：絞扼症候群は、基本的に神経外の障害であるため、神経動力学検査に用いる振幅の大きい運動パターンを治療に応用する。上肢を再び安楽位にもたらすと、そのしびれは解消しているはずである。解消していない場合は、セラピーが過剰と考えられる。

▌ストレステストで症状が激しく誘発される場合は、個別の運動要素から慎重に開始する。
遠位の絞扼症候群では、肩甲帯を下制した状態で近位の運動から始める。その際、上肢と頭部は弛緩させておく。

例：
1. *近位スライダー法*
● 肩を5-6回下制し、その後上肢を神経が緊張する位置にもたらす。
● 肩を外転させ、肘は伸展、手は背屈させる。
● これを開始肢位とし、そこで肩甲帯を挙上および下制する。
2. *遠位スライダー法*
● 神経の運動を肘と手の関節を通じて強調する。同時に頸椎と肩甲帯を通じて神経を緊張させる。

- 頸椎を対側に側屈させ、肩甲帯を抑圧し、肩を外転および外旋させる。
- そこから肘を伸展させ、同時に手を掌屈させる。続けて肘を屈曲、手を背屈させる。

3. *テンショナー法*
- 神経全般を緊張させる。対側に頸椎を側屈させ、肩甲帯を下制し、肩を外転および外旋、肘を伸展、手を背屈させる（ULNT 1、p.238を参照）。
- この開始肢位で、抵抗に逆らう小さな運動振幅で背屈を伴ったままの肘の伸展、あるいは肩甲帯の下制を強める。このとき、痛みが生じるが緊張を解くとそれも緩和する。

4. *界面モビライゼーション*
- 上肢の神経を最大限に緊張させる（テンショナー法と同様の開始肢位）。

- この開始肢位で第1肋骨または頸胸移行部にモビライゼーションを施す（3.3章を参照）。
- 両脚を（壁に対して）伸展挙上することで、神経の緊張がより高まる。

> 患者が自己モビライゼーションを行うこともできる（図3.80a-d）。

<u>活動</u>

- 姿勢の矯正。
- 職業による一方的な負荷の相殺：
  — コンピュータ作業を中断し、負荷のあまりかからない座位脊柱モビライゼーションを行う。
  — 上肢の大きな運動は、神経内の血行を改善する。

3.11　下肢の神経絞扼症候群と神経障害

- 梨状筋症候群：坐骨神経。過緊張や短縮、外傷（臀部上への転落など）後の瘢痕。
- 鼠径管症候群：腸骨鼠径神経。外傷、上前腸骨棘部における血腫などによる圧迫。
- 知覚異常性大腿神経痛：外側大腿皮神経が鼠径靱帯と縫工筋の間で圧迫される。大腿神経がヘルニア切開後の瘢痕および人工股関節の移植により圧迫されることもある。
- ハンター管症候群：大腿神経から派生する伏在神経が大腿筋膜からの出口またはハンター管内で圧迫され、膝内側および膝蓋骨の内部に痛みが生じる。
- 腓骨症候群：総腓骨神経。シーネやギプス使用時の不適切な肢位などに起因する腓骨骨頭後部の圧迫。
- 足根管症候群（図3.81a-b）：
  - 後足根管症候群：内側踝と踵骨の間の空間を屈筋支帯が連絡している。そこに脛骨神経が走行し、トンネル内で内側足底神経と外側足底神経に分かれる。
  - 前足根管症候群：深腓骨神経はまず伸筋支帯の下を通り、そこから短母趾伸筋腱の下を走行する。鼻緒付きのサンダルやハイヒールなどの履き物により、この2か所で深腓骨神経が圧迫される。

図3.82は、下肢における神経の走行を示している。

1. 梨状筋症候群（坐骨神経）

定義
梨状筋症候群は、梨状筋出口における坐骨神経の絞扼症候群である。

原因と発症
梨状筋およびその周辺の外傷後変性が、殿筋領域に激しい痛みを引き起こし、坐骨神経を圧迫する。（仙骨の偏位による仙腸関節の機能障害などに起因する）梨状筋における筋緊張の亢進が障害の原因となることもある。

例：オートバイに乗ることの多い18歳の青年がバイク事故の一年後も右臀部の限局的な痛みに苦しんでいた。重量物を持ち上げると、仙骨に痛みが走り、それがときには股関節や脚部にまで広がることもあった。

診断
- 大坐骨孔部位の圧痛。
- 股関節の屈曲と内旋により痛みを誘発することができる。
- まれに殿筋組織が萎縮することもある。
- 下肢伸展挙上テスト（SLR）は陽性。

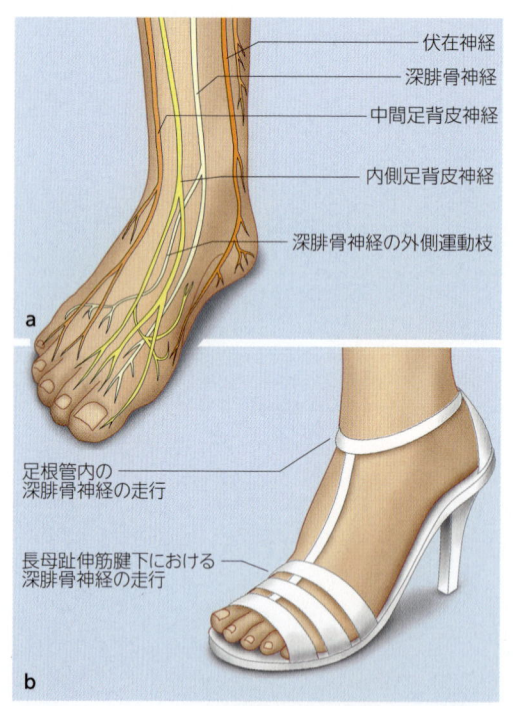

図3.81a-b　足根管症候群　a 神経（深腓骨神経、中間足背皮神経、深腓骨神経の外側運動枝、内側足背皮神経、伏在神経）の走行　b　絞扼部位（Butler 2001；足根管内の深腓骨神経の走行、長母趾伸筋腱下における深腓骨神経の走行）

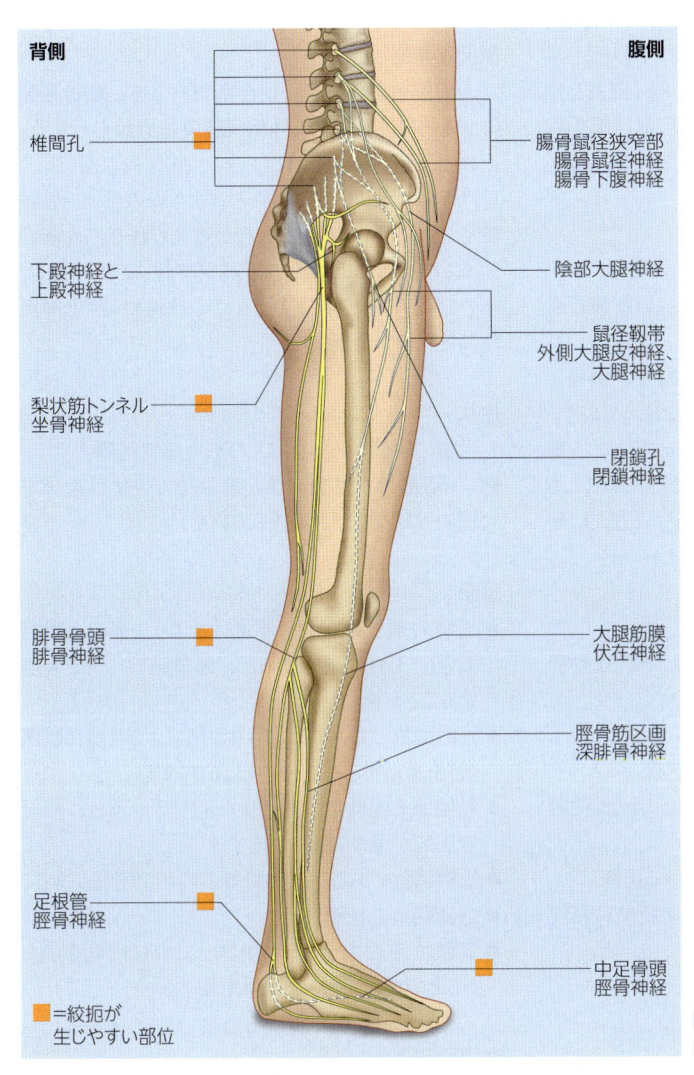

図3.82　腰神経叢と仙骨神経叢に由来する神経の走行

鑑別診断
- 股関節障害。
- 仙腸関節の機能障害。
- L4／L5またはS1神経根の圧迫を伴う腰椎下部における椎間板ヘルニア。
- 腰部および仙骨部の脊柱の退行。

治療
手術
　梨状筋とその周辺組織との癒着を外科的に解消する。梨状筋は、起始から5cmの位置で部分的にあるいは完全に分断することができる。

❙ 手術が必要になることはまれである

2. 鼠径管症候群（腸骨鼠径神経）

定義
　鼠径管内で腸骨鼠径神経が圧迫される。

原因と発症
　腸骨鼠径神経は、腰部脊髄の腰神経叢から発生する。この神経は腎臓の後方を通り、支配領域である腹筋群の間を走行する。その感覚神経枝が腹

壁を通過し、上前腸骨棘の下に出る。その後、鼠径管内を通る。鼠径部の皮膚と外性器（睾丸と陰唇）を支配する。腹壁出口部分の外傷（鼠径部手術など）や瘢痕による圧迫により、腸骨鼠径神経は圧迫される。

症状
疼痛と感覚不全、まれに認識されにくい腹筋の衰弱。
例：50歳の男性が鼠径部の骨折手術後、腰痛および鼠径部に広がる痛みと感覚障害を患っていた。手術瘢痕が影響し、感覚過敏が強まっていた。瘢痕に衣服が触れるだけでも、不快感が生じることもあった。腹筋トレーニングの際、腹壁が一方向に偏る感覚もあった。

診断
- 鼠径部（恥骨結合上の皮膚）、陰嚢、または陰唇と大腿内側における感覚不全。
- 感覚支配領域における神経痛（上記参照）。
- 股関節の内旋と伸展の痛みによる制限。
- 斜腹筋の軽度運動不全。患者が気づかないことも多い。
- 上前腸骨棘の内側および尾側における圧痛。
- 患者は腹壁の緊張と伸張を避け、歩行時に軽度の前傾をすることもある。
- 腹臥位膝屈曲テスト（PKB）が陽性。

治療
保存療法
腹壁上の出口部分における神経に対する局所注入により、痛みと感覚障害を緩和することができる。
手術
症状の完全な解消には、腸骨鼠径神経の剥離術が必要となる。

3. 知覚異常性大腿神経痛（外側大腿皮神経）

定義
知覚異常性大腿神経痛は、鼠径靱帯と縫工筋の間における外側大腿皮神経の絞扼症状である。

原因と発症
上前腸骨棘の内側と鼠径靱帯の下を、腰神経叢の（純粋に感覚性の）外側大腿皮神経が走行する。それが圧迫される原因としては、腸骨稜の摘出による外傷、サイズの小さい衣服による締め付け、妊娠時や肥満症による圧力などが考えられる。片脚が短縮していると、対側の下肢が歩行ごとに外転し、その結果神経が伸張する。この状態が続くと神経の炎症にまで発展する。

症状
大腿の腹側から外側にしびれや感覚鈍麻。
例：53歳の女性患者は左腸骨稜の生検以来、左大腿の外側にしびれを感じていた。

診断
- 大腿の前外側における焼けるような痛みと感覚異常。それが進行すると、感覚鈍麻にまで発展することがある。
- 長時間立っていると、痛みが増す。脚（特に股関節）を動かすことで、症状は緩和する。
- 股関節を同時に伸展および回旋させると、神経の圧迫が強まり痛みが増す。
- 絞扼部位である上前腸骨棘の内側に圧痛がある。
- 鼠径靱帯の圧痛。
- 腹臥位膝屈曲テストが陽性。これに内転を加えることで焼けるような痛みが強まる。

鑑別診断
外側大腿皮神経は脊髄分節L2／L3から発するため、L2あるいはL3に関与する腫瘍や椎間板ヘルニアも、L2／L3のデルマトームに同様の症状を引き起こすことがある。

> 神経根の圧迫とは異なり、知覚異常性大腿神経痛では運動障害が生じることはない。

治療
保存療法
コーチゾン剤や麻酔薬の局所注入。

手術
鼠径靱帯下における神経剥離術。

4. ハンター管症候群（大腿神経の伏在神経）

定義
大腿神経に由来する知覚性の神経枝である伏在神経が、大腿筋膜によりその出口で圧迫される。

原因と発症
伏在神経は、大腿神経の知覚性分枝である。大腿内側を大腿動脈に沿って走行し、それとともにハンター管（内転筋管）に入る。ハンター管は、大腿遠位にある大内転筋と内側広筋の間のすき間であり、そのすき間が結合組織膜（広筋内転筋板）で覆われている。神経はこの膜を貫いて、ハンター管を出る。

その後、伏在神経は大伏在静脈とともに、下腿を走行する。ハンター管の出口だけでなく、ほかの部位でも障害や刺激が発生する。

伏在神経の損傷原因
- 静脈瘤手術。
- 内側半月板手術。
- 大腿動脈手術。
- 透析患者に対する大腿動脈と大伏在静脈のシャント術。
- やけど後の結合組織性瘢痕による伏在神経の被覆。
- 静脈炎。

例：
- 31歳のサッカー選手が、内側半月板手術後、下腿内側における知覚の異常と不全を、そして大腿遠位と下腿に痛みと重さを訴えていた。
- ある女性患者は、やけど後の瘢痕形成に伴い、以下の症状を発症した：
  — 下腿内側の感覚異常や不全
  — 大腿遠位と下腿の痛み
  — 大腿遠位と下腿の重さ
  — 逆ラセーグテストで痛み
  — 結合組織膜（ハンター管の広筋内転筋板）の出口における伏在神経の圧痛。

治療
保存療法
麻酔薬やコーチゾン剤の局所注入による症状の緩和。

手術
ハンター管の切開による症状の解消。

5. 腓骨症候群（総腓骨神経）

定義
腓骨神経が腓骨骨頭により圧迫を受ける。

原因と発症
総腓骨神経は腓骨骨頭の後ろを走行する。直接あるいは間接的な外傷により、この部分で総腓骨神経が圧迫される。シーネやギプス内での肢位の位置が正しくない場合、あるいは捻挫や長時間の正座などで絞扼が生じる。

症状
下腿の腹外側と小趾を除く足の甲に痛みや感覚障害が広がる。背屈筋と回内筋が弱まることもある。

診断
- 腓骨頭の後方に圧痛。
- 足背と第1-4趾の感覚異常（過敏や鈍麻）。
- EMG：腓骨神経の刺激伝達が低下していることがある。
- 腓骨神経の末梢運動を付加した下肢伸展挙上テストが陽性。

治療
保存療法
- 靴の外側に中敷きを敷くことで、下腿と腓骨筋の筋膜の緊張を低下させる。
- 神経周囲への注入。

手術
腓骨神経剥離術

6. 前(深腓骨神経)および後(脛骨神経)足根管症候群

定義
- 前足根管症候群：足背における深腓骨神経の圧迫。
- 後足根管症候群：内果と踵骨間における脛骨神経の圧迫。

原因と発症
- 前足根管症候群：足背腱膜の結合組織と中足骨の間で神経が圧迫される。その遠位、長母趾伸筋の下を神経は走行する。履き物が小さすぎると、ここでも神経が圧迫される。
- 後足根管症候群：脛骨神経は、下腿の背側を走行し、内果と踵骨の間を通って足底に伸びる。内果と踵骨は屈筋支帯でつながっている。この空間で脛骨神経が内側足底神経と外側足底神経に分かれる。
外傷(足首の骨折後や過負荷に起因する浮腫、後脛骨筋の慢性腱鞘炎など)でそこが狭くなり、絞扼症候群を誘発する。強度の外反を伴う顕著な扁平足も、圧迫を引き起こす。

症状
- 前足根管症候群：母趾と第2趾に、場合によっては第3趾にも痛みが生じる。短趾伸筋が虚弱していることもある。
- 後足根管症候群：主に感覚障害が生じる。

例：27歳のスポーツマンが主に夜間、左足底とつま先に痛みとしびれを感じていた。運動障害はなかった。

診断
- 前足根管症候群：
  ― 母趾および第2趾、ときには足の中央にも痛み
  ― 短趾伸筋の脱落
  ― 腓骨神経の近位支配領域にも痛みが広がることもある
  ― つま先の屈曲を伴う他動的な底屈で痛みが増強
  ― 足を底屈・内反させ、その後足を上げる形で行う腓骨神経の運動を付加した下肢伸展挙上テストが陽性
- 後足根管症候群：
  ― 踵や足底、つま先に焼けるような痛み
  ― まれに足底筋群の脱落
  ― 外反を伴う背屈で痛みが増強
  ― 内果の後ろと下に圧痛
  ― 内果の後ろを叩くと生じるしびれ
  ― まれに脛骨神経の伝達速度の低下
  ― 脛骨神経に支配される足の筋群における変性の筋電図所見
  ― 足を背屈・外反させて行う脛骨神経の運動を付加した下肢伸展挙上テストが陽性

鑑別診断
L5-S1の神経根性症状。

治療
保存療法
足の内側を支持する靴の中敷きで縦足弓を免荷することができる。

手術
- 屈筋支帯の分割。
- 脛骨神経剥離術。

| こうした手術は保存療法が奏功しない場合にのみ検討する。

●下肢の神経絞扼症候群および神経障害の理学療法検査

■ 問診

- 疼痛問診：痛みの部位、強さ(疼痛スケール、患者の疼痛知覚の客観的評価)、質、経過、反応、発生時間。
- 先行外傷：例えば捻挫が腓骨頭部における機能障害を引き起こし、腓骨神経を刺激する。ハムストリングスにおける筋断裂の瘢痕形成により坐骨神経が刺激される。

- 先行手術：人工股関節の移植やヘルニア手術が大腿神経に悪影響をもたらすことがある。
- 好ましくない靴の選択。
- 合併症：例えば、変形性股関節症における大腰筋の過緊張により、そこを走行する腰神経叢の神経が圧迫される。緊張した梨状筋も、坐骨神経を刺激する。
- 障害の原因となる運動や日常的負荷。
- 梨状筋症候群では、伸展させた股関節の内旋により痛みが増し、その結果立脚相が短くなり、歩行が変化する。
- 鼠径部構造が圧迫されると、股関節の伸展に痛みが伴う。足を低くすることや立位における前傾で症状が緩和する。
- 腓骨神経に炎症がある場合、ヒールの高い靴を履くと神経が伸張するため、痛みがより強くなる。
- 感覚障害：感覚の過敏や鈍麻。
- 鼠径部に絞扼が生じている場合は、サイズの小さい衣服の着用を避ける。

■ 体形と姿勢の異常

- 腹部の重量が重いと、鼠径部の絞扼が強まる。
- 胸腰移行部の前弯し、胸郭が背側に偏位している場合、リラックスした立位（骨盤の前位）により、殿筋と鼠径靭帯が過剰に緊張し、その結果鼠径部の構造が刺激される。
- 外反膝：
  — 内側大腿筋膜とハンター管の筋群の緊張が高まると、伏在神経が刺激される。
  — 扁平足により足底筋膜の緊張が高まり、後足根管症候群を増悪させる。

■ 皮膚、皮下組織、血管

- 各神経に支配される皮膚領域の感覚検査。
- 神経根（脊髄神経）が圧迫されている場合はデルマトームの感度が、末梢神経が圧迫されている場合はその支配領域の感覚が変化する（2.1章を参照）。
- 静脈瘤：ハンター管内の静脈炎など。

■ 筋組織

- 筋短縮の検査：股関節の屈筋と内転筋および外旋筋、ハムストリングス、腓腹筋、ヒラメ筋、趾屈筋と趾伸筋。
- 筋の圧痛、緊張、トリガーポイントも検査する。

> 筋の検査に用いる肢位と神経誘発テストに用いる肢位は同じであることが多い。そのため、筋と神経を鑑別するには、付加的な運動を利用する必要がある。

■ 可動性

- 腰椎と仙腸関節は部分的に同じ部位に痛みを広げ、どちらも梨状筋や大腰筋に過緊張を引き起こすことがあるため、これらを鑑別するための検査を実施する。
- 股関節の可動性：
  — 梨状筋症候群では、股関節における内旋を伴う伸展と、外旋を伴う屈曲が痛みを強める。（梨状筋は屈曲時には内旋筋としての機能を持つ。）
  — 大腿神経、外側大腿皮神経、伏在神経に障害があると、股関節の伸展で痛みが強まる。
- 伏在神経の圧迫時は、膝関節の可動性を検査し、鑑別試験として内側靭帯の誘発テストも行う（その方法は「鵞足炎」の項目を参照）。
- 足関節の可動性：
  — 前足根管症候群では底屈で、後足根管症候群では外反を伴う背屈で痛みが強まる。
  — 足根骨が拘縮すると同様の痛みが生じるため、足根骨の可動性の検査する。

例：扁平足では、舟状骨の背側滑りが制限されていることが多い、（図3.83a-b）。

- 脛腓関節の可動性、特に近位脛腓関節における腹側への腓骨の滑りを検査する。

■ 神経構造の可動性

- 坐骨神経と脛骨神経、腓骨神経が関与している場合、SLRとスランプテスト。
- 足の位置をあらかじめセットすることで、遠位部を

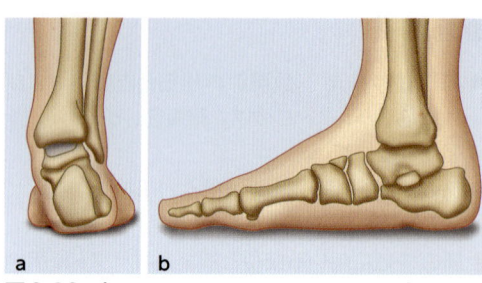

図3.83a-b　縦足弓の扁平化　a　背側　b　内側

強調する。この方法は、下肢と足に特に強く症状が見られる場合に効果的。
● 大腿神経、外側大腿皮神経、伏在神経が関与している場合、そして症状が大腿の腹側、内側、そして外側に特に顕著な場合、腹臥位膝屈曲テストを行う。
● 他動的な頸部屈曲をSLRと腹臥位膝屈曲テストに組み合わせることで、神経と筋の関与の鑑別を行う。ただし、頸部屈曲テストは、すべての末梢神経障害で陽性になるとは限らない。

末梢神経は特定の運動を加味することで鑑別できる（詳細については「絞扼症候群の診断」に関する項目を参照）。

症例：外反変形性膝関節症に対する人工膝関節置換術

65歳の女性患者が人工膝関節置換術を受けた。2週間後、この患者は良好な治癒を示していた。術後4日で、前腕松葉杖を使った二足歩行が可能になっていた。90度の屈曲も問題なく、5度程度の軽度の伸展不全だけが確認できた。

この患者はすでにリハビリテーションを開始し、手術の成果に満足していた。

ただし、唯一の問題として、膝の内側に過敏症が生じていた。夜間、側臥位で下肢を重ねたときに特に強く感じられた。摩擦に耐えることができなかったため、長ズボンを履くことを避けていた。瘢痕の周囲には、感覚が鈍麻した領域があり、それは膝の外側にまで広がっていた。

夜に、下肢がリラックスできず、膝の内側に痛痒感もあった。この症状も日中よりも夜間のほうが強かった。接触や摩擦を避ける限り、日中にこれらの症状が問題となることはなかった。これらの症状が始まったのは、術後1週間が経過してからであった。

仮説と治療

これらの症状は神経性のものとみて間違いない。大腿神経の感覚神経枝である伏在神経が、大腿筋膜の緊張変化（腫脹）により刺激されていると考えられる。

神経動力学検査の一環として、腹臥位膝屈曲テストを行った。これに膝の伸展と股関節の外転を組み合わせることで、膝関節内側の焼けるような痛みを強めた。また、ハンター管（膝関節内側間隙の手の幅1つ分上）に強い圧痛があった。

膝蓋靭帯の移動でも痛みが強まった。内転筋の筋緊張が顕著に上昇していた。縫工筋と大腿直筋の遠位3分の1にトリガーポイントがあり、膝の腹側および内側に痛みを放射した。膝蓋骨の可動性は、明確に制限されていなかった。

● 患者に、一人でできる側臥位における神経モビライゼーション方法を指導した。
  — スランプテストの大腿位で患者は膝関節を屈曲および伸展させる。
  — 1日に3度（就寝前と夜間）、痛みが生じたとき、これを実行した。
● これに加えて、伏在神経の界面モビライゼーションも実施した：
  — 側臥位で股関節を伸展および外転させ、膝関節を伸展させる。
  — 上半身をスランプテストの形にし、対側の下肢をトーマスグリップで固定する。
  — 療法士はハンター管の圧痛部を探す。膝関節を片手で小さく伸展および屈曲させながら、大腿筋膜に対して圧力を維持することで、神経の可動性を改善する。
● 内転筋群と大腿直筋に対する軟部組織テクニックと、膝蓋靭帯の癒着の解消を通じて、筋緊張を低下させる。
● リンパドレナージュを行い、むくみを解消する。

●下肢の神経絞扼症候群および神経障害の理学療法

■目的と処置

身体構造と機能（機能障害）

痛みの緩和
- 安楽肢位。鼠径部圧迫では台を用いた臥位、梨状筋の炎症では下肢を下にした側臥位など。
- 過緊張筋にホットロール。
- 交感神経の抑制：胸腰移行部に対する重力負荷のかからないモビライゼーション。

例：
- 座位における胸腰移行部の回旋。
- 側臥位における胸椎と胸腰移行部の屈曲と伸展。
- 下肢の交感神経支配はTh10-L2の側角を介している。

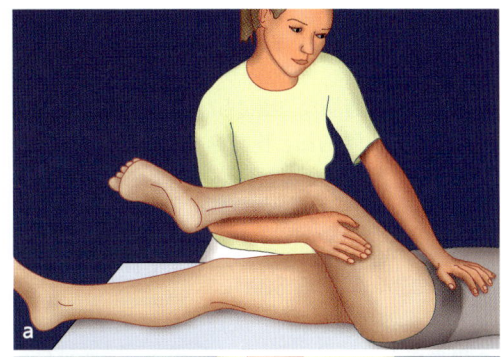

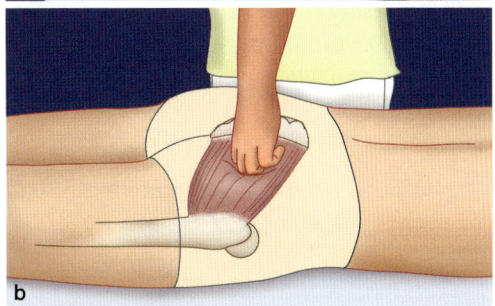

図3.85a-b　梨状筋ストレッチ
a　縦断ストレッチ　b　圧迫法

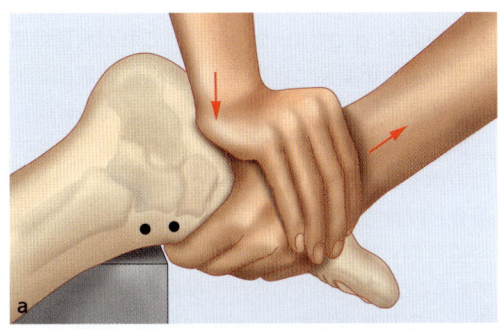

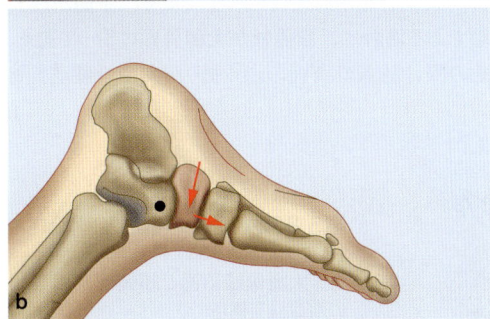

図3.84a-b　背屈と回外が抑制されている際の距骨に対する舟状骨のモビライゼーション
a　グリップ法　b　施術方向

関節可動性と筋弾性の向上
- 腰椎と仙腸関節：3.3章を参照。
- 脛腓関節のモビライゼーション。
- 足根骨のモビライゼーション。扁平足では舟状骨を距骨のほうに背側移動させ（図3.84a-b）、続けて縦足弓を形作り、筋を安定させる。
- 短縮筋（梨状筋など）のストレッチ（図3.85a-b）。筋はさまざまな肢位で伸張する：
  — 屈曲70度、内転、内旋
  — 最大限の屈曲、内転、外旋（逆転的な作用により、最大限の屈曲において内旋が可能になる）
  — 腹臥位で下肢を内旋させ、その肢位で筋腹を横断ストレッチ
- 梨状筋のストレッチは座位でも可能。その際、ストレッチを施す下肢の下腿を対側の大腿に置く。患者は腹側から膝をつかみ、体幹を前傾させ股関節の屈曲を強める。この方法は自己ストレッチとしても実行できる。

神経可動性の改善
神経動力学検査パターン：神経外障害。

例：スライダー法

1. *SLRテスト*
- 患者は足を適切な位置にもたらし、背側から大腿をつかんで股関節と膝関節を屈曲させる。そして大きく緩やかな運動振幅を用いて膝関節を伸展および屈曲させる。
- 同時に頸椎を屈曲させることで、緊張を高めることができる。（図 3.80a）。

2. *腹臥位膝屈曲テスト：伏在神経と大腿神経。*
- 患者の開始肢位：側臥位。両手を後頭部に当て、膝を90度に屈曲させる。
- 療法士の開始肢位：患者の背側。患者の大腿を抱える。
- 手順：
  — 療法士は大腿を動かし、股関節を伸展、外転、外旋させる。
  — 療法士が股関節を再び屈曲させたとき、患者が後頭部の手を用いて頸椎を屈曲させる。
  — 患者が再び股関節を伸展させると、患者も頸椎を再びニュートラル・ゼロ・ポジションにもたらす。こうして、周辺組織に対する神経構造の可動性を改善する。

3. *界面モビライゼーション：症例を参照。*

活動

姿勢の矯正と下肢軸トレーニング
- 痛みが強い場合、または力が失われている場合、患者に歩行補助器具を提供する。
- 3.9章も参照。

3.12　膝蓋骨の静力学的変化に起因する疼痛症候群

下肢軸の偏位だけでなく、解剖学的条件も膝蓋骨部位の疼痛症候群を誘発する。
この部位における疼痛症候群の発生を理解するには、大腿膝蓋関節の生体力学に関する知識が必要になる。

■ 大腿膝蓋関節の生体力学と病態力学

膝関節の屈曲および伸展に伴い、膝蓋骨は大腿顆の表面上を滑る。その矢状面における移動量はかなりのものとなる。最大伸展から最大屈曲では、大腿骨顆上をおよそ8cm移動する。膝蓋陥凹の展開を通じて、その移動が可能となっている。膝蓋骨の背面には、小さな出っ張りがあり、これが大腿骨膝蓋面の溝と顆間窩に合致する（大腿骨膝蓋面は大腿骨顆間の腹側、顆間窩は大腿骨顆部間の背側）。

大腿骨膝蓋面と顆間窩が、膝蓋骨が滑る垂直方向の溝を形成する（図3.86a-c）。遠位における膝蓋骨と脛骨の接続には膝蓋靭帯が関与し、脛骨と膝蓋骨間の間隔が、伸展や屈曲時においても一定であることに貢献している。下腿が固定端である場合、大腿骨顆が膝蓋骨の背面で動く。下腿が運動端である場合は、膝蓋骨が大腿骨顆に沿って動く。その際、膝蓋骨背面の出っ張りが大腿骨膝蓋面と

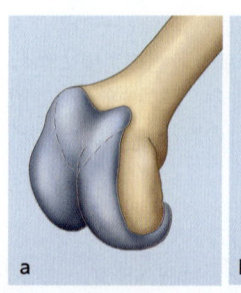

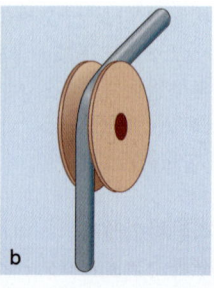

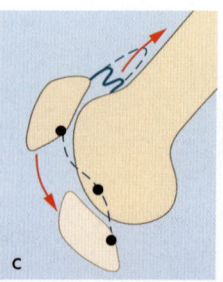

図3.86a-c　大腿膝蓋関節の仕組み (Kapandji 1985)
a　大腿骨膝蓋面と顆間窩が膝蓋骨の滑走面を構成
b　大腿四頭筋腱が膝蓋骨状をウインチのロープのように滑走
c　膝屈曲に伴う膝蓋骨の移動

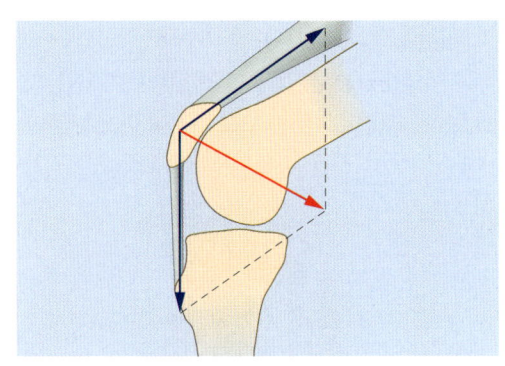

図3.87 大腿四頭筋に作用する力

顆間窩の溝に食い込む。

屈曲が大きくなるにつれ、膝関節の伸展装置の作用により、膝蓋骨が顆間窩へより深く沈み込む。この伸展装置は、ウインチのロープのように、遠位大腿骨頭上を滑る。膝蓋骨は運動軸に対する大腿四頭筋の作用線の間隔を拡大する。その結果、筋のレバーアームが長くなる、つまり、膝蓋骨があるおかげで、大腿四頭筋の作業効率が格段に高くなる。

伸展と屈曲では、膝蓋骨は矢状面だけを移動する。大腿四頭筋が膝蓋骨をその滑走路に押しつける。屈曲により膝蓋骨に対するこの圧力が強まり、60-90度の屈曲で最大となる。その後、膝蓋骨は顆間窩に沈み、その結果、圧力も再び低下する。

ただし、膝蓋骨にかかる圧力は、運動時の荷重アーム（膝関節の運動軸に対する荷重の作用線の垂直距離）と作用アーム（膝関節の運動軸に対する膝蓋腱の垂直距離）の長さの関係によって左右される。

例えば、垂直にかがむと荷重が回転軸の背側方向へ遠く離れるため、荷重アームが非常に長くなる。

大腿四頭筋の作用アームが短く、それに比べ荷重アームが長い場合、膝関節をこのポジションから再び伸展させるためには、大腿四頭筋がより大きな力を発揮する必要があるということになる。その結果、こうした状態では膝蓋骨にかかる圧力も非常に強くなる（図3.87）。

膝関節が屈曲しているときよりも、伸展しているときのほうが、大腿四頭筋の作用アームは長くなる。これは、屈曲時における顆間窩への膝蓋骨の沈み込みとも関連している。

> 膝蓋骨にかかる圧力は大腿四頭筋の活動が高まるにつれ大きくなる。その傾向は、膝関節が屈曲しているとより顕著となる。

過伸展時に圧力が最も小さくなる。それどころか、大腿骨膝蓋面から膝蓋骨が離れる傾向さえ確認できる。過伸展を伴う長時間の立位では、圧力と牽引の健全な交代が確保できないため、軟骨の栄養状況も変化する。

こうした姿勢が長く続くと、大腿四頭筋腱と膝蓋靭帯の作用線が作る角度（Q角）が外側に広がるため、膝蓋骨が外側に逸脱しやすくなる。通常、膝蓋骨の外側は内側よりも少し隆起しているため、外側脱臼することはない。しかし、先天性の形成異常などでこの隆起が不十分な場合、膝蓋骨の安定性は損なわれ、伸展位で外側に脱臼することもある（習慣性の膝蓋骨脱臼）。

外側大腿骨顆の内側面と内側大腿骨顆の外側面が、膝蓋骨の側方の滑走面を構成している（図

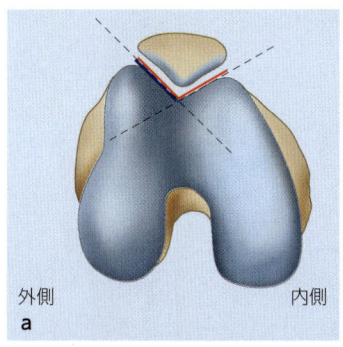

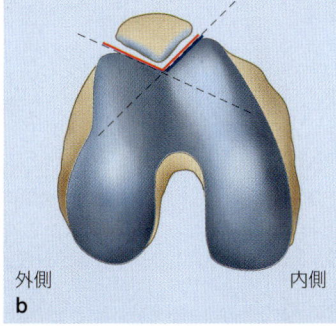

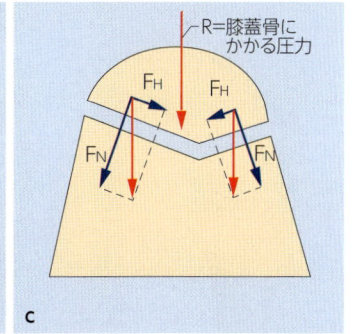

図3.88a-c 膝関節の伸展および屈曲時における外側および内側大腿骨顆の斜面
a 屈曲　b 伸展　c 圧力により大腿骨顆部の斜面に作用する力の分解

3.88a-c)。その両面ともに、斜面を構成する。この斜面の角度が大きいほど、安定性が増す。しかし、大腿骨顆の部位によって、この斜面の傾斜度は変化する。伸展時、膝蓋骨は外側大腿骨顆の表面とより多く接触している。これには、伸展の最終相に随伴する回旋運動が関与している。下腿が外旋する結果、膝蓋靭帯からの牽引力が加わり、膝蓋骨が外側に引き寄せられる。

外側大腿骨顆の接触面の傾斜は伸展時に内側大腿骨顆の面よりも傾斜が強くなる。そのため、膝蓋骨の支持が確保されている。しかし、解剖学的形成異常などで、この斜面の傾斜が不十分なケースもある。

> 仮説：成長期における力の作用の変化により、滑走面の構造形成が強い影響を受ける。

膝関節の屈曲時、随伴運動として内旋も生じる。そのため膝蓋骨は内側大腿骨顆により接触する。そのため、屈曲時は内側大腿骨顆が膝蓋骨にとってより急な傾斜となる。

膝関節では、関節の偏位により、内旋がわずかに失われることが多い。その結果、屈曲時に外旋要素が強まり、膝蓋靭帯の牽引が生じ、膝蓋骨が外側に移動する傾向が強まる。

屈曲時は外側大腿骨顆の傾斜が少ないため、膝蓋骨が外側に移動すると支持面がない。また、大腿四頭筋のQ角が外側傾向を助長する（図3.89）。これに解剖学的形成異常が加わると、こ

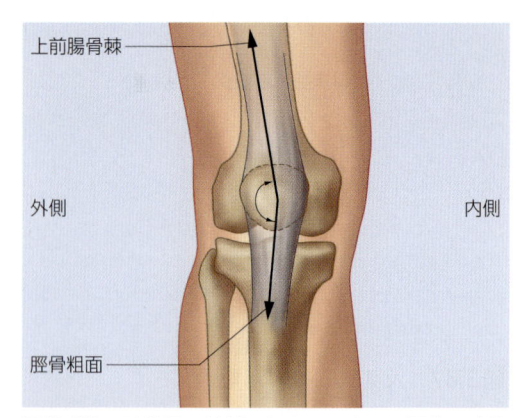

図3.89 膝蓋骨の状態に起因する大腿四頭筋と膝蓋靭帯の鈍角（Q角）の変化

の状況でも膝蓋骨が外側へ脱臼しやすくなる。

脛骨の捻転や、あるいは外反膝などにより、膝蓋靭帯と大腿四頭筋の作用方向はより大きく外側に傾く。外側に広がる鈍角が小さくなり、膝蓋骨がより不安定になる。

各筋間のバランスが崩れていると、状況はさらに悪化する。膝蓋骨の内側・頭側に伸びる内側広筋と膝蓋骨の外側・頭側に伸びる外側広筋および腸脛靭帯が、いわば手綱のような仕組みを構成し、膝蓋骨を大腿骨膝蓋面と顆間窩に誘導している。内側広筋には速筋線維が多く含まれているため、疲労しやすい（2章を参照）。

斜内側広筋の線維は大腿縦軸に対して斜めに走行している。この筋部位は、膝蓋骨を内側に中心化することに主に貢献している。その線維走行から見た場合、この筋は膝関節の伸筋ではなく、むしろ

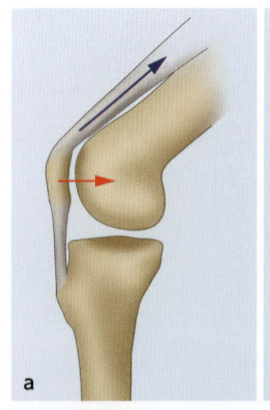

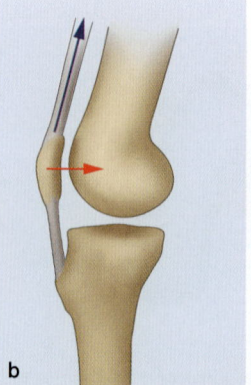

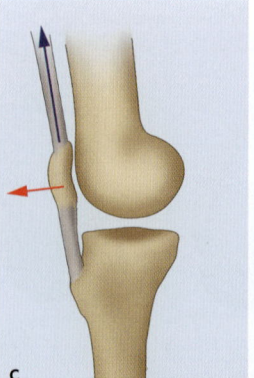

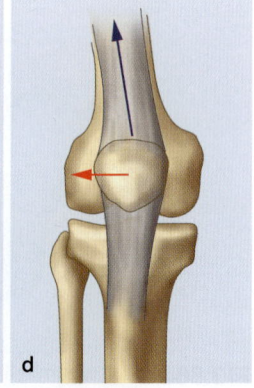

図3.90a-d 大腿膝蓋関節に作用する筋の張力　**a** 屈曲　**b** 伸展　**c** 反張膝　**d** 外反膝

3.12 膝蓋骨の静力学的変化に起因する疼痛症候群

膝蓋骨の中心化筋であり、局所筋群に属する。

局所筋群は関節近くに分布し、力や運動ではなく、主に中心化に関与している。これらの筋は関節受容器に応答する(2章と5.3章を参照)。したがって、これらの筋は「通常の手段」で強化することができない。それらの機能が正しく発揮されるには、関節受容が適切でなければならない。局所筋はⅠ型筋線維からなり、その筋紡錘は受容器を多く含む。

外側広筋は遅筋線維を多く含み、短縮しやすい傾向がある(2章を参照)。過伸展を伴う立位が持続すると、大腿四頭筋による膝関節の安定作用はその必要がなくなる。膝は受動的な構造(靭帯、関節包)により、支持されるからである。次第にこれらの構造にかかる負担が過剰となり、大腿四頭筋は短縮(外側広筋)、または衰弱(内側広筋)する。

こうした筋間バランスの崩れにより、膝蓋骨を外側に引く力が強まる(図3.90a-d)。そこで大腿四頭筋が収縮すると、膝蓋骨の回転傾向が強まり、膝蓋骨の下端が外側および頭側方向へ移動する。

また、膝蓋骨に関与する腱の牽引方向が変化することで、大腿膝蓋関節の外側に対する圧迫が強まると同時に、その内側に対する圧力が減少する。その結果、軟骨の栄養状況に変化が生じ、最終的には膝蓋骨性軟骨軟化症により軟骨が柔らかくなり、さらにこれに大腿膝蓋関節の関節症が併発することもある。

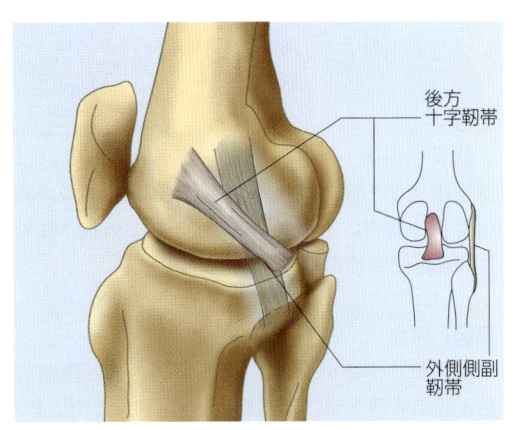

図3.92 矢状面における後方十字靭帯と外側側副靭帯の走行

膝蓋骨につながる軟部組織(靭帯、筋)に過剰な負荷がかかると、腱付着部症が発症する。膝蓋骨に関与する軟部組織における疼痛は、傍膝蓋疼痛症候群と見なされる。膝蓋骨尖症候群やジャンパー膝(膝蓋靭帯の腱付着部症)も同じものと考えることができる。また、膝蓋骨軟化症も傍膝蓋疼痛症候群と見なすことができる(ただしこの症状では痛みは軟骨ではなく、軟部組織から発しているため、この用語はあまり適切とは言えない)。

大腿膝蓋関節に痛みを抱える患者は、階段や山道を下るときに痛みが強くなる。そうした際、脛骨プラトーが腹尾側方向に傾いた面を形成するため、大腿骨顆もその方向にずれやすくなる(図3.91)。これに抵抗するため、大腿四頭筋による背側へ引く力が強まる。そのため、逆方向に作用する2つの力により、膝蓋骨にかかる圧力が高まる。

膝関節が屈曲位で拘縮している患者も、脛骨プラトーが常に腹尾側方向へ傾斜しているため、同じような状態になる。こうした持続的な過負荷により、膝関節の腹側に痛みが生じる。

上記の状態が長期間持続すると、背側の深部にも痛みが生じることが多い。後十字靭帯と外側側副靭帯の過反応がその原因である(図3.92)。どちらの靭帯も矢状面において、大腿骨顆の斜め応力に抵抗することができる形で走行している。

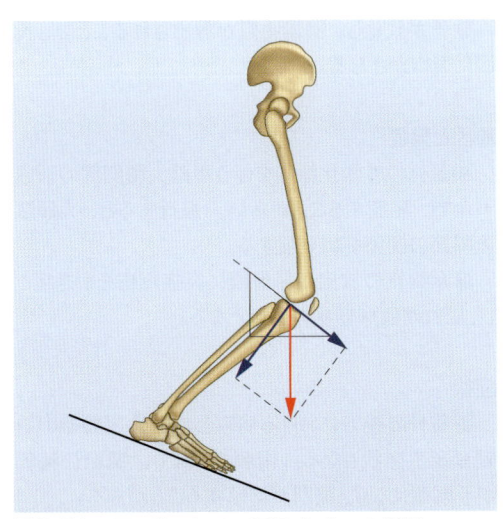

図3.91 下り道における脛骨プラトーの傾斜

1. 膝蓋軟骨軟化症（傍膝蓋骨症候群）

定義
軟骨の疾患であるとするこの名称は正しくない。膝関節腹側の痛みは軟骨からくるものではなく、腱付着部や靱帯、滑膜付着部から発している。軟骨には侵害受容器が存在していない。

原因と発症
膝蓋骨に接続する組織（四頭筋腱、内側膝蓋支帯と外側膝蓋支帯、膝蓋靱帯）が過剰な負荷により刺激を受け、損傷する。スポーツ選手や座ってあるいはひざまずいて作業をすることが多い人が罹患しやすい。

思春期の成長期に発症することが多いが、その理由はよくわかっていない。筋の不均衡や膝蓋骨の偏位が重要な役割を担っていると考えられる（「大腿膝蓋関節の生体力学」を参照）。

例：32歳のスポーツ選手が階段や山道の下りで痛みが生じると訴えている。長時間座っていると、安静時痛もある。この患者は趣味としてマウンテンバイクにも乗っている。マウンテンバイクに乗った後、特に夜間に痛みが強まる。今のところ、マウンテンバイクで走行中は痛みがない。痛みは1-2日後には静まる。階段と山道での痛みは今も続いている。

症状
- 膝関節腹側の痛み。
- ゆっくりとかがむときなど、大腿四頭筋の活性が高まると痛みも強まる。
- 階段や山道を下るときなど、膝蓋骨にかかる圧力が強まると、そして軟部組織による膝蓋骨を引く力が強まると、痛みも強まる。
- 活動後の安静時に痛みがより強くなることも多い。膝関節が運動している限り、機械的なインパルスが侵害受容を抑制するからである。

診断
- 階段や山道の下りが痛みを強める。
- 長時間座っていると、安静時痛がある。
- 膝蓋骨の圧迫や移動で、主に膝関節の腹側や膝蓋骨の周縁に痛みが生じる。
- 大腿四頭筋の運動が痛みを誘発する。
- X線所見に明らかな異常がない。
- MRI。
- 機能検査：3.12章を参照。

鑑別診断
- 膝蓋骨性軟骨軟化症：膝蓋骨背面の軟骨の軟化。
- 変形性膝関節症：膝関節の摩耗。
- 膝関節炎：関節の炎症。
- 滑膜炎：滑膜の炎症。
- 滑液包炎：膝関節滑液包の炎症。
- 膝関節部の外傷。

予後
この疾患は自然治癒する場合もあるが、関節症に発展することもある。

治療
保存療法
痛みを生じている組織に対する局所麻酔の注入。
手術
ごくまれに、脛骨粗面の転位により圧力の軽減を検討する必要もある。

2. 膝蓋骨性軟骨軟化症

定義
軟骨が軟化し、酵素物質が放出されることで、滑膜に炎症が生じる。

原因と発症
膝蓋骨の外側化傾向を伴う膝蓋大腿関節の形成不全で、発症することが多い。進行すると、大腿膝蓋関節の関節症に発展する。

酵素物質の放出が、滑膜に炎症反応を引き起こし、これが臨床症状の原因となる。

症状
膝蓋骨の後方における痛みと、他動運動時の捻髪音が主症状となる。滑膜炎により、関節の輪郭が不明瞭になり、陥凹が肥厚することがある。

例：28歳の男性患者が数か月前から膝蓋骨後方

の痛みに苦しんでいる。この男性はスポーツマンで、特にサイクリングとジョギングをすることが多い。これまでに2回、右膝関節が腫れたことがあった。最近、膝関節の捻髪音が強くなってきた。

診断
- 膝関節の他動運動で、膝蓋骨に捻髪音が生じる。
- 関節滲出液が生じている場合、膝蓋骨が跳動する。
- 関節の輪郭が不明瞭になる。
- X線所見は正常であることが多い。膝蓋骨の外側化傾向を伴う大腿膝蓋関節の形成不全を確認するには、正接像を用いる。
- 通常は、MRIも診断に利用する。

鑑別診断
- 膝蓋軟骨軟化症。
- 半月板損傷。
- 変形性膝関節症。
- 膝関節炎。
- 滑膜炎。
- 滑液包炎。
- 内側膝蓋骨棚障害(膝蓋骨内側の滑膜ひだの肥大)：人口の半分にこの障害が現れる。摩擦により、内側大腿骨顆の軟骨軟化症に発展することもある(図3.93)。

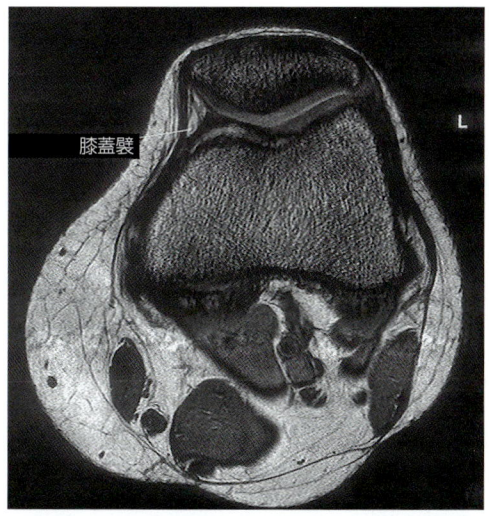

図3.93 膝蓋襞(膝蓋内側滑膜襞)を含む膝蓋骨性軟骨軟化症のMRI画像

予後
早期発見した場合の予後は良好。後期になると、関節症に発展する。

| 正確な発症原因はわかっていないため、手術で原因を取り除くことはできない。

治療
保存療法
- 早期では、患者は患部を安静にする。
- 消炎薬で滑膜炎を抑制する。
- 関節内あるいは全身への軟骨保護剤は極めて高価でありながら、その効果は証明されていない。

手術

| 発生機序が不明なため、手術で症状を緩和することはできるが、原因を取り除くことはできない。

- 内側膝蓋支帯を分割することで、膝蓋骨を横方向に転位させ、大腿膝蓋関節を変形させる。
- 関節鏡下手術で、軟骨を平坦にする。

●膝蓋骨の静力学的変化に起因する疼痛症候群の理学療法検査

■ 問診
- 傍膝蓋骨疼痛症候群：
  — 膝蓋骨周辺腹側の痛み
  — 大腿四頭筋の活動で痛みが増加：階段や山道の下り、起立と着座、ランニングとジャンプ。
  — 長時間の膝を曲げた座位(映画館など)で痛みが増加
  — ひざまずくと痛みが強まる
- 膝蓋骨性軟骨軟化症：
  — 膝蓋骨に圧力がかかった際に主に生じる膝蓋骨裏の痛み
  — かがむ、立ち上がる、座るなどの運動で生じる

運動音（捻髪音）が増す
― 膝がむくんでいることもある。

■ 体形と姿勢の異常

- 膝関節の過伸展：ここでは、足の接地面が小さくないかにも注目する。踵骨が異常に小さい場合、膝関節が過剰に伸展する傾向が強まる。その場合、ヒール部分が平坦な靴を履くことが役に立つ。同時に脛骨プラトーの傾斜が正常でないこともある。通常なら脛骨プラトーは軽く背側に傾斜している。これが腹側に傾いていることが確認できる場合、反張膝のリスクが強まる（図3.94）。

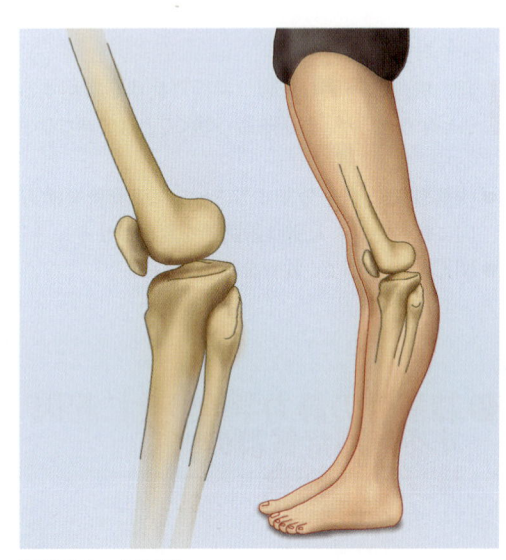

図3.94 反張膝

- 脛骨プラトーの前傾により、大腿骨顆部に本来なら山道を下るなどの際にしか発生しないような斜め応力が常に発生する（「生体力学と病態力学」の項目を参照）。
- Q角の変化と外反膝（p.270を参照）：膝蓋骨の頭側と尾側に付着する腱の作用線が作る外側方向の角度が小さくなることにより、外側への張力が強まる。それに対抗するため、膝蓋骨に内側から付着する線維の活性が高まり、負荷が過剰になる。外側の線維は短縮する。
- 脛骨の捻転：脛骨の捻転が増加することでも、外側の角度に変化が生じる（それによる膝蓋骨への影響は外反膝と同じ）。
- 脛骨捻転の増大と股関節の前捻角の増加が同時に確認できることも多い。その結果、大腿骨顆が内側に偏位するため、膝蓋骨が大腿骨顆よりも外側にくる。こうした外側化（そしてそれに伴う症状、例えば傍膝蓋骨疼痛症候群、膝蓋骨性軟骨軟化症、大腿膝蓋骨関節症）は、股関節の偏位に起因している可能性もある。
- 縦足弓の内側が扁平になり、下肢軸が変化する。
- 下肢軸の変化が原因となり、脊柱の静力学にも変化が現れる。

■ 関節

- 膝蓋骨性軟骨軟化症に伴う滑膜炎により、膝蓋陥凹が肥厚する。そのため、関節の輪郭があいまいになる。
- 膝関節に浸出液が多く発生すると、膝蓋骨が跳動する。
- 浸出液が少ない場合も、膝蓋陥凹上部を圧迫したのち、膝蓋靭帯の横で膝蓋陥凹下部を触診することで、それを確認できる。片側から対側へ押しやり、そこで触診する。
- 特に軟骨軟化症が生じている場合、膝蓋骨を圧迫すると痛みが強まる。

> 膝関節がむくんでいる場合は、体温が上昇していることにも注意する。

■ 腱付着部と靭帯

> 膝蓋骨に付着する組織の圧痛を検査する（図3.95）。

- 膝蓋靭帯：脛骨粗面を頭側から尾側方向へ向かって触診し、膝蓋靭帯の付着部を見つける。脛骨粗面の上端は段状になっている。屈曲により、その横にある膝蓋下脂肪体が消失するため、靭帯の横端を容易に確認できる。この靭帯は1-1.5cmの幅を持っている。その全体を膝蓋骨

3.12 膝蓋骨の静力学的変化に起因する疼痛症候群　275

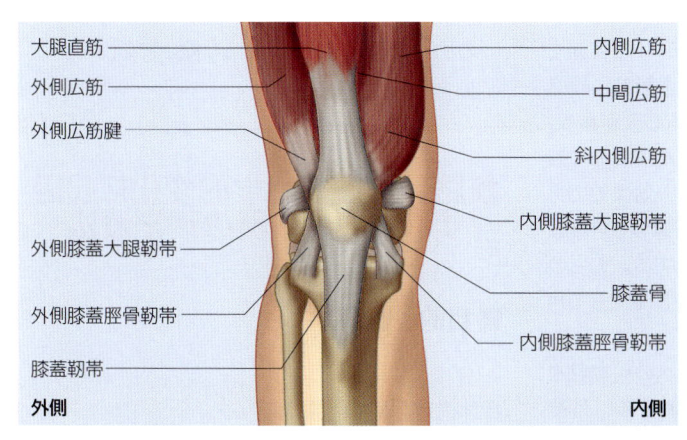

図3.95 膝蓋骨に付着する組織

尖まで頭側方向に触診する。
- 同時に、内側および外側方向へ靭帯の可動性も検査する。靭帯背部の癒着は、膝蓋骨の生体力学に悪影響する。靭帯が固定され、膝蓋骨の正確な滑走が阻害される。そのため、膝蓋骨の運動に関与するほかの構造に対する負担が増大する。
- 外側膝蓋支帯と内側膝蓋支帯：膝蓋骨を内側あるいは外側に動かすことで、検査側の支帯を接近および弛緩させる。膝蓋の内側端と外側端を触診し、支帯は膝蓋骨背側にも付着しているため、できる限り膝蓋骨の裏にも触れるように試みる。
- 膝蓋骨上端：大腿四頭筋の付着部における圧痛の有無を検査する。
- ガーディー結節（脛骨前外側顆上にある骨性の隆起）上の腸脛靭帯の付着部。
- 脛骨内側の鵞足。（外反膝が発症していると、スタビライザー筋として鵞足は大腿骨顆が内側に滑り落ちるのを阻んでいる。その腱付着部症が膝蓋骨の疼痛症を誘発することが多い。）

■ 筋組織

- 底屈筋群の筋緊張の上昇に注意する：縦足弓と横足弓が低下していると、さらなる低下に抵抗するために底屈および趾屈筋群が緊張する。過緊張に伴う反射性の短縮により、足を床に固定していると下腿の縦軸が後方に傾斜し、そのため膝関節が過伸展する傾向が強まる。
- 大腿筋膜張筋と大腿直筋が短縮していないか検査する。
- 大腿直筋が過剰に緊張し短縮すると、膝蓋骨に対する圧迫も強まる。仙腸関節の偏位も関与している可能性がある。腸骨の後方回旋により大腿直筋の緊張が高まる（「仙腸関節症候群」を参照）。
- 内側筋群（内側広筋と内転筋群）の筋力を検査する。斜内側広筋は大内転筋に付着する線維を有しているため、内側広筋の運動時には大内転筋が相対的な固定端となる。大内転筋の筋力が不足すると、関節の中心化に関与する斜内側広筋も十分な働きができなくなる。

■ 可動性

- 傍膝蓋骨疼痛症候群では、膝を自動的に伸展すると大腿四頭筋が収縮するため、痛みが強まる。最大限の屈曲位からの伸展ではその傾向がより強まる。
- 傍膝蓋骨疼痛症候群の痛みは他動運動では発生しない。
- 膝蓋骨性軟骨軟化症では、自動運動でも他動運動でも捻髪音が知覚できる。
- 「ツォーレン徴候」には慎重になる必要がある。膝蓋骨を圧迫しながら尾側に他動的に動かすと、膝蓋骨性軟骨軟化症が発生している場合には、極度の痛みが発生する。しかしこのテストでは、数多くの部位（関節包など）が圧迫されるため、軟骨障害の有無に関係なく、患者のほとんどが

不快感を訴える。そのため、このテストを実施する前に、患者がこの不快なテストを客観的に評価することができるか、慎重に検討する必要がある。代わりに、さまざまな角度にセットした膝関節に対する膝蓋骨の圧迫を行うほうが、より効果的である。その場合、患者が普段痛みを感じる角度において圧迫を行うことで痛みを誘発する。のちのセラピーを考えた場合、この時点で問題となる角度を詳細に検査するのが好ましい。

- 膝蓋骨の尾側、外側、そして内側への可動性を左右の膝で検査し、その結果を比較する。外側への可動性は、障害のある膝のほうで拡大していることが多い。
- 筋バランスが崩れ、大腿四頭筋が緊張している場合、膝蓋骨が回転し膝蓋骨尖下端が外側に向いていることがあるので、これを触診で検査する。
- 股関節の可動性も左右比較する。特にニュートラル・ゼロ・ポジションからの回旋に重点を置く（立脚相にとって重要：前捻が拡大すると、内旋の可動性が変化する）。
- 伸展が制限されると、大腿骨頭と骨盤の関係が変化する。股関節が骨盤側から屈曲した位置にあると、大腿骨頭は関節窩の背側に偏位し、それに伴い股関節が内旋する。その結果、膝関節内の大腿骨顆が内側に偏り、膝蓋骨の外側化傾向が強まる。
- 腰椎も分節ごとに検査する。腰椎の機能障害が下肢筋群の緊張を高め、これが部分的に腹側の膝部分に影響することがある（鑑別診断が必要）。例えば、運動分節L3／L4の機能障害は、大腿四頭筋に反射的な緊張を引き起こす。

■ 運動様式

- 下肢軸の安定性はさまざまな日常活動を通じて観察することができる。患者にスポーツで必要となる運動パターンを例示させるのもよい。
- 好ましくない履き物：ヒールが高いと、脛骨プラトーが腹尾側方向に傾斜するため、膝蓋骨に対する圧力が高まる（「生体力学と病態力学」の項目を参照）。
- 踵が小さい場合、ヒールの高い靴を履くと反張膝

のリスクが高まるため、平らな履き物を使用する。

● 膝蓋骨の静力学的変化に起因する疼痛症候群の理学療法

■ 目的と処置

身体構造と機能（機能障害）

痛みの緩和と代謝の改善

- 腱付着部症候群の発生部位の超音波検査、電気療法（TENSなど）、筋腱移行部の症状に対する横断摩擦、腱骨移行部には圧迫法。
- 軟骨軟化症に対しては、特定の負荷および免荷刺激を用いて軟骨の代謝を促進する。
- 圧迫による疼痛誘発で痛みが生じる関節角度において、間欠的な圧迫を用いて軟骨の耐性を改善する。その際、疼痛誘発テストで用いた力の半分の圧力を用いる（p.97を参照）。

関節可動性と筋弾性の向上

- 短縮した筋は伸張しなければならない。患者に宿題として、自己ストレッチ法を指導する（特に股関節屈筋と底屈筋、大腿筋膜張筋と外側広筋）。

例：大腿筋膜張筋のストレッチ

側臥位で股関節を伸展および内転、外旋させる。大腿筋膜張筋は30度の角度で膝の屈筋および伸筋としての機能を発揮するので、膝関節をこの角度にセットする。この肢位で等尺性収縮後弛緩や軟部組織テクニックを施し、筋を伸張させる（第2章を参照）。

- 外側広筋には、膝関節を最大限に屈曲させた状態で横断ストレッチを行う。
- 場合によっては腰椎と仙腸関節にモビライゼーションを施す。
- 股関節における可動性の改善と維持：前捻が大きい場合、機能的下肢軸トレーニングを用いて、特に外旋能を改善する必要がある（「ペンギンエクササイズ」など、図 3.97）。

3.12 膝蓋骨の静力学的変化に起因する疼痛症候群　277

図3.96a-i　膝蓋疼痛症候群に対するテーピング

活動

下肢負荷の効率化
- 姿勢の矯正。
- 下肢軸の矯正を通じて内側広筋の働きを改善する。特に閉鎖運動連鎖における機能的下肢軸トレーニングにより、この筋を活性化する。部分的に負荷がかかった開始肢位（半端座位など；2章、p.145を参照）で開始する。次第に負荷を強め、不安定な開始肢位（トランポリンなど）から下肢軸をトレーニングする。

トレーニングの初期では、膝蓋骨が回旋しないように、テーピングを用いて膝蓋骨をつなぎ止める。このテーピング法は、患者が日常的に利用することもできる（図3.96a-i）。斜内側広筋の走行に沿ったテープ1本で十分なことも多い。

これに（特に膝伸展の最終域における）動的な求心性および遠心性収縮のトレーニング（PNFなど）を加えることもできる。

> 膝蓋骨部位における疼痛症候群では、必ず機能的トレーニングを行う。これが前進の姿勢にも影響する。股関節と腰椎、仙腸関節そして足関節も検査と治療に含めること！

例：「ペンギンエクササイズ」を用いた機能的下肢軸トレーニング（図3.97a-b）

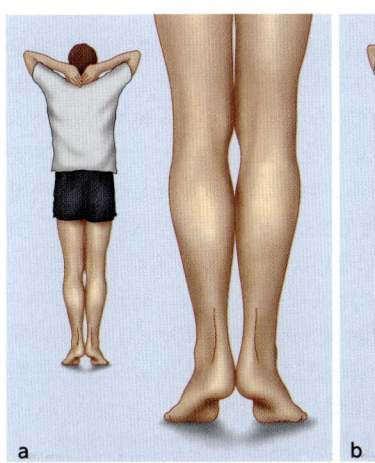

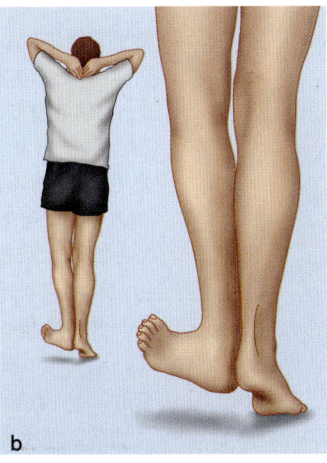

図3.97a-b　機能的下肢軸トレーニングとしての「ペンギンエクササイズ」(Klein-Vogelbach 1990)

- 患者の開始肢位：直立位。つま先立ちになり、踵を合わせ互いに押し合う。股関節と膝関節はニュートラル・ゼロ・ポジション。
- 手順：
  - 第1相：肩関節を屈曲、外転および内旋させ、肘関節は屈曲させる。上肢をこの形にもたらすと、身体縦軸が伸び、不安定となる。また垂直方向の運動インパルスが強化される。
  - 第2相：片足ずつ交代で免荷する。その際、立脚との踵の接触を保ったまま、遊脚を背屈させる。縦足弓のディバーゲンスも保持する。最終的にペンギンの足のような形になる。
  - この足の運動時、身体縦軸は安定していなければならない。身体縦軸は重心の移動に合わせて、立脚上を軽く左右に偏る。踵の接触は維持し続ける。膝関節が過剰に伸展してはならない。

このエクササイズでは、狭い支持基底面の上でバランスを保つ必要があるため、身体縦軸の安定化に貢献する。

機能的な足のねじれ（踵の内反、足先の回内）により、縦足弓が能動的に形成され、これが困難な条件下で維持される。
下腿三頭筋は重力に逆らう形で働く。最大限のディバーゲンスにより、股関節の外旋筋群は最大限に短縮して作業する。踵の圧力により、これらの筋群は常に励起される。
腹側と背側の筋群が膝関節を動的に安定させる

参加

患者は弛緩した状態をできるだけ維持することを学ばなければならない。また宿題として負荷を効率化する練習を行う。

若く活動的な膝痛患者は、日々の活動における負荷の適切な量を見極めることがうまくできないことが多い。したがって、療法士は患部構造の機能検査を定期的に行い、障害の急性度を見極め、患者とともに適した活動について話し合う必要がある。

また、患者に姿勢や体格、あるいは運動様式と症状の関連を説明する。

3.13 足の静力学的変化

■ 足の生体力学と病態力学

側部にある関節の多くが筋と靱帯により支持されている。その動的な仕組みにより、足はさまざまな地面に適応し、衝撃を和らげることができる。縦足弓は柔軟性のあるアーチ状をしている。決して固まった構築物ではない。縦足弓が、建築物のドーム（丸屋根）のようにどのような負荷に対しても形を変えずに抵抗するような構造であったとしたら、負荷環境の変化に適応することも、衝撃を吸い取ることもできなかったに違いない。

足には主な接地点が3つある。第1および第4中足骨の骨頭と踵である（図3.98）。この3点の間に、縦足弓と横足弓がある。縦足弓が内側と外側に計2本、横足弓が1本である。

通常、体重重心の鉛直線は 舟状骨と距骨、そ

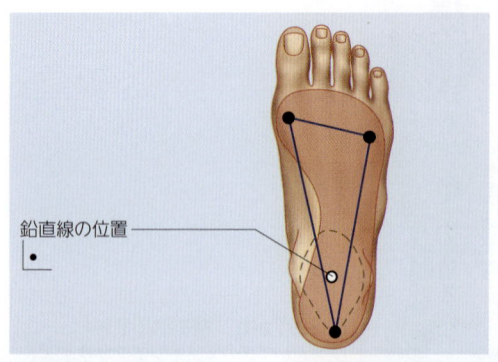

図3.98 足と床の接地点

して立方骨と踵骨のあいだを走るショパール関節の線上にくる。体重の60%を踵が、残りの40%を足の前部が支えている。

内側縦足弓

踵骨と第1中足骨頭が地面に接地し、その間に内側の縦足弓がある。通常、舟状骨部分が一番高くなる。このアーチは筋と靱帯が支持している。足底側の筋群（特に長母趾屈筋と母趾外転筋）が収縮して、アーチを弓なりにする。足底のアーチ凹面に付着する筋のすべてが、遠位の足根骨をそれぞれ近位足底方向に牽引するため、アーチが強化される（例えば、後脛骨筋は舟状骨粗面の足底側に付着しているため、舟状骨を足底側から距骨方向に引きよせる）。

甲側に付着する筋群は遠位の骨を甲側から近位方向に引き寄せるため、アーチを弱める（例えば、前脛骨筋は楔状骨を舟状骨の方向に引く）。これら両筋群間のバランスが崩れると、縦足弓にも影響が出る。

底側踵舟靱帯が底側から、舟状骨が底側に落ちるのを阻止する。この骨の脱落傾向が強まると底側踵舟靱帯にストレスが加わり、痛みが生じることもある。力強い長足底靱帯は、踵骨から立方骨およびすべての中足骨の基部へ走行している。この靱帯は内側および外側の縦足弓を支持すると同時に、いくつかの屈筋腱の起始となっている。

静的な負荷あるいは足根骨や踵骨の機能障害により、長足底靱帯の緊張度が変化すると起始部に踵骨棘（外骨腫）が発生しやすくなる。

縦足弓は、足底側の安定筋群の協調が良好であって初めて維持することができる（図3.99）。反射的な筋緊張や筋短縮により、縦足弓は沈下する。舟状骨が最高点ではなくなり、内側方向に沈む。この沈下には内旋運動が伴う（舟状骨の内側部がより強く足底方向にずれる）。距骨は載距突起上で腹内側方向に滑る。さらに、距骨の位置変化により脛骨の内旋傾向が強まる。

載距突起の安定には、長母趾屈筋腱が関与している。下腿と足が固定端である場合、長母趾屈筋は収縮時に載距突起をロールのように利用し、距骨の滑り傾向に抵抗することができる（図3.100a-b）。

歩行時、内側の縦足弓が沈下することで接地足の運動が容易になる。機能的縦足弓が接地時に外側に向いていると、最後に離地するのが母趾ではなく足の内側端になる。そのときに生じる重力と足前部の回内ねじれが、スタビライザー筋のストレスとなる。股関節と膝関節における内旋の減少も、機能的縦足弓を外側に向ける。

股関節の内旋を伴う歩行は、接地時に足の外側端に負荷をかける。患者は足前部の回内能力と距骨下関節の外反が低下していることが多い。内側縦足弓は強化され、柔軟でなくなる。舟状骨と楔状骨、それに第1中足骨の外旋が強まり、足底側に滑る能力も失う。

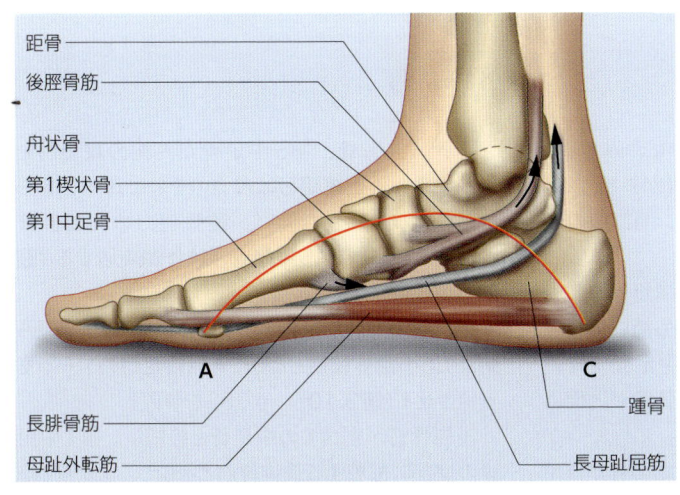

図3.99　筋の張力と内側縦足弓（Kapandji 1985）

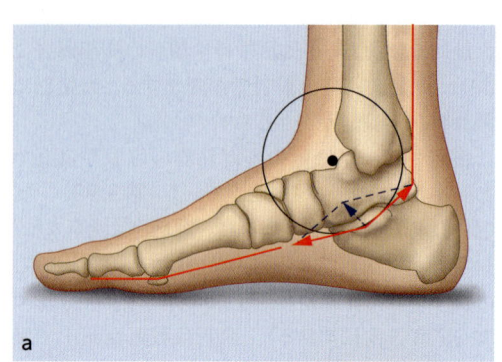

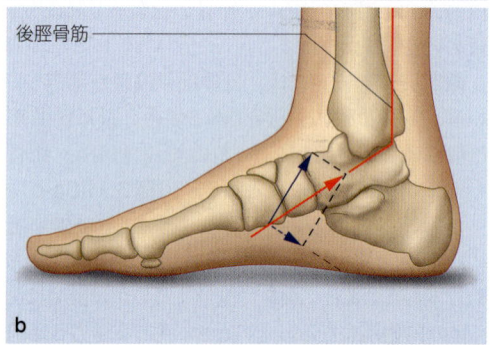

図3.100a-b 後脛骨筋の作用　**a** 載距突起上部　**b** 内側足根骨上部および平行四辺形への力の分散

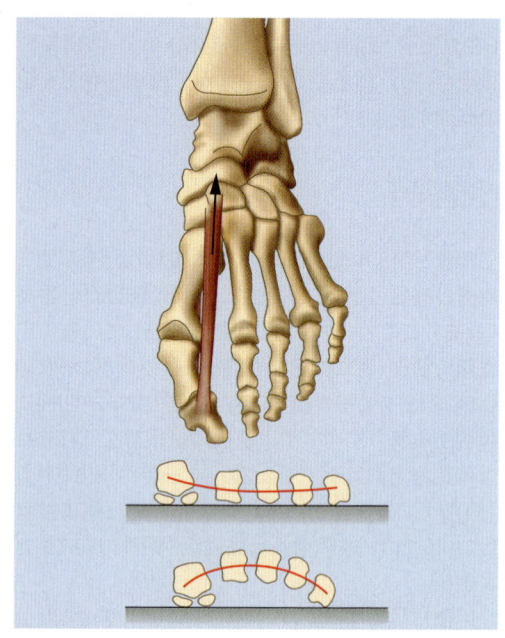

図3.101 正常な横足弓（下）と横扁平足（上）における中足骨の位置

足の形状に異常がある患者は、足関節と膝関節、股関節、そして胸腰移行部の可動性も常に検査すること。
上記のどこかに回旋不全があると、歩行時におけるねじれ機構に悪影響が出る。回旋が不足した分を、足が代償するからである。

横足弓

舟状骨と立方骨は歯車のように互いにかみ合っているため、立方骨が内旋すると、舟状骨が外旋する。その結果、ショパール関節線リスフラン関節線の位置で、横足弓が平坦になる。

これが足前部の働きに影響する。横足弓を形成しているのは、中足骨であり、その最も高い部分は第2中足骨の骨頭部分になる。第1中足骨の骨頭（とその種子骨）および第5中足骨の骨頭が地面に接触する（図3.101、図3.102a-c）。

第2中足骨が最高点でなくなると、この骨がほかの中足骨に対して回旋する。第1および第2中足骨は外旋、第3、4、5中足骨は内旋する。この回旋により、母趾関節の外転軸および内転軸における母趾伸筋の腱の位置が変わり、そのため母趾伸筋が伸展筋から内転筋に変わり、外反母趾の亜脱臼傾向が強まる。底側の骨間筋群と母趾内転筋が横足弓の安定に貢献している。

外側縦足弓

踵骨、立方骨、第5中足骨が外側の縦足弓を形成する。外側縦足弓は内側のそれに比べ、アーチが低く、柔軟性も低い。踵骨前方の突起部分が最も高くなり、第5中足骨と踵骨が接地する（図3.104、p.282を参照）。

小趾屈筋と小趾対立筋の両筋は長足底靱帯から始まり、小趾外転筋とともに外側縦足弓のアーチを安定させる（図3.105、p.282を参照）。

後脛骨筋がすべての中足骨と接続し、第1中足骨の底部に付着する長腓骨筋とともに、上からアー

3.13 足の静力学的変化

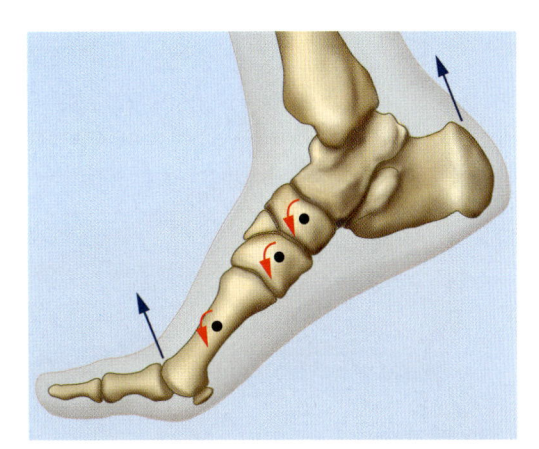

図3.103 内側足根骨と母趾中足趾節関節の離地期における滑り挙動

わばる（図3.106、p.284を参照）。

歩行時の立脚中期、体重の作用により縦足弓は軽く平坦化するが、離地期に底側の筋群の働きにより、再びもとのアーチに戻る。この平坦化の際、関節を構成する近位側の骨が遠位側の骨に向かって滑り、そして低くなる。

離地期では、踵がまず地面を離れる。そのため遠位の関節骨が固定端となる一方で、近位の関節骨は底側に沈み込む。したがって、歩行時に内側のアーチが正しく保持されるためには、足根骨と中足骨に遠位の関節骨から近位の関節骨に向かう背側方向への可動性が不可欠となる（図3.104）足の中部におけるこの背側への可動性が、歩行や起立に障害のある患者では失われていることが多い。

歩行時は、どの相においても足のどこかに何らかのねじれが生じる。立脚相で踵が地面に触れるとき（踵接地期）、踵は内反し、足先は回内する。立脚中期、踵が外反するため、足先は相対的に回外する。離地期、下腿三頭筋からの牽引により踵は内反し、足先は回内しながら、母趾球に体重をのせる。第1中足趾節関節には、70-80度の伸展能が必要とされる。

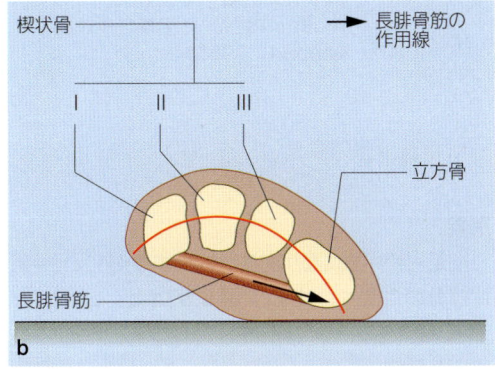

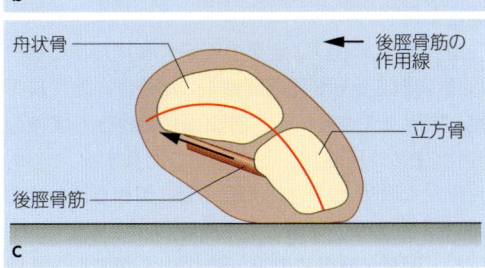

図3.102a-c 横足弓の形成　**a** 中足骨(I-IV)遠位の位置、第1中足骨の接地面(A)、第5中足骨の接地面(B)、母趾内転筋の作用線　**b** 足根骨遠位の位置、楔状骨(C1-C3)、立方骨、長腓骨筋　**c** 舟状骨と立方骨、後脛骨筋(Kapandji 1985)

チを支えている。

縦足弓が強まり、横足弓が平坦になると、凹足と呼ばれる状態になる。凹足が発生している場合、中足骨（特に第1）の傾斜が増す。第1中足骨は矢状面において、第5中足骨と交差する。中足骨頭に過剰な負荷がかかる。足先への圧力が増すにしたがい、鉤爪趾を伴う開張足のリスクが高まる。足底の筋膜は短縮し、痙攣しやすくなる。足全体がこ

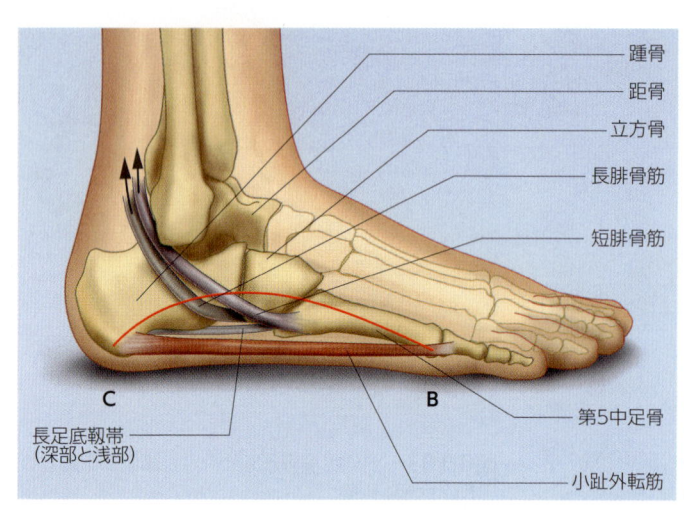

図 3.104 外側縦足弓の安定化に関与する組織：踵骨、距骨、立方骨、第5中足骨、足の接地点（CとB；Kapandji 1985）

■ 足弓の変化

- 外反扁平足：Pes planovalgus
- 横扁平足：Pes transversoplanus
- 凹足：Pes cavus

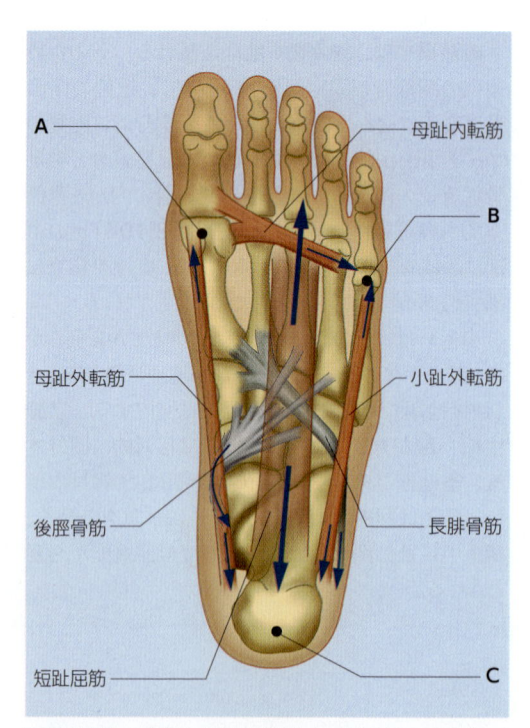

図 3.105 底側から見た縦足弓と横足弓の安定化要素（A、B、C＝足の接地点）

1. 外反扁平足

定義

縦足弓が平らになり足首が外反する（外反足＝足首部分の内側への沈下；図3.83a-b）。

原因と発症

過体重、あるいは足部の安定化に関与する筋や人体の形成不全が長期間継続した場合、外反扁平足が発生しやすくなる。前額面における下肢軸の変化（主に外反膝）も、足の偏位を助長する。

正常な状態と病的な状態の間に明確な区分はない。新生児の足骨格は主に軟骨組織で構成されている。距骨と踵骨にのみ、骨化中心がある。乳児期の姿勢が悪いと、成長領域の負荷状況が不利なものとなり、のちに足部の形成異常に発展する可能性がある。

栄養不全、炎症、骨折、成長不全（腓骨形成不全など）の要因も間接的に外反扁平足の発生を助長する。

診断

- 縦足弓の扁平化
- 足関節の内反変形下腿深部の屈筋群と靱帯による距骨の安定化が不十分であるため、それが内側に沈下している。
- 付随的に横足弓も扁平になっていることもある

（横扁平足）。
- 二次的な原因となった骨格の変化は、X線で可視化が可能。

予後
　成長期に外反扁平足がどう発展するかを予測するための明確な基準は存在していない。小児期に存在していた外反扁平足が青年期に完全に解消していることもある。

治療
保存療法
　外反扁平足が顕著な場合にのみ、小児に理学療法を施す、あるいは靴の中敷きを処方する。中敷きは、踵部分を完全に覆っていなければならない。踵の内側にヒールパッドを、そして縦足弓部分に回外パッドを入れて足を支持する。

手術

> 未成年は成長が終わっていないため、術後に二次的な形成異常が発生する可能性がある。そのため、基本的に未成年には手術を行わない。成人に対しては、異常が重度であり、痛みが激しい場合にのみ、三関節固定術（二重関節固定術）を行う。

　強い痛みの原因は、偏位による距骨下関節の関節症である。その関節面を切除する（距骨と踵骨間および距骨と舟状骨間、まれに踵骨と立方骨間）。矯正として、踵骨外側と距舟関節底側の骨の一部を取り除く。続けて施術者は足先に対して踵部分が正しい位置にくるように動かす。治癒をサポートするため、海綿骨を移植する。骨化が完了するまで約六週間程度、ギプスや歩行用ギプスで足を固定する。

2. 横扁平足

定義
　横足弓が扁平になり、足先の幅が広がる。

原因と発症
　横足弓が低くなると中足骨が広がり、強い痛みが生じる。第2中足骨がアーチの頂点でなくなる。痛みは通常、第2および第3中足骨頭下の圧力により引き起こされる。横扁平足の結果、外反母趾が発生する。

　横足弓の低下により、足先の横幅が広がる。その結果、第2—4中足骨の骨頭に圧迫が生じ、痛みを伴う仮骨が形成される。

静的変形の原因
- 横足弓の安定化に関与する靱帯および筋構造の不全。
- 過体重。
- ハイヒールなどの履き物による足の損傷。
- 足の後部や中部の変形も横扁平足の原因となる。
- リウマチ性疾患における炎症。

診断
- 中足骨頭とそれらの間を足底から圧迫すると痛みが生じる。
- 圧力により、足の中部全体に痛みがある。
- 足先が広がるため、足趾に付着する腱の牽引方向が変化する。そのため、外反母趾や第5趾の内反変形などの二次的な変形も生じやすい。
- X線写真で、二次的な関節変形や中足骨の偏位を確認することができる。

治療
保存療法
- 急性の炎症性疼痛に対しては消炎剤を処方する。
- 中足骨のサポート：靴の中、中足骨頭のすぐ後ろの部分にパッドを貼付ける。または所望の部位の挙上に適した中敷きをいれる。

3. 凹足

定義
　（主に内側の）縦足弓が強まったものを凹足とする。

原因と発症

縦足弓の靱帯と筋に大きな変化が生じ、縦足弓のアーチが高くなる。そのため、中足骨の傾斜が次第に強まる(図3.106)。

足の内側の筋組織が麻痺した場合や、全身性の神経疾患で凹足が形成される可能性が高まる。神経性疾患に合併して発症した場合、凹足は構造変化と見なすことができる。凹足は内反膝などを伴っていることも多い。

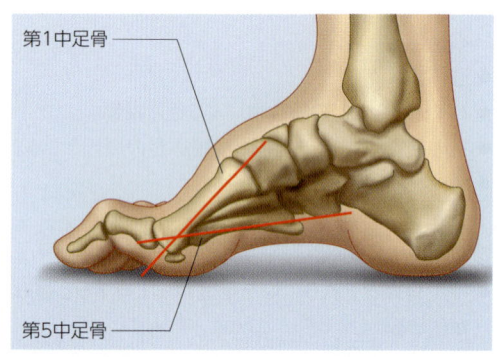

図3.106 凹足：内側のアーチのほうが高いため第1中足骨と第5中足骨の軸が交差

例：

- 開放性二分脊椎による腰部脊髄の損傷。
- 脊髄の運動線維が損傷した神経性疾患。
- ウイルスによる脊髄の前角におけるアルファ運動ニューロンの損傷に起因する小児麻痺（ポリオ）。

中足骨の傾斜の高さにより、非生理的な負荷が生じ、中足骨頭の圧痛が生じる。矢状面における中足骨の交差（図3.106）を原因として、足の後部が内反変形し、つま先は鉤爪趾が形成される。

診断

- X線検査：横からのX線写真で第1および第5中足骨の交差が確認できる。中足骨頭部分が交差部位となる。
- 中足骨は傾斜による負荷がかかり、圧痛や仮骨形成が生じる。
- 足の後部は内反する。その結果、距骨上関節が屈折し、捻挫やそれに伴う外側靱帯の損傷が発生しやすくなる。
- 足趾に付着する筋の腱は非常に短い上に、趾節間関節の屈曲で中足趾節関節が過剰に伸展するため、中足骨の傾斜と鉤爪趾が同時に発生することが多い。

治療

神経性疾患は完治できないことが多く、そのため凹足も進行を続けることが多い。したがって、整形外科的治療だけでなく、手術することもある。

保存療法

小児には平らな形をした特殊なインナーシューズや中敷きを用いて、縦足弓を抑圧し、さらに内反を矯正する。

成人には、高いアーチと鉤爪趾に十分な場所を提供する特殊な靴を処方する。中足骨頭の痛みを緩和するためには、縦足弓を支持しなければならない。足趾が変形しているため、靴が歩行を容易にする仕組みを有していなければならない。

手術

- 小児：足底腱膜を切開することで縦足弓を免荷する。変形が強い場合は、楔骨の摘出も考慮する。
- 成人：
  - 三関節固定術：「外反扁平足」を参照
  - 第1中足骨基部の骨切り術
  - 鉤爪趾は切除関節形成術で矯正することができるその際、趾骨の基部または骨頭を切除し、足趾を正しい位置にもたらす。

■ 足趾の位置変化

- 外反母趾（横扁平足と合併していることが多い）。
- 鉤爪趾と槌状趾（凹足と合併していることが多い）。

1. 外反母趾（母趾のX脚）

定義

母趾が外側に偏位し亜脱臼した状態になり、中足趾節関節に外転拘縮が生じる。

原因と発症

横扁平足の結果、長母趾伸筋の牽引により母趾

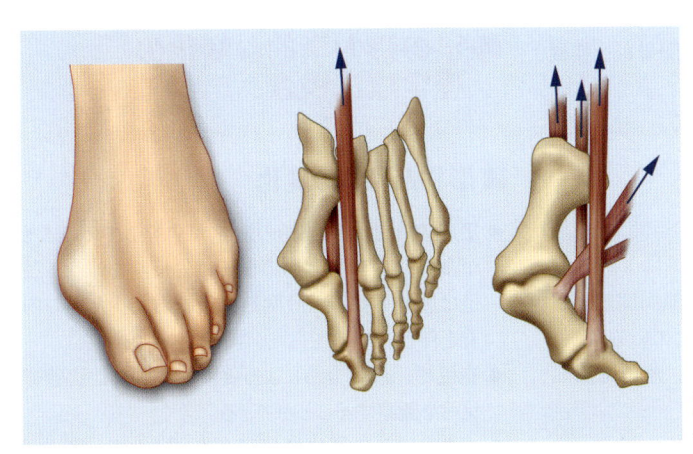

図3.107　外反母趾：筋の作用による母趾中足趾節関節の外側変形の増悪

が中足趾節関節で内側に引かれる。母趾中足趾節関節に痛みの強い関節症が発生し、これが進行すると外科手術で対処する必要がある。

極めて大きな偏位にまで発展することもあるが、通常その原因は横扁平足である（図3.107）。

例：もう何十年もハイヒールをはき続けてきた45歳の女優が母趾中足趾節関節に強い痛みを覚え、整形外科の診察を受けた。最近では関節が赤らみ、ほてってもいた。歩行時に痛みもあった。そのため、歩行時には足の外側を地面につけて、歩くようになった。この数週間、普段使用していたハイヒールを履くことができなくなっていた。現在は、ヒールの低い靴を履いているが、おしゃれでないため不満がつのっている。

診断
- 母趾の外反。
- 第1中足骨の内反。
- 横足弓の扁平化。
- 足先の幅の拡大。
- 母趾中足骨の骨頭と基部における骨性の出っ張りが確認できる。
- 第1中足骨頭部位における滑液包炎と角質形成。
- 母趾中足趾節関節の可動性の低下。
- X線撮影による二次的関節変化ならびに母趾関節の亜脱臼の評価。

治療
保存療法
進行を阻止するため、夜間には外反母趾用のシーネまたはテーピングを用いる（図3.108a-b）。

手術
- 切除関節形成術
- 趾骨または中足骨の一部を除去（切除）し、その間に関節包部分と骨膜部分からなる有茎皮弁を移植する。
- ブランデス式手術：
  ― 高齢患者により好ましい。
  ― 母趾基節骨の基部に近い3分の2を切除し、第1中足骨の内側部を切除する。
  ― 関節包腱膜部からの皮弁と切除面の間に敷設。

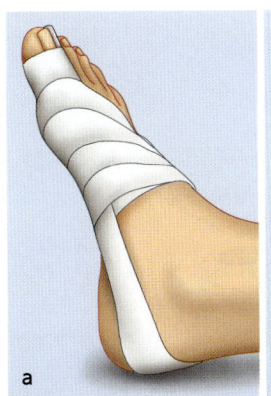

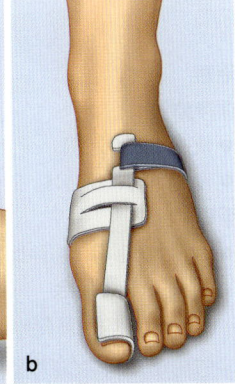

図3.108a-b　外反母趾
a　テーピング　b　夜間用シーネ

― キルシュナー鋼線を用いて2週間母趾を伸展固定する。
― ギプスシューズの使用も考慮する。

2. 鉤爪趾と槌状趾

定義
- 鉤爪趾：遠位趾節間関節と近位趾節間関節が屈曲し、中足趾節関節が過剰に伸展している。
- 槌状趾：中足趾節関節が伸展し、遠位趾節間関節が屈曲する。

原因と発症
足趾の変形は外反母趾や横扁平足あるいは凹足に併発していることが多い。特定の履き物が変化を助長する。靴の圧力により、骨が突出した部分に痛みを伴った角質異常（鶏眼）が現れる。足趾の関節には変性変形が生じ、中足趾節関節と近位指節間関節が亜脱臼することもある。

鉤爪趾と槌状趾は、脳性麻痺や下腿の筋および神経損傷でも発症する。先天的な槌状趾や鉤爪趾は極めてまれである。

診断
- 鶏眼（角質異常）。
- 趾関節における二次的変化。
- 患部関節における脱臼と亜脱臼。
- 関節と角質の圧痛
- X線撮影による二次的関節変化ならびに脱臼の評価。

治療
保存療法
- 快適な靴の選択。
- 変形が弱い場合は、回帰法の実行。

手術
- ホーマン手術（切除間置関節形成術）。
  ― 基節骨の切除
  ― 当該趾の伸筋腱の接続
  ― バディテープを用いた術後固定
- ブランデス・ケラー手術：外反母趾を参照。

●足の静力学的な変化の理学療法検査

■形状と姿勢の変化
- 足弓の変化と下肢軸の変化が併発していることが多い。内側縦足弓の低下は外反膝を伴う。凹足は脛骨の捻転と股関節の前捻および大腿の内旋を伴う。
- 立位や、片足立ちによる負荷の増大した状態で足弓を観察することができる。
- つま先立ちの際に縦足弓が形成されない場合、足根骨と足先の関節の可動性を関節テストを用いてい検査する。
- 足の動態と協調を不安定な床の上で検査する。

■皮膚と皮下組織
- 痛みのある外反母趾では、母趾中足趾節関節の滑液嚢の位置で内側の皮膚が発赤している。
- 横扁平足では、第2および第3中足骨の下に角質ができやすくなる。
- 外反母趾が亢進すると母趾中足趾節関節の内側の滑液嚢が炎症を起こすため、その部位における体温の上昇と腫脹を確認する。
- 槌状趾では、つま先の下に角質ができる（図3.109）。
- 鉤爪趾では近位趾節間関節の上に圧力が生じ鶏眼が発生する。

■腱付着部と筋腱移行部
- 舟状骨粗面の後脛骨筋などの触診を通じて、スタビライザー筋および靱帯の付着部における圧痛を検査する。
- 横扁平足では第2および第3中足骨頭下に圧痛が生じやすい。この部分は狭いため、趾神経が刺激されるからである（モートン神経痛）。圧力に対する感度が高いため、負荷耐性が低い。

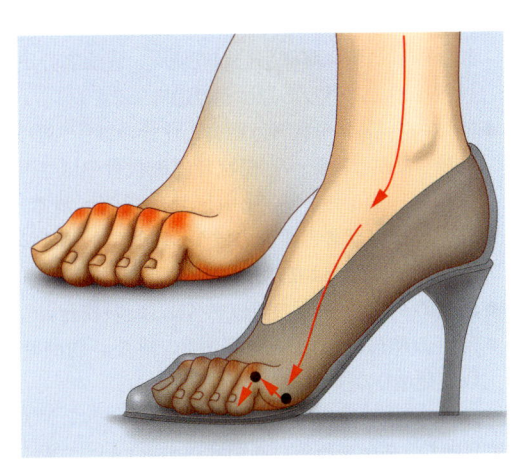

図3.109　槌状趾に典型的な趾節間関節の拘縮と靴の中におけるその発生機序

■ 筋組織

短縮の検査

- 趾屈筋群と趾伸筋。特に鉤爪趾。
- 凹足では、前脛骨筋とすべての足底筋群。
- 足後部に対する足前部の回内が抑制されている場合は、後脛骨筋を検査。
- 外反母趾における長母趾伸筋。
- 下腿三頭筋。

筋力と協調の検査

- 起立、着座、階段など、さまざまな日常活動における下肢軸安定性の検査。
- 前向きおよび後ろ向きの歩行。
- 不安定な床の上の歩行。
- つま先立ち：下腿三頭筋の求心性および遠心性の活性の検査。

どの症状でも下肢軸を観察し、膝関節と股関節の運動範囲を検査する。膝関節と股関節の運動が変化すると、起立時や歩行時の足機能に対する負荷に悪影響が出る。

■ 可動性

自動運動検査

- 足を負荷条件下における自動運動で検査する：歩行、つま先立ち、片足つま先立ち、でこぼこ道や不安定な床の歩行。疼痛回避運動や痛みの増強に注目する。
- 後進足踏み。患者はその場で足踏み運動を行うが、その際つま先で着地し、足を後ろ向きに動かし、踵で離地する。療法士は、踵の沈下が早まっていないか観察する。早まっている場合、下腿三頭筋の遠心性運動が低下しているか筋が短縮している可能性がある。
同時に伸展が最大になる時点での膝関節の安定性も観察し、例えば過伸展になっていないかなどに注目する。
- 例えば歩行時に（特に不安定な床上で）足の外側に重心がのっていることが確認できる場合、足内側の可動性が変化している可能性がある。
- 通常、扁平足の場合も、つま先立ちすると縦足弓が形成される。それがない場合、運動範囲が抑制されていると考えられる。
- 持続的な静力学的変化により負荷の作用も変化するため、足根骨や足前部に可動性の低下や亢進が生じていることが多い。バランスが崩れ、受動的および能動的構造の両方がストレスを受ける。

他動運動検査

股関節と膝関節の可動性（主に回旋）

足部の段階的診断を通じて、足の各関節の運動能を検査する。

距骨下関節と距腿関節

- 患者の開始肢位：背臥位。
- 療法士の開始肢位：患者の横。
- 手順：
  — 距腿関節の背屈と底屈：まず、膝を屈曲させた状態で背屈を検査し、次に膝を伸ばして腓腹筋の短縮を調べる。

— 距骨を腹側から固定し、踵骨の内反および外反を検査する。縦足弓が扁平になっている場合、踵は持続的に外反し、内反運動は抑制される。
— 凹足の場合は、踵は内反し、外反運動が抑制される。

ショパール関節とリスフラン関節
- 患者の開始肢位：背臥位。
- 療法士の開始肢位：患者の足の尾側。
- 手順：
 — 距骨と踵骨を内側あるいは外側から固定し、他方の手でショパール関節の回内と回外を検査する。
 — 舟状骨と楔状骨、そして立方骨を（回外の場合）内側から、あるいは（回内の場合）外側から固定し、他方の手でリスフラン関節の回外と回内を検査する。

趾関節
- 患者の開始肢位：背臥位。
- 療法士の開始肢位：患者の足の外側。
- 手順：
 — 遠位指節間関節、近位指節間関節、中足趾節関節の伸展と屈曲の検査。
 — 鉤爪趾では、中足趾節関節の屈曲および遠位指節間関節と近位指節間関節の伸展の制限に注目する。
 — 外反母趾では、特に外転が制限される。
 — 変形が大きく進行している場合、どの方向の運動も痛みを伴い、制限されている。

運動レベルの低下時における
並進的可動性の検査

- 背屈の制限：脛骨と腓骨に対する距骨の滑りを検査する。底屈時における腹側への滑りも検査する。凹足では背屈が抑制されていることがある。
- 距舟関節、踵立方関節、リスフラン関節における背側滑りを検査。
- 内反と外反の制限：踵骨を距骨に向けて動かす。距骨に対峙する関節面の腹側部分は凹面であり、背側部分は凸面であるため、踵骨は内反および外反時には弧を描くように距骨の下に滑り込む。内反の際は腹側部分が内側へ、背側部分が外側へ滑る。外反の際はその逆になる。
- 回外の制限：舟状骨は距骨と踵骨のほうへ軽く外旋しながら背側へ、楔状骨は舟状骨のほうへ背側に、第1および第2中足骨は背側へ滑る。立方骨は舟状骨と踵骨のほうへ底側に、第4および第5中足骨は立方骨のほうへ底側に滑る。
- 回内の制限：上記の逆のすべり方向の検査。
- 足趾の伸展の制限：背側滑りの検査。屈曲時は底側滑りの検査。

> 足とつま先はそれぞれ運動経路の終わり、つまり治療位において検査する。

■ 運動様式

- 歩行時における足弓の変化を観察すること！
- 接地時の足を観察（機能的縦足弓が生じているか）。
- 足底の内側に痛みがある患者は、足の外側を使って歩行する。痛みを伴う外反母趾がある場合、股関節の内旋により足の角度が変わっているため、第5趾の付け根が最後に床を離れる。
- 鉤爪趾や槌状趾では、足のディバーゲンスが増加するため、接地時間が短くなる。そうすることで、立脚相の終わりにおける趾屈筋の伸張を避けている。
- 靴底の減り具合を見れば、どの部分に負荷がかかっているかがわかる。
- 患者がどのような靴を好むか、観察する。
- 足跡からも、変化を見て取ることができる（砂の中の足跡や、ぬらした足の跡；図3.110a-e）。

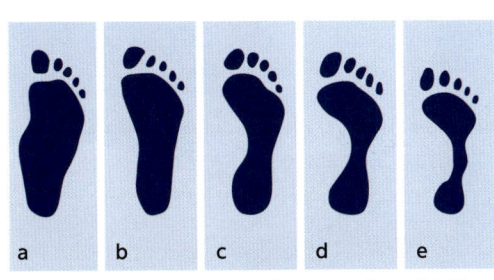

図3.110a-e　足跡　a　横扁平足　b　扁平足　c　正常　d　凹足　e　強度の凹足

● 足の静力学的な変化の理学療法

足部の負荷状況の変化により発生した静力学的な障害は、矯正的な安定化トレーニングと可動性の低下した部分に対するモビライゼーションを通じて緩和することができる。受動的な手段（インソールやテーピングなど）を通じて、安定性をサポートすることもできる。

凹足や横扁平足、外反母趾、鉤爪趾、槌状趾は、その変形そのものを解消することは困難なため、対症療法的に対処するしかない。

構造的な凹足に対しては、アーチを支持するインソールの利用に加えて、可能な限りの（自己）モビライゼーションを施し、足の強直を解くことに努める（図3.111）。

下肢軸の発達期にある小児に現れる外反足は、その程度が異常でない限り治療する必要はない。

外反母趾あるいは鉤爪趾や槌状趾に痛みが伴う場合、その変形は治療できないため、痛みを緩和するための対処を行う。

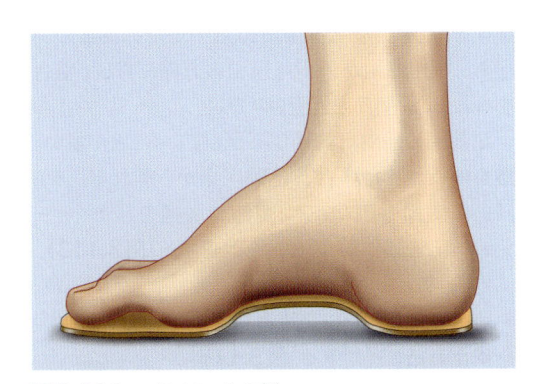

図3.111　インソールの例

■ 目的と処置

身体構造と機能（機能障害）

痛みの緩和

- 外反母趾および鉤爪趾と槌状趾には中足趾節関節への免荷牽引（患者自身による自己治療も可能；図3.112）。

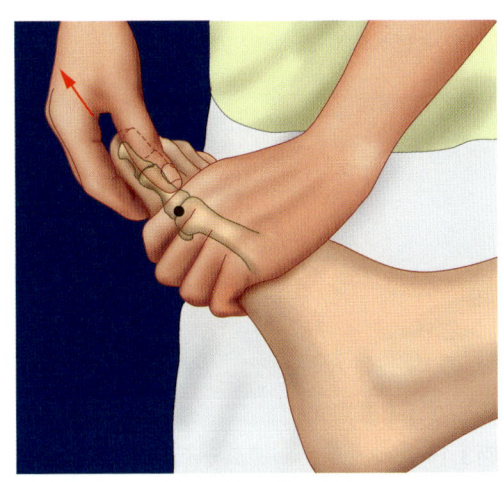

図3.112　母趾中足趾節関節の牽引

- 外反母趾の初期には、母趾中足趾節関節を内転位にテープ固定するのもよい。
- 横扁平足：第2中足骨頭の下に小さなパッドを入れることで、その位置を是正する。パッドはテープで固定するとよい。この方法は、患者が恒常的なインソールを必要とするまでの一時的な免荷方法と見なす（モートン神経痛では使用しないこと!）。加えて、中足骨頭部の底側を横断する形でテーピングを施すことで機械受容器を刺激し、底側の骨間筋群を活性化することもできる。
- 腱付着部症は超音波やホットロール、あるいは横断摩擦や圧迫法で治療する。
- 凹足患者には、底側筋膜に対する軟部組織テクニックとして、テニスボールやマッサージボールを利用したセルフマッサージにより血流を改善する方法を指導する。

可動性の低下した部位とその周辺関節における運動量の改善

機能的下肢軸トレーニングと足弓形成法を用いて、可動性の低下を解消する。「酷使した足」における可動性の長期間に及ぶ亢進が、急性の可動性低下を引き起こすこともある。そうした患者は、歩行時に「足を踏み外し」、それ以来痛みがあると訴える。

- 治療位における運動の低下した方向への並進的滑りモビライゼーション（2.2章を参照）。

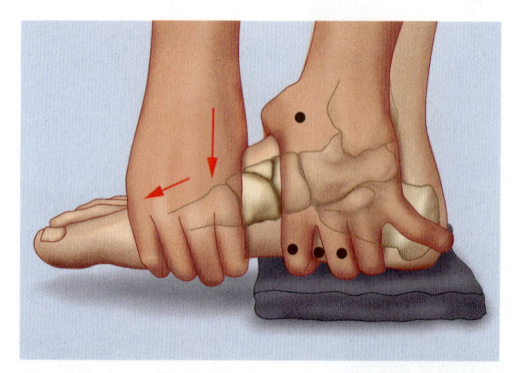

図3.113　内側足根骨の底側モビライゼーションに用いるグリップ法（例は舟状骨）

例：舟状骨部の内側足根骨モビライゼーション（図3.113）

- 外反母趾患者は、内側および底側への基節骨の滑りを心地よいと感じる（外転のために内側、屈曲のために底側）。
- 短縮した筋のストレッチと自己ストレッチ。
- 足趾の筋群は圧迫すると痛みが生じるので、それらをストレッチする際は、常につま先方向に軽く引っ張りながら行う（図3.114a-b）。
- 凹足患者は鉤爪趾を予防するために、趾伸筋をストレッチする。
- 趾屈筋群の遠心性伸張は負荷のない肢位と歩行位の両方で行う。後者は歩行の立脚相の前提条件となる。
- 状況に応じて、股関節と膝関節の可動性を改善する。

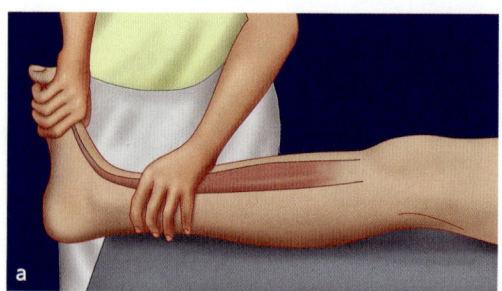

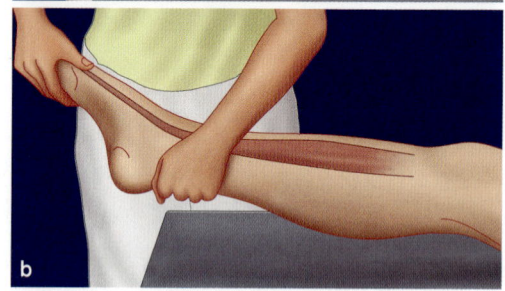

図3.114a-b　足趾の屈曲による長母趾伸筋のストレッチ　a　底屈　b　回内

活動

下肢軸に対する負荷の効率化

| 足部の変形に対処する場合は常に下肢全体の形状を改善し、それを通じて脊柱の静力学にも介入する。足だけを検査・治療の対象としてはならない！

縦足弓と横足弓の形成

距骨下関節の内反安定性と足先関節の回内安定性を高め、アーチ形成に関与する足底の筋群の機能を取り戻す。膝関節と母趾中足趾節関節の伸展および屈曲軸が、歩行運動の方向に対して整合するように股関節を外旋させる。

足前部の回内可動性が不足していることが多い。踵を内反させた場合、母趾が床から離れる。ショパール関節やリスフラン関節の並進モビライゼーションなどを通じて、可動性を改善する（図3.113）。

| 足に変形をきたした患者に可能なかぎり最善の矯正方法を提示する（図3.115）。

- 最初に、足底にかかる圧力負荷の現状を患者に理解させる。患者は足の内側にかかっている負荷を外側に移す。その際、母趾球は接地していなければならない。母趾球の下と踵の外側に触れ、患者に足の負荷を意識させる。下腿の縦軸が内側に移動することも、足趾が屈曲することもないように気をつけながら、その2点に同程度の負荷をかける。同時に下腿外側に抵抗を与え、近位側から腓骨筋を活性化する。近位の筋の牽引作用により、縦足弓と横足弓が挙上する。

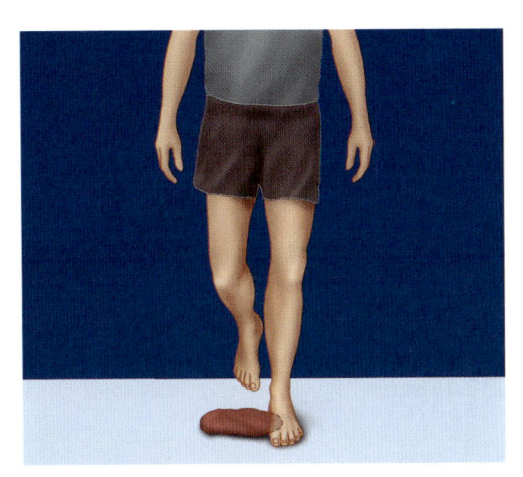

図3.116　筋組織が虚弱している際に左舟状骨の下に利用する砂袋

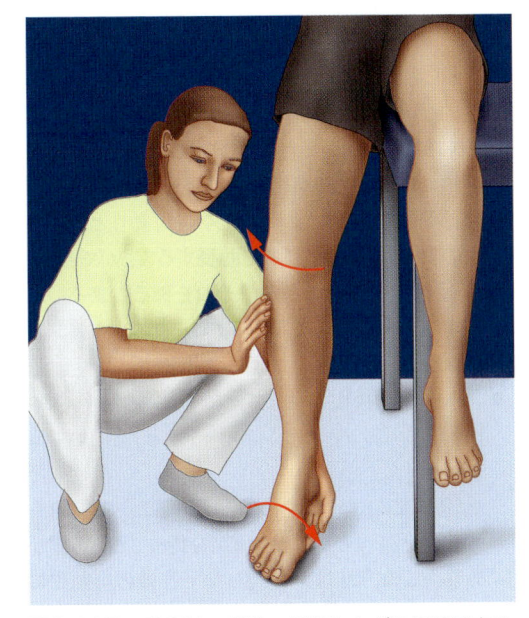

図3.115　股関節の外旋に抵抗しながら行う回内の促進による縦足弓の活性化

（図3.116）。
- 「ペンギン」エクササイズを行う患者は、重力負荷が高まった状態で縦足弓を維持しなければならない（図3.97a-c、図3.117）。
- 負荷のない開始肢位で、歩行に必要な筋の相互作用を促進する。

例：
- 伸展・外転・内旋のPNFの下肢パターンに足部の底屈・外反・回内・趾屈曲を組み合わせ、開放運動連鎖において足底筋群をトレーニングする。ピボットによって足部運動を強化することもできる。下肢は接近させ静的にセットし活性化させ

（高いいすや半端座位など）重力負荷の少ない開始肢位で始め、のちに（立位、かがんだ状態、片足立ちなど）負荷の強い開始肢位で行う。膝関節にセラバンドを用いるなどして、療法士の代わりに抵抗を加えることもできる。しばらく練習した後、宿題として日常生活内で実行することもできる（例えば、レジの行列に立っているときに上記の2点と抵抗をイメージしながら、足の負荷を最適化するなど）。
- 筋力が大きく低下している場合、立位におけるエクササイズをするときに、舟状骨が滑り落ちるのを防ぐために、その下に砂袋を置く必要がある

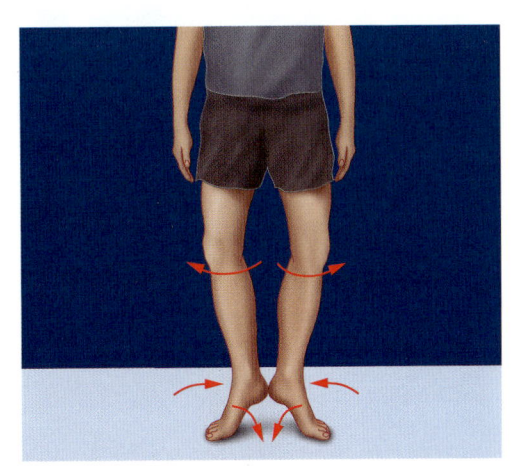

図3.117　ペンギンエクササイズ
(Klein-Vogelbach 1990)

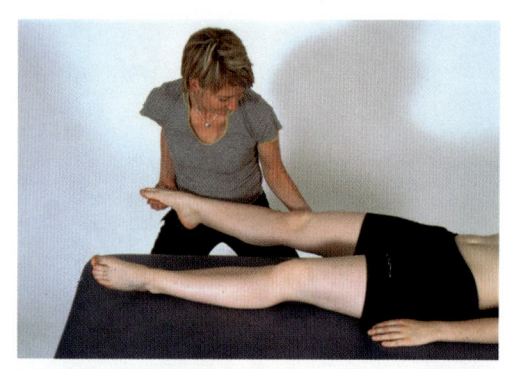

図3.118 PNFの下肢パターン：伸展・外転・内旋

る。足部はそれに対応するパターンにおいて求心的および遠心的に運動させる。遠心運動を強調することで、趾屈筋の伸張を促す（**図3.118**）。
- 歩行パターンは上肢や体幹を介して全身の働きを活性化する。例えば右脚の立脚相は、伸展・外転・内旋の上肢パターンおよび肩甲骨の下制を通じて対側の上肢に放射する。療法士が下肢に介入する一方、患者はセラバンドやエキスパンダーなどでそのパターンを引く
- 歩行の矯正（**図3.119**）：患者が立位で縦足弓を作ることができるようになったら、これを歩行に応用する。その際、患者は母趾中足趾節関節の伸展軸と屈曲軸が歩行方向に垂直に重なる機能的縦足弓上で、接地足を運動させることを練習する。その前にまず、現状の歩き方で、足底のどこに圧力がかかっているかを理解しておく。床にテープを貼ることで、機能的縦足弓を可視化する。このテープ上を患者は踵の外背側から母趾関節へと重心を動かす。このとき、膝が内側に回ったり過剰に伸展したりしないように気をつける。療法士が膝に触れ、誘導するのもいい。療法士は脛骨プラトー上における大腿骨顆の外旋をサポートする。
- PNFの歩行促通法により、立脚の全筋群を強化することができる（**図3.120a-c**）。歩行時に典型的な筋の相互作用は、さまざまなパターンを複合することで促通できる。圧縮を通じて閉鎖運動連鎖における立脚筋組織の機能を高める。
- 足部筋群の協調エクササイズ：可動性と協調を次のようなエクササイズで助長することができる。

例：足趾で新聞をつかみ、それを破る。あるいは物を持ち上げ、容器に入れる。このエクササイズで競争させると、子どもたちは特に喜ぶ。
- 「ジャングル探検」：さまざまな不安定な道具（マット、トランポリン、バランスボードなど）を用いて道を作る。

ただし、このエクササイズを行う前に、機能的下肢軸をセットするエクササイズを行っておく必要がある。この方法は、習得した下肢軸の自動化に貢献する。

■ 個別の筋でなく、機能をトレーニングすること！

<u>参加</u>

患者にさまざまな靴のメリットとデメリットを説明する。患者の多くで、習慣を変える必要が生じるため、適切な情報とアドバイスを提供することが欠かせない。

足部の生体力学と病態力学に関する説明も有益である。

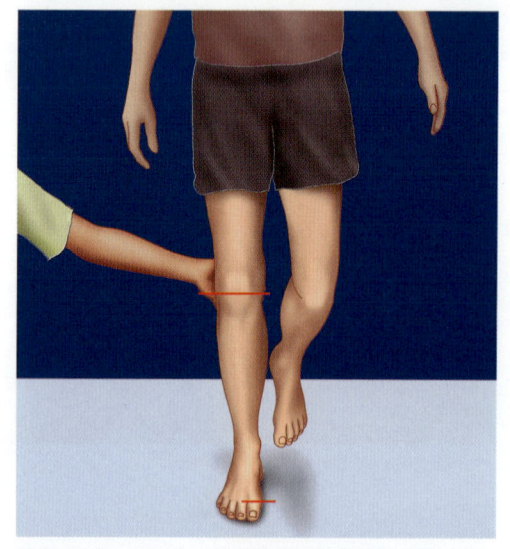

図3.119 母趾中足趾節関節と膝関節の屈曲伸展軸は平行

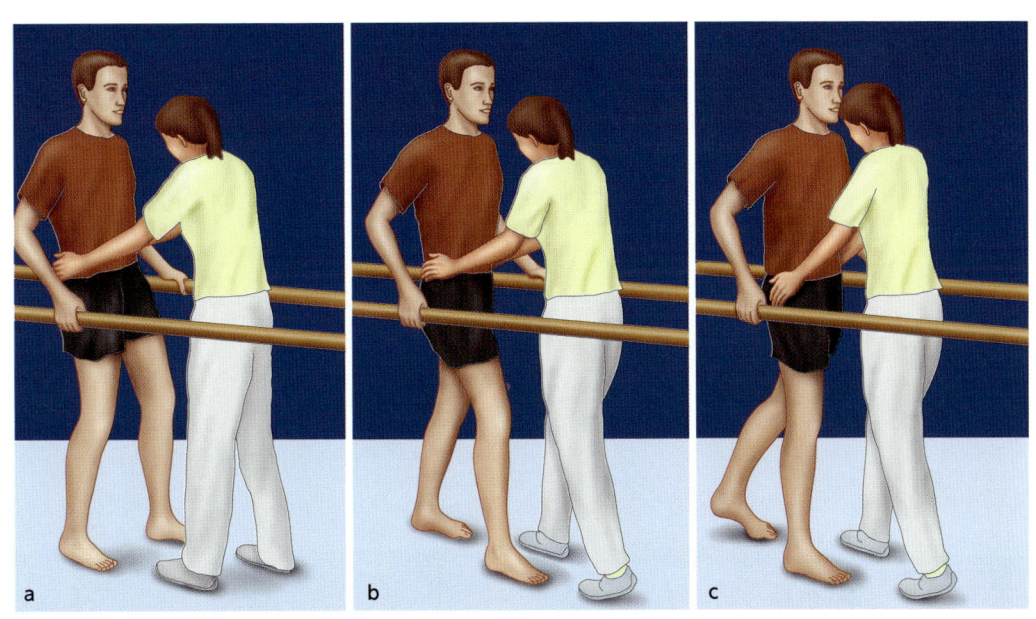

図 3.120a-c　PNF 歩行促通

靴のアドバイス
- 扁平足患者では、内側縦足弓を支持するために足の内側を高くすることで、踵の外反を予防する。
- 横扁平足と鉤爪趾の患者は、踵部分が開いた履き物を履くべきではない。そうした履き物では、足趾でつかむ動作が生じるため、趾屈筋群の短縮が亢進する。
- 足先部分の幅が広すぎるいわゆる「健康シューズ」は避けたほうがいい。
- 外反母趾患者には、つま先に十分なスペースのあるソフトレザーシューズが適している。先の細い靴や高いヒールは避けること。
- 高いハイヒールは足前部に強いストレスとなるため、外反母趾や横扁平足、鉤爪趾には向いていない。

極度な凹足で背屈が制限されている患者には、高いヒールは適している。ただし、歩行が回避運動なしに行える程度の高さにとどめること。

4 構造的な位置異常

4.1 構造的な位置異常の概要　297

4.2 脊椎分離症と
脊椎すべり症　302

4.3 股関節の構造的な異常　312

4.4 膝関節の構造的な異常　327

4.5 脊柱側弯症　335

4.6 足の構造的な異常　354

4 構造的な位置異常

4.1 構造的な位置異常の概要

■ 定義

身体各部の構造的な位置異常は、先天性または後天性のいずれかである。構造的な位置異常は、単なる姿勢異常とは異なり、身体各部の構造の内部の変化を伴う。

■ 原因と発症

位置異常の患部では、負荷や荷重が変化する。身体は、患部の作用力に対応する適応機構を有する。通常、構造的な位置異常は無症状である。可動性の増減などの機能障害や機能的偏位が加わって初めて、負荷や荷重が変化し、疼痛が生じうる。

構造的な位置異常は、前関節症の変形であり、力学の変化により患部が急速に変性する。

位置異常の患部では、交互の負荷が減少する。X線画像で、海綿骨の構造への作用力（例：成長期など）を確認しうる。

例：大腿骨頸部のCCD角の拡大により、X線画像では垂直の軌道が増える。これは、大腿骨が垂直化し、大腿骨頸部で牽引力より圧迫力が強まるためである。また、CCD角の縮小により、大腿骨頸部で曲げ応力が増大し、水平の軌道が増える（図4.1）。

先天性の位置異常の多くは原因不明である。妊娠中の中毒性障害が原因と疑われるものもある（例：先天性側弯症、内反尖足）。多くの症例で家族集積性が見られる（例：股関節形成異常）。

また神経筋疾患も原因となる。成長期の小児で、神経筋疾患により脊柱が変形する。また、神経疾患により内反尖足が生じることもある（例：二分脊椎）。

■ 診断

構造的な位置異常の診断根拠は、第一に視触診と可動性検査により得られる。

患部の構造的変化は画像検査で確認する。撮影部位の組織に合わせて、画像検査の種類を選択する。患者の年齢も重要である。例えば、1歳児の股関節の位置異常の診断では、X線検査の被曝を避けるため、超音波検査を行う。

骨の構造的変化の確認には、X線画像が有用である。また、軟部組織の変化の確認や骨との境界の強調には、超音波検査やMRIが有用な診断法である。

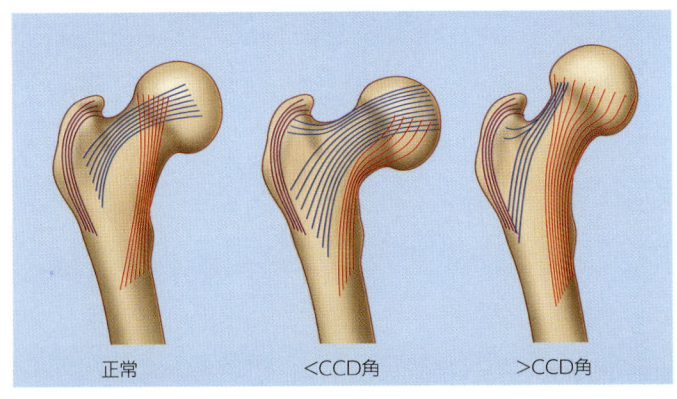

図4.1　CCD角の異常による骨梁構造の変化

■ 予後

構造的な位置異常は偶然に見つかることが多い。多くは無症状であり、機能障害などが加わって初めて発症する。

患者にとって美容上の問題が重要であり、これが治療開始のきっかけとなる。

多くの場合、治療の開始が早いほど、予後は良好である。成長期の患者では、治療により成長を良好に制御する。

原則としてまず保存療法を行う。重度の位置異常（例：コブ角が40度を超える側弯症）のみ、速やかな手術療法が必要である。

構造的な位置異常により、患部で不安定性（例：脊椎すべり症）や可動性低下（例：足の位置異常）が生じると、患部や隣接部で過剰負荷が生じる。

■ 治療

位置異常やこれによる関節の病理機序について、患者（または親）に教育することは重要である。

生活上の助言
- 体重の制御（減量）
- 関節に最大負荷を与えるスポーツを避ける。ただしスポーツ全般を禁止しない。むしろ、関節に適度な負荷を与える定期的なスポーツ活動は、関節の栄養供給のため必要である（水泳、サイクリング、学校でのスポーツ）。

保存療法と手術療法のいずれにおいても、理学療法は重要な役割を有する。

保存療法

整形外科的補助具
- 装具やコルセット
- 足底板
- 補高靴
- ギプスキャストによる整復（例：内反尖足）
- 矯正靴

手術療法

- 回転骨切り術、矯正骨切り術（股関節の位置異常、下肢軸偏位、内反尖足）：楔状骨片を切除し、これを別の場所に移入し、関節の位置を矯正する
- 脊椎固定術（脊椎すべり症、側弯症）：海綿骨や金属製インプラント（側弯症ではハリントンロッド）を挿入し、脊柱を矯正し固定する

構造的な位置異常のまとめ

- 身体各部の構造的な位置異常は、先天性または後天性のいずれかである。これにより、身体各部の構造の内部で変化が生じる
- 特に成長期は身体の適応能力を有するため、通常は無症状であり、偶然に構造的な位置異常と判明することが多い
- 重度の位置異常の患者では、美容上の問題が生じる
- 構造的な位置異常により、不安定性（例：脊椎すべり症）や可動性低下（例：足の位置異常）が生じると、患部や隣接部で過剰負荷が生じる
- 構造的な位置異常に加えて機能障害が生じると、疼痛や可動性の変化などの症状が表れる
- 治療の開始が早いほど、予後は良好である。理学療法は、保存療法と手術療法のいずれにおいても重要である
- 各患者に適した理学療法検査および治療を行うには、位置異常を有する関節の病理機序の理解が必要である
- 位置異常による作用力の変化により、関節の偏位や変性が促される

● 構造的な位置異常の理学療法検査

■ 既往歴

- 通常、疼痛は機能障害が加わって初めて生じる
- 日常生活における弾力性：

例：
- 重度の側弯症では、肺活量が低下し、これにより体力が低下する
- 下肢軸偏位や股関節の位置異常では、歩行やランニングによる易疲労性が早まる
- 反復負荷（例：特定のスポーツを行う）
- 幼児では親に既往歴を聞く。親は患部の非対称性や運動量低下に気づいていることが多い

■ 体形と姿勢の異常

- 構造的な位置異常は姿勢悪化をもたらす。位置異常の重症度に応じて、複数平面（例：側弯症、内反尖足）または一平面（例：外反膝、内反膝）で姿勢悪化が生じる
- 体格：体重は、関節に負荷を与え、病的な力学的力に影響を与える
- 構造的な位置異常により、しばしば隣接部でも位置が変化する（例：外反膝による距骨下関節の踵骨の位置の変化）

■ 運動様式の変化

- 歩行
- 多くの位置異常で典型的な開始肢位が見られる。例：大腿骨頸部前捻角の拡大による割座（股関節を内旋して座る）
- 患部の運動量低下。例：股関節の位置異常を有する小児で下肢の蹴り運動が減少する
- 幼児で正常な運動発達に異常が生じる

■ 靭帯

- 構造的な位置異常により不安定性が生じると（例：脊椎固定術）、靭帯で疼痛が生じる。靭帯の疼痛は、長めの圧迫（20秒以上）により再現可能である
- 膝関節の前額面の位置異常により下肢軸が偏位し、側副靭帯への過剰負荷が生じる
- 骨によっても位置異常を評価しうる。例：脊椎すべり症により生じる棘突起の段差、大腿骨顆や踝の触診による下腿の回旋の評価

■ 筋組織

- 位置異常による過剰負荷で反射的に生じる筋緊張亢進
- 筋肉の起始部や付着部における腱障害
- 安静（例：ギプスシャーレ固定による臥床）による筋緊張低下

筋短縮の検査

位置異常により悪化または固定化した筋短縮を見つけ治療する。

例：
- 椎体の腹側で起始する腸腰筋は、脊椎すべり症を悪化させる
- 凸側弯側の腸腰筋は、側弯症の位置異常を悪化させる

筋力の検査

構造的な位置異常により、支点までの作用線が変化し、筋肉の作用にも影響を与える。作用アームが短縮した筋肉では、検査で筋力低下が認められる。

例：
- 外反股では、トレンデレンブルグテストで、作用アームの短縮による骨盤の安定性低下が認められる
- 側弯症や脊椎すべり症では、体幹筋の筋持久力が低下する

■ 可動性

自動運動の可動性
- 運動様式や可動性を観察する。例：脊椎すべり症では、腰部の伸筋の短縮により、腰椎を屈曲できない
- 診断のため、患部に応じて特殊な可動性検査を行う

例：
- 側弯症では、前屈テストで、肋骨隆起が顕著に認められる
- 股関節の大腿骨頸部前捻角の拡大では、外旋よりも内旋の可動性が増大する

他動運動の可動性
- 不安定性を有する場合、他動運動の可動性が増大する
- 足の構造的な位置異常は、他動的に矯正できないため、これにより姿勢異常から区別される

■ その他の特殊なテスト
- 神経誘発テスト：脊椎すべり症では、下肢伸展挙上(SLR)テストと他動的頸部屈曲で陽性となる
- 側弯症の小児で、呼吸量と肺活量の検査を行う
- 下肢長の検査：下肢の構造的な位置異常、側弯症

● 構造的な位置異常の理学療法

理学療法士は、構造的な位置異常が身体に与える病的な力学的影響を認識し理解しなければならない。これは、患者に適切な自己矯正を習得させるのに必要である。

■ 目的、処置および原理

以下では、治療の目的別に、全般的な処置と原理について述べる。具体的な処置とその手順は各疾患の項で説明する。

身体構造と機能(機能障害)

可動性の維持と改善
- 構造的な位置異常により、正常な生体力学的関節リズムが損なわれる。構造の変化により可動性が変化する
- しばしば隣接部の可動性の維持と改善も必要である。隣接部の機能障害により疼痛が生じる
- 他動的な関節テクニックや軟部組織テクニックを行う。脊柱の脊椎分節の機能障害は、脊椎分節モビライゼーション(徒手療法)により除去する
- 短縮を通じて位置異常を悪化させる筋肉を伸張する。患者は、持続的な筋短縮を避けるため自己伸張を習得する

矯正臥位と安楽臥位
- 定期的な矯正臥位は、位置異常の改善において重要である(特に成長期)。側弯症の小児は毎日行うこと
- 安楽臥位は患部の過剰負荷を低下させる。脊椎すべり症では、台を用いた臥位により腰椎を免荷する

関節の最適な中心化
- 偏位した関節の他動的・自動的な中心化：構造的な位置異常を有する関節は、機能的偏位を生じやすい。関節の適合の変化、梃子の比率の変化は偏位を助長する
- 特殊な関節テクニックにより他動的な中心化を行い、その後、患者は自動的な中心化を訓練する。例：下肢軸の位置異常では足の三点荷重を行う

疼痛緩和、過剰負荷を有する部位の免荷、過小負荷を有する部位の荷重
- 四肢や脊柱の筋肉の筋緊張を低下させる(例：横断マッサージやホットロールによる代謝改善)。事前の他動的処置の後、自動的な筋肉の延長・短縮を行う(例：PNFの主動筋による逆運動)
- トリガーポイントや圧痛点の治療のため、圧迫イン

ヒビションを行う
- 関節全体と筋肉の代謝改善のため、吊りなしの反対方向モビライゼーションを行う
- 持続的な過剰負荷を有する部位の免荷、持続的な過小負荷を有する部位への荷重のため、関節の位置を変更して間欠牽引・圧迫を行う

過可動性や不安定性を有する部位の安定性の獲得

構造的な位置異常により、隣接部で代償機構が必要となり、過可動性が生じる。

例：
- 股関節の位置異常の代償として、腰椎と胸腰椎移行部の伸展の可動性が低下する
- 下肢軸の位置異常では、距骨下関節の負荷の変化とともに靭帯の負荷も変化する
- 下肢の過可動性や不安定性を有する場合、閉鎖運動連鎖による安定化を行う
- 脊柱の不安定性では、まず脊椎分節を安定化する。また内部ユニットと外部ユニットの筋肉連鎖に刺激を与える（5章）

活動

自己矯正の訓練
- 患者は訓練プログラムを習得し定期的（できれば毎日）に行う
- 患者の自主性はきわめて重要である
- 自己矯正により、関節を中心化し、病的な力学的作用を軽減する
- 乳児や幼児では、親が矯正のグリップや臥位を習得する（例：足の位置異常、乳児側弯症）

矯正筋の筋力と筋持久力の改善
- 下肢の位置異常では、主に閉鎖運動連鎖で筋力訓練を行う。開放運動連鎖の訓練は関節を偏位させる力が生じやすいため
- 定期的な自己矯正により同時に筋持久力を改善する
- ボイタ法は全ての位置異常で行ってよい

運動様式の効率化
- 脊椎すべり症では、背中を保護する運動様式を習得し、日常生活で伸展による反復負荷を避ける
- 下肢の位置異常では、梃子の比率を考慮し、骨盤や下肢の負荷を効率化する
- 下肢軸の理想的な位置への調整はしばしば限定的にのみ可能である。例：大腿骨頸部前捻角の拡大
- 患者は、日常生活に矯正を組み込む。その前提として、矯正の有益性を理解する。美容上の好変化は患者の強い動機となる
- 構造的な位置異常を有する場合でもスポーツ全般を禁止しない。有効なスポーツの助言は重要である

患者や親の補助具使用の訓練

小児の側弯症では、正しいコルセット装着や皮膚ケアがきわめて重要である。

参加

- 患者は自宅で訓練プログラムを行うなど自己責任で自主的に矯正訓練を行う
- 乳児の場合、親が自主的に矯正処置を行うよう動機づけと教育が必要である
- 若年および成人の患者は、構造的な位置異常による病的な力学的変化を学習し理解する
- 患者は日常生活で偏位を生じる力を避けるための訓練を行う

4.2　脊椎分離症と脊椎すべり症

■ 定義

- *脊椎分離症*：椎弓の関節間部に裂溝が生じる。前段階として、上下の椎骨がずれ、上側の椎骨の腹側滑りが促される
- *脊椎すべり症*：上側の椎骨が腹側尾側へ滑る。真性すべり症と偽性すべり症があり、後者は、高齢者で椎間関節が変性し、関節間部の裂溝がなくても椎骨が滑りやすくなり、不安定性を生じるものである。
まれに上側の椎骨が背側尾側へ移動する「後方脊椎すべり症」もある

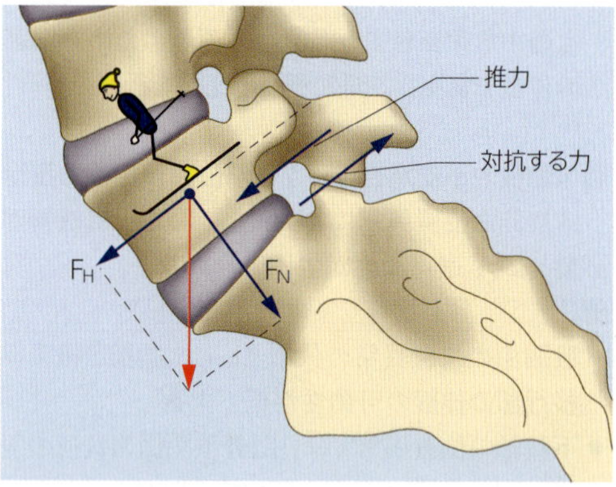

図4.2　脊椎すべり症の斜面落下。平行四辺形による推力の分解(N,P)

■ 原因と発症

脊椎すべり症は、若年者で、脊柱を極度に伸展するスポーツにより発症しやすい（例：バレエ、器械体操、やり投げ、トランポリンの跳躍）。

腰仙椎移行部は、脊柱の中で弱い部位である。仙骨底は斜面として見ることができ、仙骨底の傾斜により第5腰椎で腹側尾側滑りの傾向が生じる。

体重と筋力により生じる作用力は、仙骨底に垂直な力と平行な力に二分される。平行な力は第5腰椎の腹側滑りを促す。正常な椎体では、ほぼ前額面上にある関節突起が、この滑りを防止する。L5の下関節突起は、仙骨の上関節突起と接合する。第5腰椎の推力（G）を通じて、これに対抗する力（R）が関節突起で生じる。これらの対立する2つの力により、上関節突起と下関節突起の間の椎弓の峡部で負荷が生じる（図4.2）。

成長期のこの部位の骨折（多くは疲労骨折）を「脊椎分離症」という。アンカー機能を失ったL5の椎弓は腹側尾側へ滑る。その際、椎体を保持するのは、L5とS1の間の椎間板、腸腰靱帯の尾側の線維、背筋である。椎間円板の線維の緊張が強まり、大きな剪断力により椎間板の変性が進む。また筋緊張亢進が持続する。これらの因子が患者による疼痛の描画を決定づける。

また、次の因子により、仙骨底に平行な力が強まり、滑落の危険が増す。

- 腹部の重量が大きい
- 凹円背：仙骨がさらに水平化し、仙骨底が大きく傾斜する
- 股屈筋の短縮により、仙骨の傾斜が強まる

■ 発症部位

脊椎分離症と脊椎すべり症は、主に腰椎で発症する。少数の例外として下部頸椎でも発症する。腰仙椎移行部での発症が最も多い。先天性の脊椎すべり症はL5/S1、後天性（変性）の脊椎すべり症はL4/L5での発症が多い。

■ 症状と病期

脊椎分離症では、自覚症状を有することは少ない。
脊椎すべり症は、成人になるまで無症状のまま病変が進行する。極端な例として、第5腰椎が仙骨前縁を越え小骨盤まで滑落することがある（脊椎下垂）。

初期の荷重後の疲労現象、顕著な腰椎前弯、運動時（過伸展）の腰椎症状は、脊椎分離症や脊椎すべり症の可能性を示唆する。

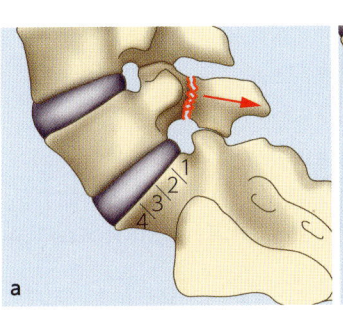

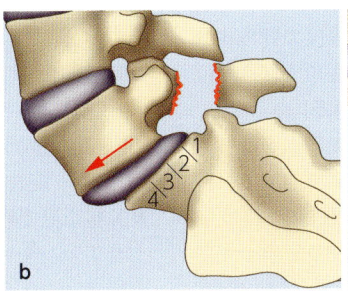

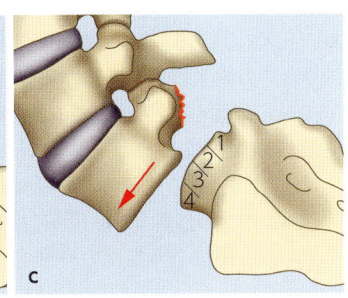

図 4.3a-c 椎骨の滑りのMeyerding分類(Niethard et al. 2003)
a 脊椎分離症：関節間部で椎弓が損傷する。多くは偶然に見つかる(無症状)
b 脊椎すべり症：椎体が滑るが、椎弓後部と棘突起は動かない
c 脊椎下垂：脊柱が仙骨から離れて滑り、しばしば移動した位置で安定化する

　脊椎分離症の多くは両側性である。脊椎分離症による疼痛は成人になるまで生じないため、小児ではしばしばX線検査で偶然に見つかる。脊椎分節の不安定性が増大すると、腰仙椎で疼痛が生じ、さらに臀部や両下肢に広がる。重度の場合、L5とS1の脊髄根が圧迫される。この場合、L5とS1のデルマトームで疼痛や感覚障害が生じ、時にL5の支配筋(長母趾伸筋)やS1の支配筋(下腿三頭筋)の運動障害が生じる。
　診断は、X線検査によってのみ確定しうる。前後像と側面像に加えて、関節間部の確認のため斜位像が必要である。

- **X線検査**：椎骨の滑りの大きさは、45度斜位像で最もよく描出される。関節突起、椎弓根、棘突起を撮影すると、首輪を付けた犬のような形状が見られる。腹側滑りの重症度はMeyerding分類(Niethard et al. 2003)により判定する。Meyerding分類は、滑りの距離により4つの病期があり(図4.3a-c)、4期は脊椎下垂に相当する。病期は、椎体後縁が仙骨底の4区画のいずれに位置するかにより分類する。また、仙骨後面と第5腰椎体下面がなす角度を測定する。90度を下回れば病的な後弯である。これらは側面像で判定する(図4.4)。脊椎すべり症の根底には、成長期の第5腰椎と仙骨の変形がある。生体力学の変化により(「腰仙椎移行部の生体力学と脊椎すべり症」を参照)、第5腰椎体下面背側および仙骨底腹側は成長不良となり、第5腰椎は台形、仙骨底はまずS字型、その後はドーム型になる。このような変形は、第5腰椎の腹側尾側滑りに影響を与える(図4.4)。
- **不安定性**：患部の脊椎分節の不安定性(理学療法的検査、可動性検査を参照)

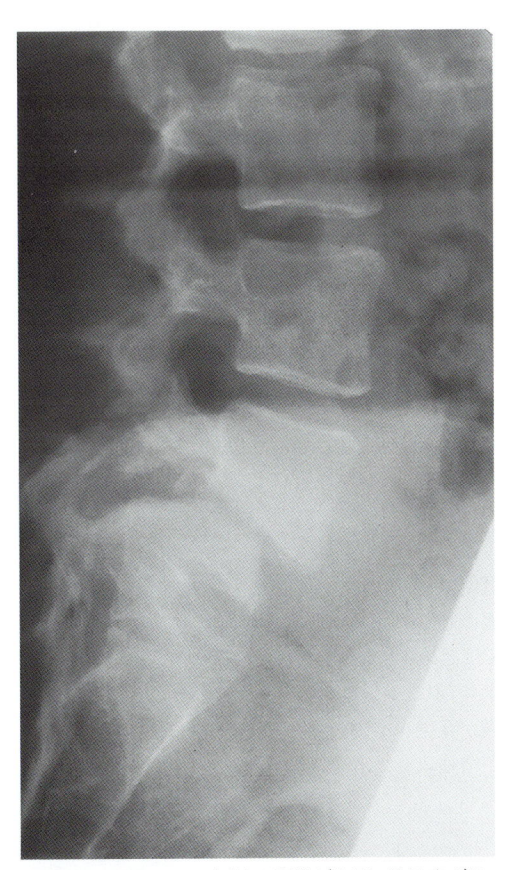

図4.4 脊椎すべり症(第5腰椎が台形、仙骨底がドーム型になる)

- *ジャンプ台症状（段差の触知）*：重度の脊椎すべり症でのみ生じる。体幹の腹側変位を伴う腰椎の前弯増強を目で確認しうる(図4.5)
- *腰股伸展強直*：ラゼーグテストで下肢を持ち上げようとすると、疼痛のため股関節を伸展で保持し、このため体幹がベッド面に接触しない（硬膜嚢の狭小化を伴う重度の脊椎すべり症の小児で見られる）

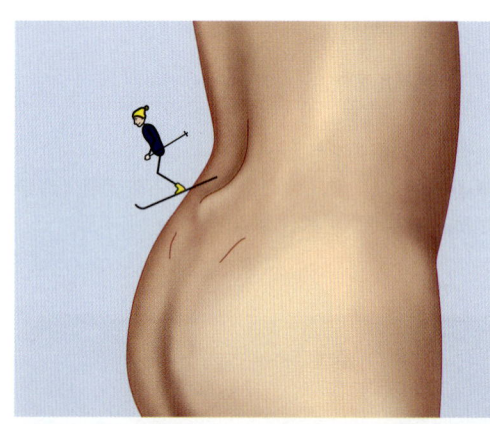

図4.5 脊椎すべり症のジャンプ台症状

　成人になると、L5/S1の脊椎分節の不安定性により、腰仙椎移行部で疼痛が生じ、臀部と両下肢に広がる。重度の脊椎すべり症では、L5とS1の脊髄根が圧迫される。この場合、L5とS1のデルマトームで、疼痛などの根性症状や感覚障害が生じる。

　長時間の同姿勢（特に立位）による疼痛増強の愁訴が多く、疼痛は「折れそうな感覚」を伴う。前弯の軽減により（例：大腿の支持、両下肢を曲げた臥位）疼痛は緩和する。

症例：若年の女子体操選手。腰仙椎の反復性疼痛の愁訴。疼痛は両臀部に広がるが、デルマトームでは認められない。また長時間の立位で増強する。半年前にトレーニングを中止し、その2か月後に疼痛が発生、その後徐々に強まる。1か月前から前弯が増強。

■ 診断

- X線検査
  — 前後像
  — 側面像と45度斜位像
  — 不安定性の鑑別のため機能撮影を追加する
- X線所見で診断できない場合はMRI、まれにミエログラフィー

■ 鑑別診断

- 脊椎関節症の変性による不安定性
- 根性症状を伴う椎間板ヘルニア
- 炎症性疾患
- 腫瘍

■ 予後

　椎骨の滑りの進行は保存療法のみでは阻止できない。

予後良好
- Meyerding分類の1期
- 思春期後の発症
- 患部の前弯

予後不良
- 思春期前の発症
- Meyerding分類の2-4期
- 患部の後弯

■ 治療

保存療法

- スポーツ全般を禁止せず、脊柱の過伸展を含むスポーツを出来るだけ避ける
- 急性の脊椎分離症は、ギプスキャストやコルセットによる安静で治療可能である

手術療法

　患部脊椎の横突起間の内固定や骨添加により、椎体を整復し、前後から安定化する(11.1章)。

● 脊椎分離症と脊椎すべり症の理学療法検査

■ 既往歴

脊椎分離症は多くは無症状で経過する。小児や若年者で、X線検査により偶然に見つかることが多い。低年齢になるほど、重度の脊椎すべり症の発症リスクが高い。このため、高リスクの小児では予防のため理学療法的治療を行う。

> スポーツ歴を問診すること。小児や若年者では、伸筋への反復負荷（例：前転跳び）や、器械体操や新体操（発症を促すため）を絶対に避けること！

■ 体形と姿勢の異常

- 近位の梃子による股屈曲の増大
- 腰椎の前弯増強
- 重度の脊椎すべり症では、患部脊椎の頭側で、重度前弯を伴う体幹の変位が目で確認される（腰仙椎のジャンプ台症状。図4.5）

■ 皮膚と皮下組織

- 腰仙椎移行部の組織の柔軟性が低下し、軽度の充血が生じる
- 神経の損傷があれば、デルマトームの感覚検査が必要である

■ 棘突起

- 脊椎すべり症の患部の頭側で段差が触知される
- 不安定な椎骨の滑りにより、患部に最も近い棘突起が圧迫され、疼痛が生じる
- 患部の椎骨の棘突起は、腹側に移動するため、触知できない
- 既に神経が刺激されている場合、棘突起の圧迫により症状がさらに強まる

■ 靭帯

- 両側の腸腰靭帯で重度の圧痛が生じる
- しばしば仙結節靭帯（仙骨のニューテーションを防ぐ役割を有する）で疼痛が生じる

■ 筋組織

- 反射的に梨状筋（仙骨のニューテーション防止筋）の筋緊張が亢進する。全ての仙骨ニューテーション防止筋は、仙骨底の傾斜を軽減しようとする
- 両側の背部の伸筋の筋緊張が亢進する。陽性のトリガーポイントを圧迫すると、疼痛が臀部や大腿に広がる
- 腹筋の筋緊張が低下する。恥骨結合への筋付着部が刺激されることがある

筋短縮の検査

- 股屈曲筋。特に腸腰筋
- 腰部の伸筋で、自発的な遠心性収縮による延長が不能となる

筋力の検査

- 体幹安定化筋、腹筋、背筋を検査する。療法士は、脊椎分節の安定化を通じて、脊椎分節固有の筋肉の筋力を調べる（5.3章の「安定化システムとしての外部ユニットと内部ユニット」を参照）
- 神経の損傷があれば、支配筋の筋力を調べる
- 支配筋の迅速な運動検査を行う
  - L4：前脛骨筋〜足の外側縁
  - L5：長母趾伸筋〜踵。母趾の持ち上げに注意する
  - S1：下腿三頭筋〜つま先
- 支持脚の骨盤安定化筋を検査する。例：トレンデレンブルグテスト。これらの筋肉は、骨盤の安定性低下による腰仙椎移行部の過可動性により荷重が増大するため、検査を要する。L5とS1の神経根の刺激により、股外転筋（L5）と股伸展筋（S1）が弱化する

■ 可動性

> 腰椎と胸腰椎移行部の脊椎分節の可動性を検査すること！

- 第一に腰椎の屈曲が制限される。多くは、脊柱起立筋と腰方形筋の短縮がその原因である。これにより側屈も制限される
- 患部脊椎で過可動性が生じる。これらの脊椎はしばしば機能障害を有する。例：L2/L3や胸腰椎移行部のディバーゲンス滑りの低下
- 可動性低下を有する部位の可動性を調べるため、スプリンギングテストを行う（図4.6）。堅く（firm）弾力的なエンドフィールではなく、堅い（firm）エンドフィールが生じるとともに痛覚が強まる
- 腰椎伸展によりしばしば疼痛が増強する
- 胸腰椎移行部でしばしば回旋と伸展が制限される
- 胸椎の可動性検査。胸椎の伸展の可動性低下により、身体各部の位置が体幹長軸へ適合しなくなるため
- 仙腸関節の可動性検査
- 股屈曲筋の短縮の検査。腸腰筋の短縮は、その起始部である椎体を通じて、股関節を固定化し、椎体の腹側尾側滑りを強める
- 股回旋が制限されると、歩行時に腰仙椎移行部と胸腰椎移行部が連動し、これにより過可動性が強まる
- 股内転筋（特に腹側）の短縮により、自由な股伸展が妨げられる
- 背部の伸筋の短縮により前弯が増強する

- 呼吸運動の観察。腰仙椎疾患（椎間板ヘルニア、脊椎すべり症）を有する患者はほぼ腹式呼吸のみになる。胸部の呼吸運動が遅くなり、胸部の運動量が減少し、胸椎や胸郭の動的安定性が失われる。胸郭全体の位置低下により、腰仙椎移行部の剪断荷重が増大する

腰椎のスプリンギングテスト（図4.6a-b）

- 患者の開始肢位：腹臥位。腹部を軽くベッド面につけ前弯を和らげる。両上肢を体側に置く。膝下にロール状のものをあて下腿をベッド面に置く
- グリップと手順：
  — 療法士は、L5/S1の位置で指を尾側へ向ける。指先をL5の椎弓の棘突起の外側に置き、この指先の上に他方の手の尺側面を置く
  — 療法士は全身を使って深部コンタクトを行い、力を入れずに腹側頭側へ押しを加える
  — L4より上位の脊椎で、指先を頭側へ向け（図4.6b）、同様の処置を行う
  — 可動性が低下した脊椎分節では、可動性低下により、堅く（firm）非弾力的なエンドフィールが感知される。可動性が増大した脊椎分節では、可動性増大により最終可動域で保持すると、数秒後に靭帯痛が生じる

> 脊椎すべり症では、療法士は患部の脊椎分節に細心の注意を向けること。既に段差を触知していれば、患部以外の脊椎分節の検査のみを行う。不安定な脊椎分節の低可動性を有することがあるため。

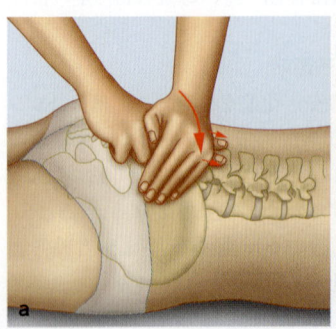

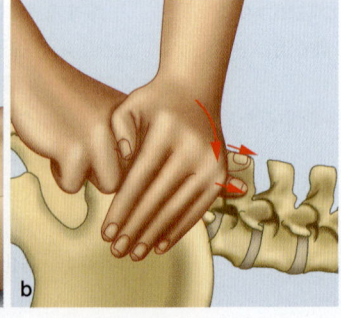

図4.6a-b 腰椎のスプリンギングテストのグリップ
a 患者の図　b 骨格図

■ 運動様式

- 立脚期の股伸展の可動性低下は、股屈曲筋の短縮を示唆する。ただし、運動の拡がり(continuing movement)による腰椎伸展に伴う疼痛が原因の場合もある
- 胸腰椎移行部の回旋の可動性低下の代償として、胸郭が連動する。胸郭の内径(前額面、水平面)は運動方向に対して直角にならない
- 足のふみかえしで、踵離地期に背屈筋や下腿三頭筋の作用が弱まる

■ その他の特殊なテスト

- 神経の関与が疑われる場合、下肢伸展挙上(SLR)と他動的頸部屈曲(PNF)の検査を行う(p.234)
- 反射テスト

脊椎分離症と脊椎すべり症の理学療法検査のチェックリスト

既往歴	伸筋による反復負荷(例:スポーツ)について問診する
体形と姿勢	腰椎の前弯増強
運動様式	■ 運動の切り替えにおける運動様式の観察 ■ 運動の拡がりによる腰椎伸展に伴う疼痛による歩行の変化 ■ 股伸展の可動性低下による立脚期の短縮
触診	■ 脊椎すべり症の患部の頭側での段差の触知 ■ 背部の伸筋の筋緊張亢進 ■ 恥骨結合の筋付着部の刺激 ■ 神経が関与する感覚障害
可動性の検査	■ 腰椎の脊椎分節の可動性検査は側臥位で行う ■ スプリンギングテストは腹臥位で行う ■ 隣接関節(胸椎、仙腸関節、股関節)の検査。不安定性を有する関節では代償的に可動性が低下する
筋組織	■ 筋力の検査 　— 脊椎分節の安定化を通じた脊椎分節固有の筋肉の検査、外部ユニットと内部ユニットの検査 　— 神経が関与する場合は支配筋の検査 　— 支持脚の骨盤安定化筋の検査(トレンデレンブルグテスト) ■ 筋短縮の検査 　— 股屈筋 　— 腰部の伸筋。特に遠心性収縮による延長を調べる
その他の特殊なテスト	■ 肢伸展挙上(SLR)テスト ■ 反射テスト

症例：29歳女性。腰仙椎領域の疼痛の愁訴。安静時痛の強さは疼痛スケールの3。長時間（15分以上）の立位で疼痛が増強し（疼痛スケールの6）、時に両臀部に広がる。立位で腰椎の「折れそうな感覚」がある。これまでに感覚鈍麻と筋力低下は認められない。同様に、長時間の座位でも疼痛症状が増強する。女性は事務職で働き、日中は腰椎の疼痛は疼痛スケールの5まで上昇する。

18歳まで体操選手として活動。腰椎症状はその1年後に発生し、昨年は仕事に支障が出るほど悪化。1年前の出産後、疼痛が強まる。

仮説と治療

体操選手時代の反復的な過剰負荷により脊椎分離症を発症したが、訓練時は筋肉がこれを代償していた。

勤務中の一側性の負荷や体幹筋の定期的訓練の終了により、脊椎の不安定性が強まった。妊娠によるホルモンの変化で靭帯が弛緩し、体操の復帰訓練への参加を止めた。

2か月前から軽度の失禁。骨盤底筋の機能不全があり、腰仙椎移行部の安定性が低下し、仙骨はニューテーション傾向を有する。内部ユニット（骨盤底筋、腹横筋、多裂筋）の相互作用が障害されている。

片側に偏った配置や姿勢（例：起立、着座）により症状が強まる。これは、過剰負荷を有する靭帯で交互の負荷が生じないことによる。立位では、仙骨底が傾斜し、第5腰椎体の滑り傾向が強まる。L5/S1間の線維輪の緊張が持続し、交互の荷重が生じず変性が進む。椎間板突出が生じ始め、座位で後縦靭帯と硬膜が刺激される。線維輪は、外側部分が感覚神経の支配を受けるため、それ自体が疼痛の原因となりうる。

硬膜が関与する場合、他動的頸部屈曲や下肢伸展挙上（SLR）などのテストで陽性となる。

腰椎の関節の遊びの検査は、スプリンギングテストや側臥位のクラフテクニックを通じて行う。L5/S1の関節の遊びが増大している場合、最終可動域で保持すると臀部の靭帯で疼痛が再現される。

腸腰靭帯の疼痛誘発テストでも、臀部と大腿背側で疼痛が再現される。

患者は、勤務の合間に行える安楽肢位を習得する。吊りなしまたは吊りの少ない腰椎の運動により、交互の負荷を加え、靭帯や線維輪の代謝状態を改善する。

患者は、過伸展を避けながら種々の開始肢位で行う腰椎の安定化を習得する。内部ユニットの活性化は、最初は吊りなしの開始肢位で、その後は日常生活に近い開始肢位で行う。事前に、背部の伸筋の遠心性収縮による延長や、胸椎モビライゼーションを行う。

●脊椎分離症と脊椎すべり症の理学療法

■目的

身体構造と機能（機能障害）

- 疼痛緩和、過剰負荷を有する部位の免荷
- 低可動性を有する脊椎分節の可動性の改善
- 不安定な脊椎分節の安定化

活動

姿勢と運動シーケンスを効率化し、過伸展による反復的な過剰負荷を避ける

参加

- 患者は発症機序と疼痛症状を理解する
- リハビリテーションの主体としての患者の役割を理解する

■処置

疼痛緩和、過剰負荷を有する部位の免荷

- 安楽臥位。例：台を用いた臥位、腹部の側面をベッド面に付けて安定させた側臥位、治療台の

端での腹臥位（5.2章）
- 腰仙椎移行部の免荷のための安楽肢位

例：

1. 座位

椅子にまたがり、腹部と背もたれの間に枕を置き、両上肢をテーブルに置いて支持する。枕により、胸郭の重量の一部が支持され、腹部への反圧により腰仙椎移行部が過伸展しない（5.2章）。

2. 立位

片足を台に載せ、体幹長軸を前傾し、同側の肘を大腿で支持する。

3. 背臥位

股関節を最大屈曲し、両下肢を腹部に引き寄せる。過前弯が軽減し、免荷作用がある。（図4.7a）。

- 筋緊張亢進を有する筋肉や刺激されている筋付着部へのホットロール
- 刺激されている筋付着部や靱帯への超音波療法
- 局所圧迫（1分間以上）によるトリガーポイントの治療
- 筋緊張亢進を有する筋肉への軟部組織テクニック（例：圧迫インヒビション、横断マッサージ）
- 吊りなしの腰椎の運動（疼痛のない可動域で行う）による代謝改善
- 胸椎モビライゼーションによる交感神経の抑制

低可動性を有する脊椎分節の可動性の改善
- 脊椎分節モビライゼーション。併せて等尺性収縮後弛緩を行う（しばしば上位腰椎の脊椎分節でディバージェンスを促すモビライゼーションが必要である。手順は3章の「腰椎症候群」を参照）
- 吊りなしのモビライゼーション（胸腰椎移行部、胸椎）
- 腹式呼吸のみを行う患者では胸郭のモビライゼーションを行う。例：種々の呼吸パターンを通じた呼吸法、ファラオグリップ（Packgriff）、交叉グリップ法（3章の「胸椎症候群」）による肋骨のモビライゼーション、患者自身による呼吸運動の知覚訓練

> 低可動性を有する脊椎分節は、モビライゼーションにより出来るだけ安定性を維持する。吊りなしのモビライゼーションで、患者は下腹部の距離が変化しないよう保持しながら胸椎と胸腰椎を動かす。

短縮した筋肉の伸張
- 背臥位または治療台の端での腹臥位で、背部の伸筋を縦断伸張する（図4.7b）
- 側臥位または腹臥位で、背部の伸筋を横断伸張する

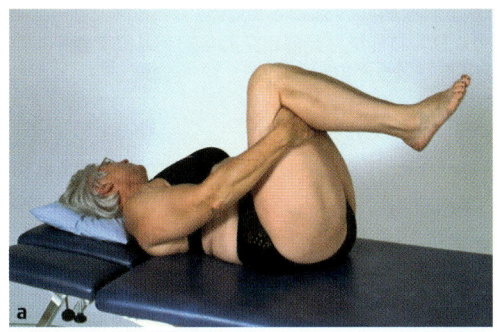

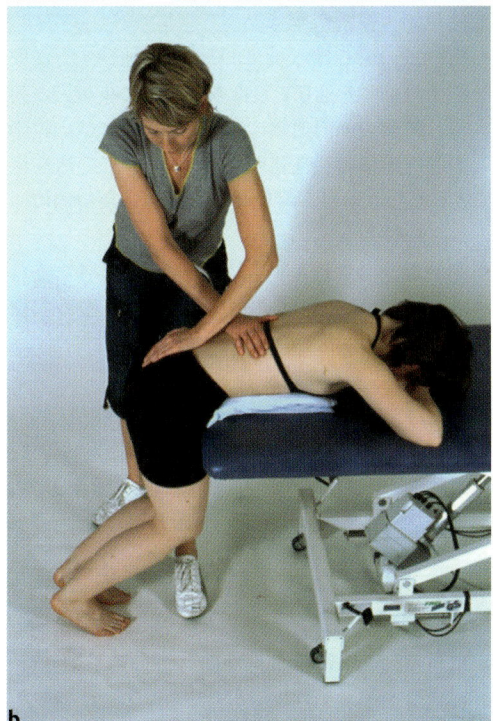

図4.7a-b a 背臥位の安楽肢位による腰椎屈曲
b 治療台の端での腹臥位による動的な求心性・遠心性収縮による腰椎伸展

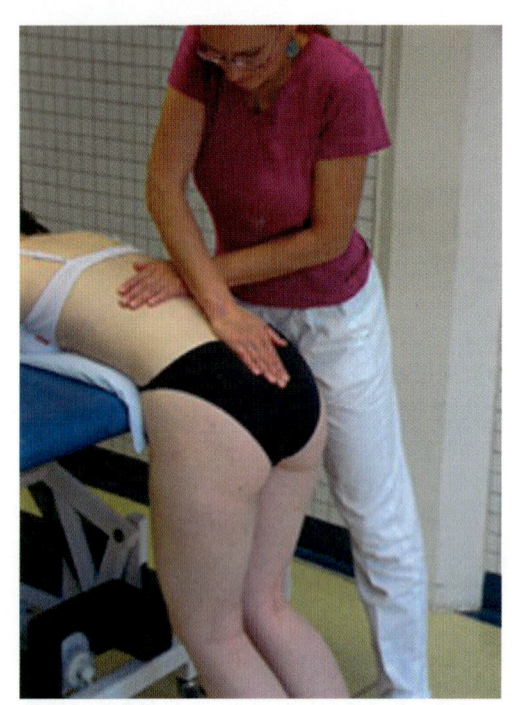

図 4.8 療法士は腰部の伸筋に抵抗を加える

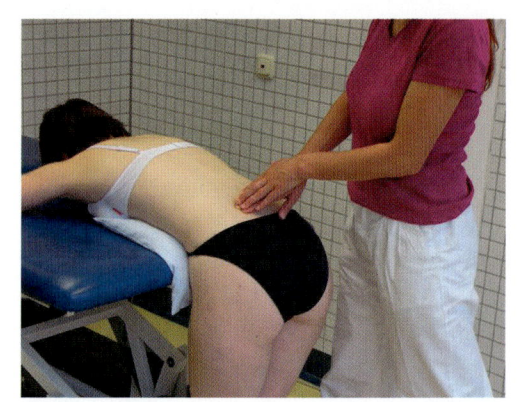

図 4.9 腰仙椎移行部の免荷の安楽臥位での腸肋筋および背最長筋のトリガーポイントの治療

- 股屈筋を縦断伸張する。その際、トーマステストの肢位で腰椎を屈曲位で固定する
- 半端座位で、股屈筋の遠心性収縮による延長を訓練する。大腿近位の腹側に抵抗を処方して加え、股屈筋を活性化する。前足部を接地する。遠心性収縮では、腹部の距離が変化しないよう保持する（5.5章の「変形性股関節症」）
- 股内転筋および股外旋筋の横断伸張と縦断伸張
- 背部の伸筋の横断伸張。豆状骨の部分を用いて線維走行を横断するように伸張する
- 短縮した筋肉の自己伸張（例：背臥位で両下肢を引き寄せ腰部の伸筋を伸張する）

治療台の端での腹臥位による背部の伸筋の伸張

- 患者の開始肢位：腹部を治療台につけて臥位になり、腰椎を屈曲位にする。治療台の端に枕を置く。両下肢は、前足部を接地し、股関節と膝関節を屈曲する。下肢の重量を通じて椎間が免荷され、椎間関節のディバージェンス運動が生じる
- 療法士の開始肢位：患者の側方に立つ。治療台に近い手を仙骨に置き、他方の手を胸腰椎移行部に置く
- 手順：等尺性収縮後弛緩により背部の伸筋を伸張する。伸展位の筋肉の静的活性化（ほとんど力を加えない）の後、療法士は仙骨上の筋肉を腹側尾側へ伸張する。

続いて、遠心性収縮により筋肉を延長する。療法士は仙骨を通じて腰椎を屈曲位にゆっくりと動かす。背側の筋肉連鎖の自動的な延長には、腹側の筋肉連鎖の活性化が必要である。この活性化が生じない場合、背側の筋肉連鎖は反射的に抑制される

- 動的な求心性収縮により伸展を制御する。これにより患者は過伸展することなく腰椎を動かす訓練を行う（図4.8）

> 患者は自宅で上記の開始肢位を安楽肢位として行う。1分以上の局所圧迫を通じて腸肋筋と背最長筋のトリガーポイントを治療する（図4.9）。

不安定な脊椎分節の安定化

- 脊椎分節の安定化：横突起や棘突起に適切な抵抗を加えて脊椎分節を回旋・伸展・屈曲し、脊椎分節固有の筋肉を刺激する

> 抵抗はゆっくりと強める。最初はごく小さな抵抗を処方すること（5章）！

- PNFの骨盤パターン：「前方挙上」パターンを通じて、例えば下腹筋を適切に訓練する。また、「等張性収縮との組み合わせ」（主動筋による逆運動）により、筋肉の求心性・遠心性収縮を調整する。肩甲骨パターンを組み合わせて、回旋の安定性を訓練する。最初は、静的な骨盤パターンを行いながら、動的な肩甲骨パターンを行う
- PNFの歩行ファシリテーションを通じて、支持脚の骨盤の安定性を改善する。踵離地期に両側の腸骨翼へ腹側頭側から適切な抵抗を加え、求心性・遠心性収縮を促す。その際、患者は足を踏み出して立つ
- 腹筋と背筋の同時収縮の訓練

例：
- 両側性の静的・動的な上肢パターン（屈曲・外転・外旋・伸展・内転・内旋）。静的なパターンの圧縮（approximation）を通じて、同時収縮が良好になる。両下肢をそろえ踵の床圧力を強めると、患者は下腹部を安定させやすい
- 腰部安定化トレーニング（Taillentrimmer）（5.3章）
- クラシック・フロッグ（Klassischer Frosch）例：円背
- プリミティブ・フロッグ（Ur Frosch）例：平背

| これらは、最初は背臥位で行う。可能であれば骨盤を床面につける。これらは腹筋の作用を促す（3.1章）。その後は、体幹長軸を徐々に垂直化して行う。例：立位に近い座位

- 効率的な姿勢や運動シーケンスにより、過伸展による反復的な過剰負荷を避ける
- 吊り負荷を徐々に増やしながら姿勢訓練や安定化の訓練を行う。療法士は、姿勢矯正の際、腰仙椎領域の段差を調べる。身体各部を調整し脊柱を出来るだけ生理的弯曲に近づける。しばしば腰仙椎の過前弯の軽減が必要である

| 腰椎の前弯だけを軽減せず、胸椎や胸郭の位置にも注意すること！

- 胸椎や胸郭の位置を矯正すると、しばしば前弯の軽減はわずかで済む。患者は自己触診で段差の軽減を確認する
- 上肢の運動（特に頭上の把持動作）では、腰椎の過伸展の危険がある。このため、療法士は上肢の運動シーケンスを調整する。患者は、上方で把持機能を行う際、臍と恥骨結合の距離が変わらないよう保持する訓練を行う
- 日常生活で背中を保護する運動様式の訓練。例：屈伸訓練。最初は前後屈伸のみを行う。左右屈伸では、腰仙椎移行部の安定化筋の梃子のアームが非常に長くなる
- 腰痛教室のグループ訓練で、遊びの要素を交えながら楽しく背中を保護する運動様式を習得し、自動化を促す

| ただし、グループ訓練は二次的なものであり、これだけを行えばよいわけではない。

脊椎分離症と脊椎すべり症の理学療法のまとめ

- 疼痛が主症状である場合、過剰負荷を有する部位の免荷を優先する
  - 安楽臥位。例：背臥位で両下肢を引き寄せる
  - 安楽肢位。例：椅子にまたがり腹部と背もたれの間に枕を置く
- 過剰負荷を有する部位（例：腸腰靭帯）の局所治療。超音波療法、ホットロール
- 筋緊張亢進を有する筋肉の軟部組織テクニック（例：横断マッサージ）
- 低可動性を有する脊椎分節のモビライゼーションとして、関節テクニック（徒手療法）を行う。胸椎のモビライゼーションは同時に交感神経を抑制する
- 短縮した筋肉（特に腰部の伸筋や股屈筋）の自発的な遠心性収縮による延長。日常生活ではこれらの筋肉の作用が必要である。立脚期に股屈筋は遠心性収縮により延長する
- 患者は自己伸張を訓練する
- 不安定な脊椎分節の安定化。脊椎分節の安

定化やPNFの処置を行う(5章)
- 姿勢矯正で、患者は段差軽減の自己触診や、腹部の距離の保持を訓練する。最初は安楽肢位、その後は体幹長軸を垂直にした肢位、最後に体幹長軸を水平に近づける肢位（例：左右屈伸）で訓練を行う
- 患者は疼痛が生じる運動を回避する訓練を行う（例：頭上の物の把持における腹部の距離の制御）
- 立脚終期には腰椎の過伸展の危険がある。踵離地期のPNFファシリテーションで求心性・遠心性収縮を促し、伸筋により骨盤内で大腿骨頭を安定化する。両側の腸骨翼に腹側頭側から適切な抵抗を加えるとともに支持脚の下肢を圧迫(approximation)し、下腹部が骨盤と結合するよう刺激を加える(p.293の図3.120)
- 腰痛教室で楽しく背中を保護する様式を習得し、自動化を促す

4.3　股関節の構造的な異常

　股関節形成異常、外反股、大腿骨頸部前捻はしばしば併発する。これらにより、股関節が不安定になり、脱臼の危険が生じる。

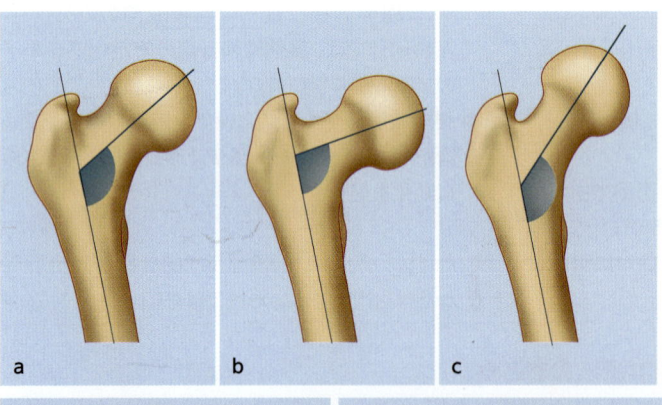

図4.10a-c　大腿骨頸部の形状
a 生理的角度　b 内反股　c 外反股

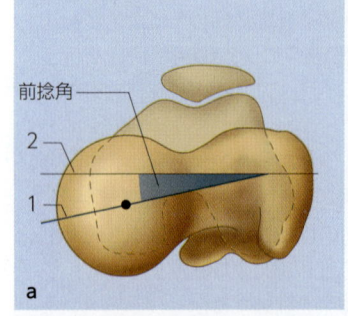

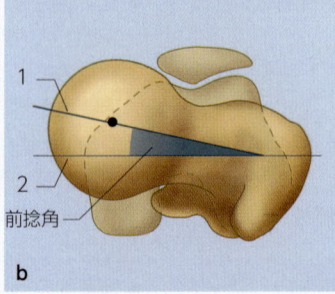

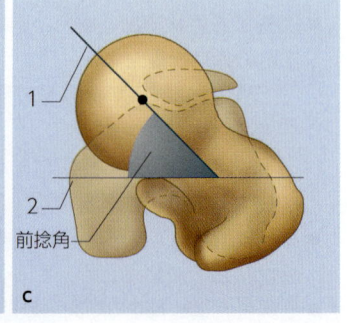

図4.11a-c　前捻角は大腿骨頸部の軸(1)と大腿骨顆の面(2)がなす角度である
a 前捻角の縮小　b 正常　c 前捻角の拡大

■ 定義

股関節形成異常
成長障害（臼蓋の発育不全、臼蓋嘴の骨化障害）を原因とした臼蓋の形成不全

内反股（図4.10b）
大腿骨頸部が異常に内反し、頸部の傾斜角が縮小する。

外反股（図4.10c）
大腿骨頸部が垂直化し、大腿骨の骨体部、頸部、骨幹部が成す角度（CCD角）が拡大する。

大腿骨頸部前捻
大腿骨頸部の前捻角が拡大する（図4.11a-c）。

股関節脱臼
大腿骨頭が偏位し臼蓋から外れる。

■ 原因と発症

股関節形成異常と股関節脱臼
新生児の股関節の不安定性（例：子宮内で逆子となり関節包が過伸張される）により、臼蓋嘴の骨化が遅れ、臼蓋の形成不全が生じる。

子宮内で逆子になると、膝伸展とともに股屈曲が強まり、形成途上の臼蓋後縁が圧迫され、股関節形成異常や股関節脱臼を発症しやすくなる。

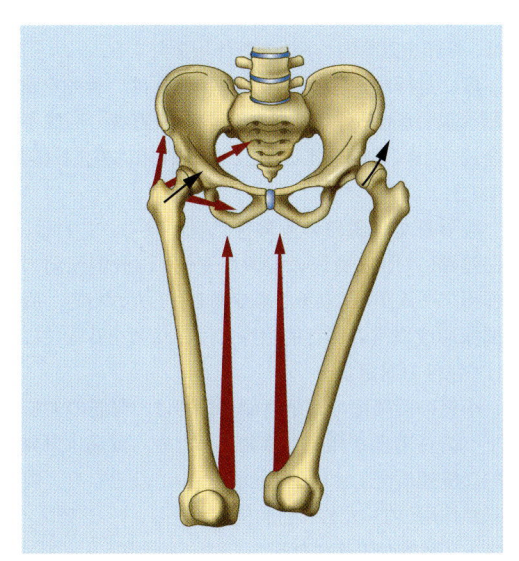

図4.13 右股関節：股外転筋と股外旋筋の共力作用による骨頭の偏位
左股関節：股内転筋による脱臼作用

股関節形成異常（および股関節脱臼）の発症では、家族集積性が知られている。片親の発症により、子どもの発症率は10倍高まる。発症頻度には性差があり、4対1で女性が高い。

正常な場合、臼蓋のアライメントは腹側、外側、尾側へ調整される。臼蓋は水平線との間で30－40度の角度をなす。これにより臼蓋の頭側部分は骨頭の外側を被覆しうる。頭側の被覆率はWibergによるCE角により測定する（図4.12）。CE角は、大腿骨頭中心を通る鉛直線と臼蓋嘴の外側縁がなす角度である。CE角の正常値は30度である。

股関節形成異常では、臼蓋嘴の形成が不十分であり、CE角が明らかに小さい。このため骨頭を十分に被覆できない。かなりの力が臼蓋へ伝わるため、臼蓋の軟骨層が厚い。CE角が小さい場合、股関節の接触面と荷重面はかなり縮小する。これらの面が小さくても作用力は変わらないため、変性が早まる危険が増大する。

重度の骨化障害では、骨頭被覆率が低く、骨頭が頭側背側へ脱臼する。

脱臼の危険性は筋肉の不均衡により高まる。股関節を横に走行する全ての筋肉（股外旋筋、臀筋

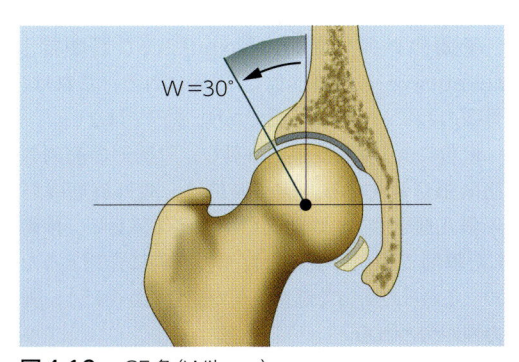

図4.12 CE角（Wiberg）

は、骨頭を臼蓋内へ押しこむ作用を有する。

縦に走行する筋肉（特に股内転筋）は、骨頭を頭側へ脱臼させる作用を有する（特に臼蓋嘴の形成不全）。大きく股内転するほど、脱臼作用は強まる（図4.13）。

股外転では脱臼の危険性は低下する。これは、臼蓋嘴に対する骨頭の位置が変化し、股内転筋の作用アームが短くなるためである。したがって、股関節形成異常の保存的治療では、骨頭を外転位にして包帯で固定する。

小児の股関節の頭側背側脱臼では、臀筋の大転子への付着部が頭側に移動するため、臀筋は自発的な機能不全（active insufficiency）となる。臀筋が作用しないため、屈曲拘縮が生じ、トレンデレンブルグ徴候が陽性になる。

股関節形成異常で、外反股や大腿骨頸部前捻を併発すると、股関節の不安定性が高まる。

構造的な位置異常は、機能的偏位を助長する。機能的偏位は、脱臼ではなく、瞬間支点の変化に伴うわずかな骨頭の移動である。

| このような機能的偏位は、正常な構造の股関節でも生じうる。

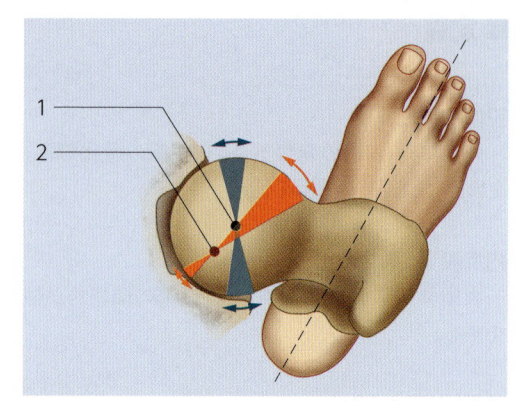

図4.15 偏位による瞬間支点の背側移動（2）。このため背側より腹側の運動幅が大きくなる（1＝中心化された支点）

このため、股関節の腹側がきわめて不安定になる（図4.14）。

重量および床反力（踵接地の衝撃が大腿を通じて頭側へ伝わり加速する）による作用力が分解し、その分力により腹側への作用力が合成される。股屈筋（特に腸腰筋）と股伸筋の同時収縮が偏位を防止する。

| 長い梃子（下肢）を重力に抗して動かし股屈曲すると、偏位の危険がきわめて大きい。この場合、筋肉の同時収縮が生じないため（図4.16）。

外反股を併発した股関節形成異常では、骨頭の外側偏位の危険が大きい。CCD角の拡大により、臼蓋に対し骨頭が外側へ移動する。また形成異常により股関節外側の安定性が不足する。

骨頭の外側偏位は、「expulsiveな股関節」（expulsive：外側へ動く）と呼ばれる。これは、骨頭のわずかな外側移動であり、脱臼ではない。

偏位により瞬間支点が移動し、股関節の筋肉の筋緊張が変化する。腹側偏位は、股外旋筋の筋緊張亢進を伴う。瞬間支点が背側に移動し、移動した瞬間支点が持続的に背側の筋肉に作用するため、これらの筋肉で過剰負荷が生じ（図4.15）、弾力性が失われる。

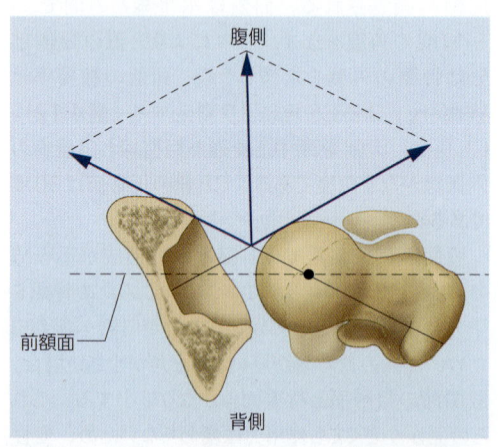

図4.14 骨頭と臼蓋のアライメントの腹側への調整

最も多い偏位は腹側偏位であり、骨頭が腹側に移動する。骨頭だけでなく臼蓋も腹側へ傾斜する。

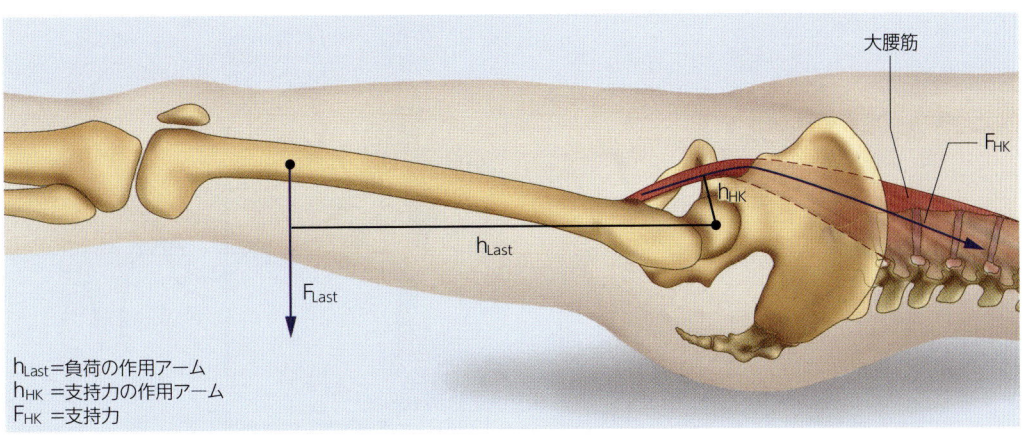

図4.16 開放運動連鎖の股屈曲における梃子の比率：作用アームよりも荷重アームがかなり長い

h_{Last}＝負荷の作用アーム
h_{HK}＝支持力の作用アーム
F_{HK}＝支持力

内反股

内反股は、大腿骨頸部の前額面上の偏位である。成人で、CCD角が120度を下まわる。

内反股は、先天性（多くは患部と同側の下肢のいずれかで位置異常を併発）、または代謝性疾患（例：くる病）により発症する。また、大腿骨頸部骨折治癒後の位置異常、大腿骨骨切り術、骨端線離解、ペルテス病などによっても内反股が生じる。

CCD角の縮小により、大腿骨頸部の曲げ応力が増大し、大腿骨頸部の構造が変化する。骨塩沈着は頸部の外側で水平方向（牽引の軌道）に増加し、頸部の内側で垂直方向（圧迫の軌道）に減少する（図4.17）。

内反股の患者は大腿骨頸部を骨折しやすい。曲げ応力が高まると、大腿骨頸部のいわゆる「明るいゾーン」（牽引軌道の集中部分の間）が折れやすくなる。

大腿筋膜張筋は、引張り機能を通じて、上昇した曲げ応力を下げようとする。内反股では、大腿筋膜張筋の過剰負荷により、筋付着部の腱障害が生じやすい。

CCD角の縮小により、股関節の接触面が大きくなる。大転子の位置が高くなるため、股外転筋で自発的な機能不全（active insufficiency）が生じる

| このため歩行時にトレンデレンブルグ徴候が陽性となる。

外反股

外反股は前額面上の位置異常である。通常、新生児の生理的な大腿骨頸部前捻は、12歳までにCCD角が125度、前捻角が約20度に戻る。

成人の外反股では、CCD角が130度を超える。このような大腿骨頸部の垂直化により、内転時の脱臼の危険が増す。この場合、骨頭が外側に移動するおそれがある（正常な位置から20度）。すなわち、正常な股関節の骨頭は50度の内転位であるのに対し、外反股の骨頭は30度の内転位になる。ま

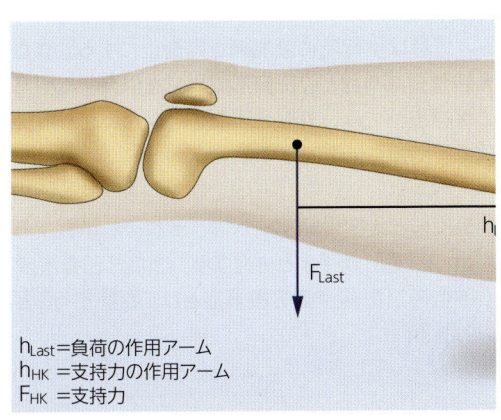

h_{Last}＝負荷の作用アーム
h_{HK}＝支持力の作用アーム
F_{HK}＝支持力

図4.17 大腿骨頸部の軌道

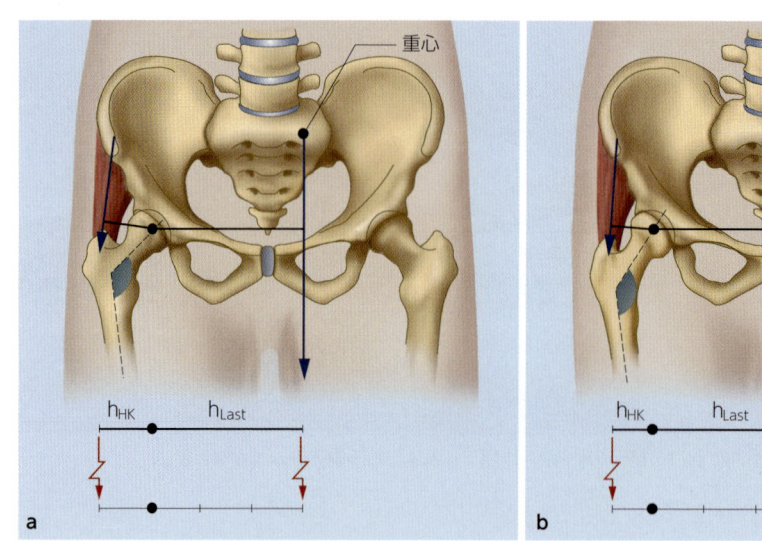

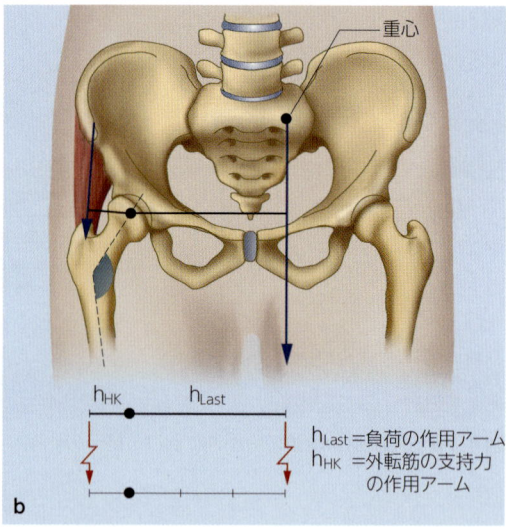

図4.18a-b 股外転筋の作用アームと荷重アーム　**a** 正常なCCD角　**b** 外反股

h_{Last} ＝負荷の作用アーム
h_{HK} ＝外転筋の支持力の作用アーム

た、股関節形成異常により臼蓋嘴が小さい場合、骨頭は外側頭側へ移動し臼蓋から外れる。

大腿骨頸部の垂直化は、骨梁の構造（軌道）にも影響を与える。この場合、大腿骨頸部では水平の曲げ応力よりも垂直の圧迫力が優勢となるため、垂直の軌道が増える。骨の弾力性は低下する。

また、作用力の増大に伴い、股外転筋は支持脚の上で骨盤を安定化しなければならないため、股外転筋の作用アームは短くなる（図4.18a-b）。股外転筋の緊張が強まり、関節の圧迫負荷が高まる。

大腿骨頸部前捻

大腿骨頸部前捻は水平面上の位置異常である。頭側から見ると、成人の大腿骨頸部の腹側の角度は12度である。成人の大腿骨頸部前捻では、この角度が20度を超え、臼蓋に対し骨頭が大きく腹側に移動する。股伸展時（例：立脚期）に大腿骨頸部・臼蓋の軸が偏位し、通常、骨頭の前部は臼蓋により被覆されない。

新生児の前捻角は成人よりも約30度大きい。小児の正常な発達過程で立位や歩行によりアライメントが調整され、前捻は軽減する。腸骨大腿靱帯と大臀筋による大腿骨の牽引力により、前捻は矯正される。

股伸展を強めると腸骨大腿靱帯が引っ張られ、大腿骨頸部が内旋方向へ引っ張られる。大臀筋の作用が強まり、大腿骨遠位が外旋する。

2つの反対方向の力により、前捻は次第に軽減する。さらに大腰筋の作用がこれを支持する。大腰筋は小転子への付着部で腹側の牽引力を生じることにより、アライメントを調整する。

前捻角の大きい小児では、大腰筋と大臀筋の作用が必要である。

前捻角の拡大により、大腿骨頸部はさらに腹側に捻れ、骨頭の腹側脱臼の危険が高まる。特に外旋時に脱臼の危険が高い。内旋を通じて臼蓋に対し骨頭を背側へ動かす。これにより、重度の前捻では骨頭が臼蓋の中心へ動く。したがって、前捻角が大きい患者は歩行時に股関節を内旋位にする。また大腿骨頸部前捻と股関節形成異常を併発する小児の保存療法では、外転・屈曲を組み合わせた内旋位で股関節を包帯固定する。

> 外反股と大腿骨頸部前捻は、それぞれ単発するか、臼蓋形成不全と併発する。また、臼蓋形成不全の治療終了後の後遺症として発症することもある。

■ 症状

- 一側性の位置異常では、臀部と肛門部で非対称なしわが見られる（特に股関節形成異常の小児）。
- 患肢の運動量が減り、小児では下肢の蹴り運動が少なくなる
- 長期安静を伴う保存療法により、運動能力全般の発達が遅れ、運動不足が著しくなる。患肢の筋肉が萎縮する
- 小児では、幼児期以降、股関節形成異常の代償として、腰椎の過前弯を伴う股関節内の骨盤の過剰屈曲が生じる。これらにより臼蓋の骨頭被覆が良好に保持される。このため難治の屈曲拘縮が生じる。大腿骨頸部前捻角が大きい場合も、同様の所見が見られる
- 一側性の亜脱臼や脱臼により、明らかな下肢の短縮が生じる
- 骨盤・転子部の筋肉の萎縮
- 年長の小児で、患肢の易疲労性が早まり、デュシェンヌ跛行やトレンデレンブルグ跛行が生じる
- 大腿骨頸部前捻では、両股関節中心間の距離が縮小し、これにより股内転筋の作用アームが短くなる。このため股内転筋が肥大する
- 外反股と大腿骨頸部前捻では、歩行時に内旋が強まる。脛骨の捻れが正常であれば足縦軸は内向きになる。前捻角が大きい場合、しばしば脛骨が大きく捻れる。大腿骨の内旋が強まると、膝関節で多大な負荷が生じる（3.5章の「膝蓋骨症候群」、5.4章の「変形性膝関節症」）
- 前捻角が大きい小児では、両大腿骨を内旋し両踵の上に座る座位（割座）が見られる

例：
- 股関節形成異常を併発する大腿骨頸部前捻では、歩行時の内旋の強まりが顕著となる。これにより骨頭を臼蓋内へ中心化する
- 若年の脳性まひでは、骨の成長異常により筋肉の不均衡が生じ、外反股を発症する

■ 診断

股関節形成異常と股関節脱臼

- 股関節の安定性検査（オルトラーニテスト）：医師は両手の中指を、背臥位の乳児の両側の大転子に置く。膝関節と股関節を90度屈曲する。患肢を背側へ動かしベッド面に押し付ける。続いて股関節を水平外転し、大転子部分を腹側へ持ち上げる。健肢でも同じ検査を行う

> 乳児の股関節の検査では、不安定性の検査が最も重要である！

- クリック徴候：股関節の不安定性により発生
- 弾撥音：亜脱臼を示唆（オルトラーニ徴候陽性）
- バーロー徴候：完全脱臼。股関節の整復と脱臼が自在に可能
- 不安定性を有さない股関節形成異常では、オルトラーニテストやバーローテストで異常所見はない。臨床的に開排障害のみが生じる
- 開排障害：第二の重要症状であり、初期の股関節の偏位で内転筋の反射的な筋緊張亢進により生じる。しばしば親がオムツ交換で気がつく
- 臀部の非対称なしわ：一側性脱臼による下肢の短縮により生じる。ただし、正常な股関節でも見られるため、確定診断の徴候ではない
- 患肢の運動量の減少：小児は患肢をあまり動かさない
- トレンデレンブルグ徴候陽性：両側性脱臼に伴い表れる。大転子の位置が高くなり、大転子への筋付着部が移動し、臀筋の自発的な機能不全（active insufficiency）が生じる。このため骨盤が十分に安定化されない
- 超音波検査：
  — 1歳児では超音波検査を選択する。X線検査とは異なり、股関節の軟部組織を描出しうる。これにより、臼蓋縁の硝子軟骨形成以前の軟骨、臼蓋の関節唇、臼蓋の骨や軟骨が描出される。また股関節の形状、構造、配置を確認する
  — 超音波検査により、新生児で被曝なしに股関節の発達の継続的検査が可能である

— 1歳以降は、骨頭の骨化が進み、音波が臼蓋の空洞に入り込まない。したがって、生後12か月以降は、超音波検査の意義は低下するため、X線検査に変更する
- X線検査：
  — 早くて生後3か月から可能である。この頃にはX線検査で判定可能な臼蓋の骨化が進む。ただし被曝をさけるため12か月以降に検査を開始する
  — 両股関節を撮影し、臼蓋の骨化の不均一性、円形化、二重輪郭を左右比較する
  — 補助線を引き角度を測定し、臼蓋形成不全や骨頭偏位の重症度を正確に判定する（CE角。p.313の図4.12）
  — <メナール・シェントン線>：正常な股関節で恥骨下縁から内側へ向かって大腿骨まで走る曲線。股関節脱臼により途切れる
  — <臼蓋角（AC角）>：ヒルゲンライナー線（両臼蓋内の大腿骨骨端を結ぶ線）と臼蓋の接線がなす角度
  — <Wibergのcentral-edge角（CE角）>：骨頭中心を通る鉛直線と骨頭中心を通る臼蓋嘴の接線がなす角度
- 関節造影検査：
  — 股関節脱臼の治療で、臼蓋深部で整復妨害の原因を調べるために行う
  — 臼蓋中心の軟部組織による妨害を、超音波検査よりも良好に調べうる
  — 変形した臼蓋縁、大腿骨頭靭帯、寛骨臼横靭帯が検出される。これらを見つけず臼蓋の入り口が狭まった状態で整復すると、骨頭壊死の危険がある
  — 関節造影検査は、脱臼の保存療法の限界を判断するためにも行う

内反股、外反股、大腿骨頸部前捻

- 乳児と幼児では、第一に超音波検査を行う（「股関節形成異常」を参照）
- X線検査は、通常の立位撮影に加えて、リップシュタイン法で特殊撮影する。この方法では、股関節を90度屈曲、20度外転にするため、CCD角と前捻角を正確に測定しうる

■ 鑑別診断

股関節形成異常と股関節脱臼

外転障害は、股関節の傾斜、股関節炎、腫瘍、脳性まひ、先天性内反股でも見られる。

内反股、外反股、大腿骨頸部前捻

成長期には、骨の強度低下を伴う疾患（例：骨形成不全症）により内反股が生じる。

■ 予後と経過

股関節形成異常と股関節脱臼

- 股関節形成異常では、早期に治療を開始した場合のみ、変形性股関節症を防ぎうる
- 股関節形成異常では偏位の重症度に応じて、股関節脱臼では整復の難度に応じて、治療法を決定する

内反股、外反股、大腿骨頸部前捻

- 前捻角拡大のみを有する場合、前関節症の変形は生じず、多くは手術による矯正は不要である
- 重度の内反股は進行の傾向を有する。荷重に耐えうるよう大腿骨頸部を調整するのが難しい場合、しばしば手術による矯正が必要である

■ 治療

股関節形成異常と股関節脱臼

治療の目標は骨頭の中心化である（変形した臼蓋の術後骨化に必要）。

保存療法
- 治療は、早期に開始するほど短期で終了する
- 乳児では、まだ脱臼と外転制限が表れていなければ、前治療を行わないこと
- 生後数か月の月齢児は、乳児の2倍の治療期間を要する。治療は3ステージに分けて行う：

- *前治療*：ボイタ法による内転筋の筋緊張低下。オーバーヘッド牽引（両下肢の縦方向の牽引）による事前の軟部組織の伸展および骨頭の中心化の容易化。これらによりしばしば自然な整復が可能となる
- *整復と維持*：乳児では、しばしば外転を伴う屈曲を通じて股関節を整復しうる（「オルトラーニ徴候」を参照）。これにより整復できない場合、麻酔下検査や関節造影検査が必要である

> この整復は通常は行わず、他の処置が奏功しない場合のみ行う。

- *維持*：骨頭を中心化して保持するには、臼蓋形成不全の完治（術後骨化）が必要である。このため、次の保存療法を行う

a) 開排ズボン：股関節を屈曲・外転位で保持するズボン。骨頭が正しく中心化されるよう調整する必要がある。生後数週間は急速に成長するため、定期的な交換が必要である。

代替法として、股屈曲副子（例：Tübinger副子）を使う。この副子は、開排ズボンよりも外転角度を小さく（最大45度）、屈曲角度を大きくする（90度以上）ことができる。これにより股関節壊死の危険が低下する。

生後12か月までは開排ズボンや股屈曲副子による治療が有効である。その後は、これらが臼蓋発達に及ぼす作用は小さい。

b) 整復バンド：最も頻用されるのはPavlikバンドであり、特に股関節脱臼後の最初の数週間の治療で有効である。

バンドにより股関節を強い屈曲位（100-110度）にする。蹴り運動でゆっくり外転すると、高率で骨頭は臼蓋内へ整復される。定期的にバンドを正しい位置に調整することが重要である。不適切な位置に装着すると、骨頭が整復されず、治療が失敗し、骨頭壊死の確率が高まる。

年長の小児は、オーバーヘッド牽引で整復する。足にバンドを装着し、1-1.5kgの重量で両下肢を牽引する。最初は屈曲位で牽引し、徐々に外転を強めて骨頭を整復する。

c) ギプスキャスト：バンドで十分な股関節の安定化が得られない場合、ギプスで股関節を屈曲（約110度）・外転（50度）して固定する。8-12週のギプス固定後、完全に安定化するまで、開排副子での治療が望ましい。

股関節の改善の手術療法

重度の股関節形成異常は、2歳以降、副子やギプスによる治癒を望めない。この場合、股関節の生体力学の矯正のため、手術が適応となる。

矯正骨切り術には、大腿骨頸部骨切り術と臼蓋骨切り術がある。より有効な矯正が可能なため、臼蓋骨切り術を行うことが多い。

● ソルター骨盤骨切り術
- 8歳まで可能。その後は恥骨結合の弾力性がなくなるため
- 股関節の上方の腸骨を水平に骨切りする。恥骨結合が弾力性を有するため、臼蓋を腹側外側へ動かす
- 安定化のため楔状骨片を打ち込み、キルシュナー鋼線で股関節を矯正した位置に固定する。骨頭を再度中心化する
- 術後6週間の骨盤・下肢のギプス固定による安静

● 寛骨臼形成術
- この骨切り術は2-10歳の小児で行う
- 臼蓋のすぐ上方で、Y軟骨の方向へ骨切りする
- 臼蓋を遠位に動かし、移植用の楔状骨片をボルトで留めて固定する。この場合、Y軟骨が支点となる（ソルター骨切り術では恥骨結合）。これにより臼蓋の良好な矯正が可能である

● 三点骨切り術
- 年長の小児では、恥骨結合の弾力性が不十分なため、上述の2つの骨切り術を行えない
- 臼蓋を外側腹側に動かすため、腸骨に加えて恥骨および坐骨の骨切りが必要である

> 三点骨切り術の適応条件として、股関節の適合性の十分な保持が必要である。

- キアリ骨盤骨切り術
  - 青少年と成人で行う
  - 関節包の付着部近くで、腸骨を外側尾側から内側頭側へ骨切りし、骨切りした下側の骨を股関節とともに内側へ動かし、臼蓋を拡大する
  - 関節包の一部を腸骨と骨頭の間へ動かす
  - 新たに広げた臼蓋部分で、線維軟骨により関節包が形成される
- 大腿骨の内反減捻骨切り術
  - 重度の外反股と大腿骨頸部前捻を併発する小児の脱臼は、臼蓋の矯正だけでは再脱臼の危険がある。このため、同時に転子間内反減捻骨切り術を行う
  - 前捻角の拡大：大腿骨頸部の腹側への捻れを元に戻す
  - 外反股の併発：CCD角を矯正する（「外反股」を参照）

内反股、外反股、大腿骨頸部前捻

手術療法
- 内反股、大腿骨頸部の偽関節は、外反骨切り術により矯正する（9章）。ただし成長期の終了後に行う
- 臼蓋変形を伴う重度の外反股に限り、成長期の終了後、内反骨切り術により矯正する（9章）
- 大腿骨頸部前捻は、股関節形成異常と重度の歩行障害を有する場合のみ、減捻骨切り術を行う（「股関節形成異常」を参照）

●股関節の構造的な異常の理学療法検査

■既往歴

- しばしば、患児の親は、患肢の蹴り運動量の減少や臀部の非対称なしわに気づく
- 歩き始めた小児では、疲労が早く、長時間の立位や歩行をいやがる
- 股関節の位置異常を有する青少年や若年者では、長時間の立位や歩行により骨盤安定化筋の易疲労性が早まり、転子部の症状が表れる。腰椎や仙腸関節の症状を伴うこともある
- スポーツによる荷重後、鼠径部でも疼痛が生じることがある

■体形と姿勢の異常

- 一側性の位置異常により、臀部と肛門部に非対称なしわが生じる。特に股関節形成異常の小児で顕著に見られる
- 患肢の運動量の減少。小児では患肢の蹴り運動が減る
- 幼児期以降、股関節形成異常の代償として、腰椎の過前弯を伴う股関節内の骨盤の過剰屈曲が見られる。これにより臼蓋の骨頭被覆を確保するが、その結果、難治の屈曲拘縮が生じる。同様の所見は大腿骨頸部の前捻角が大きい場合にも見られる
- 一側性の亜脱臼や脱臼により、明らかな下肢の短縮が生じる
- 大腿骨頸部前捻では、両股関節中心間の距離が縮小し、これにより股内転筋の作用アームが短くなるため、股内転筋が肥大する
- 前捻角が大きい小児では、両大腿骨を内旋して両踵の上に座る座位（割座）が見られる

■棘突起

- しばしば、成人では、腰椎と胸腰椎移行部に圧痛のゾーンを有する
- 股伸展が生じないため、腰椎の伸展の過可動性が促される

■靱帯と滑液包

- 成人と年長の小児で、股関節の不安定性（股関節形成異常、大腿骨頸部前捻）を有する場合、スポーツによる荷重後、股関節腹側で疼痛が生じることがある
- 腹側外側の不安定性を有するため、開放運動連鎖で長い梃子により加速して股屈曲・内転する

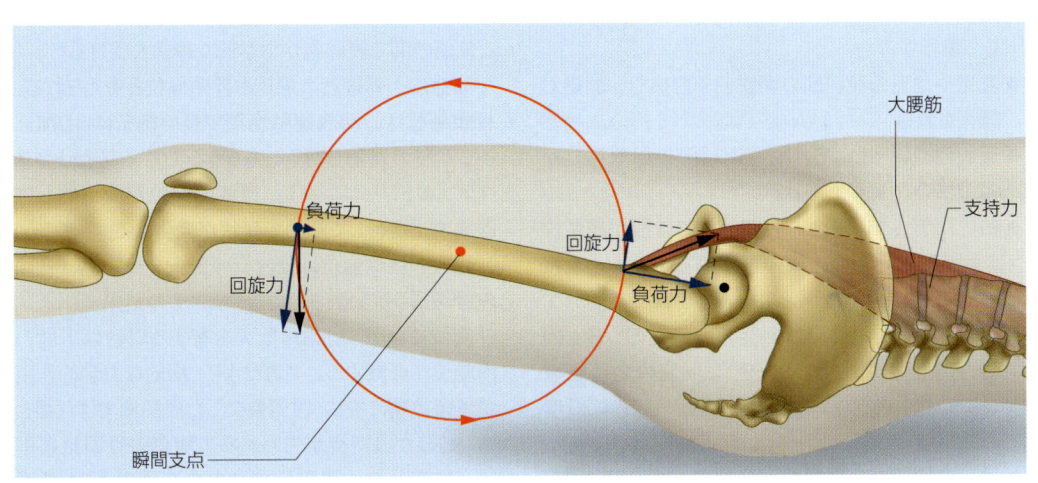

図4.19 負荷と大腰筋により回旋力(FR)が生じ、その間に形成される瞬間支点が腹側偏位を促す

と、骨頭の腹側偏位または外側偏位が生じる
- 腸恥包（腹側の関節包に付着し腸腰筋腱の下にある）が刺激される
- 開放運動連鎖で下肢を動かすと、負荷と筋力の間で瞬間支点が形成され（**図4.19**）、この瞬間支点をめぐって回転モーメントが生じ、腹側偏位または外側偏位が生じる

確かに股関節の構造的な位置異常は偏位の危険性を高めるが、正常な構造の股関節でも偏位は生じうる。

■ 筋組織
- 骨盤・転子部の筋肉の萎縮
- 小児で、保存療法の長期安静による下肢全体の筋肉の筋緊張低下
- 年長の小児と成人の大腿骨頸部前捻で、しばしば股外旋筋と股外転筋の付着部が刺激される
- 内反股では特に股外転筋の付着部が刺激される
- 年長の小児と成人で、しばしば腰背部の伸筋の筋緊張が亢進する
- 小児の股関節形成異常や股関節脱臼で、股内転筋の筋緊張が亢進する

筋力の検査
- 前捻角が大きい場合、股外旋筋の弱化
- 全ての股関節の位置異常で、股外転筋の弱化とトレンデレンブルグ徴候陽性
- 骨盤の位置異常による股伸筋および下腹筋の弱化

筋肉の弱化はいずれも、主に立脚期の骨盤の安定性低下となって表れる。

筋短縮の検査
- 内転筋
- 屈筋
- 腰背部の伸筋

■ 可動性と運動様式
- 保存療法の長期安静により、運動能力全般の発達が遅れ、運動不足が著しくなる。患肢の筋肉が萎縮する
- 年長の小児で、患肢の易疲労性が早まり、デュシェンヌ跛行やトレンデレンブルグ跛行が生じる
- 外反股と大腿骨頸部前捻では、歩行時に内旋が強まる。脛骨の捻れが正常であれば足縦軸は内向きになる。前捻角が大きい場合、しばしば脛骨が大きく捻れる。大腿骨の内旋が強まると、膝関節で多大な荷重が生じる（3.5章の「膝蓋骨症候群」、5.4章の「変形性膝関節症」）
- 患者はしばしば股関節の高さで体幹長軸を前傾

して歩行する
- 乳児や幼児の股関節の亜脱臼や脱臼で、開排が障害される
- 亜脱臼や脱臼により、幼児期以降、屈曲拘縮が顕著になる
- 前捻角が大きい場合、股関節内で骨盤が屈曲位で固定されるため、股伸展が制限される。ただし、脱臼の場合ほど強く制限されない
- 前捻角が大きい場合、回旋の可動性のうち、内旋の可動性が増大する。例：回旋の全可動域（約80度）のうち、内旋は60度、外旋は20度のみ可能
- 成人の初期の変形性股関節症で、関節包パターンの運動制限により、堅い（firm）エンドフィールが生じる（5.5章）
- 腰背部の伸筋の短縮により、胸腰椎移行部と腰椎で屈曲が制限される
- 骨頭の腹側偏位により、水平面で軽度の内旋制限が生じ、堅い（firm）エンドフィールを伴う
- 骨頭の外側偏位により、左右比較で、水平外転の制限が見られ、堅い（firm）エンドフィールを伴う

症例：17歳の少女。右鼠径部痛（疼痛スケールの3）の愁訴。特に長時間の歩行後（例：ショッピング）に発生。股関節および大腿骨頸部の外側でも筋肉痛に似た疼痛がある。長時間の立位で下位腰椎の「折れそうな感覚」が生じる。これは約2か月前から有する。安静時に疼痛はない。また座位や臥位で免荷すると症状がすぐに軽減する。

最近、無制御な下肢の運動により生じる右股関節の弾撥音に気づく。特にフィットネスクラブのトレーニングで発生。弾撥音を自覚してから、右下肢を伸ばした背臥位や側臥位での運動を避ける。

歩行時に、股関節が内旋し、骨盤屈曲および腰椎の前弯増強を伴う。左下肢に比べて右下肢の内旋は小さい。

整形外科医によるX線検査で、両側で股関節形成異常を伴う大腿骨頸部前捻が確認された。

仮説と治療

鼠径部痛の原因は、骨頭の腹側偏位による腸恥包の刺激である。骨頭が腹側に移動し、腸腰筋腱包と骨頭の間で腸恥包が力学的な摩擦を受ける。

同様に、弾撥音の原因も骨頭偏位と考えられる。骨頭偏位は、開放運動連鎖で長い梃子により加速して下肢の運動を行うと生じうる（例：フィットネスクラブのトレーニング）。機能的偏位が構造的な位置異常に進行して初めて症状が発生する。

骨頭の腹側偏位は股内旋の喪失をもたらす（骨頭の背側滑りが制限されるため）。その結果、下肢は外旋位になり、前捻角拡大を有する場合は下肢の内旋位が軽減する。これにより、病的な力学的作用が骨頭被覆に生じ、腹側偏位した股関節では代償として必要な股内旋が失われる。腹側の骨頭被覆率は、構造的な位置異常で必要な被覆率よりも低下する。これに伴い、股関節の荷重面（歩行時に体重と床反力が作用する）が縮小する。

筋肉痛に似た疼痛の原因は、骨盤安定化筋（例：大臀筋、大腿筋膜張筋）と考えられる。外反股により作用アームが短くなる。また骨頭偏位により筋緊張が変化し、筋肉の易疲労性が早まり、過剰負荷が生じる。

筋肉のトリガーポイントの活性化により、筋肉の作用が障害されることもある。

腰椎の「折れそうな感覚」は、代償性の伸展の過可動性により生じる。長期の片側に偏った姿勢により、靭帯（例：腸腰靭帯）に過剰負荷が生じる。

R.Sohierの関節テクニック（1991、5章）により腹側偏位した骨頭を中心化すると、すぐに右股関節の内旋の可動性が改善し、腸恥包が免荷される。腰椎と仙腸関節の脊椎分節の検査により、これらの機能障害が原因である可能性を排除する。軟部組織テクニック（例：腰背部の伸筋の横断マッサージの後、自発的な遠心性収縮による延長）や股外転筋のトリガーポイントの治療を行い、筋緊張を調整する。

股外転位で間欠牽引・圧迫を行い、股関節の代謝状態を改善する。外転を通じて骨頭を臼蓋内へ中心化する。外反股では骨頭が臼蓋内で外側に動く。

牽引・圧迫と併せて股関節近くの筋肉を活性化し、自動的中心化を促す。その際、患者は牽引に対し小さな力で抵抗し、縦に走行する筋肉（骨頭を臼蓋内に引き寄せる筋肉）を活性化する。間欠牽引・圧迫の入れ替わりを速めて関節包を刺激し、中

心化筋の作用を促す。

その後、PNFの横歩きを通じて、股内転筋・外転筋の求心性・遠心性収縮の制御を訓練する。これは同時に骨盤と体幹の安定性を促す。

さらに、患者は、骨盤・下肢の静力学を改善する自宅訓練プログラムを習得する。例：FBLのペンギン歩行訓練（「膝蓋骨症候群」を参照）。また、腰背部の伸筋の自己伸張により、筋短縮を防止する。脊椎分節の安定化や骨盤パターンにより、腰部の安定性を促す。歩行ファシリテーションを通じて、患者は、体幹腹側と骨盤の良好な結合により骨頭上の骨盤を安定化する訓練を行う。

股関節の構造的な異常の理学療法検査のチェックリスト

既往歴	■ 患肢の蹴り運動量の減少 ■ 歩行や遊びでの易疲労性の早まり ■ 若年者や成人の股関節の位置異常でも、骨盤安定化筋の易疲労性が早まり、転子部や鼠径部で疼痛が生じることがある ■ スポーツや職業による負荷 ■ 隣接関節（腰椎、膝関節）の症状
体形と姿勢の異常	■ 臀部の非対称なしわ ■ 年長の小児：代償性の腰椎の過前弯を伴う股関節内の骨盤屈曲 ■ 前捻角が大きい場合：股関節の内旋、代償的な脛骨の捻れの増大 ■ 大腿骨頸部前捻：両股関節中心間の距離の縮小 ■ 股関節脱臼による下肢の短縮
靭帯と滑液包	■ 骨頭の腹側偏位や外側偏位により腸恥包が刺激される ■ 代償性の過可動性により、腰椎の棘突起間の棘上靭帯や棘間靭帯で疼痛が生じる
筋組織	■ 下肢の筋肉の萎縮。特に骨盤・下肢のギプス固定後 ■ 骨盤・転子部の筋肉の萎縮 ■ 両股関節中心間の距離の縮小による股内転筋の肥大 ■ 大腿骨頸部前捻では、股外旋筋と外転筋の付着部が刺激される ■ 内反股では、特に外転筋の付着部が刺激される ■ 股内転筋の筋緊張亢進（特に股関節形成異常と股関節脱臼） ■ 腰背部の伸筋の筋緊張亢進（特に若年者と成人） ■ 股屈筋、股内転筋、腰背部の伸筋の短縮 ■ 股関節中心化筋（股外転筋、股外旋筋）の易疲労性の早まり ■ トレンデレンブルグテストで陽性 ■ 下腹筋の弱化
可動性	■ 乳児や幼児の股関節の亜脱臼や脱臼による開排障害 ■ 亜脱臼や脱臼による重度の屈曲拘縮 ■ 前捻角が大きい場合、回旋の可動性のうち、内旋の可動性が増大する ■ 成人では、軽度の腹側偏位により内旋制限が生じ、外側偏位により水平外転の制限が生じる ■ 初期の変形性股関節症で、堅い(firm)エンドフィールを伴う関節包パターン(5.5章) ■ 腰背部の伸筋の短縮による腰椎の屈曲制限
運動様式	■ 前捻角が大きい場合、歩行時に股関節が内旋する（膝関節の伸展屈曲軸が運動方向に対して垂直にならず、内向きになる） ■ 歩行時に股関節の高さで体幹長軸を前傾する ■ 前捻角の大きい小児で、しばしば股関節を内旋して座る「割座」が見られる ■ 乳児の患肢の蹴り運動量の減少 ■ 骨盤・下肢のギプス固定による長期安静のため、運動能力全般の発達が遅れ、運動不足が著しくなる

● 股関節の構造的な異常の理学療法

■ 目的

身体構造と機能（機能障害）

- 股関節の中心化
- 疼痛緩和，過剰負荷を有する部位の免荷
- 可動性の改善
- 不安定性を有する脊柱部分の安定化

活動

　梃子の比率の変化を考慮した骨盤・下肢の負荷の効率化

参加

- 若年者と成人は，股関節における梃子の比率の病的な力学的変化を理解する
- 日常生活で偏位を生じる力の発生を避ける方法を学ぶ

■ 処置

股関節の中心化
乳児と幼児

- 股関節脱臼の整復前に，振動，やさしいマッサージ，横断伸張により，股内転筋の筋緊張を低下する
- 骨頭の良好な中心化により，良好な股関節形成を促す圧迫力を生じさせる
- 運動能力の発達を促進する。例：ボイタ法，ボバース法

例：

- ボイタ法（図4.20）：特定の開始肢位で，特定の骨膜ゾーンを刺激し（筋肉の伸張も組み合わせる），広範な運動パターンで「移動運動」を生じさせる。「反射性移動運動」は，必ず相関する移動運動パターンに応じて生じ，運動器系全体に広がる。正しい開始肢位で，近位から遠位への筋肉作用（四肢が固定端，筋肉の起始部が可動端）を通じて重心移動が生じる。すなわち体幹の重量が四肢に移動する。筋肉の牽引方向を通じて股関節が中心化される
- 患肢の支持機能によるバランス制御の訓練。例：幅広のロール状のものに座る（外転を伴う股屈曲を通じた良好な骨頭の中心化）

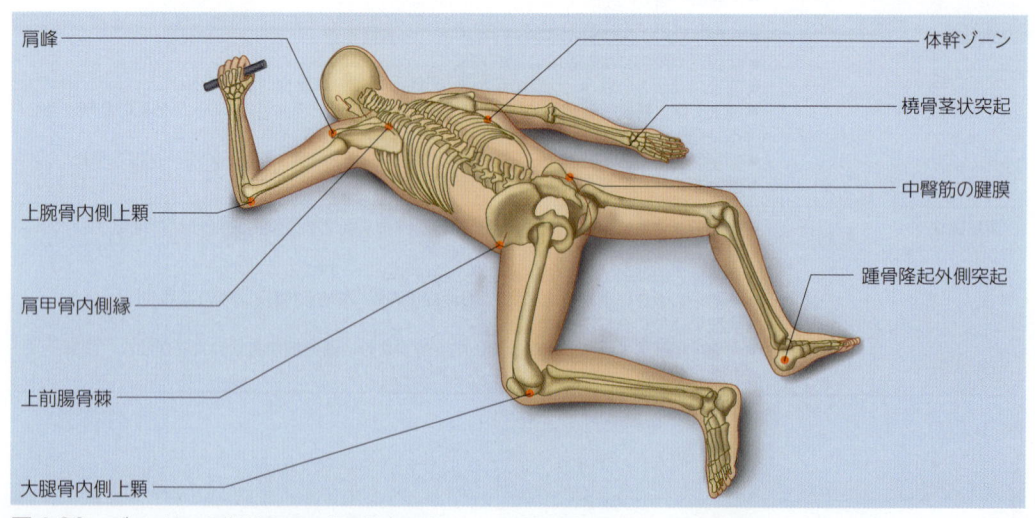

図4.20　ボイタ法の反射性腹這い（骨膜ゾーン）

年長の小児、若年者、成人

- 関節テクニックによる他動的中心化
  - R.Sohierの関節テクニック（1991、5.5章）による骨頭の腹側偏位や外側偏位の中心化
  - 骨頭を中心化した状態での間欠牽引・圧迫。例：股関節形成異常や外反股で股外転を通じて骨頭を内側に動かす
  - 腰椎と仙腸関節の機能障害の徒手療法。これらの機能障害は股関節の偏位や位置異常を悪化させる(3.2章)
  - 例：腸骨後部により、腹側の骨頭被覆率が低下する。これは、ハムストリングスの筋緊張亢進により生じる。ハムストリングスの筋緊張亢進の原因は、股関節内の骨盤屈曲の強まりと、体幹長軸を前傾した歩行である
- 自動的中心化

> 骨盤安定化筋の協調的な同時収縮による自動的中心化の条件として、短縮した筋肉の自発的な遠心性収縮による延長が必要である。各筋肉の短縮と延長を伸縮範囲内で検査する。弾力性が失われていない筋肉のみ、協調的に作用しうる。

  - 筋肉の短縮・延長の制御の訓練。日常生活に近い開始肢位や、運動能力の発達に合わせた肢位で行う
  - ボイタ法：様々な開始肢位（運動能力の発達に合わせる）の中心化筋の訓練。すなわち機能的逆運動（近位から遠位への筋収縮）による股関節の自動的中心化
  - PNFの処置。立位、半端座位、四つ這い位で行う(症例を参照)
  - 関節テクニック（牽引）。併せて関節近くの筋肉を活性化する(症例を参照)

> 自動的中心化では必ず、股関節の位置調整により、事前に臼蓋内で骨頭の位置を最適化する。屈曲と内旋により骨頭を背側へ、外転により骨頭を内側へ動かす。最初は、股関節の位置調整により自動的中心化を行う。その後、徐々に、中心化筋群により不安定な位置（例：強めの内転）の股関節を安定化する訓練を行う。中心化

> 筋群による安定化は日常生活で必要である。

疼痛緩和、過剰負荷を有する部位の免荷

- 股関節や脊柱の筋肉の筋緊張亢進を低下させる。例：横断マッサージやホットロールによる代謝改善。また、事前に他動的処置を行った後、自動的な筋肉の延長・短縮を行う。例：PNFの主動筋による逆運動
- 圧迫インヒビションによるトリガーポイントや圧痛点の治療
- 吊りなしの腰椎モビライゼーションや股関節の反対方向モビライゼーションにより、股関節全体や筋肉の代謝状態を改善する
- 股関節の位置を変更して間欠牽引・圧迫を行い、持続的に過剰負荷を有する部位を免荷し、持続的に過小負荷を有する部位に荷重を与える

可動性の改善

> 股関節の伸展、外転、外旋（前捻角が大きい場合）の可動性の改善および維持が必要である。骨頭偏位や初期の変形性股関節症では、内旋の可動性を改善する。

- 短縮した筋肉の縦断伸張・横断伸張。また自己伸張の習得
- 股関節の反対方向モビライゼーション
- 腰背部の伸筋の自発的な延長。骨頭被覆が良好になる開始肢位で行う。例：PNFの骨盤の揺動
- 腰椎や仙腸関節の回復可能な低可動性の徒手療法
- その他の処置：5章を参照

例：骨盤の揺動(p.197参照)

- 患者の開始肢位：座位で、軽く股外転し両足を接地する
- 療法士の開始肢位：患者の腹側で、足を踏み出して立つ
- 手順：療法士は両手を腹側から患者の脊柱に置く。療法士によるリズミカルな運動の開始を通じて、患者は支持面上の骨盤の回転運動を認識

する訓練を行う。その後、患者は、療法士による骨盤を通じた腰椎屈曲をゆっくりと認識しうる

不安定性を有する脊柱部分の安定化

4.2章と5章（体幹と骨盤の安定性のための機能的ユニットについて言及した箇所）を参照

梃子の比率の変化を考慮した骨盤・下肢の負荷の効率化
股関節・下肢の筋肉の筋力と協調性の改善

> 全ての股関節の位置異常に共通する注意点として、梃子の比率が変化するため、開放運動連鎖の高い吊り負荷の訓練を避けること！療法士は、訓練計画の作成にあたり、筋力低下や自発的な機能不全を明らかにすること。

例：外反股は、正常な股関節に比べて、股外転筋の作用アームが短い。股外転筋の訓練は、側臥位で、長い梃子を動かし、筋付着部にきわめて弱い抵抗を加えて行う。荷重アームは作用アームの10倍の長さになるため、圧迫負荷が不必要に高くなる。下肢軸矯正の訓練は閉鎖運動連鎖で十分である（筋肉の同時収縮により股関節が安定化され、負荷が効率化されるため）。

ただし、多くの場合、最初は部分荷重の開始肢位で行うこと。下肢軸の理想的な位置への調整は限定的にのみ可能である。例えば骨盤を外旋・伸展位にして下肢の位置を調整すると、骨頭被覆率は低下する。非荷重の開始肢位の運動は自由に行う。

前捻角が大きい場合の下肢軸の訓練では、膝関節の伸展屈曲軸を外側へ回転する。その際、この軸が股関節の軸と平行になるまで回転する。これにより足縦軸はやや外向きになる。

- 様々な開始肢位での下肢軸の訓練。例：半端座位、立位、不安定な面上の立位
- 日常生活の運動と合わせた下肢軸の訓練。例：屈伸訓練、起立・着座、階段の昇り
- 前捻角が大きい場合、股外旋筋の機能訓練。例：ペンギン歩行訓練（3章）、側臥位での反対方向(buttressing)の運動による外旋
- 歩行ファシリテーション
- 体幹筋の機能訓練。脊柱で代償的運動により過可動性が生じるため、股関節を免荷して行う

関節保護の動作と安楽肢位

- 梃子の比率の変化について患者に説明する
- 姿勢矯正の主目的は「骨盤・下肢の静力学」の改善である（上述を参照）
- 骨盤・下肢の重量がなくなる安楽肢位。例：側臥位で上側の下肢をベッド面に置く
- 腰椎免荷の安楽臥位・肢位（3.2章と4.2章）
- （術前・術後療法は「整形外科手術」（9章）を参照）

> 免荷機構としての跛行（例：デュシェンヌ跛行）を有する場合、検査せずにこれを無くす訓練を行ってはならない。股関節の荷重面が拡大し、股外転筋の作用アームが変化するおそれがある。跛行は股関節の軟骨の免荷機構として生じるものであり、非常に重要である。腰椎で強い負荷が生じる場合、対側で杖を使って歩行する。ただし、この場合、ロフストランド杖で歩行を効率化すること。

股関節の構造的な異常の理学療法のまとめ

- 他動的・自動的中心化を組み合わせて行う
- 骨頭の他動的中心化では、関節テクニックを行う。自動的中心化では、まず股関節の位置を調整する。これにより事前に骨頭の位置を最適化する。また運動能力の発達に応じて位置を調整する（ボイタ法）
- 閉鎖運動連鎖の訓練による安定化筋の同時収縮の促進
- 筋肉の協調による自動的中心化には、短縮した筋肉の弾力性の回復が必要である
- 軟部組織テクニック（横断マッサージ、機能的マッサージ）や圧迫インヒビションにより、代謝状態を改善し、疼痛を有する付着部やトリガーポイントを治療する
- 特に股関節の伸展、外転、外旋（前捻角が大きい場合）の可動性を改善する。骨頭偏位や初期の変形性股関節症では、内旋も制限される。関節テクニック、筋肉の横断伸張・縦断伸張、自己伸張を行う
- 腰背部の伸筋の延長は、骨頭被覆が良好になる開始肢位（例：座位）で行う
- 腰椎と仙腸関節の機能障害は、徒手の脊椎分節モビライゼーションにより治療する
- 股関節・下肢の筋肉の筋力と協調性の改善のため、日常生活に近い開始肢位で、閉鎖運動連鎖の訓練を行う。開放運動連鎖の訓練は偏位を助長する
- 下肢軸の理想的な位置への調整はしばしば限定的にのみ可能である。例えば、前捻角が大きい場合、膝関節の伸展屈曲軸を外側へ（股関節の軸と平行になるまで）回転する。大きく外旋すると、骨頭被覆率が著しく低下する
- 患者は、梃子の比率の変化や、偏位を助長する運動様式を理解する
- 股関節や腰椎を免荷する安楽臥位・肢位により、過剰負荷への反応を防止する

4.4　膝関節の構造的な異常

■ 定義

- *外反膝*（X脚）：下肢軸の前額面上の偏位。膝関節中心が下肢の荷重線より内側へ移動する
- *内反膝*（O脚）：下肢軸の前額面上の偏位。膝関節中心が下肢の荷重線より外側へ移動する

> 幼児のX脚、乳児のO脚は正常である。

■ 原因と発症

正常な下肢の荷重線（ミクリッツ線）は、股関節、膝関節、足関節の各中心を通る。この場合にのみ、歩行時に膝関節中心で作用力が生じる。

下肢軸の前額面上の偏位により、膝関節中心は荷重線よりも内側（外反膝）または外側（内反膝）へ移動する（図4.21a-b）。

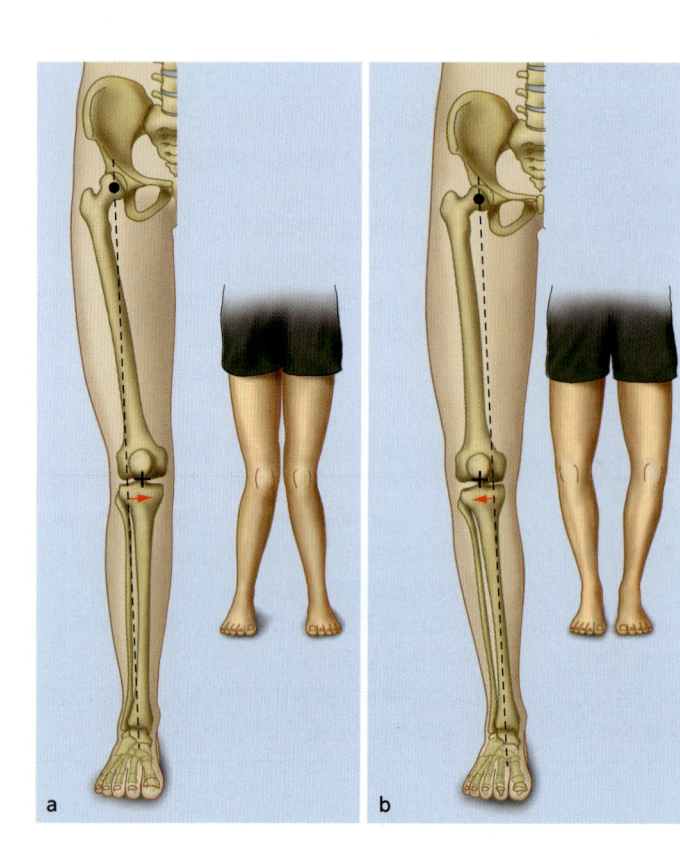

図4.21a-b
膝関節を通る荷重線の変化
a 外反膝　b 内反膝

外反膝

膝関節中心がミクリッツ線より内側に存すると、膝の外側部分の圧迫が強まる。膝の内側部分で、圧迫荷重の減少により軟骨の栄養状態が低下するため、膝関節症の発症リスクが高まる。

立脚初期（踵接地）には、床反力が尾側から下腿長軸を通じて膝関節に作用し、重量による力が頭側から大腿長軸を通じて膝関節に作用する。これら2つの力により水平方向に内側に向かう合力が生じ、外反股が強まる（**図4.22**）。膝内側の関節包靱帯と筋肉（鵞足）はこの力に対抗する（**図4.23a-b**）。これらの付着部は過重負荷により刺激され疼痛が生じる。

外反膝により膝蓋骨脱臼の危険が増す。その原因は、大腿四頭筋による外側開角と、膝蓋骨の外側移動である（3章）。

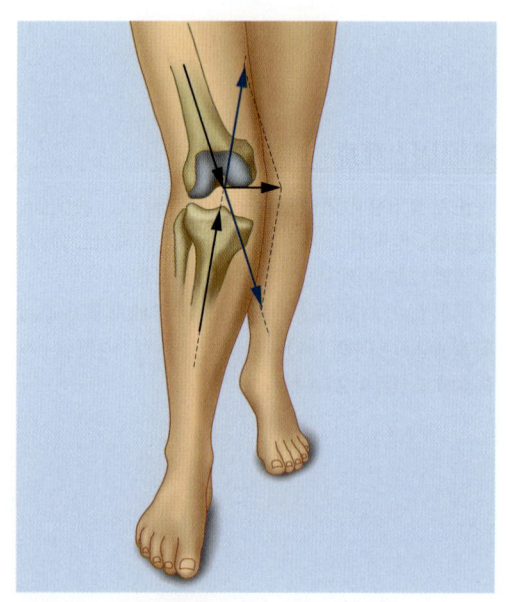

図4.22　外反膝では内側に向かう合力が生じる

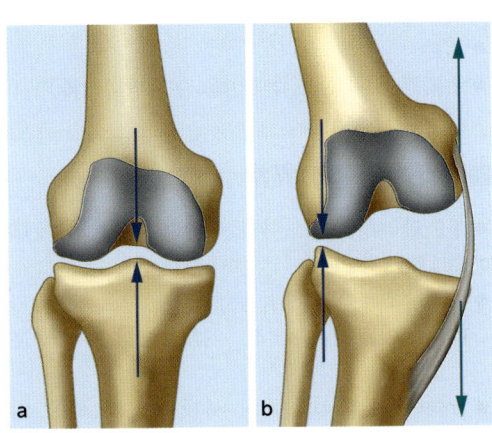

図4.23a-b
a 下肢軸の中心化により膝関節中心で作用力が生じる
b 外反膝では膝外側で圧迫力、膝内側で牽引力が強まる

内反膝

膝関節中心がミクリッツ線より外側に存すると、膝の内側部分で圧迫が強まる。膝の外側部分で圧迫荷重の減少により軟骨の栄養状態が低下するため、膝関節症の発症リスクが高まる。

床反力と重量による力により水平方向に外側に向かって合力が生じ、内反股が強まる。

膝外側の関節包靭帯および筋肉（外側広筋、腸脛靭帯、大腿二頭筋）はこの力に対抗する（図4.23a-b）。これらの組織では過重負荷により疼痛が生じる。

下肢軸偏位は次の疾患により生じうる。
- 骨折治癒後の位置異常
- 膝内側または膝外側の骨の擦り減りを伴う変性疾患（膝関節症）
- 膝の骨腫瘍、膝関節近くの腫瘍
- 膝関節の炎症。例：リウマチ性疾患
- 神経筋疾患。例：脳性まひ、二分脊椎。筋肉群が強く収縮し変形が生じる
- 成長板の損傷や疾患による骨の成長異常
- 代謝性疾患による骨の軟化。例：くる病、骨軟化症
- ホルモンに起因する成長障害
- 軟骨の損傷。例：先天性の軟骨形成不全症

■ 症状と病期

> 成長過程で生理的な下肢軸の位置は変化する。乳児のO脚は、幼児期にX脚になる（特に女児で顕著）。通常、下肢軸は自然にまっすぐになる。

- 下肢軸の鉛直線は、外反膝では膝外側、内反膝では膝内側を通る
- 外反膝では、膝内側の靭帯と筋肉（鵞足）の付着部が刺激され疼痛が生じる
- 内反膝では、膝外側の靭帯と腸脛靭帯の付着部が刺激され疼痛が生じる
- 異常な負荷により二次的に半月板の病変が生じる
- 外反膝と内反膝は前関節症の変形である
- 関節症により短期間で位置異常が悪化する

例：51歳男性。両側性のX脚（内反膝）を有し、左膝の疼痛増強の愁訴。X線画像で、主に膝関節面の内側で変性による骨の擦り減りが確認された。この2か月で、左脚のX脚が悪化し、疼痛が強まる。

■ 診断

> 手術計画のためのX線検査では、必ず下肢軸の片脚立位撮影と大判撮影が必要である。

- 下肢軸の位置異常の測定
- 外反膝では、膝外側で圧迫が強まるため、膝外側の軟骨と骨の擦り減りが顕著である
- 内反膝では、膝内側で病変が進行する
- その他の診断法：「理学療法検査」を参照

■ 経過と予後

- 成長期の下肢軸の変形は、原則として手術で矯正しない
- 代謝性疾患による下肢軸の変形は、しばしば原因疾患の治療後、自然に正常化する
- 成人の下肢軸の変形は前関節症による

■ 治療

保存療法

> 外反膝または内反膝の保存療法による矯正は、成長期の終了前のみ可能である。保存療法は有用だが、完全な矯正を得られることはまれである。

- 大腿の就寝用副子により下肢軸の成長を調整する
- 内反膝と初期の膝関節症では、外側縁が高い補高靴により、膝内側を免荷する。外反膝では、内側縁が高い補高靴により、膝外側を免荷する

手術療法

> 重度の下肢軸の変形は、必ず手術で治療すること!

- 矯正骨切り術では、脛骨プラトーまたは大腿骨顆の上方を骨切りし、下肢軸を正しい位置に動かす(9章)
- 成長軟骨板の障害による下肢軸の変形では、追加的に下肢を延長する

● 膝関節の構造的な異常の理学療法検査

■ 既往歴

- 主症状：長時間の立位と歩行による疼痛の愁訴が多い。膝内側または膝外側の靭帯は、構造的異常をもたらす斜面落下力を阻止しようとするため、過剰負荷が生じる
- 隣接部の症状：下肢軸偏位により距腿関節と距骨下関節で異常な負荷が生じる
- 補助具：足底板、長時間の荷重時にストックを使用
- 長時間の荷重後の腫脹は、膝関節症の発症や半月板損傷の併発を示唆する
- 職業、趣味
- 年齢
- 手術歴(例：回転骨切り術、半月板切除術)

■ 体形と姿勢の異常

- 下肢軸の鉛直線は、外反膝では膝外側、内反膝では膝内側を通る
- 外反膝では、内果間の距離が広がり、大腿骨の内顆間の距離が縮まる。内反膝ではこれらが逆になる
- 立位の両足間の距離は、外反膝では広がり、内反膝では縮まる
- 外反膝による膝の位置異常により、しばしば外反扁平足が生じる
- 内反膝では、異常な負荷により、足の外側縁の負荷増大による踵の内がえし(内反位)や、代償的な足の内側縁の負荷増大による外反足が生じる

> 足の外側縁を高くする足底板は、踵の内反を有する場合のみ使用し、外反足では使用しないこと!

- 膝蓋骨は、外反膝ではやや外側、内反膝ではやや内側に移動する
- 片脚の下肢軸偏位により、機能的な下肢短縮が生じる
- 外反膝は、しばしば下腿の外旋の増強を伴う

■ 腫脹と温度

- 皮膚温度
- 「膝蓋跳動」を通じて関節滲出液の有無を調べる

■ 腱付着部と靭帯

- 外反膝では、内側側副靭帯と鵞足で過重負荷による圧痛が生じる
- 内反膝では、外側側副靭帯と腸脛靭帯で過重負荷による圧痛が生じる
- 膝蓋骨の外側移動により、膝蓋靭帯で、緊張状態の変化による圧痛や、内側・外側の弾力性の低下が生じる
- 膝蓋骨の移動により、膝蓋支帯でも圧痛が生じる

■ 筋組織

筋緊張が亢進する筋肉
- 膝関節の過伸展性（外反膝で多い）を有する場合、膝窩筋と腓腹筋
- 外反膝：膝内側の安定化筋（鵞足）
- 内反膝：膝外側の安定化筋（大腿二頭筋、腸脛靭帯、外側広筋）

> 外反膝では、しばしば股関節・下肢・足部の筋肉全体の筋緊張低下を伴う広範な過可動性が生じる。

■ 可動性

- 外反膝ではしばしば膝関節の過伸展性が生じる
- 外反膝では下腿の内旋が制限される
- 外反膝では、膝が外側に移動するため、膝蓋骨の内側尾側への可動性が制限されることがある
- 内反膝では、膝蓋骨の外側への可動性が制限される
- 主に内反膝で、大腿二頭筋の緊張状態の変化により、脛腓関節の可動性が低下する

- 両下肢の下肢軸偏位による踵の異常な負荷により、距骨下の可動性が低下する
- 足趾関節と前足部の関節の可動性を調べる。これらの関節の可動性低下は、歩行時の足のふみかえしに影響を与えるため
- 腰椎、仙腸関節、股関節の可動性

例：母趾の伸展の可動性低下により、足の外側縁を通じた足のふみかえしが多くなり、内反傾向が強まる

■ 運動様式

- 外反膝：足の内側縁を通じて足のふみかえしを行う。足の機能的縦軸が外向きになり、縦足弓が平坦になる
- 両足間の距離の縮小または拡大
- 内反膝：足の外側縁を通じて足のふみかえしを行う。足の機能的縦軸がしばしば内向きになる
- 外反膝では、しばしば結合組織全体の弱化とともに過可動性が生じ、荷重時に膝関節が過伸展しやすい
- 荷重下で下肢軸偏位が強まる

膝関節の構造的な異常の理学療法検査のチェックリスト

既往歴	■ 主症状 ■ 疼痛の位置 ■ 腫脹 ■ 補助具
体形と姿勢の異常	■ 下肢軸の鉛直線 ■ 足の負荷 ■ 両足間の距離 ■ 膝蓋骨の位置
運動様式	■ 外反膝：足の機能的縦軸が外向きになる ■ 内反膝：足の機能的縦軸が内向きになる ■ 荷重下で下肢軸偏位が強まる
腫脹と温度	膝蓋跳動を通じて関節滲出液の有無を調べる
腱付着部と靭帯	膝内側の靭帯（外反膝）、膝外側の靭帯（内反膝）、膝蓋骨周囲の組織で過剰負荷に対する反応が生じる
筋組織	■ 外反膝：膝関節内側を牽引する筋肉の筋緊張亢進 ■ 内反膝：膝関節外側を牽引する筋肉の筋緊張亢進
可動性	■ 外反膝：しばしば膝関節の過伸展性、下腿の内旋の可動性低下が生じる ■ 可動性検査を要する部位：膝蓋骨、脛腓関節、足関節、前足部の関節、足趾関節、腰椎、仙腸関節、股関節

症例：重度のO脚の46歳男性。6週間前から膝外側の疼痛悪化の愁訴。これは長時間の立位（約10分）や歩行（約15分）の後に生じる局所の鈍痛である。安静時痛はない。膝関節の腫脹や熱感はない。X線検査により初期の軽度の膝関節症と確認された。

趣味でサッカーのシニアチームに入り、3か月前に右足を内がえし位で外傷した。テーピングで2週間の安静後、足の荷重を通常に戻した。足関節の疼痛はないが、しゃがみ姿勢で最終域の背屈が制限されるのを自覚。職業は車体の整備であり、しゃがみやかがみの姿勢の作業が多い。

仮説と治療

足の外傷により腓骨の位置異常が生じた可能性がある。内がえし位での外傷により、腓骨は外側靱帯に牽引され、足関節部分は尾側へ、遠位部は腹側へ、近位部は背側へ引っ張られる。この位置変化により、膝外側（構造的な下肢軸偏位により既に大きな牽引負荷を有する）がさらに牽引される。構造的な位置異常に加えて機能的な位置異常により、直ちに過剰負荷への反応が生じる

身体は、代償機構（例：軟骨や骨梁の構造的変化の適応）により、長期間、構造的な位置異常に耐えうる。しかし、機能的な位置異常が加わると、直ちに侵害刺激反応が生じる。

膝関節症の関連症状（例：熱感、腫脹）の愁訴はまだないため、患者の自覚症状の原因は膝関節症ではない。

可動性検査で、堅く（firm）弾力的なエンドフィールを伴う軽度の膝伸展制限が見られる。また、最終域で背屈、外がえし、回内が制限され、堅い（firm）エンドフィールを伴う。膝外側の疼痛は、触診で膝関節外側の靱帯、大腿二頭筋の遠位部、腸脛靱帯を圧迫すると再現しうる。

膝窩筋の筋緊張亢進が強まり、これが最終域の膝伸展制限の原因と考えられる。脛腓関節の近位部で、腹側滑りの関節の遊びが制限される。

外傷によると考えられる可動性制限により、歩行時の足のふみかえしが変化する。足の外側縁を通じた足のふみかえしが多くなるため、支点（膝関節）が下肢軸の鉛直線よりも外側へ大きく移動する。これにより、膝の内反を促す異常な力学的負荷が強まる。治療を行わなければ、内反型の膝関節症の発症が早まるおそれがある。

足と脛腓関節の可動性は、少しの徒手モビライゼーションで改善しうる。膝外側の靱帯や筋緊張亢進を有する膝外側の筋肉で、軟部組織テクニック（例：横断マッサージ、圧迫インヒビション）を行い、膝外側の疼痛を完全に除去しうる。

患者は自宅で下肢軸訓練を行う（座位の足の三点荷重、屈伸訓練を組み合わせた訓練）。「ワイパーブレード運動」（5.4章）により膝の全組織に運動刺激を加え、関節包や軟骨の細胞の合成を促す。

●膝関節の構造的な異常の理学療法

> 成長期のX脚とO脚は治療不要である。下肢軸の位置異常の保存療法による矯正（足底板、理学療法）は、成長期には条件次第で可能だが、成長期の終了後は不可能である。さらに機能的な位置異常が加わると、膝の病的な力学的負荷が強まり、これにより変性過程が加速し、過剰負荷に対する反応が生じる。このため、構造的な下肢軸偏位では、隣接部の検査と治療が重要である！

■目的

身体構造と機能（機能障害）

- 膝関節の中心化
- 疼痛緩和、過剰負荷を有する部位の免荷
- 可動性の改善

活動

　骨盤・下肢の負荷の効率化

参加

- 若年者と成人は膝の病的な力学的負荷を理解する
- 日常生活で偏位を生じる力の発生を回避する

■ 処置

膝関節の中心化

- 下肢軸の訓練。これにより、筋緊張が低下した下肢・足部の筋肉の作用を促す（4.6章と3章）。最初は部分荷重位で下肢を観察しながら、その後は荷重を増やし下肢の観察なしで行う
- 難度の高い訓練は不安定な支持面上で行う（訓練用バランスボード、軟らかな床マット、シーソー）
- 関節テクニック（5.3章）により股関節の偏位を修正する
- 三点荷重により足底弓の自動的形成を促す

例：外反足と外反膝の併発

- 最初は部分荷重の開始肢位で、足を観察しながら訓練する
- まず適切な圧迫インパルスを通じて足に負荷を加え、前足部と後足部のねじれを軽減する
- 患者の開始肢位：座位で、足を膝関節よりやや前方に出し、膝関節が足関節の上に来るようにする
- 手順：まず踵の負荷を左右対称にする。療法士は、両手の示指を結節の下方の尾側で踵骨の内側と外側に置く。患者は負荷の強弱を知覚する。外反足では内側の負荷が強い。療法士は、結節の下方の外側の圧迫刺激を強めながら、患者に「膝を外側へ動かし、踵の外側縁の負荷を増やして」と指示を出す。これにより母趾が床から離れて持ち上がる。さらに第一中足骨頭下と膝関節外側に刺激を加え、内がえし位の踵に対し回内位の前足部のねじれの軽減を促す。「私が圧迫を強めても、母趾を床から離さず、膝関節を内側へ動かさないで！」と指示を出す。筋肉により足のねじれを安定化し、これにより縦足弓と横足弓を調整する。縦足弓と横足弓の調整により、足を三点接地する。第一および第五中足骨頭、踵骨結節の内・外側で負荷が左右対称になるよう調整し、膝関節が足関節の上に来るようにする。患者は自宅でこの負荷の調整を訓練する。最初は座位、その後は立位で行う。その際、足の下に3枚の硬貨を置くと、膝関節の中心化による足の負荷の左右対称性の知覚に役立つ

疼痛緩和、過剰負荷を有する部位の免荷

- 刺激されている腱と靭帯への超音波療法、横断摩擦、圧迫インヒビション
- 持続的な牽引負荷により過剰負荷を有する部位の近くの靭帯や腱への圧迫インヒビション
- 圧迫（approximation）を通じて受容体が免荷を感知すると、圧痛点の侵害刺激反応が低下する

例：外反膝における内側側副靭帯の圧痛点の治療

- 患者の開始肢位：背臥位で、膝関節を中間位に置く
- 手順：触診により、内側側副靭帯の走行部分の圧痛点を探索する。圧痛点は、圧迫に敏感な腫脹部位として知覚しうる。療法士は、近位の手で圧痛点を圧迫し、遠位の手で下腿の位置を調整する。内側側副靭帯の圧痛点の緊張や疼痛が最小に低下する位置に膝を置く。これは、下腿をやや屈曲・内旋し、膝を軽く内反すると可能である。近位の手で支点（膝関節）を外側へ押し膝を内反させ、遠位の手で下腿を屈曲・内旋する。疼痛が十分に軽減するまで、この位置で圧痛点の圧迫を保持する（90秒以上）
- 筋緊張が亢進した筋肉の緊張低下のため、横断マッサージと機能的マッサージを行った後、縦断マッサージを行う
- 膝関節の反対方向モビライゼーションにより、膝の栄養状態を改善する
- 過小負荷を有する部位（外反膝では膝内側、内反膝では膝外側）で間欠圧迫を行う

可動性の改善

- 徒手療法として関節テクニックを行う。特に足関節と脛腓関節の可動性の改善が重要である
- 筋肉の筋緊張の調整（「疼痛緩和」を参照）
- 種々の開始肢位での下肢軸訓練を通じて自動的可動性を保持する

骨盤・下肢の負荷の効率化
「膝関節の中心化」、3章、4.6章を参照

若年者と成人は膝の病的な力学的負荷を理解する
- 解剖図や簡単な図により、患者が膝の負荷とその長期的影響を理解できるようにする(5章)
- 異常な負荷を理解した上で、続発症（例：膝関節症）を予防し遅延させるため、中心化や代謝改善などの予防策を学ぶ

日常生活で偏位を生じる力の発生の回避
- ヒールの高い靴により、膝蓋骨周囲の組織で過剰負荷が生じる。これらの組織で静的作用が増大するため
- 膝関節の過伸展性を有する場合、外底が平らな靴を装着する
- 軟らかいソールで床反力を軽減する
- 立位でもたれられるものにより、長時間の立位の作業が楽になる
- 衝撃負荷の大きいスポーツ（例：サッカー、スキー）は好ましくない。サイクリングや水泳が望ましい

膝関節の構造的な異常の理学療法のチェックリスト

身体構造と機能 （機能障害）	■ 膝関節の中心化 　— 下肢軸の訓練により、筋緊張が低下した下肢・足部の筋肉の作用を促す。最初は部分荷重位で下肢を観察しながら、その後は荷重を増やし下肢の観察なしで行う 　— 難度の高い訓練は不安定な支持面上で行う(訓練用バランスボード、軟らかな床マット、シーソー) 　— Sohierの関節テクニック(1991、5.5章)による股関節の偏位の矯正 　— 三点荷重による足底弓の自動的形成の促進 ■ 疼痛緩和、過剰負荷を有する部位の免荷 　— 刺激されている腱と靭帯への超音波療法、横断摩擦、圧迫インヒビション 　— 持続的な牽引負荷により過剰負荷を有する部位の近くの靭帯や腱への圧迫インヒビション ■ 可動性の改善 　— 徒手のモビライゼーションによる関節の可動性の改善 　— 下肢軸の位置異常を有する場合、特に脛腓関節と足関節の可動性改善が重要である 　— 軟部組織テクニックにより、筋緊張が亢進した筋肉を調整する
活動	骨盤・下肢の負荷の効率化(膝関節の中心化を参照)
参加	■ 若年者と成人は膝の病的な力学的負荷を理解する ■ 病的な力学的負荷を理解するため、簡単な図や解剖図を使用する ■ 日常生活で偏位を生じる力の発生を回避する ■ スポーツ、靴、補助具についての助言

4.5 脊柱側弯症

■ 定義

脊柱側弯症は、成長期の脊柱変形である。真性の脊柱側弯症の徴候は、脊柱の側方弯曲の固定化、椎骨回旋、椎骨・脊柱の捻れであり、進行傾向を有する。

脊柱側弯症の約85％は特発性すなわち原因不明である。特発性脊柱側弯症は、発症時期により次のタイプに分かれる。
- 乳幼児期側弯症：0-3歳
- 学童期側弯症：4-10歳
- 思春期側弯症：10歳以降

■ 原因と発症

脊柱側弯症は構築性と非構築性に分かれる。前者は、結合組織、軟骨、骨が変化する。後者は機能性側弯症とも呼ばれ、良好な矯正が可能である。固定化した側弯ではなく、疼痛回避肢位（坐骨神経痛性側弯症）などにより生じる。

非構築性の側弯症

非構築性の側弯症は、側弯を伴う姿勢異常ともされる。非特発性の乳児側弯症もその一つである。女児より男児の発症が多い。多椎間で生じ、多くは胸腰椎で左凸のC字状の弯曲が生じ、椎骨回旋は小さい。

95％以上は自然治癒するが、まれに変形が強まり、特発性の乳幼児期側弯症に移行することがある。

構築性側弯症
- 乳幼児期側弯症：女児より男児の発症が多い。胸椎での発生が最も多い。後弯を伴う左凸側屈が生じる
- 学童期側弯症：男女の頻度は同じ。多くは胸椎の右凸で、後弯を伴う。腰椎でS字状の弯曲を有する場合もある
- 思春期側弯症：主に女児で発症。脊柱側弯症の中で最も多く、多くは胸椎の右凸側弯である。

必ず椎骨回旋を有し、さらに前弯を伴う

理学療法的治療で重要なことは、構築性側弯症の変形や固定化の矯正には限界があることである。高い可動性を有するほど、良好な矯正が可能である。ただし、可動性増大は、関節の他動的安定性の低下の危険を有する。筋肉による脊柱の支持がなければ、習慣的姿勢が悪化する。

脊柱側弯症では、前額面上の弯曲ともに椎体回旋が生じる。脊柱側弯症のタイプにより、各面上で生じる偏位は異なる。

> 椎体回旋により凸弯曲、棘突起の捻れにより凹弯曲が生じる。

例：右凸側弯症では椎体が右回旋する。前額面上の脊柱弯曲とともに椎体が回旋し、左の椎間関節が強く締まり、凸側（右）の椎間関節が締まらなくなる。凹側では、椎間関節が強く締まるため、脊椎分節固有の筋肉の作用が持続する。凸側では、椎間関節が締まらないため、脊椎分節固有の筋肉の作用が抑制される。凸側では、表在の筋肉連鎖の作用が優勢になり、椎骨の位置異常（右回旋）が強まる（図4.24）

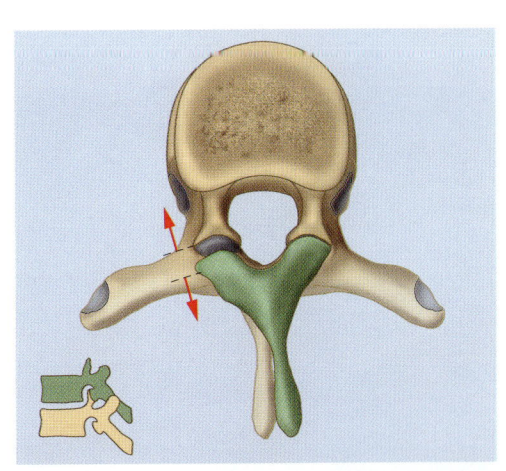

図4.24 上側の椎骨（緑部分）の左回旋により、右の椎間関節が強く締まり、左の椎間関節が締まらなくなる

■ 症状と病期

脊柱側弯症は、急成長期（5歳頃と思春期）に急速に進行する。このため成長期の脊柱変形とされる。重度の側弯症では、二次的に肺、心臓、腎臓、腸が圧迫され損傷する。進行すると疼痛が生じる。

多くの場合、脊柱側弯症の発症はゆるやかである。特発性の脊柱側弯症は小児と若年者で発症するが、外的徴候は表れない。このため、脊柱側弯症の発見と経過観察では、かかりつけ医、小児科医、校医だけでなく、両親や体育教師も重要な役割を担う。

例：

- 生後7か月の女児。両親が臥位で身体の歪みを発見。医師が胸椎および腰椎でC字状の弯曲を確認。さらに斜頸と左股関節内転の強まりを有する

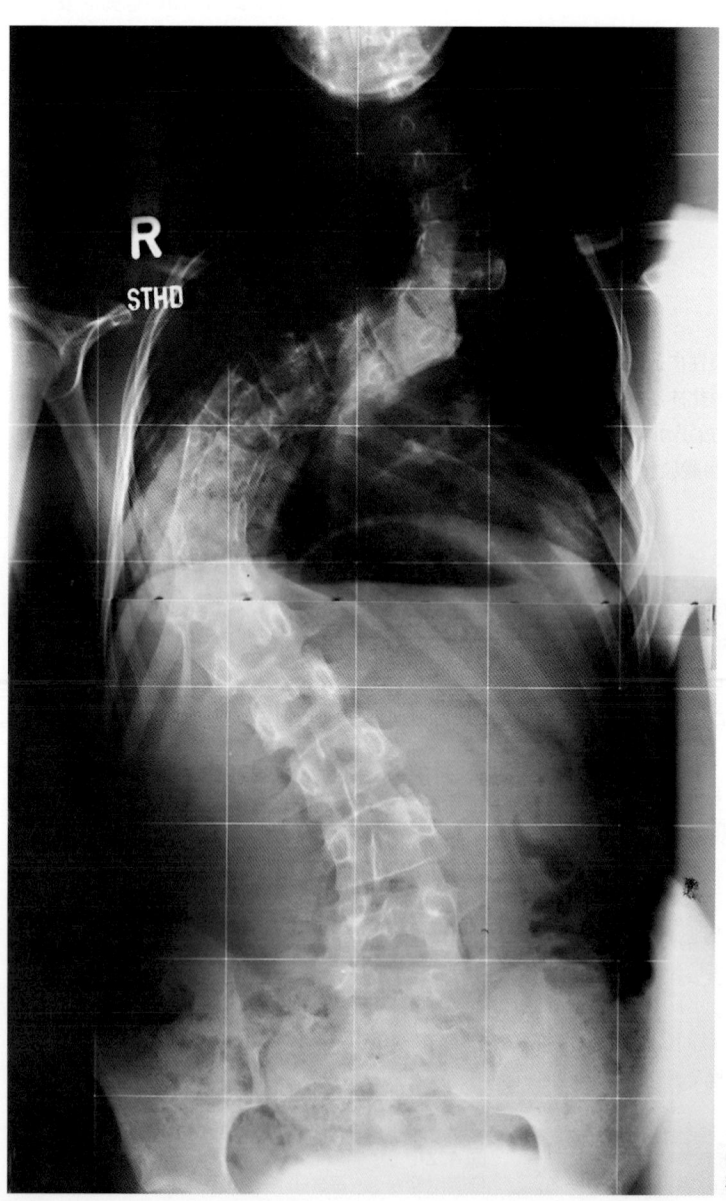

図4.25
脊椎側弯症のX線画像

- 11歳女児。体育教師が両親に整形外科医の受診を勧める。前屈により背中の右側が隆起する。疼痛の自覚症状はない。X線検査で、肋骨の後弯突出にも関わらず脊柱前弯が認められ、椎骨回旋、椎骨の捻れ、第10胸椎の回旋すべりを有する

■ 診断

X線所見

X線検査は、立位で、足下に薄板を挿入するなどして脚長差を無くして行う。前後撮影で、胸椎と腰椎の拡大画像を得る（**図4.25**）。次のような異常が確認されることがある。

- 側弯の程度は、コブ角（Niethard et al. 2003）で確認する（**図4.26**）。側弯の上方と下方で、凸弯曲から凹湾曲への変わり目の椎骨（上位終椎と下位終椎）を特定し、下位終椎の上面および上位終椎の下面のそれぞれに平行な線を記入する。これら2つの線のそれぞれの垂線がなす角がコブ角である。コブ角の大きさに応じて治療法を決定する。
  - 20度：理学療法
  - 20-40度：理学療法とコルセット装着
  - 40度：手術
- 椎骨の回旋度は、椎体縁に対する椎弓根の位置により判定する。ラスターノーモグラム（基準となる網目が引かれた画像）をX線画像に重ね、回旋角度を読み取る（Nash and Moe法、Niethard et al. 2003）
- 圧迫比率の変化により椎骨の捻れ（歪みを伴う成長）が生じる
- リッサー徴候：腸骨稜の上方にある軟骨片（腸骨稜先端）は生後、上前腸骨棘から仙骨に向かって骨化する。骨化の進行はリッサー徴候の4期により分類され、これに基づき骨の成熟度を判定する。1期（軟骨片の最外側部のみ骨化）で既に脊柱側弯症を発症し始めていれば、予後不良が示唆される
- 単椎または多椎の回旋すべり：椎骨回旋により椎骨が正常な位置から移動し、神経根などが損傷される
- 肋骨癒合：先天性側弯症で肋骨の骨癒合が見られる

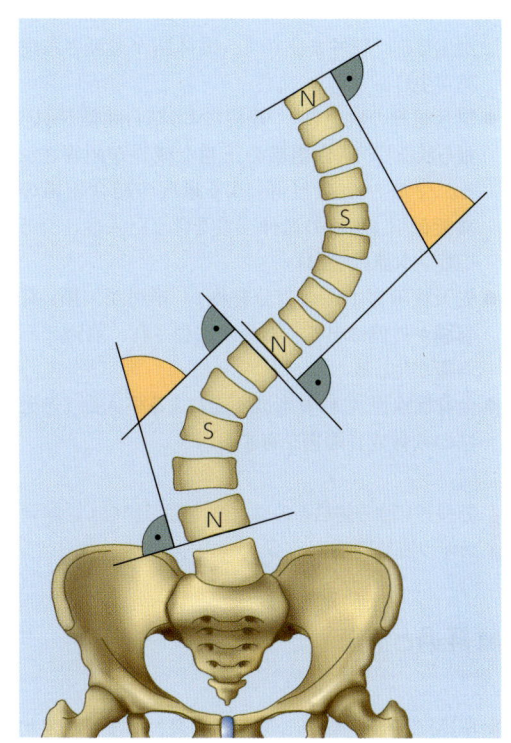

図4.26 コブ角の計測。下位終椎の上面および上位終椎の下面のそれぞれに平行な線に対する垂線がなす角度が側弯の角度である（S＝頂椎、N＝終椎）

> 思春期における急成長期は、6か月毎にX線検査を行い、側弯の急速な進行を適時に発見する。

■ 鑑別診断

脊柱側弯症全体の80-90%は特発性すなわち原因不明である。診断は、原因が明らかな次の疾患（組織の質的変化や筋肉の不均衡による変形を伴う疾患）の可能性を排除して確定する。

- 筋疾患：筋ジストロフィー（筋肉のタンパク質が産生されないまたは不足する）
- 神経疾患：小児麻痺では、ポリオウイルスにより脊髄前角の運動神経が壊れ筋肉の弛緩性麻痺

が生じる。脳性まひでは、錐体路が遮断され痙縮が生じる
- 結合組織の疾患（例：瘢痕により結合組織が引っ張られる）：結合組織の正常な成長が阻害される。マルファン症候群による重度の結合組織の機能低下（関節の過伸展性を伴う巨人症、クモ指症、水晶体脱臼）
- 先天性障害（例：二分脊椎）：椎弓が欠損し脊髄膜が外側に出て、神経が損傷され、筋肉の不均衡が生じる
- 全身性疾患：軟骨形成不全による小人症（先天性の軟骨成長障害を有する）

脚長差により生じるのは、側弯症ではなく、側弯を伴う姿勢異常である。

■ 経過と予後

早期診断が、脊柱側弯症の経過と予後を決定する。

脊柱側弯症は、急成長期（5歳頃と思春期）に急速に進行する。患者は、側弯症が進行し疼痛が発生してから受診することが多い。

予後不良
- 進行してからの受診
- リッサー徴候の1期（「X線所見」を参照）、すなわち腸骨稜の軟骨片の最外側部のみが骨化する時期に既に脊柱側弯症を発症し始めている場合

脊柱側弯症のタイプ別の予後
- 乳児側弯症：予後はきわめて良好で、95％が自然治癒する。腹臥位で寝かせる機会が多いほど、側弯症を発症しにくい（Buckup 2001）
- 乳幼児期側弯症：予後不良。あらゆる保存療法的処置を尽くしても進行する。低年齢で手術を要する場合も多い
- 学童期側弯症：約5％は骨の成長期に進行しない。それ以外の95％は、10歳までに毎年1-5度、思春期の急成長期に5-10度、側弯が強まる（Buckup 2001）
- 思春期側弯症：思春期の急成長期に、軽度の側弯が急速に悪化する

■ 治療

保存療法

乳幼児期および学童期側弯症の進行例では、で

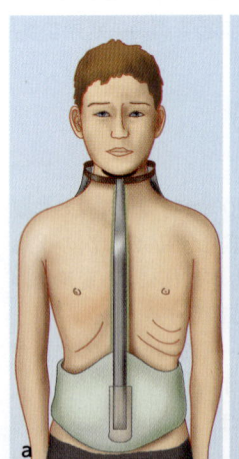

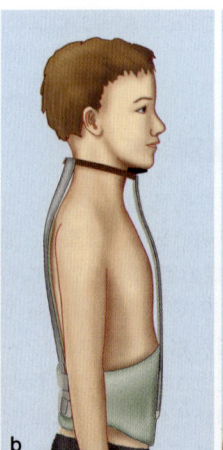

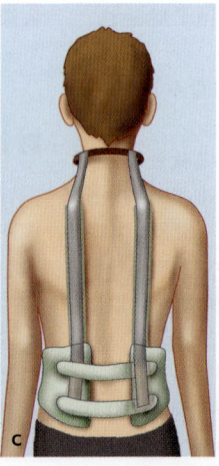

図4.27a-c
ミルウォーキー型コルセット
a 前面　b 側面　c 後面

きるだけ早期に装具療法を行う。コルセット治療では理学療法が不可欠である。治療には、家族の協力と整形外科装具士の補助が必要である。コルセット治療の目的は、進行を最小限にくい止めることであり、原則として最初の所見が改善することはない。

近年の体幹装具は、EDF原理(伸展、減捻、屈曲)に基づき作製されている。コルセットは日に23時間装着し続ける必要があり、整容時のみ外す。

コルセットには自動型と他動型がある：
- ミルウォーキー型（図4.27a-c）：自動型コルセット。小児用で、パッドとネックリングにより自発的な直立姿勢の保持を促す

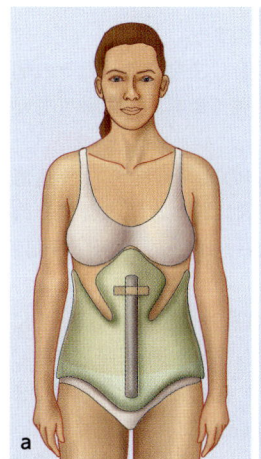

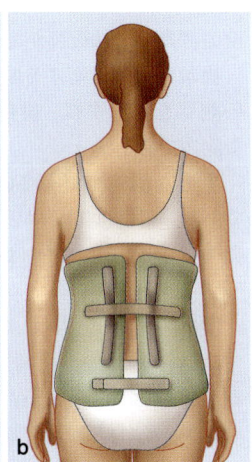

図4.28a-b ボストン型コルセット
a 前面　b 後面

- ボストン型（図4.28a-b）：他動型の短いコルセット。骨盤と腰椎を固定する。パッドを通じて矯正力を加える
- シェノー型（図4.29a-b）：ボストン型と同構造の他動型コルセットで、胸郭も固定する

手術療法

コブ角が40度（「X線所見」を参照）を超えると手術を行う。術前に1か月以上のハロー牽引で軟部組織を弛緩させる。術中に椎骨を矯正位置に動かし固定する。さらに椎体にスクリューを刺入し、スクリュー間に金属ロッドまたは鋼線を通す。複数のスクリューにより椎骨の位置を矯正する。後方手術が多いが、腰椎側弯症では前方手術も行う。

さらに、数か所の椎間板を切除し、椎体の上下面の骨を新鮮化する。これにより、移植骨と椎体の結合が良好になり、脊柱が強固になる（脊椎固定術）。強化により、その後、脊柱は弾力性を回復する。

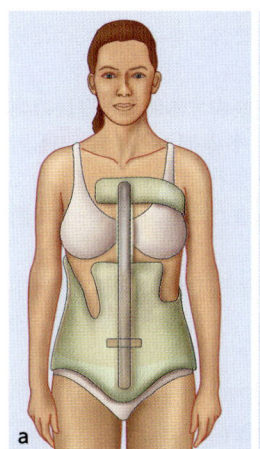

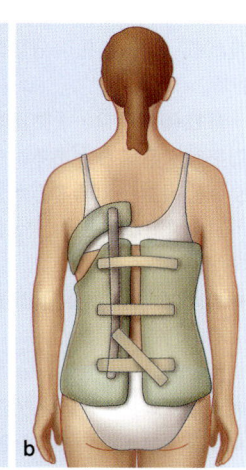

図4.29a-b シェノー型コルセット
a 前面　b 後面

> 手術療法では、必要に応じて、術後1年間のコルセットや体幹ギプスの装着を要する場合もある（11.1章）。

●脊柱側弯症の理学療法検査

> 検査時はコルセットを外すこと！

■ 既往歴

通常、小児では自覚症状がない。体育の授業や両親を通じて、偶然に脊柱側弯症と判明することが多い。

小児は日常生活の支障を感じないため、理学療法の動機が弱い。

■ 体形と姿勢の異常

三平面（前額面、矢状面、水平面）で姿勢悪化が

表れる。姿勢悪化の分類では、身体をブロックに分ける。

脊柱側弯症は、1側弯を有する場合と複数の側弯を有する場合がある。多椎間の1側弯よりも短椎間の複数の側弯の方が進行しにくい。

3-4側弯が最も多く、3または4つのブロックで側弯が生じる。
- 腰部ブロック：鼠径部から臍まで。4側弯を有する場合、さらに、ウエスト・腰椎と、骨盤帯・仙骨に分ける
- 胸部ブロック：臍から腋窩まで
- 頭部ブロック：腋窩から下部頸椎まで

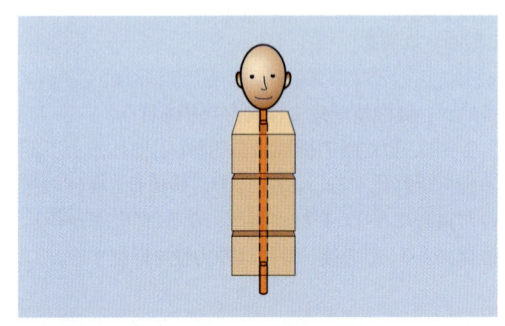

図4.30 正常：腹側からみた身体ブロック

各ブロックの上下境界は病態に応じて変化する。正常な脊柱では、前から見た3つのブロックは、縦に重なる3つの直方体のように見える。側方から見ると、ブロックの側面は台形であり、台形の短い辺（前方か後方）は、生理的前弯および後弯の凹部の位置と一致する（**図4.30**）。

脊柱側弯症では、3つのブロックは縦に重ならない。前から見ると、ブロックの前面は台形、場合によっては楔形に変形する。さらにブロックは側弯の凸側へ水平移動する（**図4.31**）。

ブロックの水平移動が強まると、脊柱が傾き、複数の側弯のうち主要な側弯の凸側へ体幹が突出する。

構造的な捻れに椎体回旋が加わり、各ブロックが水平面で回転する。側弯の凸側は背側へ、凹側は腹側へ回転する。これにより凸側の背側で肋骨隆起（胸部）や腰部隆起（腰部）が生じる。肋骨隆起の大きさと形状は、必ずしも脊柱側弯の重症度と相関しない。男性では肋骨隆起は少なく、より平坦である。

矢状面では、胸椎後弯が軽減（平背）または増強（後側弯症）する。平背がより多く見られるが、重度の側弯症では後弯が増強する。

複数の側弯を有する場合、主要な側弯とその他の側弯を区別する。最も強く変形した側弯が主要な側弯である。

主要な側弯で最も多いのは、胸椎の右凸側弯であり、頂椎はTh5-12間に存する。胸腰椎での発生は少ないが、多くは右凸側弯である。頂椎はTh8-L3間に存する。

腰椎の側弯は、しばしば胸椎の主要な側弯ともに生じる。多くは左凸側弯で、左側で腰部隆起が生じる。頂椎はL1-5間に存する。頸胸椎の側弯はまれだが、多くはTh3が頂椎となる。

また骨盤の非対称性を有する場合もある（骨盤側弯症）。
- 左右非対称のヴィーナスのえくぼは、骨盤の非対称性を示唆する。この場合、立位の触診で、上後腸骨棘と上前腸骨棘の位置を調べる。同側の上後腸骨棘と上前腸骨棘の位置の変化により、機能的な脚長変化が生じる。位置の変化があれば、仙腸関節を検査する（3.2章）。同側の上後腸骨棘と上前腸骨棘の位置の低下により、下肢が短縮する。足下に薄板を挿入して脚長差を無くし、これに対する脊柱の反応を観察する。前額面で脊柱が矯正されれば、補高靴が有効である。脚長差を補う処置を行わなければ、腰椎側弯が進行する。成長期は、その後も定期的な脚長検査を継続する。
- ウエスト三角（降ろした上肢と体幹側面の輪郭線がなす三角形）の左右比較。脊柱側弯症の早期

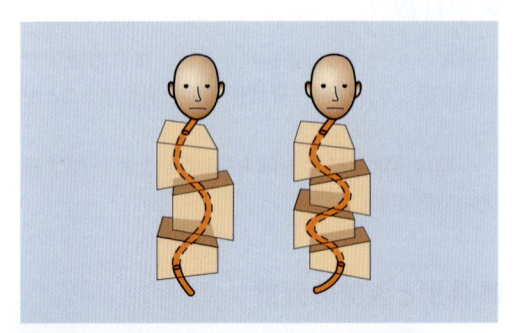

図4.31 腹側からみた3-4ブロックでの側弯

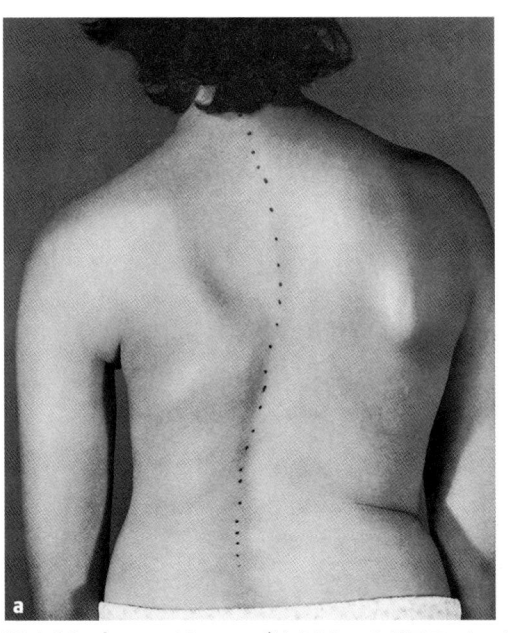

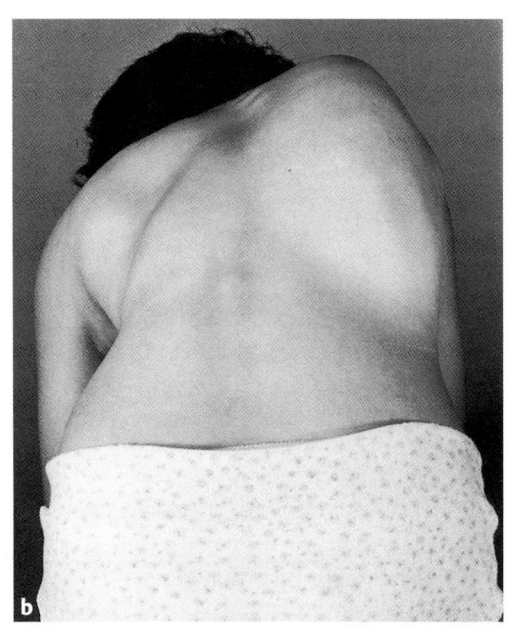

図4.32a-b スクリーニング検査としての前屈テスト。胸椎の右凸側弯症の12歳女児（K. Buckup『小児整形外科』ティーメ社（2001年）より）
a 体幹が少し歪んでいる　b 前屈により凸側の肋骨隆起を目で確認しうる

診断の手がかりが得られる
- 立位でC7以下の脊柱の線を確認する。脊柱の線がほぼ鉛直線であれば、臀部で臀裂にぶつかる。脊柱の線が鉛直線でなければ、臀裂にぶつからず、cm単位のずれが生じる
  — 重心が移動すると、脊柱の線は鉛直線にならない。3側弯を有する場合、胸椎の主要な側弯の凸側へ重心が移動し、同側の股関節の荷重が強まる
  — 重心移動により免荷された下肢で外旋が強まる
  — 4側弯を有する場合、腰椎の側弯の下方にある腰仙椎弓を通じて重心が移動する。この場合、胸椎の側弯の凹側へ重心が移動し、同側の下肢の荷重が強まる
- スクリーニング検査として前屈テスト（**図4.32a-b**）を行う。前屈により肋骨隆起が顕著になる。肋骨は椎体と接合し関節を有するため、椎骨の回旋および捻れ（歪みを伴う成長）により、肋骨が隆起する。肋骨隆起の位置で脊柱はしばしば前弯する。立位の前屈により、肋骨隆起と腰部隆起が顕著となり、椎骨の高位を判別しうる。胸椎の側弯の頂椎を特定するため、療法士は、隆起した肋骨に背側から指を置き、内側に向かって触診する。隆起した肋骨と接合する椎骨が頂椎である。椎骨の捻れのため、棘突起を判別できない。棘突起はしばしば凹側へ回旋し、凸側へ弯曲する
- 胸郭の形状と筋長の変化により、肩甲骨の位置が非対称になる。身体の中心線を想定し、これを基準として、肩甲骨内側縁と肩甲骨下角の位置を調べる
- 肩甲骨の位置の変化により、肩・頸部の線が非対称になる。側弯がより上位の胸椎で生じるほど、肩・頸部の線の非対称性は顕著になる
- 呼吸運動の観察
  — 胸椎の側弯症では、呼吸時に肋間がほとんど動かないため、腹式呼吸が主となる
  — 重度の側弯症では、軽い運動でも呼吸補助筋が作用する
- 上腹角の大きさ、臍の位置
- 脊柱側弯症による変化は、腹側では背側ほど顕

著に表れない
- コルセットによる腰椎減捻のため、伸筋により股関節内の骨盤の位置を調整し、腰椎前弯を平坦にする
- コルセットのパッドによる肋骨隆起の圧迫により、平背が強まることがある
- 乳児側弯症では、臥位で見られる身体の歪みは完全に治癒しない。腰椎と胸椎でC字状の弯曲が生じる。また股関節の内転増強と斜頸を伴うこともある

> 静力学の異常により、脊柱の変性が進み、加齢とともに疼痛が増大する。複数の側弯を有する場合、側弯間の椎骨は反対方向へ回旋し、「回旋すべり」が生じる（偽性すべり症）。これは二次的な構造的障害であり、重度の疼痛が生じる。

■ 皮膚と皮下組織

- 手足の冷え、湿り、変色（青色）を生じやすい場合、自律神経の不安定性を有するため、理学療法的治療では注意を要する

> 筋肉の静的作用のみが生じる直立姿勢を避ける。むしろ頻繁な姿勢変更による筋肉の動的作用で、筋緊張低下による血流調節異常を防ぐ。

- 結合組織の異常所見
  ― 小児ではまだ異常は見られず、後に異常なゾーンが表れる
  ― 重度の脊柱側弯症では、胸郭の結合組織が硬化し動かない。凸側と凹側で血流や換気の状態が異なるため、しばしば結合組織の状態にも差異が生じる

■ 筋組織

- 凹側の表在筋の筋緊張が低下し、凸側の表在の背部伸筋の筋緊張が亢進する。椎体の側方深部で、脊椎分節固有の背部の筋緊張を調べる。凹側で筋緊張が亢進し、凸側で筋緊張が低下する。直立姿勢では重力が筋肉を刺激し、左右非対称な抗重力作用が生じる。加齢と重症化に伴い、姿勢保持筋の一部が免荷される。重症化し硬化した脊柱側弯症では、疼痛は比較的小さい
- 各筋肉で筋緊張の差異が生じる。特にハムストリングス、大臀筋、小臀筋、広背筋、僧帽筋、肩甲挙筋、体幹起立筋

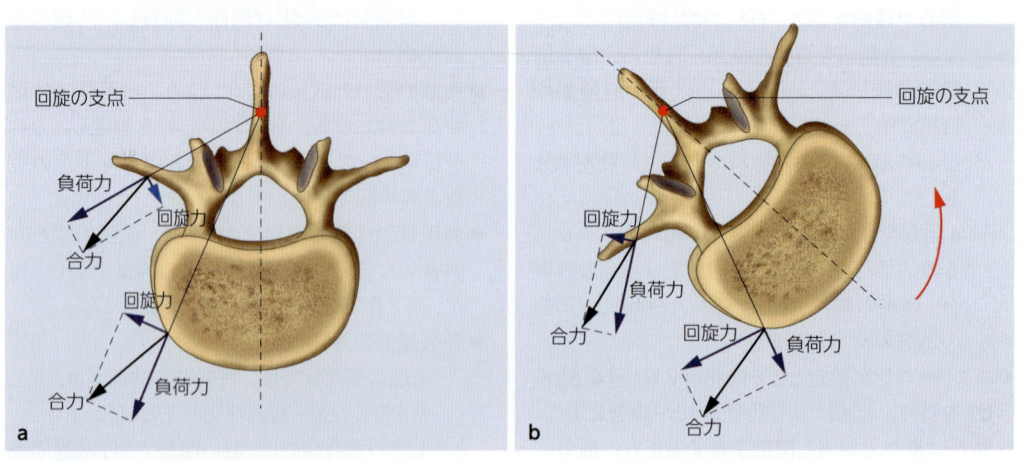

図4.33a-b　大腰筋の筋力の分解
a 中間位の椎体：2つの回旋力（FR）が相殺しあう
b 左凸側弯症で椎体が凸側へ回旋する。この位置異常により、右側の腰筋の2つの回旋力がともに椎体の移動および回旋を矯正しようとする

筋短縮の検査

- コルセットによる骨盤の位置調整により、腰部の平背（3章の「平背」を参照）と同様に、筋短縮が生じる
- 股伸筋の短縮（ハムストリングの短縮が生じることもある）
- 股屈筋の短縮：腰筋の筋緊張亢進や短縮により位置異常が増強する。特に凸側の腰筋は、椎体腹側の起始部を通じて凸側弯を強めるとともに、凸部分の椎体の移動および回旋を促す

| この凸側の腰筋の傾向に対抗して凹側の腰筋が活性化する（図4.33a-b）。

- 腹筋の短縮：各椎体の回旋により、凸側と凹側で差異が生じる

| 胸筋や肩・頸筋の短縮は側弯の矯正を妨げる。

筋力の検査

　正常な脊柱では、直立姿勢で、体幹安定化筋の重力による負荷は左右対称になる。脊柱側弯症では、側弯症のタイプや姿勢に応じて、体幹安定化筋が非対称に刺激される。筋肉の起始部と付着部の間の距離が変化する。直立姿勢の保持に寄与する筋肉は重力により刺激され、その他の筋肉は刺激されず活性化しない。

　脊柱側弯症では、悪化した条件下で姿勢矯正筋が作用するため、筋力が弱まると考えられる。このため、姿勢矯正では、姿勢矯正筋に適切な刺激を加える必要がある。

マティアス・テスト

　体幹筋の持久力を測定する。患者は、矯正した立位で、姿勢を変えずに両上肢を90度屈曲し30秒以上保持する。

| 体幹筋の持久力が低下すると、胸郭が背側尾側へ低下し、これと釣り合いをとるため、頭部を前方に突き出す。両肩は挙上し外転位になる。

■ 可動性

脊柱の自動運動の可動性

　脊柱の可動性が大きいほど、矯正は容易である。脊柱の可動性は、両側の側屈、頭部牽引による脊柱直立を通じて、大まかに把握しうる。

- 脊柱の自動的側屈の検査で、骨盤の腹側回旋により、腰椎の各脊椎分節の機能障害が示唆される。コンバーゲンス障害を有する右の椎間関節は、骨盤の逆回旋を通じて、右側屈による椎間関節の締まりの最大化を回避する

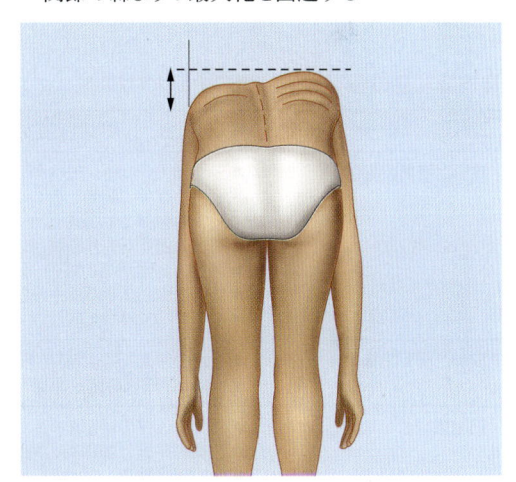

図4.34　肋骨隆起の評価

- 脊柱の自動的屈曲により、背側の肋骨隆起を目で確認しうる（図4.34）。身体の片側の歪みは、脊椎分節の機能障害を示唆する。右の椎間関節のディバーゲンス障害では、脊柱の屈曲時に、患部の脊椎分節の屈曲と同時に、身体を右側へ歪める

脊柱の他動運動の可動性

| 脊柱の可動性検査では、各脊椎分節の可動性を調べる。脊椎分節の機能障害は側弯の矯正を妨げる。

- 腰椎の機能障害は、両側の下位腰椎（腸腰靭帯により固定されるため）とL3で頻発する。L3は最も自由な可動性を有するため、特に凸側の大腰筋の牽引力が作用する

例：腰椎の右凸側弯症
右側の大腰筋の牽引により、L2/L3の左の椎間関節のコンバーゲンスが障害される。L4/L5とL5/S1では、右の椎間関節のコンバーゲンスが障害されることが多い。右側移動に対抗する力が左側の腸腰靭帯で生じ、これにより固定した瞬間支点が形成される。

- 脊柱の運動のエンドフィールが堅い（firm）ほど、靭帯や関節包による椎間関節の支持力は良好である。エンドフィールが軟らかく弾力的であるほど、靭帯と関節包の弾力性は良好である。これらの弾力性が増すと、筋力と持久力のある筋肉が、他動的な関節支持力の欠如を補う。これが補われない場合、脊柱側弯症が進行するとともに姿勢が悪化する
- 肋骨の可動性、胸郭の弾力性
- 隣接関節の自由な可動性が必要である。コルセット装着では股関節の良好な可動性が必要である。コルセット装着下の靴や靴下の着用では股外転が必要である。歩行時の脊柱運動が制限されるため、股関節が脊柱の運動を代償する
- 股関節の偏位の検査（4.3章）。偏位により、歩行時や立位の作用力が変化するとともに、非対称性が生じる

例：右股関節の骨頭の外側偏位により、骨盤の右側の位置が高くなる

脊柱側弯症の理学療法検査のチェックリスト

既往歴	多くの場合、小児は自覚症状がなく、偶然に脊柱側弯症と判明し理学療法を受ける
体形と姿勢の異常	■ 三平面（前額面、矢状面、水平面）で姿勢悪化が表れる。脊柱側弯症は、1側弯を有する場合と複数の側弯を有する場合がある。側弯の凸側の背側で肋骨隆起や腰部隆起が生じ、凹側の腹側で肋骨隆起が生じる ■ 複数の側弯を有する場合、最も強く変形した側弯が主要な側弯である ■ 骨盤の位置が高い場合、仙腸関節の機能障害や脚長差が原因である可能性を排除すること ■ 立位でC7以下の脊柱の線を確認する：脊柱の線が鉛直線であれば、臀裂にぶつかる ■ スクリーニング検査としての前屈テスト：前屈により肋骨隆起が増強する
皮膚と皮下組織	■ 手足の冷え、湿り、変色（青色）は、自律神経の不安定性を示唆する ■ しばしば胸郭の結合組織が硬化し動かない
筋組織	■ 凸側の表在の背部伸筋の筋緊張が亢進する ■ 凹側の脊椎分節固有の筋肉の筋緊張が亢進する ■ 筋短縮の検査 　— 凸側で、腰筋の短縮により位置異常が増強する 　— コルセットによる骨盤の位置調整により、平背と同様に、筋短縮が生じる 　— 胸筋や肩・頸筋の短縮は側弯の矯正を妨げる ■ 筋力の検査 　— マティアス・テストで体幹筋の持久力を調べる 　— 側弯症のタイプに応じて、重力による体幹安定化筋の刺激は非対称になる
可動性	■ 脊柱の可動性が大きいほど矯正は容易だが、側弯進行の危険の低下には脊柱の自動的安定化が必要である ■ 集中的なモビライゼーションは、医師に相談の上で行う ■ 隣接関節の可動性も検査する
その他の特殊なテスト	■ 習慣的姿勢と矯正姿勢で体格を調べる ■ 重度の脊柱側弯症では肺活量が低下する ■ 呼吸量を通じて呼吸運動や胸郭の可動性改善を調べる

■ その他の特殊なテスト

- 体格：習慣的姿勢と矯正姿勢で体格を調べる。両姿勢で生じる差異は、患者が姿勢を意識するきっかけとなる
- 肺活量：コブ角が45度以下の場合、多くは肺活量が正常である。重度の脊柱側弯症では、心肺機能が制限されるとともに肺活量が低下する
- 呼吸量：胸郭の可動性の改善の指標にもなる

● 脊柱側弯症の理学療法

■ 目的

身体構造と機能（機能障害）

- 脊柱および胸郭の可動性の維持と改善
- 隣接関節の可動性の維持と改善
- 矯正臥位と安楽臥位

活動

- 脊柱の自己矯正
- 矯正筋の筋力と持久力の改善
- 運動様式の効率化
- 肺活量の改善

参加

- 患者は直立姿勢の利点を知り有用性を理解する
- 患者は自宅で矯正訓練プログラムを自己責任で自主的に行う
- 患者と親はコルセット着脱を習得する
- 乳児側弯症の親への自己矯正の動機づけと教育

■ 処置

脊柱および胸郭の可動性の維持と改善

> 脊柱変形の矯正には、各関節の正常な生体力学的リズムの回復が必要である。関節受容刺激により筋肉制御による矯正が可能となるため。

- まず脊柱の矯正位置を関節受容情報としてマーキングする。特に胸椎が重要である。大脳皮質での皮質再現がわずかなため、知覚訓練が重要である。事前の他動的な力学的刺激により、脊柱の矯正部分を意識的に知覚する
- 他動的な関節テクニックと軟部組織テクニック。脊椎分節の機能障害の除去のための徒手による脊椎分節モビライゼーション
- 胸郭の可動性改善のためのPNFの呼吸パターン。特に肋間を動かす呼吸法。患者はこれらを安楽臥位や矯正臥位で自宅訓練として行う
- 肺活量が低下している場合、横隔膜の強化のため、処方した抵抗下で吸気を行う（片鼻呼吸）。また、呼吸パターンを通じた呼吸法や、凹側の胸郭で軟部組織テクニック（組織の抵抗を低下させる）を行う。しばしば凸側で血流が悪化するため、軟部組織テクニックやホットロールで温める
- 各種の能力テストの後、適切に持久力訓練を行う（例：自転車エルゴメーター、ランニング、サイクリング、水泳）
- コルセット離脱期に、歩行時の正常な骨盤運動を促すため、脊椎分節を保護しながら胸腰椎移行部のモビライゼーションを行う
- 短縮した筋肉の伸張：コルセット離脱期は、特にハムストリングスを伸張する。コルセット装着により股関節内で骨盤が伸展し、ハムストリングスは短縮しやすいため。同様に腹筋や大臀筋も短縮する。コルセット装着期は、予防的にこれらの筋肉を伸張する

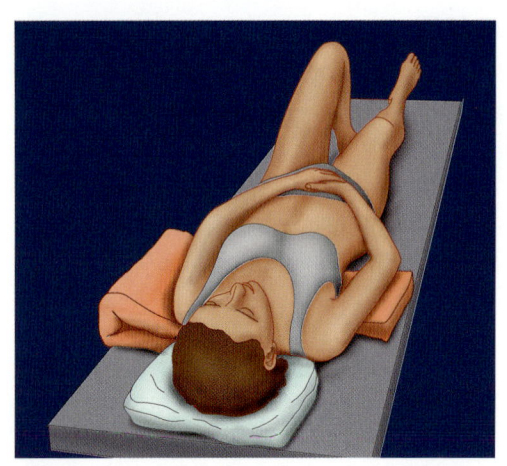

図4.35 背臥位の安楽臥位：ベッド面と接触しない部分に適切な枕を置き、筋肉を免荷する

矯正臥位と安楽臥位

- コルセット装着および除去下の安楽臥位（図4.35）：ベッド面と接触しない部分に適切な枕を置く。ただし枕による支持は最小限にとどめ、位置異常を増強しないこと。固いマットレスの上に軟らかなフォームラバー製の敷パッドを置き、体幹の突出部分の接触圧の増大を避ける
- 矯正臥位（図4.36a-b）：体幹の回旋を矯正する臥位。安楽臥位と異なり、体幹の突出部分をベッド面に接触させる

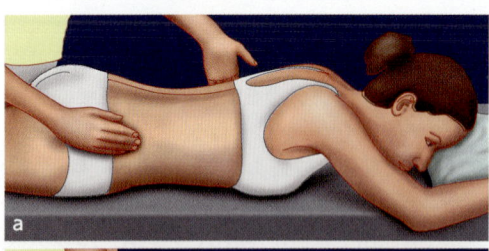

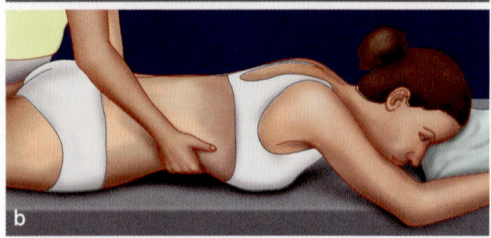

図4.36 M. Scharll(1984)による姿勢矯正
a 腹臥位での前額面の矯正　**b** 腹臥位での水平面の矯正

例：Lehnert-Schrothによる背臥位と側臥位の矯正臥位

砂、豆、穀物などをハガキ大の袋4つに詰める。この袋は身体の形状に合わせうる固さとしなやかさを有する。逆回旋した体幹部分の矯正のため使用する

1. 背臥位の矯正臥位
- 患者の開始肢位：背臥位。頭部に枕を置かない。両下肢は屈曲または位置を高くする
- 手順：(胸椎の側弯に対して)凹側の骨盤側面の下と同側の肩甲骨の下に袋を一つずつ置く。肋骨隆起の背側に袋を1つ置き圧迫する(肋骨隆起の尾側が背側へ偏位し始めるため)。凹側を圧迫してはならない。凹側で腰部隆起があれば、同様に袋を置く

2. 側臥位の矯正臥位
- 患者の開始肢位：(胸郭の)凹側を下にした側臥位。肋骨隆起のある側を下にしない(睡眠時も同様)。側方からの圧迫は、脊柱の回旋や肋骨隆起の形成を促す。下側の上肢を伸ばし頭部の下へ動かし、頭部を上腕に置く。骨盤を前額面に適合させる。腰椎の凸側弯の下に袋を1つ置く。ただし凹側の肋骨の下には置かない

脊柱の自己矯正、矯正筋の筋力と持久力の改善
脊柱矯正の原理

- まず椎間関節と仙腸関節の機能障害、股関節の偏位を治療する。その際、徒手療法を行う(3.2章と4.3章)
- 訓練プログラムを毎日行う。脊柱側弯症では自宅訓練プログラムが非常に重要である
- 三平面(前額面、矢状面、水平面)で矯正を行う。回旋だけを矯正しないこと。そうしなければ、凸側の椎間関節が締まらなくなるとともに、同部の固有の筋肉が作用しなくなるおそれがある
- 脊柱矯正には、凸側の椎間関節の締まりが必要である。これにより、凸側の脊椎分節固有の筋肉の回旋矯正作用が生じる
- 凹側の長い表在筋は回旋矯正作用を支持する
- 凹側の大腰筋は、前額面の矯正を促し回旋を矯正する
- 矯正臥位や矯正訓練では、上肢の位置の調整を

通じて、矯正すべき頂椎の高位を特定する
- 凹側の上肢を屈曲・外転・外旋する。上肢の屈曲角が大きいほど、矯正すべき頂椎は下位に存する。上肢の屈曲を通じて、凹側の体幹延長を促す
- 凸側の上肢を内転・内旋する。屈曲はわずかにとどめる
- 同様に、上肢の位置の調整を通じて回旋を矯正する。凹側の腕を前額面より後方へ、凸側の上肢を前額面より前方へ動かす（p.348の図4.37a-b）

姿勢矯正の手順
- まず患者は三平面（前額面、矢状面、水平面）で姿勢の歪みを知覚し、矯正がもたらす姿勢変化を認識する
- 身体各部による姿勢の自己矯正。身体各部が合理的に移動し矯正される
- 患者は種々の開始肢位で自己矯正を訓練する
- 自己矯正の習得により、姿勢が安定化され強化される
- 最初は体幹を水平にした開始肢位（支持面が大きい）で姿勢矯正を行う。これを習得したら、体幹を斜めや垂直にした肢位で姿勢矯正を訓練する
- 療法士は次の方法で補助する
  — 口頭指示
  — 導入的なコンタクト
  — 自動的固定化を促すための静的抵抗
  — 視覚による点検
  — 患者による触覚的・視覚的自己点検の指導

コルセットの装着

> コルセットの必要性はしばしば医師が判断する。医師の指示がない場合、療法士が機能面を考慮し判断する。

コルセットなしの利点
- 自己矯正の視覚的・触覚的点検が容易
- 他動的固定がないため、筋力や筋持久力の適切な配分が必要
- コルセットなしの矯正姿勢を固有感覚受容体により知覚し習得する

コルセット装着の利点
- 他動的に体幹を固定するため、矯正姿勢、特に負担の大きい姿勢で有用
- コルセットを通じて訓練の制御が可能である。姿勢矯正によりパッドの圧迫は弱まり、姿勢悪化によりパッドの圧迫は強まる
- コルセット装着により自宅訓練をいつでも繰り返し行える

脊柱側弯症の矯正法には、コンセプトの異なる3つの代表的な方法がある。
- R. Sohier法（1991）
- M. Scharll法（1984）
- Lehnert-Schroth法（2000）

R. Sohier法（1991）

> 必ず主要な側弯を最初に矯正すること。

開始肢位を通じて隣接の脊椎分節を安定化する。必ず一つの側弯だけを矯正する。複数の側弯の矯正には種々の回旋力や並進力が必要となるため。

全身の位置を調整すると同時に四肢を動かすと、脊椎分節の病理機序が自己矯正される。

矯正した脊椎分節を屈曲すると、短縮した筋肉は伸張される。凹側の長い表在筋が短縮する。ただし、屈曲により、収縮した筋肉を通じて、回旋した椎体の位置が高くなり、この高さで筋肉は再び短縮する。

このため、まず椎体を反対方向へ回旋する。この回旋は上肢の運動の拡がり（continuing movement）により生じる（「脊柱矯正の原理」、「上肢の位置の調整」を参照）。反対方向の回旋を通じて、凸側の椎間関節が支点となり、椎間関節が締まらなくなる。その後、固定した支点により脊椎分節を屈曲する。これにより凹側の筋肉が延長する。

凸側の椎間関節が締まると、凸側の脊椎分節固有の筋肉の作用が回復し、凹側の長い表在筋との共力作用が生じる。この凹側の筋肉は、延長により回旋を矯正する。間欠的な回旋インパルスは、運動の拡がり（continuing movement）により上肢

348　4　構造的な位置異常

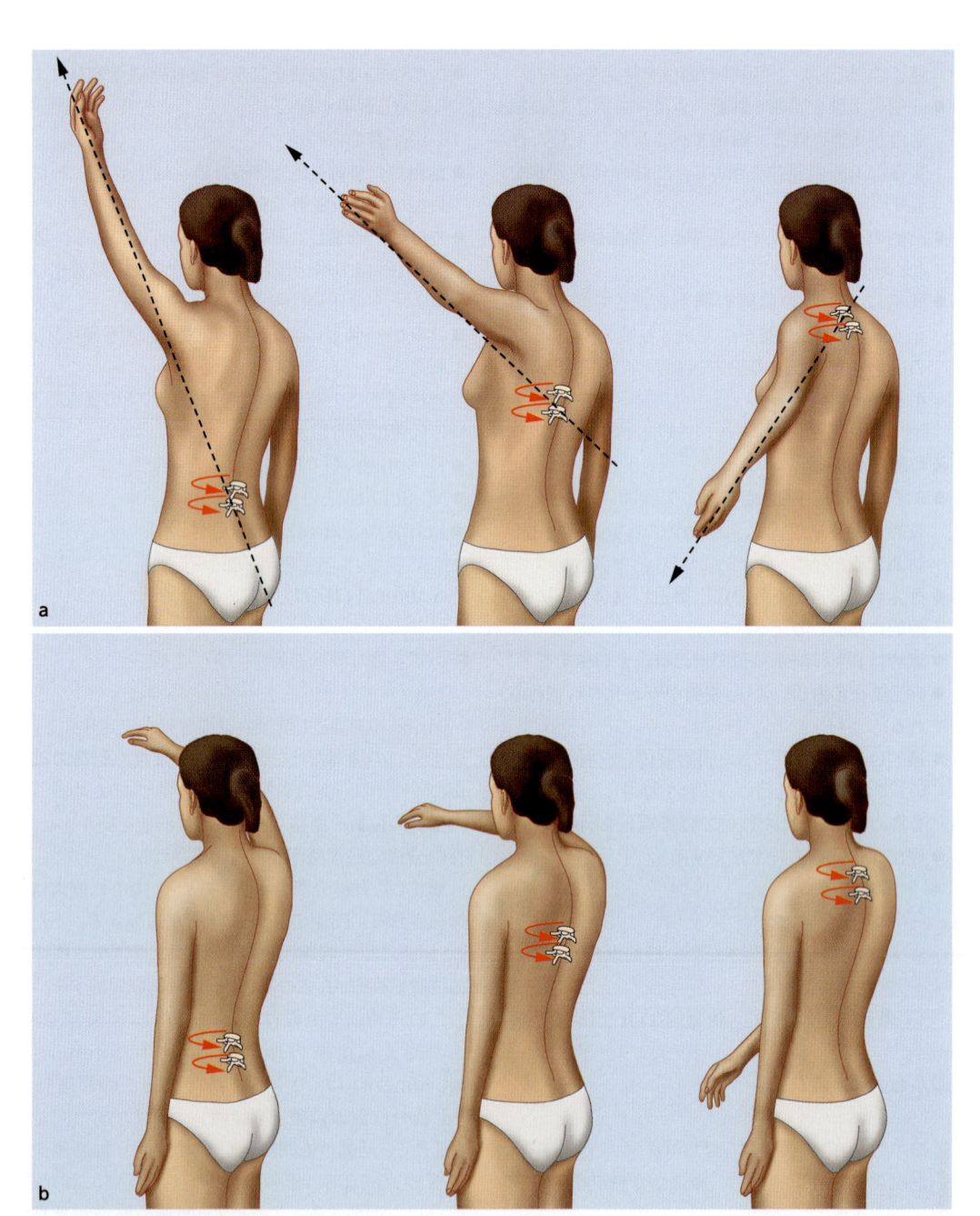

図4.37a-b　脊柱の矯正
a 凹側の上肢を前額面より背側で動かす
b 凸側の上肢を前額面より腹側で動かす

を通じて体幹へ伝わる。上肢の位置の調整を通じて、主要な側弯の頂椎で運動が生じる。

例：

1. 側臥位での胸椎の右凸側弯の矯正
- 患者の開始肢位：
  — 右側臥位。硬めの枕を胸郭の右側面の背側外側に置くと、肋骨隆起の下で回旋矯正作用が生じる

▌ 枕は外側ではなく背側外側に置くこと！

  — 下側の下肢を股伸展・膝伸展し、上側の下肢を屈曲する。上側の下肢は、運動の拡がりにより主要な側弯の頂椎で運動が生じる位置まで屈曲する
  — 右上肢を前額面より前方へ動かし、肩関節を屈曲・内転・内旋する。中位胸椎で運動が生じるには、約100-110度の屈曲・外転が必要である（図4.38）
  — 左上肢を前額面より後方へ動かし、屈曲・外転・外旋し、凹側の延長を促す

▌ 凹側の筋肉の抗重力作用が生じないようにするため、上肢の重量を無くして動かすこと。

- 手順：
  — 吸気相で自動運動により両上肢を上肢軸に沿って延長する。呼気相で上肢の延長を保持する
  — 複数回の呼吸でこの上肢の延長を繰り返す
  — 左上肢の運動により、左側の前鋸筋および菱形筋の筋肉連鎖が活性化する。これら2筋は、椎体の左回旋（運動の拡がりで生じる）だけでなく左移動を矯正し、これにより凸側弯を改善する
  — より高度な矯正を行うには、療法士やセラバンドによる抵抗下で左上肢を動かす

2. 腰椎の右凸側弯の矯正
- 患者の開始肢位：
  — テーブルの前に座り、膝上にロール状のものを置き、凹側の大腿とテーブル下端の間で挟み固定する
  — 左上肢を前額面より後方へ動かし、主にL3の高さで運動が生じるよう、屈曲・外転・外旋する
  — 右上肢を前額面より前方へ動かし、屈曲・内転する。小指外側をテーブルの上に置く
- 手順：
  — 吸気相で、膝上のロールをテーブルに押しつけるようにして股屈曲し、左側の腰筋を静的に活性化する。同時に左上肢を腕軸に沿って頭側へ延長する
  — 右上肢を静止したまま腹側尾側の方向へ力を入れる
  — 小指外側とテーブルの接触圧が強まる
  — 呼気相でこの動きを保持する
  — 両上肢と下肢によるこれらの動きを3-4回の呼吸で続ける。吸気相で動きをやや強める
  — 最初は、間欠的に吸気相の動きを行い、呼気相でこの動きを緩めてもよい

M. Scharll法

3側弯を有する場合の矯正法である。主要な側

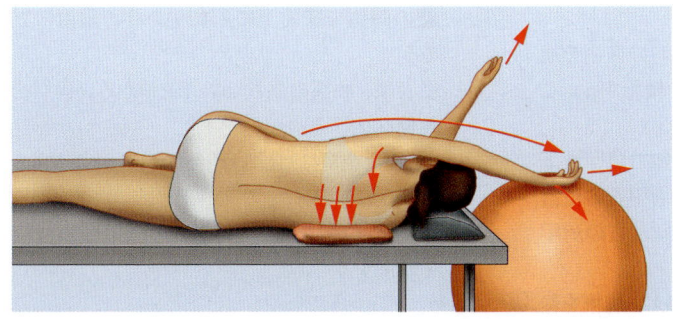

図4.38 胸椎の右凸側弯の矯正

弯は胸椎の右凸側弯であり、他の2つの側弯は腰椎および上位胸椎の左凸側弯である。

例：*腹臥位での矯正*（p.346の図4.36a-b）
- 患者の開始肢位：
  — 腹臥位
  — 額の下に枕を置く
  — 両上肢を体側に置く
  — 両足を背屈する
  — 膝関節を軽く屈曲する
- 手順：
  — 骨盤が傾斜している場合、脚長が短い側の足の裏に適切な刺激を加え、患者による自己矯正を促す
  — 股関節内の骨盤の伸展を通じて、腰椎の前弯がやや軽減する。ただし最大には軽減しない
  — 臀筋と下腹筋の緊張を保持する
  — 骨盤に対し胸郭が大きく右側に移動している場合、療法士は、骨盤の右外側へ静止のための抵抗を加え、胸郭の左外側へ導入的な抵抗を加える
  — 患者は、療法士による抵抗に抗して、胸郭をやや左側に動かすよう努める。何度か胸郭を中間位へ意識的に動かせるようになれば、療法士による抵抗なしで胸郭を動かす

| 水平面の矯正は最も難しい。

  — 患者は、療法士による導入的な抵抗に抗して、骨盤の左側面を腹側すなわちベッド面に向かって動かす。その位置で、療法士による静止の抵抗に抗して、骨盤を自己固定する
  — 療法士は、他方の手を胸郭の右側面（頂椎が属する肋骨部分）に置き、ベッド面に向かって動くよう導入的な抵抗を加える
  — 股関節内の骨盤の伸展と腹斜筋の作用を通じて、体幹起立筋の緊張がやや緩和する。この緊張緩和を保持する
  — 三平面で脊柱を矯正した後、両側の肩甲骨下角に左右対称の触刺激を加え、肩甲骨の位置を背側尾側へ調整する。その際、右の肩甲骨をより大きく動かすこと
  — 平背では、中位胸椎に刺激を加え、胸椎を軽く屈曲する
  — 後側弯症では、胸骨を腹側頭側へ動かし、頂椎への刺激を通じて体幹を延長する
  — 他の開始肢位でも同じ原理に基づき矯正を行う

| 脊柱の矯正は小さな力で行う。筋肉の緊張が高まり、矯正の微調整が妨げられるため。

脊柱の矯正では、患者による身体的知覚が必要である。このため、療法士は次の問診を行う
- 筋肉の緊張を感じる場所
- さらなる矯正を要する場所
- 自己矯正が困難な場所
- 矯正訓練で特に注意を要した場所
- 姿勢への満足度

患者が基本肢位を習得したら、療法士による抵抗に抗して姿勢を安定化する訓練を行う。療法士は、基本肢位を妨げる抵抗を加える。抵抗は適切に処方し、徐々に強める。四肢への抵抗を通じて、梃子が徐々に延長する。その後、患者は、四肢を動かしながら姿勢を矯正することが可能となる

| 強化のため、PNFの骨盤・肩甲骨パターンの組み合わせや、矯正姿勢を保持して動的・静的な上肢・下肢パターンを行う。

Lehnert-Schroth法
例：
1.2本のロッド間で胡座になり上肢を上方へ伸ばす（図4.39）
- 患者の開始肢位：
  — 鏡の前で、背中を直立させ胡座になる
  — 腰の両側で床面上に2本のロッドを垂直に立てる
  — 患者は、頭部の高さでロッドをつかみ、両肘を外側へ広げる
  — （主要な側弯に対して）凹側の股関節に体重をかける
  — ロッドの位置を通じて骨盤帯と肩甲帯の回旋を矯正する
- 手順：

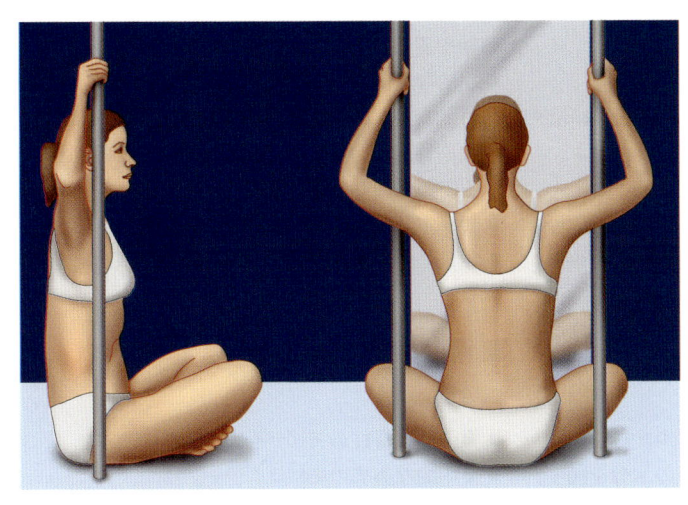

図 4.39　2本のロッド間に座り外側背側から上肢を上方へ伸ばす

- まず、側方から小さな振動を加え、脊柱を頭側へ伸ばす。その際、頭部の位置を調整し、骨盤に全荷重をかける
- 呼気相で、この姿勢のままロッドを床面に向かって押す
- 骨盤が持ち上がりそうになるまで、この動きを強める

2. 側臥位での骨盤の持ち上げ（図4.40）
- 患者の開始肢位：
  - 側臥位
  - （胸郭の）凹側を下側にする
  - 腰部隆起を床面につけ、回旋を矯正する
  - 下側の前腕で身体を側方から支える
  - 両下肢を伸ばす
  - 上側（肋骨隆起が存する側）の下肢を下側の下肢の後方に置く
  - 上側の手を上側の腸骨稜に置く
- 手順：
  - 吸気相で、手足を伸ばしながら全身を伸ばす
  - 上側の手を腸骨稜に置き、尾側へ押す
  - 呼気相で、この姿勢を保持したまま、骨盤を持ち上げる

運動様式の効率化

- コルセット装着および除去下の運動様式を効率化する
- 患者は矯正姿勢を日常生活に組み込む。このため、直立姿勢の利点を知り、有用で効率的なものとして理解する必要がある

> 脊柱の位置の効率化が難しいスポーツを避ける（例：空気力学的負荷のある姿勢での自転車競技、ボート、重量挙げ）。水泳はコルセット装着して行う。

- 多くのスポーツは、患者が好んで熱心に行っている場合、脊柱側弯症を理由に辞めさせてはならない。運動で身体を使うこと、運動のための準備、楽しさは、スポーツの重要な側面であり、継続すべきある
- 左右対称の運動シーケンスを含むスポーツ（例：アルペンスキー、乗馬）では、患者は左右の動きを自己点検する

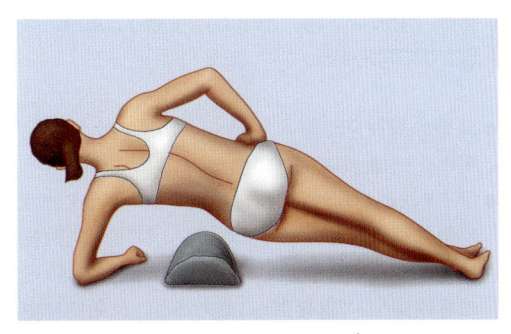

図 4.40　側臥位での骨盤の持ち上げ

患者と親によるコルセット着脱の習得

| コルセットは正しい位置に装着すること!正しい位置に装着できるまで何度も練習すること。

- コルセットの巻き終わり部分は、最初は軽く留め、5-10分後に再調整し最終的に固定する。巻き終わり部分は後方から前方へ締めて固定する
- 綿メリヤス素材のものを、しわを伸ばして装着する。褥瘡が生じるおそれがあるため、湿気のないものを使う
- シャワー洗浄、タオルマッサージ、アルコール消毒を頻繁に行い、皮膚を鍛錬し、皮膚の水分を残らず蒸発させる
- 食事をしっかりとるため、1回の量を減らし、回数を増やす。これにより、コルセット装着による圧迫感や膨満感を防ぐ
- 座位ではコルセットにより鼠径部が圧迫されるため、高い座面により股屈曲を減らす

| コルセット装着部分に枕を置いてはならない。圧迫がさらに強まり、褥瘡が生じるおそれがある。

- 患者は、コルセット装着下で脊柱の直立化を心がける。また、安楽臥位により、コルセット装着部分を免荷する。十分に免荷できない場合、医師に相談の上、コルセットの変更を要する場合もある
- 定期的に皮膚を点検する

乳児側弯症の親への自己矯正の動機づけと教育

| 治療の奏功には、親の動機づけと教育が必要である。治療は早期、出来れば生後12か月になるまでに開始する。

- 乳児の脊柱を凹側へ方向づけする。例：乳児用ベッドや遊具の位置の調整
- ボイタ法により非対称性を治療する。ボイタ法は反射性移動運動の原理に基づく。特定の開始肢位（例：反射性腹這い、反射性寝返り）で特定の身体ゾーン（誘発帯）に触れると、反射的に生理的運動シーケンスが生じ、これにより病的な姿勢や運動パターンが矯正される
- 病的な運動パターンで作用しなかった筋肉が、生理的な運動連鎖により活性化する。これにより、重心移動、脊柱の直立化、平衡制御、協調による姿勢保持が改善される
- 親が主体的に訓練プログラムを規則正しく行う
- 頻繁に体位変換を行う。特に腹臥位で矯正を促す

■ 術前療法

- 集中的な脊柱のモビライゼーション
- 集中的な胸郭のモビライゼーション
- 持久力訓練
- 脊柱固定術を行う場合は運動様式の訓練（11.1章）

症例：胸椎の右凸側弯症

　13歳の少女ザビナは、約2年前から定期的に理学療法を受けている。定期的治療を2回行った後、3か月間休止し、自宅で自己訓練を行う。年2回、整形外科医が脊柱側弯症の経過を検査する。

　11歳でコブ角が25度となり、コルセットを装着。最初はコルセットへの違和感が強く、体育の授業で級友に見られるのを嫌がる。また週2回の理学療法と毎日の自宅訓練が大きな負担となり、母親がなだめて訓練を促す。

　半年後ようやく整形外科医から、脊柱側弯症が改善したため、将来的には持続的なコルセット装着が不要になる見通しを告げられる。

　理学療法で行ったマティアス・テストで、両上肢の位置の保持時間が10秒から20秒へ延長。本人も体育の授業で持久力の改善を自覚。

　前屈テストで、半年前に比べて、肋骨隆起が軽減。

　数日前に級友に姿勢が良いと言われ、直立姿勢による胸椎矯正の有効性を本人が確認でき、治療継続の動機がさらに強まる。

　座位の矯正訓練は毎日、宿題を終えて直ぐに行う。就寝前に腹臥位と側臥位の訓練を行った後、約20分間、矯正臥位で横たわり、肋間を動かす呼吸法を行う。

矯正訓練時はコルセットを除去する。除去は自分で行う。学校では、コルセット装着下でスポーツを行う。

自転車で通学するようになってから、全身の持久力も改善する。

母親が定期的に皮膚の状態を点検し、毎日クリームを塗る。

脊柱側弯症の理学療法のチェックリスト

身体構造と機能 （機能障害）	■ 胸郭および隣接関節の可動性の維持と改善 — 各関節の正常な生体力学的リズムの回復が必要である。関節受容刺激により筋肉制御による矯正が可能となり、脊柱が自己矯正されるため — 事前の他動的処置により、脊柱の矯正部分の知覚を促す — 他動的な関節テクニック、軟部組織テクニック — 肋間を動かす呼吸パターンや呼吸法により、胸郭の可動性を改善する — 横隔膜の強化や適切に処方した持久力訓練を通じて、肺活量を改善する（例：自転車エルゴメーター、ランニング、サイクリング、水泳） — コルセット離脱期は、特に腰仙椎移行部のモビライゼーションや、ハムストリングス・大臀筋・腹筋の伸張を行う ■ 矯正臥位と安楽臥位 — 安楽臥位：ベッド面に接触しない部分に枕を置く。ただし必要なだけ最小限にとどめる（最小限の支持） — 矯正臥位：体幹の突出部分をベッド面に接触させ、体幹の回旋を矯正する
活動	■ 脊柱の自己矯正、矯正筋の筋力と持久力の改善 ■ 脊柱矯正の原理 — まず関節の機能障害を治療する — 自己訓練プログラムを毎日行う — 三平面（前額面、矢状面、水平面）で脊柱を矯正する — 脊柱矯正には、凸側の椎間関節の締まりが必要である。これにより、凸側の脊椎分節固有の筋肉の回旋矯正作用が生じる — 凹側の大腰筋と長い表在筋は脊柱矯正を支持する — 上肢の位置の調整を通じて、矯正すべき頂椎の高位を特定する。さらに、上肢の運動により回旋の矯正を支持する ■ 姿勢矯正の手順 — 患者による三平面（前額面、矢状面、水平面）の姿勢の歪みの知覚を促す — 種々の開始肢位で自己矯正を訓練する。最初は体幹を水平にした肢位（支持面が大きい）、その後は体幹を斜めや垂直にした肢位で訓練する — 自己矯正の習得により、姿勢が安定化され強化される — コルセット装着は医師が指示する。医師の指示がない場合、療法士が機能面を考慮し判断する — コンセプトの異なる自己矯正法を行う。例：Sohier法、Scharll法、Lehnert-Schroth法 ■ コルセット装着および除去下の運動様式を効率化する

参加	■ 患者は姿勢を自己矯正し、矯正姿勢を日常生活に組み込む。患者は治療の共同責任を担う。このため、直立姿勢を有用で効率的なものとして理解する必要がある ■ スポーツ：脊柱の非効率的な負荷を伴うスポーツを避ける。ただしスポーツを全面的に禁止してはならない。運動で身体を使うこと、運動の準備、楽しさは、スポーツの重要な側面であり、患者が好んで熱心に行うスポーツは継続すべきである ■ 患者と親によるコルセット着脱の習得 　— コルセットは正しい位置に装着する 　— しわのない綿メリヤス素材のものを装着する。シャワー洗浄、タオルマッサージ、アルコール消毒を頻繁に行い、皮膚を鍛錬する 　— 定期的に皮膚を点検する 　— コルセット装着部分に枕を置いてはならない。圧迫が強まり、褥瘡を生じるおそれがあるため 　— 安楽臥位により、コルセット装着部分を免荷する。免荷できない場合、コルセットの変更を要することもある 　— 患者はコルセット装着下で脊柱の直立化を心がける ■ 乳児側弯症の親への自己矯正の動機づけと教育 　— 早期に治療を開始する(生後12か月になるまで) 　— 乳児の脊柱を凹側へ方向づけする。例：遊具やベッドの接触面を通じて刺激を加える 　— 頻繁に体位変換を行う。特に腹臥位で矯正を促す 　— 親が訓練プログラムを習得し、定期的に患児とともに行う 　— 反射性移動運動の原理に基づくボイタ法を行う。特定の開始肢位で特定の身体ゾーンに触れると、反射的に生理的運動パターンが生じ、これにより病的な姿勢や運動パターンが矯正される ■ 術前療法 　— 術中の脊柱の良好に直立化のため、集中的に脊柱と胸郭のモビライゼーションを行う 　— 持久力訓練を通じて肺活量を改善する 　— 脊柱固定術を行う場合は運動様式の訓練(11.1章)

4.6　足の構造的な異常

- 内反尖足
- 内反足
- 先天性扁平足
- 踵足

■ 定義

- *内反尖足*：先天性の複合的変形。神経支配の有無にかかわらず足の各部で位置異常が生じる
- *内反足*(内転足、内反中足)：
  — 後足部に対し前足部が内転する
  — 先天性はまれで、後天性が大半である
  — 先天性では、内反母趾の併発が多い
- *先天性扁平足*(先天性外反扁平足、垂直距骨、舟底足)：先天性の足の位置異常であり、足底に対し距骨が垂直化し、距舟関節が背側外側へ脱臼する。発症はまれであり、多くは一側性である
- *踵足*：距腿踵関節の位置異常で、背屈が強まる

■ 原因と発症

内反尖足

内反尖足には次のタイプがある。

- 先天性内反尖足：先天性の骨の変形の中で、股関節形成異常と並んで多い。約15%は別の部位の構造的な位置異常(例：股関節形成異常)を併発する
- 神経性内反尖足：他の疾患により二次的に発症する。神経筋の作用が不均衡になる
  — 先天性多発性関節拘縮症：代謝障害や脊

髄前角の運動神経の障害による先天性の関節拘縮
— 神経障害（二分脊椎、脳性まひ、L3またはL4より下方の腰椎の神経根の麻痺、総腓骨神経の損傷）により、腓骨筋が作用せず、回外筋の作用が優勢になる
- 機能性内反尖足：構造的変化はないが、治療しなければ構造的変化が生じうる。他動的処置により矯正可能
内反尖足では次の変形が見られる。
- 内反足：内反尖足を生じる筋肉である後脛骨筋の作用が過剰となり、足が回外位になる
- 尖足（pes equinus：equusは馬の意）：アキレス腱の短縮により足が尖足位になる

▍尖足の矯正は最も難しい。

- 凹足（ハイアーチ）：縦足弓が強まる
- 内転足：趾骨および中足骨の内転を原因とする内反足

先天性内反尖足は特発性すなわち原因不明であり、一側性と両側性がある。女児より男児の発症が多い。
例：
- 生後、産科医により原因不明の両側性の内反尖足と診断された男児。腓腹筋の発達が弱い（内反尖足による腓腹筋の萎縮）。改善のため徒手処置を行うが完全には矯正されない
- 先天性内反尖足と同様の外観を呈する新生女児。ただしこれは子宮容積が小さいために生じた。産科医の徒手処置により変形は完全に矯正された。先天性内反尖足であれば矯正されない

内反足

- 中足部およびつま先が強く内転する。体質的原因で発症するが、足の配置により変形することも多い
- 内反尖足の安静治療により変形が生じることがある
- 幼児では、比較的良好に矯正しうるが、再発しやすい

先天性扁平足

▍扁平足は、後発性が多く、先天性はまれである！

- 先天的に踵の位置が高く、脛骨が延長し距骨が垂直化する。このため距舟関節が亜脱臼する。後足部が外反する（足の外側縁がやや持ち上がる）
- 先天性扁平足では、他の位置異常（例：股関節形成異常）の併発が多い。神経筋の作用が不均衡になる神経疾患（例：先天性多発性関節拘縮症、二分脊椎）により生じることも多い

踵足

- 子宮内で苦しい肢位を強いられた新生児は、踵足位になりやすい。距腿踵関節の可動性の制限はない

▍踵足位は構造的な足の位置異常ではなく、多くは治療を要しない。

- 踵足位は、真性の踵足とは異なる。真性の踵足は、腓腹筋が作用せず踵の垂直化することにより判別しうる。腓腹筋が作用しない原因は、脛骨神経の損傷、アキレス腱の切断、アキレス腱の過伸張などである
- 踵足の変形はしばしば神経的原因によっても生じる。例：灰白髄炎や二分脊椎による腓腹筋の弛緩性麻痺
- 先天性踵足は、しばしば対側の内反尖足を併発する

■ 診断

内反尖足

- X線画像で、距骨の軸と踵骨の軸が平行になる。これは踵の位置が高いために生じる。正常な場

合、背側の開角は30度である。治療による角度の変化を確認するため、再度、X線検査を行う

| X線検査では、足を他動的に調整し、可能な限り矯正した位置で撮影する。

内反足

- X線画像で、二次的損傷の程度を確認する
- 前後像で前足部の内転が見られる。これは、第1-5中足指節関節の状態により確認する
- 足の外側が凸性に反る。反りの頂点は、第5中足骨と立方骨の位置に存する
- 舟状骨は外側へ、距骨は内側へ偏位する

先天性扁平足

- 足裏が丸みを帯び、インク吸取器のようになる
- 足裏が凸面になる
- 後足部が外反する（足の外側縁が持ち上がる）
- 前足部が外転し、背側へ延びる
- 真性の垂直距骨では、足が曲がり、徒手療法では正常な位置に戻らない
- 距骨頭の高さの皮膚で胼胝や褥瘡が生じる。距骨の垂直化によりこの位置の負荷が強まるため
- X線画像で確認する項目
  — 踵骨の位置の高さ
  — 脛骨の延長による距骨の垂直化、これによる距骨下関節の前部の距舟関節の亜脱臼。距骨頸は足底側へ舟状骨の下へ動く
  — 距骨と踵骨の間の背側の開角が50-90度になる

踵足

- 先天性踵骨は、新生児の踵骨位とは異なる。後者は良性であり、軽度の底屈制限のみを有する
- 重度の踵足では、前足部が強く背屈・回内する。極端な例では足背が下腿に接着する

■ 鑑別診断

内反尖足

- 先天性内反尖足とは異なり、機能性内反尖足は他動的に矯正しうる
- 内反尖足と先天性内転足の相違は、後者が後足部の位置異常を伴わないことである

内反足

股関節・膝・下腿の捻れを原因とする足の位置異常の可能性を排除すること

先天性扁平足

- 乳児では、足裏の皮下脂肪沈着による正常範囲内の足の変形と区別すること

| 後天性扁平足は他動的に矯正しうる！

■ 予後

内反尖足

- 早期に硬化しやすいため、新生児で治療を開始する。新生児では、足の骨の大部分がまだ軟骨質であり、靭帯は伸縮性を有する。このため足を良好に成形しうる
- 神経性内反尖足は、特に重度の位置異常であり、治療抵抗性が高い

内反足

- 後天性内反足は他動的に良好に矯正しうる。母親が指導を受け自己治療を行う。予後は良好である
- 先天性内反足は、徒手療法では矯正されず、予後は不良である

先天性扁平足

▎保存療法の奏功はまれである！

踵足

- 乳児の踵足位は良性であり、自然治癒しやすい
- 先天性踵足は、生後すぐに治療を開始すれば、予後は良好である

■ 治療

内反尖足

保存療法
整復治療

▎整復治療は、生後1日目から直ぐに開始すること。

- 整復用ギプスにより足を正常な位置で保持する
- ギプス交換は、最初は毎日、その後は2日に1度、さらに生後3か月まで週1回行う
- この時点までに矯正されなければ、手術が必要である

手術療法
- 「内反尖足」という病名には2つの主要な位置異常が含まれている。足の位置異常の中で、尖足は矯正が最も難しい。尖足の矯正のためアキレス腱のZ字延長を行い、免荷のため距腿・距骨下関節の関節包の後部を切断する（後方関節包切開）。Z字延長では、アキレス腱の付着部を側方から動かさない。これにより、内反した後足部は外反位になる
- 失敗例や手術の時期が遅れた場合（生後3か月以降）、手術部位を拡大する。深部の屈筋腱の延長により、深部の屈筋の回外作用を低下させる。神経筋の不均衡による内反尖足では、再発リスクを減らすため、腱を延長ではなく切断する。さらに足の関節包の内側背側、足の靱帯を切断する
- 年長の小児では、前脛骨筋の付着部を移動する。すなわち、内側楔状骨の内側底側、第一中足骨の基部から足の外側縁へ移動する。これにより、尖足が矯正され、前脛骨筋の回外作用がなくなる
- 術後6週間はギプスによる安静、その後は副子を使用する。さらに、一定の期間、大腿に就寝用副子を装着し、足を最大外がえし位で固定する。歩行開始の直後は、踵を包み込み足の内側縁を持ち上げる形状の足底板を使用する
- 成長期の終了後（骨端板が閉じた後）、T型プレートによる関節固定術で残りの変形を矯正する。その際、距腿・距骨下関節の関節面を切り離し、骨を楔状に切除し位置を矯正する。最後に距腿・距骨下関節を固定する

内反足

保存療法
- 乳児を腹臥位にし、踝のまわりに発泡スチロールを置き、前足部の内転・回外を防ぐ
- 足の内側縁を持ち上げ踵を三方から包み込む形状の足底板により、足の内側縁の短縮を矯正する
- 徒手整復
- 大腿にギプスキャストを装着する
- 大腿に就寝用副子を装着する

手術療法

▎手術はまれであり、保存療法が奏功しない場合のみ行うこと！

手術が必要な場合、中足部の骨の基部を楔状に骨切りし、趾骨および中足骨の内転を矯正する。

先天性扁平足

保存療法

▎内反尖足と同様に、生後1日目に治療を開始すること（誕生日に整復ギプスを装着する）！ギプスで足を強制的に正常な位置で固定するが、さらに手術を行わなければ変形は矯正されない。

手術療法

- 距骨下関節の前部の距舟関節の亜脱臼を治療するため、距腿・距骨下関節の関節包を切開し、アキレス腱を延長する
- 後脛骨筋腱を前方へ、前脛骨筋腱を後方へ動かすことにより、縦足弓を強める
- 内反尖足と同様に、T型プレートによる関節固定術で残りの変形を矯正する

内反尖足と同様に、再発しやすいため、長期の術後療法が重要である。

踵足

保存療法

- 新生児の踵足位は生後1週間以内に自然治癒する。その後、確実な治癒のため、副子やギプスで整復する
- 真性の踵足では、整形外科靴を使用する。ヒールの位置を後方に移動させ、中敷で踵骨を部分免荷する

手術療法

- 腓腹筋だけが作用しない場合、これを代償する手術を行う。例：前脛骨筋の付着部を踵へ移動する
- 成長期の終了後、後方の楔状骨切りとともにT型プレートによる関節固定術により矯正を行う

●足の構造的な異常の理学療法検査

■体形と姿勢の異常

内反尖足

- 距腿関節が底屈位になる。踵骨が上へ引っ張られるとともに、足が内がえしになり内反する

- 前足部が内転・回外するとともに内側へ曲がる。これにより凹足が生じる
- 脛骨筋、特に後脛骨筋（内反尖足を生じる筋肉）が肥大する
- 内反尖足に典型的な腓腹の低形成が生じる。筋腹の近位部で顕著に見られる
- 未治療や再発した内反尖足（成長期に治療を怠ると再発しやすい）により、生理的に異常な歩行が生じる。内側の筋肉の作用が優勢となり、小児では足の外側縁（さらに足背）を地面につけて歩行する。これにより胼胝や褥瘡が生じる。このため足関節症の発症が早まる

内反足

腹臥位で足の位置を観察すること！

- 母趾または全足趾が内転する（内側へ曲がる）
- 後足部は可動性を保持するが外反する
- しばしば内反母趾を有し、母趾が内側へ移動する
- 全足趾の位置が内側へ移動することもある
- 内反尖足とは異なり、踵骨が外反・外がえしになる
- 縦足弓が平坦になる
- 立方骨と第5中足骨基部が外側へ突出する
- リスフラン関節がC字状に曲がり始める
- 内反足を未矯正の小児では内旋歩行が生じる（両足の前足部が内向きになり、足の外側縁を地面につけて足のふみかえしを行う）

先天性扁平足

- 足裏全体が凸面になる。乳児では皮下脂肪により縦足弓が平坦なため、しばしば先天性扁平足と誤診しやすい
- 踵が外反・外がえしになる。またアキレス腱の短縮により踵が上に引っ張られる
- 距舟関節の亜脱臼により、舟状骨が背側へ突出する
- 前足部が外転・回内・背屈する
- 先天性扁平足を治療しなければ、歩行開始後、距骨頭に大きな負荷がかかり、褥瘡が生じる

踵足

- 乳児の踵足では、足背が下腿前部に接着する
- 真性の踵足を治療しなければ、歩行開始後、垂直化した踵骨の下方が圧迫壊死する
- さらに、踵が外がえし・外反、前足部が回内するとともに、縦足弓が平坦になることがある

■ 可動性と運動様式

内反尖足

- 単なる内反尖足位（子宮容積が小さいために生じる）は、他動的に完全に矯正しうる。このため、真性の内反尖足と区別される（機能性内反尖足）
- アキレス腱の大幅な短縮による尖足位の矯正はきわめて難しい。前足部だけを圧迫し背屈位へ過剰矯正すると、縦足弓が「壊れる」危険がある。これにより、さらに舟底足を併発する

> 足の背屈では、必ず同時に踵骨を尾側へ牽引する。

- 自動・他動的な回内、外がえし、背屈の可動性が制限される

内反足

- 内反尖足とは異なり、後足部の他動的可動性が保持され、足を外がえし位から動かしうる
- 中足部の可動性（外転を伴う回内）が低下する

先天性扁平足

- 踵骨が上に引っ張られるため、距腿関節の背屈の可動性が制限される
- 前足部の関節で回外、内転、底屈の可動性が制限される
- 先天性扁平足に比べて、後天性扁平足では柔軟性があり、可動性低下を有さない
- 柔軟性のある扁平足では、つま先立ちで縦足弓が真直ぐになる

踵足

- 乳児の踵足位では、他動的可動性は完全に保持される
- 真性の踵足では、距腿関節で、自動・他動的な底屈・背屈が制限される
- 内がえしと回外が制限される

● 足の構造的な異常の理学療法

■ 目的

内反尖足、内反足、先天性扁平足、踵足

身体構造と機能（機能障害）
成長期は、足の位置の矯正を通じて、足の良好な成長を促す

参加
両親は指導を受け治療に参加する

■ 処置

内反尖足

他動的な徒手整復

- まず踵を内反位にする。次に、踵の位置を保持したまま、前足部を外転・回内する。最後に、踵を尾側に牽引する
- アキレス腱の伸張性をできるだけ最適にするため、踵の尾側滑りとともに横断マッサージを行う。事前にホットロールで温めてもよい
- 下腿外側と足の外側縁に徒手刺激を加え、背屈筋と回内筋を刺激する。例：タッピング、手で

- 伸ばす、叩打、短時間の寒冷療法
- ボイタ療法
- 子どもへの処置を親に指導する
- さらにその後、自己訓練による治療を行う。短縮した筋肉の伸張、機能不全の筋肉の強化、下肢軸訓練、歩行の矯正
- 乳児では、矯正した位置をギプスキャストで保持する。ギプスまたは包帯の交換は、最初の数週間は2-4日に1回、その後は週に1回行う

▌ギプス装着した下肢の足趾の血行および可動性の検査を継続すること。

術後療法
- 再吸収の促進。例：下肢の位置を高くする、手でリンパ経路を伸ばす、リンパドレナージを行う
- 非荷重の歩行訓練
- 支持機能の改善
- ギプス除去後は足のモビライゼーション
- 安定化の訓練、協調性の訓練、下肢軸訓練

<u>内反足</u>

- 徒手整復：踵を軽く内がえしにして固定し、中足部のリスフラン関節とショパール関節を回内・外転する
- その際、足背の外側、足の外側に触刺激を加える(例：タッピング、手で伸ばす、叩打、短時間の寒冷療法)
- 上記の処置(日に数回)やその他の処置を親に指導する

▌腹臥位を避けること！

- 腹臥位では、下腿に発泡スチロール製のリングを装着し、足の位置を矯正する
- 治療後期には、自己治療を行う(例：下肢軸訓練、歩行訓練)

▌過剰矯正により足を外反足の位置にしないよう注意すること！

- ボイタ法やボバース法により成長を調整する
- 小児ではできるだけ多く足運動を行う
  — 裸足でほふく運動をさせる
  — 立ち始めや歩き始めの時期は、室内で窮屈な靴を履かせず、裸足または滑り止め付きの靴下で歩かせる

<u>先天性扁平足</u>

▌生後すぐに、ギプスによる矯正治療、さらに理学療法を開始すること！ただし、保存療法だけでは十分に矯正できない！

- アキレス腱の伸張のため、踵の尾側滑り、軟部組織テクニックを行う。事前にホットロールで温める
- 踵の尾側滑りにより、前足部を回内・内転する
- 足の内側縁、足裏の内側に触刺激を加える
- 親の指導
- その他の処置：「内反足」を参照

術後療法
「内反尖足」を参照

<u>踵足</u>

- 徒手整復：踵を内反、前足部を回外・底屈する
- 足裏の矯正筋や腓腹に触刺激を加える。例：指で伸ばす、タッピング、軟らかなブラッシング
- 親の指導
- 小児ではできるだけ多く足運動を行う
  — 裸足でほふく運動をさせる
  — 立ち始めや歩き始めの時期は、室内で窮屈な靴を履かせず、裸足または滑り止め付きの靴下で歩かせる

術後療法
「内反尖足」を参照

5 関節症

5.1 関節症の概要　363

5.2 脊椎関節症　371

5.3 椎間板突出および脱出　388

5.4 変形性膝関節症　419

5.5 変形性股関節症　430

5.6 肩の関節症　449

5 関節症

5.1 関節症の概要

■ 定義

関節症（変形性関節症、関節摩耗）は変性疾患である。局所の軟骨損傷に始まり、数年かけて進行し、一つ以上の関節が侵される。

■ 原因と発症

関節の弾力性と負荷の間に不均衡が生じると、軟骨が損傷する。これにより、二次的に関節包の変化、骨病変、炎症が生じる。

関節軟骨は成長期にのみ軟骨下血管から栄養供給を受ける。成人の軟骨には血管がなく、関節液（滑液：血清濾液と滑膜細胞産生液）の拡散を通じてのみ栄養供給を受ける。関節液の拡散が良好なほど、関節運動は増大する。すなわち、牽引と圧迫（負荷と免荷）が交互に生じる（圧迫による活性化）。

軟骨細胞は、成長期には分裂するが、その後は分裂能力が低下する。このため、成人の関節軟骨の損傷の再生は、負荷と免荷の生理的刺激を十分に与えるなどした場合に限られる（van den Berg 1999）。

関節の生理的老化（多くは無症状）により、関節軟骨の表面は不均一になる。自覚症状を伴う関節症の発症を早める因子として、一次的因子（特発性。原因不明の組織劣化）と、二次的因子（続発性。特定の原因）がある。

- 先天的または後天的な関節の位置異常による正常な関節への力学的な過剰負荷
- 古傷を有する関節への正常な負荷（脱臼、骨折、血行障害、栄養障害、炎症、毒素、代謝性疾患、内分泌疾患、免疫系疾患）
- 職業やスポーツなどによる非生理的で不適切な強い負荷
- 遺伝的な関節の脆弱性
- 関節液の変性による正常な関節の「潤滑の低下」。しばしば不動により生じる
- 運動不足
- 肥満

一次的に軟骨の力学的損傷が生じ、円滑な滑りが不能となり、軟骨の弾力性による緩衝作用が機能しなくなる。その結果、二次的に、しばしば、滑膜（滑膜炎）、関節構成体、さらには骨（骨関節炎）の炎症が生じる。さらに、関節の力学的損傷により、軟骨細胞や他の関節組織からリソソーム酵素（lysis＝分解）が遊離し、これがさらに関節軟骨を破壊するという悪循環が生じる。

■ 発症部位

関節症の発症は、脊椎が最も多く、これに膝関節、股関節、肩関節が続く。その他の関節での関節症変化はまれである。

■ 症状と病期

軟骨摩耗は、無症候の潜伏期間を経て、症状となって表れる。この段階で既に運動様式が変化し、その後、愁訴が生じる。この時点で患者の全身状態の悪化はない。二次的に、骨病変や、関節包萎縮を伴う炎症が生じる。「活動期」に、症状は急激に悪化する。

関節症は、連続する3つのステージに分類される（表5.1、表5.2、表5.3）。

> 症状の重症度は、必ずしも形態学的損傷の程度により決定できない。すなわちX線所見だけで判定できない。ただし症状とX線像が明白に並行する場合もある。

表 5.1 ステージ 1

症状	原因
関節の不安定性の増大（脊椎、膝関節、肩関節で多い）	関節裂隙の狭小化による靭帯の弛緩
力学的な負荷と疲労による疼痛	不安定性による反射的な有痛性の筋緊張亢進
筋肉の緊張	疼痛により反射的に発生
可動性の低下	疼痛、筋肉の緊張
運動様式の変化	疼痛、筋肉の緊張
X線所見：関節裂隙の狭小化	軟骨損傷

表 5.2 ステージ 2

症状	原因
非荷重の運動による疼痛	腱付着部と周囲の筋肉の反射的変化（腱筋炎）
他動運動による疼痛	関節包の刺激
初動痛（運動開始時の疼痛）。しばらく負荷を受けるうちに消失	■ 安静時の関節潤滑液（滑液）の成分の粘着 ■ 滑液の網状化 ■ 運動による滑液の粘着の解消 ■ 疼痛の愁訴の消失
冷覚疼痛	冷えによる有痛性の滑液の網状化
拘縮（膝関節、股関節、肩関節の関節包パターン）	■ 疼痛 ■ 運動様式の変化
筋力低下の愁訴（「下肢がガクガクする」）	■ 疼痛 ■ 運動様式の変化
X線所見：軟骨の亀裂（損耗）、関節軟骨下骨の緻密化（軟骨下骨硬化）	軟骨摩耗

表 5.3 ステージ 3

症状	原因
■ 骨の粉砕 ■ X線所見：骨の腔（骨嚢胞）	ほぼ破壊された軟骨への日常的な荷重
X線所見：骨棘（脊椎では脊椎骨棘という）	推力と剪断力。運動により発生、骨細胞の活性化（骨棘）、骨形成の強化
■ 軟部腫脹を伴う関節の炎症 ■ 関節滲出液 ■ 朝のこわばり ■ 安静時痛、持続痛、夜間痛（3つの代表的な炎症性疼痛）	■ 力学的摩擦による二次的炎症 ■ 炎症だけでなく、骨を通る静脈の血圧上昇によっても疼痛が生じる ■ この静脈の血圧上昇は、炎症反応性骨髄線維症（骨髄で結合組織細胞が増殖）を原因として生じる
拘縮の強まりによる関節の変形と硬直（末期）	関節包の炎症性拘縮や持続的な筋拘縮が増えて悪化する

■ 診断

関節症の診断手順は以下のとおりである。
- X線検査：
  — 2面：前後面、側面
  — 機能撮影、関節画像、CTにより骨の損傷を確認する
  — 軟骨損傷は、X線画像では確認できず、骨間の縮小による軟骨の擦り減りにより間接的にのみ確認しうる
  — 詳細な形態的変化：「X線画像による病期」を参照
- 磁気共鳴法（MRI）：
  — 関節軟骨を明確に描出する
  — 脂肪組織の画像化により骨を判別する
- シンチグラフィ：骨の細胞が活発な部位（転移など）の識別
- SPECT（単光子放出コンピューター断層撮影）とPET（陽電子放出断層撮影）：代謝や血流の変化の把握
- 超音波検査：関節の変化を部分的に確認しうる
- サーモグラフィ：炎症領域の確認
- 臨床検査の数値：関節症の急性炎症期に炎症性パラメーターが高値になる。それ以外は、炎症性パラメーターも他のパラメーターも正常である（例：リウマチのパラメーター）

■ 鑑別診断

関節症と類似するため鑑別すべき症状

- 二次性の炎症性関節炎（腸感染症などに続発）
- 骨粗鬆症
- 骨軟骨症（ショイエルマン病など）
- リウマチ性疾患（一次性慢性多発性関節炎など）
- 関節周囲の腫瘍（骨肉腫など）
- 代謝性障害（痛風など）

■ 経過、予後、合併症、参加

関節軟骨の損傷はゆっくり進行するが、突発的に悪化することもある。下肢の1つ以上の関節で関節症変化を有する場合、疼痛の悪化に伴い、補助具が必要になる。治療的処置を講じなければ、運動能力と歩行能力が低下し続ける。

■ 治療

現在のところ、関節症は治癒しないが、患者の教育や日常生活の指導などにより進行を遅らせることが可能である。
- 減量
- 関節に最大負荷を与えるスポーツを避ける。スポーツ全般を禁止しない。むしろ、関節に適度な負荷を与える定期的な運動は、関節液の拡散による関節の栄養供給のために必要である（「動かさなければ錆びる」）。負荷は疼痛が生じない範囲内にとどめる
- 冷えと湿気を避ける。これらは関節の潤滑液の網状化を促す
- 代謝性疾患（糖尿病など）では薬物療法が必要である。血行障害により、関節液の拡散による軟骨への栄養供給が制限されるため

保存療法

力学的および炎症性疼痛の緩和により、患者の愁訴は軽減する。

物理療法
- 局所的温熱療法（赤光および短光、熱波）
- 湿式温熱療法（温泉泥パック）
- 電気療法（中周波、高周波）
- 水中圧力マッサージ

薬物療法
- 非ステロイド系抗炎症薬（例：ジクロフェナク、アセチルサリチル酸）による炎症と疼痛の抑止
- コルチゾン（消炎作用）の関節内注射。急性滑膜炎が適応
- 組織中の疼痛部位への局所麻酔の注入
- 筋弛緩剤により筋肉緊張による疼痛を緩和する
- 軟骨保護剤は、軟骨を保護および「形成」するとされるが、効果はなお未知数である

整形外科的補助具
- 装具やコルセット
- 足底板
- 矯正靴
- 補高靴
- 歩行器

手術療法

原因によっては、手術で改善しないこともある。また手術の効果も異なる。生物学的な組織劣化とは異なり、力学的原因による病態は、手術により大幅に改善する。
- 関節洗浄：破壊された軟骨の除去
- 軟骨下骨層の穿孔術（例：Pridie骨穿孔術）は、患部の血管や結合組織に到達し、代替組織（質は高くない）を形成する
- 滑膜切除術：滑膜除去による炎症の軽減
- 回転骨切り術：骨を楔状に切除する。例：O脚の下肢軸の修正（9章を参照）
- 関節置換術（人工関節）（10章を参照）
  - 人工関節の耐久性は有限であり、手術は何度も行えない。ただし材質の改良により若年患者の手術は増えている
  - 耐久年数は人工股関節で約10-20年、人工膝関節で約5-10年
  - 股関節、膝関節、肩関節で好成績
  - 肘、足関節、顎、手指、足指の人工関節もあるが、耐久年数は短く、実施例も少ない
  - 関節固定術

― 疼痛軽減、除痛
― 保存療法や他の手術療法が非奏効の場合にのみ行う

●関節症の理学療法検査

理学療法検査は多岐にわたるため、体系的に行わなければならない。多くの患者は複数の関節に症状を有する。検査の目的は、患者の主症状を見つけることである。ほとんどの患者は、疼痛と関節の強直を有し、日常生活に支障が生じている。患者とともに理学療法の治療目的を決定するには、患者が自身の主症状を明確に理解することが必要である。

■ 既往歴

- 年齢：30歳以降になると各関節の軟骨の擦り減りは約50％に達する。これは軟骨に血管がなく、関節液の拡散のみにより栄養供給されるためである。70歳ではほとんどの人が関節症変化（未症状も含む）を有する。45歳までは女性の患者が多く、55歳以降は男性の患者が増える
- 体格と体重：体格は変性過程に大きな影響を与える。体重は関節に負荷を与える
- 疼痛の強度：VASにより判定する（非荷重位と荷重位。2章を参照）
- 疼痛の部位：複数の関節で疼痛がある場合、患者に順位をつけてもらう（疼痛が最も強い関節を1とする。全身チャート。2章の「疼痛図表」参照）
- 疼痛の発現：
  ― ステージが進むにつれて荷重時痛や安静時痛が生じる（表5.1、表5.2、表5.3のステージ1-3を参照）
  ― 疼痛緩和の治療歴
  ― 患者による疼痛緩和の自主的な処置
  ― 慢性疼痛を有する患者は行動的戦略を有することが多い（2章「主症状としての痛み」を参照）
- 社会参加が可能か、また家庭、職場、余暇で支障が生じていないか（2章「主症状としての痛み」を参照）

■ 体形と姿勢の異常

- 体重：関節に負荷をかけ、変性過程を加速する
- 静力学的異常：体重の配分に応じて発生する

■ 皮膚と皮下組織

温度上昇：関節症の活動期には、関節の上の皮膚温度が上昇し、関節の軟部組織が温められる

■ 関節と靱帯

- 関節の軟部組織の腫脹と発赤：炎症により発生
- 圧痛のゾーン：靱帯、腱付着部、筋腹のトリガーポイント、関節の圧痛
- 関節の輪郭の変形：骨性変化に起因

関節症のまとめ

- 関節症は変性疾患である。関節症では軟骨損傷が進行する。すなわち、軟骨の弾力性と負荷の間に不均衡が生じ、軟骨が破壊され、身体的障害が生じることもある。関節症変化は脊椎で最も多く見られる
- 関節症は、連続する3つのステージに分類される。まず荷重時痛、次に初動痛、さらに関節炎症による持続痛が生じる（3つの代表的な疼痛）。筋肉が緊張すると運動様式が変化し、これにより関節包パターンが変化し、最終的に拘縮が生じる
- その他の症状として、冷覚疼痛、関節裂隙の狭小化（X線所見）、軟骨の摩耗、軟骨下骨硬化、骨嚢胞、骨棘がある
- 関節症は治癒しないが、進行を遅らせる治療は可能である。疼痛と炎症には薬物療法を行う。手術療法として、関節洗浄、軟骨下骨層の穿孔術、滑膜切除術、回転骨切り術、関節置換術、関節固定術がある

■ 筋組織

- 筋萎縮：疼痛による不活動のため発生
- 筋緊張の変化：
  — 筋緊張亢進を有する筋肉を特定する。通常、荷重位（立位、座位）で抗重力作用を有する筋肉は、荷重位で筋緊張が亢進し、非荷重位で筋緊張が正常に戻る
  — 恒常的に筋緊張亢進を有する筋肉を特定する。抗重力作用が持続し、しばしば安静時も筋緊張が亢進する

例：変形性膝関節症の膝の屈曲拘縮では、大腿四頭筋の作用が持続し、歩行時に大腿骨顆が斜面（脛骨プラトー）を落下するのを防止する。また、大腿四頭筋の筋緊張亢進は、トリガーポイント（触圧により放散痛が生じるポイント）を活性化する。

筋短縮の検査

- 筋短縮により関節の偏位が生じ、圧迫負荷が増大する
- 疼痛を有する関節では、筋肉の筋長の測定のため、横断伸張のみを行う

筋力の検査

- ステージ1と2では、関節機能が良好に保持され（可動性が良好、礫音なし）、四肢の筋力は正常であり、抵抗や自重に抗しうる
- ステージ3と4では、疼痛により反射的に筋肉が抑制されるため、検査により筋力の客観的把握が不可能である

| ステージ3と4では、関節の負荷が過大となるため、抵抗を加え重量を無くさずに行う筋力検査を断念せざるをえない。

■ 可動性

- 礫音：関節症変化を有する関節で、運動時に、摩擦音、きしみ音、砕け音が生じる。ただし、これらは関節症の重症度を示す徴候ではない

- 自動および他動運動の検査：初期には、しばしば他動運動の終期に関節の疼痛が生じる。後期には、運動時痛や、疼痛による可動性制限が生じる
- 関節包パターンの制限
  — 変形性膝関節症：屈曲＞伸展
  — 変形性股関節症：内旋＞伸展＞外転＞屈曲
  — 肩関節症：外旋＞外転＞内旋
  — 脊椎関節症：
    腰椎：伸展、側屈＞屈曲
    胸椎：回旋が最初に大きく制限される
    頸椎：伸展＞回旋／側屈＞屈曲
- エンドフィール：堅く硬い（firm and hard）エンドフィール。反対に、反射的な筋短縮では、堅く（firm）弾力的なエンドフィール
- 関節の遊び：関節の並進運動により調べる。関節面や関節包の変化により、転がりと滑りが不均衡になり、転がりが優位になる。瞬間支点の移動により関節の偏位が生じる
- 隣接関節：隣接関節の可動性の検査も必要である。一つの関節の低可動性により、代償的に隣接の脊椎分節や四肢関節の過可動性が生じるからである。代償性の関節の過可動性は、靭帯や筋肉にストレスを与える

例：変形性股関節症では、しばしば仙腸関節と腰椎の過可動性が生じ、これにより変性過程が加速する

■ 運動様式

- 日常生活動作による疼痛：VASにより評価する。
- 日常生活動作の効率化：職場、家庭、趣味において、一側性の過剰な負荷を生じ関節症を悪化させる運動の有無を確認する。また運動不足も関節症に悪影響を与える
- 運動シーケンスの効率化：運動分析により、例えば脊椎関節症の患者の起坐は背臥位よりも側臥位の方が良いことが分かる。背臥位の起坐は、両下肢の重量により腸腰筋が牽引され腰椎の前弯を強め、これにより関節が強く圧迫される
- 歩行の効率化：歩行シーケンスの障害、疼痛、関節の可動性制限により、変形性股関節症、変形性膝関節症、脊椎関節症で跛行が生じる。肩

関節症でも、歩行時の上肢の運動を減らすため、上肢の疼痛回避として跛行が見られる

■ その他の特殊なテスト

全ての変性脊椎症候群で、神経誘発テスト、支配筋の筋力検査、デルマトームの感覚検査が有用である。反射の低下が見つかることもある。また、椎間孔の骨棘による神経根の刺激や脊柱管への入り込みにより、神経の動力学を阻害されうる。

四肢の関節症では、筋肉の筋緊張亢進により、筋肉に存する神経が刺激され、神経の動力学が阻害されうる（テスト手順は3章の「神経障害」を参照）。

例：変形性股関節症では、大腰筋の筋緊張亢進により、腰神経叢の神経が刺激される

● 関節症の理学療法

> 関節症に侵された関節は、出来るだけ負荷をかけて動かすべきである。ただし過剰負荷は避けること!

■ 目的、処置および原理

治療の目的別に、一般的な処置と原理をまとめた（**表5.4、表5.5、表5.6**）。具体的な処置とその手順は各疾患の項で説明する。

関節症の理学療法検査のチェックリスト

既往歴	■ その時点の疼痛の状態を把握する ■ 参加の制限の有無
体形と姿勢の異常	■ 体重による関節への負荷 ■ 姿勢：関節に負荷を与える静力学的変化、関節症に起因する静力学的変化
皮膚と皮下組織	温度上昇
関節と靭帯	■ 腫脹と発赤 ■ 圧痛のゾーン ■ 関節の輪郭の変形
筋組織	■ 筋萎縮 ■ 筋肉とトリガーポイントの筋緊張の変化 ■ 筋短縮の検査：疼痛がある場合、検査では横断伸張のみを行う ■ 筋力と持久力の検査：疼痛がない場合のみ行う
可動性	■ 自動および他動運動による礫音 ■ 自動および他動運動の可動性の検査：関節包パターンの制限 ■ エンドフィールを調べ、可動性制限を有する関節を特定する（2章を参照） ■ 関節の遊びの検査 ■ 隣接関節でしばしば代償性の過可動性が生じる
運動様式	■ 疼痛の強度、日常生活動作の効率化、運動の切り替えや歩行の効率化（跛行） ■ 運動分析：運動様式の変化を確認する
その他の特殊なテスト	■ 神経誘発テスト：例：腰椎の脊椎関節症では下肢伸展挙上テスト、頸椎の脊椎関節症ではULNT（p.239参照）、変形性股関節症では腹臥位膝屈曲テスト（大腰筋の筋緊張亢進による腰神経叢の刺激） ■ 支配筋：脊椎関節症でデルマトームを調べる ■ 反射

表5.4 ステージ1：身体構造と機能（機能障害）

目的	処置および原理
疼痛緩和、関節症に侵された関節の免荷	■ 温熱療法、疼痛緩和の電気療法（2章を参照） ■ 安楽臥位・肢位 ■ 牽引：ステージ1と2で、その時点の関節の安静肢位で行う ■ 筋緊張低下の処置：横断マッサージ、機能的マッサージ、疼痛のある腱付着部とトリガーポイントの圧迫インヒビション
軟骨の栄養改善	■ 温熱療法、疼痛緩和の電気療法（2章を参照） ■ 間欠牽引：ステージ1と2で、その時点の関節の安静肢位で行う ■ 圧迫：軟骨下組織が無傷である初期に行う ■ 軟骨の維持には圧迫負荷（交互の圧迫と免荷）が必要である。これにより軟骨の代謝と栄養供給が活性化する。したがって、疼痛のため免荷を要する場合を除き、出来るだけ部分荷重位や全荷重位で訓練を行い、軟骨に負荷を与えるべきである。 ❙ 変性を有する場合は完全免荷！
可動性の維持と改善	■ 関節の遊びの改善のため、ステージ3で、その時点の治療肢位で他動的な牽引、滑りモビライゼーション、自動的な筋エネルギーテクニック（MET）を行う ■ できるだけ小さい負荷で最大幅の運動を行い、軟骨の代謝を改善する。すなわち、吊りなしの運動（スリングなど）、反対方向（buttressing）モビライゼーション、水中運動 ■ まだ疼痛がない場合、全荷重位および部分荷重位で運動を行う。例：半端座位の膝関節の反対方向（buttressing）の運動により、膝の伸展を改善し、大腿四頭筋の作用を保持する
他の関節の機能障害の除去	関節の所見に従い処置を行う
筋力の維持と改善（関節に過剰負荷を与えない）	■ 筋力と持久力を閉鎖運動連鎖で機能的に訓練する ■ 関節周囲の筋肉全体の同時収縮により、関節の偏位を軽減する ■ 閉鎖運動連鎖は、部分荷重位により可能である。例：半端座位、上肢で支持する肢位、四つ這い位

表5.5 活動

目的	処置および原理
日常生活で関節の圧迫負荷の増大を避けるための運動シーケンスの効率化	■ 牽引モビライゼーションや滑りモビライゼーションによる並進運動の改善 ■ 適切な他動的中心化により関節を免荷した後、自動運動を行う。例：肩関節症で、自動運動により上腕骨頭を尾側に動かし、肩峰下腔を免荷する ■ 隣接関節の安定化。例えば 　― 脊椎分節の安定化、関節症に侵された関節の反対方向（buttressing）の自動運動 　― 前足部接地の半端座位で股関節を伸展する。その際、下腹部（臍と恥骨結合の間）を広げないようにする ■ 開放運動連鎖では、梃子の比率（荷重アームがきわめて長く、作用アームがきわめて短い）により、大きな関節偏位力が生じる。力学的不利（＝関節に大きな圧迫負荷を与える高度の力）を使って、筋肉を訓練する 　例：側臥位の股関節の外転では、梃子の荷重アームは作用アーム（小臀筋）の約10倍の長さを有する。小臀筋の作用が低下すると、大腿骨頭が外側に偏位する。負荷力の回旋力（分力）が偏位をもたらす（その他の例は各症候群の項を参照） ■ 運動シーケンスの効率化：必要に応じて補助具を使って免荷する。補助具を選択する際、梃子や、全身や四肢の重量による作用を考慮する

表 5.6 ステージ 3：参加

目的	処置および原理
患者の自立の促進・維持	補助具の使用、移動の自立、階段昇降を訓練する

関節症の理学療法のまとめ

- 出来るだけ多くの負荷をかけ、多く動かすこと！
- 過剰負荷を避けること！
- 軟骨の維持には運動が必要である。交互の負荷と免荷により適切な刺激を与え、コラーゲン合成による軟骨形成を促す
- 軟骨の変性を有する場合は完全免荷！
- 処置や肢位を選択する際、生体力学や病理機序を考慮する。
- 変性した関節への作用力として、梃子、全身や身体各部の重量、筋力（回旋力と縦方向の力に分解する）がある。これらを適切に利用し、関節の中心化、免荷、安定化を行う（具体例は各関節症の項を参照）

5.2 脊椎関節症

■ 定義

脊椎関節症は、椎体間の椎弓関節（小関節）に生じる関節症である。関節症の中では最も多い。老化プロセスによる椎間板の水分喪失と裂傷（軟骨症（chondrose）＝椎間板の破壊）により、椎間板の弾力性が失われ、椎間板高が減少する。これにより靭帯が弛緩し、椎間板症の原因となる。

靭帯の弛緩により負荷が強まると、軟骨下骨が硬化し、骨中に囊胞が生じる（軟骨下骨症）。さらに、縦靭帯の付着部で引張応力が発生し、骨性の縁（骨棘）が生じる。特に脊柱に生じる骨棘を脊椎骨棘という。骨棘が相互に癒合したものを、「脊椎症」または「変形性脊椎症」という。

これに対し、靭帯付着部ではなく椎骨稜に直接発生する骨性の突出を、靭帯骨棘という（ベヒテレフ病など）。この靭帯骨棘により椎間孔が狭小化すると、脊髄神経根や脊髄神経が圧迫される。同様にして脊柱管が狭窄することもある。また、靭帯の弛緩により過剰負荷が生じ、椎弓関節（小関節）が急速に損傷される（変形性脊椎関節症）。進行のステージは全ての関節症で共通である（5.1章を参照）。

脊椎分節に特有の症状
頸椎
- 椎体の端の外側の隆起（椎体鉤や鉤状突起）により脊柱管が狭窄し、脊髄症状が生じることがある
- 椎弓関節の運動障害による急性斜頸
- 椎骨動脈の狭窄による脳の後方の血行障害
- 椎骨動脈の周囲の交感神経線維の損傷によるめまい、頭痛、吐き気
- 椎間板ヘルニアが生じることもある。腰椎に比べて頸椎では少ない

胸椎
- 呼吸運動による急性の疼痛が生じ、肋間に広がる
- 交感神経幹の刺激による吐き気、疲労感、冷汗

腰椎
- 椎間板ヘルニアが多く見られる
- バーストラップ病（キッシングスパイン（棘突起接触症））
- 脊柱管狭窄

症例

60歳男性。約300mの歩行後に腰椎から両臀部や両大腿にかけて疼痛が広がる。まれに腓腹や母趾にも広がる。立ち止まって両手を大腿につけて支持すると歩行距離が延長する。感覚鈍麻はない。座位により疼痛の消失が可能。背臥位で両下肢を伸ばすと腰椎の疼痛あり。両下肢を床に立てると疼痛が緩和する。

疼痛症状のため退職。歩行距離が短くなり日常活動に支障あり。

仮説と治療

歩行、立位、両下肢を伸ばした背臥位において、脊柱管の横断面が縮小する。歩行時に、運動の拡がり（continuing movement）により、腰椎の回旋と伸展が生じる。椎間の狭まりや脊柱管や椎間孔の横断面の縮小により、神経が圧迫され、血流が低下する。圧迫負荷により椎間関節で関連痛（referred pain）が生じる。両手を大腿につけて支持しながら脊柱を屈曲すると、脊柱管や椎間孔が広がり、椎間関節が免荷され、椎間が広がる。このような機序により、短期的に疼痛が緩和する。座位の腰椎屈曲姿勢により疼痛が消失するため、この肢位を開始肢位とする。

この症例では、デルマトームの放散痛はない。疼痛が時に母趾まで広がるため、脊椎分節（L4/L5、L5/S1）の広範な変性が疑われる。これらの椎間関節の変性は、L5およびS1の神経支配域での関連痛を生じうる。

患者は安楽肢位と安楽臥位を訓練し、日常生活に組み込む。歩行前に血流促進のため、側臥位ま

たは座位で、吊りなしまたは吊りの少ない腰椎モビライゼーションを行う。長距離歩行では、ロフストランド杖を使うと歩行距離が延長する。

腰背部の伸筋の重度の筋短縮により、屈曲の可動性が失われる。このため、吊りなしで腰椎を屈曲して背部の伸筋のモビライゼーションマッサージを行う。主動筋による逆運動と後方挙上の骨盤パターンを併せて行い、背部の伸筋の筋長を遠心性収縮により延長する。

脊柱の安定性（特に歩行時の骨盤の胸郭への連結）の改善により、歩行時の疼痛が軽減する。脊柱の安定性は、脊椎分節固有の背筋や腹筋の活性化（例：腰部安定化トレーニング）により訓練する。患者は毎日数回、種々の肢位で自己訓練を行う。

骨盤パターンと肩甲骨パターンの組み合わせは、最初は安楽肢位で、その後は荷重位（例：座位、立位の四つ這い位）で行い、動的安定性を改善する。PNFの歩行ファシリテーションにより、骨盤の安定性を訓練する。踵離地期のファシリテーションにより、立脚終期の腰椎の無制御な伸展を防ぐ。また、横歩行ファシリテーションにより、骨盤の前額面の安定性を改善する。

■ 診断

- 「理学療法的検査」を参照
- X線検査：「関節症」を参照

■ 鑑別診断

- ベヒテレフ病
- ショイエルマン病
- 呼吸器や腸の感染症に続発する急性関節炎
- 胸郭出口症候群（胸郭上口の絞扼症候群）
- 椎間関節（小関節）や肋横突関節の運動障害
- 肋間神経痛
- 類似の症状を有する内臓疾患。特に心筋梗塞、肺塞栓症、気胸、胆石疝痛など

■ 治療

保存療法

- 「関節症」を参照
- *腰椎*：
  － 両下肢をベッド上の台に載せ、両下肢の位置を高くする
  － コルセットによる固定
  － 鎮痛薬の局所注射

手術療法

- *頸椎*：骨性突起の切除による神経根や椎骨動脈の免荷。変性による不安定性を有する場合、骨移植による椎骨の安定化（脊椎固定などの固定術）
- *腰椎*：骨性突起の切除。その後、骨移植による椎骨の安定化（11章を参照）

●脊椎関節症の理学療法検査

■ 既往歴

- 「関節症」を参照
- 脊椎関節症と診断された場合、神経学的機能低下（感覚障害、筋力低下など）について問診する
- 交感神経幹の刺激による血行障害（手足の冷えなど）。Th3-9の交感神経は上肢を、Th10-12の交感神経は下肢を支配する

■ 体形と姿勢の異常

- *腰椎*：腹部の重量が重い場合、腰椎の前弯が強まる（2章「運動様式の変化」を参照）。これにより、骨棘による脊柱管の狭窄が強まる。歩行と起立における強い疼痛は、両手を大腿について支持しながら前屈すると、疼痛が軽減する。腰椎の前弯が軽減し、脊柱管が広がる（脊髄性跛行）
- *頸椎*：頭部の重量が重く前位になると、頸筋が

これを修正する。その結果、頸椎の筋肉と関節に過剰負荷が生じる

■ 皮膚と皮下組織
- 柔軟性の低下（キブラーロール（3章のp.179参照））
- 関節症に侵された椎間関節は、しばしば局所の腫脹を有し、押圧すると発赤や疼痛が生じる（3章の脊椎症候群を参照）

■ 腱付着部と靭帯
- 腱付着部：「筋組織」を参照
- 圧痛：
  ― 棘間腔
  ― 棘上靭帯（胸椎と腰椎）
  ― 棘突起で疼痛ロゼット（3章のp.180参照）

■ 筋組織
脊椎関節症で多い所見：
- 筋緊張亢進、時にトリガーポイントの活性化を伴う
- 圧痛

触診の手順
腰椎
- 脊柱起立筋：傍脊椎部を触診
- 腰方形筋と広背筋：両筋の腸骨稜への付着部を触診。片脚免荷により筋緊張が亢進する
- 腹筋：腹直筋の恥骨への付着部を触診
  ― 下位肋骨弓の腹斜筋の起始部を触診する
  ― 胸郭が背側に並進している場合、しばしば上腹部で筋緊張亢進が見られる
- 中臀筋：大転子の頭側を触診する。硬化部位を押圧すると、疼痛がS1のデルマトーム（下肢の外側の帯状域）に広がる
- 股内転筋：大腿内側の鼠径部近くを触診する。L3/L4の脊椎分節が侵されると、ほぼ常に内転筋の筋緊張が亢進する（脊椎分節を確認する）
- 股外旋筋：骨盤背側の、仙骨の尾側外側の角と大転子を結ぶ対角線を触診する。中央3分の1に存する硬化部位を押圧すると、疼痛が大腿背側へ広がる
- 腸腰筋：
  ― 腸骨翼の腹側の内側面の腸骨筋を触診する
  ― 半月線（Spieghel線）の側方の腹部深部の大腰筋を触診する（p.198参照）
  腸腰筋の筋緊張亢進により、腰椎が伸展位で固定され、椎間関節に荷重が生じる。

頸椎と胸椎
- 僧帽筋下部線維：項線にある起始部と筋肉全体を触診する
- 肩甲挙筋：肩甲骨上角の腹側の付着部を触診する
- 胸鎖乳突筋：乳様突起から胸骨までの走行を触診する
  筋緊張亢進により顔面痛が生じることがある
- 斜角筋：斜角筋裂孔内、僧帽筋下部線維の腹側、胸鎖乳突筋の外側、鎖骨の背側を触診する
- 小胸筋：烏口突起の尾側を触診する
- 大胸筋：胸骨と腹直筋鞘から肩までの走行を触診する
- 胸椎の伸筋：傍脊椎部を触診する。しばしば立位と座位で筋緊張がやや亢進する

支配筋の筋力検査
5.3章、2章の神経学的検査を参照

筋肉の弾力性の検査
- 筋肉の弾力性の低下により椎間関節に負荷が生じる。運動が制限され、安楽肢位が妨げられる
- 筋短縮：僧帽筋下部線維、肩甲挙筋、大胸筋、小胸筋、腸腰筋、ハムストリングス、腓腹筋

筋力と筋持久力の検査
疼痛の鎮静後に行う。

■脊椎分節(隣接分節を含む)の可動性

脊柱

▎必ず医師と相談すること(X線検査を行う)!

- 広範な骨棘を有する領域でモビライゼーションを行ってはならない!
- 脊椎分節はしばしば関節強直により不動となり、疼痛が軽減する
- 脊椎分節の局所の低可動性は、隣接分節の過可動性を生じさせる。過可動性は変性過程を加速させる。機能的原因による低可動性（筋短縮など）は除去すべきである。脊柱の部分的強直により姿勢が安定する
- 脊椎分節で関節包パターンの制限が見られる（p.367参照。手順は3章を参照）

▎モビライゼーションの必要性は慎重に検討すること! 必ず脊柱全体の可動性を精査すること!

股関節

　初期の変形性股関節症では、内旋と伸展の制限が見られる。代償として、歩行の立脚期に腰椎の伸展と回旋が生じる。これにより関節と椎間板に過剰負荷が生じる。

　股関節の屈曲制限により、座位で、運動の拡がり（continuing movement）による腰椎の屈曲が早まり、さらなる過剰負荷が生じうる。

肩関節

　肩関節と肩甲帯関節の全ての可動性制限は、脊柱における運動の拡がり（continuing movement）を早める。

　肩関節の屈曲制限により、胸椎と腰椎の伸展が増大し、過剰負荷が生じる。

　頸椎の骨棘による脊柱管の狭小化により、神経が圧迫され、上肢の力が低下し、自動運動が減少する。

■運動様式

歩行

- 「関節症」を参照
- 疼痛が下肢に広がると、患肢の立脚期が短くなる。また、股外旋が加わると、機能的理由により遊脚期が短くなり、足のふみかえしが短くなる
- 疼痛が両下肢に広がると、歩行の歩幅が小さくなり、速度が遅くなる。時に両側性のデュシェンヌ跛行（上体を支持脚へ傾ける）が生じる
- 胸椎と頸椎の愁訴を有する場合、しばしば歩行速度が遅くなり、歩行時の上肢の運動が消失する

運動過程

- 背臥位から側臥位への変更による起坐の効率化が見られる
- 物の持ち上げ（屈伸姿勢）を観察する

■その他の特殊なテスト

神経学的検査

- デルマトーム
- 支配筋
- 下肢伸展挙上（SLR）、ブラガードテスト
- 他動的頸部屈曲、必要に応じてSLRを組み合わせる
- スランプテスト
- ULNT1-3
- 手順：3章の「神経絞扼症候群」、2章の「神経学的検査」を参照

　骨棘による脊柱管の狭窄を有する場合、長時間の荷重後に神経学的症状が生じる。このため、神経学的検査は、荷重位かつ長時間の荷重後にのみ陽性となる。神経学的検査は医師が行うため、医師との相談が望ましい。

脊椎関節症の理学療法検査のチェックリスト

既往歴	■ 主症状 ■ 疼痛 ■ 職業、趣味 ■ 補助具 ■ 感覚障害 ■ 筋力低下
体形と姿勢の異常	重量による脊柱の負荷。例：腹部の重量による腰椎前弯の増強
皮膚と皮下組織	■ 傍脊椎部の柔軟性の低下(キブラーロール) ■ 障害を有する脊椎分節上の局所の腫脹
腱付着部と靭帯	■ 棘間腔の圧痛 ■ 棘突起の疼痛ロゼット
筋組織	■ 筋緊張亢進、トリガーポイント活性化： 　— 腰椎：脊柱起立筋、腰方形筋、広背筋、腹筋組織、中臀筋、股外転筋、股外旋筋、腸腰筋 　— 頸椎と胸椎：僧帽筋下部線維、肩甲挙筋、胸鎖乳突筋、小胸筋、大胸筋、脊柱起立筋 ■ 支配筋の筋力検査 ■ 筋短縮による椎間関節の負荷 ■ 筋力と持久力の検査：疼痛の鎮静後に行う
可動性	■ 関節包パターンの制限 　— 腰椎：伸展、側屈＞屈曲 　— 胸椎：回旋が最初に大きく制限される 　— 頸椎：伸展＞回旋・側屈＞屈曲 ■ 隣接関節(特に股関節、肩関節)の検査 ■ モビライゼーションの必要性を慎重に検討すること！ 　— X線画像による骨棘の確認 　— 脊椎分節はしばしば関節強直により不動となり、疼痛が軽減する！
運動様式	■ 歩行：疼痛が下肢に広がり、立脚期が変化する ■ 運動の切り替え。例：背臥位から起き上がって立位になる(身体を回転させ側臥位になると効率化する)、屈伸姿勢など
その他の特殊なテスト	神経学的検査 ■ デルマトーム ■ 支配筋 ■ 神経動力学

● 脊椎関節症の理学療法

■ 目的

身体構造と機能（機能障害）

- 疼痛緩和と脊柱の免荷
- 可動性の維持と改善
- 脊椎分節の安定性の維持と改善

活動

運動シーケンスを効率化し、日常生活での脊柱の圧迫負荷の増大を避ける

参加

- 参加
- 職場や家庭での役割を果たす

■ 処置

疼痛緩和と脊柱の免荷

- 安楽臥位と安楽肢位
- 椎間関節の免荷のための脊椎分節の牽引、椎間腔の拡張
- 湿式温熱療法
- 刺激部位の局所的超音波療法、電気療法（2章を参照）
- 筋緊張亢進を有する筋肉への軟部組織テクニック
- 硬膜のモビライゼーション。例：他動的頸部屈曲（PNF）。血流改善により、歩行距離が延長し、一時的に疼痛が緩和する（手順は3章「神経絞扼症候群」を参照）

安楽臥位と安楽肢位

患者は、安静肢位と活動肢位を区別しなければならない。安静肢位とは、身体各部の抗重力的活動（落下を防止する活動）が停止する肢位である。この肢位により脊椎分節の免荷が可能となる。

- 腰椎の安楽臥位と安楽肢位
- 胸椎の安楽臥位と安楽肢位
- 頸椎の安楽臥位と安楽肢位

腰椎
課題

- 安静肢位と活動肢位を区別し、股関節と腰椎の椎間関節の抗重力作用を自然に停止させる！
- 患者と協力して疼痛が緩和する肢位を探索する

> バーストラップ病など脊柱管狭窄を有する場合、前弯が軽減する安楽肢位が必要である。腰椎の伸展が強まると、キッシングスパイン症候群（棘突起接触症候群）を発症する。
> 前弯は、疼痛が消失する範囲内で軽減させればよい！
> 腰椎は生理的前弯を有する。
> 後述する腰椎の安楽肢位は、同時に胸椎と頸椎の安楽肢位にもなる。

背臥位の安楽臥位
- 台を用いた臥位：股関節と膝関節を90度に屈曲し、下肢をさいころ形の台に載せ、下肢の重量を無くす。重度前弯の改善では、股関節を90度以上に屈曲するとよい（図5.1）

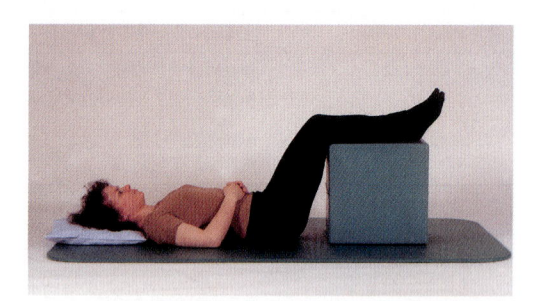

図5.1 台を用いた臥位

- 腰椎支持および腹筋連鎖伸張のための背臥位：背臥位になり、背中を平らに伸ばす。腰椎の下に腰部枕を置く。この背臥位が困難な場合、膝下にも枕を置く。上肢を屈曲および外旋位にすると、腹筋連鎖全体が伸張する（図5.2）

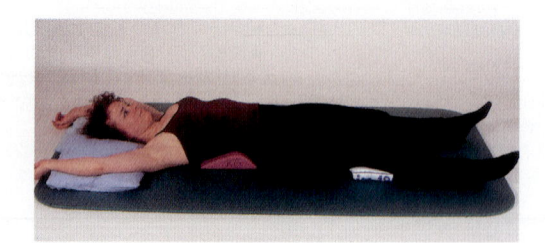

図5.2 腰部枕を用いた背臥位

- スリングの安楽肢位：骨盤と下肢をスリングで吊り下げる（吊り下げの勾配は垂直または半垂直にする）。さらに尾側から拡張機による牽引を加え、椎間関節の圧迫を軽減する。椎間腔が広がるため、椎間板に関連する疼痛が軽減することもある（図5.3a-b）。多点吊り下げは、より安定性が高いため、重症の場合に適している

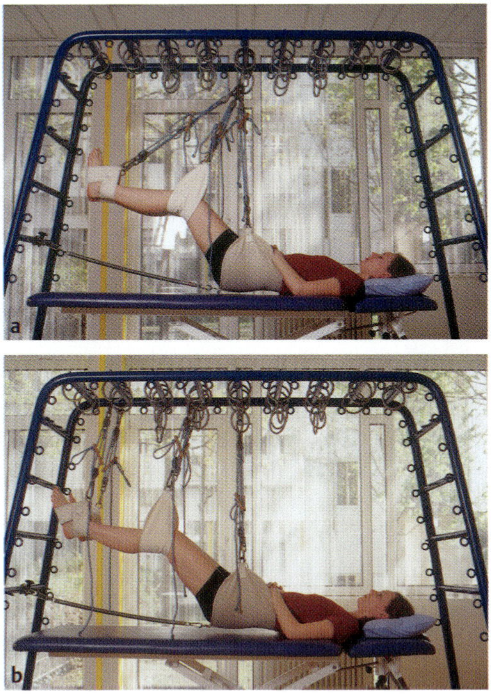

座位の安楽肢位―腹部抱き枕

この安楽肢位は職場でも可能である。事務用椅子にまたがり、腹部と背もたれの間に枕を置く。腹側の支持（胸郭の尾側部分まで）により、胸郭と肩甲帯の重量の大部分が無くなる。上肢を机に置くと上肢の重量を無くせる。これにより、腰椎（特に腰仙椎移行部）と胸椎の負荷が劇的に低下する（図5.5）。

図 5.3 a-b　スリングの骨盤・下肢の吊り下げ
a 半垂直の一点吊り下げ　b 垂直の多点吊り下げ

半側臥位の安楽肢位

半側臥位になり、腹部と大腿近位の下に枕を置く。腹部が圧迫され、腰椎の前弯が軽減する（図5.4）。

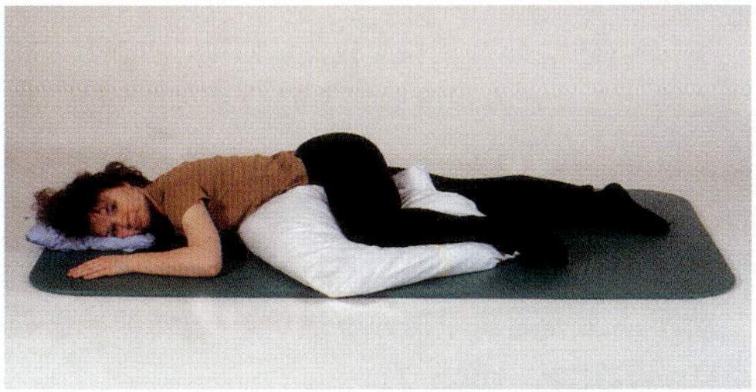

図 5.4　厚い枕を用いた半側臥位

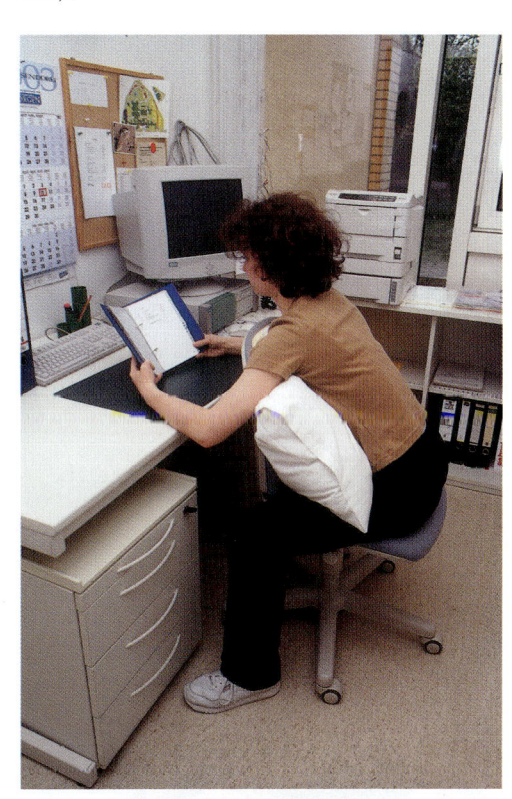

図 5.5　腹部抱き枕を用いた座位

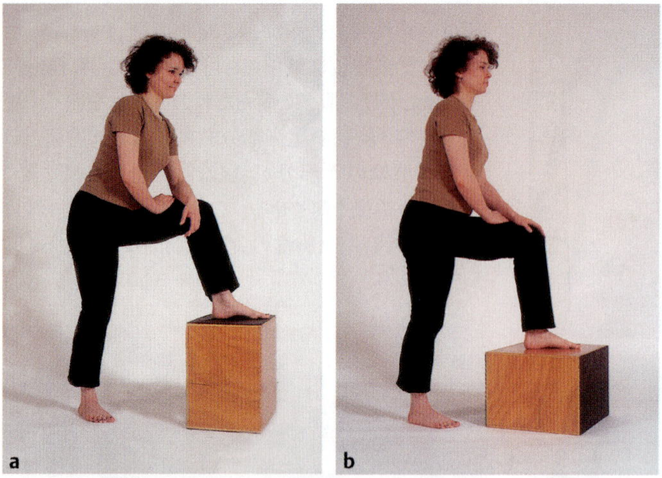

図 5.6a-b 台を用いた立位による腰椎の安楽肢位
a 体幹長軸の前傾あり
b 体幹長軸の前傾なし

立位の安楽肢位
- 片足を台に置き、同側の肘を大腿で支持する。これにより、股屈筋により体幹長軸が腹側へ傾く（図5.6a）。肘を大腿で支持しているため、腹側に傾いた骨盤と胸郭による腰椎を圧迫する力は生じない。この肢位により、腰部の抗重力筋（伸筋）の持続応力が停止する
- 上体を前傾させず手を大腿で支持する（図5.6b）

胸椎
課題：肩甲帯と胸郭の重量が無くなる肢位を見つけること！
- 半側臥位の安楽臥位（「腰椎」を参照）
- 座位の安楽肢位―腹部抱き枕（「腰椎」を参照）

上肢で支持する座位の安楽肢位
座位になり、体幹長軸を腹側に傾け、前腕を大腿で支持する。どの程度前弯を軽減すべきかは、患者が自分で判断する。

頸椎
課題：頭部と肩甲帯の重量が無くなる開始肢位を見つけること！（図5.7）

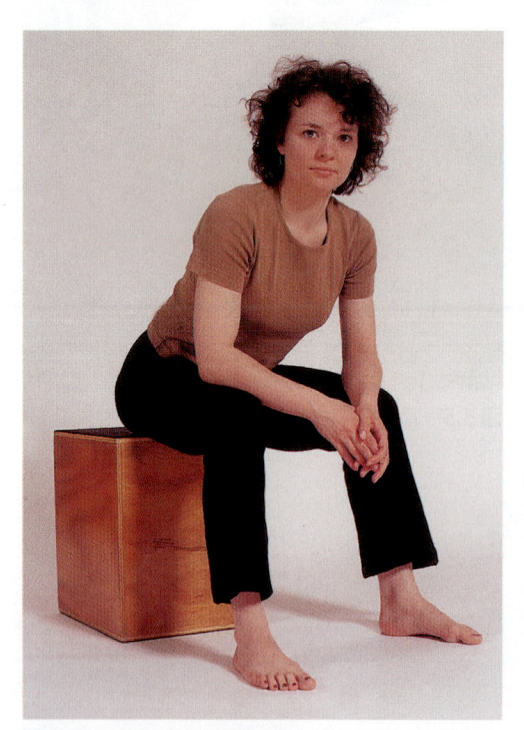

図5.7 前屈座位の安楽肢位

5.2 脊椎関節症

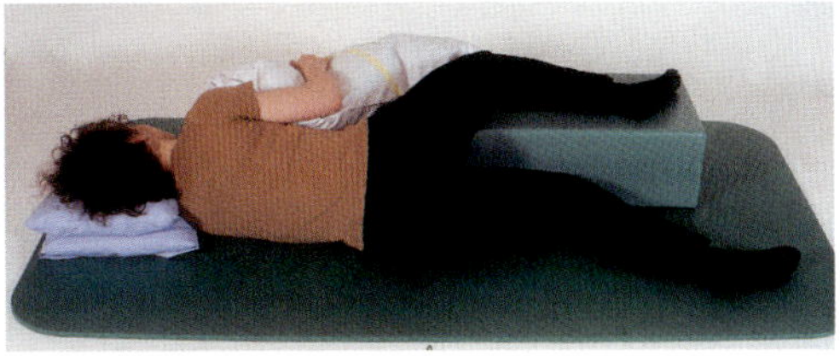

図5.9 側臥位の安楽臥位

スリングによる頭部・上肢の吊り下げによる免荷
　体幹長軸の縦方向に沿って徒手牽引し、椎間腔と椎間関節を免荷する（図5.8）。

側臥位の安楽肢位
　肩関節の幅に合った大きさの枕を頭部の下に置く。上側の上肢を枕に置き、重量を無くす。同様に、上側の下肢を枕に置き、重量を無くす（図5.9）。

頭部を支持した座位の安楽肢位
　机の前に座り、頭部を両手で支持し、重量を無くす（図5.10a-b）。この肢位は、頭部の重量が重い患者に適している。この肢位により、頭部の抗重力筋（伸筋）の持続応力が停止する。

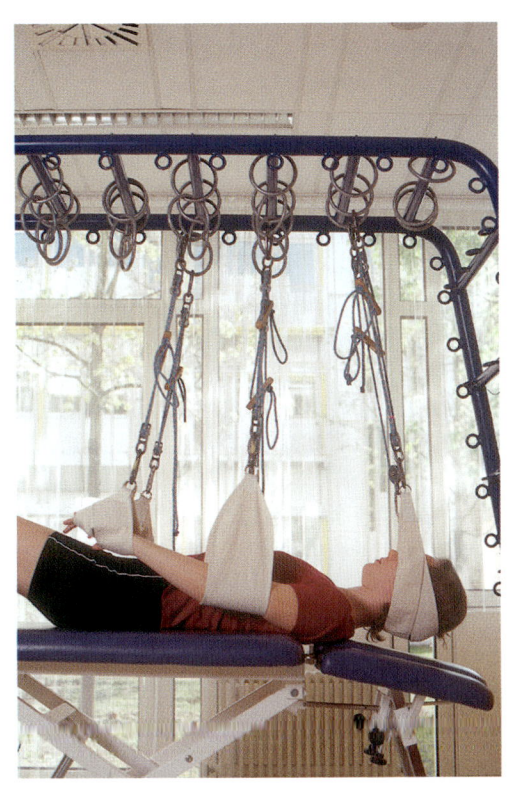

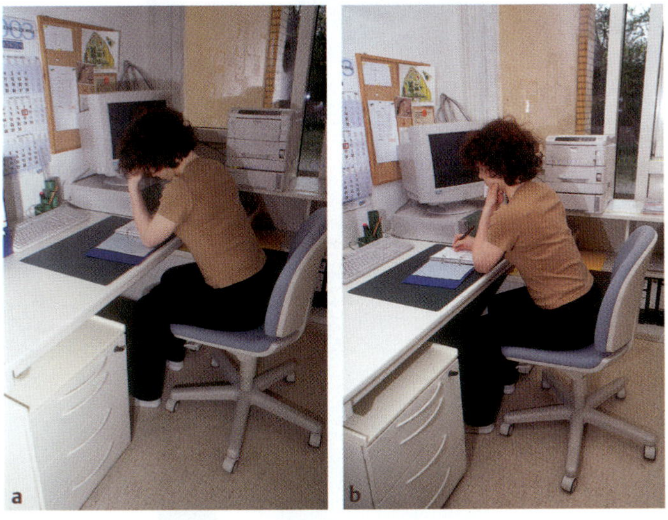

図5.8 スリングによる頭部・上肢の吊り下げ

図5.10a-b 頭部を支持した座位の安楽肢位

安楽肢位と安楽臥位は日常生活に組み入れ、無理なく行うこと。
同時に局所温熱療法を行うとよい。

椎間腔の拡張による椎間関節と椎間板の免荷
腰椎
スリングによる椎間板と椎間関節の免荷
- 骨盤を尾側へ牽引し椎間腔を広げる。これにより、椎間板と椎間関節が免荷される。例：椎間関節のディバーゲンスによる滑り

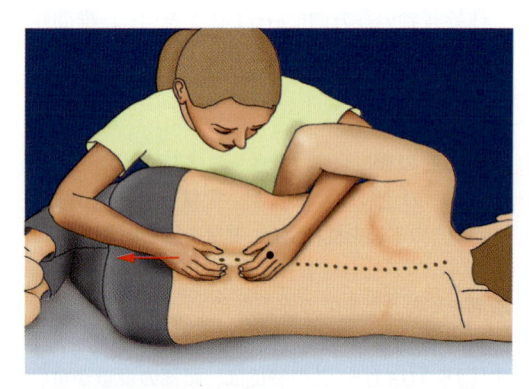

図5.11　側臥位の腰椎牽引

- 開始肢位：スリングによる骨盤・下肢の吊り下げ。その後は、拡張機または徒手の牽引による骨盤の尾側牽引（「背臥位の腰椎の安楽肢位」を参照）

スリングの背臥位では、安易な連続牽引を避けるべきである。持続的緩和により椎間板が広がり、起坐時の疼痛が増大するおそれがある。スリングの背臥位では間欠牽引を行うべきであり、吊りなしの運動と交互に行う。起坐前に脊柱の安定化が必要である。

側臥位の椎間腔の拡張
- 患者の開始肢位：側臥位になり、大腿間に小さい枕を置く
- 療法士の開始肢位：患者の腹側。患者の背側の仙骨に手を置き、モビライゼーションを行う。前腕を治療の方向（尾側）に向ける
- 手順：尾側へ牽引すると、椎間で緩和が生じる。

尾側腹側へ牽引すると、椎間関節のディバーゲンスによる滑りが生じる（図5.11）

これらの処置は、背部の伸筋の等尺性収縮後弛緩（PIR）と併せて行ってもよい。伸展位で筋肉の静的活性化を行った後、緊張緩和期に牽引またはディバーゲンスモビライゼーションを行う。
また、これらの処置は、指を適切な位置（脊椎分節の棘突起の頭尾側）に置いて行う。他動的リラクゼーションの後、抵抗を処方して加えることにより、背部の伸筋の求心性・遠心性収縮を訓練する。これにより筋肉中の協調性と血流が改善する。
これらの処置は、腹臥位でも可能である。特に椎間板症状を有する場合に有用である（5.3章を参照）。

胸椎
座位の胸椎牽引
- 患者の開始肢位：治療台に座り、胸の前で腕を交差する

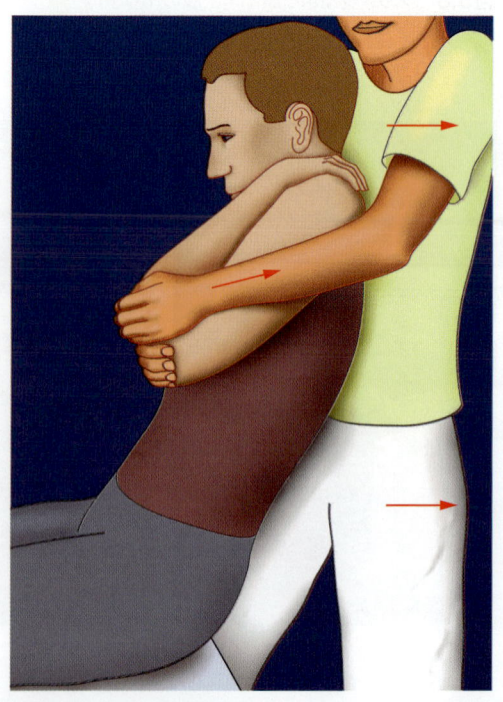

図5.12　座位の胸椎牽引

- 療法士の開始肢位：患者の後方で、足を踏み出して立ち、患者の肘を抱える。患者の椎骨の楔形部分が腹部に当たるため、これにより治療すべき脊椎分節の高位を判別する
- 手順：療法士は後足に重心を移す。これにより椎間腔が広がる。背側頭側へ牽引すると、椎間関節のディバーゲンスによる滑りが生じる。この牽引は、低可動性を有する胸椎のモビライゼーションにもなる。これにより、腰椎の脊柱管の狭窄部の過剰負荷が軽減する（図5.12）

頸椎
背臥位の椎間腔拡張のための牽引
- 患者の開始肢位：頭部と上肢をスリングで吊り下げる（図5.8）
- 療法士の開始肢位：一方の手を患者の後頭部の背側に、他方の手を顎に置く

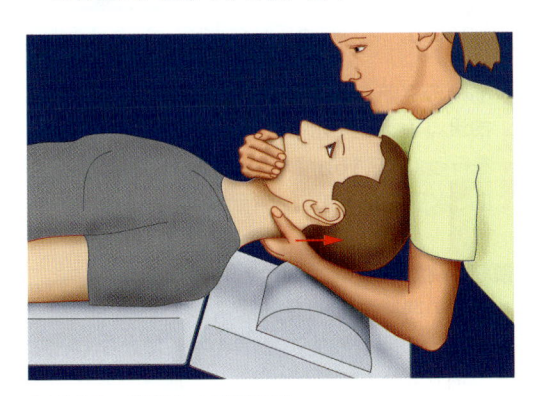

図5.13　背臥位の頸椎牽引

- 手順：両手で頭側へ牽引する。これにより椎間の免荷が生じ、椎間関節のディバーゲンスによる滑りが生じる。この牽引は、椎間板症状を有する場合も行う（図5.13）

顎関節を圧迫しないようにすること。顎関節の疼痛を有する場合、両手を患者の後頭部に置く。

湿式温熱療法
ホットロールマッサージは、筋緊張低下の効果を有する。筋緊張亢進を有する筋肉で軟部組織テクニックを行う前に、局所的に行う（2章を参照）。

椎間関節の局所的超音波療法
圧痛を伴う腫脹ゾーンを調べ、同部の超音波療法を行う（2章を参照）。

筋緊張亢進を有する筋肉の軟部組織テクニック
以下において、筋緊張亢進を有する筋肉の具体的な治療テクニックを説明する。これらのテクニックはあらゆる脊柱症状に適用しうる。
押圧により放散痛が生じるトリガーポイントは、圧迫インヒビションにより治療する。筋肉全体は、横断伸張により治療する。

脊柱起立筋の横断伸張
- 患者の開始肢位：治療台の端で側臥位になる。必要に応じて胴部の下に枕を置く。枕の高さを調節し、筋肉を伸張しうるかを確認する。この開始肢位で疼痛があってはならない
- 療法士の開始肢位：患者の腹側で、両前腕の屈筋筋腹を、患者の胸郭と骨盤の外側に置く。指先を脊柱起立筋の内側に置く
- 手順：療法士は、両手を上方および自身の方向へ引き寄せると同時に、前腕で骨盤を尾側へ、胸郭を頭側へ押す

このテクニックは、等尺性収縮後弛緩と併せて行うとよい。その際、療法士は、前腕による骨盤牽引を通じて、体幹側面の延長を試みる。ただし患者はこれに抵抗する。緊張状態を約8秒間保持した後、緊張緩和期に横断伸張を行う。このテクニックは椎間板症状に有用である。椎間孔が開き、神経を免荷する（図5.14）

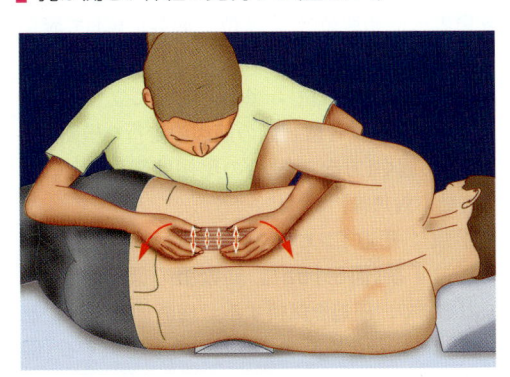

図5.14　脊柱起立筋の横断伸張

股内転筋の横断伸張

　股内転筋の筋緊張亢進により、骨盤は屈曲位で固定し、これにより腰椎前弯が固定する。したがって、股伸展による腰椎前弯の軽減が妨げられる。

- 患者の開始肢位：背臥位になり、片脚を屈曲および水平外転させ、療法士の大腿に付ける
- 療法士の開始肢位：患側に立ち、モビライゼーションを行う手の付け根を、股内転筋の線維走行を横断するように置く。手を鼠径部に近づけると、短い内転筋に到達する
- 手順：手の付け根を筋肉に深くコンタクトさせ、線維走行を横断するように背側へ押す

| 表皮だけを動かさないこと！（図5.15、図3.37を参照）

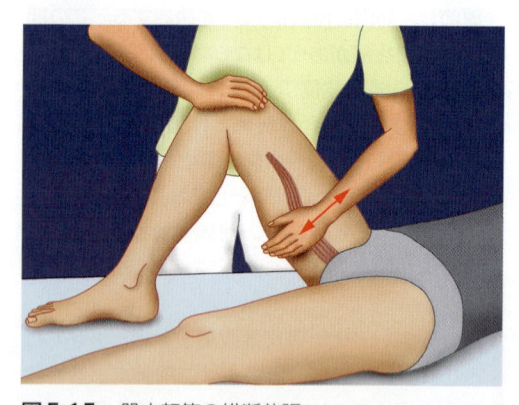

図5.15　股内転筋の横断伸張

梨状筋の圧迫インヒビションと横断伸張

　梨状筋の筋緊張が亢進すると、坐骨神経が刺激される（p.267の「神経絞扼症候群」を参照）。

- 患者の開始肢位：腹臥位。必要に応じて腹部の下に小さい枕を置く
- 療法士の開始肢位：患側の対側に立ち、指骨の中央部を、骨盤背側の筋肉の走行を横断するように置く（方向：仙骨の尾側外側角と大転子を結ぶ対角線）
- 手順：圧迫インヒビションでは、深部を平らに圧迫する（図5.16a）。筋緊張の低下が感じられるまで、圧迫を保持する。横断伸張では、筋線維の走行を横断する方向にのみ圧迫する（図3.85a,b）

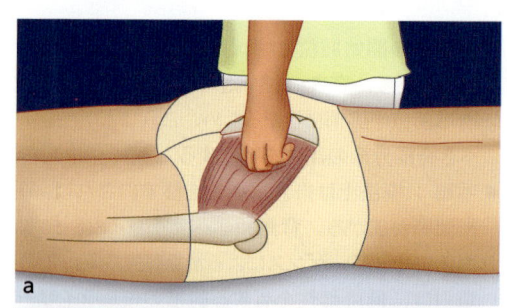

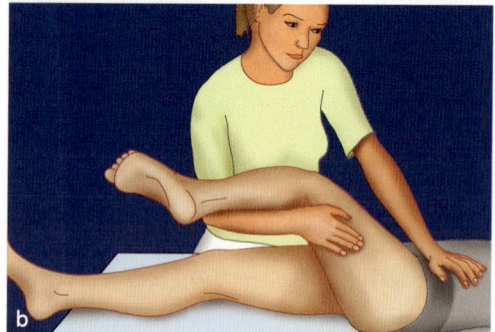

図5.16a-b　梨状筋　a圧迫インヒビション、b縦断伸張

| 筋肉の縦断伸張を行う前に、横断マッサージと最大点（トリガーポイント）の圧迫インヒビションを行う（図5.16b）。縦断伸張は、股関節を屈曲、水平内転、内旋して行う。

頸筋の横断伸張

- 患者の開始肢位：背臥位
- 療法士の開始肢位：患者の頭側に立ち、一方の手で患者の頭部を安定させ、他方の手で背側から頸部伸筋の筋腹をつかむ
- 手順：頭部を軽く牽引し、他動的に屈曲する。同時に横断伸張を行う。頸筋全体の横断伸張を行う（図5.17）

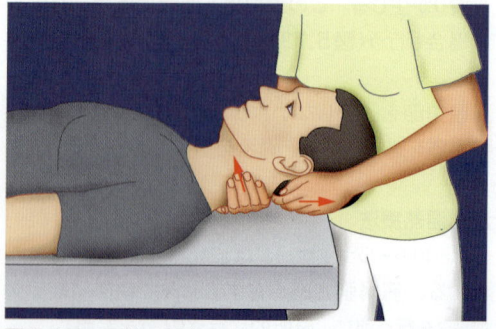

図5.17　頸筋の横断伸張

可動性の維持と改善

関節

低可動性を有する脊椎分節のモビライゼーション

2、3章(「疼痛緩和」「免荷」)で既述したとおり、脊椎分節のモビライゼーションでは、免荷とモビライゼーションを同時に行う。
- 側臥位の腰椎の屈曲モビライゼーション
- 座位の胸椎牽引
- その他のモビライゼーションは3章を参照

> モビライゼーションは低可動の脊椎分節のみに行い、過可動の脊椎分節に影響を与えないようにする。

低可動性を有する脊椎分節の吊りなしのモビライゼーション

吊りなしのモビライゼーションは、各脊椎分節において、最小の負荷で最大量の運動(分化した協調的な微小な運動)を生じさせる。これと同時に脊柱の動的安定性を改善する。

脊柱は機能的統一体であり、脊柱全体と各脊椎分節の治療が必要である。脊椎分節のモビライゼーションは、反対方向(buttressing)の自動運動または療法士による徒手療法により行う。

脊椎分節のモビライゼーションは、療法士による他動的テクニックである。一方、吊りなしのモビライゼーションは、患者側の能動性を要する。このため、両者の組み合わせは特に効果的である。

腰椎

吊りなしの伸展・屈曲モビライゼーション
(図5.18)
- 患者の開始肢位:側臥位。必要に応じて、膝間に小さい枕、頭部の下に枕(肩幅に合った大きさ)を置く。肩関節の幅が広い場合、腹側に枕を置き、その上に上側の上肢を載せる
- 療法士の開始肢位:
  ― モビライゼーションを行う手を、背側から患者の仙骨に置く
  ― 指を棘突起に置き、脊椎分節を判別する
- 伸展の手順:口頭指示する
  ― 「尾骨を後頭部の方向へ弧を描くように動かし、腰椎のあたりに横しわをつくって」
  ― 「私の指の間隔が狭まるようにして」
- 屈曲の手順:口頭指示する。
  ― 「尾骨を腹側へ動かし、腰椎の横しわをなくして」
  ― 「私の指の間隔が広がるようにして」

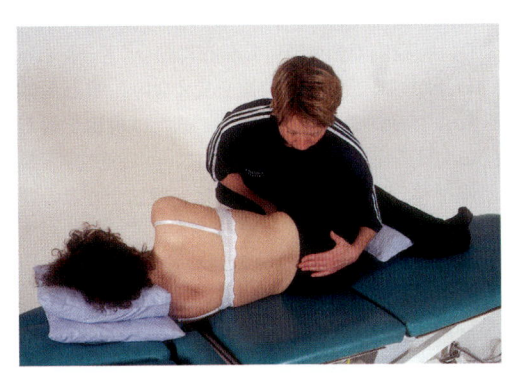

図5.18 吊りなしの腰椎の伸展と屈曲モビライゼーション

吊りなしの側屈モビライゼーション
- 患者の開始肢位:背臥位になり、両下肢をそろえる
- 療法士の開始肢位:患者の側方で、両手を腸骨稜に置く
- 手順:口頭指示する。「両側の腸骨稜を交互に耳の方向へ動かして」これにより、股関節で、外転筋による運動と内転筋による運動が自然に生じる。股関節を90度屈曲で内旋および外旋する

胸椎と頸椎

吊りなしの胸椎・胸腰椎移行部・頸胸椎移行部の回旋モビライゼーション

胸椎・胸腰椎移行部・頸胸椎移行部の回旋が低下すると、椎間板が可動性の低下を補う。このため、多大な負荷が生じる。
- 患者の開始肢位:端座位で、両手を重ねて胸骨の上に置く
- 療法士の開始肢位:患者の背側に立つ。両手を頭側から患者の肩甲帯に置く
- 手順:患者は、胸郭内に横向きの一本の棒があ

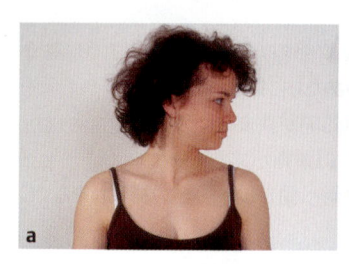

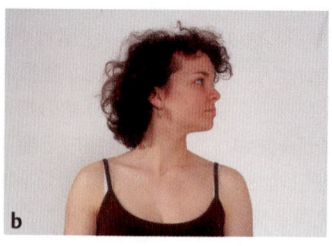

図5.19a-b 吊りの少ない上部頸椎のモビライゼーション

り、胸腔内で弧を描いて左右に動くイメージを思い浮かべる。骨盤の位置を変えない。頭部全体（en bloc）を前方に向ける。または視線を前方に向け固定する。これと同時に、回旋筋により頸胸椎移行部を動かす。最初は、療法士がこの運動を両手で介助する
- その他の処置：3章の「胸椎症候群」を参照

上部頸椎（頭部関節）の背側並進のモビライゼーション

頸椎変性を有する場合、しばしば頭部の腹側並進が見られる。運動検査で、背側並進の低下が見られ、上部頸椎に固有の頸筋の短縮が見られる。
- 患者の開始肢位：端座位。頭部を最大回旋位にし、下部頸椎を固定する
- 療法士：患者の背側に立ち、一方の手を顎に、他方の手を後頭部の背側に置く
- 手順：顎を頸部の方向へ引くよう患者に指示する（図5.19a-b）。これにより、上部頸椎の短い頸筋の自動的伸張を行う。最初は、療法士がこの運動を両手で介助する

> 患者は吊りなしのモビライゼーションを自宅で行う。患者は、事前に湿式温熱療法を行うよい。
> 隣接関節にも注意すること！
> 可動域の拡大のための処置は、各章の各関節の各項を参照。

短縮した筋肉の伸張
- 反射的な筋短縮
  — 緊張緩和の手技。例：等尺性収縮後弛緩
  — 軟部組織テクニック。例：横断伸張
- 構造的な筋短縮：臥位による持続伸張。患者が自宅で行う（毎日、日に数回、計20-30分）

例：
- 腹筋と胸筋の伸張（図5.20、図3.6）
- 股内転筋の伸張（図5.21）
- 腹斜筋の伸張（図5.22）
- 腰背部の伸張の伸張。例：治療台の端で腹臥位（4章を参照）

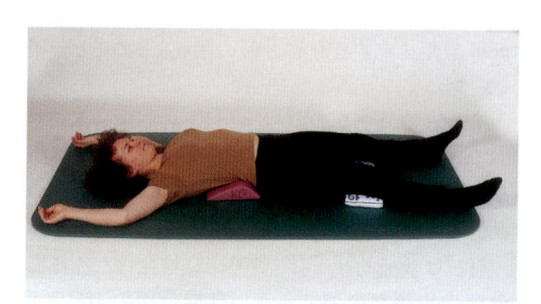

図5.20 腹筋と胸筋の伸張の臥位

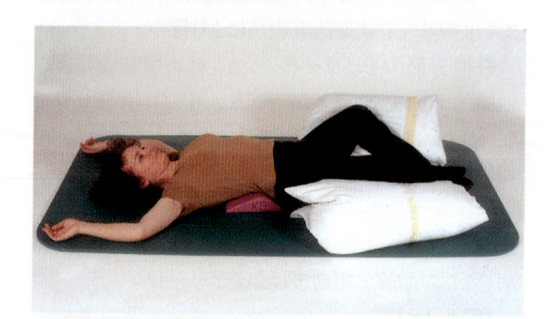

図5.21 股内転筋の伸張の臥位

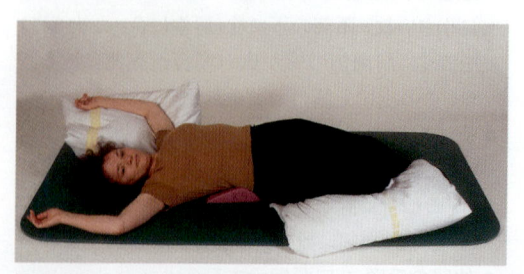

図5.22 腹斜筋の伸張の臥位

重度の筋短縮を有する場合、伸張する筋肉の抗重力作用が生じるおそれがあるため、四肢下に枕を置く。

脊椎分節の安定性の維持と改善

身体各部の位置を出来るだけ体幹長軸に適合させること！適合しない部位では重力が作用し、脊柱の椎間関節と周囲の組織に対し剪断負荷を与える。
前提条件：必要な可動性を有すること。また開始肢位では疼痛があってはならない！

患者の訓練のステップ
- 身体各部の位置を体幹長軸へ適合させる
- まず、身体各部の重量が無くなる開始肢位を訓練する。例：四つ這い位、治療台に座る座位、背中を壁に付ける立位
- 次に、重量を無くさずに身体各部の位置を体幹長軸へ適合させる。例：体幹長軸を垂直にした座位と立位
- 筋持久力に応じ、長時間にわたり身体各部の位置を保持する
- 療法士が加える抵抗に抗して、身体各部の位置を保持する。例：患者は体幹長軸を垂直にし、療法士は回旋作用を有する抵抗を肩甲帯に加える
- 体幹長軸を前傾または後傾した肢位で、身体各部の位置を保持する。例：座位で体幹長軸を前後に傾ける、体幹長軸を腹側に傾けた立位での屈伸訓練
- 身体各部（四肢など）の重量を無くさずにその位置を保持する。例：座位で下肢が離地するまで体幹長軸を後傾する
- 四肢の運動時に身体各部の位置を保持する。例：牽引装置やセラバンドを使って、療法士が加える抵抗に抗して、上肢を動かすPNFの対角線運動

前のステップを終了してから、次のステップへ移ること！

疼痛が発生したら直ちに、脊柱の動的安定化を行う。
例：
- 骨盤と肩甲骨の動的な逆運動
- PNFにより、マット訓練で運動の切り替えを促進する。例：背臥位から側臥位への回転（およびその逆の回転）、四つ這い位からしゃがみ姿勢への切り替え（およびその逆の切り替え）
- 座位のチョッピング：屈曲の組み合わせ運動（同方向の側屈と回旋を伴う屈曲）により、背部の伸筋の遠心性収縮による筋長を延長する。この運動シーケンスを通じて、胸椎の交感神経系のモビライゼーションを行う。交感神経系の抑制により、疼痛と血流が改善する
- 座位のリフティング。その後、上体を浮かせた腹臥位やしゃがみ姿勢で行う。これにより、重力作用を脊柱の自動的直立化に活用する方法を訓練する
- その他の処置：「脊椎症候群」、「椎間板ヘルニア」を参照

日常生活の運動シーケンスの効率化

患者の実際の日常生活環境をシミュレーションすること！
患者の日常生活動作（例：衣服の着脱、起牀・着床）を観察すること！
患者に特有の運動シーケンスを指摘すること！
運動シーケンスの容易化（例：重量を無くす、補助具を使う）を考えること！
日常生活や職場において最適化されていない多数の運動シーケンスを考慮すること！適切な訓練計画を立て、最適化されていない運動シーケンスに身体を慣れさせる必要がある。

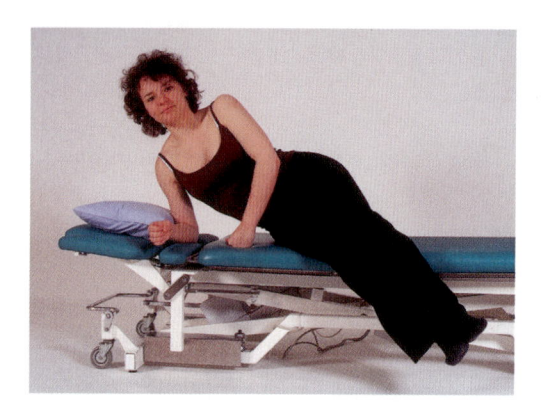

図 5.23　効率的な起坐・着床

起坐・着床
　上肢で支持すると、脊柱の負荷は減少する。側臥位の起坐・着床により、身体各部の位置は適切に保持される（図5.23）。

起立・着坐
　手を大腿で支持し、体幹長軸を前傾すると、上体の重量を部分的に無くしうる（図5.24a-c）。

座位の動力学
　回転式椅子を使うと、脊柱への回旋の負荷を避けられる。股屈筋により体幹長軸を前傾させると、身体各部の位置が適切に保持される（図5.25、2章のp.153参照）。

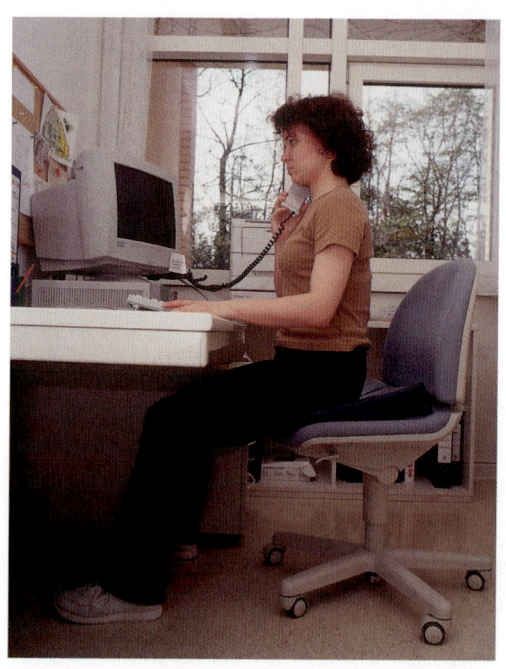

図 5.25　楔形枕による机での座位の矯正

屈伸（かがみこみ）、持ち上げ、持ち運び
- 股屈筋により体幹長軸を前傾させ、身体各部の位置を適切に保持する。この肢位で、物を身体に引き寄せる動作を行う（図5.26a-c、「屈伸訓練」、2章のp.152を参照）。
- 軽量物の持ち上げは、片手を大腿で支持して行

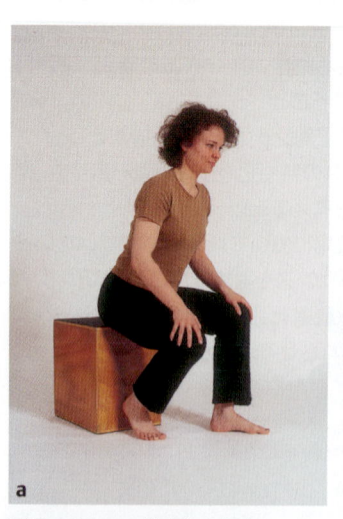

図 5.24a-c　効率的な起立

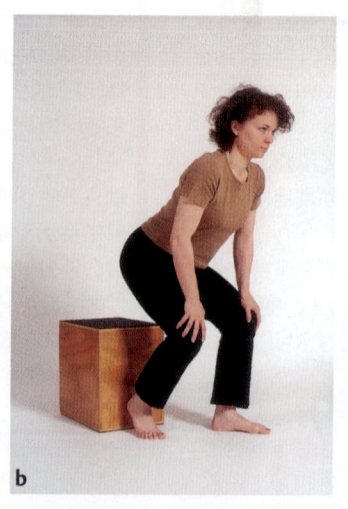

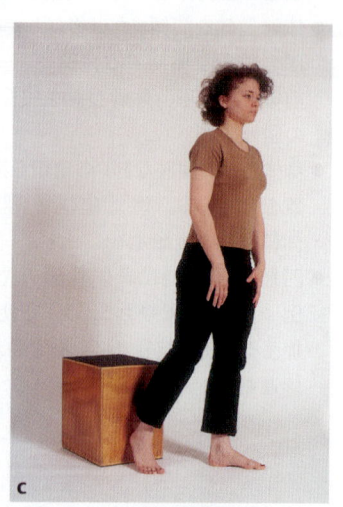

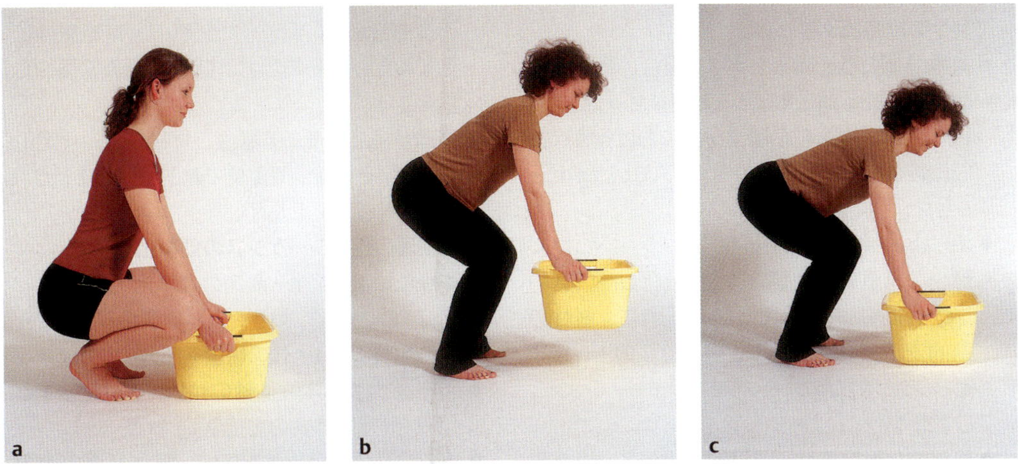

図5.26a-c 屈伸（かがみこみ）の種類(Klein-Vogelbach 1990) **a**垂直、**b**中間位、**c**水平

う。これにより上体の重量が部分的に無くなる（図5.27）

歩行
- 長距離歩行では、ロフストランド杖を使うと、下肢と脊柱の疼痛が軽減する
- 靴の緩衝ソールにより、踵への硬い衝撃が軽減する

スポーツ
適切なスポーツを行う。
- 平泳ぎよりも背泳がよい
- ジョギングよりもサイクリング（競技は不可!）がよい

職場環境
適切な備品を使うことが望ましい。
- 椅子で楔形枕を使う
- 回転式椅子を使う
- パソコン環境の調整（画面の高さ、キーボード、作業場所、脊柱への回旋負荷のない作業）

脊椎関節症の理学療法のまとめ

疼痛緩和と脊柱の免荷
- 患者は安楽肢位と安楽臥位を訓練し、無理なく日常生活に組み入れる
- 間欠牽引とディバーゲンスモビライゼーション。脊柱全体と各脊椎分節で行う。これにより、関節と圧迫部位を免荷し、血流が改善する
- 湿式温熱療法、電気療法、超音波療法（2章を参照）
- 軟部組織テクニックにより筋緊張を低下する。疼痛のない可動域の吊りなし運動により血流を改善する
- 神経モビライゼーションを処方し、神経の血流、滑り、弾力性を改善する（「神経絞扼症候群」を参照）

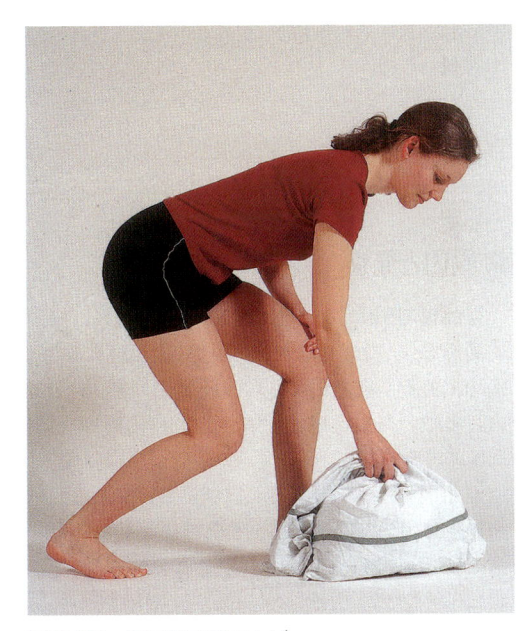

図5.27　軽量物の持ち上げ

可動性の維持と改善
- 脊椎分節の機能障害を有する場合、特殊な椎間関節の徒手療法によるモビライゼーションを行う。例：側臥位の腰椎分節における等尺性収縮後弛緩によるディバーゲンスモビライゼーション
- 吊りなしの脊椎分節モビライゼーションにより、最小の荷重で最大量の運動（分化した協調的な微小な運動）を生じさせる。同時に、脊柱の動的安定性を改善する。患者はこのモビライゼーションを訓練し、自己モビライゼーションとして行う
- 反射的な筋短縮は、血流改善の処置（横断伸張、緊張緩和テクニックなど）により改善しうる。構造的な筋短縮は、臥位による筋伸張（日に数回、計20-30分）が有効である
- 隣接関節の可動性制限も治療する（具体的な処置は各関節の項を参照）

脊椎分節の安定性の維持と改善
- 身体各部の位置を出来るだけ体幹長軸に適合させること！適合しない部位では重力が作用し、脊柱の椎間関節と周囲の組織に対し剪断荷重を与える。偏位した関節の固有感覚は変化するため、筋肉内および筋肉間の協調性も変化する
- 疼痛が主症状である場合、脊柱の静的安定化を行う。その後、荷重位で動的安定化を行う

日常生活の運動シーケンスの効率化
- 側臥位による起坐・着床の効率化
- 起立・着坐の際、両手を大腿で支持し、体幹長軸の前傾により上体の重量を部分的に無くす
- 屈伸様式は、体幹長軸の傾斜により変化する（2章の「運動様式の主症状」を参照）
- 机での座位で楔形枕を使い、身体各部の適切な位置を保持する
- 回転式椅子により、就業時の脊柱の回旋負荷を減らす
- 長距離歩行では、ロフストランド杖を使い、脊柱と下肢を免荷する
- 靴の緩衝ソールにより、踵への硬い衝撃を軽減する
- スポーツは、平泳ぎよりも背泳、ジョギングよりもサイクリングが望ましい

5.3　椎間板突出および脱出

■ 定義

椎間板突出
- 椎間板の突出
- 線維輪が完全には断裂しない

椎間板ヘルニア
- 線維輪の断裂
- 髄核の一部が飛び出す

■ 原因と発症

椎間板（円板）の損傷は非常に多く見られ、経済的観点から、職場検診でも問題視される脊椎障害・疾患である。統計的にも、四肢関節の損傷より多い。多数の脊椎疾患のうち、椎間板（円板）の損傷は特に重要である。

椎間板ヘルニアの発症と症状において、脊椎分節の生体力学と病理機序、また神経学的分布は非常に重要である（p.32の「脊髄神経の解剖学」を参照）。

■椎間板および脊椎分節の生体力学と病理機序

脊椎分節は、生理学的に、固有の椎間板および椎体の減圧システムを有する。これにより、機能的負荷を生じる力に対抗しうる。

減圧システムは、主に脊椎分節固有の背筋の伸展力により機能する。この力は、両側の梃子（椎骨）を通じて、椎間板を免荷する力と、椎体を軌道上で牽引する力に変化する。Raymond Sohierは、1970年代初頭に、この機能を「開放固定機構」（Öffnungsklammer mechanismus）または「免荷固定機構」（Entlastungsklammer mechanismus)と名付けた（Sohier 1991）。

椎間関節と周囲の組織の生物学的均衡は、生体力学の調和の影響を受ける。これによる影響を受けるのは、関節受容情報や、血管運動・栄養・筋緊張の均衡である。

生体力学（機能的解剖学を含む）や各関節と関節連鎖全体への作用力を分析すると、病理機序が明らかになる。

椎間板椎骨の三脚

椎間板椎骨の三脚とは、2つの椎間関節の支持面、梃子システム（棘突起、横突起、これらに付着する筋肉）、椎間板である（Sohier 1991）。これら三者の調和は、椎骨機能が修正され、これにより「開放固定機構」が機能するための前提条件である。椎骨は、2面を有する両側の梃子と見ることができ、支点は椎間関節の水平面に存する（図5.28a-b）。

脊椎分節固有の筋肉は、関節受容感覚に反応する。また、椎間関節からの機械的受容情報は、分節固有の筋肉を制御する。「開放固定機構」は、中心化され自由な運動が可能な椎間関節においてのみ機能する。偏位し齟齬を有する椎間関節では、関節受容感覚が変化し、脊椎分節固有の筋肉による安定化システムが機能しない。

横突起と棘突起は、運動のための梃子となる。これらは骨であり長さが変化しないため、代償的にこれらに付着する筋肉が種々の大きな力を発生させる。

支点の腹側では、体重が負荷力として作用する。負荷の作用線と支点を通る垂直線の間の距離が、荷重アームの長さになる。この長さは大きく変動しうる。荷重アームは、体幹長軸の傾斜により変化する。物の持ち運びでは、物の重量が体重に加わり、身体の重心が移動し、荷重アームが長くなる。荷重アームが長くなり負荷が増大するほど、脊椎分節の矢状面の均衡のため、強い筋力が必要になる（図5.29a-b）。

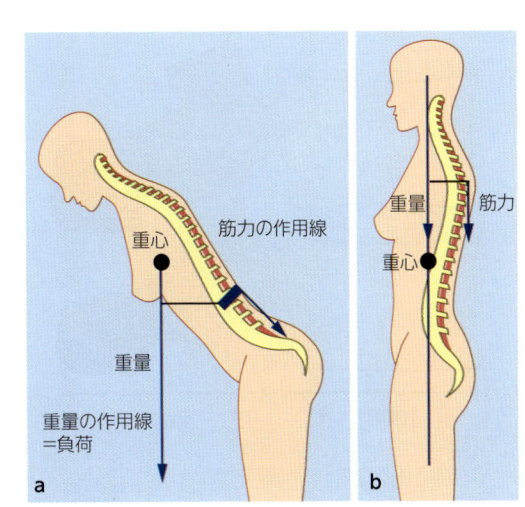

図5.29a-b　作用アームと荷重アームの比率
a 体幹長軸を前傾した場合、b 体幹長軸を垂直にした場合

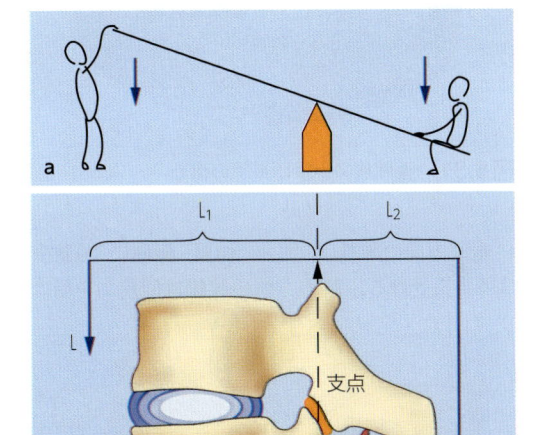

図5.28a-b　a 両側の梃子としてのシーソー
b 矢状面の脊椎分節（L＝負荷、L1＝荷重アーム、FM＝伸筋の筋力、L2＝筋肉による作用アーム）

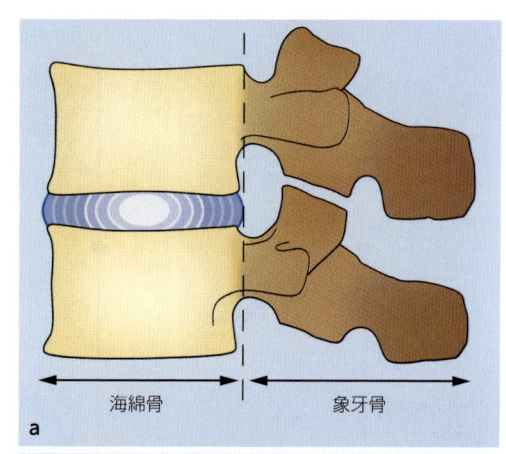

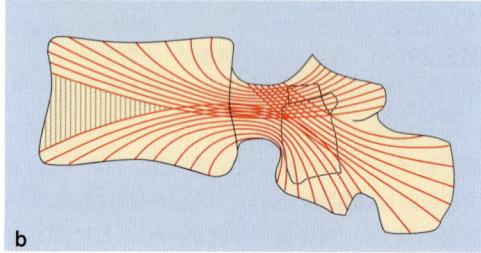

図5.30a-b　a 脊椎分節の腹側部分と背側部分
b 椎体に作用する種々の力の軌道の走行

椎骨の階層

de Sambucyによると、椎骨の階層は2つの部分から成る(図5.30a-b、Sohier 1991)。

腹側部分

腹側部分は、椎体と椎間板から成る。この部分は「受動的な部分」であり「海綿骨」とも呼ばれる。骨密度は背側部分よりも低い。

椎体には種々の力が作用し、これらの力の軌道は典型的な走行を有する。

椎体の腹側部分には、骨密度が極めて低いゾーンがあり、X線画像で透過像となる。

背側部分

背側部分は、力梃子(棘突起、横突起)と椎弓から成る。骨密度は非常に高く、「象牙骨」とも呼ばれる。

椎間板

椎間板は次の機能を有する。

- 圧迫力や衝突力の吸収
- 椎体間の運動を可能にする
- 靭帯の張力の保持
- 椎間板の線維輪は椎体上面に付着する。これにより、椎体への作用力の軌道の張力場を維持する。これは脊柱の安定性にも寄与する

椎間板の構造は、タマネギに例えられ(van den Berg 1999)、外側部、内側部、中心部から成る。外側部はタマネギの茶色の薄皮、内側部はタマネギの厚い白色部、中心部の髄核はタマネギの芯に相当する。髄核は皮構造を有さない。

椎間板の線維輪の外側部と内側部のコラーゲン線維は、輪状構造を有し、線維は種々の方向に走行する。これにより、いわば十字靭帯状の構造が生じ、全方向の安定性が確保され、ねじり応力や剪断応力から髄核を保護する(図5.31)。線維輪の外側部は主に牽引負荷、内側部は圧迫力を受ける。

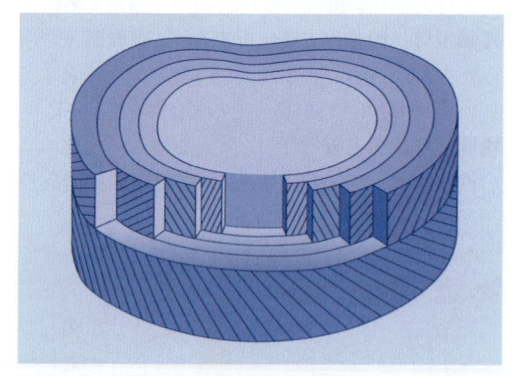

図5.31　椎間板の十字靭帯状の構造

垂直方向の線維は、屈曲、伸展、側屈により発生する力を受ける。斜め方向の線維は回旋力を受け

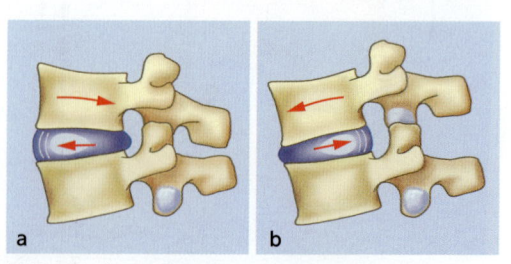

図5.32a-b　伸展と屈曲時の髄核の動き
a 伸展：健常な線維輪は髄核の腹側偏位を防止する
b 屈曲：健常な線維輪は髄核の背側偏位を防止する

る。水平方向の線維は圧迫を受けて緊張する（図5.32a-b）。

椎体上面は軟骨様構造を有し、髄核と椎体を隔てる。椎体上面の外側は、部分的に線維輪に直接付着する。これにより椎間板と椎体がつながり、椎間板の力が椎体の力の軌道に伝わる。逆に、椎体の力も椎間板に伝わる。

椎間板（円板）は関節液の拡散により栄養供給される。血管は椎体上面の皮質骨（硝子軟骨終板の下）で停止するため、椎間板は主に半透過性膜を通じて栄養供給される。

椎間板の中心部は血行がないため再生しないとの説には意見が分かれる。椎間板の中心部は椎体を通じて酸素供給されるとされ、これにより椎間板の合成および再生は可能である（van den Berg 1999）。この代謝により、栄養緩徐組織である椎間板は、生理的治癒能力を有すると考えられる。椎間板が再生する創傷治癒期は、結合組織の創傷治癒期と同じである（2章を参照）。

椎間板は海綿に似ており、押される（負荷）と水分を放出し、弛緩する（免荷）と水分を吸収する。栄養分は液体とともに椎間板の内部に入り、外部へ押し出される。負荷の変化により、椎間板の液体の流れが入れ替わる。

椎間板の中心化

髄核は水分をたっぷり含んだボールのようなもので、線維輪の線維を定圧下に保持する。軸対称の負荷を受けると、髄核はこの力を全方向へ（線維輪のそれぞれの線維方向に対し垂直となるよう）分散する。これは、高い弾力性を保持する椎間板において可能である。

非対称の負荷を受けると、偏った圧迫力と剪断力により、髄核は凸面へ偏位する。健常な線維輪では、線維輪の張力により髄核の偏位が防止される。

線維輪は、周囲の靭帯に支持されている。靭帯は、椎間板を引っ張る力を有する。椎間板内の高圧が持続すると、脱水（液体の放出）が生じる。その結果、低栄養と過剰負荷により、線維輪の原線維が変性する。これにより椎間板の水力システムが徐々に障害され、椎間板の突出またはヘルニアが生じる。

例：椎間板内の力の相互作用とその軌道を図示する（図5.33）。動力学を理解するため、この図では髄核と線維輪を分けて示すが、実際には成人でこのような区別は見られない。誕生後は、椎間板の半分は髄核から成り、外側半分はコラーゲン線維（種々の厚さの輪を有する）から成る。成長に伴い、髄核と線維の区別は消失し、椎間板は同質の線維軟骨で構成されるようになる（van den Berg 1999）。

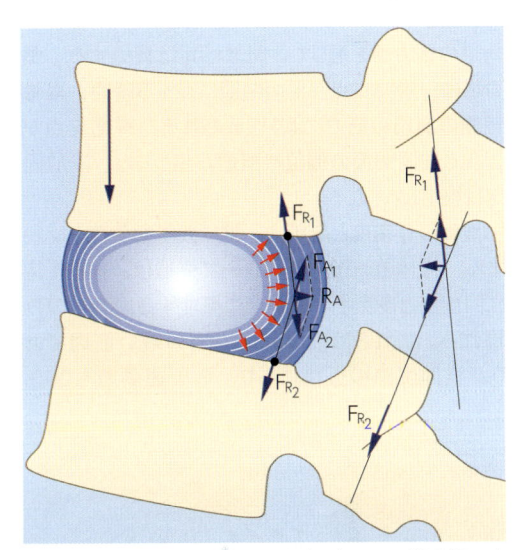

図5.33 作用力（FA）と反力（FR）による椎間板の中心化。線維輪の線維では、変形による引張応力により、作用力と反力が生じる

図中では、腹側の負荷（例：体幹長軸を前傾した腰椎屈曲における体重）が椎間板に作用し、髄核が変形する。支持面が拡大すると同時に、線維輪が緊張する（特に凸面）。

線維輪と椎体上面は付着しているため、椎体上面で作用力と反力が生じる。この場合、線維輪の牽引力が作用力、椎体を安定化する力が反力である。

図の右側では各種の力が作用する。作用力の合力により、髄核は中心化される。線維輪が損傷し髄核が偏位すると、椎体の力の軌道の張力場は崩れる。

線維輪のコラーゲン線維は、常に交互の負荷を必要とする。線維輪は一側性の負荷（例：片側で牽引、対側で圧迫が持続する）により変性する。一側性の負荷が生じる原因は、瞬間支点の変化である（例：一側性の椎間関節のコンバーゲンスの障害）。

椎体と椎間板における交互の負荷は、Sohier（1991）のいう椎骨の階層における開放固定または免荷固定により確保される。

開放固定（Öffnungsklammer）（Sohier 1991）

椎体上面は、椎体の軌道の中で吊り下げられている（図5.34a-b）。これは、輻で支えられる車輪の外縁に例えうる。また、椎体の軌道の構造は、固定した滑車上を滑る牽引ロープに例えうる。椎体の軌道の張力場を通じて、開放固定は機能する。張力場は、瞬間支点が椎間関節に存する瞬間、椎骨背側の筋肉の筋力により形成される。瞬間支点が変化し椎間関節の偏位や齟齬が生じると、開放固定は機能しなくなる。

椎体の骨密度と形状は、常に機能的負荷を反映する。椎体の軌道の牽引ロープ構造は、伸筋（特に回旋筋と多裂筋）が十全に機能する場合にのみ現れる。これらは横突棘に固有の短い筋肉であり、椎間関節の近傍にあり、最大運動時も20%以下しか短縮せず（図5.35）、決して力学的に不利な筋長にならない（自発的な機能不全active insufficiency）。

これらの筋肉は、椎間関節の関節受容情報に反応して作動する。これにより、開放固定が機能し、椎体の軌道（曲線）に張力が生じる。筋肉の関節伸展力の増大とともに、この張力は強まる。同時に、負荷（体重など）が圧迫力として椎体の軌跡に作用し、これにより組織の内部で対抗する張力場が形成される。

開放固定を通じて発生する椎体の軌道の線から、高骨密度ゾーンの位置や、軌道の構造の全体像が判明する。椎体の腹側部分は、腹側の免荷機構により落下が防止される。

開放固定が機能しない場合、椎間板は持続的負荷を受け、椎体上面の吊り下げが消失する。髄核が存する位置の椎体上下面の凹性が強まる（図5.36）。椎体の腹側部分の保護が不足し、椎体腹側の三角部分の組織が免荷されず、落下しやすくなる。特に、急な屈曲運動は、椎体の特発性骨折を生じうる。骨折は屈曲ピークに生じる。荷重アームの急激な延長とこれに伴う負荷の力の強まりにより、椎体の腹側部分が落下する。

開放固定は、次の原因により機能しなくなる。

● *静止姿勢の変化*（図5.37）：通常、腰椎の重力線は椎間関節の腹側に存する。姿勢悪化による重力線の背側移動により、椎間関節で背側尾側の斜面落下力が発生する。これにより椎間関節

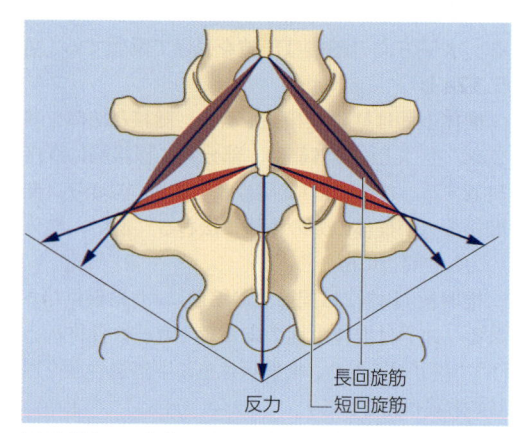

図5.35　回旋筋の位置

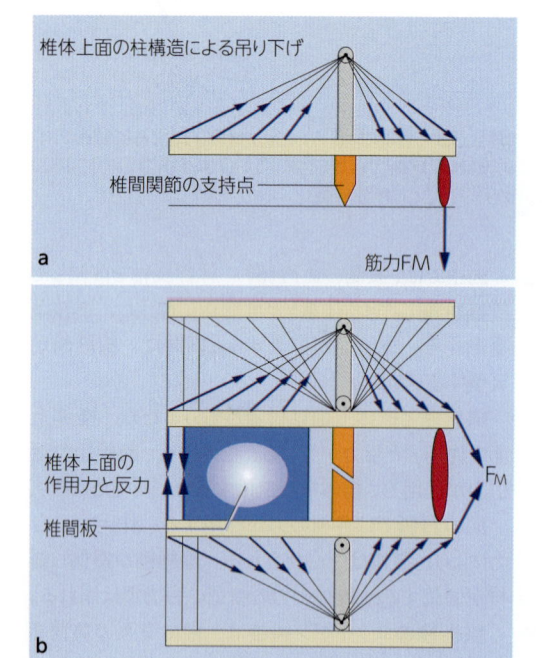

図5.34a-b　a 椎体上面を吊り下げる柱構造。輻で支えられる車輪の外縁に例えうる
b 開放固定による椎間板の免荷。椎体の腹側部分の落下を防ぎ、柱構造の張力場を通じて椎体を安定化する

図5.36 椎体上面の張力場の異変により、髄核が位置する部分の椎体上面の凹性が強まる

の支持が低下する。また、腰椎前弯の増強によっても、腰椎の位置が変化し安定性が失われる
● 椎間関節の機能障害により、椎間関節の関節受容感覚が変化する。関節のコンバーゲンスが妨げられ、回旋筋は、片側で絶えず関節受容情報を受け取り筋緊張が持続するのに対し、対側で機能不全が生じる

椎間板の変性

椎間板の老化に伴い、髄核中の細胞数が減少する。腰椎の椎間板は、乾燥して線維化し、コラーゲン増加とエラスチン喪失により弾力性が低下する。硬直し弾力性を失った椎間板は、形状が変化しなくなる。保水能力の低下により、力学的負荷から回復しにくくなる。

椎間板の線維化が進むと、髄核と線維輪の区別がなくなる。両者が混合し、線維輪が髄核に入り込む（Bogduck 2000）。髄核の脱水が進み、髄核内の水圧が低下する。髄核は、水圧の一定保持により垂直方向の圧迫力を放射状に分散させ線維輪へ伝えうるが、脱水により力を分散できなくなると、垂直方向の圧迫力がそのまま線維輪に加わる。このようにして、線維輪の負荷が増大し、張力の上昇や変動などの異変が生じる。

加齢とともに、線維輪のコラーゲン層板が厚くなり、割れやへこみが生じ、亀裂や裂け目へ発展する。これらは、日常生活の体幹運動による線維輪への過剰負荷により生じる。

椎間板の縮小は腰椎老化の病理学的徴候であるとの従来の見解は、詳細な剖検により否定されている。腰椎の椎間板は年齢とともに大きくなり、20歳代から70歳代までの期間の椎間板の前後径の拡大は、女性で約10%、男性で約2%である。ほぼ全ての椎間板で、椎間板高が2倍になる（Vernon-Roberts & Pirie 1977）。形状変化として、椎間板の上下面の凸性が増し、椎体の上下面の凹性が増す。

開放固定が機能しなければ、椎体上面の柱構造の張力場が崩れる。これにより、椎体の形状が変化しうる。

椎間板の背側部分の変性は、構造的脆弱性に起因する。もともと、椎間板の腹側の前縦靭帯は強く、背側の後縦靭帯は弱い。線維輪の外層は、前・後縦靭帯を通じて血液供給されるが、後縦靭帯は非常に薄いため椎間板の背側の血液供給は少ない。

椎間板の老化は疼痛を伴わない。力学的変化により椎間板が移動し、神経が刺激されて初めて、疼痛が発生する。

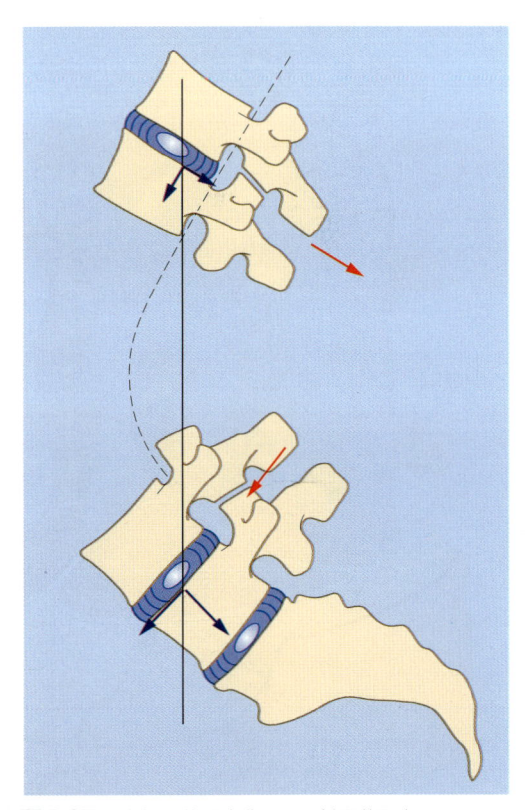

図5.37 脊柱の位置変化による斜面落下力の方向変化

椎間板の後部・後外側・外側の線維輪の最外層（外3分の1）のみに知覚神経が分布する。また、椎間板には、それが属する脊椎分節の椎骨洞神経が分布する。ただし、頭尾側の脊椎分節の椎骨洞神経も分布する。

■ 腰椎の脊椎分節の神経解剖学

脊髄

脊髄はL1-L2の高さで終止し、これより下方の脊柱管中の脊髄神経を馬尾という。多くの椎間板ヘルニアは下位腰椎で発生するため、脊髄中心部は損傷されない。

脊髄神経は運動枝として前根を出す。一方、知覚枝である後根は脊髄後角に入る。

脊髄神経節には、知覚神経線維の神経細胞体があり、皮膚、筋肉、腱、関節包のセンサーからのインパルスを伝達する。

前根と後根が合一した脊髄神経は、椎間孔を走行する（図5.38）。

脊髄神経

脊髄神経は硬膜の「袖」により覆われている。この被膜に覆われた脊髄神経は、椎間孔を出て、神経上膜（末梢神経の最外層）へ移行する。脊髄神

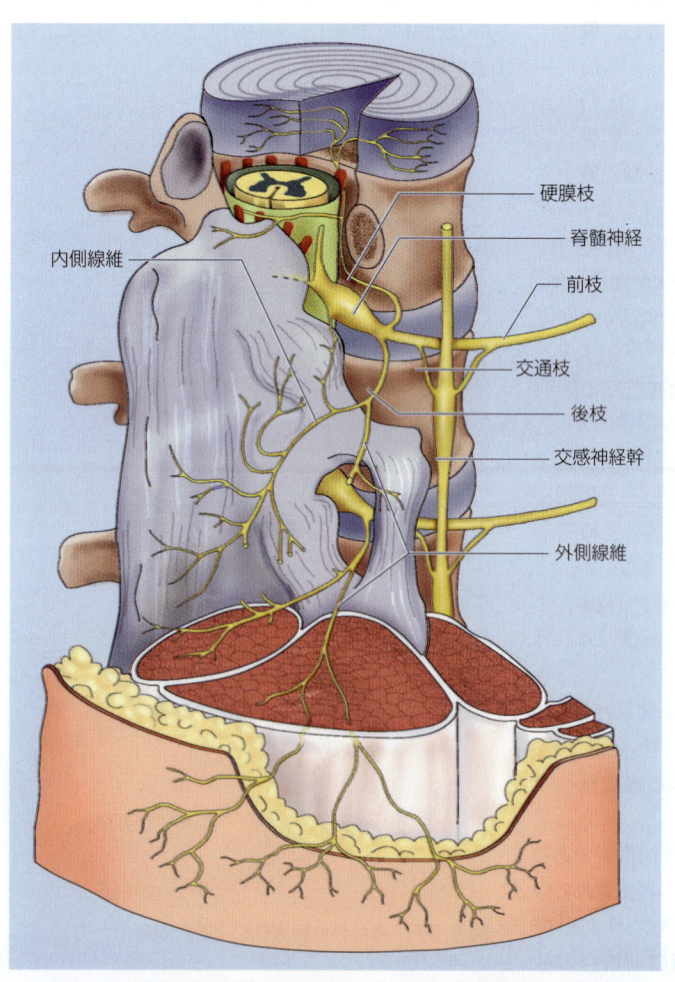

図5.38　脊椎分節の神経

経は末梢神経よりもはるかに高い感度を有する。

脊髄神経の神経束は、末梢神経のように波打って走行しない(引張荷重を知覚し反応するため)。

脊髄神経は、末梢神経とは異なり、神経周膜(末梢神経を覆う結合組織の中層)を有さず、化学物質の関門がない。例えば炎症性メディエーターが容易に入り込む。このため、損傷部(椎間板ヘルニアなど)に遊離物質が入り、疼痛受容体を刺激する。炎症は、椎間板組織と神経根の接触により生じる。この場合、椎間板組織が炎症因子となる。

椎間板組織が炎症原因である可能性を示す多くの証拠があるが(Saal 1996)、詳細な役割や機序は分かっていない。ただ、椎間板による神経根の圧迫という古いモデルでは、多くの神経根性症候群を説明できない。局所の炎症により神経の腫脹や脊髄神経周囲の浮腫が生じ、これにより毛細血管が圧迫され、神経への血液供給が悪化し(神経周囲浮腫)、虚血が生じる。

神経の圧迫障害に加えて、神経の可動性低下の危険もある。神経は、椎間孔において、境界層(骨)に逆らって滑り運動を行う。炎症性メディエーターや虚血により神経が癒着すると、神経外の可動性(境界層における運動)と神経内の可動性(神経内の神経束の可動性)が失われる。

特に椎間板の手術後は、神経の可動性が低下する危険がある。椎間板ヘルニアの後に生じる椎間板の創傷治癒には約1年を要する。コラーゲン線維の新陳代謝には約300-500日を要する。

脊柱のリンパ系はわずかであるため、神経周囲の浮腫の解消はいっそう困難である。このため疼痛が慢性化する(例:髄核摘出後症候群)。

脊髄神経は、椎間孔を出て、前枝と後枝に分かれる(図5.39)。この分岐の前に、硬膜枝は一つの脊椎分節で脊柱管の中へ戻り、種々の部位へ側枝を出す。この側枝は、複数の脊椎分節を越えて頭尾側へ伸びる。

硬膜枝(椎骨洞神経、反回神経)の支配域
- 後縦靭帯
- 線維輪の外側部
- 椎体と椎弓
- 硬膜の前部

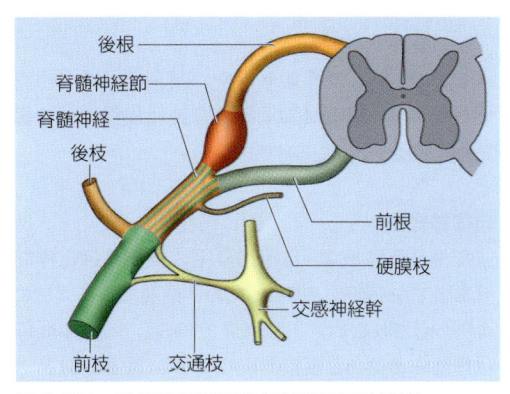

図5.39 脊柱管の断面図と脊髄神経の分岐

●前根

硬膜と後縦靭帯には複数の脊椎分節の側枝が分布するため、一つの脊椎分節の圧迫(例:椎間板突出、内側の椎間板ヘルニア)により疼痛は生じない。

後枝の支配域
- 知覚枝:関節包。ただし、関節包には、後枝の知覚枝だけでなく4枝が分布する。このため、関節包の関連痛の原因は1つの分節のみに存しない
- 知覚枝と自律神経:脊柱の正中傍の皮膚(手の幅の大きさ)と臀部。刺激(例:椎間板ヘルニア、椎間関節の機能障害)により、皮膚と皮下組織の弾力性の低下、充血の低下が生じる(後枝のデルマトームはp.400を参照)
- 運動枝:一つの脊椎分節における分節固有の背筋。この部位で筋緊張の変化が見られる

前枝の支配域
- 知覚枝、運動枝、自律神経:身体の前部と四肢
- 前枝は、腰神経叢(L1-4)と仙骨神経叢(L4-S1)を形成し、それぞれの神経叢から末梢神経が出る。この末梢神経は、種々の脊髄神経からの神経線維を有する(デルマトームにより脊髄神経の圧迫と末梢神経の圧迫を区別しうる)(p.401およびp.34-35参照)
- 前枝の圧迫のみにより、関連のデルマトームで典型的な神経根性症状(下肢への放散痛を伴う)が

生じる
- デルマトームの感覚低下や、反射低下を伴う支配筋の動力の低下は、確実な神経根性症状の徴候である

自律神経系

腰椎と頸椎では、自律神経系の神経枝は、椎間孔を出てから前枝に加わるため、椎間板ヘルニアにより圧迫されない。Th2-L2でのみ、交感神経幹は脊髄中の側角と直接的につながる（図5.38）。

> 椎間板ヘルニアによる圧迫は3枝の分岐の前で生じる。このため、誤診が生じる！

■ 発症部位

椎間板ヘルニアは、L4/L5からL5/S1までの腰椎で最も多く発症する。頸椎での発症は少ないが、C5/C6とC6/C7で生じる。

腰椎では、しばしば、まず1つの脊椎分節の深部から出る神経根が圧迫される。第4腰椎と第5腰椎の間の椎間板ヘルニアでは、第5腰椎の神経根が圧迫される。神経根は椎間板の背側外側を走行する。神経根の起始部は、それが属する脊椎分節の椎体の上3分の1の位置で、脊柱管の中で硬膜に覆われている。そこから椎間孔に向かって斜めに尾側腹側へ走行する。神経根は、椎間孔のかなり外側を走行するため、椎間板による刺激を受けにくい。

腰椎の椎間板ヘルニアでは、後外側のヘルニアが最も多い。この場合、椎間板は、後縦靱帯の側部を滑り、椎間孔の脊髄神経を刺激する。

後内側のヘルニアは少ない（後縦靱帯が存するため）。ただし、後縦靱帯が損傷すると、ヘルニアが靱帯の内側へ入り込むことがある。さらに脊柱管に入り込むと、腰椎の馬尾症候群の危険がある。膀胱や腸の機能が突然麻痺し、緊急の場合は手術の適応となる。

頸椎のヘルニアでは脊髄が損傷される。

椎間板が腐骨化すると、ヘルニアは解消する。

■ 症状

椎間板突出（突出、線維輪は無傷）
- 椎間板の後縦靱帯および硬膜への圧迫による疼痛
- 硬膜と靱帯における関連痛（原因の分節は特定できない）。硬膜の前面には、椎骨洞神経枝の神経網を通じて知覚枝が分布する（Edgar & Ghadially 1976）
- 硬膜と後縦靱帯には、複数の分節の側枝が分布する
- 硬膜痛は、腰椎から水平方向へ腸骨稜を通り前方へ広がる。しばしば両大腿で両側性の疼痛が生じる。これらの偽根性痛は頸椎屈曲により増強する
- 頸椎では、椎間板突出により頭痛が生じ、頸椎屈曲により増強する。神経根圧迫により上肢への放散痛が生じる。硬膜の圧迫による疼痛は、分節外に広がるが、肩までにとどまり、上肢には広がらない（両側性の疼痛が生じることもある）。前方のヘルニアにより、嚥下障害や肩甲骨内側縁（Clowardゾーン）への点状の放散痛が生じる

後内側の椎間板ヘルニア
- 硬膜と後縦靱帯を刺激する
- 疼痛は、主として前屈、座位、起立で生じる。立位、歩行、臥位ではほとんど生じない。硬膜の張力が上昇する運動により、再発し増強する
- ヘルニアが脊柱管に入り込むと、馬尾症候群の危険がある。膀胱や直腸が麻痺すると、緊急手術を要する
- 頸椎のヘルニアでは、ごくまれに脊髄中心部が損傷する危険がある

後外側の椎間板ヘルニア
- ヘルニアが椎間孔の脊髄神経を圧迫すると、典型的な神経根性症状が生じ、神経学的機能が低下することもある
- 座位、立位、歩行のいずれにおいても疼痛が増強する

前方または前外側の椎間板ヘルニア
- 前縦靱帯を圧迫する
- 前縦靱帯は後縦靱帯よりも高い強度を有するため、前方または前外側のヘルニアはまれである。日常生活で脊柱屈曲が多い場合、特に脊柱の後部の組織がストレスを受ける
- 椎間板の前方移動により脊柱の屈曲が妨げられると、急性的に前弯が増強し固定する

椎間板の腐骨化
- ヘルニアが解消する
- 症状は腐骨化する部位により異なる

疼痛は、圧迫部位だけでなく、椎間板自体によっても生じる。一次性の椎間板痛の存在については意見が分かれていたが、最近の研究により、椎間板自体が疼痛の原因になりうることが確かめられている。椎間板の周縁部、線維輪の外側部、椎体上下面には、血管や自由神経終末が存する。これらは特に退行変性した椎間板で多く見られる(図5.40)。

放散痛の広がり (表5.7)
- 腰椎から下肢へ広がる
- 頸椎から上肢へ広がる
- 脊髄神経の圧迫：神経根性症状は、力学的圧迫や炎症反応により生じる。神経の圧迫は、足で踏まれた水ホースに例えうる。踏まれた部位 (圧迫部位) により、次の症状が生じる
- 中心部の圧迫：情報が届かない (神経学的機能の低下)
- 周辺部の圧迫：誤った情報が届く (知覚異常)
- 神経の圧迫がないのに放散痛が生じる：関連痛。脊髄後角の求心性情報の過多 (蛇口を開きすぎた状態)。脊髄後角の痛覚の閾値が低下し、同じ分節から出る全ての神経の支配域が過敏になる。関節包、靱帯、硬膜などからの痛覚が引き金となる

| しばしば神経根性症候群と偽根性症候群は合併して生じる。

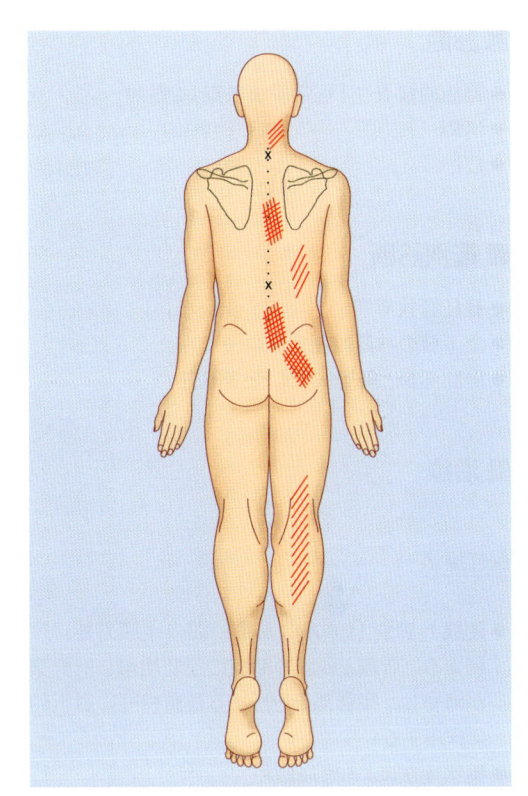

図5.40　腰椎の椎間板損傷による疼痛の部位。頸椎の神経系損傷による疼痛パターンと類似する

表5.7　神経根性症候群と偽根性症候群の違い

神経根性	偽根性
■ デルマトームと関連した疼痛 (デルマトームの重複部分に注意すること!) ■ 鋭痛や灼熱痛 (神経痛) ■ 神経学的機能の低下： 　— 感覚 　— 運動と支配筋 　— 反射 ■ デルマトームの知覚障害 ■ 立位、歩行、座位における疼痛の増強 ■ 非荷重位 (背臥位、側臥位、腹臥位) による疼痛の緩和	■ デルマトームと関連のない疼痛 ■ 鈍い放散痛 ■ 知覚感度の上昇 (触覚など) ■ 中心部から離れた部位での発生はまれ (疼痛原因が存する場合のみ) ■ 神経学的機能の低下はない ■ しばしば運動により疼痛が緩和する (侵害受容器の機械的抑制)

■ 診断

- 機能的検査：「理学療法検査」を参照
- MRI
- CT

■ 鑑別診断

- 脊柱管狭窄症
- 上下肢の神経絞扼症候群
- 椎間関節と仙腸関節の機能障害

■ 治療

保存療法

- 硬膜外麻酔（PDA）：2椎弓間の硬膜外腔に穿刺する。骨膜と硬膜の間腔の脂肪組織に麻酔薬が滞留し、穿刺部を走行する脊髄神経に選択的に作用する
- 薬物療法による疼痛緩和
- 5.2章を参照

リハビリテーションでは、損傷コラーゲン組織への外力の制限がきわめて重要である。患者は、常に身体の危険信号に注意し、これを重視しなければならない。したがって、急性炎症期（0-5日）の鎮痛薬の投与は必ずしも有用ではない。鎮痛薬により、病態の過小評価や患部の過剰負荷が生じる危険が大きい。

ただし、多くの場合、麻酔投与は好影響をもたらすことは確かであり、治療基準の順守にこだわらず、個別のケースに合わせて行うべきである。

手術療法

- 椎間板ヘルニアの除去手術（多くは低侵襲手術）
- 必要に応じて椎弓全体の切除（椎弓切除術）

● 椎間板突出およびヘルニアの理学療法検査

■ 既往歴

疼痛症状

患者から疼痛を聴取し、疼痛が神経根性痛（脊髄神経の圧迫）または他の部位（椎間関節、靱帯、筋肉、硬膜）による疼痛のいずれであるかを判断する最初の情報を得る。神経根性痛と偽根性痛は合併して生じることが多い。

腰椎の椎間板ヘルニア

多くの患者は、疼痛は急性的に発生したと述べる。例：ぎっくり腰（吊り負荷が高い状態で脊柱を回旋しながら屈曲し負荷が生じる）。しばしば疼痛は徐々に悪化する。

椎間板ヘルニアの本質的原因は、長時間の脊柱への異常な負荷（多くは屈曲姿勢）や、不適切な運動パターンである。さらに体形や静止姿勢の問題により、変性が助長される。疼痛の持続時間は重要であり、発生から6週以上続く疼痛は、数日間の疼痛に比べて、保存療法の予後が非常に悪い。

頸椎の椎間板ヘルニア

中下部頸椎の中心部で疼痛が発生し、増強しながら上肢に広がり、しばしば肩甲骨にも広がる。脊髄根の分岐により、疼痛がデルマトームへ広がり、知覚鈍麻が生じうる。頸椎の硬膜痛は、頭部前傾により増強し、しばしば広範な頭痛が生じる。下肢の屈曲は、硬膜（後頭部から仙骨まで）を通じた運動の拡がり（continuing movement）により脊柱の屈曲を生じ、これにより疼痛が増強する。

定期的に疼痛の強度を調べ（疼痛スケールを使用）、ヘルニアの進行を判定する。

その他の治療成果の評価法として、疼痛の「中心化」がある。これはMc Kenzieが提唱した概念で、疼痛領域が脊柱の患部に向かって縮小する予後良好の現象である（Mc Kenzie 1972）。

■ 体形と姿勢の異常

大きな剪断負荷を受ける部位は特に危険である。頭部の重量が重く、平背により胸郭の背側並進を有する場合、二つの剪断負荷が下部頸椎に生じる。すなわち、頭部から腹側尾側への剪断力、胸郭から背側尾側への剪断力が生じる。

疼痛回避肢位
腰椎の椎間板ヘルニア

多くの患者は、疼痛のため、患側の下肢を免荷する。これにより、しばしば腰椎の前弯減少が見られる。

後内側のヘルニアでは、腰椎の前弯減少が顕著であるが、一側への骨盤の側方移動は生じない。

後外側のヘルニアでは、種々の姿勢パターンが生じる。3種類の脊柱側弯を伴う疼痛回避姿勢が見られる。

- 多くの患者は、疼痛側を避けて身体を屈曲する。すなわち、右下肢の疼痛では、腰椎の左側凹性の側屈とともに骨盤の右側方移動が生じる。この骨盤移動により、下位腰椎で左側凹性の側屈、胸腰椎移行部と胸椎で対側への側屈が生じる。胸郭の重量は左下肢（荷重脚）にかかる。ヘルニアが脊髄神経の「肩」（脊髄神経の上部にヘルニアがあること）を押すため、この姿勢が生じる（図5.41a）
- 患者は、まれに、疼痛側へ腰椎を屈曲することがある。ヘルニアが脊髄神経根の「腋窩」（脊髄神経の下部にヘルニアがあること）を押すため、この姿勢が生じる（図5.41b）
- 前方のヘルニアでは、急性的に腰椎の前弯増強が生じる

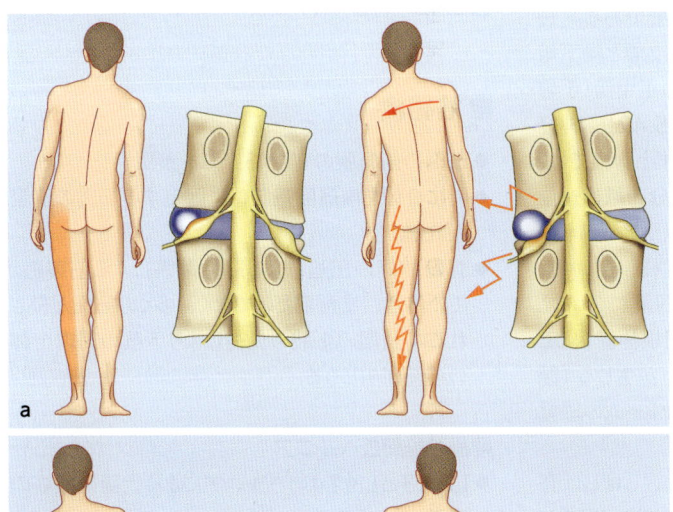

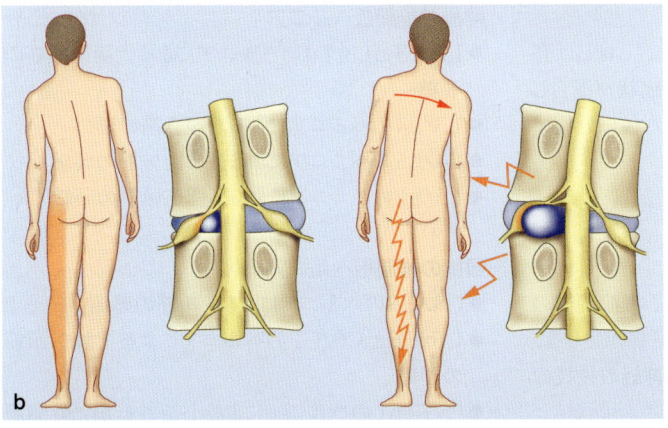

図5.41a-b　椎間板ヘルニアのタイプ (Laser 1994)
a 脊髄神経の「肩」の上のヘルニア
b 脊髄神経根の「腋窩」の内部のヘルニア

頸椎の椎間板ヘルニア

頸椎の椎間板ヘルニアでは、しばしば疼痛回避の頭位が見られる。下部頸椎の前弯が減少し、疼痛側を避けて頭部を屈曲する（急性痙性斜頸）。

Mc Kenzie（1972）の腰椎の研究によると、急性の脊柱側弯のうち、90％が疼痛側を避ける側弯、10％が疼痛側への側弯である。

椎間板ヘルニアで同側の側弯を伴う場合、しばしば神経障害が見られ、保存療法の非奏効率が高い。

■ 皮膚と皮下組織

脊髄神経の背側枝（後枝）の圧迫により、それが支配する背中の皮膚で皮膚症状や感覚障害が生じる。

後枝の知覚枝と自律神経枝は、背中の皮膚に分布する。この領域でキブラーロールが見られる。その際、皮膚のどの位置にあるかが重要である。後枝の知覚枝と自律神経枝が分布する皮膚と皮下組織は、頭頂から後頭部、さらに脊柱の正中傍（手幅分、高さは仙骨裂孔まで）に及ぶ（図5.42）。神経枝の分布域と脊椎分節の高位は、頸椎と胸椎では、ほぼ一致する。腰椎では、神経枝の分布域は遠位へずれる。

脊髄神経の腹側枝（前枝）は、知覚枝、運動枝、交感神経枝を出し、身体の前部と四肢に分布する。前枝の圧迫により、典型的な神経根性症状とともに、疼痛やデルマトームの知覚低下が生じる（図5.43）。神経学的検査により、デルマトームの感覚（触覚、温度覚、痛覚）を調べる。

椎間板突出や椎間板ヘルニアでは、しばしば脊髄神経の分岐の手前の圧迫により、症状が混合して生じる。脊髄神経は、椎間孔を出た後に分枝する。

■ 腱付着部と靭帯

脊髄神経の後枝の知覚枝の一部は、椎間関節の関節包に分布するため、この部位で圧痛が生じる。また、脊椎分節固有の背筋は、脊髄神経の後枝の筋枝の支配を受ける（5.2章を参照）。

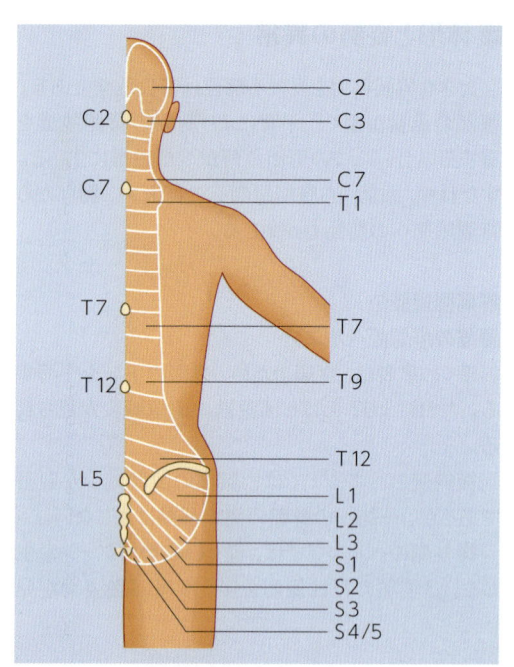

図5.42 脊髄神経の後枝の分布域

■ 筋組織

- 筋肉の筋緊張の変化（5.2章を参照）
- 特に身体を疼痛回避肢位に固定する筋肉の筋緊張亢進
- 脊髄神経の圧迫による運動障害による筋萎縮。この場合、支配筋だけでなく、多くの筋肉が侵される。長期の下肢の免荷により下肢の筋肉全体の萎縮が生じうる

腰椎の椎間板ヘルニア

- L2/L3とL3/L4のヘルニアによる大腿四頭筋の萎縮
- L3/L4のヘルニアによる前脛骨筋の萎縮
- L4/L5のヘルニアによる長母趾伸筋の萎縮
- L5/S1のヘルニアによる下腿三頭筋の萎縮

頸椎の椎間板ヘルニア

- C4/C5のヘルニアによる三角筋の萎縮
- C5/C6とC6/C7のヘルニアによる上腕二頭筋の萎縮
- C7/Th1のヘルニアによる小指外転筋と骨間筋

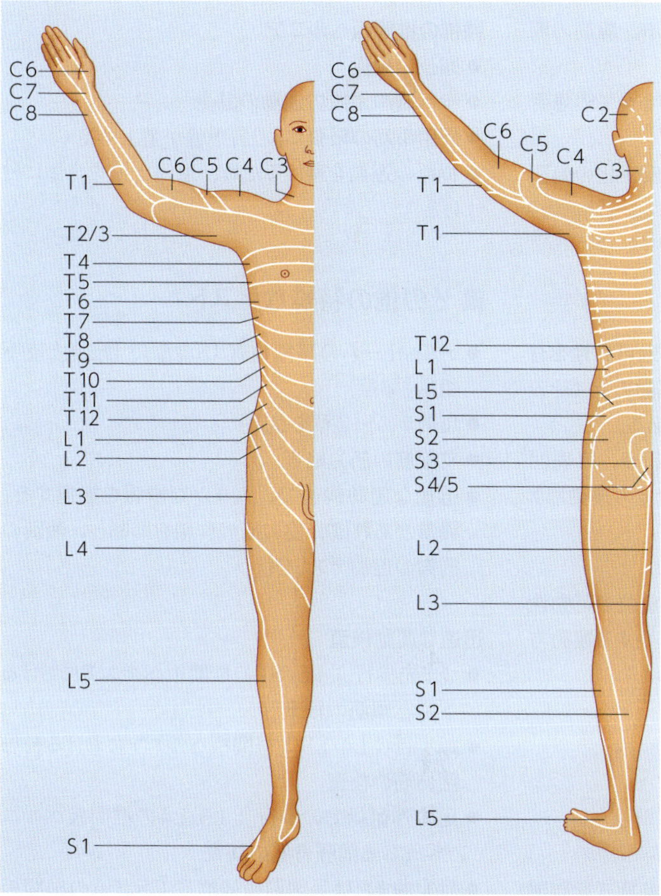

図5.43　腹側と背側のデルマトーム

の萎縮

筋短縮の検査

　筋短縮が安楽肢位を妨げることがある。例えば、股屈筋の短縮は、歩行と立位で腰椎の過前弯をもたらし、圧痛を増強させる(5.2章を参照)。

　多くの筋短縮テストは、神経誘発テストと同じ肢位で行われることに注意する。例えば、ハムストリングスの筋短縮テストはSLRと同じ肢位、大腿直筋の筋短縮テストは腹臥位膝屈曲テストと同じ肢位で行われる。

　これらの開始肢位で神経または筋肉に起因する疼痛が生じる場合、開始肢位に変更を加え(例：SLRで足の背屈を強める)、神経と筋肉のいずれによる疼痛であるかを鑑別する(3章の「神経絞扼症候群」、「誘発テストの手順」を参照)。

筋力の検査

- 背筋テストは、例えば、急性疼痛の鎮静後に、腹臥位または立位に近い座位で体幹長軸を前傾させて行う
- 疼痛なしの腹筋テストを行う。通常の腹筋テストは、背臥位で頭部と肩甲帯を持ち上げるが、これは腰椎への梃子作用や剪断作用を高め、損傷した椎間板や不安定な脊椎分節にとって大きな刺激となる。このため、疼痛なしの腹筋テストでは、全腹筋の静的な共同作用を調べる。腹筋の収縮により、腹部の平坦化(内腹斜筋、外腹斜筋)、

幅の狭まり（腹横筋）、短縮が生じる。腹筋の収縮を少なくとも10秒間保持する
- 上の腹筋テストは、脊柱症状を有する全ての患者において可能である
- 多裂筋の機能検査は、脊椎分節の安定化の処置を通じて行う

■ 可動性

可動性検査の目的は、低可動性や過可動性を有する脊椎分節や、疼痛が軽減する運動方向（その後の治療に役立つ）を見つけることである。
- 急性疼痛期は、吊りなしの検査を行う。疼痛回避肢位から身体を動かそうとする全ての運動により、疼痛が増強しうる
- 隣接関節の可動性の検査
- 荷重時のみ疼痛が生じる場合、荷重位で可動性を検査する。これにより、疼痛が発生する運動方向を調べる
- 脊椎分節の可動性の検査

■ 運動様式

> 運動の切り替えで自然に生じる運動様式を観察する。
> 歩行の変化は、ほぼ全ての椎間板ヘルニア患者で認められる!

腰椎の椎間板ヘルニア
- しばしば歩行で疼痛回避姿勢が認められる。これは、患肢の立脚期が短くなるために生じる
- 背屈筋と底屈筋の筋力低下に注意する。患者に靴を脱いで歩いてもらう
- 背屈筋の筋力低下は、特に踵接地で表れる。背屈筋の筋力低下により、遊脚期に患側で骨盤の分回し運動が生じ、足が接地しない
- 底屈筋の筋力低下により、踵離地期が短くなる。大腿四頭筋の筋力低下は、立脚期の膝関節の安定性低下として表れる。これにより、膝が過伸展位になり、荷重時に膝ががくがくする

頸椎の椎間板ヘルニア
- 頭位の硬直
- 歩行時の上肢の運動の減少
- 肩甲帯筋の緊張により肩甲骨が挙上する
- 神経の運動を避けるため、患側上肢を身体に付ける

■ その他の特殊なテスト

- デルマトームの感覚検査（5.3章の「皮膚と皮下組織」参照）
- 反射テスト（2章を参照）
- 支配筋の筋力検査
- 迅速な運動検査で、大まかな情報を把握する。異常があれば、協力筋の作用を抑制し、個別の筋肉の追加テストを行う

迅速な運動検査
- つま先歩行：L5/S1の椎間板ヘルニアにおける下腿三頭筋の検査
- 踵歩行：L4/L5の椎間板ヘルニアにおける長母趾伸筋の検査
- 足の外側縁での歩行：L3/L4の椎間板ヘルニアにおける前脛骨筋の検査
- 肘屈曲または手関節の伸展：C5/C6の椎間板ヘルニアにおける上腕二頭筋または橈側手根伸筋の検査
- 肘伸展：C6/C7の椎間板ヘルニアにおける上腕二頭筋の検査
- 小指の外転または手指の開閉：C7/Th1の椎間板ヘルニアにおける小指外転筋（骨間筋の一つ）の検査

> 必ず隣接の脊椎分節の筋肉も併せて検査すること!

神経の誘発テスト
腰椎の椎間板ヘルニア
- SLR（ラゼーグテスト、ブラガードテスト）
- 他動的頸部屈曲テスト。SLRと組み合わせてもよい（硬膜と脊髄神経が刺激され陽性となる。

脊髄神経に付着する硬膜が動き、牽引が生じるため）
- 腹臥位膝屈曲テスト（反転ラセーグテスト）：L3/L4より上方の椎間板ヘルニアの検査
- 逆ラセーグテスト：健肢の挙上により患肢や背中の疼痛が増強する。重度の椎間板ヘルニアで陽性となる
- スランプテスト：急性症状を有する患者では行わないこと！
- 椎間孔の狭小化による誘発テスト：脊髄神経の圧迫の有無が不明な場合に有用
  ケンプテスト（図5.44）
  ― 患者は、座位または立位で、椎間孔の狭小化が最大になる脊柱の組み合わせ運動を行う
  ― 右側の脊髄神経の圧迫を調べる場合、腰椎を伸展、右側屈、右回旋にする
  ― 療法士は、患者の背側で、患者の肩甲帯を通じて運動を誘導する
  ― 患者は上肢を胸の前で交差させる
  ― 疼痛が右下肢に発生する場合、脊髄神経の圧迫を有する
  ― 椎間関節に起因する緩徐な放散痛が生じることがある

頸椎の椎間板ヘルニア

- 椎間孔の狭小化による誘発テスト：脊髄神経の圧迫の有無が不明な場合に有用
  スパーリングテスト（図5.45）
  ― 右側の脊髄神経の圧迫を調べる場合、頸椎を伸展、右側屈、右回旋する
  ― 支点として示指を置き、これにより脊椎分節を判別する
  ― 他方の手を頭部に置き、頭部の運動を誘導する。その際、上部頸椎をchin-in-position

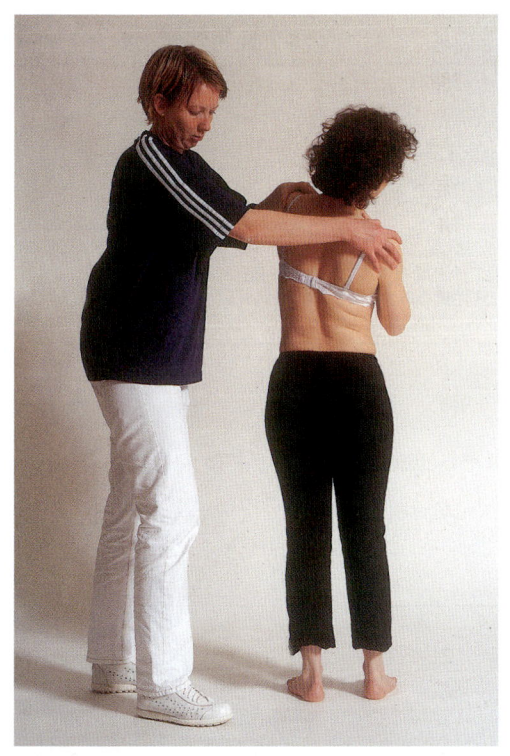

図5.44 ケンプテスト（伸展、回旋、側屈、重力による軸方向の圧迫）

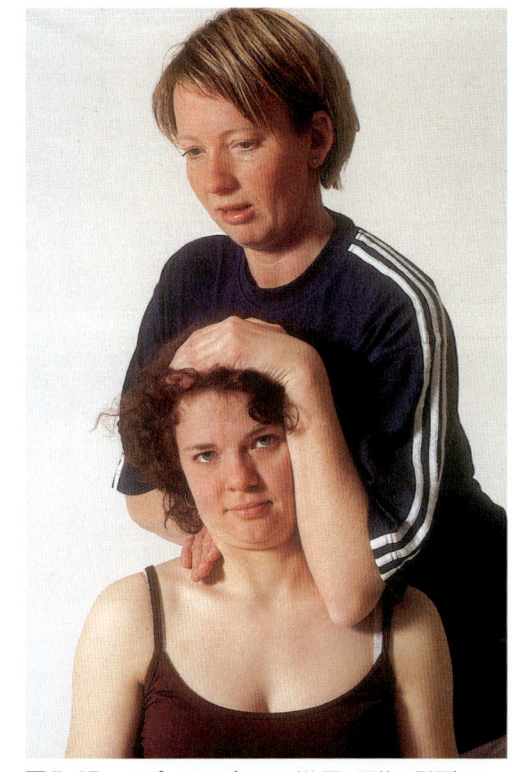

図5.45 スパーリングテスト（伸展、回旋、側屈）

（顎を引いた状態）に保持し、伸展位に回避するのを防止する
― 疼痛が右上肢に発生する場合、脊髄神経の圧迫を有する
― 椎間関節に起因する緩徐な放散痛が生じることがある
- UNLT1
- UNLT2a, 2b
- UNLT3

- スランプテスト：急性症状を有する患者では行わないこと！

症例：
　35歳女性。腰椎の疼痛が左臀部と左下肢に広がるとの愁訴。数年前から腰椎の疼痛を有し、この1週間で疼痛が増強し左下肢に広がる。患者は疼痛の引き金に心当たりがない。起床後、午前中に疼痛が増す。1日経ってから左母趾の感覚鈍麻に

椎間板突出およびヘルニアの理学療法検査のチェックリスト

既往歴	■ 疼痛の既往歴から、疼痛が神経根性痛と偽根性痛のいずれであるかの最初の情報を得る ■ 神経学的機能の低下に関する問診
体形と姿勢の異常	■ 疼痛回避肢位：急性の前弯の減少や増強、側弯、斜頚 ■ 大きな剪断負荷を受ける部位は特に危険である
皮膚と皮下組織	脊髄神経の後枝と前枝の支配域における皮膚症状と感覚障害
腱付着部と靭帯	■ 椎弓関節の圧痛 ■ 棘突起の疼痛ロゼット
筋組織	■ 急性期は吊り負荷なしの体幹筋のテスト ■ 多くの筋短縮テストは、神経誘発テストと同じ肢位で行う ■ 開始肢位の修正や検査部位の追加により、疼痛の原因を鑑別する(筋肉または神経)
可動性	■ 低可動性や過可動性を有する脊椎分節の特定 ■ 疼痛が発生する運動方向の特定は治療に役立つ ■ 股関節と仙腸関節の検査 ■ 頚椎の椎間板ヘルニアでは肩関節を検査する ■ 急性期には吊りなしの開始肢位でのみ可動性を検査する ■ 荷重時のみ疼痛が生じる場合、立位や座位でも可動性を検査する
運動様式	■ 運動の切り替えにおける運動様式の観察 ■ 疼痛による歩行の変化は、ほぼ全ての椎間板ヘルニア患者で見られる ■ 腰椎：立脚期の短縮。背屈筋と底屈筋の筋力低下に注意する ■ 頚椎：歩行時の上肢の運動の減少、頭位の変化
その他の特殊なテスト	■ デルマトームの感覚検査 ■ 支配筋の筋力検査 ■ 反射テスト ■ 神経誘発テスト 　― 腰椎：SLR（ブラガードテスト）、腹臥位膝屈曲テスト、逆ラゼーグテスト、スランプテスト、他動的頚部屈曲 　― 頚椎：ULNT1, 2a, 2b, 3、スランプテスト ■ 椎間孔の狭小化による誘発テスト 　― 腰椎：ケンプテスト 　― 頚椎：スパーリングテスト

気づく。MRIによりL4/L5の左側の後外側の椎間板ヘルニアを確認。

右側臥位になり下肢を曲げると、疼痛が軽減する。

ごく短い歩行は可能だが、左下肢の荷重はほとんどない。歩行の立脚期で膝・股関節が屈曲。足のふみかえしが生じず、踵接地なしのつま先歩行。腰椎の前弯減少および骨盤の左側方移動が見られる。

靴下や靴の着用時に疼痛が増強。

仮説と治療

後外側のヘルニアを有するため、患者は椎間孔の拡大のため腰椎の位置を変えざるをえない。このため、腰椎の前弯減少と骨盤側方移動が生じる。その結果、下位腰椎の右側凹性の側屈が生じる。右側臥位では、重力が椎間板ヘルニアに好影響を与える。下肢を屈曲すると、運動の拡がり(continuing movement)により腰椎屈曲が生じ、椎間孔が広がる。

刺激された神経を保護するため、下肢を屈曲位に保持する。脛骨神経(坐骨神経の一部)の張力が増し、踵接地期の背屈が制限される。足の背屈筋の筋力が低下する。

靴下や靴の着用時に、運動の拡がり(continuing movement)により屈曲が生じ、神経の張力が増す。

患者にとって疼痛緩和が最も重要である。椎間の間欠牽引により、疼痛を生じることなく、可動性制限を有する部位の代謝を活性化する。

牽引は右側臥位で行う(疼痛が最小になる肢位＝開始肢位)。腰椎の屈曲運動は、吊りなしで、疼痛が増大しないよう小さな運動を行う。

治療の初期には、モビライゼーションは重要ではない。代謝の活性化を目的として、疼痛のないまたは少ない可動域で腰椎を動かせばよい。交感神経を抑制するため、吊りなしの胸椎の屈曲と伸展モビライゼーションを行う。

患者は、脊柱の負荷のない運動の切り替え(例：側臥位での起坐)を訓練する。一時的にロフストランド杖の歩行を行う。三点歩行により左下肢の免荷が可能となり、歩行時痛が軽減する。

● 椎間板突出およびヘルニアの理学療法

椎間板症状を有する患者の治療は、「機能が機能を決定する」(Roux 1995新版)という古い原理に基づき行う。交互の刺激(負荷と免荷)や自然な運動様式による牽引力、剪断力、回旋力の作用により、適度な生理的刺激を脊柱に与え、細胞内の合成を活性化し、これにより代謝が活性化し、結合組織が良好に再生する。

疼痛緩和の処置は、快適に感じられる肢位で開始する。治療開始にあたり、療法士は、患者にとって最適な安楽臥位を探索する。

しばしば患者は既に自分にとって最適な開始肢位を有する。この肢位で疼痛がなくなる場合、療法士はこの肢位で疼痛緩和の処置を開始する(5.2章の「安楽臥位」を参照)。

> 無理に患者を疼痛回避肢位から動かしてはならない!

処置の処方・選択は、結合組織の創傷治癒期の段階に合わせて行う。
- 炎症相(0-5日)
- 増殖相(5-21日)
- 強化・再編相(21日以降300-500日まで)

これは保存療法と手術療法のいずれにも該当する。

■ 炎症相の治療の目的

炎症相には、損傷部で炎症性および疼痛性メディエーターが放出される。この時期の主症状は、炎症徴候である疼痛(dolor)と機能喪失(functio laesa)であるため、次の目的のため治療を行う。

身体構造と機能(機能障害)

- 疼痛緩和と損傷部の免荷
- 代謝促進により創傷治癒へ好影響を与える

活動

運動シーケンスの効率化による損傷部の負荷増

大の回避。疼痛に合わせて運動を選択する

参加

- 発症機序と疼痛症状について患者に説明する
- リハビリテーションの主体としての患者の役割を理解させる
- 疼痛に好影響を与える戦略の習得

■ 炎症相の処置

疼痛緩和と損傷部の免荷

- 椎間の間欠牽引（例：スリング）：椎間孔を広げ、圧迫を軽減する。ヘルニアによりコラーゲン線維が損傷され、炎症性および疼痛性メディエーターが放出される。このため、牽引と圧迫を交互に行い、代謝を活性化する。これにより、局所の浮腫が消失し、発痛物質が排除される（5.2章を参照）最初は、安定した圧迫の少ない多点吊り下げで行う。疼痛がなくなり免荷されれば、一点吊り下げに切り替える

> スリングによる「吊り下げ」の状態で持続牽引を行ってはならない。重力作用や腹側の弛緩により、重心が背側へ移動する。椎間板が不安定な状態での重心の背側移動は、急性損傷部に悪影響を与える。

- 側臥位または腹臥位の椎間の間欠牽引（図

5.46）：後外側の椎間板ヘルニアでは、健側の側臥位を開始肢位とする。仙骨全体や各仙椎を牽引する。その際、療法士は、頭側の椎骨と尾側の椎骨に直接手を置く。この牽引は、損傷部において頭側または尾側の過可動性を有する場合に有効である

腹臥位で行う場合、疼痛部位の下に枕を置く。仙骨の牽引は、頭側の手を頭側の椎骨に固定して行う（交叉グリップ法）

- 吊りなしの胸椎モビライゼーションは、モビライゼーションマッサージと組み合わせて行う
- 力学的刺激により交感神経を抑制し、これにより疼痛を抑止する（3章の「脊椎症候群」を参照）
- 電気療法

代謝促進による創傷治癒への好影響

- 損傷部で標準的なマッサージを慎重に行う：表層筋の反射的な筋緊張亢進により、身体は疼痛回避肢位に固定される。一次的原因を解決しないまま表層筋の筋緊張が急に低下すると、疼痛が増強する。ただし、多くの場合、適切な処方で、損傷部に好影響を与えうる。

  これらの処置は、求心性神経の受容体を刺激して疼痛を抑制する（ゲートコントロール理論）。他方、遊離した疼痛性メディエーターの浄化と排出という重要な効用をも有する。

- リンパドレナージは、局所の浮腫の除去を促すため、術後に有用な処置である
- 温熱療法
- 疼痛なしの脊柱モビライゼーション：治療の初期には、脊柱の力学的弾力性が低下しており、損傷した椎間板腔のモビライゼーションは治療の主眼ではない。この時期は、局所の代謝の活性化のため、疼痛のないまたは少ない可動域で脊柱全体を動かすことが重要である。ただし、椎間板の血液供給が低下しているため、治療の初期から交互の刺激（負荷と免荷）を加えることは重要である。

  開始肢位は、患者の疼痛症状に合わせて選択する。全てのモビライゼーションを吊りなしで行う。スリングは非常に有用である。

  椎間板ヘルニアは、コラーゲン線維を破壊する外

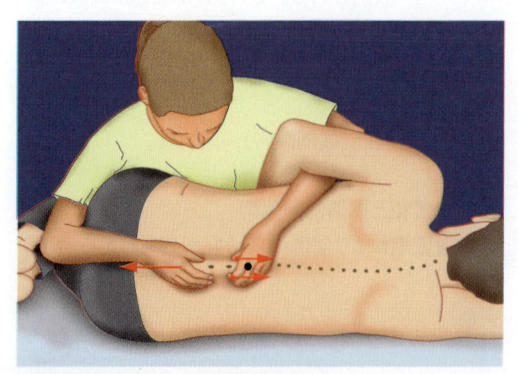

図 5.46　側臥位の椎間の間欠牽引

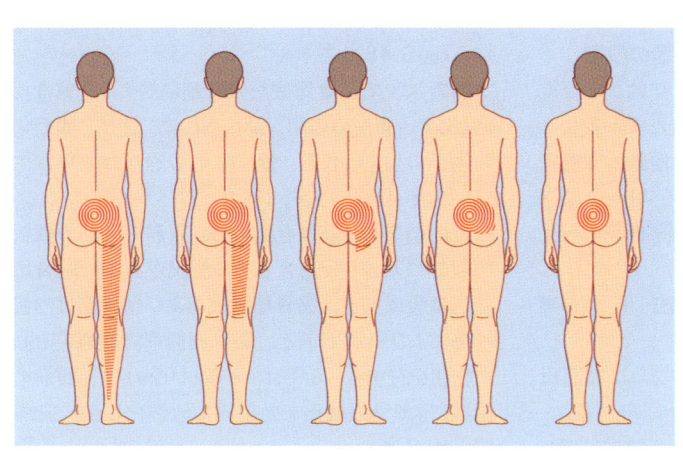

図5.47　腰椎への中心化の一例

傷である。治癒過程（新たなコラーゲンの合成）では、良好な血流と十分な物質供給（例：酸素、ビタミンC）が必要である。コラーゲン合成には、圧迫と免荷の交互の栄養刺激を椎間板に与える必要がある。これにより、軟骨芽細胞の合成に必要な圧電効果が生じる。疼痛のない可動域の運動を通じて血流を改善し、負荷と免荷を交互に加えて組織合成のための栄養刺激を与える。運動は、疼痛のない状態で行うことが重要である。疼痛は、交感神経を興奮させ、交感神経の支配域の組織（関節包、靭帯）の血流を低下させる。このため、疼痛回避肢位で、疼痛が増強しない方向の運動から開始する。最初は、身体を疼痛回避肢位から動かそうとすると、どの方向に動かしても疼痛が生じる。それでも、可能な限り疼痛が生じないよう身体を動かすと、急性疼痛の鎮静後、脊椎分節は左右対称の生理的位置に戻る。

中心化現象の利用

臥位を通じて、重力により身体の重心を中心に移動させる。例えば、腰椎の後内側の椎間板ヘルニアでは、腹臥位になり、腹部下に枕を置き、腰椎を疼痛のない位置に置く。就寝時も、適切な臥位により、重心の移動を調整する。後外側の椎間板ヘルニアでは、腹部を下にした健側の半側臥位がよい。

重心の移動により疼痛は中心化する。すなわち、疼痛は患肢から近位へ移動し、脊柱領域に達する（図5.47）。Mc Kenzieは、疼痛の中心化を改善徴候ととらえ（Soyka, Melholm 2000）、椎間板損傷による疼痛増強の反転現象と考えた。

運動シーケンスの効率化による損傷部の負荷増大の回避

- リハビリテーションでは、損傷したコラーゲンへの外力の制限が重要である。患者は常に身体の信号を察知すべきである。損傷した脊椎分節では、大きな運動を避ける。安全な運動として、伝統的な等尺性収縮による脊柱安定化の訓練や、背中を保護する動作を心がける。この運動戦略は、増殖相の終了まで保持する。

  しばしば患者にとって日常生活の運動制御は困難である。疼痛により身体の知覚が阻害され低下し、これとともに脊柱安定化筋の神経筋の協調パターンが変化する。このため、患者は、運動パターンの適切な制御が困難となる。このような場合、他動的な脊柱の安定化により、運動制御を補助する。

- ロフストランド杖の歩行により、下肢への放散痛が軽減する
- 靴べらやソックスエイドにより、疼痛が増強する運動シーケンスを避ける
- 側臥位の起坐：幅広の腰部バンドを巻き、脊柱の大きな運動を減らす
- ソフトカラーによる頸椎の安定化

リハビリテーションの主体としての患者の役割

- リハビリテーションでは、患者の精神的ケアが重要である。患者は先の見通しが立たず不安になることが多い。このため、最初から他動的処置だけを行うべきではない。不安によるストレスは交感神経を興奮させ、疼痛や創傷に悪影響を与える
- 患者は自分でできる疼痛緩和の方法（例：安楽肢位）を訓練する
- 安楽肢位で自己モビライゼーションを日に数回行い、運動不安を減らす
- 補助具の使用により自立を促す（例：ロフストランド杖、靴べら）
- 創傷治癒に関する情報を与え、創傷治癒期の運動様式の制御の必要性を理解させる

■増殖相の治療の目的

増殖相は再構築の時期であり、細胞の合成が活発になり、一次性の瘢痕組織が形成される。栄養不良の椎間板では、生理的運動刺激を与え、代謝改善と再生を促す。運動は体液の交換をもたらし、これにより細胞活動の栄養的基盤ができる。コラーゲン線維の移動は、圧電効果を生じ、軟骨芽細胞や繊維芽細胞を刺激する。創傷部では3型コラーゲンの産生が増える。水分を含んだ基質が蓄積され、椎間板の可動性、柔軟性、弾力性が徐々に増大する。

増殖相では、脊椎分節の運動の強度を強める。吊りなしの安楽肢位から、体幹長軸を垂直にした荷重肢位へ徐々に変更する。ただし、患者にとって疼痛がない肢位を選択する。

また、脊柱の安定化システムを機能させる。最初は、脊椎分節を安定化しながら安楽肢位で行う。

脊柱の安定化システム

骨盤帯と脊柱の安定化システムは、外部ユニットと内部ユニットから成る（Vleeming 1995, Lee 1999）。

内部ユニット

内部ユニットは、骨盤底筋、腹横筋、多裂筋から成る（図5.48）。

筋電図上で、骨盤底筋の収縮に対する正常な反応として、腹筋の作用が認められる。逆に、腹筋の作用への反応として、骨盤底筋の適度な収縮が生じる（Sapsford et al. 1999）。

肛門挙筋の4筋はそれぞれ、腹筋の各筋の選択的収縮に対して反応するとの仮説がある。恥骨尾骨筋は腹横筋と、腸骨尾骨筋および尾骨筋は内腹斜筋および外腹斜筋と、恥骨直腸筋は腹直筋と共力作用を有する。Sapsfordら（1999）は、腹筋の訓練により骨盤底筋を効果的に活性化しうることを明らかにした。

肛門挙筋と多裂筋は、仙骨の位置を制御し、これによる運動の拡がり（continuing movement）により腰椎の位置も制御される。腹横筋が収縮すると、胸腰筋膜の外側部に張力が生じ、腹腔内圧が維持され、これにより腰椎が安定化する。

外部ユニット

外部ユニットは次の4つのシステムから成る。

- 背側の斜めのシステム（図5.49a-b）：大臀筋と対側の広背筋から成る。これらの筋肉は胸腰筋膜に差し込まれ、これらの筋肉が収縮すると胸腰筋膜の張力が上昇する。これによる圧迫で、仙腸関節（特に背側）は圧迫されると同時に安定化される。また、回旋時の骨盤帯の安定性が確保

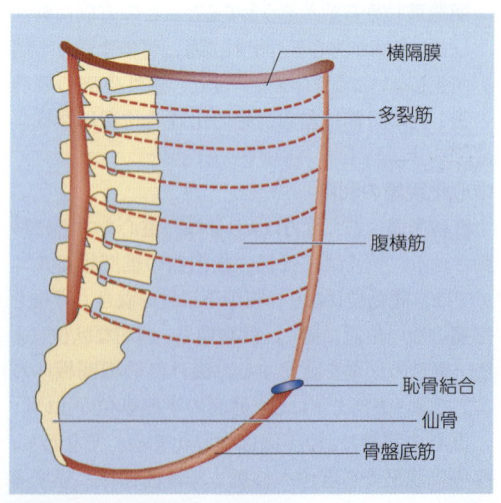

図5.48 内部ユニットの筋肉

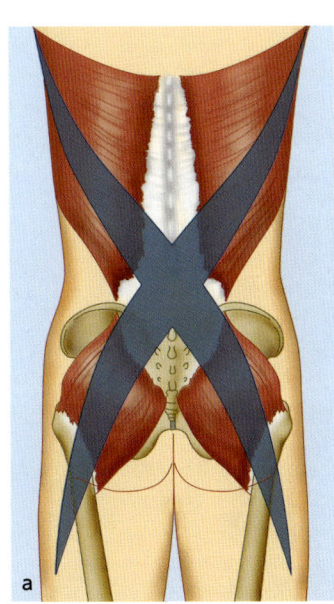

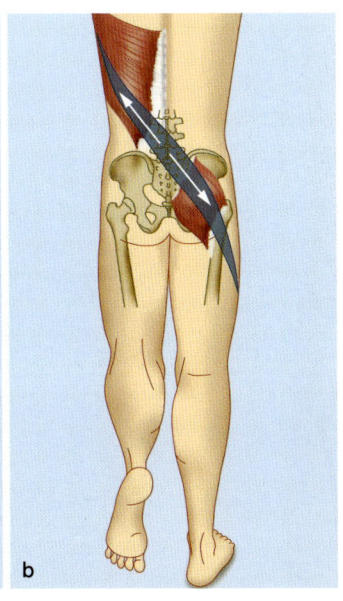

5.3 椎間板突出および脱出　409

図 5.49a-b　背側の斜めのシステム
a 胸腰筋膜に広がる大臀筋と広背筋
b 立脚期の仙腸関節の安定化

される

- *深部の縦方向のシステム*（図 5.50）：脊柱起立筋、胸腰筋膜深葉、仙結節靱帯、大腿二頭筋から成る。このシステムは胸腰筋膜へ張力を伝達する（例：歩行時の踵接地において、大腿二頭筋の遠心性収縮により、仙結節靱帯へ張力が伝わり、さらに胸腰筋膜へ伝わる）

大腿二頭筋は、仙結節靱帯とつながり、仙骨のニューテーション（nutation）を制御する。したがって、このシステムは、仙腸関節の運動様式や安定性にも影響を与える

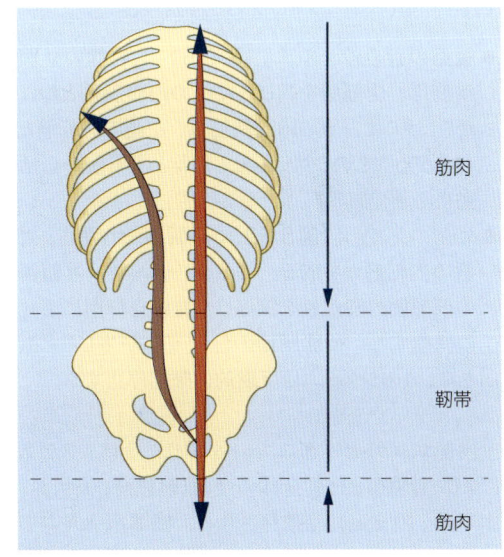

図 5.50　深部の縦方向のシステム。脊柱起立筋、胸腰筋膜深葉、仙結節靱帯、大腿二頭筋から成る

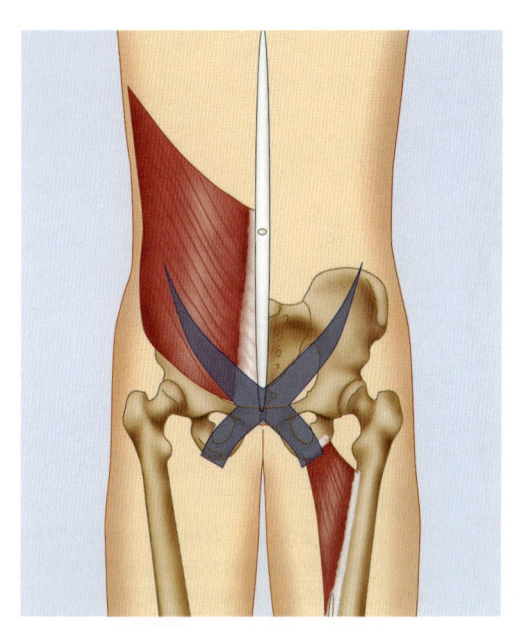

図 5.51 腹側の斜めのシステム。外腹斜筋、内腹斜筋、股内転筋から成る

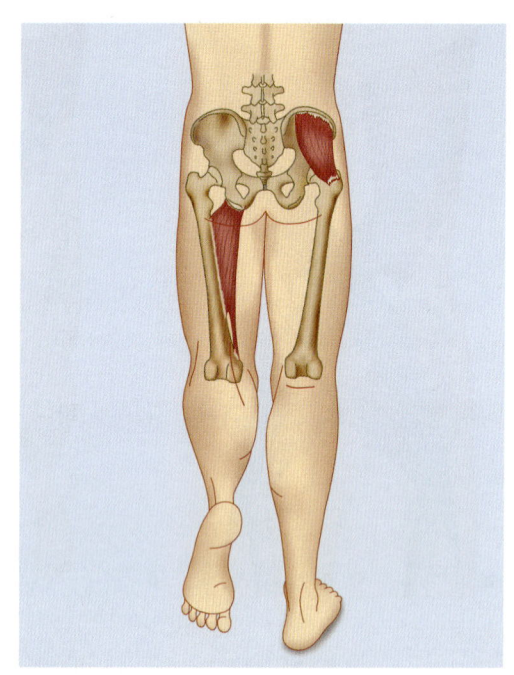

図 5.52 外側のシステム。骨盤の前額面の安定性を確保する

- *腹側の斜めのシステム*（**図 5.51**）：右側の外腹斜筋は、腹筋膜を通じて左側の内腹斜筋とつながり、さらに左側の内腹斜筋は、左側の内転筋とつながる。このシステムは、体幹と上下肢の全活動に必要である
- *外側のシステム*（**図 5.52**）：中臀筋、小臀筋、対側の内転筋から成る。このシステムは、骨盤帯の前額面の安定性を確保し、特に立脚期に活発に機能する。仙腸関節の位置変化が生じると直ちに、このシステムは反射的に機能停止する

　内部ユニットと外部ユニットを併せた全体システムにより、骨盤帯と体幹全体の全面（前額面、矢状面、水平面）の安定性が確保される。椎間板ヘルニアの治療では、この全体システムの協調的機能を回復しなければならない。

　増殖相の治療は、次の目的のために行う。

身体構造と機能（機能障害）

- 炎症相から継続する目的
  ― 代謝促進により創傷治癒へ好影響を与える
  ― 中心化現象の利用
- 新たな目的
  ― 脊椎分節の可動性の回復
  ― 対称姿勢の訓練による疼痛回避肢位の解消。疼痛に合わせて行う
  ― 神経のモビライゼーション

活動

- 炎症相から継続する目的：運動シーケンスの効率化による損傷部の負荷増大の回避。疼痛に合わせて運動を選択する
- 新たな目的
  ― 姿勢の矯正
  ― 筋力、脊柱の安定性、持久力の改善

参加

　リハビリテーションの主体としての患者の役割を理解させる（「炎症相」を参照）。運動不安を減らす

■ 増殖相の処置

脊柱の可動性の回復
- 疼痛のない可動域で運動を開始する
- 全方向の運動を両側で行う
- 脊柱の硬直部分のモビライゼーション（3.2章、5.2章を参照）
- 最初は、吊りなしおよび吊りの少ない運動を行う。その後は、荷重位で、疼痛により失われた頭部と骨盤の可動性を回復する
- 脊椎分節の機能障害では、徒手療法による椎間関節のモビライゼーションを行う
- 低可動性を有する隣接関節（胸椎、仙腸関節など）を併せて治療する

対称姿勢の訓練による疼痛回避肢位の解消

▎対称姿勢の訓練の前提条件として、事前に、低可動性を有する脊椎分節モビライゼーションと筋緊張の調整を行う。

例：対称姿勢の訓練は、最初はスリング肢位で行う。安楽肢位により、身体が対称姿勢になる準備を整える。

腰椎の椎間板ヘルニアの場合、疼痛のない一点吊り下げのスリング臥位になる。療法士は、適度の刺激（例：軽い導入的な抵抗）を加え、身体の非対称性の解消を試みる。まず、身体を疼痛回避肢位に固定している筋肉に抵抗を加え、筋肉を軽く活性化する。骨盤の右側方移動を有する場合、骨盤の右外側に刺激を与える。その際、患者は骨盤の位置の保持に努める。次に、療法士は、骨盤の左側に軽い刺激を加え、骨盤の左側に存する筋肉を活性化する（最初に静的活性化、その後に動的活性化）。

療法士の介助により、患者は骨盤を中央に動かす。対称性を保持した状態で骨盤と肩甲帯に三平面（前額面、矢状面、水平面）の静的抵抗を加え、対称姿勢を安定化する。疼痛の強度に合わせて、運動の大きさ、運動の方向、処方する抵抗を決定する。

▎疼痛を増強してはならない！

頸椎の椎間板ヘルニアでは、頭部と上肢を吊り下げた肢位で、頸椎の軽い牽引により、疼痛回避肢位の解消を試みる。患者は、眼球運動を通じて筋肉の作用を支持する。眼球を胸骨の方向へ動かすと頸筋の腹側が、眼球を額の方向へ動かすと頸筋の背側が、眼球を左右に動かすと頸部の回旋筋が活性化する。療法士は、横突起と棘突起に軽い抵抗を加え、脊椎分節固有の筋肉を刺激する。

その後、対称姿勢を保持した状態で、PNFの両側性の上肢パターン（静的な筋収縮）と併せて圧迫（approximation）を行い、良好な体幹筋の共同収縮を生じさせる（腰椎と頸椎の椎間板ヘルニアで可能）。

患者は、最初は安楽肢位で、その後は荷重位で、対称姿勢を訓練する。

神経のモビライゼーション

創傷治癒期の癒着防止のモビライゼーションは慎重に行う。癒着は、損傷後かなり経ってから始まる。腰椎の椎間板ヘルニアの場合、他動的頸部屈曲のモビライゼーションおよび／または背屈・底屈のモビライゼーションを行う。患者は疼痛のない臥位になる。

ラセーグ徴候が40度で陽性になる場合、これを下肢の最終可動域とし、両下肢をこの最大下に置く。これを開始肢位とし、療法士は、間欠的な頭部屈曲の他動運動を開始する。疼痛に合わせて運動の大きさを調整する。この頭部の運動は、足の運動と組み合わせて行うとよい（「神経絞扼症候群」を参照）。

側臥位になり、頸椎（中位胸椎まで）を屈曲位にし、下肢をSLRの最終可動域の最大下に置く。この肢位で、患部の脊椎分節の間欠牽引を行い、これにより、硬膜と腰部神経根の局所的モビライゼーションを行う。最初に、試験的な牽引を繰り返し行う（少数回。15回まで）。

頸椎の椎間板ヘルニアの場合、最初に、ストレステストの形式で健側の上肢のモビライゼーションを行う。あるいは両下肢のモビライゼーションを行う（「神経絞扼症候群」を参照）。上肢の運動（患者

が肘と手を自分で動かす）と脊椎分節の間欠牽引を組み合わせて行い、これにより、硬膜と頸部神経根の局所的モビライゼーションを行う。

慢性症状を有する場合、神経外だけでなく神経内の癒着もあるため、集中的なモビライゼーションを行う（「神経絞扼症候群」、3章を参照）。

運動シーケンスの効率化による損傷部の負荷増大の回避

増殖相終了までは、損傷したコラーゲン組織の保護のため、背中を保護する動作が望ましい。

創傷治癒期には、脊柱を安定化して運動の切り替えを行い、吊り負荷の大きい無制御な運動による新たな外傷を避ける。

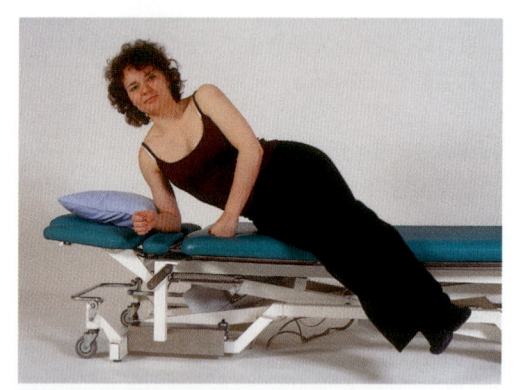

図5.53 側臥位の起坐エンブロックテクニック

【例】

1. 側臥位の起坐・着床

右側臥位で起き上がる場合、患者は、左下肢を立て、左手で左大腿を腹側から押し、これとほぼ同時に肩甲帯と骨盤帯を回転させ、右側臥位になる。両手で支えながら起き上がると同時に、両下肢の股関節と膝関節を90度屈曲位にしてベッドから離し、脊柱全体（en bloc）を直立させる（図5.53）。

2. 屈伸訓練

屈伸訓練では、体幹長軸を垂直に近づけると、腰椎と頸椎の負荷が減る。体幹長軸を水平にすると、背側の筋肉が引っ張られて吊り負荷が増大し、これにより脊柱の負荷が増大する。

治療の初期には、腰椎椎間板ヘルニアの患者は、屈伸で体幹長軸を水平にすると、臀部で疼痛が生じることがある。これは、反射的に筋緊張が低下した筋肉に対する吊り負荷が生じる一方、坐骨神経の運動も生じるためである。その後、患者の体格（上体と下体の比率）に応じて最も効率的な屈伸訓練を選択する（2章、5.2章を参照）。

3. 人間工学的な職場環境設計の指導（2章の「運動様式」を参照）

姿勢の矯正

患者は、「直立」の姿勢を心がける。直立姿勢は、運動システム全体に影響を与える（例：頸椎、腰椎、顎関節の負荷）。

疼痛の鎮静後、徐々に、体幹長軸を垂直にする姿勢を訓練する。患者は、まず安楽肢位で、身体各部の位置の調整を学習する。特に位置調整が難しい部位は、重量を無くして免荷する。例えば、体幹長軸を前傾する姿勢では、上肢の重量を無くすと、背側に並進した胸郭の位置の調整が容易になる。

脊柱を後弯した座位を続けると、後縦靱帯が伸び、これに栄養供給する血管が圧迫され、椎間板の後部の血流が悪化する。その結果、コラーゲン合成が減少し、結合組織の弾力性が低下する。

肩甲帯と胸郭の位置低下により、頸椎の過前弯が生じ、C5-C7の椎間関節の圧迫負荷が増大する。

> 生理的な腰椎前弯と頸椎前弯には、椎間板と椎間関節を障害する因子はほとんど含まれない。それにもかかわらず、しばしば（腰痛教室）では「後弯を避け直立姿勢を習得せよ」と言われるが、これは批判的検討を要する。日常生活の短時間の脊柱屈曲の弊害はほとんどない。椎間関節と椎間板では、全方向に同等の負荷を加え、良好な栄養供給を行う必要がある。後弯だけが問題になるが、前弯によっても椎間板は損傷しうる。

（腰痛教室）で定期的に姿勢訓練を受けてもよいが、急性期は避けること。

筋力、協調運動、持久力の改善

侵された脊椎分節の痛覚により、持続的に神経筋作用や身体知覚が障害される。特に外傷後は、脊椎分節の筋肉の機能不全が顕著である。

特に、重要な筋肉（多裂筋、腹横筋）において、神経支配の変化が生じる(van den Berg 2001)。神経による筋肉の制御が障害されると、運動の制御および／または運動パターンが失われ、脊椎分節の不安定性の症状が生じる (van den Berg 2001)。脊椎分節の不安定性により、開放固定の原理(p.392参照)が機能しなくなる。

筋力強化の注意点は、早期には行わないこと、長いアームの梃子による運動を行わないこと、大きな吊り負荷をかけないことである。まず、各脊椎分節の安定性の確保が必要である。早期の訓練で、大きな負荷をかけると、分節固有のシステムが十分に機能せず、大きな表層筋だけを活性化することになる。

多裂筋と腹横筋は、新たな研究の対象となっている (Hamilton & Richardson 1997)。これらの共同収縮が弱まると、脊椎分節の安定性が良好になる。初発の急性腰痛では、腰椎の多裂筋が急速に萎縮する。また、筋肉の機能不全として、腹横筋の反射的な抑制が生じる(Hamilton & Richardson 1997)。慢性腰痛では、四肢を急に動かした場合の腹横筋の活性化が遅れる。

腰椎安定化の筋肉システム

大きな筋肉として、胸郭と骨盤をつなぐ長い表層筋がある。また、脊椎分節固有の短い筋肉が深部にあり、腰椎の各分節をつなぎ、腰椎の全方向の安定性を確保している。

脊椎分節固有の短い筋肉は、椎間関節の近傍にあり、回旋中心軸に密接している。このため、この筋肉の筋長の変化は、最大運動時でも20％以下にとどまり、力学的に不利な筋長にならない（自発的な機能不全：active insufficiency）。

腹横筋は、胸腰筋膜を通じて、腰椎の脊椎分節に付着する。このため、脊椎分節固有の短い筋肉と同様の力学的性質を有する(図5.54a-b)。

椎間関節の安定性は、個々の筋肉の収縮力よりも、同時に収縮する筋肉の数により決まる。このため、椎間関節の安定性の最大化には、弱い筋収縮でも足りる。収縮する筋肉の数や共同収縮の強度を協調するのは中枢神経系である。疼痛の発生後は、筋肉の共同収縮の訓練をゆっくり行う。その際、急に大きな負荷を身体にかけてはならない。

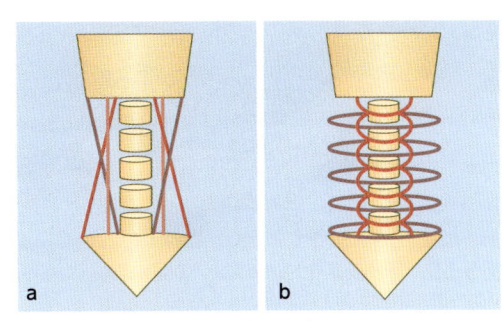

図5.54a-b 腰椎安定化の筋肉システム (Bergmark 1989)
a 胸郭と骨盤をつなぐ表層の大きな筋肉
b 深部にあり各分節をつなぐ脊椎分節固有の短い筋肉

【例】

1. *腰部安定化トレーニング (Taillen trimmer) による良好な共同収縮の訓練*
- 目的：
  — 呼気を通じて、腹横筋と内腹斜筋の筋短縮を最大化する
  — 上腹角の縮小により肋骨の位置を最大に低下させ、外腹斜筋の筋短縮を最大化する
  — 伸筋による胸椎の安定化を通じて、腹直筋の頭側部分をやや伸展位に保持する
  — 身体各部を中間位かつやや伸展位に置き、中下位胸椎の動的安定性を獲得する
  — 腹筋と背筋を同時に活性化し、脊柱の良好な安定性を獲得する。脊柱の安定性は、その後の日常生活の全ての開始肢位に影響を与える
  — 患者は、療法士の介助により、体幹長軸を水平にして腰部安定化トレーニングを習得する。その後は自己訓練を行う

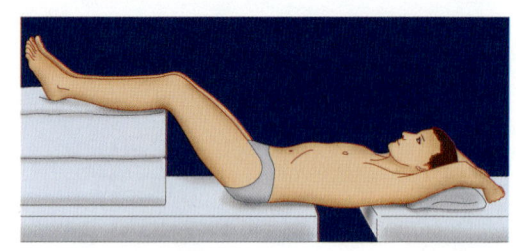

図5.55 腰部安定化トレーニングの開始肢位 (Klein-Vogelbach 2001)

- 患者の開始肢位（図5.55）
  ― 2つの台を並べ、その上で背臥位になる。中下位胸椎が2つ台の間で「浮いた」状態になるようにする（この橋部分は伸筋により安定する）
  ― 両下肢を股・膝屈曲し、箱型の枕に載せる。あるいは両下肢を屈曲し台上で立てる
  ― 両上肢を頭部の側方で、枕の上に置く
- 療法士の開始肢位
  ― 患者の斜めで、椅子に座る。その際、患者の浮いた胸椎に自分の大腿を付けられる位置に座る
  ― 両手を胸郭（すなわち胸椎）に置く
- 手順
  ― 療法士は、患者の胸郭（すなわち胸椎）を中間位かつやや伸展位にする
  ― 患者はこの位置を保持する
  ― 患者の胸椎が療法士の大腿を押す力が低下する
  ― 患者は長い呼気を行い、療法士の介助により胴囲が出来るだけ小さくなるよう「調整」し、呼吸停止によりこの位置を保持する
  ― この時、患者は、上腹角の最大限の縮小を自分で触診する
  ― 胸椎は伸筋により動的安定化され、これにより上腹の短縮（すなわち中下位胸椎の屈曲）を妨げられる
  ― 療法士は、吸気相の呼吸運動を支持し、上腹角を拡大する（上腹角の開きが不十分な場合）
  ― 静切痕、臍、恥骨結合の三者間の距離は変わらない。これは、呼気時は伸筋により、吸気時は屈筋により、反対方向（buttressing）

の運動により、胸椎と腰椎が安定化されるためである
- 代替の手順
  ― 下肢の重量により、腹筋の機能を強化する。例：両下肢を股・膝屈曲し、ゆっくり弧を描くように左右に動かす
  ― 上肢の重量を胸郭で支持することにより、胸椎の伸筋の荷重を強める
  ― 上肢と下肢の対角線運動パターン（併せて抵抗を加える）により、随意的に腹筋の作用を強める
  ― 同時に骨盤底筋の活性化により、内部ユニットを安定化する

> 腰部安定化トレーニングにより疼痛を発生させてはならない。多くの場合、以下の臥位により、疼痛はなくなる。

- 両下肢を枕または足台の上に置き、大腿の縦軸を垂直にする（台を用いた臥位）
- 両下腿を交差させ、股関節を最大屈曲・外転・外旋位、膝関節を最大屈曲し、遊び機能を有する位置に下肢を置く
- 2つの台の高さを変え、上体と下体の高さを変える。例：座位で後弯が固定している場合、尾側の台を高くし、腰椎の伸展障害を代償する

2. PNFによる体幹筋の強化

治療を開始する前に、発散により、筋肉の活動を患部へ拡げる（continuing movement）。
- 頸椎の椎間板ヘルニアでは、両側性の下肢パターンにより頸椎の筋肉を活性化し、体幹筋を強化する。また、両下肢の屈曲パターンをしばらく静的に保持し、体幹筋を強化する。これにより、筋肉の活動が拡がり（continuing movement）、頸筋の腹側が活性化する
- 両側性の上肢パターンは、圧迫（approximation）と併せたリズム的安定化を通じて、体幹筋の共同収縮を良好にする。腰椎と頸椎の椎間板ヘルニアで実施可能である
- 相反性の上肢パターンにより、脊柱の回旋の安定性を改善する

- 肩甲骨と骨盤の組み合わせパターンにより、直接的に体幹を刺激する。このパターンは、リズム的安定化と併せて静的または動的に行う。主動筋による逆運動を通じて、筋力が低下した筋肉の遠心性・求心性収縮を訓練する。その際、強い筋力を有する筋肉は静的に活性化する

例：腰椎椎間板ヘルニアの男性患者。骨盤の「前方挙上」が困難。また下腹部の短縮が不十分である。この症例では、療法士による抵抗に抗して肩甲骨の「後方下制」パターンを静的に保持する一方、筋肉の遠心性・求心性収縮により動的に骨盤を「前方挙上」位に動かす。

- 患者は、側臥位で訓練する。その後、別の開始肢位でも訓練する（例：四つ這い位、座位、立位）
- 脊柱の直立性を良好にするため、頭部パターンによる頸椎のリズム的安定化を行う。同時に圧迫（approximation）も行う。最初は、体幹長軸を垂直にした肢位（座位など）で行う。ただし他の開始肢位でも可能である（例：前腕で支持した腹臥位）

上記の処置を適宜、拡張して行う。三平面（前額面、矢状面、水平面）のパターンにより筋肉連鎖全体を活性化し、日常生活と同程度の脊柱の荷重を有する運動を行う。脊柱の全面（前額面、矢状面、水平面）の運動と安定化を行う。

疼痛の強度に合わせて、できるだけ早く、体幹長軸を垂直にした自然な肢位へ変更する。足接地により筋肉連鎖の機能を停止させ、脊椎分節と体幹筋が末梢からの重要な情報を獲得できるようにする。

歩行ファシリテーションにより、骨盤の安定性低下を改善する。上肢と下肢パターンにより持久力の訓練を行う。その際、牽引装置やセラバンドを使うとよい。

脊椎分節の安定化

棘突起と横突起に抵抗を加え、脊椎分節固有の筋肉を刺激する。最初は安楽肢位で行い、その後、徐々に荷重位に変更して行う。

例：腹臥位の多裂筋と腹横筋の活性化（図5.56）

- 患者の開始肢位：腹臥位になり、脊柱を中間位にする。必要に応じて、腹部の下に枕を置く
- 療法士の開始肢位：患者の側方で、腰椎の位置に立ち、母指と曲げた示指を棘突起のすぐ外側に置く
- 手順：
  — 療法士は、手を棘突起に置き、後方から前方へ押す。また、軽度の滑りの力を加え、尾側から頭側へ滑らせる
  — 患者は、療法士の指に抗して背筋を緊張させ、椎骨が移動しないようにする。この時、背筋を緊張させる代わりに腹部を治療台に押し付けないように注意する

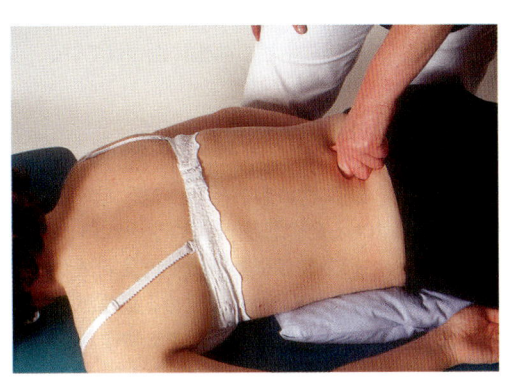

図5.56 腹臥位の脊椎分節の安定化のグリップ

> 骨盤と脊柱を動かさず、呼吸を止めないようにすること！

— これと同時に、患者は胴囲を縮小させ、腹横筋の作用を促す
— 療法士は、施術中に、筋収縮の相違（左右、各分節）を知覚する。腰痛を有する患者は、特徴的な筋収縮の相違を有する。この相違の識別の習得には時間を要する
— 両側性の筋収縮を両側で同等に発生させる。一分節につき筋収縮を10秒保持する。これを10回反復する
— 患者はこの筋収縮の感覚を覚える。その後、療法士による抵抗があると仮定して、自分で筋収縮を行う
— 開始肢位の荷重を増やし、さらに四肢の運動

を追加し、日常生活の荷重に近づけていく

■強化・再編相の治療の目的

この相で、一次性の瘢痕組織（3型コラーゲン）は、弾力性のある結合組織（1型コラーゲン）に変わる。ただし、この変化は運動刺激や負荷刺激から直接的影響を受けるため、負荷を強める必要がある。

日常生活動作は、背中を保護する動作から通常の脊柱運動へ徐々に戻さなければならない。全方向の運動を疼痛のない可動域で行う。損傷したシステムの機能の再生に必要な刺激を与えるため、全方向の運動が必要である。

最初は、特に負荷が生じる状況（例：物の持ち上げ、持ち運び、屈伸）で、修正した動作パターン（背中を保護したパターン）で動く。徐々にこのパターンを自然な動作に変更する。この訓練刺激が奏効しない場合、再発の可能性が高い。

さらに、代謝の活性化の処置を行う。ただし、優先順位は高くなく、それほど多くの時間をかけない。

強化・再編相の中間点で、自己治療および訓練を行う。脊椎分節の可動性を活用し、牽引と回旋の負荷を加える。これらは、1型コラーゲン形成のための刺激として必要である。その前提として、椎間板が自然な負荷に耐えうる状態でなければならない。

疼痛の強度に合わせて、全方向の運動を行う。特に、損傷の原因となった運動メカニズムの訓練が必要である。この訓練が奏効しない場合、同じ運動による再発の危険がある。

協調運動の訓練は、前提として、脊椎分節の自由な可動性が必要である。特殊な椎間関節テクニックにより、構造的原因による可動性制限を改善する。

強化・再編相の治療は、次の目的のために行う。

身体構造（機能障害）

- 低可動性を有する脊椎分節のモビライゼーション
- 神経の可動性の改善

活動

筋力、協調運動、持久力の改善

参加

あらゆる点で外傷前の生活を徐々に回復する

■強化・再編相の処置

低可動性を有する脊椎分節のモビライゼーション

椎間関節のモビライゼーションは、全荷重（回旋）で行う。神経のモビライゼーションと組み合わせて行う（例：同時に下肢をSLRの位置に置く）。

仙腸関節の機能障害では、関節の位置の修正や関節の遊びの回復のため徒手療法を行う。

胸椎モビライゼーションは、腰椎と頸椎の椎間板ヘルニアでも重要である（3章の「例」を参照）。

神経の可動性の改善

神経の張力を徐々に回復する。最終可動域で小さな運動を行い、張力を生じさせ、神経内の可動性を改善する。関節テクニックと組み合わせると、同時に関節面のモビライゼーションが可能である（3章の「例」を参照）。

筋力、協調運動、持久力の改善

再編相が進むにつれ、治療的訓練の重要性が増す。患者は、最初は個人で、その後はグループで訓練を行う。訓練は必ず監視下で行う。

訓練の中心は、高度な協調性を要する脊柱の動的機能の訓練である。特に、重量を調整または牽引装置を用いて、三平面（前額面、矢状面、水平面）の訓練を行う。また、患者の職場の作業姿勢の訓練を行う。仕事の内容に応じて治療訓練プログラムを作成する（座位、立位、体幹長軸を前傾した起立）。

さらに、心臓循環器系の訓練を行い、訓練を継続できるよう肺活量を向上させる。椎間板症状を有する患者は、しばしば運動時痛のため運動不足になる。ヘビースモーカーの患者は、ニコチンがビタミ

ンCに結合しコラーゲン合成が低下するという問題を有する。

患者は、適切な治療的訓練により、身体への自信や外傷前の弾力性を徐々に回復する。これにより、日常生活への復帰が容易になる。

■ 末梢麻痺の処置

末梢麻痺による病態
- 自動運動能力の低下による可動性制限。無傷の筋肉による関節への偏った牽引
- 筋肉中の筋収縮物質の減少。結合組織の非収縮組織への改造
- 筋肉の不均衡による関節の偏位や亜脱臼
- 筋肉の活動低下による栄養障害

筋肉の作用の促進
- 筋肉への触刺激。例：皮膚刺激のグリップ（筋肉を筋収縮の方向へ手で伸ばす）、筋肉のタッピング（叩打）
- 筋肉を冷やしながら手で伸ばして刺激する
- 臥位により筋肉を縮める（最大に縮めないこと）
- 患者は、療法士による他動運動を理解して従う（精神的訓練）
- ボイタ法
- PNFの発散：徒手筋力検査で1以上と判定された場合、反復的な筋収縮により筋肉を刺激する

例：背屈筋の筋力低下を有する場合、下肢を屈曲・外転・内旋位（膝屈曲）にして静止する。足の遠位部の動的訓練を行う。筋肉の作用の鎮静後、手で筋肉を伸ばす。
- 背屈筋と底屈筋の筋力低下の改善のため、閉鎖運動連鎖（半端座位など）の下肢軸の訓練を行う
- 立位の平衡反応により、筋肉を刺激する
- 自宅で行う自己訓練が重要である

例：背屈筋の筋力低下の改善のための足底接地の運動 (Bodenmagnet)（機能的運動学による）
- 患者の開始肢位：座位で両足を接地する。患足を、踵が離地するまで、椅子の方向へ動かす
- 手順：患者は、踵の下に磁石があり、この磁石により踵が地下方向へ引っぱられると想像する。その際、足で地面を押す力を強めない。この運動を正しく行うと、足指の伸筋と背屈筋が活性化する
- 電気療法：筋肉を刺激し、筋収縮物質を保持する。電流時間曲線を用いてインパルスと休止の時間を最適化する。ただし、患者が自主的な筋肉の活性化の方法を習得した後は、電気療法よりもこれを優先して行う

拘縮の防止
- 患部の関節を種々の機能的位置に置く
- 無傷の拮抗筋を伸張する。また患者は自分で筋肉を伸張する
- 三平面（前額面、矢状面、水平面）の他動運動や介助運動のパターンを行い、コラーゲン組織に伸張刺激を与え、癒着を防ぐ
- 治療肢位の間欠牽引（ステージ2まで可）により関節包の癒着を防ぐ

栄養の改善
- 腫脹の軽減のため、下肢の位置を高くし、手でリンパ経路を伸ばす
- 浮腫があればリンパドレナージを行う
- 血流改善のため結合組織マッサージを行う
- 血流低下があれば患部を温める
- 軟らかなブラッシング
- 神経のモビライゼーション

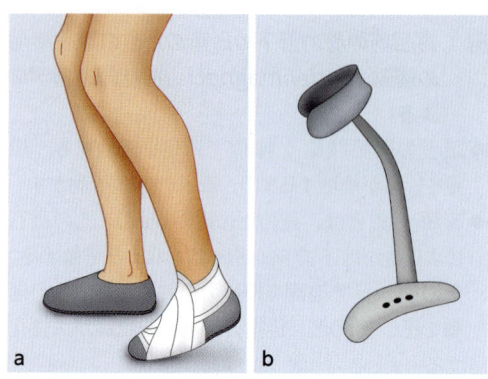

図 5.57a-b 補助具
a 装具を装着するまでの応急処置
b フィンランド製副子

補助具の使用法の訓練
- 患者に合った補助具は、整形外科装具士と作業療法士が用意する。臥位用の副子、関節安定化のテーピング（**図 5.57a**）、機能支持用の装具（例：背屈筋の筋力低下で、フィンランド製装具（**図 5.57b**）により足を中間位に保持し、鶏歩歩行を防ぐ）など
- 補助具の着脱の訓練
- 補助具の意義の説明、使用の動機づけと指導

以上に述べた治療原理は、髄核摘出術にもあてはまる。また、創傷治癒期の段階も共通である。

椎間板突出およびヘルニアの理学療法的治療のまとめ

炎症相（0-5日）
- 急性炎症期には疼痛緩和を優先する
- 損傷部の免荷と吸収促進は、疼痛に合わせて肢位を選択して行う
- 間欠牽引、リンパドレナージ、交感神経の抑制のための腰椎モビライゼーションを行う
- 患者は、損傷した椎間板が重力により中心化される開始肢位を習得する
- 疼痛なしの吊りなしモビライゼーションによる代謝の改善
- 背中を保護する運動様式による力学的負荷の軽減

増殖相（5-21日）
- 脊椎分節の可動性の向上のため、特殊な椎間関節テクニックや、吊りなしまたは吊りの少ないモビライゼーションを行う。早期に行えば、一次性瘢痕組織で十分な弾力性を保持しうる。ただし、疼痛の強度に合わせて、開始肢位および処方を決定する
- 脊柱の安定化システムを機能させる。まず分節固有の筋肉を刺激する（例：脊椎分節のスタビライゼーション）。最初は安楽肢位で行い、徐々に荷重を増やす（体幹長軸を垂直にし足底を接地した肢位など）
- 神経の可動性の回復のため、神経のモビライゼーションを安楽肢位で行う。神経のモビライゼーションにより疼痛を増強してはならない。最初に、試験的な牽引を繰り返し行う（少数回。15回まで）
- 疼痛回避肢位の解消は、まず安楽肢位（例：スリング）で行う
- 背中を保護する運動様式により、損傷部を過剰負荷から防御する

強化相（21日以降）
- 自己訓練が主となる。椎間板を日常生活の負荷に耐えうる状態にする。治療的訓練は、脊椎分節の可動性を活用して行う。そのため自由な可動性が必要である
- 外傷の原因となった運動シーケンスの訓練を徐々に行う。これにより再発が減る
- 背中を保護する動作を減らし、自然な脊柱の運動様式を増やす。背中を保護する動作は、特に負荷のかかる状況（屈伸、物の持ち上げ、持ち運び）でのみを行い、徐々に減らす
- 患者は身体への自信と弾力性を徐々に回復する
- 強化相の計 300-500 日に及ぶ

末梢麻痺
- 平衡反応、PNFテクニック、ボイタ法などにより、筋肉の活動を促進する。補助的に、タッピング、筋肉を冷やしながら手で伸ばす処置、電気療法などを行う
- 患者は自己訓練を習得する
- 患者は、関節を適切な位置に置き、自分で筋肉を伸張し、筋肉の拘縮を防ぐ

- 間欠牽引により、関節包の血流を促進し、癒着を防止する
- 栄養状態の改善のため、浮腫のリンパドレナージ、結合組織マッサージ、軟らかなブラッシング、神経のモビライゼーションを行う
- 療法士は、医師、整形外科装具士、作業療法士と協力して、補助具を用意し、補助具の使用法の訓練を行う

5.4 変形性膝関節症

■ 定義

変形性膝関節症は、膝関節の関節症である。

■ 原因と発症

変形性膝関節症は、脊椎関節症の次に多い。しばしば膝関節の構造的位置異常により生じる（「関節症」、4章を参照）。

外傷（例：半月板病変、十字靭帯損傷、関節骨折）によっても、膝関節の力学が変化し、膝関節症が生じる。また、しばしば膝蓋骨後部の関節症を合併する。この場合、下肢軸の偏位や膝蓋骨の先天的形状異常により、異常な負荷が生じる（4.3章を参照）。

■ 発症部位

外反膝と内反膝はそれぞれ、膝関節の外側と内側が侵される膝関節症である。また、汎膝関節症は、膝関節の内側と外側が同程度に侵される。

■ 症状

ステージ1

長い潜伏期を経て、疼痛が発生する。朝の起床後、「さびついた」感覚がある。長時間の膝屈曲の座位により、疼痛が増強する。日中は、長時間の荷重後のみ、疼痛が生じる（階段の昇り、登下山など）。

ステージ2

疼痛が増強し、短時間の荷重により疼痛が生じる。多くの患者が、膝窩に短縮の感覚を有する。

ステージ3

強い疼痛がある。疼痛が消失する時間はない。運動時痛と荷重痛に加えて、安静時痛も生じる。

例：56歳女性。数年前から右膝の運動時痛を有するが、最近になり増強。数週にわたり夜間痛もある。右膝の自動・他動運動の可動性が低下し、最近は杖を使用（特に階段の昇降）。多種の鎮痛薬に起因すると思われる胃痛あり。

■ 診断

関節裂隙の狭小化が見られる。前額面の下肢軸の偏位による軟骨下硬化（主に圧迫負荷がかかる部分）が認められる（5.1章「X線検査」参照）。X線画像の不透過像により、石灰塩の蓄積が認められる（図5.58）。垂直の骨梁が増え、水平の骨梁が減少する。内反膝では、膝の内側の圧迫負荷が強まり、負荷と免荷の交互リズムが消失する。

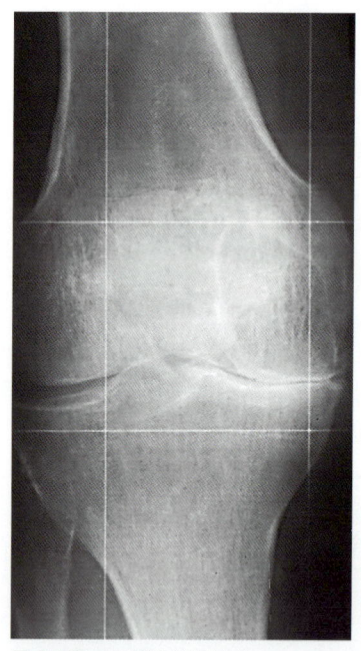

図5.58 変形性膝関節症

側面のX線画像で、脛骨結節の小さな骨棘が確認され、膝蓋靭帯への高い負荷が示唆される。これにより、持続的負荷が生じ、膝屈曲が強まる。矢状面から見ると、脛骨プラトーは、大腿骨顆と接合する斜面であり（図5.59a）、背側へ約10度傾いている。

健常な膝関節は、立脚期に、中間位、すなわちやや屈曲位（約5-10度）になる。脛骨プラトーは、大腿骨顆の斜面落下力（腹側尾側）と反対方向に傾いているため、作用力はゼロになる。立脚期に膝屈曲を強めると、脛骨プラトーはこれ以上背側へ傾かない。脛骨プラトーの斜面の傾斜は、腹側尾側である（図5.59b）。大腿骨顆は腹側に滑る傾向を有し、大腿四頭筋がこれを防止する（図5.59c）。大腿四

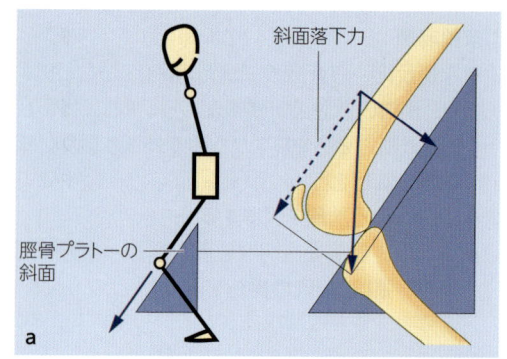

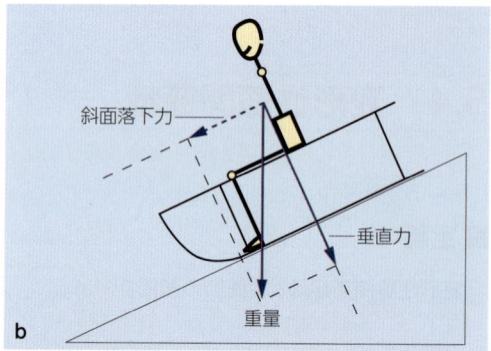

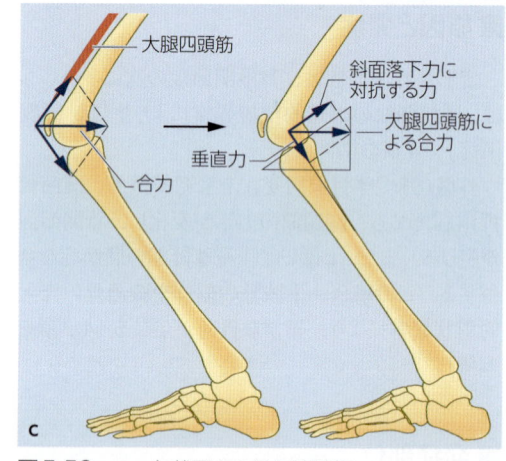

図5.59a-c 矢状面から見た膝関節
（出典：J. Schomacher「前十字靭帯断裂後の大腿四頭筋の役割」、『Manuell Therapie 1』(1997)のp.27-36)
a 大腿骨顆は斜面落下力を有し、脛骨プラトーの斜面上を前方へ滑る
b 斜面における力の分解。重量は2つの力に分解する：斜面と平行の斜面落下力、斜面に対し垂直に押す垂直力
c 大腿四頭筋は大腿骨顆の前方滑り運動を防止する

頭筋の張力が強まると、膝蓋骨が圧迫され、膝蓋靭帯が牽引される。

また、後十字靭帯と外側側副靭帯は、大腿骨顆が有する斜面落下力を受け止める。これらの靭帯への過重負荷が持続すると、膝窩の深部痛や膝の外側の疼痛が生じる。

■ 鑑別診断

- リウマチ性または細菌性の膝関節炎
- 膝蓋軟骨軟化症（膝蓋骨の疼痛症候群）
- 膝蓋骨性軟骨軟化症（膝蓋骨の骨軟化症）
- 膝関節の腫瘍
- 骨折の後
- 離断性骨軟骨症（大腿骨顆の壊死）

■ 治療

保存療法

5.1章を参照

手術療法

- 関節の手術は、全ての保存療法の後に行う。
- 内反および外反骨切り術（関節温存手術）、人工関節（関節置換術）（9章、10章を参照）

● 変形性膝関節症の理学療法検査

■ 既往歴

- 疼痛や歩行能力の低下により家庭、職場、趣味で支障が生じていないか
- 5.1章を参照

■ 体形と姿勢の異常

- 関節症の悪化による下肢軸の偏位の強まり
- 膝関節の屈曲拘縮：特に歩行と背臥位
- 膝関節の伸展障害：目で確認しうる内側広筋の萎縮
- 肥満：多くの変形性膝関節症患者は肥満である

■ 皮膚と皮下組織

- 腫脹、光沢、緊張。これらは関節症の活動期（炎症期）を示唆する
- 活動期における膝の皮膚温度の上昇

■ 腱付着部、関節、靭帯

- 関節水腫：関節包の内外に生じる。関節包内の滲出液の貯留は、膝蓋跳動（膝蓋が水に浮かぶ皿のようになる）により確認しうる。
- 最大滲出と最小滲出
  — 最大滲出：膝蓋骨上の膝蓋上包で、U字型の水腫が生じる（目で確認しうる）皮膚を手で伸ばしながら、貯留液を膝蓋骨下に押し出し、膝蓋跳動を調べる
  — 最小滲出：大腿骨顆の側面の横に滑液包が生じる（触知しうる）。皮膚を手で伸ばしながら、貯留液をまず外側へ押し出す。その後、強く皮膚を内側へ伸ばし、大腿骨顆の内側に貯留液を集める
- 圧痛：膝関節全体の靭帯と腱付着部で発生
- 膝蓋靭帯の可動性の低下：内側・外側への可動性が低下し、膝蓋骨の力学的負荷が変化する
- ベーカー嚢胞：膝窩で触知しうる。慢性的な関節滲出液により関節包の背側に生じる。力学的刺激により、膝窩の筋肉の付着部で、結節腫が生じることがある（半膜様筋の腱で形成される深鵞足など）

■ 筋組織

- 筋緊張亢進：膝窩筋、腓腹筋の外側頭・内側頭、ハムストリングス（膝窩）、大腿直筋（特に鼠径部にある起始部）

- 疼痛により脚の筋肉全体の筋力低下
- 筋力低下による膝関節の安定性の低下や、関節症の悪化による下肢軸の偏位の強まり

■ 吊り負荷の大きい筋力検査は避けること

■ 可動性

- 関節包パターンの制限：まず伸展よりも屈曲が強く制限される。ただし、屈曲制限による機能障害は、伸展制限による機能障害よりも少ない。伸展制限により、歩行と立位における静力学全体が変化し、長期にわたり股関節、足関節、腰椎で過剰負荷が生じる
- 関節の摩擦：しばしば可動性の検査で関節の摩擦の感触や音が知覚される。力学的な摩擦刺激の持続により、温度が上昇する。その結果、炎症が生じ、滲出液が増え、滑液中の刺激物質が増える
- エンドフィール：関節包の癒着により、堅く硬い(firm and hard)弾力的なエンドフィールが認められる。全方向の運動の最終可動域で疼痛が増強する。反射的な筋短縮（膝窩筋など）により、堅く(firm)弾力的なエンドフィールが認められる。骨棘により、堅く(firm)非弾力的なエンドフィールが認められる。ただし、筋肉が反射的に骨棘の発生を防ぐため、この種のエンドフィールはまれである
- 関節の遊び：治療肢位で、屈曲、伸展、回旋の関節の遊びが低下する（2章の可動性の変化を参照）
- 膝蓋骨の尾側滑り：膝蓋上包の癒着により、その時点の最終可動域で屈曲すると、膝蓋骨の尾側滑りの制限が認められる
- 腰椎：膝関節の傷害受容反応の持続がL3/L4の脊椎分節にフィードバックされ、二次的な腰椎の機能障害が生じる
- 膝関節の屈曲拘縮による二次的な股伸展制限
- 足関節（足根）の機能障害による膝関節への異常な負荷

■ 運動様式

- 靴下や靴の着用を自分でできるか、補助が必要か
- 歩行による疼痛の悪化、デュシェンヌ跛行、立脚期の股伸展制限の有無
  デュシェンヌ跛行（上体を支持脚の側へ傾ける）により、疼痛を有する膝関節を免荷する。長期的には、股伸展制限が加わり、静止姿勢や歩行立脚期に変化が生じる。
- 膝屈曲制限により、階段の昇り、起立・着坐、靴や靴下の着脱に支障が生じる。起立・着坐で「代償機構」が生じる。例：患側の膝関節を前方へ伸ばす

■ その他の特殊なテスト

　変形性膝関節症に関連する神経学的所見は少ない。伏在神経（大腿神経の知覚枝）は、大腿内側の大腿動脈に伴行しハンター管（内転筋管）に入る。これは大内転筋と内側広筋の間の間隙に位置する。筋肉の緊張の変化が持続すると（例：外反膝の後に生じる変形性膝関節症）、この間隙を通る神経が力学的に刺激され、膝の内側で疼痛が生じる。
　腹臥位膝屈曲テスト (p.236) による神経動力学検査：膝伸展し股伸展で外転すると、末梢神経症状が表れる（膝の伸展屈曲軸の背側を走行する神経による）。

症例

　56歳の肥満女性。主症状は、夜間痛と朝の起床時の疼痛。階段の昇りや起立・着坐の困難度が増し、日常生活に支障あり。
　最近になり、歩行時に、患肢が短縮する感覚や、膝窩がひきつる感覚がある。

仮説と治療

　膝屈曲制限の強まりにより、階段の昇りや起立・着坐が困難になる。大腿直筋の起始部の筋付着部が刺激され、大腿直筋とつながる膝蓋靭帯が反射的に膝屈曲を制限する。歩行時の膝屈曲により、大腿直筋と膝蓋靭帯に過重負荷が生じる。左右比較により、膝蓋上包の広がりの制限が確認される。

変形性膝関節症の理学療法検査のチェックリスト

既往歴	■ 主症状 ■ 疼痛 ■ 補助具 ■ 職業、趣味 ■ 参加の制限
体形と姿勢の異常	■ 下肢軸の安定性：反射的な筋力低下による下肢軸の安定性の低下や下肢軸の偏位の悪化 ■ 屈曲拘縮：大腿骨顆が斜面（脛骨プラトー）を腹側尾側へ落下する。膝蓋骨の圧迫が増大する
皮膚と皮下組織	温度上昇
腱付着部、関節、靭帯	■ 関節包の滲出液 ■ 圧痛：膝全体の靭帯と腱付着部で発生
筋組織	■ 筋緊張亢進：特に膝窩筋、腓腹筋外側頭・内側頭、ハムストリングス、大腿直筋 ■ ベーカー嚢胞、結節腫：膝窩に生じる ■ 筋力検査は疼痛の強度に合わせて行う
可動性	■ 関節包パターンの制限：屈曲＞伸展 ■ 関節摩擦：温度上昇。これにより炎症が生じ、滲出液が増加し、滑液中の刺激物質の増加する ■ エンドフィール：関節の遊びが制限され、関節包の癒着により堅く硬い (firm and hard) エンドフィール、骨棘により堅く (firm) 非弾力的なエンドフィール（筋肉が反射的に骨棘の発生を防ぐためまれ）、反射的な筋短縮により堅く (firm) 弾力的なエンドフィールが認められる ■ 腰椎：腰椎分節（特にL3/L4）の検査 ■ 股関節と足関節の検査
運動様式	■ デュシェンヌ跛行：荷重アームを短縮して膝関節を免荷する ■ 代償機構：起立・着坐 ■ 靴や靴下の着脱の能力 ■ 歩行、階段の昇り、起立・着坐
その他の特殊なテスト	腹臥位膝屈曲テストによる伏在神経の検査

屈曲の可動性の改善のため、軟部組織モビライゼーションと併せた圧迫インヒビションや、膝蓋骨の尾側モビライゼーションと交互に膝屈曲の反対方向 (buttressing) モビライゼーションを行う。患者は日に数回、自己モビライゼーションを行う。例えば、朝の起床前に、吊りなしで、疼痛のない可動域で膝を屈曲および伸展すると、椅子からの起立が楽になる。

日中は、無理のない範囲で座位の自己モビライゼーションを行う。階段の昇りでは、杖を使用する。

歩行時の下肢が短縮する感覚は、伸展障害に起因する。伸展の可動性の改善のため、伸展域を広げる関節テクニックと併せて、膝窩筋の横断伸張を行う。さらに、半端座位で伸展の反対方向 (buttressing) モビライゼーションを行うと、歩行時に弛緩の感覚が得られ、膝窩のひきつる感覚が弱まる。患者は、日常生活で、歩行前に、膝伸展の反対方向 (buttressing) の自動運動を行う（座位で踵を床面上で後方へ動かす）。

夜間痛は安楽臥位（側臥位、背臥位）により緩和する。

これらの処置により、手術（人工膝関節）までの3か月間、患者の疼痛は許容範囲まで軽減する。理学療法を週2-3回行い、出来るだけ可動性を保持する。

●変形性膝関節症の理学療法

■目的

身体構造と機能（機能障害）

- 疼痛緩和と膝関節の免荷
- 軟骨栄養改善と吸収促進
- 可動性の維持と改善：膝関節の伸展、屈曲、回旋
- 筋力と協調性の維持と改善

活動

運動シーケンスを効率化し、日常生活の膝関節の圧迫負荷の増大を避ける

参加

参加し、職場や家庭での役割を果たす

■処置

疼痛緩和、膝関節の免荷、軟骨の栄養改善
- 温熱療法、疼痛緩和の電気療法
- ステージ1-2で、疼痛緩和と吸収促進のため、その時点の安静肢位で、間欠牽引を行う。圧迫と牽引を交互に行い、軟骨の栄養状態を改善する。
- 血流改善のため、吊りなしの屈曲・伸展運動と交互に短時間の寒冷療法を行う（2章を参照）。患者は、朝の起床前に、側臥位で、吊りなしの膝の運動を行う。これにより、滑液が拡散し、膝関節の負荷への準備が整い、可動性が改善する
- 下腿の振子運動による軟骨栄養の改善
- 安楽臥位（側臥位で両下肢の間に枕を置く）により、下肢の抗重力筋の活性化を防ぐ
- 背臥位では、接触面が最小になるよう枕を置いて膝を支える。屈曲拘縮による屈筋の持続的な活性化により、虚血性疼痛が生じるおそれがある
- 膝関節と股関節を十分に伸展し、大腿四頭筋を免荷し、膝蓋骨の圧迫を減らす

可動性の維持と改善：膝伸展

| 関節モビライゼーションにより、疼痛を増強してはならない!

患膝の筋肉の縦断伸張を行う場合は、細心の注意を要する。疼痛が主症状である場合、関節モビライゼーションを行わず、関節の免荷を優先する。

膝伸展では、終末強制回旋運動が特に重要である。すなわち、治療肢位の脛骨の腹側滑りにより、終末強制回旋運動が強まる（図5.60）。

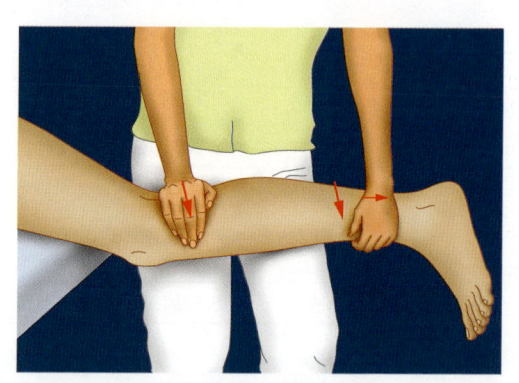

図5.60　治療肢位の脛骨の腹側滑り

多くの患者は腹臥位が困難であるため、背臥位で、脛骨を固定して、大腿骨顆の背側滑りを通じて膝伸展を行う。終末強制回旋運動が強まり、大腿骨内側顆がさらに背側へ動く。

膝窩筋の短縮により、膝関節の終末強制回旋運動が消失する。膝窩筋の筋緊張低下と伸張のため、軟部組織モビライゼーション（圧迫インヒビション、横断マッサージ、横断伸張）を行う。横断伸張は、縦断伸張よりも、関節の負荷が小さい。

膝窩の深部の筋肉は、触知可能であり、内側遠位から外側近位へ斜めに走行する。

反対方向（buttressing）モビライゼーションは、吊りなしの開始肢位で行う。

例：吊りなしの開始肢位の反対方向(buttressing)モビライゼーション
- 患者の開始肢位：側臥位で、患肢を軽く屈曲して枕に載せ、健肢を屈曲して前方に置く。あるいは代替の肢位として、患肢を下側にし、健肢を屈曲して前方に置いてもよい。患者の自動運動（例：朝の起床前）もこの開始肢位で行う
- 療法士の開始肢位：患者の膝関節の背側で、一方の手で患者の大腿の腹側遠位をつかみ、他方の手で大腿の腹側近位をつかむ。療法士は、自分の胸骨を患者の膝窩に付ける
- 手順：療法士は、患者の膝窩を自分の上体に強く押しあて、支点を背側に移動させ、膝関節を伸展する。膝関節を水平面で背側尾側へ動かす。療法士は、両手で同時に支点を移動させる。股伸展も生じ、踵が尾側へ動く

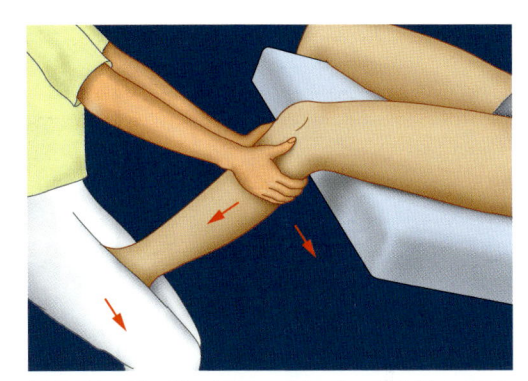

図5.61　膝屈曲の拡張のグリップ：牽引(左矢印)と背側滑り(右矢印)

> 反対方向 (buttressing) モビライゼーションは、短時間の寒冷療法と交互に行ってもよい。また、支点を腹側頭側へ移動させると、屈曲の拡張のモビライゼーションになる。

可動性の維持と改善：膝関節の屈曲
- 膝蓋骨の尾側モビライゼーションにより、膝蓋上包の癒着を防止する。このモビライゼーションは、治療肢位で行う
- 治療肢位の脛骨の背側滑り：内旋と外旋を強め、脛骨の内側と外側をさらに背側へ動かす（図5.61）
- 大腿四頭筋と大腿直筋の伸張（図5.62）：筋肉の横断伸張は、その時点の膝の最大屈曲位で行う。大腿直筋の縦断伸張は、股伸展により膝を最大屈曲位にして行う。特に関節保護が必要な場合、側臥位（例：スリング）でも可能である。膝を最終可動域で屈曲すると、近位の梃子により股伸展が生じる。モビライゼーションに併せて横断マッサージを行ってもよい
- 座位の膝屈曲の自己モビライゼーション

例：
1. 膝蓋骨の尾側モビライゼーション
- 患者の開始肢位：治療台の端に座り、疼痛のない最終可動域で膝を屈曲する。下腿を支持し、大腿四頭筋の抗重力作用を停止する
- 療法士の開始肢位：患者の側方で、患側に立つ。手根骨を膝蓋骨の上縁に置く。手掌を膝蓋骨の上方で浮かせ、膝蓋骨を押さないようにする（膝蓋骨を吸い寄せるようなイメージ）。前腕を治療方向（下腿縦軸の延長線）に合わせて置く

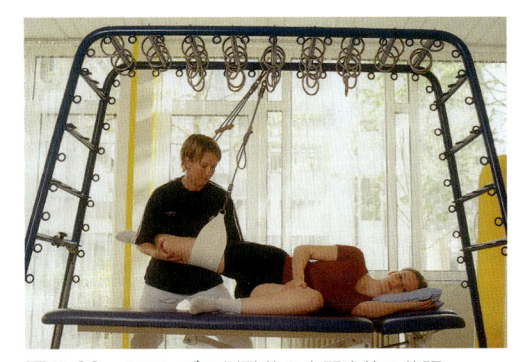

図5.62　スリングの側臥位の大腿直筋の伸張

> 膝蓋骨を圧迫してはならない！

- 手順：この開始肢位で、膝蓋骨を尾側へ動かす。このモビライゼーションと併せて、大腿四頭筋の等尺性収縮後弛緩（筋緊張低下をもたらす）を行ってもよい

2. 座位の膝屈曲の自己モビライゼーション
- 患者の開始肢位：椅子に端座位で、最終可動

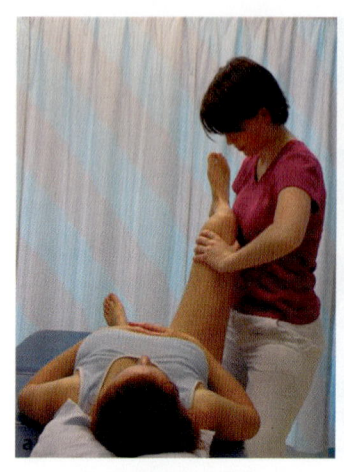

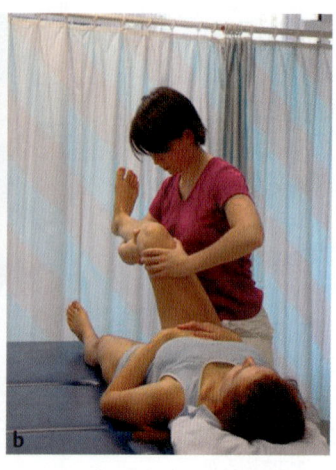

図5.63a-b　反対方向(buttressing)モビライゼーション
a 内旋、b 外旋

域の手前で膝を屈曲する
- 手順：踵を床面上で後方へ動かし足を背屈し、膝屈曲をわずかに増強する。股屈曲で近位の梃子により坐骨結節が座面上で前方へ動き、膝屈曲がわずかに増強する

膝回旋の維持と改善
- 反対方向(buttressing)モビライゼーション
- 膝回旋の自己モビライゼーション
- 大腿膝蓋関節の自己モビライゼーション

例：
1. 反対方向(buttressing)モビライゼーション（図5.63a-b）

- 患者の開始肢位：背臥位になり、股関節を90度屈曲、膝関節を最終可動域の手前で屈曲する。回旋の可動性が最大となるため、膝の90度屈曲が望ましい
- 療法士の開始肢位：患者の側方で、下腿を横抱きで抱え、近位手で大腿を支える。療法士は、自分の上体を患者の大腿外側に付ける
- 手順：療法士は、上体を使って、患者の股関節を水平外転する。遠位手で、下腿の運動に抗して脛骨端を天井の方向へ向けたまま動かさないようにする。その結果、近位の梃子により、膝関節の内旋が生じる（図5.63a）
- 脛骨端を天井の方向へ向けた状態で、股関節を水平内転すると、近位の梃子により、膝関節の外

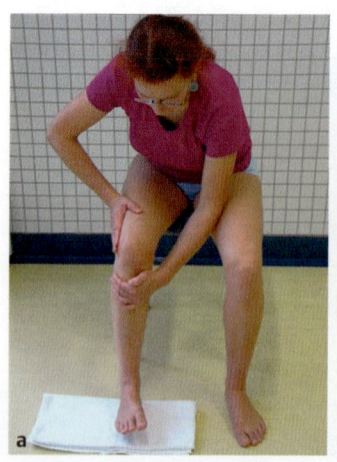

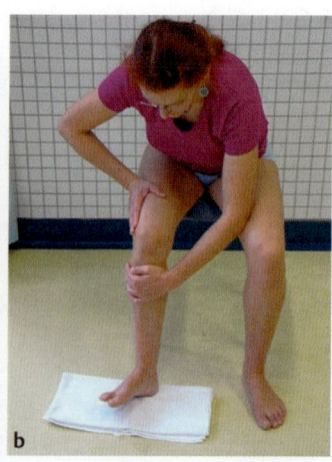

図5.64a-b　ワイパーブレード運動
(Klein-Vogelbach 1992)
a 内旋、b 外旋

5.4 変形性膝関節症　427

旋が生じる(図5.63b)

2. ワイパーブレード運動による膝回旋の自己モビライゼーション(図5.64a-b)
- 患者の開始肢位：端座位で、出来るだけ膝を90度に屈曲し、股関節を軽く水平外転し、足関節を背屈し、踵を伸ばす。患者は自分の手で膝回旋のモビライゼーションを行う
- 手順：右膝関節の回旋では、右手を大腿の外側遠位に置き、左手を下腿の内側近位に置く。両手で支持しながら膝関節を内旋および外旋する

3. 大腿膝蓋関節の自己モビライゼーション
- 患者の開始肢位：ワイパーブレード運動の開始肢位と同じ
- 手順：患者は、同側の手で、大腿骨の転子点を触知する。股関節を外旋すると、転子点は座面に近づく。これにより、踵の下の圧力が変化し、力点が外側へ移動する。同時に、母趾関節下の圧力を強める。踵の内がえしに抗して、前足部を回内する。この間ずっと、脛骨粗面の空間的位置で固定する。内転筋を活発化しないようにする。その結果、下肢の血流が改善する。脛骨粗面の位置を動かさないため、大腿膝蓋関節の小さな運動が生じる

隣接関節の治療

隣接関節を過剰負荷やこれによる障害から保護するため、次の処置が有用である。
- L3/L4の機能障害：椎間関節の牽引（クラフテクニック）による脊椎分節のモビライゼーション。その後、脊椎分節の安定化を行う
- 腰椎と股関節を免荷する処置(5.2章、5.5章を参照)
- 足関節のモビライゼーション（徒手療法。3章の「例」を参照）。その後、足底弓の安定化を行う(3章を参照)

筋力と協調性の保持
- 筋力と協調性の訓練は、非荷重位または部分荷重位で行う
- 下肢軸の訓練は、座位、半端座位、両足を壁に付けた背臥位などで行う
- 歩行運動パターンの訓練（図5.65a）は、スリングの肢位などで行う（図5.65b）。また、拡張機牽引により、上肢運動を伴う相反性の歩行運動（伸展と屈曲）を訓練する
- 非荷重の大腿四頭筋の訓練

例：
1. スリング：側臥位の吊り下げ（図5.65b）
- 上側の下肢は、膝を伸展し、股関節を伸展・外転・内旋する。同時に、上側の上肢は、肘を屈曲し、肩を屈曲・内転・外旋する。また、下側の下肢は、膝を屈曲し、股関節を屈曲・内転・外旋する
- 大腿または足に、軽い抵抗を加える
- 圧迫(approximation)により、支持脚の運動を強化する

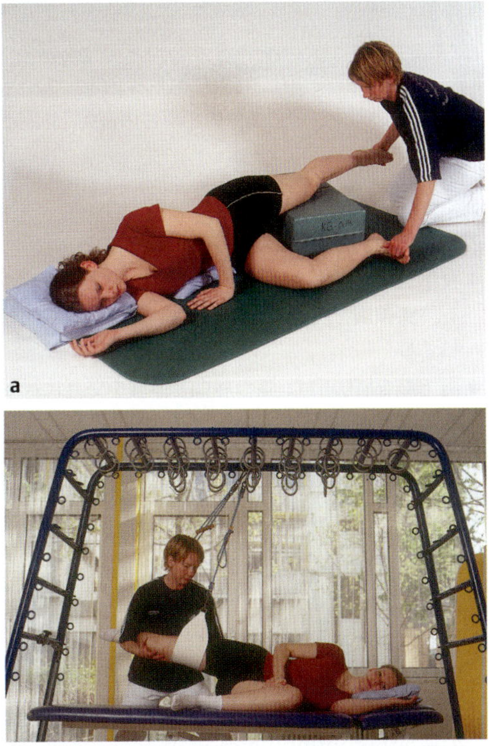

図5.65a-b　側臥位の遊脚と立脚の運動の強化

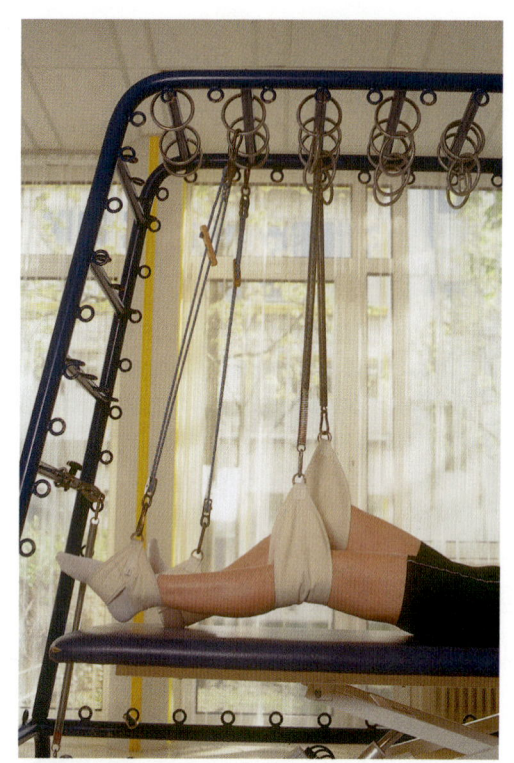

図5.66 スリングの膝関節の相反性の運動（伸展と屈曲）

方向（buttressing）の自動運動を行う

大腿四頭筋の強化の訓練は、しばしば、下腿の重量を無くさず、開放運動連鎖で行う。この訓練を分析すると、重量を有する下腿は長い荷重アームであり、大腿四頭筋は短い作用アームである。これらにより、大腿膝蓋関節の圧迫負荷は増大する。開放運動連鎖の膝伸展で、下肢は第3種梃子（速度の梃子）になる。

閉鎖運動連鎖の大腿四頭筋の訓練（例：背中を壁に付けた立位）は、膝屈曲の可動性がわずか10-20度ほどの膝蓋骨後部の関節症などで行う。膝屈曲を強めると、大腿膝蓋関節への作用力は強まる。重心が背側移動するため、荷重アーム（下腿）が長くなる。荷重アームは、膝関節中心を通る垂直線と重心の作用線の間を結ぶ線である。これに対し、短い作用アーム（大腿四

2. *スリング：背臥位の吊り下げ*（図5.66）
- 背臥位で、膝をスリング（拡張機付き）で吊り下げる。膝伸展を良好に行えるよう、支点の高さを調整する
- 両下肢を吊り下げ、膝の屈曲と伸展を交互に行う

3. *非荷重の大腿四頭筋の訓練*（図5.67a-c）
- 背臥位で、屈筋の共同収縮により関節を保護しながら、大腿四頭筋を訓練する
- 手順：股伸筋により骨盤が動くと、尾側への運動の拡がり（continuing movement）により、膝屈曲が生じる。また腰椎が屈曲する。股伸展の可動性が低ければ、上体がやや持ち上がる。踵を治療台上で滑らせず足を背屈すると、運動の拡がり（continuing movement）により、膝関節で屈筋が活性化する
- 課題：膝を屈曲しないこと！これにより、大腿四頭筋（膝屈曲を妨げる作用を有する）による反対

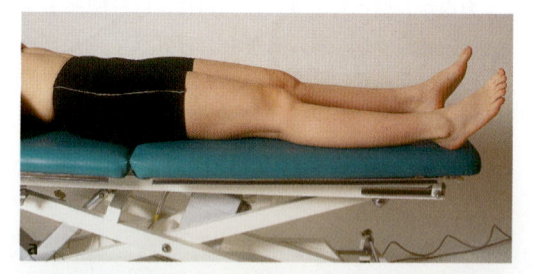

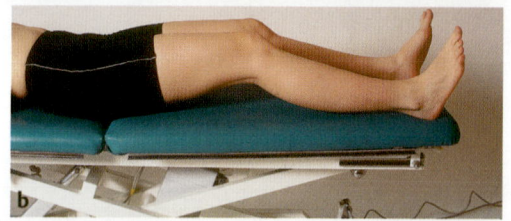

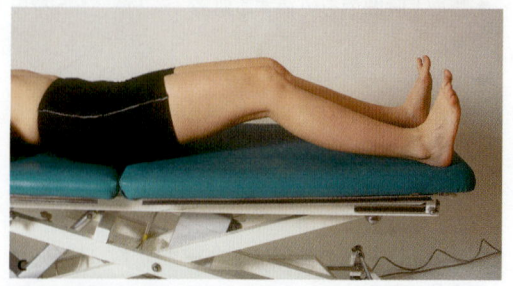

図5.67a-c 非荷重の大腿四頭筋の訓練（Klein-Vogelbach 1992）

頭筋）は、大腿四頭筋の作用線と膝関節中心を通る垂直線の間を結ぶ線である。この開始肢位で、下肢は第1種梃子（両側の梃子）になる。

日常生活の運動シーケンスの効率化
- 屈伸は、前後屈伸よりも左右屈伸が望ましい。重力作用線が膝関節中心の近くを通ると、荷重アームが短くなり、膝関節への圧迫負荷が弱まる。前後の屈伸では、重心が大きく背側移動する（「閉鎖運動連鎖の大腿四頭筋トレーニング」を参照）
- 起立・着坐では、上体前屈により重心を膝関節にかける。これにより、大腿四頭筋と膝を免荷する。肘掛け椅子も有用である。強い疼痛がある場合、患肢を前方へ置く

これらの免荷機構が機能するには、良好な股屈曲が必要である！

- 階段の下りや下山では、健側の一本杖または両側の二本杖により、疼痛が緩和する。トレッキングでは専用ストックを使う
- 靴の緩衝ソールにより立脚期の踵接地による硬い衝撃を緩和する
- 買い物の際は、バッグを持たずカートを使う
- 適切なスポーツ：水泳、サイクリング（平地の走行、ギアチェンジで抵抗を小さくする）、ゴルフなど
- 適切な補助具：長い靴べら、ソックスエイドなど
- 階段ではなくエレベーターを使う
- 膝屈曲が強まる極端に低い座位を避けること！

変形性膝関節症の理学療法のまとめ

- 疼痛が主症状である場合、免荷、疼痛緩和、吸収促進を優先する。その時点の安静肢位で間欠牽引、非荷重位の疼痛のない可動域の運動、物理療法（電気療法、温熱療法）を行う
- 可動性の保持
  — 関節の遊びの保持のため、治療肢位で、牽引および滑りモビライゼーションを行う。関節包の弾力性は、関節運動で偏位が生じないための前提条件である
  — 筋肉の弾力性の保持のため、横断伸張を行う。二関節筋は、安楽肢位で、疼痛のない関節上の筋肉の縦断伸張を行う（例：スリングの側臥位（股伸展）の大腿直筋の縦断伸張）。縦断伸張は、横断伸張と併せて行う
  — 他動的モビライゼーションは、必ず自己モビライゼーションと併せて行う。例：膝の屈曲・回旋・伸展の反対方向（buttressing）モビライゼーションなど
  — 自己モビライゼーション。例：膝回旋の保持のワイパーブレード運動
- 筋力と協調性の保持
  — 筋力と協調性は歩行機能パターンにより訓練する（例：スリングの側臥位、半端座位）
  — 筋力訓練は、閉鎖運動連鎖よりも開放運動連鎖で、関節の偏位が生じやすい
- 日常生活の運動シーケンスの効率化
  — 前後屈伸よりも左右屈伸が望ましい！
  — 起立・着坐では、上体前屈を心がける！
  — 低い座面の椅子に座らない！
  — 杖やトレッキングストックなどの補助具で荷重を減らす。特に階段の下り、下山など
  — 靴の緩衝ソールにより立脚期の踵接地による衝撃を軽減する

5.5 変形性股関節症

■ 定義
変形性股関節症は股関節の関節症である。

■ 原因と発症
変形性股関節症の原因は、軟骨の強度と荷重の不均衡である。発症を決定づけるのは、軟骨の荷重面積である。股関節の構造的位置異常（例：外反股、股関節形成異常）では、荷重面積が著しく小さくなる（4.3章を参照）。

また関節面の不適合（例：寛骨臼が深い。股臼底突出）によっても荷重は増大する。

股関節と周囲の軟部組織の後天的変形は、炎症、無菌性壊死（ペルテス病など）、腫瘍、関節骨折などの後遺症として生じるだけでなく、疾患（血友病など）に合併して生じ、これにより関節症を発症する。

荷重関節である股関節は、球窩関節であり、隣接関節である膝関節や腰椎と機能的ユニットをなす。正常な股関節は、弾力性に富み、適応能力が高い。膝関節や腰椎の機能障害では、これを代償して、股関節は長期にわたり無徴候で過剰負荷に耐えうる。

反対に、股関節の機能障害はより深刻である。股関節の三平面（前額面、矢状面、水平面）の可動性が失われると、これに適応するため、膝関節や腰椎の機能が制限される。長期にわたる過剰負荷の結果、膝関節や腰椎の機能的・構造的障害が生じる。

膝関節は、蝶番関節であり、前額面と水平面の機能障害を代償できない。その結果、内反型や外反型の変形性膝関節症、靱帯機能低下、半月板変性、膝蓋骨後部の関節症が生じる。

仙腸関節が股関節の可動性低下を代償する場合、恒常的に靱帯にストレスがかかる。仙腸関節は過可動となり、関節の障害が反復する。骨盤の筋肉は、筋緊張亢進し、骨盤のねじれにより持続的にストレスを受け変性する。

腰椎は、椎間板を有するため、最も大きな影響を受ける。股関節の屈曲拘縮により、腰椎の椎間関節の最大のコンバージェンスが持続し負荷が生じる。同時に、静止姿勢では、重度の胸椎後弯とともに伸展と回旋の可動性が低下し、腰椎の各組織は頭尾側から過剰負荷を受ける。

■ 発症部位
外反股や股関節形成異常では、股関節の上部（荷重部）が侵される。内反股や臼底突出型の変形性股関節症では、股関節の中心部が侵される。

■ 症状

ステージ1
主訴は疼痛である。疼痛が第一症状であり、荷重の時間や強度に応じて誘発される。朝の「初動痛」は、運動を通じて徐々に消失する。日中は長時間の荷重時のみ疼痛が生じる。長時間の同一位置の関節不動によっても疼痛が誘発される。

ステージ2
疼痛が増強し、短時間の荷重によっても発生する。疼痛なく歩行できる距離が減少し、跛行が生じる。可動性制限が強まり、姿勢変更（起立・着坐など）が困難になる。長時間の立位が不能となる。

ステージ3
疼痛のない時間がなくなり、安静時痛も生じる。常に疼痛があるため、頻繁に姿勢変更を余儀なくされる。

疼痛の発生部位（図5.68）
- 股関節が牽引されることによる深部の鼠径部痛

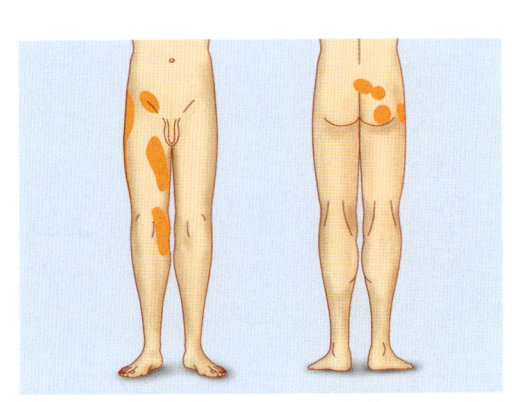

図5.68　右変形性股関節症の疼痛部位

- 転子の領域：患側の側臥位の就寝が不能
- 筋組織：関節の痛覚による反射的な筋緊張亢進
- 同側の仙腸関節と腰椎
- 大腿の腹側内側や同側の臀部への放散痛
- 同側の膝関節への放散痛（関連痛：股関節包や膝関節はL3神経根の支配域である。2章の「関連痛」を参照）

例：
- 42歳女性。左股関節の疼痛悪化の愁訴。靴や靴下の着脱が困難。10年前の自動車事故で大腿骨頸部の粉砕骨折。
- 53歳の建設作業員。右股関節の疼痛による可動性制限の悪化により来院。医師の診断は、重度の股関節症を有する股関節形成不全。

■ 診断

左右比較のため、必ず両股関節のX線画像を撮影する（5.1章）。関節裂隙の狭小化は、まず股関節の上部（荷重部）で生じることが多い。臼蓋の外側に骨棘が生じ荷重面が拡大する。圧迫負荷の増大により、骨中に石灰塩が蓄積し、これによる軟骨下硬化が、X線画像の不透過像により確認される（図5.69）。

X線画像で小転子が強調される場合、股外旋の強まりが認められる。

大腿骨頸部の骨梁構造から、股関節への作用力の強さを判断しうる（図5.70a-c）。圧迫負荷が強い場合（CCD角が拡大。図5.70c）、垂直の軌道

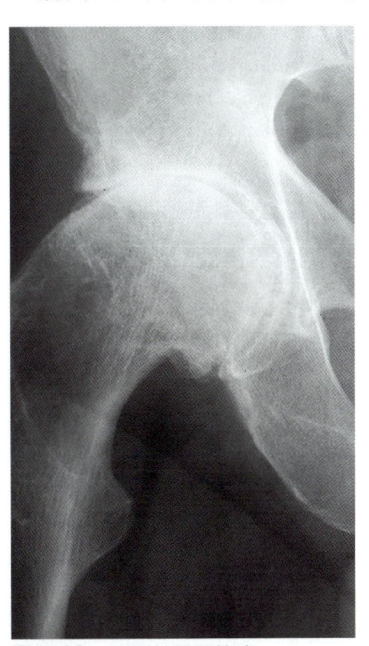

図5.69　変形性股関節症

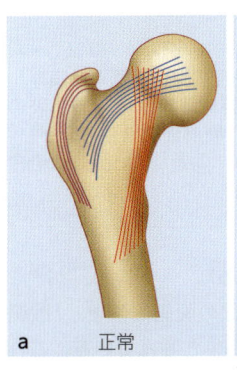

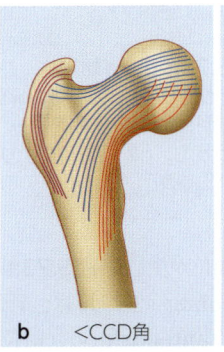

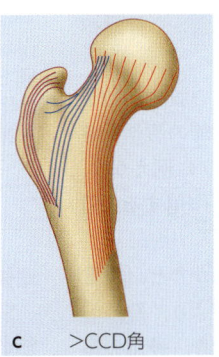

図5.70a-c　大腿骨頸部の骨梁構造
a 正常
b 内反股：CCD角の縮小。水平の軌道が多い
c 外反股：CCD角が拡大。垂直の軌道が多い

が増える（特に大腿骨頸部の内側）。牽引負荷が強い場合（CCD角が縮小。図5.70b）、水平の骨梁が増える。

股関節の偏位は、臼蓋の骨頭被覆率により判断する。内側または外側の偏位は正面のX線画像により、腹側の偏位は側面のX線画像により確認する。腹側偏位が最も多く見られる。

股関節は安定性に乏しく、一押ししただけでも影響が現れる。骨頭は臼蓋と部分的に接合するにすぎない。骨頭の転がり滑り運動の軌跡は、斜面として見うる。斜面で発生する斜面落下力が股関節の偏位を促す。しばしば骨頭のわずか1-2mmの並進運動により偏位が生じる。

解剖学上の構造的位置異常がなくても、股関節の偏位は生じうる。股関節を頭方から見ると（水平面）、骨頭と臼蓋のアライメントはいずれも腹側へ調整される（図5.71）。歩行時に生じる合力の方向

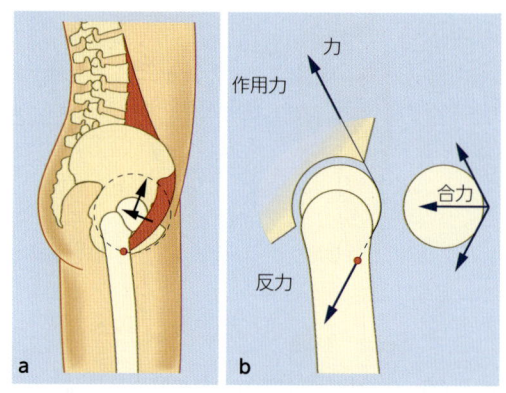

図5.72a-b a立位の腸腰筋の位置
b骨頭に付着する腸腰筋腱の背側の合力は腹側偏位を防ぐ

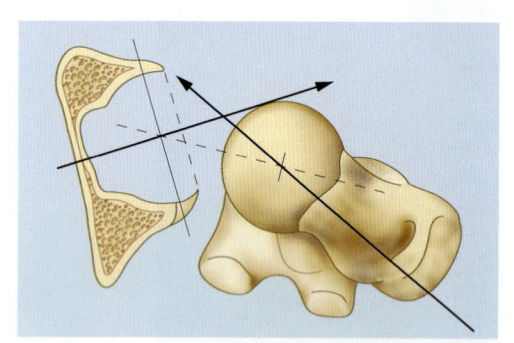

図5.71 骨頭と臼蓋のアライメント。いずれも腹側へ調整される

は明らかに腹側である。腹側内側頭側への床反力は、下肢軸を通じて骨頭から臼蓋へ伝達される。体重による腹側外側尾側への力は、臼蓋から骨頭へ伝達される。

歩行と立位で、腸腰筋腱は股関節の腹側偏位を防ぐ（図5.72a）。腸腰筋腱は、股関節の腹側を走行し、固定された滑車上を滑るロープに例えうる。腸腰筋腱の牽引力の合力は背側へ作用する（図5.72b）。

開放運動連鎖で股屈曲し下肢を動かすと、非常に危険である。負荷と筋力のトルクにより、骨頭の背側固定（アンカリング）が不十分となり、骨頭の腹

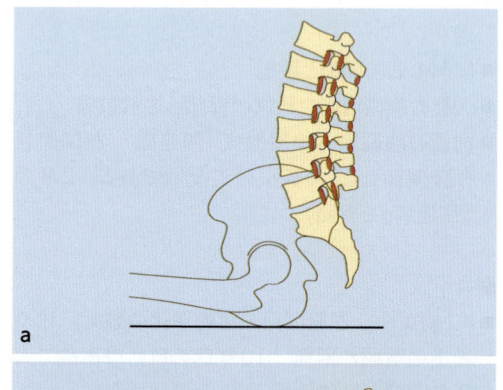

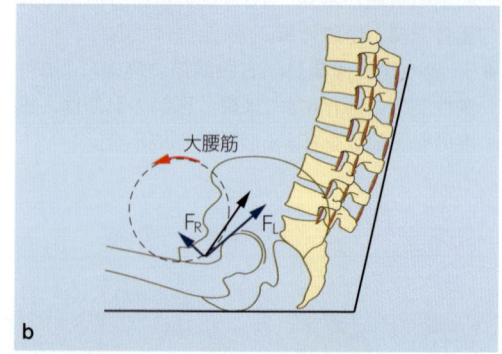

図5.73a-b a端座位。臼蓋の骨頭被覆率は良好
b背もたれ座位。臼蓋の骨頭被覆率が低下。下肢の重量が腸腰筋の作用を促し、腹側偏位が生じる（FL＝縦の分力、FR＝回旋の分力。両者により腹側への合力が生じる）

側偏位が生じる（図5.73a-b）。

Sohier（1991）は、骨頭の腹側偏位を、「股関節のanteposition（前位）」と呼んでいる。これ

は骨頭の並進運動による偏位であり、関節受容器がこの偏位に反応した結果、γ運動ニューロンを通じて筋肉の筋緊張が変化する。骨頭偏位により荷重面が変化し、股関節の変性が促される。

また、Sohier (1991) は、骨頭の外側偏位を、「expulsiveな股関節」(expulsive：外側へ動く) と呼んでいる。この偏位は、外反股を伴う股関節形成異常で生じやすい。また、正常な股関節でも、長いアームの梃子により開放運動連鎖で股外転すると、この偏位が生じうる。

骨頭の内側偏位 (impulsiveな股関節。impulsive：内側へ動く) は、臼底突出型の変形性股関節症を悪化させる。

股関節の偏位は、特殊な運動テストにより確認する (「運動」を参照)。

■ 鑑別診断

- 股関節形成異常
- 骨折の後
- リウマチ性または細菌性の股関節炎
- 股関節の腫瘍
- 軟骨石灰化症
- 大腿骨頭壊死 (大腿骨頭の圧潰)

■ 治療

保存療法

5.1章を参照

手術療法

外科手術は、全ての保存療法の後に行う (内反および外反骨切り術 (関節温存手術)、人工関節 (関節置換術) など。9章、10章を参照)。

● 変形性股関節症の理学療法検査

■ 既往歴

5.1章を参照

■ 体形と姿勢の異常

- ステージ2以降は、疼痛回避肢位と回避運動が見られる
- 股関節の屈曲・内転・外旋位が強まり、代償性の腰椎の過前弯が生じる
- 同ステージの両側変形性股関節症 (まれ) で、対称性の姿勢悪化が見られる
- 片側の変形性股関節症のステージ3と4では、患側の股関節の屈曲と内転の拘縮により、機能的な下肢短縮が生じる
- 大腿骨頭壊死や臼底突出型の変形性股関節症では、構造的な下肢短縮が生じる。いずれも、短縮側で骨盤の位置低下が生じる
- 下肢短縮の代償として、健肢の全関節の屈曲が生じる。また、仙腸関節の位置異常を伴う骨盤のねじれがしばしば認められる (触診、機能検査)。患側で腰椎の凸性の側屈が見られる。健側の股関節は、近位の梃子により内転位になる

■ 皮膚と皮下組織

- 温度：関節症の活動期に、股関節領域の皮膚温度が上昇する
- 組織の緊張：骨盤と腰椎領域の組織の緊張が亢進する
- 痛覚過敏：L3神経の支配域の痛覚閾値の低下により痛覚過敏が生じる

■ 腱付着部と靱帯

- 筋付着部の腱障害
  — 主に大転子の筋付着部、上・下前腸骨棘の屈筋付着部
  — 時にハムストリングの起始部。股関節の屈曲

拘縮により、身体の重心が腹側移動し、抗重力作用が持続するために生じる
- 圧痛
  — 仙腸関節の靱帯：仙骨溝の圧痛
  — 腰椎の各椎の靱帯
  — 筋膜の緊張の変化による鼠径靱帯の疼痛

■ 筋組織

- 筋緊張亢進：患側の内転筋、外旋筋、屈筋、腰方形筋、広背筋。負荷の増加により、支持脚の骨盤安定化筋の筋緊張が亢進する。しばしばこの部位のトリガーポイントが活性化する
- 筋短縮（「可動性」を参照）：最終可動域の等尺性収縮後弛緩により、筋短縮を鑑別する（反射的短縮、構造的短縮）。筋短縮は関節内の圧力を上昇させる。重度の筋拘縮は、関節包の拘縮を加速・悪化させる。ステージ3では関節破壊が顕著となり、疼痛のため筋伸張が不能となる。筋肉の「伸張の予備能」は、横断伸張により検査する
- 筋力低下
  — 股関節：ステージ1と2では、関節機能が良好に保たれ（可動性が良好、礫音なし）、筋力は正常であり、抵抗や下肢の重量に抗しうる。ステージ3と4では、疼痛により反射的に筋肉が抑制され、筋力の客観的把握が不可能である。また関節の負荷が過大となるため、抵抗を加えることができない
  — 体幹筋：背筋テストは、腹臥位、または体幹長軸を前傾した立位に近い座位で行う。腹筋テストは、腰椎の疼痛を有する場合は疼痛回避肢位で行う。通常の腹筋テスト（背臥位で頭部と肩甲帯を持ち上げる）では、腰椎への強い梃子と剪断作用が生じる。腹筋の主機能の一つは、骨盤を胸郭に連結することである。この機能により、通常の腹筋テストでは、腹筋は尾側から頭側へ収縮し、頭側から尾側へは収縮しない。この腹筋の安定化機能は、股関節の屈曲拘縮により妨げられる
    腹筋の共力作用は、腹筋の各筋の役割、すなわち、腹部の平坦化（腹斜筋）、胴囲の縮小（腹横筋）、恥骨結合と臍の距離や臍と肋骨角の距離の縮小（腹直筋）に応じて発生する（「腹筋の機能と椎間板突出」、「内部ユニット」を参照）。

> 筋力検査は、脊柱の愁訴を有する全ての患者で可能である！

■ 可動性

関節包パターン

股関節の関節包パターンの硬化が強まる。すなわち、ステージ2で、内旋、伸展、外転の可動性制限が始まる。ステージ3以降は、重度の可動性制限と礫音が生じる。

> 運動検査の順序：全運動を左右差により評価すること！

背臥位を開始肢位とする検査

屈曲と伸展

- 屈曲で、大腿と骨盤がなす角度（腹側）の縮小を観察する
- しばしば外旋を伴う水平外転の下肢の回避運動が見られる
- 屈曲制限を有する場合、自動運動でしばしば腹筋の過剰作用が生じる
- 他動運動で、運動の拡がり（continuing movement）による骨盤の運動が早まる。堅いまたは硬い（firm or hard）弾力的なエンドフィールが認められる

> 運動の拡がり（continuing movement）により骨盤が動くと直ちに、これに連動して、健側で腰椎、仙腸関節、股関節が動く。健側の股関節は、近位の梃子により、伸展および外転する（伸ばした下肢の股伸展を評価するトーマステスト：伸展制限を有する場合、下肢が持ち上がる。他方の下肢（屈曲した下肢）を外旋すると、伸ばした下肢の股外転が強化（buttressing）される）。

- 骨頭の内側偏位（impulsiveな股関節）では、左右比較により、軽度の屈曲制限が認められる。屈曲制限を有する下肢は、外転および外旋の回避運動の傾向を有する。軽度の可動性制限は、両側の他動屈曲運動テストにより確認しうる

回旋：90度屈曲位
- 重度の内旋制限では、しばしば硬く（hard）非弾力的なエンドフィールが認められる
- 進行した股関節症では、外旋制限も生じ、「ぐらつきながらも硬直」した回旋となる

回旋：伸展・屈曲・中間位
- 骨頭の腹側偏位（股関節のanteposition）では、重度の内旋制限が生じ、堅く硬い（firm and hard）エンドフィールが認められる
- 外旋制限も生じるが、重度ではない
- 弾力性の乏しいエンドフィール（堅く硬い（firm and hard））が認められる

外転
- 外転は、伸展位と屈曲位（種々の屈曲角度）で検査する。その際、外転筋の全部分の筋短縮を調べる
- 進行した股関節症では、全ての角度の外転が制限され、硬い（hard）エンドフィールが認められる
- 伸展位の外転により、腹側の内転筋（恥骨筋、薄筋、長内転筋）の筋短縮を調べる
- 最終可動域まで外転し膝屈曲すると、薄筋の短縮が生じる。さらに外転させようとすると、薄筋がこれを制限する
- 45度屈曲位で外転の検査を行う。その際、内転筋の中間部分、特に短内転筋の筋短縮を調べる
- 膝の内側をやや強く圧迫し、エンドフィールを調べる
- 併せて仙腸関節の誘発テストを行う。腸骨への運動の拡がり（continuing movement）により、仙腸関節は圧迫される（パトリック・クビステスト）。骨頭の外側偏位（expulsiveな股関節）でも、外旋制限が生じる
- 最大屈曲および外転により大内転筋を調べる

関節の遊び
- その時点の安静肢位で股関節を牽引・圧迫する
- 治療肢位で牽引する（p.439参照）

腹臥位を開始肢位とする検査

伸展
- 最初に、膝を伸展し、股伸展を調べる
- 次に、膝を屈曲し、大腿直筋の筋短縮を調べる

回旋
- 屈曲・伸展・中間位の回旋は、立脚期の重要機能である。初期の股関節症では、まず内旋が制限される。これは、骨頭の荷重部が臼蓋に接触して生じる
- 患者の自動内旋運動により、股外旋筋の遠心性収縮が生じる
- 鬱血や筋付着部の腱障害により、股外旋筋の疼痛が生じる。この場合、しばしば腰椎と仙腸関節の障害を合併する
- 初期の股関節症では、外転、内転、回旋の立位検査が可能である。この場合、どの運動により荷重時痛が生じるかを聴取する

腰椎
- 腰椎の可動性の検査は必須である（特に腰椎の疼痛の愁訴を有する場合）
- 股伸展により、腰仙椎移行部はしばしば過可動となり、関節の障害が反復する
- 歩行時の股伸展および回旋の可動性低下の代償として、胸腰椎移行部が過可動となり、関節の障害が反復する
- 特に第3腰椎の椎間関節は、わずかな筋肉と靭帯により安定化されているため、侵されやすく、しばしば不安定になる
- 腸腰筋の短縮は、腰椎に重大な影響を与える。股関節の遠位骨が固定端となり、一側性の腸腰筋の短縮が生じ、腰椎で伸展、患側への側屈、健側への回旋が生じる。腸骨筋の短縮により、筋短縮側の骨盤が屈曲位になる。また仙骨の片側がニューテーション（nutation）する
- 腰背部の筋肉の短縮により、座位の骨盤屈曲が

妨げられる。これにより、座位における、仙骨のニューテーション（nutation）、腰椎の前弯化、身体各部の位置の調整も妨げられる
- スプリンギングテストにより腰椎の運動を調べ、疼痛を再現する

仙腸関節
- 関節包パターンの制限が強まるにつれ、仙腸関節の運動が制限され、常に過剰負荷を受ける
- 骨盤の筋肉の短縮と筋緊張変化により、骨盤がねじれ、仙腸関節の位置異常が生じる。これにより、機能的な脚長差が生じうる

補高靴で脚長差を補う前に、必ず仙腸関節に起因する脚長差でないことを確認すること（3.2章を参照）。

- 膝関節と足関節の検査（左右比較）

■ 運動様式

歩行
- 立位と歩行で患肢の免荷が顕著になる。デュシェンヌ跛行が生じる
- 上体を支持脚へ傾斜させて荷重アームを短くし、股関節の負荷を減らす（2章を参照）
- 患肢の免荷により、腰方形筋と広背筋などの抗重力作用が持続し、遠心性収縮による筋長の制御が困難になる。これは、特に歩行時の踵への硬い衝撃（強い床反力）で露わとなる
- デュシェンヌ跛行で、トレンデレンブルグ徴候を合併することもある。反射的な股外転筋の筋緊張亢進により、運動シーケンスが変化する。この場合の問題点は、近位の梃子による股内転により荷重面の縮小である
- 下肢が外旋位になり、足のふみかえしが短くなる。足は、足縦軸に沿って回転しなくなる
- 股伸展の可動性低下の代償として、立脚終期の膝屈曲が早まる
- 重度の股伸展制限により、歩行と立位で、体幹長軸が前傾する。これにより、身体の重心が腹側移動し、背部の筋肉連鎖全体の抗重力作用が持続する
- 股伸展制限により、しばしば膝屈曲が強まり、二次的に膝関節の偏位や過剰負荷が生じる（5.4章）
- 起立・着坐：股屈曲制限により、体幹長軸の前傾が妨げられ、重心の前方移動が困難になるため、上肢を前方に動かして重心移動する。上肢を前方に振り動かしたり、椅子の肘掛けや座面で上肢を支える
- 股屈曲制限により、靴や靴下の着脱、階段の昇りが困難になる

■ その他の特殊なテスト

変形性股関節症に関連する神経学的所見は少な

変形性股関節症の理学療法検査のチェックリスト

既往歴	■ 主症状 ■ 疼痛 ■ 職業、趣味 ■ 補助具
体形と姿勢の異常	■ 疼痛回避肢位 ■ 下肢短縮とそれによる骨盤の位置低下 ■ 骨盤のねじれ ■ 肥満
皮膚と皮下組織	■ 温度 ■ 腰椎と骨盤の組織の柔軟性
腱付着部と靱帯	■ 筋付着部の腱障害。特に大転子、坐骨結節、上前腸骨棘の筋付着部 ■ 圧痛：腰椎と仙腸関節の靱帯。時に鼠径靱帯

筋組織	■ 筋緊張亢進 　— 特に屈筋、内転筋、外旋筋 　— 身体の重心の腹側移動により、背部の筋肉連鎖(脊柱と股関節の伸筋) ■ 筋短縮 　— 特に屈筋、内転筋、外旋筋 　— 強い疼痛を有する場合、「伸張の予備能」は横断伸張により検査する 　— 等尺性収縮後弛緩による筋短縮の鑑別(反射的短縮、構造的短縮) ■ 筋力検査：疼痛に合わせて行う
可動性	■ 関節包パターンの制限：内旋＞伸展＞外転＞屈曲 ■ 屈曲拘縮による仙腸関節と腰椎の過剰負荷 ■ エンドフィール 　— 関節の遊びの低下による関節包の癒着：堅く硬い(firm and hard) 　— 骨棘(反射的に筋肉が骨棘の発生を予防するためまれ)：硬く(hard)非弾力的 　— 筋短縮：堅い(firm) ■ 骨頭の腹側偏位(anteposition)では、水平面の内旋が制限される ■ 骨頭の外側偏位(expulsive)では、パトリック・クビステストが陽性になる ■ 骨頭の内側偏位(impulsive)では、屈曲が制限される(両側屈曲テスト) ■ 可動性 　— 腰椎と仙腸関節 　— 膝関節と足関節 ■ 関節の遊び 　— 安静肢位の牽引と圧迫 　— 治療肢位の牽引
運動様式	■ 歩行 　— デュシェンヌ跛行 　— トレンデレンブルグ徴候 　— 外旋の強まり 　— 伸展制限による立脚終期の膝屈曲の早まりや体幹長軸の前傾 　— 広背筋と腰方形筋の遠心性収縮の低下により、接地時に踵への硬い衝撃が生じる ■ 起立・着坐、階段の昇りにおいて代償機構が生じる
その他の特殊なテスト	腹臥位膝屈曲テスト(腰神経叢)

い。腰神経叢の神経は、背側から腹側へ腸腰筋をつらぬく。筋緊張の変化は、神経動力学に影響を与えうる。

腹臥位膝屈曲テストにより、腰神経叢の神経動力学を検査する(p.236参照)。

症例

62歳女性。主訴は深部の鼠径部痛。日中に疼痛が増強。夜間痛はないが、患側の側臥位で不快感により目覚めることがある。

10-15分の歩行後に疼痛の強度が上昇(疼痛スケールの7-8)。朝の初動痛の強度は4。疼痛は増強しながら臀部と大腿腹側にも広がる。

歩行時に、患肢で穴にはまるような感覚がある。さらに歩行の「覚束なさ」から人に声をかけられることが多くなる。

長時間の立位により「腰が砕ける」感覚が生じる。最近になり、こむらがえりや大腿背側で痙攣がしばしば生じる。起立・着坐が困難なため椅子に深く座らないなど、可動性制限が強まる。

仮説と治療

股屈曲制限が強まると、起立・着坐が困難になる。身体の重心の前方移動が十分に行えない。このため椅子に深く座るのを避ける。強い屈曲は、鼠径部の組織を刺激し圧迫する。

補助具(例：椅子に楔形枕を置く)は、起立・着坐を容易にする。背もたれ座位で、腰椎部分に枕を置き、後傾しがちな体幹長軸を支持する。肘掛け椅子は、起立を容易にする。

患者は、立位に近い座位で、近位の梃子を通じて、その時点の屈曲の可動性を活用する方法を訓練する。股関節内の骨盤の屈曲と伸展の制御により、腰椎の可動性を保持し、腰椎と骨盤の代謝を活性化する。この訓練は、起立の前に行うとよい。

鼠径部の圧痛は、鼠径部の筋付着部の腱障害や腸恥包により発生する。骨頭の腹側偏位は、腸恥包を刺激する。腸恥包は、腸腰筋腱と骨頭の間にあり、摩擦されやすい。また、筋付着部の腱障害は、腸骨の位置変化により悪化しうる。

他動および自動運動により、骨頭を背側へ中心化する。徒手療法により、仙腸関節の機能障害を治療する。縮んだ筋肉の圧迫インヒビションにより、腱の張力を低下させる。癒着した軟部組織では、横断摩擦を行う。吊りなしおよび吊りの少ない開始肢位の反対方向（buttressing）モビライゼーションにより、その時点の可動性を保持し、過剰負荷のかかる筋肉の血流を促進する。

患者は日に数回、側臥位または立位に近い座位で、自己モビライゼーションを行う。朝の起床前の自己モビライゼーションにより、初動痛が軽減する。

これらの処置を規則的に行うと、筋痙攣も改善する。筋痙攣は、屈曲拘縮により、立位と歩行で筋肉の抗重力作用が持続するため生じる。恒常的な筋収縮は、筋肉の血流低下を悪化させる。

腰椎の「折れる」感覚は、代償性の腰椎の伸展の過可動性により生じる。長期にわたる腰椎前弯が固定した姿勢により、靭帯の疼痛が誘発される。股関節内の骨盤の屈曲の持続により、背部の伸筋が短縮する。

患者は、吊りなしの腰椎屈曲のモビライゼーションを訓練する。これにより、腰背部の伸筋の筋長が、遠心性収縮により延長する。事前に、軟部組織テクニックにより代謝を改善しておくとよい。

背部の伸筋の筋長を延長するため、適切な骨盤パターンを行う（例：後方挙上パターンの主動筋による逆運動）。脊椎分節の安定化や腹筋の制御機能により、骨盤の安定性を促す。

患者は、「胴囲の縮小」を訓練する。この訓練は、腹横筋の作用により胸腰筋膜の緊張を促し、腰椎を安定させる。最初は背臥位（両下肢をそろえる）、その後は荷重位でも行う。

側臥位の疼痛は、転子の筋付着部の腱障害や、骨頭が臼蓋中心へ圧迫されて発生する。

間欠牽引は、圧迫と交互に行い、負荷と免荷の交互刺激により関節の栄養状態を改善する。夜間痛がある場合、患者は自己モビライゼーションを行い、安楽臥位をとる。

歩行時の踵への硬い衝撃は、背部の伸筋の遠心性収縮の低下や、股関節の屈曲拘縮による機能的な下肢短縮により発生する。

伸展の可動性を改善と維持のため、伸展の反対方向（buttressing）モビライゼーションを行う。これと同時に、腰椎屈曲により、背部の伸筋の筋長を遠心性収縮により延長する。

全ての前提条件がそろった上で、歩行の訓練に移る（例：遠心性収縮による骨盤後方挙上の促進、これと同時に支持脚の圧迫（approximation））。

特に長距離歩行では、杖の使用により、デュシェンヌ跛行が改善し、関節と骨盤安定化筋が免荷される。

●変形性股関節症の理学療法

■目的

<u>身体構造と機能（機能障害）</u>

- 疼痛緩和と股関節の免荷
- 軟骨栄養改善と吸収促進
- 可動性の維持と改善。特に屈曲、伸展、外転、内旋
- 筋力と協調性の維持と改善

<u>活動</u>

　運動シーケンスを効率化し、日常生活の股関節の過大な圧迫負荷を避ける

<u>参加</u>

- 参加
- 職場や家庭での役割を果たす

■ 処置

疼痛緩和、股関節の免荷、軟骨栄養改善
- 温熱療法、疼痛緩和の電気療法。股関節だけでなく腰椎でも行う（2章を参照）
- 牽引・圧迫：ステージ1と2では、その時点の安静肢位で股関節を牽引し、股関節の各部を免荷する（図5.74a）。間欠牽引は圧迫と交互に行い、軟骨の栄養状態を改善する。ステージ3では、治療肢位で牽引を行う。これは関節モビライゼーションとしても有用である（図5.74b）
  - 股関節の荷重部の牽引（図5.75a）：尾側牽引により、大腿骨骨幹部を延長する。これにより骨頭と臼蓋が離開し、股関節の中心部の尾側滑りが生じる。この滑りは、臼蓋周縁の輪の尾側が途切れているため可能である
  - 股関節の中心部の免荷の牽引（図5.75b）：治療面に対して直角に牽引する。これにより臼蓋周縁で滑り運動が生じる。股関節の治療面は、腹側外側尾側へ傾斜している。牽引により大腿骨頸部を延長する

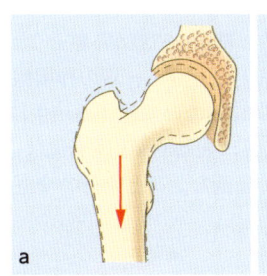

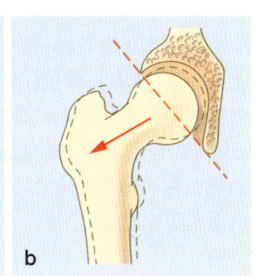

図5.75a-b　股関節の免荷のための牽引方向
a 荷重部　b 中心部

牽引・圧迫の例

1. 荷重部の牽引
- 患者の開始肢位：股関節の生理的安静肢位は、軽度の屈曲・外転・外旋位である。変形性股関節症による関節包パターンの硬直化により、股関節は屈曲・内転・外旋位になる。疼痛緩和の牽引は、膝と足にスリングを付け、下肢を吊り下げて行うとよい

  療法士は、自分の腹部を患者の足底につける。最大背屈により、他動的に腓腹筋の作用を停止させ、膝のスリングと共に膝関節を背側から保護する
- 療法士の開始肢位：患者の下肢の遠位で、足を踏み出して立ち、重心を後足に移す
- 手順：牽引は最小の力で行うことが重要である。これにより、運動の拡がり（continuing movement）による腰椎側屈を防止する。骨盤は、それ自体の重量により治療台に固定する。関節の固有感覚受容体が免荷を知覚すると、関節周囲の筋肉の緊張が緩和し、痛覚が低下する

2. 荷重部の圧迫
軟骨下軟骨が無傷であり圧迫しても疼痛が生じない場合、牽引と圧迫を交互に行うとよい。その際、牽引と反対方向に圧迫刺激を加える。療法士は、患者の踵を通じて、または大腿遠位を抱えて、頭側へ圧迫刺激を加える。

股関節中心化筋の作用を通じた圧迫も可能であ

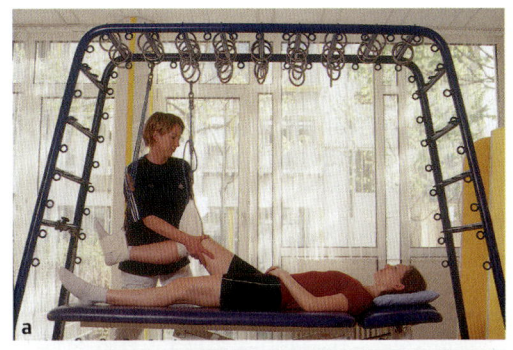

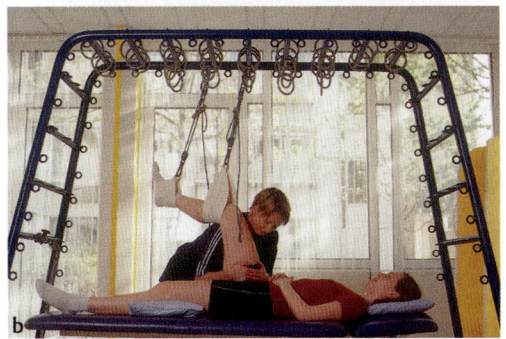

図5.74a-b　スリングの牽引
a 安静肢位　b 治療肢位

る。療法士は患者に「私が骨頭を臼蓋から離そうとするので、これに抵抗して！」と指示し、縦の作用線の筋肉を活性化する。これにより自動的圧迫が生じる。この自動的圧迫と交互に他動的牽引を行えば、過剰負荷の危険がなく、最適な負荷と免荷の交互刺激を関節に加えうる。

3. *中心部の牽引*
- 患者の開始肢位：股関節と膝関節を軽く屈曲し、下肢をスリングで吊り下げる。または療法士の肩に載せる
- 療法士の開始肢位：患者の側方で、足を踏み出して立つ。治療台の高さを調整し、両手を重ねて患者の鼠径部に置く
- 手順：療法士は、重心を後足（やや膝伸展）に移し、腹側外側尾側へ牽引する

> ステージ3の治療肢位の牽引モビリゼーションも、この開始肢位で行う。ステージ3では、下肢の屈曲と内旋が強まるが、治療面は変わらないため、牽引の方向は同じである。

4. *中心部の圧迫*

大転子の圧迫を通じて、骨頭の中心部を頭側内側へ圧迫する。

> この圧迫も自動的牽引と組み合わせて行う。その際、患者は能動的に牽引を防止する。グリップは「中心部の牽引」の場合と同じである。

- 疼痛のない可動域の中間で、吊りなしの反対方向（buttressing）の運動を行い、血流を改善する（「可動性の改善」を参照）。患者は朝の起床前に股関節を動かすとよい。これにより、滑液が拡散し、関節の負荷への準備が整い、可動性が改善する
- 遠位の梃子による自動運動により疼痛が生じる場合、近位の梃子（骨盤）だけにより股関節を動かすとよい。この場合、下肢を疼痛のない位置に置く（9章の「近位の梃子による安楽臥位とモビリゼーション」を参照）
- トリガーポイント活性化により筋緊張亢進を有する筋肉では、軟部組織テクニックを行う（2章を参照）
- 側臥位の安楽臥位（両下肢の間に枕を置く）により、下肢と骨盤の筋肉の抗重力作用を防止する
- 背臥位の安楽臥位（疼痛のある下肢を治療台の上で伸ばして置く）により、股屈筋の抗重力作用を防止し、これにより腰椎を免荷する
- Sohier（1991）の関節テクニックにより、股関節を中心化する。中心化により、反射的に股関節の固有感覚が変化し、筋緊張が緩和する。その結果、代謝の改善とともに、股関節が免荷される。股関節は機能的連鎖の一部であるため、必ず隣接関節の検査・治療を併せて行う。

例：

1. *骨頭の腹側偏位（股関節のanteposition）の中心化*（**図5.76a**）
- 患者の開始肢位：背臥位で、両下肢を中間位に置く
- 療法士の開始肢位：患者の下肢の側方で、患者の股関節の位置で、足を踏み出して立つ。視線を尾側に向ける。遠位手で、患者の下腿近位（膝関節のすぐ遠位）を腹側からつかむ。母指と示指を大腿骨内側上顆と外側上顆にコンタクトする。近位手の手根骨を鼠径部の中央（骨頭の高さ）に置く。指を尾側に向け、前腕を治療方向に合わせて置く
- 手順：臼蓋の後部は背側尾側に傾く斜面であり、これと同方向の押しを加えて中心化を行う。療法士は重心を前足に移し、尾側方向の力を両手に伝える。これと同時に、近位手で背側へ押しを加える。事前に、遠位手で股関節を最大下まで内旋しこの位置で保持する。これにより、事前に骨頭が背側へ動く。この中心化の手順を、組織の緊張がなくなるまで間欠的に行う。さらに、遠位手で軽く回旋（内旋、外旋）を行い、中心化を支持する。この時、栓抜きで瓶のコルク栓の位置を変えるようにして、骨頭の位置を変える。終了後の検査で、骨頭偏位による可動性制限を有していた股関節で、より軟らかく自由な回旋が生じる

2. 骨頭の外側偏位（expulsiveな股関節）の中心化（図5.76b）

- 患者の開始肢位：背臥位で、下肢を軽く外転および内旋する
- 療法士の開始肢位：療法士は、患者の下肢の側方、患者の股関節の遠位で、足を踏み出して立つ。視線を頭側に向ける
- 手順：遠位手で、患者の大腿遠位（膝関節のすぐ近位）を背側からつかむ。指先を遠位から大腿骨外側顆にコンタクトし、これにより内旋を保持する。近位手は、手根骨を転子に置き、指を頭側へ向け、前腕を治療方向に合わせて置く。療法士が、軽く回旋（右股関節の治療では右回旋）すると、尾側内側への力が骨頭に伝わる

3. 骨頭の内側偏位（impulsiveな股関節）の中心化（図5.76c）

- 患者の開始肢位：背臥位で、下肢を軽く内転および内旋する
- 療法士の開始肢位：療法士は、患者の下肢の側方、患者の股関節の遠位で、足を踏み出して立つ。視線を尾側に向ける
- 手順：遠位手で患者の下腿近位（膝関節のすぐ遠位）を腹側からつかむ。母指と示指を大腿骨の内側上顆と外側上顆にコンタクトする
近位手の手掌を大腿近位の内側に置き、前腕を外側に向ける
療法士が軽く回旋（右股関節の治療では左回旋）すると、尾側外側の力が骨頭に伝わる

可動性の維持と改善
腹臥位の腸骨を介した股回旋の改善

> このモビライゼーションでは、並進運動を行わない。股関節は、その形状から、治療面と平行方向のモビライゼーションを行えないため、近位の梃子により角度のあるモビライゼーションを行う。

- 患者の開始肢位：腹臥位で、腰椎前弯部を治療台につける。治療台の端で、膝関節を90度屈曲する
- 療法士の開始肢位：患者の側方に立ち、同側の股関節の内旋と対側の股関節の外旋を改善する。患者の下腿を腹側から横抱きで抱える。他方の手を、内旋のモビライゼーションでは膝関節の内側に、外旋のモビライゼーションでは膝関節の外側に置く

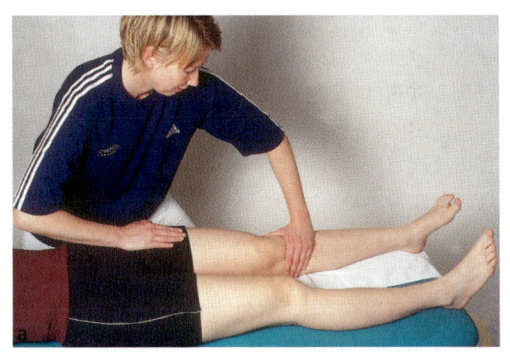

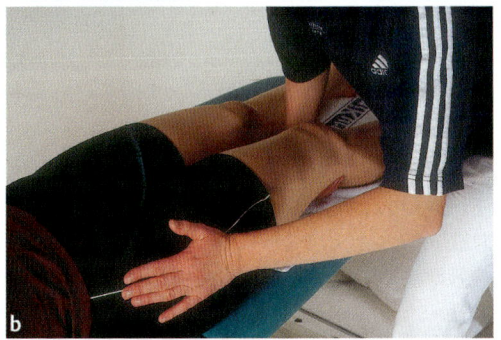

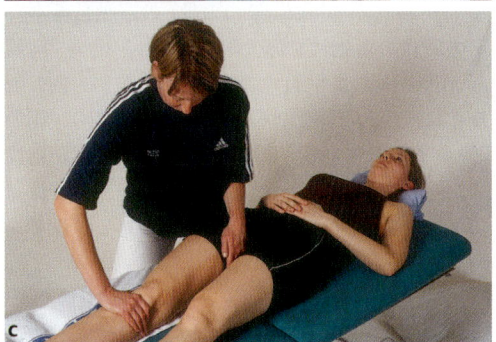

図5.76a-c Sohier（1991）の関節テクニックによる股関節の中心化
a 骨頭の腹側偏位（股関節のanteposition）
b 骨頭の外側偏位（expulsiveな股関節）
c 骨頭の内側偏位（impulsiveな股関節）

- 手順
  - 内旋（図5.77）：対側の股関節が治療台から少し持ち上がるまで、股関節を内旋する。療法士は、近位手の手根骨で、転子の背側を、深く押してコンタクトする。指をズボンの縫い目の方向に合わせ、手をねじり動かしてコンタクトを強める。その後、腹側内側へ弧を描くようにモビライゼーションを行う
  - 外旋：対側から股関節を外旋する。その際、同側の骨盤の側面が治療台から少し持ち上がるまで外旋する。療法士は近位手を、同側の腸骨（仙骨の側方）の上に置き、腹側外側へ弧を描くようにモビライゼーションを行う

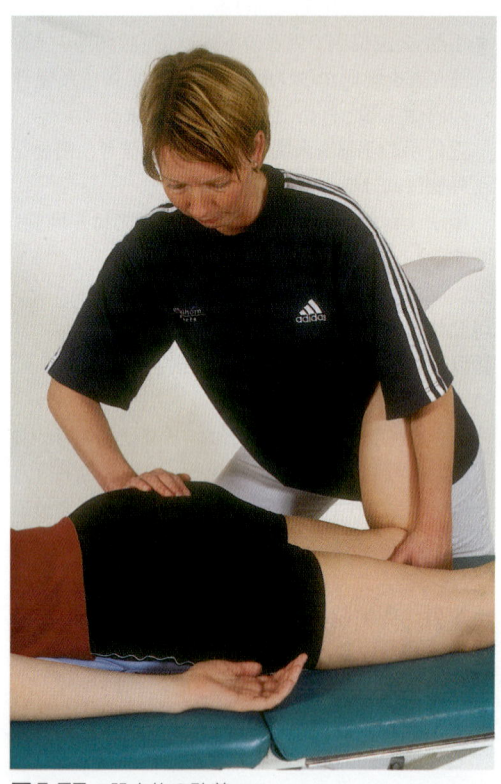

図5.77　股内旋の改善

反対方向（buttressing）モビライゼーション

患者は、硬直化の傾向を有し、股関節の選択的運動が困難である。このため、体幹への運動の拡がり（continuing movement）が早まり、運動がまとまって生じる。反対方向（buttressing）モビライゼーションは、吊りなしで骨盤と下肢により股関節を動かし、運動の拡がり（continuing movement）の早まりを防止する。このモビライゼーションにより、患者は、股関節の選択的な協調的運動を訓練し回復する。これにより関節周囲の血流も改善する。軟部組織テクニック（例：横断伸張、横断モビライゼーションマッサージ）を組み合わせると、さらに血流促進の効果が高まる。

吊りなしまたは吊りの少ない開始肢位の反対方向（buttressing）モビライゼーションでは、股関節の筋肉の役割は「発動」に限定される。筋肉は、重力に抗して重量を保持・制御しない。このため、股関節の圧迫負荷は小さくなる。また、患者は、疼痛のない最終可動域まで動かさなくても、股関節をより大きく容易に動かせるように感じられ、その時点の可動性をより良く活用しうる。

血流が改善すると、関節周囲の筋緊張が低下する。これにより、関節の運動が良好になり、疼痛が緩和する。

反対方向（buttressing）モビライゼーションの利点は、患者が習得後いつでも自分で行えることである。

関節症に侵された股関節には運動が必要である。運動を行わなければ短期間で重度の硬直が生じる。また、残存する軟骨への栄養刺激が不足し、変性が加速する。反対方向（buttressing）モビライゼーションは、患者が自分で行えるテクニックである。2つの梃子アーム（2つの骨）の運動を通じて、その時点の可動性を最大限に活用し、全面（前額面、矢状面、水平面）で股関節を動かす。朝の起床前に行うと、関節の「潤滑」が良好になり、朝のこわばりが軽減する。また、手術（人工股関節置換術）を考慮する場合でも、出来るだけ可動性を維持しうる。併せて軟部組織テクニックを行い、関節を保護する。

反対方向（buttressing）モビライゼーションの原理
- 必ず1つの関節で集中して行う。股関節は、逆方向に動く骨盤と下肢から成る。これら2つの梃子アーム（骨）により股関節が動くと同時に、支点移動が強まり、股関節の種々の運動が開始する

- 反対方向（buttressing）モビライゼーションは、吊りなしで行うことが多い。すなわち、骨盤と下肢を重力に抗して動かさない（ただし治療目的によっては荷重下で行う場合もある。例：まだ疼痛がなく良好な協調運動が可能な前股関節症）
- 骨盤の運動により、同時に脊柱の運動も生じるため、その時点の脊柱所見を確認しなければならない。必要に応じて、事前に吊りなしの腰椎モビライゼーションを行うと、患者は選択的な骨盤運動を認識できるようになる。骨盤運動により腰椎の疼痛が発生する場合、近位の梃子により静的な反対方向（buttressing）モビライゼーションを行う。例えば、股屈曲で「膝関節を腹部の方向へ動かしながら、恥骨と臍の距離を縮小しないようにする」という課題を患者に与える
- 患者の指導はきわめて重要である。意図された骨盤と下肢の運動を患者が知覚するための手がかりとして、治療台を圧迫する力の変化、目標定位、患者自身の身体上の距離の変化などが役立つ。
- 反対方向（buttressing）モビライゼーションと併せて、関節周囲の筋肉のモビライゼーションマッサージを行う。縮んだ筋肉の線維方向を横断するように叩打し、筋緊張低下の作用を強める。筋緊張亢進は関節の圧迫負荷を増大させるため、筋緊張低下の処置を行い、関節を免荷する

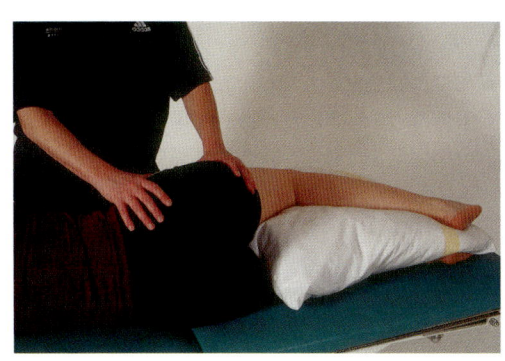

図 5.78 股屈曲の反対方向（buttressing）モビライゼーション

反対方向（buttressing）モビライゼーションの例：屈曲、伸展、外転、内旋

1. 屈曲（図 5.78）

- 患者の開始肢位：側臥位。両側変形性股関節症のため側臥位が不能であれば、背臥位でもよい。患肢を上側にする。しばしば患肢の股関節は矢状面内にないため、屈曲位かつ水平外転を伴う外旋位（屈曲以外は最終可動域の手前）にしなければならない。患者は患肢をこの位置に置く。または療法士が補助してこの位置を保持する健肢（下側の下肢）は軽く股屈曲・膝屈曲する。外旋の位置異常を有する場合、下腿の下に枕を置き、下腿の重量を無くす。脊柱を中間位にする
- 療法士の開始肢位：患者の腹側または背側に立つ。両手をそれぞれ、大腿遠位の外側と骨盤の外側に置く

- 手順：股関節（支点）を背側頭側へ動かし、側臥位をやや背臥位に近づける。療法士は、これを支持するため、大腿に置いた手で大腿縦軸を同方向（背側頭側）へ移動させる。これにより、膝関節は後方および腹側頭側へ動く。同側の上前腸骨棘を、大腿の方向へ腹側尾側に動かす
骨盤運動では、腰椎の運動を観察しなければならない。脊柱（胸椎まで）の伸展により、腰仙椎移行部（しばしば過可動になる）の過剰負荷を防止しうる
- 患者への指示：患肢（上側の下肢）の坐骨結節を後頭部の方向へ動かす。骨盤と大腿を相互に近づけ、鼠径部にしわを生じさせる。脊柱を伸展するため、「胸骨の下端を臍から離す。同時に骨盤を大腿の方向へ動かす」という追加的課題を与える

> 療法士は、患者とともに、日常生活動作の訓練（例：靴を履く）を行い、訓練の前後比較を行い、モビライゼーションの効果を評価する。運動の合間に、股伸筋の横断マッサージと横断伸張を行う。歩行と立位で股関節の屈曲位が強まると、股屈曲伸展軸の頭側で重心が腹側移動する。この重心移動により、股伸筋の抗重力作用が持続する。これによる過剰負荷により、反射的に有痛性の筋緊張亢進が生じる。反対方向（buttressing）モビライゼーションと軟部組織テクニックにより、筋緊張を低下させ、関節を保護する。

2. 伸展（図5.79）

- 患者の開始肢位：側臥位。股関節は、伸展制限のため、しばしば屈曲・外旋・やや水平外転位になる。同様に、膝関節は屈曲および内反位になる。股関節が内転位になると、膝関節は外反位になる
  患肢を上側にし、股関節と膝関節を上記の位置に置く。股関節を最終可動域の手前まで伸展する。健肢（下側の下肢）は、股関節と膝関節を屈曲の中間域に置く。外旋の位置異常を有する場合、下腿の下に枕を置く。脊柱を中間位にする

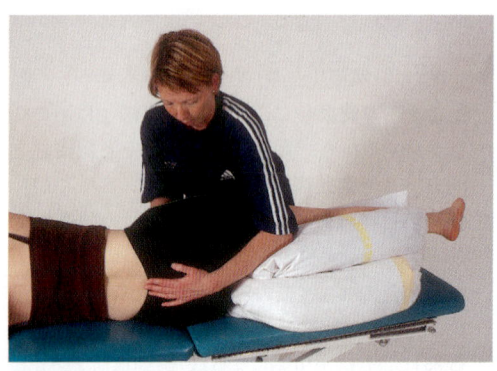

図5.79 股伸展の反対方向（buttressing）モビライゼーション

- 療法士の開始肢位：患者の腹側または背側に立つ。一方の手を鼠径部、他方の手を坐骨結節に置く
- 手順：股関節（支点）を腹側頭側に動かし、側臥位をやや腹臥位に近づける。大腿骨の遠位端を背側尾側へ、上前腸骨棘を背側頭側へ動かす
- 患者への指示：坐骨結節を膝窩の方向へ、鼠径部を頭頂の方向および前方へ動かすよう指示する。この指示により支点移動が開始する。円滑な支点移動に続き、大腿の運動が生じる。治療台に接する大腿が後方へ動き、臀部と大腿の間にしわが生じる

運動の合間に、股屈筋の圧迫インヒビションを行い、筋緊張を低下させる。腸骨筋は、腸骨稜の腹側内側の深部にあり、骨盤内側に向かって走行する。大腰筋は、腹部の深部（腹直筋の側方）にあり、腰椎に向かって走行する（「脊椎関節症」を参照）。大腿直筋は、下前腸骨棘で起始し、縫工筋腱と大腿筋膜張筋腱の間を走行する。縫工筋と大腿筋膜張筋は、上前腸骨棘で起始する。大腿筋膜張筋の筋腹は、上前腸骨棘の尾側外側で触知しうる。
伸展の反対方向（buttressing）モビライゼーションは、最初は吊りなしの肢位で行い、その後は半端座位に切り替えて行う。これにより、患者は、体幹長軸を垂直にした肢位の股伸展の可動性を知覚できる。また、歩行時の伸展の可動性の改善にも有用である。

3. 外転

- 患者の開始肢位：背臥位。腰椎と胸腰椎移行部の前弯部が治療台につかないため、骨盤と胸郭の重量は完全には無くならない。健肢を治療台に軽く押しつけると、骨盤下の摩擦抵抗が減少する。患側の股関節を可能な限り伸展する
- 療法士の開始肢位：患者の側方に立ち、一方の手を健側の腸骨稜、他方の手を患側の股関節の側方に置く（代替の開始肢位：患肢を横抱きし、他方の手を患側の腸骨稜に置く）
- 手順：股関節（支点）を尾側内側に動かす。患肢を治療台上で滑るように動かし、大腿縦軸を尾側（必要に応じて尾側外側）に延長する。健側の上前腸骨棘を頭側内側に動かす
- 患者への指示：鼠径部を足先の方向かつやや身体中央寄りに動かす。これにより対側の胴部分が短縮する。この運動シーケンスを行うと同時に、踵を治療台の末端の方向へ動かし、さらに治療台の側方へ動かす

股外転を強めると、股外転筋の関節圧迫力は弱まる。これは、股外転筋の作用線が支点から離れ、作用アームが長くなるためである。このため、外転の自由度の維持の治療はきわめて重要である。反対方向（buttressing）モビライゼーションは、外転の改善により関節を保護する処置であり、併せてモビライゼーションマッサージを行うとよい。運動の合間に、種々の角度の外転位で、股外転筋の横断マッサージと横断伸張を行う（3章を参照）。

4. 内旋（図5.80）

- 患者の開始肢位：側臥位。可能であれば患肢を下側にする。不能であれば健肢を下側にした側臥位または背臥位でもよい
  患肢は、股関節を最終可動域の手前まで伸展し、足を治療台の末端から突き出す。脊柱を中間位にする。健肢（上側の下肢）は、膝関節を90度屈曲し、股関節を90度屈曲・やや水平外転・外旋位に置く
- 療法士の開始肢位：患者の背側に立つ。一方の手を患肢の大腿遠位に、他方の手を健肢（上側の下肢）の骨盤の外側に置く

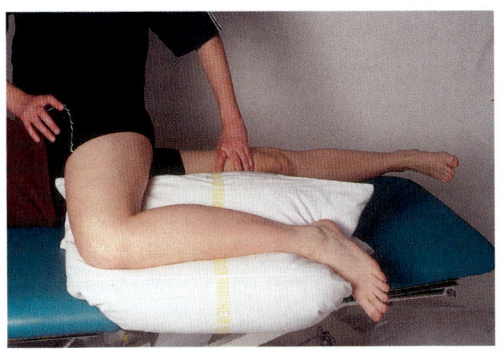

図5.80　股内旋の反対方向（buttressing）モビライゼーション

- 手順：回旋の指標は、上前腸骨棘と下前腸骨棘を結ぶ線と、膝屈曲伸展軸である。上側の骨盤を治療台の方向へ動かし、側臥位をやや腹臥位に近づける。その際、腰仙椎移行部の回旋の可動性に左右されないようにするため、骨盤とともに胸郭全体（en bloc）を動かす。同時に、患肢（下側の下肢）は、股内旋筋と股伸筋により後方へ回転する
- 患者への指示：患者は、骨盤と治療台の接触面および膝蓋骨に注意を向ける。骨盤と胸郭を同時に回転させ、側臥位をやや腹臥位に近づけると、膝蓋骨が天井の方向へ持ち上がる

患肢を上側にした場合、運動の合間に、股外旋筋の付着部（転子の背側）の横断マッサージと横断伸張を行う。

隣接関節の治療

- 腰椎の機能障害は、椎間関節の牽引（クラフテクニック）による脊椎分節モビライゼーションを行い、その後、脊椎分節の安定化を行う
- 仙腸関節の機能障害は、徒手療法を行う（3章を参照）
- 腰椎と膝関節の免荷の処置を行う（5.2章、5.4章を参照）
- 股関節の近位の梃子により腰椎の運動を制御する
- 腰椎固有の背筋と腹筋の活性化。例：腰部安定化トレーニング（3.2章、5.2章を参照）
- 足関節のモビライゼーション（徒手療法の例は3章を参照）を行い、その後、足底弓の安定化を行う（3章を参照）

筋力と協調性の維持と改善

筋力と協調性の訓練の大部分は、後述のとおり、安楽肢位または部分荷重位で行う。

半端座位の反対方向（buttressing）の運動により股伸展（図5.81）

- 患者の開始肢位：治療台の端で半端座位になる。患肢を立て、股関節と膝関節を軽く屈曲する。足はそのまま下に降ろす。あるいは足を股関節よりやや前方に出し、軽く前足部を接地する。踵は接地しない
- 手順：患者は、股関節と膝関節の屈曲位を知覚するため、小さな軸運動（屈曲伸展軸）を行う。次に、立てた患肢の鼠径部に注意を向ける。患肢を前上方に動かすと、治療台上の骨盤は後方へ回転し、健肢の膝窩は後上方へ、踵は床の方向へ動く。患者は、股関節が最終可動域まで伸展するのを知覚する
  この運動シーケンスを繰り返し、円滑に行えるようにする。さらに、股内旋を組み合わせる。すなわち、膝関節を後上方へ動かしながら、股関節を内側へ回転させる。この運動シーケンスも円滑に行えるようになれば、療法士は大腿遠位に軽く抵抗を加え、股伸筋と股内旋筋を強化する

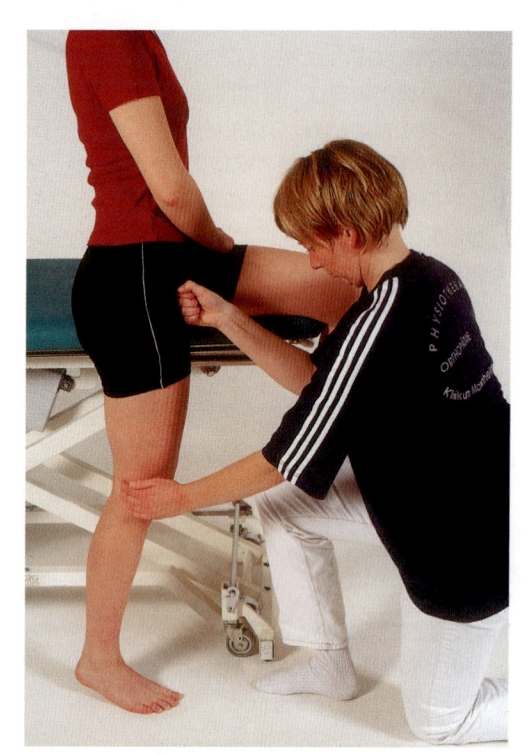

図5.81 半端座位の股伸展

このモビライゼーションと協調性訓練を行った後、多くの患者は直立姿勢が改善し、これにより腰椎が免荷される。さらに、歩行時の股伸展も改善する。

半端座位の股伸展の反対方向(buttressing)の自動運動

非荷重位の反対方向(buttressing)の自動運動の原理：回避運動の防止、協調運動の促進

抵抗に抗して無制御な運動を絶対に行わないこと！下肢は第3種梃子（荷重アームがきわめて長く、作用アームがきわめて短い）である。筋収縮により関節圧迫力が強まり、偏位の危険が増大する。

反対方向(buttressing)の自動運動の原理に従い、疼痛のない開始肢位で筋肉の訓練を行う。上述の半端座位で、前足部を床面上で後方へ滑らせて動かす。これにより、遠位の梃子を通じて、伸筋により股関節が動く。患者は、骨盤が連動しないよう端座位を保持し、臍と恥骨結合の距離が広がらないよう、また骨盤の転がり運動が治療台との接触面で生じないよう注意する。骨盤が治療台を圧迫する力が変化しないようにすること！

必要に応じて、足を持ち上げ、股伸筋の作用を強める。股伸筋は、腹筋（骨盤屈曲の拡がり(continuing movement)を防止する）に対抗して働く。反対方向(buttressing)の自動運動による腹筋の訓練は、同時に股伸筋の訓練にもなる。

反対方向(buttressing)の自動運動の原理に従い、股関節を保護しながら周囲の全ての筋肉を訓練する。訓練の強度は、筋肉群を拮抗筋群に対抗させることにより強めうる。筋肉の訓練により、患者は運動を制御できるようになる。例えば、体幹が安定すると、選択的に運動を制御しうる。

患者は治療的訓練により訓練法を習得し、その後は自己訓練を行う。

PNFの関節モビライゼーションと筋力保持

- 側臥位の骨盤パターンは、近位の梃子により、上側の股関節の全面（前額面、矢状面、水平面）の可動性を改善する。また、下側の下肢と体幹の筋肉作用を改善する。下肢の重量を無くすと、関節が保護され安全に治療を行うことができる
- 上肢と体幹パターンは、発散を通じて間接的に筋肉作用を改善する
- 疼痛に合わせて、歩行ファシリテーションを行う

スリングの関節モビライゼーションと筋力強化

スリングの関節モビライゼーションと筋肉の訓練は非常に有用である。吊り下げにより無重力となるため、免荷が可能となり、関節の圧迫が低下する。これにより、関節液が軟骨、関節包、靭帯、筋肉へ拡散する条件が整う。また、安楽肢位の筋力訓練が可能となる。条件（開始肢位、吊り下げ（多点、一点）、抵抗（療法士、拡張機牽引））の選択により、訓練の強度を強めうる。

例：
1. *側臥位の骨盤・下肢の可動的吊り下げ*（図

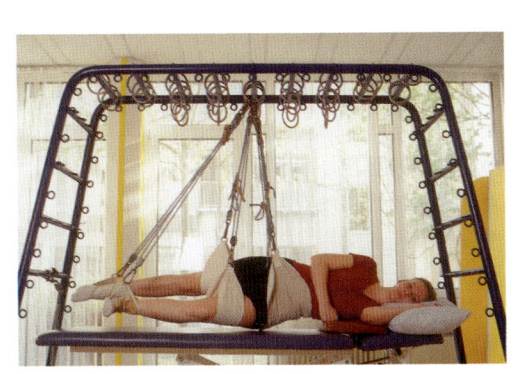

図5.82 側臥位の骨盤・下肢の可動的吊り下げ

5.82）

この開始肢位では、歩行の運動シーケンスを訓練する。

2. *背臥位の骨盤・下肢の可動的吊り下げ*

この肢位では、腰椎の免荷とモビライゼーションを行う。腰椎の免荷は、より安定した多点吊り下げで行う（複数点の吊り下げ。滑車とロープ巻き上げ機のそれぞれを運動に関与する関節（複数）の上方に設置する。5.2章を参照）。腰椎モビライゼーションは、可動的な一点吊り下げで行う（一点の吊り下げ。滑車とロープ巻き上げ機のいずれをも患側の股関節の上方に設置する）。

水中の関節モビライゼーションと筋力強化

水中療法は、原則として（少数の例外を除く）、非水中療法の追加補助的処置として行う。浮力により、股関節の免荷が可能であり、筋肉の静的作用が生じない。ただし、筋緊張が低下しうる条件として、患者が水への恐怖を有さないことが必要である（恐怖と不安は筋緊張を亢進する）。快適な水温（30-36度）により、筋緊張低下の効果が高まる。

水中では浮力があるため、小さい力でモビライゼーションを行う。水流に逆らって行う場合は力を調整する。

> 全ての関節モビライゼーションは水中でも可能である。ただし、治療台の端で行う半端座位の反対方向 (buttressing) の運動は、水中では療法士による固定が必要である。

例：水中の外転・内旋のモビライゼーション（図5.83）

- 患者の開始肢位：このモビライゼーションは、プールの中の階段で行う。患者は背臥位になり、片側の膝を90度屈曲し、足を階段に立てる。水深は下腿の長さと同じにする。他方の下肢を伸ばして水に浮かせる
- 療法士の開始肢位：療法士は患者の前に座る。両膝で患者の下腿を挟む。両手を患者の骨盤の両側に置く。前額面で骨盤を動かすと、近位の梃子により股関節が外転および内転する。また、水平面で骨盤を動かすと、股関節が内旋・外旋する

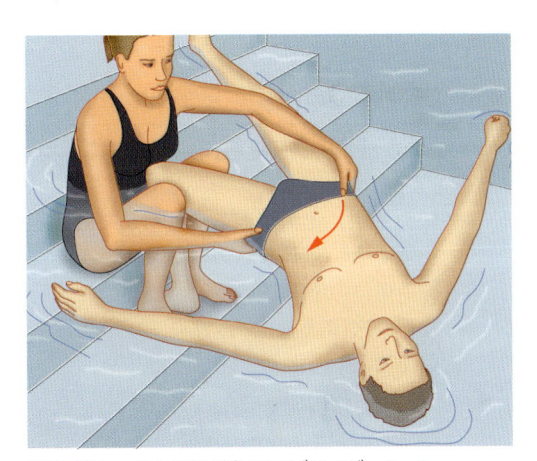

図5.83 水中の股外転のモビライゼーション

日常生活の運動シーケンスの効率化

座位

- 股屈曲制限のため、同じ椅子の座位は短時間のみ可能である。多くの患者は椅子の前端に座り、患側の骨盤に負荷をかけないようにする
- 胸郭を健側に並進する
- 椅子座位では、患側の前足部を椅子の下で接地する。これにより、股関節は伸展位、胸椎と腰椎は屈曲位になる。この開始肢位により、股関節の最大屈曲を回避する。ただし、下肢の重量を床に置かないため、股屈筋と股内転筋の作用が促される。股関節は不利な位置になり、臼蓋は骨頭をほとんど被覆しない

- 立位に近い座位により、股関節内の骨盤に必要な屈曲可動性と同部の適切な位置（アライメント）を獲得する
- 最大股屈曲を90度とし、座位の股屈曲が70度を超えないようにする
- 座位に比べて、起立・着坐では、強い股屈曲が必要である。起立を容易にするため、椅子に楔形枕を置いたり、肘掛け椅子を使う
- 立位に近い座位により、患者は姿勢矯正を認識する。非荷重位で下肢軸の位置の訓練を行う
- 体幹長軸を前後に傾けて身体各部の位置を調整し、脊柱を安定させて、股関節の種々の小さな運動を行う
- 大きなエクササイズボールに座り、ボールの転がり運動を通じて股関節のモビライゼーションを行う

圧迫負荷の回避

- 長距離歩行よりも自転車に乗る方がよい
- 健側の一本杖またはロフストランド杖
- トレッキングでは専用ストックを使う
- 重いバッグを持たず買物カートを使う
- バッグは健側ではなく患側で持つ。バッグの重みで重心が患側に移動し、これにより単脚支持期に骨盤安定化筋の荷重アームが短くなり、圧迫負荷が低下する
- 靴の緩衝ソールにより立脚期の踵接地で生じる床反力を軽減する

変形性股関節症の理学療法のまとめ

- 疼痛が主症状である場合、免荷、疼痛緩和、吸収促進を優先する
  - 間欠牽引。その時点の安静肢位で圧迫と交互に行う（軟骨下軟骨が無傷の場合）
  - 非荷重位の疼痛のない可動域の運動
  - 物理療法（電気療法、温熱療法）の併用
  - 股関節の中心化
- 可動性の維持と改善
  - 治療肢位の牽引による関節の遊びの保持。関節包の弾力性は、関節運動により偏位が生じないための前提条件である
  - 反対方向（buttressing）モビライゼーションは、軟部組織テクニックと併せて行う。自己モビライゼーションも可能である
  - 遠位の梃子による運動で疼痛が発生する場合、近位の梃子によるモビライゼーションを行う。自己モビライゼーションも可能である
  - 筋肉の弾力性の改善のため、横断伸張、二関節筋の縦断伸張（非荷重位で疼痛のない関節上の筋肉の縦断伸張を行う。例：側臥位の膝関節上の大腿直筋の縦断伸張）を行う
  - 縦断伸張は横断伸張と併せて行う
- 隣接関節の治療
  - 腰椎、仙腸関節、足関節の機能障害の除去（徒手療法）
  - 過可動性を有する脊椎分節の安定化。例：脊椎分節の安定化、骨盤パターン、腰部安定化トレーニングなど
  - 腰椎と膝関節の免荷（5.2章、5.4章を参照）
- 筋力と協調性の維持と改善
  - 筋力と協調性は歩行機能パターン（例：スリングの側臥位、半端座位）により訓練する
  - ＜荷重により疼痛が増強しなければ、立位と歩行のPNFによる筋肉訓練を行う＞
  - 半端座位で行う股伸展のための反対方向（buttressing）の運動とその自動運動は、その時点の歩行の伸展の可動性を活用して行う
  - 筋力訓練は、閉鎖運動連鎖よりも開放運動連鎖で、偏位が生じやすい
- 日常生活の運動シーケンスの効率化
  - 低い座面の椅子に座らない
  - 補助具（楔形枕など）の使用
  - 長距離歩行の代わりに自転車に乗る
  - 健側の一本杖またはロフストランド杖
  - トレッキングでは専用ストックを使う
  - バッグを持たず買物カートを使う。バッグを持つ場合は患側で持つ。
  - 靴の緩衝ソールによる床反力の軽減

5.6　肩の関節症

■ 定義

肩の関節症は、肩甲上腕関節の関節症と、肩甲帯関節の関節症に分類しうる。
- 肩関節症：肩甲上腕関節の関節症
- 肩鎖関節の関節症
- 胸鎖関節の関節症

■ 原因と発症

下肢の関節と異なり、上肢の関節では、牽引が多く、圧迫は少ない。上肢の関節は荷重関節ではない。肩関節の接合部は不適合性を有し、骨による安定性をほとんど得られない。肩関節は、体幹ではなく肩甲骨に付着する。鎖骨の関節のみが胸郭とつながり、その安定性は、輪状の骨である上位肋骨により確保される。

肩関節は、肩甲骨臼蓋と上腕骨頭で構成され、骨頭に比して臼蓋が小さい。肩関節は、これらの骨により安定性を得られないため、主に筋肉と関節包靱帯一式により力学的に制御される。このため、肩関節の運動機能障害の原因は、運動制御を担う軟部組織で見出される（3章の「肩部腱障害」を参照）。

したがって、肩では、一次性の関節症はまれであり、二次性の関節症が多い。

肩関節症

原因
- 回旋筋腱板（ローテーターカフ）の損傷
- 上腕骨頭の骨折
- 上腕骨頭の壊死
- 関節の炎症

肩鎖関節の関節症

原因
- 肩鎖関節への大きな剪断力。例えば、胸椎が低可動性を有する場合、上肢を最終可動域まで動かすと、肩鎖関節に過剰負荷が生じる（胸椎への運動の拡がり（continuing movement）が十分に生じないため）
- 肩鎖関節離開の後

胸鎖関節の関節症

原因
- 胸鎖関節の過可動性の傾向。これにより運動軸が変化し過剰負荷が生じる
- 胸椎が後彎した姿勢（一般的な不良姿勢）による胸鎖関節の圧迫負荷の増大

> 上の3種類の関節症は、個別または合併して発症する。肩の可動性とは、共通機能を担う以下の関節の運動の総合を意味する。

3つの骨性の肩関節
- 肩甲上腕関節
- 肩鎖関節
- 胸鎖関節

2つの「軟部組織の関節」

この関節は、通常の意味での関節ではない。筋肉により、次の部位の運動を制御する。
- 肩甲骨と胸郭（肩甲胸郭関節）
- 肩峰下腔の上腕骨頭と肩峰（上腕円蓋）

2つの肋骨関節
- 第一肋骨の胸鎖関節
- 第一肋骨の肋横突関節

上位肋骨（輪状の骨）は、肩甲帯を安定させる台であり、これを介して肩甲帯は胸郭とつながる。もし肋骨がなければ肩甲帯の安定性が不足する。両肩甲骨の間にある筋肉はしばしば筋力低下し、肋骨を代替しえない。

関節構成体の各部は、個別に見ることができな

450　5 関節症

棘上筋の作用：　F_{R_s} ＝回旋力により外転のトルクが生じる

　　　　　　　F_{L_s} ＝縦方向の力により上腕骨頭が
　　　　　　　　　　尾側へ中心化される

三角筋の作用：　F_{R_d} ＝回旋力により外転のトルクが生じる

　　　　　　　F_{L_d} ＝縦方向の力により上腕骨頭の内側へ
　　　　　　　　　　中心化される

上肢の重量の作用＝負荷
負荷の回旋力と三角筋との間に**瞬間支点**が生じ、これによるトルクにより
上腕骨頭の頭側偏位が生じる

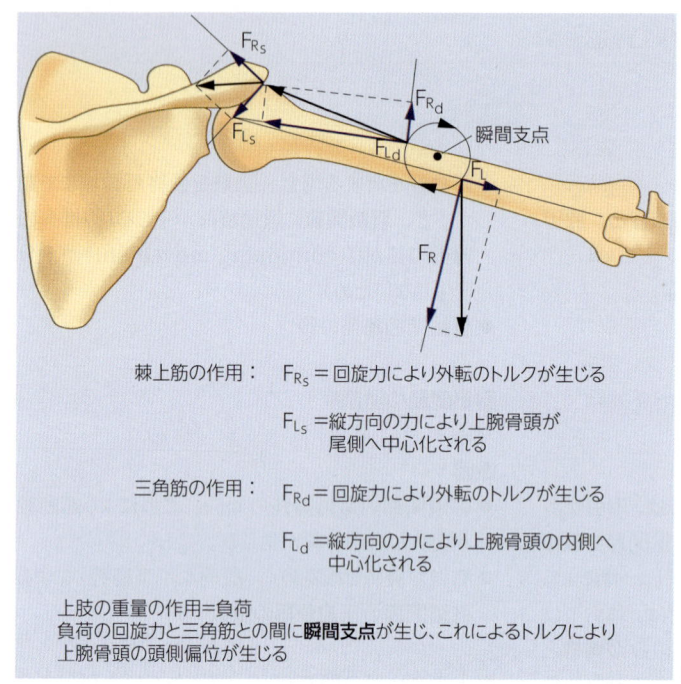

図5.84　三角筋と回旋筋腱板の偶力

い。全ての部分が十全に機能することにより、肩の調和的運動が確保される。

一つの関節で可動性制限が生じると、代償的に、他の関節の可動性が増大する（3章の「肩甲上腕リズム」を参照）。

関節は、種々の力の均衡により、運動時の安定性を保持する。肩以外の多くの関節は、関節を構成する靭帯や骨の力により安定性を保持する。これに対し、上腕骨頭は、主に筋力により安定性を保持する。

力の不均衡により、上腕骨頭の偏位が生じる（3章を参照）。

例：90度外転

尾側に走行する短回旋筋は三角筋とともに偶力を生じ、これにより上腕骨は外転する。偶力のうち、回旋力は、回旋モーメントを生じ、臼蓋内の上腕骨頭を縦方向に尾側内側へ中心化する。この偶力の作用アーム（筋肉）はやや短く、荷重アーム（上肢の重量）は長い（図5.84）。

不均衡な作用アームと荷重アームにより、しばしば上肢の外転で上腕骨頭の頭側偏位が生じる。その結果、肩峰下腔が狭小化する。

荷重アームと作用アームの長さの比率（8対1）により、三角筋の外転力は、上肢の重量の8倍になる。回旋筋腱板の力は、上肢の重量の9-10倍に達する。すなわち、肩関節への作用力はほぼ体重に等しくなる。

運動に参与する関節の機能的統一性が損なわれると（損傷など）、関節への作用力は、関節の退行変性をもたらす。

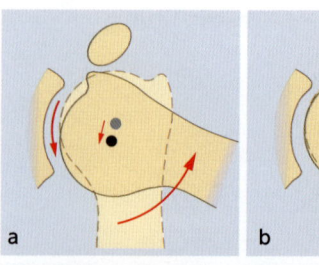

図5.85a-b　外転時の可動性制限
a 開始肢位　b 終了肢位

例：上肢の外転における肩甲上腕関節の正常な滑り運動

上肢は三角筋により外転する。上肢の外転では、回旋筋腱板による上腕骨頭の尾側滑りが生じる。回旋筋腱板が機能不全になると、上腕骨頭は頭側へ回転し、上腕骨大結節は肩峰にぶつかる。その結果、肩峰下腔が狭小化し、腔内の組織の負荷が増大する(絞扼症候群。図5.85a-b)。

肩関節症による関節包の変化は、二次的に凍結肩をもたらす。肩峰下腔と腋窩陥凹で、癒着を伴う関節包の線維化が生じ、自動および他動運動が強く制限される。

肩関節症を有さない一次性の凍結肩もある。原因は不明で、閉経後の女性で多い。一次性の凍結肩は、それ自体が原因となって発症する。重度の滑膜炎を伴うが、しばしば1-2年後に自然に治癒する。

骨棘により肩峰下腔が狭小化すると、インピンジメント症候群(接触症候群)を発症する。上肢の外転(特に60-120度)で、上腕骨大結節が肩峰下にぶつかる。

インピンジメント症候群は、症状であり、疾患ではない。肩峰下疼痛症候群(SAS)には様々な種類があり、インピンジメント症候群はその一つである(3章を参照)。

外転で生じる不均衡な偶力も、インピンジメント症候群の原因の一つである。頭側の力が大きくなると、上腕骨大結節が肩峰下にぶつかる。不均衡な偶力はしばしば回旋筋腱板の損傷後に見られる(p.450の「例：90度外転」を参照)。

肩峰下腔の狭小化は、上腕二頭筋長頭腱と棘上筋腱の変性をもたらす。また、突発的なこれまでにない荷重は腱断裂を生じる。上腕二頭筋長頭腱と棘上筋腱は、上腕骨頭を中心化する機能を有する。これらの腱の変性は、しばしば上腕骨頭の亜脱臼をもたらす。棘上筋の機能障害は頭側の亜脱臼を、上腕二頭筋長頭の機能障害は腹側の亜脱臼を生じる。

■ 症状

- 上肢の荷重時痛。特に、上肢を頭上へ挙上する動作(整髪など)。その後、安静時痛も生じるようになる
- 上肢の運動による軋音
- 肩峰下腔の狭小化による有痛弧。上肢の60-120度外転により、疼痛と回避運動が生じる
- 肩関節症による関節包の滑膜炎による関節包パターンの制限(外旋>外転>内旋)
- 肩峰下疼痛症候群(SAS)を主症状とする場合、外旋よりも外転が強く制限される
- 肩関節の疼痛が頸椎、顎関節、肘関節に広がる
- 患側の側臥位が不能
- 日常生活における支障。例：衣服の着脱、整容
- 肩甲帯と上肢の長時間の同一位置での保持による疼痛の増強。例：長時間買い物袋を持つ
- 肩の古傷による関節症の発症
- ステージの進行に伴う可動性と筋力の低下

関節の運動による病期分類

関節軟骨の損傷に伴い、関節の滑り(滑らかな関節面を必要とする)が低下し、転がり運動(関節面が滑らかでなくても可能)が増える(例：スパイクを装着しても転がる車輪)。転がり運動が増えると、上腕骨頭が偏位し、可動性制限が強まる。転がり運動が増えない場合、骨頭は脱臼する。

ステージ1
抵抗が小さければ(最大抵抗の50％)、可動域(他動運動の)で、疼痛なしの円滑な上肢の運動が可能

ステージ2
抵抗を加えなければ、上肢の重量を無くさずに、疼痛なしの円滑な上肢の運動が可能

ステージ3
上肢の重量を無くすと、疼痛なしの円滑な上肢の運動が可能。抗重力的な上肢の運動により、しばしば歯車様現象が生じ、軋音が強まる

ステージ4
非荷重位の運動でも疼痛が発生し、可動性制限が強まる

例：
41歳女性。数年前に右肩脱臼。右肩関節の疼痛増強と可動性低下の愁訴。特に、整髪と衣服の着脱が困難。

■ 診断

- 機能的検査：5.6章を参照
- X線検査：5.1章を参照

> X線検査では、しばしば上腕骨頭の位置上昇が見られる。

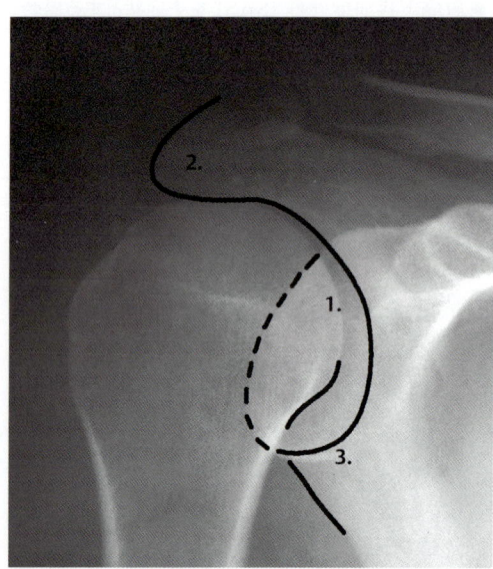

図5.86　X線画像の診断基準（1.臼蓋の位置、2.肩峰の傾き、3.上腕骨頭と臼蓋の尾側の弧）。上図では上腕骨頭の頭側偏位により弧が途切れている

X線画像の診断基準（正面像。図5.86）
臼蓋
- 肩甲骨が胸郭上の正常な位置にある場合、臼蓋は小さな楕円形である
- 肩甲骨の内旋により、臼蓋は円形になる
- 肩甲骨の外旋により、臼蓋は細長い楕円になる

肩峰の傾き
- 肩甲骨の回旋により、肩峰の傾きや肩甲上腕関節の臼蓋面が変化する
- 肩甲骨の内旋により、肩峰は尾側へ傾き、肩峰下腔は狭小化する

上腕骨頭と臼蓋の尾側の弧
上腕骨頭が中心化されると、弧は正常になる。図5.86では、上腕骨頭が頭側に偏位している。

■ 鑑別診断

- 肩関節の関節炎
- 石灰沈着性肩関節周囲炎（回旋筋腱板における石灰沈着）
- 肩関節の腫瘍
- 脱臼骨折の後
- 凍結肩

■ 治療

保存療法

多くの場合、保存療法は奏効する（5.1章を参照）。

手術療法

手術は、慎重に検討し、全ての保存療法の後に行う。手術の適応はまれである。肩関節は表層近くに位置し、保存療法で対処できる場合が多い。

外科手術の選択肢として、関節置換術がある。関節固定術は、最後の選択肢である。

● 肩の関節症の理学療法検査

■ 既往歴

「症状」を参照

■ 体形と姿勢の異常

- 肩甲帯の挙上、外転、腹側回旋で、疼痛回避肢位が見られる
- 重度の肩関節症では、上肢を内転し内旋して腹部の前で保持する肢位が見られる
- 筋萎縮。特に三角筋、外旋筋、上腕二頭筋

> 不利な体形や姿勢の悪化により、症状が増悪することがある。

例：
- 胸部の重量が重い場合、肩・頸筋の筋緊張が亢進する
- 胸郭の内径（矢状面と水平面）が小さく平背を有する場合、肩甲骨間の筋肉の作用が低下する（作用アームが非常に短いため）
- 日常的運動で、上腕骨は肩甲骨面（胸郭の形状により変化する）の上にある。上腕骨を肩甲骨面に合わせると、上腕骨頭を臼蓋へ中心化しうる。上腕骨を身体から離すように動かすと、三角筋の3つの部分（肩甲棘部、肩峰部、鎖骨部）が全て均等に活性化する。
胸郭の内径（矢状面と水平面）が小さい場合、肩甲骨はほぼ前額面の上にある。上腕骨を肩甲骨面に合わせるには、外転を強める必要があり、慢性的に三角筋と棘上筋の過剰負荷が生じる
- 胸椎の後弯が強まると、肩甲帯は上肢とともに腹側尾側に移動し、上肢が内旋する。また、大胸筋と小胸筋が短縮する。日常的運動で、両手や両上肢を顔面に近づける場合、外旋を強める必要があり、外旋筋の過剰負荷が生じる
- 胸郭の位置低下を伴う胸椎の不安定化により、肩鎖関節と胸鎖関節の圧迫負荷が増大し、外旋筋の過剰負荷が生じる
- 胸郭の内径（前額面と水平面）が大きい場合、肩・頸筋と外転筋の静的作用が持続する

■ 腱付着部と靱帯

- 回旋筋腱板と上腕二頭筋長頭腱の腱付着部は、結節間溝にあり、圧痛が生じることが多く、しばしば腱障害を伴う（3章の「肩部腱障害」を参照）
- 胸鎖関節と肩鎖関節の関節症で、局所の腫脹を伴う圧痛が生じる
- 上腕骨頭の位置変化の触知：頭側の亜脱臼位では、肩峰と上腕骨頭の距離が健側よりも縮小する。腹側偏位では、左右比較により患側の上腕骨頭の腹側突出が認められ、肩甲骨の背側外側で軽度のへこみが目で確認され触知される

■ 筋組織

- 肩・頸筋の筋緊張亢進
- 疼痛による上肢の筋力低下。このため、小さい吊り負荷の筋力検査のみ可能
- 筋力低下による肩の安定性の低下（「可動性と運動様式」を参照）

筋短縮の検査

最終可動域の等尺性収縮後弛緩により、筋短縮を鑑別する（反射的筋短縮、構造的筋短縮）。筋短縮は、関節の圧迫負荷を増大する。筋収縮は、関節包の収縮を加速・悪化させる。ステージ3と4では、関節破壊が顕著となり、疼痛のため筋伸張が不能となる。筋肉の「伸張の予備能」は、横断伸張により検査する。

筋力の検査

良好な関節機能を保持している場合（可動性が良好、礫音なし）、全ての肩の筋肉の筋力は正常であり、抵抗や上肢の重量に抗しうる（ステージ1と2）。

ステージ3と4では、疼痛により反射的に筋肉が抑制されるため、検査による筋力の客観的把握が不可能である。これらのステージでは、関節の負荷が過大となるため、抵抗を加え上肢の重量を無くさずに行う検査を断念せざるをえない。

静的抵抗テスト

中間位またはその時点の安静肢位で静的抵抗テストを行い、筋力と筋収縮による疼痛を大まかに把握する。

- 患者の開始肢位：端座位で、上腕を身体につけ、肘を90度屈曲し、前腕の縦軸を可能な限り前方に向ける
- 手順：上腕腹側に抵抗を加えて屈筋の作用を、上腕背側に抵抗を加えて伸筋の作用を、上腕外側に抵抗を加えて外転筋の作用を、上腕内側に抵抗を加えて内転筋の作用を、前腕外側に抵抗

を加えて外旋筋の作用を、前腕内側に抵抗を加えて内旋筋の作用を調べる

筋収縮により疼痛が生じる筋肉：
- 屈曲：上腕二頭筋、大胸筋
- 伸展：上腕三頭筋長頭
- 外転：棘上筋
- 内転：肩甲下筋、大円筋、小円筋
- 外旋：棘下筋、小円筋
- 内旋：肩甲下筋、大円筋、広背筋、大胸筋、上腕二頭筋短頭

■ 可動性と運動様式

> 肩の可動性の検査は、広範な体系的検査であり、肩関節症だけでなく、全ての肩疾患で行う！

肩関節症の関節包パターンは、外旋が最も強く制限され、次に外転が制限される。外旋しなければ外転ができなくなる。この場合、上肢を外転し、滑り運動により外旋する。また、上肢を内旋して外転する場合、60-90度の外転により、上腕骨大結節が肩峰にぶつかる（図5.87）。

最初に、日常生活機能を検査する。肩の各関節

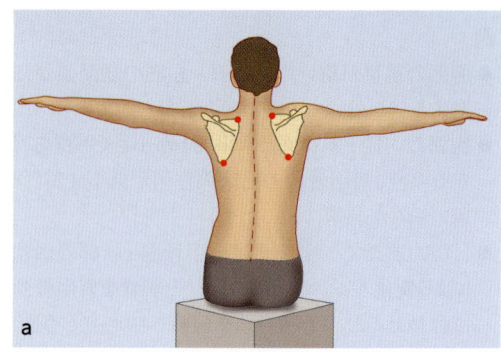

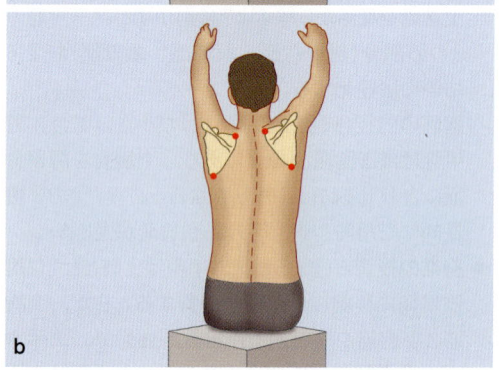

図5.88a-b　肩の可動性制限による回避運動
a 外転制限、b 屈曲制限

の機能は調べない。

上肢の検査では、次の2つの運動パターンが特に重要である。
- 上肢を身体に近づける運動（運動が生じる面は異なる）
  - 食事時の矢状面の運動
  - 整髪時の水平面の運動
  - 洗顔時の前額面の運動
  - 整容時の伸展・内転・内旋の組み合わせ運動や、屈曲・外転・外旋の組み合わせ運動（アプレーススクラッチテスト）
- 上肢を身体から離す運動で、上肢の作業範囲が制限される：この場合の作業範囲は、可動性制限を有する患者が到達可能な面である。例：物を上方、側方、下方から持ち上げ引き寄せる

療法士は、これらの運動とともに回避運動を観察し、日常生活の可動性制限やその代償としての隣接関節の過剰負荷を把握する（図5.88a-b）。

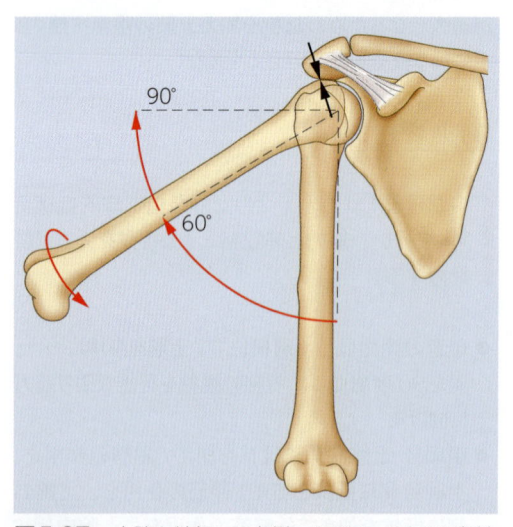

図5.87　上腕を外転して内側へねじる。60-90度外転で肩峰下腔の圧迫が生じる

さらに、疼痛部位の鑑別のため特殊な運動検査を行う。

X線検査で骨棘が見られる場合、硬く(hard)非弾力的な不可逆のエンドフィールが認められる。

<u>自動運動の検査</u>

まず各方向の自動運動を検査する。疼痛の許容範囲で、運動を数回行う。その際、次の点に注意する。
- 終了肢位および運動中の上肢の位置。例：肩の関節包パターンの外転と屈曲により内旋が強まる
- 胸郭上の肩甲骨の運動：療法士は、母指と示指で両側の肩甲骨下角をつかみ、胸郭上で肩甲骨が方向転換して動くのに従いながら運動を観察する
- 隣接関節(特に脊柱)の回避運動

例：肩甲骨の運動
1. 肩甲骨の運動の早まり
　肩甲上腕関節の可動性制限により、運動の拡がり(continuing movement)による肩甲骨の運動が早まる(図5.88a-b)。

2. 肩甲骨の運動の遅れ
　肩甲帯関節の疼痛や、肩甲帯上の筋肉の筋膜癒着(例：前鋸筋と肩甲下筋の間の筋膜)により、肩甲骨の運動が遅れる。

　また、肩甲挙筋の短縮や筋緊張亢進(例：頸椎の機能障害を随伴する場合)によっても、肩甲骨の運動が遅れる。運動の遅れにより、肩甲上腕関節で肩峰下腔が狭小化する(適時に肩峰が離れないため。インピンジメント症状の原因にもなりうる)。

　この場合、特に60-120度の外転で疼痛が生じる。また、回避運動として、外旋(外転する前に既に認められる場合もある)や水平内転が生じる。これは、上腕骨大結節の肩峰への衝突を避けるため生じる(有痛弧)。

<u>他動運動の検査</u>

自動運動に続いて、他動運動を検査する。
- 可動域全体の検査(筋収縮に起因する疼痛は消失する。肩関節症ではしばしば重度の礫音が知覚される)
- エンドフィールのテスト：肩関節症では、骨棘の発生により、硬く(hard)非弾力的なエンドフィールが認められる
  — 堅い(firm)エンドフィール：線維化した関節包の癒着や器質的な筋短縮による凍結肩
  — 堅く(firm)弾力的なエンドフィール：早期のみ。反射的短縮により筋肉が最終可動域の運動が妨げようとする
- 肩甲帯関節：上肢を高くまで動かす運動(肩甲帯が連動し始める運動)で、肩鎖関節と胸鎖関節の異変が認められる
- 肩甲上腕関節：肩甲上腕関節の可動域制限は、肩甲骨を固定した他動運動により調べる。上腕骨頭の転がり運動が触知される。例：外転時に、上腕骨頭が頭側に転がり、肩峰の外側に小窩が生じない

屈曲と外転

屈曲と外転を調べる際、療法士は、一方の手の付け根で、肩甲骨の外側縁を側方から固定する。または肩甲帯を頭側から固定する。他方の手で、上肢を動かす。

外旋

外旋は、中間位(矢状面と前額面。上腕を身体につける)から開始する。まず前腕を内旋し、患者の腹部につける。しばしば中間位より外側へ外旋できないからである。療法士は、母指を背側で肩峰につけ、頭側から肩甲骨を固定する。運動の拡がり(continuing movement)により、肩甲骨の内転が生じるからである。

内旋

内旋は、上肢を外転してから、または伸展と組み合わせることにより可能である。その際、療法士は、腹側から肩峰を固定する。

高い位置の回旋

外旋と内旋の検査は、上肢を90度外転し屈曲した肢位でも可能である。ただし、軽度の可動性制限でのみ可能である。この検査では、肩甲帯関節の疼痛や、筋短縮（例：外旋により肩峰下筋と大円筋、内旋により棘下筋と小円筋）が認められる。

- 偏位の検査では、上肢を外転し回旋する。検査の手順は3章のp.216を参照。

胸郭上の肩甲骨の滑り運動

肩甲骨の全方向の他動運動を検査する。

- 側臥位で、上側の肩甲骨を挙上、下制、外転、内転する。また、PNFパターンで他動的に内旋および外旋する。その際、関節周囲の筋肉の短縮や癒着が認められる。筋緊張亢進により、運動時礫音が生じる。
- 肩関節症の場合、肩甲上腕関節の運動が減少し、代償的に肩甲骨の可動性が増大する。関節周囲の筋肉の筋緊張亢進によりしばしば運動時礫音が認められる

並進運動の検査

他動運動の検査の後、治療肢位で、肩甲上腕関節と肩甲帯関節の全方向の並進滑り運動を検査する。肩関節症の場合、その時点での可動域で治療を行い、さらなる可動性制限の進行を防ぐ（例は「肩の関節症の理学療法」を参照）。

胸椎、頸椎、上位肋骨

上肢を最終可動域で屈曲し外転することは、胸椎の可動性を十分に有する場合にのみ可能である。150度以上屈曲し外転すると、胸椎が動く。また、両上肢を屈曲し外転すると、運動の拡がり（continuing movement）により胸椎の伸展が生じる。片側の上肢を屈曲し外転すると、胸椎は対側へ側屈し、同側へ回旋する。また、上肢の運動に併せて、上位肋骨の運動が生じる。

頸椎の機能障害により、肩・頸筋の筋緊張が亢進する。肩はC4/C5の神経の支配域であり、しばしばこれによる機能障害が生じる。

■ その他の特殊なテスト

肩・頸筋の緊張の変化や胸郭上の肩甲帯の位置変化により、腕神経叢の出口（斜角筋、第一肋骨と鎖骨の間、小胸筋と烏口突起の間）が圧迫され、神経の可動性が低下する。神経の可動性は、上肢神経動力学検査（ULNT）により検査する（3章を参照）。

しばしば通常の肩の可動性の検査ができないため、疼痛のない可動域で肩を外転し、末梢や頸椎の可動性を重点的に検査する。左右比較のため、同じ開始位置で他方の上肢の検査も行う。

腕神経叢の神経の動力学の低下を有する場合、第一肋骨や頸胸椎移行部の可動性、また同部の筋肉の短縮を調べる。

症例

41歳女性。数年前の右肩脱臼の後、右肩関節の疼痛増強と可動性低下ありとの愁訴。特に整髪

肩の関節症の理学療法検査のチェックリスト

既往歴	■ 主症状 ■ 日常生活機能の制限 ■ 疼痛 ■ 職業、趣味 ■ 古傷
体形と姿勢の異常	■ 疼痛回避肢位 ■ 筋萎縮 ■ 胸郭と肩甲帯の幅の比率 ■ 胸椎と頸椎の位置
腱付着部と靭帯	圧痛。特に回旋筋腱板と上腕二頭筋長頭腱

筋組織	■ 肩・頸筋の筋緊張亢進 ■ 疼痛による筋肉(筋力、筋持久力)の抑制による肩の安定性の低下 ■ 静的抵抗テストによる筋肉の疼痛の誘発
可動性	■ 肩関節症による関節包パターンの制限：外旋＞外転＞内旋 ■ 肩峰下疼痛症候群(SAS)では、外転が最も強く制限される ■ 自動および他動運動の検査の後、関節の遊びを調べるため、治療肢位で肩甲上腕関節と肩甲帯関節の並進運動を検査する ■ 頸椎、胸椎、上位肋骨の可動性も調べる
運動様式	■ 日常生活機能。例：アプレースクラッチテストで判定 ■ 日常生活運動は、上肢を身体に近づける運動と、上肢を身体から離す運動に分けられる
その他の特殊なテスト	■ 筋肉の緊張の変化や肩甲帯の位置変化による腕神経叢の神経動力学の阻害 ■ ULNTによる神経の可動性の検査

と衣服の着脱が困難。手を頭上に上げる動作は、右肩の疼痛があるが辛うじて可能。

仮説と治療

古傷による肩の不安定性から、二次性の肩関節症を発症。上肢の屈曲、外転、外旋において、上腕骨頭の転がり滑り運動が大きくなり、上腕骨頭が偏位する(特に頭側)。

日常生活運動により、上腕骨頭が頭側へ動き、肩峰下腔の組織が圧迫され、疼痛が生じる。滑膜炎を伴うと、関節包の弾力性が低下する。

この症例では、初期の治療で、疼痛緩和と圧迫された肩峰下の組織の免荷を優先する。免荷のため、牽引と尾側滑りと交互に、疼痛のない可動域の運動(例：外転の反対方向(buttressing)モビライゼーション)を行い、血流を促す。機械的刺激は、疼痛抑制の効果がある。

患者は、上肢の重量を無くした安楽肢位を習得する。上肢の重量を無くした座位で自動的尾側滑りを行い、肩峰下の組織の免荷の処置を自分で行う。

胸椎のモビライゼーションにより、交感神経を抑制する。これにより、疼痛が抑止される。患者は、側臥位で、腰椎の屈曲と伸展の自己モビライゼーションを行う。

疼痛の状態に合わせて、治療肢位で徒手療法を行い、屈曲、外転、外旋の可動性を促進する。他動的モビライゼーションの後に、自動的な上腕骨頭の中心化を行う。

患者は自己モビライゼーションを習得する。最初は、近位の梃子によるモビライゼーションを行う(荷重アームが長く、上腕骨頭の偏位が生じないため)。上肢の協調的運動の前提条件として、胸郭上の肩甲帯の安定化が必要である。このため、まず体幹の安定化を行う。閉鎖系(閉鎖運動連鎖)により、支持機能反応を通じて、上肢の筋肉の共同収縮を促す。疼痛の状態と体幹の安定性に合わせて、上肢の運動(疼痛が再現する動き)の訓練を適切に行う。

● 肩の関節症の理学療法

■ 目的

身体構造と機能(機能障害)
● 疼痛緩和、肩関節と肩甲帯の免荷
● 軟骨の栄養改善
● 可動性の維持と改善
● 筋力と協調性の維持と改善

> 9章のp.577で述べる肩の治療の原理は、関節症にも該当する。

活動
　運動シーケンスを効率化し、日常生活の肩関節と隣接関節の圧迫の増大を避ける

参加
● 参加

- 患者は自立性を保持し、職場や家庭での役割を果たす

■処置

疼痛緩和、肩関節と肩甲帯の免荷
- 疼痛緩和の電気療法
- 寒冷療法や温熱療法
- 胸椎のモビライゼーションによる交感神経の抑制。例：側臥位の吊りなしの伸展・屈曲のモビライゼーション
- 胸椎のモビライゼーション：吊りなしのモビライゼーションは、交感神経幹に作用し、疼痛緩和と免荷をもたらす。また、可動性の低下を改善し、上肢の運動による肩甲帯関節の過剰負荷を防ぐ（3.2章を参照）
- 結合組織のマッサージ：交感神経の興奮を静め、神経支配域で疼痛緩和と血流改善をもたらす
- 頸椎症候群は、全身症状を悪化させるため、必ず併せて治療する（3.2章を参照）
- 腱障害を有する場合、圧迫インヒビション（腱付着部を間接的に治療する）、横断摩擦（筋腱移行部）、超音波療法を行う（3.3章を参照）
- 安楽肢位の提示：安楽肢位により、種々の筋肉の緊張緩和、これによる関節内の圧力低下と靭帯の免荷が得られる。緊張緩和と疼痛軽減は、栄養状態を改善し、さらなる鎮痛効果を生じる。肩甲帯の免荷のため、上肢の重量を無くす

安楽肢位の例
- 背臥位：肘関節を肩関節の前額面内に置き、腹側の各部（特に上腕二頭筋長頭腱）を免荷する。重度の胸椎前弯を有する場合、肘関節と上腕の下に枕を置く
- 側臥位：上側の上肢に枕を置き、上肢の重量により背側の各部が牽引されないようにする。頭部と胴部の下にも枕を置く。これにより、下側の肩にかかる重量を減らし、肩・頸筋の緊張を緩和する
- 座位：両手を大腿や肘掛けの上に置く
- 立位：外転と内旋の可動性を十分に保持している場合、両手を胴部につけて支える。または両手をポケットに入れる。または親指をベルト、スカートやズボンの胴部分、その他の衣服の付属部などに引っ掛けて両上肢を下す
- 作業時、安静時、就寝時の全身の安楽肢位を患者に提示する（1章、5.2章を参照）
- ステージ1と2では、その時点の安静肢位で牽引を行い、関節の疼痛緩和と免荷をもたらす。疼痛の軽減により、関節周囲の緊張緩和が生じる（図5.89a-b）
- インピンジメント症状を有する場合、その時点の安静肢位で上腕骨頭の尾側滑りを行い、肩峰下腔の免荷をもたらす（図5.90）
- 肩鎖関節と胸鎖関節の牽引（図5.91a-b）
- 上腕骨頭の尾側背側の中心化（3章のp.217を参照）

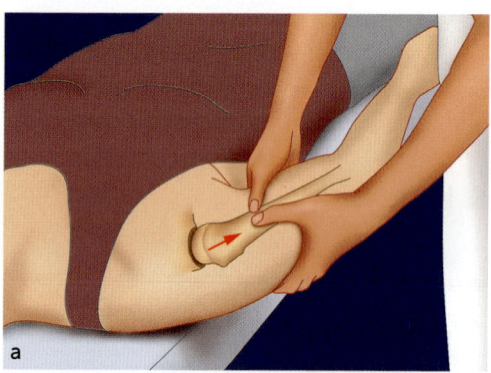

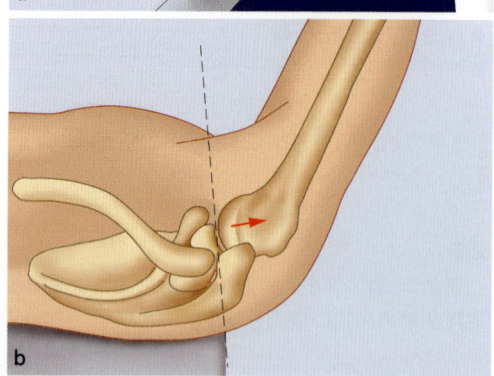

図5.89a-b　その時点の安静肢位の肩関節の牽引
a 患者　b 骨格図

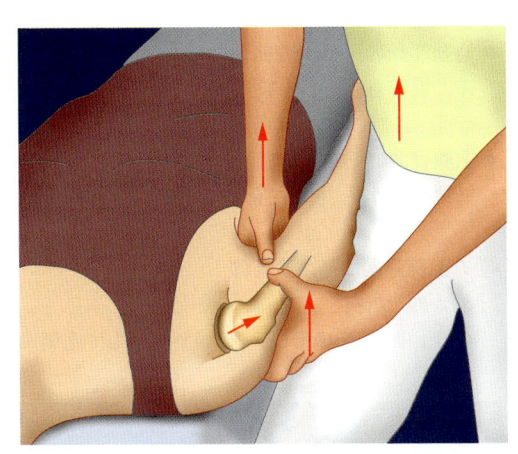

図5.90　安静肢位の尾側滑り

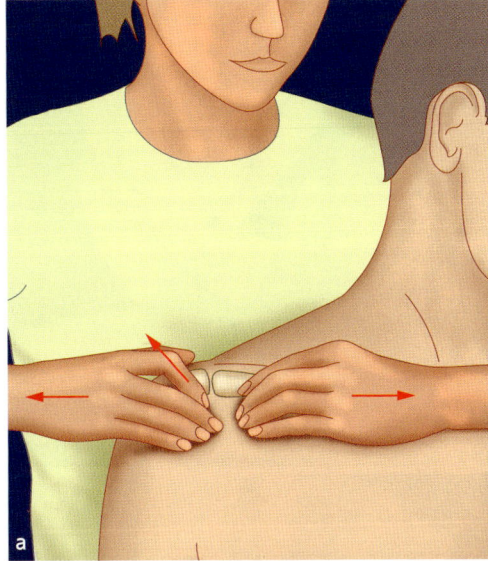

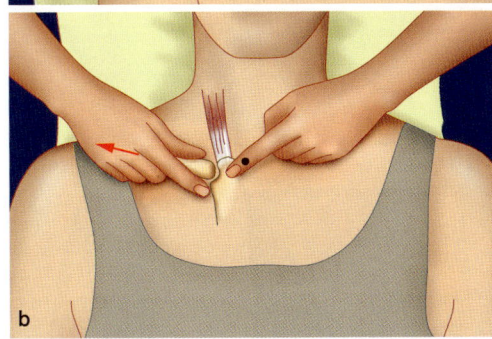

図5.91a-b　牽引
a 肩鎖関節　b 胸鎖関節

軟骨の栄養改善

- その時点の安静肢位の間欠牽引
- 間欠圧迫（軟骨下軟骨が無傷である場合）
- 牽引と筋肉の活性化の組み合わせ：患者は牽引に抵抗する。患者が緊張を緩和させた際に、療法士は他動牽引を行う。牽引と抵抗が交互に生じる。これにより、関節近くの筋肉の血流が改善し、軟骨のポンプ作用が生じる。
- 疼痛のない可動域の運動：例：外転と屈曲の反対方向（buttressing）モビライゼーションによる局所代謝の促進

可動性の維持と改善

- 外転の改善と維持のため、治療肢位（疼痛が生じないその時点の最終可動域で外転する）で、尾側滑りを行う。また、上肢の外転を強めながら外旋し、関節包の三平面（前額面、矢状面、水平面）の回旋を行う。これにより、機能的に関連する組み合わせ運動が改善する
- 頭上の把持動作には、肩の三平面の屈曲、外転、外旋の可動性が必要である。尾側滑りと回旋（上腕骨の縦軸を中心とした外旋）を組み合わせ、関節包の三平面の運動を改善する（図5.92a）
- 上腕骨頭の背側滑りは、屈曲と内旋の改善に有効である（図5.93a）
- 伸展と内旋の組み合わせ運動の改善のため、側臥位で背側滑りを行う。肩甲上腕関節の臼蓋の斜面に合わせて、背側外側滑りを行う（図5.92b）
- 外旋と伸展の改善のため、腹側滑りを行う。事前に触診で上腕骨頭の位置を確認する。上腕骨頭の偏位は、腹側偏位が最も多い。患側の上腕骨頭の腹側モビライゼーションには意味がない（既に上腕骨頭は前方へ偏位しているため）。
  伸展と外旋のテストと同時に、療法士は、他動的な上腕骨頭の背側中心化を行ってもよい。背側中心化により外旋や伸展を改善してから、上腕骨頭の背側モビライゼーションを行う（腹側モビライゼーションを行ってはならない）。その後、自動的な上腕骨頭の背側中心化を訓練する（図5.93b）。

- 他動運動の可動域の拡大のため、上腕骨頭に直達の抵抗を加えながら、滑りモビライゼーションを行う。これにより上腕骨頭の中心化を促す
- 上腕骨頭に三平面（前額面、矢状面、水平面）の抵抗を加える。併せて静的な上肢パターンを行う

例：上腕骨頭に加える抵抗

1. 導入的な抵抗
   療法士は、外転のモビライゼーションとして尾側滑

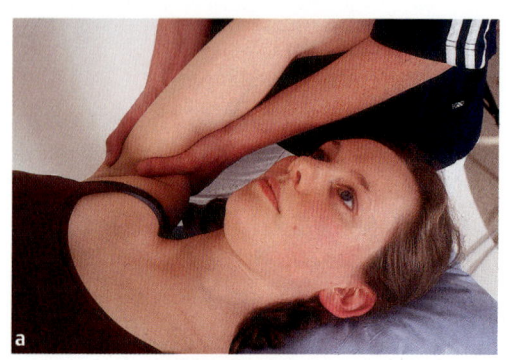

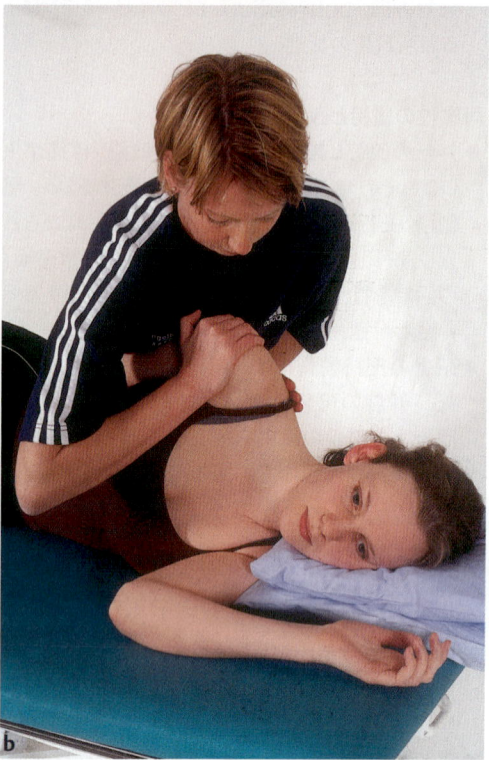

図5.92a-b　モビライゼーション
a 肩関節の屈曲を90度以上に広げる
b 側臥位の伸展と内旋の改善

- 滑りモビライゼーションの可否は、肩関節症のステージにより決定する。完全な軟骨破壊を有するステージ4では、多大な摩擦が生じるため、滑りモビライゼーションを行えない。非荷重の牽引や、筋緊張低下の軟部組織テクニックのみ可能である
- 自動的な上腕骨頭の中心化

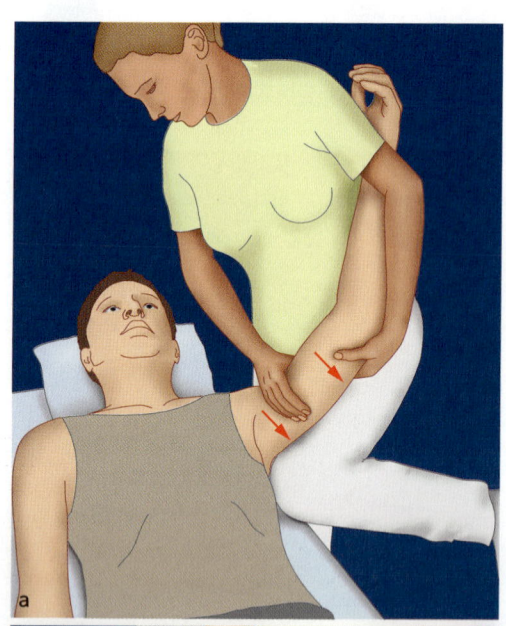

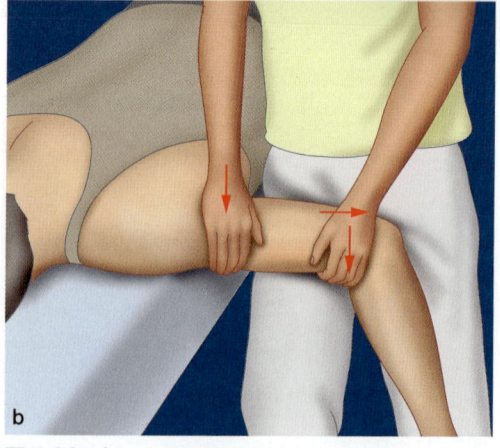

図5.93a-b　上腕骨頭の背側滑りと腹側滑り
a 屈曲と内旋の改善
b 伸展と外旋の組み合わせ運動の改善

りを他動的に行った後、尾側から導入的抵抗を腋窩（上腕骨頭）へ加える。このとき、患者は、球が足の方向へ転がるイメージを思い浮かべる。療法士は、弱い力で抵抗を加え、関係のない筋肉を活性化しないようにする。

患者は、上肢の重量を無くした肢位（例：テーブルの脇に座り上肢を置く）を訓練し、自分で行えるようにし、肩峰下腔を免荷する。また、自動的な尾側変位により、上腕骨頭の頭側の亜脱臼位を修正する。

同じ原理で、上腕骨頭の腹側の亜脱臼位を防止する。療法士は、上腕骨頭の背側に抵抗を加える。患者は、これに抗して上腕骨頭の位置を保持する。同時に、療法士は、肩の屈筋に抵抗を加え、上腕二頭筋（偏位修正筋）を活性化する。

> 上腕骨頭に抵抗を加える際は、弱い力で、吊り負荷なしで、疼痛が生じないようにする。

2. 90度屈曲位の屈曲・内転・外旋パターン

療法士は、自動的な背側尾側滑りのため、導入的抵抗を上腕骨頭に加える。これにより、内転筋と外旋筋が活性化され、上腕骨頭の中心化が促される。他方の手で、軽度の圧迫（approximation）を行い、屈曲・内転・外旋パターンのための導入的抵抗を加える。肩関節の効率的な運動様式を促すため、他動的モビライゼーションの後に、自動的な上腕骨頭の中心化を行う。これにより関節周囲の血流が改善する。

他動的モビライゼーションの後に、その時点の可動域の協調性訓練を組み合わせて行う。その際、スリングを使うとよい。上肢の重量を無くし、患者の緊張を和らげる。

上記の導入的抵抗を交互に上腕骨頭へ直接加え、疼痛のない可動域でリズム的安定化を行う。これにより、血流が改善し、上腕骨頭の中心化が促される。

- 側臥位または腹臥位で他動的な肩甲骨のモビライゼーションを行った後、肩甲骨パターンの運動を行う。他動的モビライゼーションは、肩甲骨の筋肉の血流を改善し、筋緊張を低下させる。また、PNFの肩甲骨パターンによる肩甲骨の自動運動は、肩甲骨の筋肉の作用を維持する。これらの筋肉により、胸郭上の肩甲骨が安定し、上肢を選択的に動かすことが可能となる。肩甲骨パターンは、肩甲帯関節のモビライゼーションにもなる
- 短縮しやすい筋肉の横断伸張や縦断伸張を行う

> 軟骨破壊が進行している場合、肩関節の筋肉の縦断伸張は避ける（短縮した筋肉による関節の圧迫が増大するため）。

例：横断伸張

1. 大円筋の横断伸張（図5.94）
- 患者の開始肢位：側臥位になり、患側の上肢を上側にする。必要に応じてスリングを使う
- 療法士の開始肢位：患者の腹側で、患者の上肢（肘屈曲）を横抱きで抱える。他方の手を肩甲骨の外側縁の外側に置く
- 手順：上肢を最大屈曲し外旋する。肩甲骨に置いた手の付け根で、肩甲骨の外側縁の筋肉を、内側へ横断伸張する。同じ肢位で、上肢や肩甲骨の筋肉の縦断伸張を行う

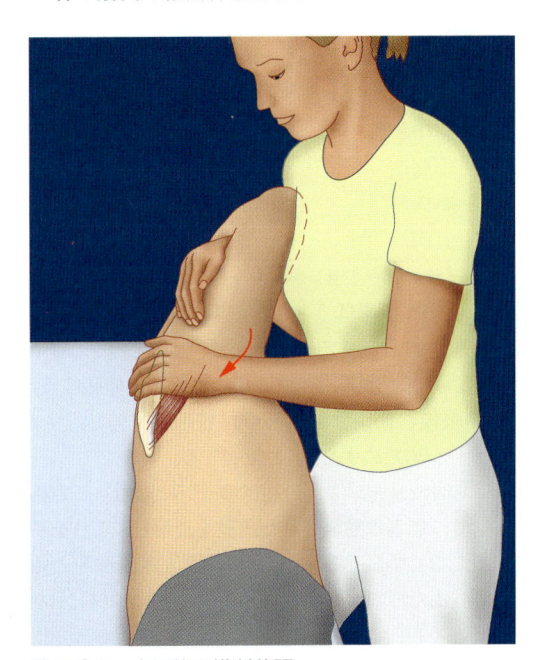

図5.94　大円筋の横断伸張

2. *肩甲下筋の横断伸張*（図5.95）

- 患者の開始肢位：背臥位になり、上肢をやや外転する
- 療法士の開始肢位：患者の側方で、患者の上肢を横抱きで抱える
- 手順：肩甲骨の外側縁の腹側で、肩峰下腔の各部の高位を触診する。療法士は、軽く圧迫しながら、指先を内側へ動かす。これにより、肩甲下筋と前鋸筋の間の筋膜の癒着も解消する

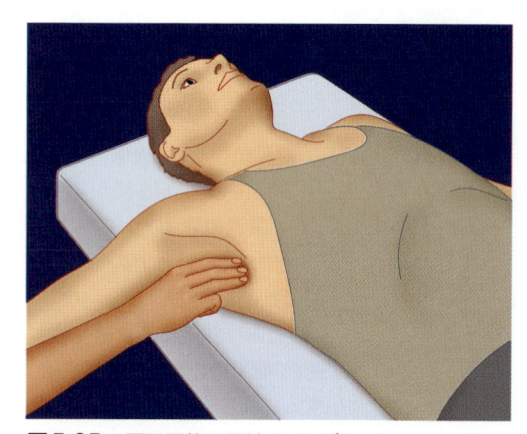

図5.95　肩甲下筋の圧迫インヒビション

- さらに次の筋肉の伸張を行う
  ― 僧帽筋下部線維
  ― 肩甲挙筋
  ― 小胸筋
  ― 斜角筋
  ― 大胸筋
- モビライゼーションマッサージ：このマッサージは、筋緊張を低下させ、筋緊張亢進や反射的な筋短縮を改善する。すなわち、関節と梃子（肩甲帯、胸郭、頭部）を手で動かし、筋肉を伸張する。伸張後、筋肉は起始部や付着部で収縮し、マッサージのため手を置くと弛緩する。
  このマッサージは、最初はゆっくりと行う。これにより、患者は意図された運動を理解し、これを制止しなくなる。このマッサージは、血流改善と免荷をもたらすと同時に、患者の知覚の訓練にもなる。
- 近位の梃子による運動により代償性の回避運動を防止する：支点移動や梃子（近位、遠位、両側）により、種々の運動が同時に生じる。近位の梃子や支点移動による運動では、エフェクターとして、遠位の梃子による運動とは異なる筋肉群が必要となり、これにより回避運動が防止される

例：近位の梃子による肩甲上腕関節の屈曲（図5.96）

- 患者の開始肢位：治療台から一歩離れて立ち、指先を治療台に付ける。両手は、両肩関節の間の距離よりもやや広くして置く
- 患者への指示：「指先を治療台につける。ただし強く押さない。同時に、後方へ数歩下がる。胸郭を出来るだけ上腕から離す」療法士は、患者の肩峰が挙上しないように、また疼痛が生じないよう注意する。
  後方へ数歩下がると、肩甲骨が上腕骨から離れる。肩甲上腕関節が背側尾側へ移動し、これにより屈曲が生じる。指から重心がなくなり、肩関節の圧迫がなくなる。これにより、肩の筋肉は肩の運動を「発動」できなくなるため、非荷重の肩関節のモビライゼーションが可能となる。
- 支点移動を通じたモビライゼーション
  例：座位で、上肢を吊り下げてまたは上肢の重量を無くして、身体各部の位置を体幹長軸に適合させる。この肢位で肩甲骨を挙上および下制し、肩関節を内転および外転する。
  肩甲骨の挙上により、肩峰は頭側内側へ動き、両肩関節の距離は縮小し、肩甲骨の下角は脊柱から

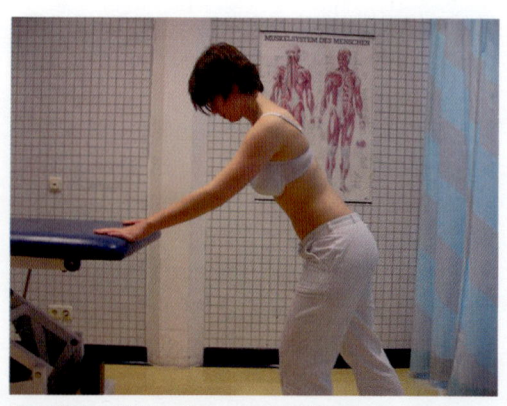

図5.96　近位の梃子による肩関節の屈曲の運動

離れる。同時に、肩甲上腕関節は頭側内側へ移動し、この支点移動により内転が生じる。

　肩甲骨の下制により、肩峰は尾側外側へ動き、両肩関節の距離は拡大し、肩甲骨の下角は脊柱に近づく。同時に、肩甲上腕関節が尾側外側へ移動し、この支点移動により外転が生じる。

　支点移動は、最初は安静肢位で行う。患者はこの運動シーケンスを習得し、上肢を最終可動域の手前まで動かす。

　体幹長軸を垂直にすると、筋肉（特に肩甲骨挙上筋。すなわち僧帽筋下部線維と肩甲挙筋）の活動が停止するため、非荷重の肩関節のモビライゼーションが可能である。肩甲骨の下制により頭頂が頭側へ動く（相対的に頭頚部と肩甲骨の距離が広がること）。これにより、筋肉がさらに延長する。

- 反対方向（buttressing）モビライゼーション：両側の梃子により、最大の運動を生じさせる徒手療法である。その際、制動筋が収縮しないよう、急に動かしてはならない。疼痛を有する場合は小さな運動を行う。小さな運動でも血流は改善する。したがって、このモビライゼーションは凍結肩でも行える。この場合、血流改善による栄養障害の改善が治療の主目的である。

　可動性が回復してきたら、協調性の改善を行う。

例：外転の反対方向（buttressing）モビライゼーション

- 患者の開始肢位：側臥位（代替としてスリングの背臥位も可）で、患側の上肢を上側にし、手を腹側から肩に置く
- 療法士の開始肢位：患者の背側で、一方の手を二股状にして肩甲骨下角をつかむ（母指と示指で下角が水かき部分にくる様に把持）。他方の腕で、患者の上肢の重量を支える。その際、手で患者の手と母指をつかむ
- 手順：療法士は、患者の上肢を外側頭側へ動かし外転する。他方の手で、肩甲骨下角を内側へ回旋する。同時に、肩甲骨を下制し、肩甲上腕関節の支点を尾側外側へ移動させる。

　スリングの背臥位の場合、上腕骨頭の尾側滑りを併せて行ってもよい。

　屈曲、回旋、伸展の反対方向（buttressing）モビライゼーションは、側臥位で行う。上腕をスリングで吊るしてもよい。全ての反対方向（buttressing）モビライゼーションに併せて、モビライゼーションマッサージを行ってもよい。

- 可動性制限を有する場合、患者と共に、代償的運動を見つけ、過剰負荷を有する部位の免荷の処置を行う
- 水中のモビライゼーション（浮力を利用）も可能である

【筋力と協調性の維持と改善】

- 遠位の梃子による運動：この運動の運動様式は、正常な運動と同じである。正常な運動を調和的に行うことが本来の治療目的である。肩関節症では、しばしば完全な調和は不能となる。その時点の可動域で、可能な限り運動を調和させる。事前に、自動的な上腕骨頭の中心化を行う（p.461参照）
- 疼痛のない可動域で、PNFの上肢と肩甲骨パターンの動的な逆運動を行い、協調運動を促進する
- 動的な上肢パターンと静的な肩甲骨パターンを組み合わせ、胸郭上の肩甲骨の安定性（選択的な上肢運動に必要）を改善し、運動の拡がり（continuing movement）の早まりを防止する。
- 肩の安定性を促す運動
  — 遠位の梃子による運動
  — 有目的的な速い随意運動（例：把持、投げる）
  — 支持機能
- 肩の安定化にとって重要な筋肉は外旋筋であり、上腕骨頭の腹側と頭側の偏位を防ぐ。

　まず、肩の安定化の訓練を、閉鎖系で行う（腕で肩を支持する。例：テーブルの脇に座る、四つ這い位）。この場合、筋肉の同時収縮を訓練する。これらの開始肢位で、上腕骨頭の直接的なリズム的安定化を行い、上腕骨頭を安定化する。日常生活運動で、上腕骨頭の尾側移動は、筋肉（上腕骨頭を尾側に動かす筋）の自発的な筋長の延長により生じる。閉鎖系で運動シーケンスを訓練し、この筋肉の作用を促す。

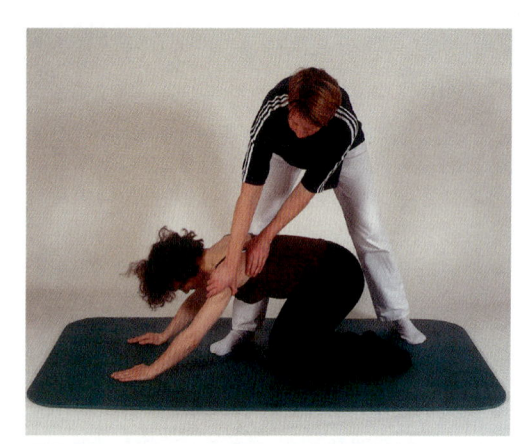

図5.97 広背筋と大円筋（上腕骨頭を尾側に動かす筋）の遠心性収縮による筋長の延長のファシリテーション

例：肩甲帯と肩関節を安定させて運動の切り替えを行う訓練。足背を床につけた四つ這い位からしゃがみ姿勢への切り替え（図5.97）
- この運動の切り替えでは、広背筋、大円筋、棘下筋の共同の支持機能により、上腕骨頭は尾側で安定化される。これらの筋肉は、遠心性収縮により筋長を自動的に延長し、上腕骨頭を尾側で安定化する。この訓練は、肩の部分荷重位で疼痛が生じない場合に可能である
- 患者の開始肢位：四つ這い位で、両手を肩関節の下に置く
- 療法士の開始肢位：健側に立つ
- 手順：療法士は、両手で、広背筋の遠心性収縮による筋長の延長を促す。その際、頭側の手で上腕骨頭を腹側頭側へ押し、尾側の手で肩甲骨（外側縁）を後方下制する。患者は、臀部を降ろしながら、療法士による運動をゆっくりと受容する
- 日常活動機能には、肩関節の安定化が必要である（特に開放運動連鎖の把持動作）。把持動作は、しばしば肩の伸展・内転・内旋のパターンで行われる。この場合、外旋筋の筋長の延長により、上腕骨頭の腹側偏位を防ぐ。
肩関節の安定性の訓練は、テーブルの脇に座り把持動作を行うことにより可能である。この開始肢位により、まず上肢の重量を部分的に無くす。療法士は、上腕骨頭の自動運動を支持する。すなわち、上腕骨頭を臼蓋に向かって軽く圧迫（approximation）すると同時に、上腕骨頭を外旋する。この間、患者は伸展・内転・内旋位で把持動作を行う。

この場合のグリップは、四つ這い位の訓練とほぼ同じである。療法士は、遠位手で、患者の上肢の伸展・内転・内旋のパターンを促す。

患者が上肢を内旋する前に、肩関節は、上腕骨頭への刺激を通じて、外旋の安定性に必要な情報を獲得する。これにより、上腕骨頭の腹側偏位が回避される。

この訓練は、屈曲の角度を変えて行う（その他の例は9章を参照）。

日常生活の運動シーケンスの効率化

筋力と協調性を改善する訓練は、同時に、運動の効率性を高める。自動的中心化により上腕骨頭の力学的荷重が低下するからである。

- 姿勢矯正：身体各部の位置を体幹長軸へ適合させるだけで、胸郭上の肩甲帯は安定する。また胸椎の安定化は重要である。これにより肩甲帯の筋肉（姿勢筋）が免荷される。肩の安定化は、最初は上肢の重量を無くして行う。例：テーブルの前に座り前腕を置く
- 日常生活運動の訓練では、必要に応じて補助具を使う

例：
- 整髪で、把持機能つき延長補助具やグリッパーなどを使い、上肢の作業範囲を広げる
- 入浴では、長く曲がったブラシ、曲がった柄にスポンジをつけたものなどを使うと、手の届きにくい部位（背中や臀部）に到達しうる
- 上体を前傾すると、頭部の重量が軽くなる。これにより、衣服の着脱時に肩が免荷される
- 上着を着る時、先に患側の上肢を袖に通す。脱ぐ時は、後で患側の上肢を袖から出す
- 日常生活で、出来るだけ上肢を動かすべきである。そうしなければ関節の硬化が加速する。ただし、動かす際は、疼痛を誘発しないようにする

肩の関節症の理学療法のまとめ

- 疼痛が主症状である場合、免荷、疼痛緩和、吸収促進を優先する。その時点の安静肢位で間欠牽引と圧迫を交互に行う。牽引と筋肉の活性化の組み合わせ、胸椎のモビライゼーションによる交感神経の抑制、疼痛のない可動域で非荷重の運動を行う。物理療法（電気療法、温熱療法）を併用する。患者は安楽肢位を習得する
- 可動性の維持と改善：
  - 治療肢位で牽引や滑りのモビライゼーションを行い、肩関節の三平面（前額面、矢状面、水平面）の可動性を維持し改善する。その後、自動的中心化を行う。これにより、新たな可動性を獲得しうる
  - 近位の梃子による自己モビライゼーションにより、肩の負荷増大を避け、回避運動を防止する
  - 治療肢位で横断伸張を行い、筋肉の弾力性を維持する
- 筋力と協調性の維持と改善
  - 閉鎖運動連鎖の訓練では、まず胸郭上の肩甲帯の安定性の訓練を行う
  - 上腕骨頭の近くに抵抗を加え、自動的中心化を訓練する
  - 日常生活では、特に開放運動連鎖の肩の安定性が必要である。このため、日常生活の運動シーケンス（把持動作など）の訓練も行う。その際、療法士は、肩を安定化する筋肉（外旋筋など）の適切なファシリテーションを行う
- 運動シーケンスの効率化
  - 効率的な運動には、運動シーケンスの安定性と協調性が必要である
  - 姿勢矯正により、肩甲帯の過剰負荷を避ける
  - 補助具（例：把持機能つき延長補助具、グリッパー）により、日常生活の自立が可能である

6 運動器系の弾力性が低下する疾患

6.1 概要 469

6.2 無菌性骨軟骨壊死症 478

6.3 ショイエルマン病 478

6.4 ペルテス病
    （若年性大腿骨頭壊死症） 487

6.5 骨粗鬆症 497

6 運動器系の弾力性が低下する疾患

6.1 概要

■ 定義
運動器系の弾力性が低下する疾患は、身体各部の栄養や、細胞の成長・再生に影響を与える。力学的負荷は、代謝に影響を与える。

■ 概論
重力は、身体各部に重量を与える。このため、運動器系は常に負荷を有する。重力を防ぐ力がなければ、身体は地に向かって引っ張られる。直立姿勢の保持には、重力に抗する力が必要である。重力に抗する力の発生には、全ての運動器系（全ての関節を含む骨格、安定化を担う受動的組織、筋肉）が関わる。重力に抗する力は、人体の内部、すなわち身体各部にも作用する。運動器系では、能動的および受動的な力が作用し、重量をはるかに超える負荷が生じる。

身体各部の弾力性低下をもたらす整形外科疾患は多数ある。変性疾患、炎症、慢性痛、手術創などである。

以下において、代謝の変化により弾力性低下をもたらす運動器系の疾患について述べる。

成長板の血流の変化
例：
- 無菌性骨軟骨症は、小児の骨端の成長障害であり、原因不明の血行障害により生じる。血行障害により、局所で骨化過程が障害される。軟骨下骨の阻血性軟骨壊死（まれ）を伴うこともある。
- 頻度が高いのは、ペルテス病、ショイエルマン病、離断性骨軟骨症、シュラッター病（脛骨骨端の骨軟骨症）である。

骨密度の変化
例：骨粗鬆症では、骨基質と骨ミネラルのいずれもが減少する。骨粗鬆症は、骨形成と骨破壊が不均衡となり、骨格に悪影響が生じることにより発症する。骨粗鬆症は、骨破壊の強まりまたは骨形成の弱まりにより生じる。

■ 原因と発症
多くの疾患の原因は、現在も完全に解明されていない。例：成長期の血行障害により発症するペルテス病やショイエルマン病

発症には、力学的障害に加え、遺伝的因子も関与する（各疾患の項を参照）。多くの疾患は、特定の年齢層で発症する。
例：
- ペルテス病：5-9歳の小児
- ショイエルマン病：通常11-13歳で発病
- 原発性骨粗鬆症：閉経後、老年期

■ 診断
多くの疾患で、姿勢と運動様式（歩行など）の観察、運動検査により、最初の証拠が得られる。
例：
- ショイエルマン病や骨粗鬆症による後弯の増強
- 小児の鼠径部痛と膝痛を伴う跛行
- ペルテス病と大腿骨近位骨端線離解（大腿骨頸部の成長板の離断）の鑑別診断が必要である
- ペルテス病や大腿骨近位骨端線離解による股関節の可動性制限
- ショイエルマン病の後弯固定による脊柱の可動性制限
- 臨床検査に加えて画像診断が必要である
- 撮影部位の組織に合わせて、画像検査の種類を

選択する
- X線検査：骨組織（例：骨粗鬆症の椎体変形）
- MRI：軟部組織の変化（例：初期のペルテス病はMRIによってのみ診断可能）
- 骨ミネラル量の測定(骨密度)
- 光子吸収測定法、定量的CT（「骨粗鬆症」のp.504を参照）

■ 治療

それぞれの疾患に合わせて、保存療法と手術療法を行う。いずれの疾患の患者も、弾力性低下が生じる部位についての知識を持つ必要がある。多くの疾患で、生活環境を変える必要が生じる。例：栄養改善（骨粗鬆症）、スポーツ

弾力性の変化に合わせて、力学的負荷を調整する。しばしば予防的処置が有用である（例：骨粗鬆症。詳しくは、拙著『婦人科の理学療法』の2.52章を参照）。

> 治療において、患者は、弾力性の変化の生体力学と病理機序を理解する必要がある。

運動器系の弾力性が低下する疾患のまとめ

- 身体各部の弾力性が低下する整形外科疾患は多数ある。変性疾患、炎症、慢性痛、手術創など
- 代謝の変化により運動器系の弾力性が低下する
- 例
  - 成長板の血流変化(ペルテス病、ショイエルマン病、大腿骨近位骨端線離解)
  - 骨密度の変化(骨粗鬆症)
- 多くの疾患の原因は完全に解明されていない。例えば、成長板の血行障害が生じる原因は不明である。発症には、力学的障害に加え、遺伝的因子も関与する
- 臨床検査だけでなく画像診断が必要である。撮影部位の組織に合わせて画像検査の種類を選択する。例：初期のペルテス病はX線検査ではなくMRIによってのみ診断可能
- 保存療法、必要に応じて手術療法。いずれの治療でも理学療法は重要である。また予防的処置としても有用である（骨粗鬆症など）。医療費が増大する現代において予防の重要性は増している

● 運動器系の弾力性が低下する疾患の理学療法検査

運動器系の弾力性が低下する疾患では、画像診断の所見に基づいた医師との話し合いが重要である。療法士は、運動と弾力性に影響を与える器質的変化を見つけなければならない（可動性の変化など）。これは、治療においても重要である。

例：
- ペルテス病における大腿骨頭の形状変化。可動性制限が生じる。
- ショイエルマン病や骨粗鬆症における椎体の変化。直立姿勢を保持する能力が低下する。

■ 既往歴

疼痛

小児と若年患者では、しばしば疲労性徴候の愁訴がある（ショイエルマン病では脊柱、ペルテス病では歩行時の股・膝関節）。初期に疼痛を有する患者は少ない（例：ショイエルマン病では患者の20％のみ。その場合、疼痛は胸部に限局される。Buckup 2001）。

ペルテス病の小児患者では、跛行が特徴的だが、しばしば股関節の疼痛は小さい。多くの場合、荷重後に疼痛が発生する（例：シュラッター病における脛骨粗面の疼痛）。

骨粗鬆症の女性患者では、慢性の背部痛の愁訴がある。急性疼痛は特発性骨折を示唆する。しばしば患部で振動痛を知覚する（「骨粗鬆症」のp.506を参照）。

反復的な負荷や運動習慣は発症に関わるため、既往歴において考慮する。

例：
- 肥満の若年者は、スポーツ（サッカーなど）の過度の負荷により、シュラッター病を発症しうる
- 運動不足、喫煙、栄養的なカルシウム不足が複合して、骨粗鬆症を発症しうる
- 食事や投薬は代謝性疾患を促す（例：成人では、コルチゾンは骨粗鬆症を、アルコールは大腿骨頭壊死を生じうる）

■ 体形と姿勢の異常

- 身体各部の構造的異常や形状変化は、姿勢に影響を与える

例：
- ショイエルマン病や骨粗鬆症における楔状椎による後弯の固定
- 大腿骨頭の形状変化による下肢軸の短縮
- 体格が発症を促す疾患

例：
- ショイエルマン病や大腿骨近位骨端線離解。これらの若年患者は肥満であることが多い
- 骨粗鬆症の発症率は、肥満女性や日焼けした女性に比べて、痩せて色白、事務職、日照時間の少ない女性の方が高い（Niethard & Pfeil 2003）

■ 皮膚と皮下組織

腫脹は、触知し視診で確認しうる。

例：
- シュラッター病では、膝蓋骨の尾側の組織で腫脹が生じる
- 骨粗鬆症では、重度の体幹の短縮により、皮膚にしわが生じる（p.503の「もみの木現象」を参照）

■ 腱付着部と靭帯

靭帯と腱付着部の圧痛

例：
- シュラッター病では、圧力に敏感な脛骨粗面で腫脹が生じる
- 骨粗鬆症やショイエルマン病では、棘突起周囲の靭帯で圧痛が生じる
- 骨粗鬆症では、腸骨稜と肋骨弓の筋付着部は圧力に敏感である

■ 筋組織

可動性の変化は、様々な筋肉の弾力性低下をもたらす。筋肉は、初期には、反射的な伸張の感度を保持しているが、長期的には構造的な筋短縮が生じる。

例：
- ショイエルマン病：大胸筋と小胸筋の短縮

- ペルテス病：内転筋と屈筋の短縮

反射的に筋肉間の協調性や筋力が抑制され、筋萎縮が生じる。

例：シュラッター病における四頭筋の萎縮

■ 可動性

形状変化や構造的異常は、関節の可動性に影響を与え、関節の自動および他動運動に影響を与える。

医師と療法士は、画像検査により、形状変化や構造的異常の情報を得る。

自動運動（特に抵抗に抗して動かす場合）によってのみ疼痛が生じる疾患もある。

例：
- シュラッター病では、抵抗に抗して膝を伸展すると疼痛が生じる
- 骨粗鬆症やショイエルマン病では、胸郭の可動性が変化し、呼吸運動が制限されることがある
- 多くの疾患で、特定の方向の他動運動の可動性も低下する
- ペルテス病では、「4の字徴候」が陽性になる。背臥位の股関節の屈曲、外転、外旋（の試み）の組み合わせ運動が妨げられる。通常、背臥位でこの運動を行うと、下肢は「4の字」になるが、ペルテス病では外転と外旋の重度の制限を有するため、この組み合わせ運動が妨げられる (p.492の「ペルテス病」を参照)

■ 運動様式

運動様式の変化は、患者の意識的な制御によってではなく、患部の免荷や、代償性過剰負荷によるダメージの低減のために生じる。

> したがって、療法士が、運動様式の変化による免荷機構を理解しないまま、患者にこの有意義なメカニズムを止めさせようとすることは有益ではない。

下肢の疾患で見られる跛行は、身体各部の免荷機構（メカニズム）として観察しうる。

例：
- ペルテス病では、機能的な下肢短縮が顕著になる（特に踵接地期）。患者は地面の穴にはまったように見える
- 踵離地や膝屈曲が早まり、立脚期が短くなる
- シュラッター病では、体幹長軸の前傾が生じる。これにより、四頭筋を免荷し、脛骨粗面への牽引力を低下させる
- 骨粗鬆症の女性患者で、歩行時の脊柱の回旋が減る

脊柱の慢性疼痛により、不活動が生じる。この場合、不活動により脊柱の弾力性がさらに低下するという悪循環が生じる。

例：
- 運動不足は、骨粗鬆症の発症を促す
- 運動不足は、身体各部の栄養に影響を与える

若年者では、強い脊柱屈曲を伴う偏った姿勢により、ショイエルマン病の発症が促される。この場合、動作と生活歴を重視する。

例：急激な身長の伸びがあるにも関わらず、身長が小さくなり、同級生と変わらない。

若年者では、急激な身長の伸びとスポーツによる最大負荷が合わさり、局所（特に成長板）の血行障害が生じることがある（例：シュラッター病）。

運動器系の弾力性が低下する疾患の理学療法検査のチェックリスト

既往歴	・小児と若年の患者(例：ペルテス病、シュラッター病、ショイエルマン病)の愁訴では、疼痛はまれであり、疲労性徴候が多い ・骨粗鬆症の女性患者はしばしば慢性の背部痛を有する。急性の背部痛は特発性骨折を示唆する ・栄養、投薬、運動習慣により発症と進行が促される疾患もある(例：骨粗鬆症)
体形と姿勢の異常	・椎体の形状変化による姿勢の変化(例：骨粗鬆症、ショイエルマン病) ・大腿骨頭の変形(ペルテス病)による下肢軸の変化 ・成長期の若年者では、肥満はシュラッター病や大腿骨近位骨端線離解の発症を促す ・骨粗鬆症の発症率は、肥満女性よりも、痩せた色白の運動不足の女性で高い
筋組織	可動性の変化は、筋肉の弾力性に影響を与える。初期には反射的な弾力性低下が生じ、長期的に構造的な筋短縮へ移行する。他動運動で堅い(firm)エンドフィールが認められるようになる。
腱付着部と靭帯	過剰負荷による圧痛。例：ショイエルマン病や骨粗鬆症における脊柱の棘突起の周囲の圧痛
皮膚と皮下組織	骨粗鬆症では、体幹の短縮により、皮膚と皮下で余剰が生じ、しわが生じる(もみの木現象)。
可動性	・画像診断所見から、可動性に影響を与える形状変化の情報を獲得する ・形状変化による自動および他動運動の制限 ・隣接部における代償性の可動性増大
運動様式	・患者の免荷機構(意識的な制御ではない)による特徴的な運動様式。療法士は免荷機構を理解し、これを止めさせてはならない ・下肢の疾患による歩行の変化(例：シュラッター病、ペルテス病、大腿骨近位骨端線離解) ・骨粗鬆症では、慢性痛による運動不足が生じ、これにより骨粗鬆症がさらに悪化する ・若年者では、急激な身長の伸びとスポーツによる最大荷重が合わさり、成長板の血行障害が生じることがある(例：シュラッター病)

● 運動器系の弾力性が低下する疾患の理学療法

■ 概論

運動器系の弾力性が低下する疾患の患者はしばしば特徴的な運動様式を有する。身体は、出来るだけ長い期間低い弾力性でやっていくための戦略を無意識に獲得する。

免荷機構は、自然に生じる有意義なメカニズムである。免荷機構は、これが意味を持たない場合(すなわち必要性が失われたにもかかわらず存続する場合)のみ、治療により停止させる。場合によっては、これに代わるメカニズムを患者とともに訓練しなければならない。そうしなければ、他の身体部位の負荷が強まり、過剰負荷が生じるからである(例：下肢の疾患で、一時的にロフストランド杖の歩行を行う)。

療法士は、治療処置の選択にあたり、弾力性低下を有する部位で作用する力を考慮する。種々の姿勢や運動により身体各部に生じる負荷の定量的評価は非常に難しい。身体内の負荷については、詳細かつ正確な評価はほぼ不可能である。多くの場合、一般的な単純化された生体力学的モデルによる計算で大まかに評価せざるを得ない(2.1章の「外部からの力、内部に生じる力」を参照)。それにも関わらず、姿勢や運動における運動器系の各種の負荷の把握は、しばしば、患者の治療計画(荷重の処方)作成時の予備知識として役に立つ。

身体の組織への力学的負荷には、圧迫力と牽引力がある。これらは次の要因により生じる。
- 質量(重力に規定される重量)
- 重力に抗して姿勢や運動を安定化させる能動的および受動的な力
- 加速および減速の連鎖

荷重を担う運動器系のいずれかの部位で、弾力性を超える負荷が生じた場合、組織の損傷が発生する。

例：骨粗鬆症の患者は特発性骨折を生じやすい（特に脊柱骨折）。健常骨なら損傷しない力学的負荷により、既に損傷を有する組織は受傷する。急な振動だけで受傷することもある。例：階段の昇りで一段踏み外し、接地による硬い衝撃を受ける

> 種々の状況における運動器系の負荷の正確な評価は、実際には不可能である！

身体各部の弾力性低下の評価は、画像検査（CT、MRI、X線検査）によっても可能である。また、疼痛や炎症などの臨床症状も、身体各部のその時点の弾力性の評価に役立つ。

さらに重要なのは、妥当な免荷や許容の負荷の検証である。負荷が少なすぎると栄養代謝が低下する。したがって、細胞に適した刺激を与え、あらゆる組織の代謝を強化し、これにより組織の健全性を確保する（2.2章の「運動器系の結合組織」を参照）。

運動器系は、弾力性の維持と改善のため、適切な負荷刺激を必要とする。適切な荷重の処方のため、療法士は、荷重の増減方法を知らなければならない。

次の要因により、荷重や負荷は変化する。

- 質量による負荷（重力）：体重は日毎には減少しないが、長期的な重量の低下は、かなりの免荷をもたらす

例：成長板の血行障害を有する若年者は、しばしば肥満である。歩行や立位で、体重の60％の重量が骨盤と股関節に作用する。股関節の負荷は、体重が重いほど大きい。例えば、大腿骨近位骨端線離解を有する小児では、成長板の離断により、大腿骨頭の滑落や大腿骨頭壊死が生じる危険がある。ペルテス病の種々の病期でも、大腿骨頭の弾力性が低下する。このため、ペルテス病の小児は、部分荷重のため一時的にロフストランド杖の歩行を行う。

腹部の重量は、その荷重アームの長さにより脊柱の安定化システムに作用する。したがって重量の減少が身体各部の免荷の重要因子であることは明らかである（2.4章の「身体の厚さ」を参照）。

空間内の肢位変更により梃子が動くと、重量の作用力や筋力が小さくなる（例：吊り負荷なしの開始肢位の運動）。

- 運動や静止において重力に抗するために発生する能動的および受動的な力の変動

例：シュラッター病の小児では、四頭筋の作用が反射的に抑制され、脛骨粗面に付着する膝蓋靱帯に牽引負荷が生じ、離断した成長板で疼痛が生じる（図6.1a-b）。したがって、この段階で、四頭筋に全体重の負荷をかけてはならない。一時的なロフストランド杖の歩行や、部分荷重位の下肢軸の訓練により、膝蓋靱帯の牽引負荷を軽減する一方、四頭筋の機能を維持する。治癒後は、開放運動連鎖の筋力強化の訓練を適切に行う。

- 関節の位置の変化により、自動および他動運動における脊柱の安定化システム（筋肉）の緊張状態が変化する。また、これにより、骨（脊柱の安定化システムの筋肉が付着する骨）に作用する力も変化する

例：シュラッター病では、脛骨粗面の成長板の負荷を減らす場合、背臥位で下腿を側方へ突き出すといった四頭筋の訓練を行ってはならない。この訓練では、最大に伸ばした四頭筋の筋力により、下腿（荷重アーム）を重量に抗して動かす。これにより、膝蓋靱帯の付着部や離断した脛骨粗面では、強い牽引負荷が生じる。

- また、負荷刺激の総量は、負荷の持続時間や回数により変化する

■ 目的

身体構造と機能（機能障害）

関節の中心化と包み込み（containment）の改善

ペルテス病では、修復期に大腿骨頭の成形（円形）を助けるため、徒手の特殊な関節テクニックを行う（例：腹臥位の腸骨を介した股回旋滑り。p.442の図5.77を参照）。

- 特殊な力学的負荷による、運動器系の靱帯の圧電効果の促進
- 過剰負荷を有する部位の免荷。過小負荷を有する部位の荷重

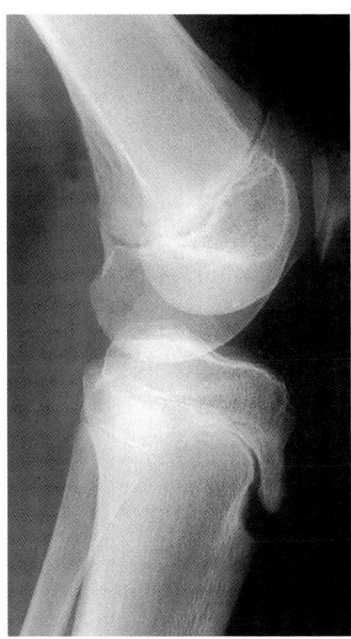

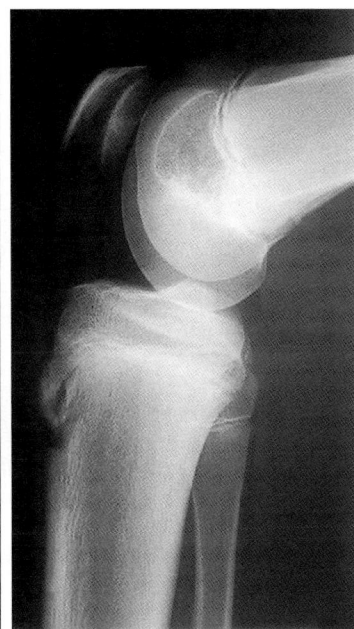

図6.1a-b シュラッター病のX線画像

例：
- 細胞に適した力学的負荷を与え、身体各部の栄養と弾力性を増進する
- 牽引と圧迫を通じた軟骨下骨の負荷と免荷
- 体重が低減する肢位（例：吊りなしの開始肢位）で運動を行い、交互刺激（負荷と免荷）を骨に与える
- 交互の圧迫と牽引により、軟骨の栄養を促進する。免荷により、軟骨は海綿の如く水分と栄養分を吸収する

疼痛緩和

骨粗鬆症の患者は、しばしば慢性疼痛を有するため、疼痛の対処法を習得する（例：安楽臥位、安楽肢位、湿式温熱療法）。

同時に、運動能力や運動を行える状態の維持が重要である。このため、疼痛緩和の他動的処置（徒手療法）だけでは不十分である（運動量が少なく、弾力性が低下するため）。疼痛なしに行える運動を見つける（例：ウォーキング、グループでの運動）。

動的安定性の維持と改善

弾力性低下を有する身体部位では、十分な安定性を確保し、無制御な加速した運動が生じないようにする。同時に、運動に関与する関節を安定させる（2.3章の「自動的安定化療法の原理」を参照）。

脊柱と下肢の疾患では、種々の状況に合わせた下肢軸の訓練、脊柱と骨盤の安定化のための内部・外部ユニットの活性化などの処置を行う。

ショイエルマン病や骨粗鬆症の患者では、特に直立姿勢で脊柱の伸筋や回旋筋を活性化する。これにより、脊椎分節の安定化のための開放固定機能が活性化し（5.3章の「開放固定機構」を参照）、特に椎体の腹側が免荷される。

活動

身体各部の負荷を増大させない持続的負荷

- 持久力の訓練による慢性疼痛の改善（2.1章の「主症状としての痛み」を参照）
- 骨粗鬆症の患者で、グループでのウォーキングにより、処方した運動への動機づけを与える
- 原則として、スポーツは骨形成の促進、骨破壊の

低下、カルシウムの骨中への取り込みの加速化をもたらす
- 持久力の訓練による肥満の改善

身体各部の荷重の軽減によるADLの訓練
- ペルテス病の患者は、起坐又は臥床の際、下肢が長い梃子アームになり股関節に作用することのない方法を習得する。起坐の際、一方の足を他方の下腿遠位にひっかけ、下肢を支持する（ピギーバック法：Huckepackgriff）
- 骨粗鬆症の患者は、身体各部の位置を体幹長軸へ適合させて屈伸の訓練を行う。これにより、椎体腹側の落下を防止する

参加

スポーツ
加速力の少ないスポーツは可能である

> スポーツ全般を禁止してはならない！
> ただし、疾患の病期により、スポーツを禁止することがある。例：ペルテス病の大腿骨頭の形成期、大腿骨頭が滑落する危険のある大腿骨近位骨端線離解

骨粗鬆症の転倒予防、姿勢制御の改善
- 姿勢筋における神経支配が遅れ、これに環境変化が加わると、転倒やこれによる骨折のリスクが高まる

例：
- 身体の急速な回転（例：不意に後方から声をかけられる、小さな出っ張りや段差を見過ごす）により、バランスが崩れる。このため、重心を支持基底面内で移動する方法の習得が必要である。これにより、平衡反応により支持基底面の外側から重心を素早く移動できるようになる
- 転倒リスクのある骨粗鬆症患者では、補助具を使う（例：大腿骨骨折予防のための股関節のプロテクター）。股関節プロテクターは、人工素材の皿状の装具で、そのまま装着する。またはズボンに縫い付けて使用する。転倒して転子をぶつけた場合、プロテクターの力学的保護装置が衝撃エネルギーの一部を吸収し、周囲の軟部軟骨へ分散する

> 転倒不安は、運動不安となり、これにより不活動が生じ、さらに運動器系の弾力性低下が生じる。

自助グループの情報（骨粗鬆症などの慢性疾患、p.512参照）
- 自助グループへの参加は、苦境の患者の孤立を防ぐ
- グループの活動は、運動療法への動機づけと自己責任感を与える
- 栄養、運動療法、新治療に関する情報の獲得は、患者の治療への主体的参加を促す

運動器系の弾力性が低下する疾患の理学療法のチェックリスト

概論	■ 患者はしばしば特徴的な運動様式を有する。これは、出来るだけ長い期間低い弾力性でやっていくための戦略として身体が選択するものである。これは無意識に生じるものであり、むやみに変更してはならない。この運動様式による免荷機構が無効となった場合にのみ、治療により止めさせる ■ 場合によっては、代わりの免荷機構を患者とともに訓練しなければならない。そうしなければ、他の身体部位の負荷が強まり、過剰負荷が生じるからである(例：下肢の疾患で、一時的にロフストランド杖の歩行を行う) ■ 療法士は、治療処置の選択にあたり、弾力性低下を有する部位で作用する力を考慮する。種々の姿勢や運動における身体各部に生じる負荷の定量的評価は非常に難しい ■ 身体内の負荷については、詳細かつ正確な評価はほぼ不可能である。多くの場合、一般的な単純化された生体力学的モデルによる計算で大まかに評価せざるを得ない ■ それにも関わらず、姿勢や運動における運動器系の各種の負荷の把握は、しばしば、患者の治療計画(荷重の処方)作成時の予備知識として役に立つ
身体構造と機能 (機能障害)	■ 関節の中心化と包み込み(containment)の改善 ■ 特殊な力学的負荷による、運動器系の靭帯の圧電効果の促進 ■ 過剰負荷を有する部位の免荷、過小負荷を有する部位の荷重 — 細胞に適した力学的負荷を与え、身体各部の栄養と弾力性を増進する — 関節テクニック(例：牽引と圧迫)、中心化テクニック、体重が低減する肢位(例：吊りなしの開始肢位)の運動。これらにより、交互の負荷(牽引と圧迫)を加える。ただし身体各部に過剰負荷を与えないこと ■ 疼痛緩和 — 骨粗鬆症の患者はしばしば慢性疼痛を有するため、疼痛の対処法(安楽臥位、物理療法、軟部組織テクニック)に加えて、運動能力や運動を行える状態の促進が重要である(例：患者グループで運動を行う) — 他動的処置だけでは運動不足になる! ■ 動的安定性の維持と改善 — 種々の状況に合わせた下肢軸の訓練、脊柱と骨盤の安定化のための内部・外部ユニットの活性化などを行う — 安定性を硬直性と混同しないこと! — 運動を行える状態の維持や関節の安定性は、姿勢制御の条件であると同時に転倒予防にもなる
活動	■ 持久力の訓練による慢性疼痛の改善 — 原則として、スポーツは骨形成の促進、骨破壊の低下、カルシウムの骨中への取り込みの加速化をもたらす — 持久力の訓練による肥満の改善 ■ 身体各部の負荷の軽減によるADLの訓練 — ペルテス病の小児は、長い梃子アームの運動(大腿骨頭の形成を妨げる)の回避の方法を訓練する — 骨粗鬆症の患者は、身体各部の位置を体幹長軸へ適合させて屈伸の訓練を行う。これにより、椎体腹側の落下を防止する
参加	■ スポーツ — スポーツ全般を禁止してはならない — 加速力の少ないスポーツは可能である — 疾患の病期により、スポーツを禁止することがある。例：大腿骨頭の形成期、骨粗鬆症の骨折時 ■ 骨粗鬆症の転倒予防、姿勢制御の改善 — 転倒不安は、運動不安となり、これにより不活動が生じ、さらに運動器系の弾力性低下が生じる — 姿勢筋における神経支配が遅れ、これに環境変化が加わると、転倒やこれによる骨折のリスクが高まる — 平衡反応の訓練を通じて、素早い重心移動の方法を習得する — 転倒リスクのある患者は補助具(股関節のプロテクターなど)を使って骨折を予防する

6.2 無菌性骨軟骨壊死症

■ 概論

- 無菌性骨軟骨壊死症は、成長板(骨端板)における原因不明の血流不足による局所性の成長障害であり、これにより骨が破壊される(骨壊死)
- まれに骨端軟骨や関節軟骨も侵される(骨軟骨壊死症)。
「無菌性」とは、非感染性という意味である。通常の血行障害(感染、外傷、放射線療法、腫瘍などに起因する)により、無菌性骨軟骨壊死症を発症することはない。
- 無菌性骨軟骨壊死症は、生理的に最適な血流が損なわれた骨端で発生する(例:大腿骨頸部の骨端板、脛骨粗面)
- 無菌性骨軟骨壊死症はしばしば急成長期に発症する。この時期には、骨端板の血流がきわめて重要である。また、内分泌腺が特に活性化する

頻度の高い無菌性骨軟骨壊死症

- ショイエルマン病(椎体の上下面)
- ペルテス病(大腿骨の骨頭と頸部)
- シュラッター病(四頭筋腱の付着部から脛骨粗面にかけて)
- 大腿骨顆の離断性骨軟骨症(「関節ネズミ」を有する)
- キーンベック病(手根骨の月状骨)
- 第一ケーラー病(足根骨の舟状骨)
- 第二ケーラー病またはフライバーグ・ケーラー病(中足骨の骨頭)

以下では、ショイエルマン病とペルテス病について詳述する(その他の疾患については、p.473、474の「概論」を参照)。

6.3 ショイエルマン病

■ 定義

ショイエルマン病は、脊柱の椎体の上下面の成長障害である。この成長異常により、椎間板の椎体への陥入や楔状椎が生じる。その結果、脊柱の後弯が生じる。特に胸椎の後弯は、代償性の頸椎および腰椎の前弯を伴う。ショイエルマン病は、最も頻度の高い脊椎疾患であり、特に10-14歳の男児で好発する。

■ 原因と発症

椎体の成長障害は、力学的な過剰負荷、不良姿勢、コラーゲンタンパク質の代謝障害(栄養不良などによる)などにより悪化する。内因的要因だけでなく、重度の後弯を伴う持続的な姿勢悪化も、ショイエルマン病の発症を促す。

不良姿勢により、椎骨腹側は高い圧迫負荷を受け続ける。これにより楔状椎が生じる。楔状椎では、椎骨腹側は成長から取り残され、椎骨背側はさらに成長する。

楔状椎により、椎体の上下面の傾斜が変化する。その結果、この椎体が属する脊椎分節の椎骨が斜めに落下することがある。この時、身体は、他の健常な脊椎分節によってこの落下を代償しようとする。これにより、脊椎分節の曲がりが増強し、代償的に可動性が増大する。

椎体の上下面の成長障害は、まず局所で開始する。椎間板の一部が椎体の上下面や椎体縁に陥

入する。この陥入は、発見者にちなんでシュモール軟骨結節という（Krämmer 1998）。椎間板の量的減少により、椎骨間の距離が縮まる。

椎骨腹側が成長から取り残され、これにより楔状椎が生じる。胸椎の生理的後弯が強まり、円背が生じる。その代償として、頸椎と腰椎の前弯が強まる。さらに腰椎の椎骨では、圧迫の成長刺激が骨細胞に加わり、椎体高が高くなり、樽状椎が生じる。腰椎で楔状椎が生じた場合、腰椎の生理的前弯が減少し、腰部の平背が生じる。

椎体の非対称な成長により、椎骨はやや回旋し、脊柱は側方に曲がる（ショイエルマン病による側弯）。これにより、最終的に、脊柱で部分的硬化が生じうる。その代償として、硬化した部位の頭尾側の椎骨の過可動性が生じる。これによる過剰負荷により、筋肉、関節、靭帯が損傷される。

例：重度の不良姿勢を有する12歳の男児。母親が心配して来院。本人による背部の症状の愁訴はない。胸椎後弯の増強（円背）が特徴的である。この胸椎後弯の増強は肩関節を最大屈曲位にしても減少しない。これにより、単なる姿勢不良ではなく、構造的な後弯であると鑑別しうる。

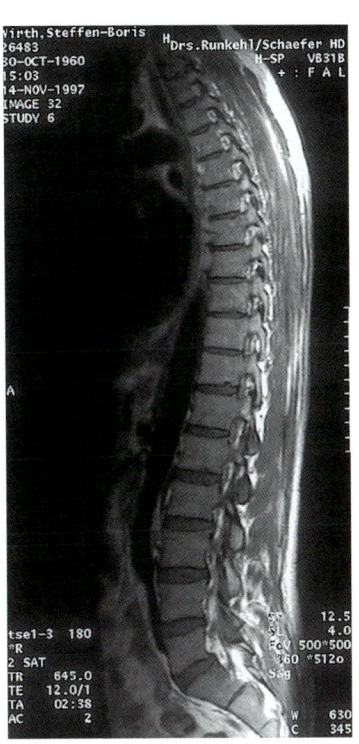

図6.2　ショイエルマン病のMRI画像

■ 診断

X線所見

X線所見で認められる異常（図6.2）
- 楔状椎：椎骨の前部が小さくなる。椎体の前面の成長障害により生じる
- シュモール軟骨結節：椎間板の一部が椎体の上下面内に陥入して生じる。初期にX線画像で豆粒大の骨欠損が確認される
- 樽状椎：進行に伴い、椎体高が高くなり生じる。特に胸椎後弯による荷重の代償として腰椎で多く見られる

コブ角の測定

X線の側面像で、胸椎後弯のコブ角が40度になる（4.5章を参照）。その代償として、頸椎と腰椎の生理的前弯が強まる。

■ 鑑別診断

- 強直性脊椎関節炎（ベヒテレフ病）
- 体格による不良姿勢
- 骨粗鬆症（骨量の減少）
- 骨軟化症（ミネラル不足による骨の軟化）
- 椎間板の損傷
- 腫瘍
- 変性疾患（関節症など）

■ 治療

保存療法

> 保存療法において、理学療法は重要な役割を有する。姿勢の治療により、生理的条件下での脊柱の成長を促し、椎体の形成異常を生じる病理機序を阻止する。

- 心理社会的問題により身体の姿勢異常を有する若年者の心理学的サポート
- コブ角が50度を超える後弯のコルセットによる矯正
- 硬性コルセットにより、矯正姿勢を習得する（顎まで支持するミルウォーキーコルセットなど。図4.27を参照）
- 軟性コルセットにより、腰椎前弯を軽減し、これにより胸椎後弯を矯正する

手術療法

手術が必要な例はまれである。重度の腰背部の後弯は手術の適応である。

成長期終了前の患者では、背側を圧迫する内固定術を行う。これにより、椎体前部が免荷され、椎体腹側の成長が増進し、楔状椎が矯正される。

> 重度の後弯の手術（成長期終了後）は、保存療法が奏効しない場合に行う。

手術の手順
- 腹側から椎間板を除去する（腹側の椎間板切除術）
- 椎体の上下面を「新鮮化」し、血流を改善する
- 椎体の上下面に海綿骨を補充する
- 2-3週間の臥床とハロー牽引
- 脊柱の背側にダブルロッドを入れる

●ショイエルマン病の理学療法検査

■ 既往歴

- 若年患者では愁訴を有することはまれである。異常な後弯を主訴として外来を受診する（医師、その後に療法士）。荷重後（例：スポーツ、トレッキング）の「背中の疲労」を訴える若年患者もいる
- 成人の患者は、代償的な過可動性による過剰負荷を有する脊椎分節において、筋肉、関節、靭帯の症状を有する。関節と椎間板の退行変性の早まりは、ショイエルマン病に特徴的な続発症である

> ショイエルマン病は、胸椎と胸腰椎の疾患であると同時に、重度の腰仙椎症状（代償的な過可動性による）などの原因疾患でもある。

■ 体形と姿勢の異常

体格と姿勢の分析により、筋長の延長や筋短縮を有する筋肉を判別し、その筋肉の適応化について仮説を立てる。これにより、安定性が不足する身体部位や、延長能力の低下を有する筋肉の部位が判明する。

ショイエルマン病の病変の発生部位により、凹円背、円背、平背が生じる。
- 胸椎：胸椎後弯の増強。代償性の頸椎と腰椎の過前弯を伴う
- 胸腰椎：胸腰椎移行部の後弯による脊柱全体の円背
- 腰椎：腰椎前弯の平坦化による平背

胸椎の病変
- 頸椎と腰椎の前弯部の先端が、頭側または尾側へ移動する（腰椎：L3/L4より頭側、頸椎：C3/C4より尾側）
- 仙骨が水平化し、その結果、腰仙椎移行部で腹側尾側への剪断負荷が増大する
- 骨盤縦軸の腹側傾斜により、近位の梃子により股関節の屈曲が強まる

- 重度の胸椎後弯により、肩鎖関節と仙尾関節の圧迫が強まる
- しばしば肩甲帯が腹側尾側へ滑る。その結果、両肩の内旋が強まる。歩行時の上肢の運動により、肩の外旋筋と外転筋の負荷が増大する（特に骨盤や胸郭の幅が広い場合）
- 胸郭に比して、頭部が腹側偏位になる

胸腰椎の病変
- 胸腰椎の短弓状の後弯
- 脊柱全体の円背による腰椎前弯の平坦化
- 近位の梃子により股関節の伸展位
- 胸郭と頭部：上述の「胸椎の病変」を参照

腰椎の病変
- 腰椎前弯の平坦化
- 前弯の減少による脊柱の安定性の低下
- 胸郭の動的安定性の低下と位置低下
- 頸椎の短弓状の後弯

■ 皮膚と皮下組織

胸郭の可動性低下は、しばしば肋骨の皮膚組織の硬化や緊張をもたらす。

■ 靭帯

脊柱の病変部で、後弯増強による持続的負荷により、棘間の靭帯で圧痛が生じる。

■ 筋組織

筋短縮の検査

姿勢のタイプに応じて筋短縮が生じる。
- 腹側の胸筋：大胸筋、小胸筋
- 肩の内旋筋：肩甲下筋、広背筋
- 過前弯による頸椎と腰椎の伸筋
- 骨盤の位置に応じて、股屈筋や股伸筋
- 上腹部の筋肉の短縮は、吸気時の上腹角の拡大を妨げる

筋力の検査
- 短縮を有する全ての筋肉の筋力、持久力、協調性の低下。この場合、可動域全体で、筋肉の作用が生じなくなる
- 体幹と骨盤の安定化筋の全体的な弱まり

筋緊張亢進の検査
- 腹筋（特に上腹部）
- 肩甲骨間の筋肉（肩甲帯の腹側滑りによる）
- 頸筋の腹側外側部（斜角筋など）
- 傍脊椎筋（代償的な過可動性を有する部位）
- 重量の配分に応じて、股屈筋や股伸筋の筋緊張が亢進する。例：体幹長軸の前方の重量増加による股屈筋の筋緊張亢進

■ 可動性

- 呼吸運動：重度の胸椎後弯により、しばしば腹式呼吸になる
- 脊柱全体の各分節の可動性の検査。病変部では、可動性低下が顕著になる。椎体の上下面の傾斜に応じて、空間内の運動域が変化する。この変化は特に伸展時に露わとなる。例：椎間関節のコンバーゲンス運動にも関わらず、その部位の後弯が強まる
- 姿勢と運動の区別
  ― 後弯＝姿勢
  ― 伸展＝運動
- 隣接する脊椎分節における代償的な過可動性
- 筋短縮による肩関節と股関節の可動性制限

■ 運動様式

- 胸腰椎の病変により、歩行時の回旋が減少する（胸腰椎移行部の可動性が低下するため）
- 体格の大きい若年者は、体格を小さくしようとする傾向を有し、これにより後弯化が助長される
- 座位で、脊柱全体の後弯を有するにも関わらず、頸椎のみが過前弯を呈する

ショイエルマン病の理学療法検査のチェックリスト

既往歴	■ 多くの若年患者は愁訴を有することはまれである ■ 受診理由（理学療法を受けるため）で多いものは、重度の姿勢異常である ■ 成人の患者は、過剰負荷を有する脊椎分節（代償的な過可動性を有する）の愁訴を有する ■ 続発症としての腰仙椎移行部の臨床症状
体形と姿勢の異常	病変の発生部位に応じて、凹円背、円背、平背が生じる
筋組織	■ 抗重力筋の持続作用による反射的な筋緊張亢進 ■ 恒常的な筋肉の縮まり（姿勢のタイプに応じて発生）による筋短縮の傾向 ■ 短縮や反射的な筋緊張亢進を有する筋肉の筋力、協調性、持久力の低下 ■ 体幹と骨盤の安定化筋の全体的な弱まり
可動性	■ 重度の胸椎後弯により、しばしば腹式呼吸になる ■ 脊柱全体の各分節の可動性の検査。病変部の脊椎分節の可動性は低下する。椎体の上下面の傾斜に応じて、椎体の斜面落下力が変化する ■ 隣接する脊椎分節の代償的な過可動性
運動様式	■ 胸腰椎の病変により、歩行時の回旋が減少する ■ 座位で、脊柱全体の後弯を有するにも関わらず、頸椎のみが過前弯を呈する

● ショイエルマン病の理学療法

■ 概論

若年患者の愁訴はまれであるため、可能な範囲の姿勢矯正と患部の脊柱モビライゼーションに加えて、過剰負荷を予防する処置を行う。

■ 目的

身体構造と機能（機能障害）

- 直立姿勢における脊柱の動的安定性の改善。その目的は、椎体への軸性圧迫を十分に分散し、椎体のさらなる位置低下を防ぐことである
- 患部の脊椎分節の可動性の維持と改善。その目的は、硬化の防止と、交互の力学的負荷を椎体に加えることである
- 筋緊張亢進を有する筋肉の伸張感度や伸縮性の改善
- 過剰負荷による愁訴を有する患者の疼痛緩和

活動

- 患者は、自らの姿勢悪化と非効率な運動様式を知覚する
- 患者は、日常生活で姿勢悪化と非効率な運動様式を自己矯正する
- コルセット装着が必要な場合、装着時の注意点を助言する（4.5章の「コルセットの装着」を参照）

参加

- 患者は、直立姿勢の利点を知り、自己責任で訓練する自覚を持つ
- 脊柱の直立化に有効なスポーツを教示し、どのスポーツを行うかを協議する

■ 処置

姿勢矯正を行う前に、低可動性を有する脊椎分節のモビライゼーション、短縮した筋肉の伸縮性の改善を行う。

低可動の脊椎分節の吊りなしおよび吊りの少ないモビライゼーション

- このモビライゼーション（特に伸展）は、椎体腹側の免荷のために行う。療法士は、明瞭な触刺激やモビライゼーションマッサージを行い、患者が低可動性を有する脊椎分節を知覚できるようにする。

- 胸腰椎移行部の回旋と側屈のモビライゼーション
- 腰椎の病変では、腰椎の側屈と伸展のモビライゼーション
- 歩行時に腰椎と胸腰椎移行部の可動性制限が露わになる
- 脊椎分節の歩行モビライゼーションは、体幹長軸を垂直にし胸郭の重量を部分的に無くした肢位で行う

例：腰椎の側屈のモビライゼーションとしての左右フラダンス運動
- 患者の開始肢位：
  — バランスボールの上に座る。股関節は90度以上屈曲しない
  — 大腿と足の縦軸を前方に向ける。両大腿は手幅分だけ離す
  — 両手を重ねて胸骨に置き、両上肢を胸郭に置く（パーキング）
- 手順：
  — 両上肢のパーキングにより、胸郭が固定点となる
  — 最初は、療法士が患者の胸椎と胸骨に手を置き、患者が胸郭の安定性を知覚するのを補助する
  — バランスボールの使用により、左右の転がり運動が容易になる
  — ボールの右転がりにより、骨盤の右半分の転がり運動を行う。最初は、療法士が骨盤の外側をつかみ、徒手の他動運動として行う

> 患者は、膝関節を前方に向けて保持する。左右の転がり運動の際、膝を反対方向に動かしてはならない。そうしなければ、腰椎が回旋し、側屈が妨げられる。
> また、胸郭を反対側へ並進してはならない。
> 足底の圧力を変えない。
> 特に下位腰椎では、きわめて小さな運動を行う。その際、頭側へより大きく動かす。近位の梃子により、股関節が回旋する。

- 訓練の強度を強めるため、療法士はボールに軽度の抵抗を加える（患者が運動を減速せざるを得ない程度）。これにより、モビライゼーションから、腰椎と骨盤の安定化の訓練への移行が可能である
- 股関節の回旋筋腱板や腰部側部の筋肉により、運動を減速する。これにより、筋肉の協調作用を訓練する

> 処方する抵抗に注意すること！
> 必要に応じて抵抗を変更する。例：腰椎の過可動性や胸郭の低可動性を有する胸椎の病変

胸郭のモビライゼーション

呼吸法を通じて、低可動性を有する部位のモビライゼーションを行う。例：呼吸パターン、ファラオグリップ（Packgriff）を通じた組織の弛緩

臥位によるねじり伸張

患者が自宅で行う自己訓練。臥位になり、抗重力筋の作用が停止する位置に両上肢と両下肢を置く。

臥位による短縮した胸筋と胸椎のモビライゼーション

- 患者は背臥位になる
- 腰椎の過前弯が減少する位置に両下肢を置く。必要に応じて椅子の上に両下肢を置く
- 小さく硬いロール状のタオルを両肩甲骨の間に縦方向に置く
- 両上肢を屈曲、外転、外旋し、頭部の両側に置く。必要に応じて枕を下に置く

> 患者は、この開始肢位で、呼吸を意識しながら、上腹部や胸郭の側方腹側を動かす（5.2章を参照）。

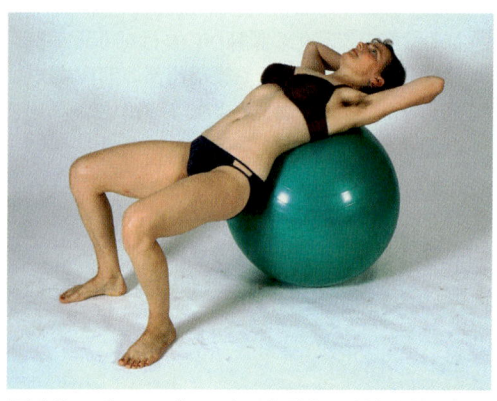

図6.3 バランスボール上の背臥位の腹筋連鎖の伸張

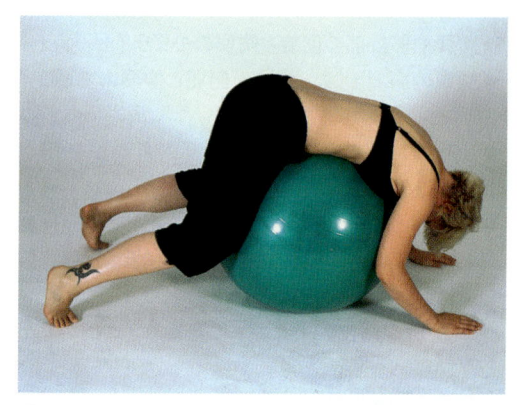

図6.4 バランスボール上の腹臥位の腰椎の免荷

バランスボール上の背臥位のモビライゼーション（図6.3）
- 頭部の後方で両手を組む
- 股関節と膝関節を屈曲する
- 臀部をボールから出来るだけ離してコンタクトさせる

■ この背臥位により腹筋連鎖全体を伸張する。

バランスボール上の腹臥位の安楽臥位（図6.4）
　この腹臥位は、腰椎の過前弯や腰仙椎移行部の疼痛を有する場合に行う。

短縮した胸筋と上腹部の筋肉の伸張（図6.5a-b）
- PNFの両側性の上肢パターンを行う（コントラストリラックスやホールドリラックスのテクニック）
- 筋肉の伸張の上肢パターンとして、上肢を伸展・内転・内旋から屈曲・外転・外旋へ動かす
- 最終可動域で安定化と軽い圧迫（approximation）を行うと、運動の拡がり（continuing movement）により、胸椎の伸展が生じ、胸郭が安定化する
- 圧迫（approximation）により、背側と腹側の体幹筋の同時収縮が生じる

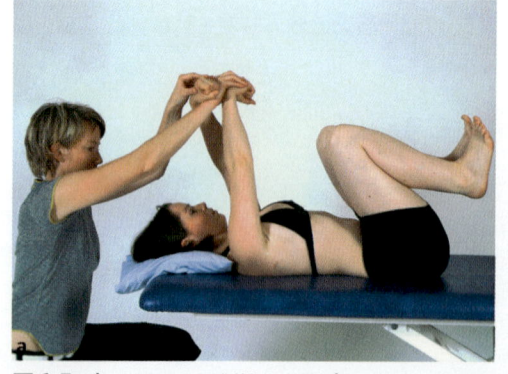

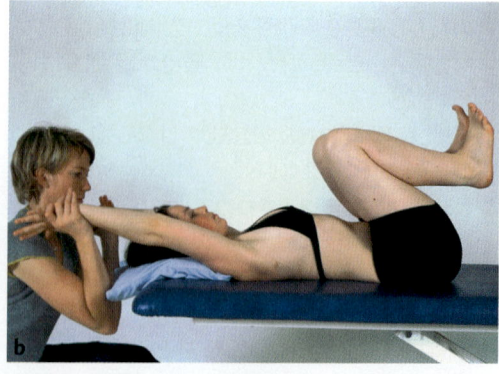

図6.5a-b　PNFの両側性の上肢パターンによる、短縮した胸筋と上腹部の筋肉の伸張
a 開始肢位　b 終了肢位

脊椎分節のモビライゼーションと特殊な椎間関節テクニック

5.2章と5.4章を参照

脊柱の動的安定性の改善
- 身体各部の位置を体幹長軸に適合させた肢位で、適度な直達の抵抗を棘突起と横突起に加えて、脊椎分節の安定化を行う
- 脊柱の安定化システム（内部ユニットと外部ユニット）を活性化し、生理的な脊椎分節の減圧システムを機能させる。これにより、椎体腹側が免荷される（5.3章の「脊柱の安定化システム」を参照）
- 棘突起（骨性梃子）を通じて多裂筋を活性化し、免荷システム（5.3章の「Sohierによる開放固定」を参照）を機能させる（p.415の図5.56を参照）
- 日常生活の種々の状況で、安定化システムを活性化する（例：頭上の把持動作）
- 日常生活運動（種々の機能の組み合わせ）で、目的に合わせて選択される効率的な安定化システムを時系列順に動員する（フィードフォワード。2.3章を参照）

肩甲骨パターンと骨盤パターンの組み合わせ

骨盤の「前方挙上」と肩甲骨の「後方下制」の組み合わせは、歩行パターンである。このうち、強いパターンを静的に保持し、弱いパターンを主動筋による逆運動（筋肉の求心性・遠心性収縮、静的活性化）により強化する。

姿勢矯正

直立姿勢は、重力との相関で仮に定義すると、身体各部が最適な状態で重力に抗し、相互に適切に配置される肢位である。その特徴は、無駄のなさ、最小のエネルギー消費、最大限の効率化である（Bacha 2004）。

直立姿勢の訓練と日常生活機能への組み込みでは、運動学習の3段階を説明する必要がある（2.4章を参照）。脊椎分節の免荷機構を図示し、姿勢矯正の意義と目的を教示することは、禁忌動作を設けるよりも効果的である。図や骨格模型（セラバンドを装着する）による実演により、椎間板の中心化（図6.6。5.3章にも同図あり）や、安定化筋の筋肉連鎖の位置を患者に説明する。

姿勢の知覚訓練や自己矯正は、最初は、重量を部分的に無くした肢位で行う（例：上肢の重量を減らすため、胸郭の位置を体幹長軸に適合させる、座位で前腕をテーブルに載せる、壁の前に立ち前腕で身体を支える）。体幹長軸を前後に傾けても身体各部の位置が保持されるよう、立位に近い座位で前屈と後屈の訓練を行う（その他の例は2章、5章を参照）。

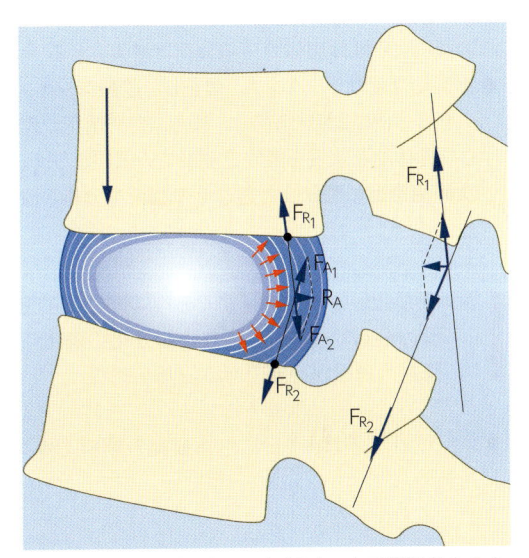

図6.6 作用力（FA）と反力（FR）による椎間板の中心化。線維輪の線維では、変形による引張応力により作用力と反力が生じる

姿勢悪化の知覚訓練
- 身体各部の重量の移動による支持基底面の圧力の変化
- 重量の移動による筋緊張亢進の変化(触知)
- 後弯増強を伴う姿勢悪化による椎体への力学的影響の説明(図や骨格模型を使用)
- 身体各部の距離の変化を通じて後弯増強を知覚する。腹部の距離(恥骨結合と臍の距離、臍と胸骨の下端の距離)は、患者が自分で知覚しうる(その他の例は3章の「姿勢異常」を参照)

日常生活の非効率な負荷の知覚訓練
- 日常生活で、吊り負荷ありの脊柱屈曲を伴う全ての運動は、椎体腹側の圧迫負荷は増大させる
- 不適切な運動シーケンスと矯正した運動シーケンスを具体例により理解する。また、姿勢矯正が難しい具体的な状況を自分で考察する課題を与え、次の治療時に療法士と共にその状況を分析し改善する

> 運動を禁止しない。短時間であれば脊柱を屈曲し荷重が生じてもよい。脊柱の直立化の矯正には、交互の荷重が必要である(2章を参照)。

- コルセット装着による日常生活運動の訓練(例:屈伸)。これにより、体幹長軸を水平化するよりも垂直に近づける方が楽になる(背部の伸筋の吊り負荷が小さいため)。
- 脊柱に衝撃負荷を与えるスポーツや趣味を行わない。跳躍訓練、長時間の脊柱後弯を伴うスポーツ(例:二輪車、ボート)は有害である。反対に、背泳は有益である
- 背中の直立化や交互の負荷を生じるスポーツが望ましい(例:ウォーキング、ダンス、乗馬)
- 疼痛を有する場合、疼痛緩和の処置として、軟部組織テクニック、温熱療法、安楽肢位と安楽臥位が有用である(3.3章を参照)

術後の脊柱の直立化
- 脊柱を安定させて運動の切り替えを行う訓練
- 体幹筋による静的訓練(最初に内部ユニットの活性化を訓練する。5.3章を参照)
- 四肢の筋肉の動的活性化による発散。その際、脊柱への運動の拡がり(continuing movement)に注意する。この脊柱の運動は自動運動により強化(buttressing)される
- 姿勢悪化の知覚の手がかりの教示。例:腹部の距離(恥骨結合と臍の間、臍と胸骨の下端の間)、圧力の変化
- 脊柱を安定させて日常生活運動を行う訓練

ショイエルマン病の理学療法のまとめ
- 姿勢矯正を行う前に、低可動性を有する脊椎分節のモビライゼーション、短縮した筋肉の伸縮性を改善する。吊りなしおよび吊りの少ない脊椎分節のモビライゼーションに加えて、特殊な椎間関節テクニックによるモビライゼーションを行う
- 適切な呼吸法や臥位による伸張により、胸郭の可動性を促進する
- 短縮を生じやすい筋肉の伸縮性を改善する臥位。これにより抗重力筋の活性化を防止する
- 筋肉の伸縮性を改善するためのPNFの処置。例:主動筋による逆運動により、自発的な遠心性収縮による筋長の延長を促す。同時に、筋肉内および筋肉間の協調性を促す。運動の拡がり(continuing movement)により、脊柱で回旋が生じ、可動性が改善する
- 直立姿勢の訓練と日常生活機能への組み込みでは、運動学習の3段階を説明する。脊椎分節の免荷機構を図示し、姿勢矯正の意義と目的を教示することは、運動を禁止するよりも効果的である
- 姿勢矯正の訓練で、患者は、支持基底面の圧力の変化、身体各部の距離の変化、筋肉の緊張変化(触知)を知覚する

- 患者は、日常生活で、身体各部の位置を体幹長軸に適合させうる状況、これが困難な状況を考察する。療法士は、患者とともに、日常生活で身体各部の位置の統合性を改善する戦略を検討する
- 衝撃荷重や長時間の屈曲荷重を脊柱に与えるスポーツや趣味を行わない。背中の直立化を促すスポーツが望ましい
- 疼痛緩和の処置として、軟部組織テクニック、温熱療法、安楽肢位と安楽臥位が有用である（3.3章を参照）
- 術後の脊柱の直立化の訓練を行う前に、脊柱を安定させた運動様式の訓練を行う

6.4　ペルテス病（若年性大腿骨頭壊死症）

■ 定義

ペルテス病は、大腿骨頭の骨化中心の血行障害である。例外的に、大腿骨頸部や寛骨臼蓋が侵されることもある。

原因不明の非感染性の大腿骨頭骨端の血行障害により、骨や軟骨が破壊される。特に4-8歳の男児で好発する。

> ペルテス病は、小児の無菌性骨壊死として最も頻度が高く、小児の骨軟骨症として最も重篤な疾患である。

■ 原因と発症

血流低下の原因は現在も解明されていない。大腿骨頭骨端の血管数の減少が原因として疑われる。骨長が成長する期に血管が減少する。大腿骨頸部の上部を血管が走行するため、この部分が特に侵されやすい。罹患の期間は数年（約4年）に及ぶ。

大腿骨頭の病理機序

大腿骨頭は、修復期（図6.7a-b）を経て再形成される。その際、新たな骨梁ができる。修復期の大腿骨頭骨端の弾力性は低く、強い負荷により骨頭が変形する危険がある。典型的には、骨頭が扁平化し拡張する（扁平股の茸状変形）。変形が生じても骨頭と臼蓋の適合性が保たれる状態を「病的適合」という（図6.7b）。これに対し、予後の悪い不適合タイプがあり、股関節の丸い曲がりが不整合になる

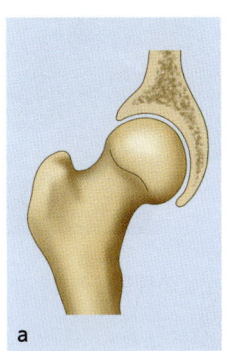

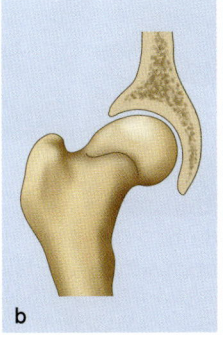

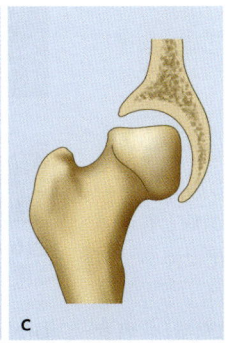

図6.7a-c　股関節の骨頭と臼蓋の適合性
a生理的適合、b病的適合、c不適合

（図6.7c）。これは、前関節症の変形であり、関節の接触面が減り、関節の転がり摩擦が増大する。

ペルテス病の治療目標は、骨頭の変形を有さず、関節の整合性を最大限に保持した状態での治癒である。関節の整合性を有する骨頭形成を促すため、非荷重の三平面（前額面、矢状面、水平面）の運動を行う。骨梁に均等な形成刺激を与える必要がある。

■ 病期

ペルテス病は、X線検査とMRIによる診断により5つの病期に分類される（日本では治癒期を除く4期に分類することが多い）。
- 初期（滑膜炎期）
- 圧縮期（壊死又は硬化期）
- 分節期
- 修復期
- 治癒期

■ 診断

- ペルテス病の小児は、しばしば膝痛と荷重後（例：歩行、跳躍）の疲労感の愁訴を有する。股関節痛の投射痛としての膝痛は非常に多い（特に小児）

| むしろ股関節痛の愁訴は少ない（Niethard 2003）。

- 夜間痛の愁訴を有する小児もいる。これは誤って成長痛とされることがある

| 小児の膝痛と股関節痛はいずれも正確に診断しなければならない。

- ペルテス病は、初期には、臨床検査でほぼ異常がないことがある。また、股関節の形成異常の可能性が除外され、偶然にペルテス病と判明することもある。股関節の病変の悪化に伴い、可動性制限が生じる
- 4の字徴候の陽性（初期でも陽性になる）：患者は背臥位になり、膝を屈曲すると同時に股関節を屈曲、外転、外旋（の試み）する。上方から見て、患者の両下肢が4の字にならない場合は陽性である。これは、股関節の外旋と外転の制限により生じる（「理学療法検査」を参照）

| 4の字徴候は、ペルテス病の重要な臨床徴候であるが、他の小児股関節疾患でも陽性になる（股関節炎など）。

- 股関節の内転拘縮と内旋制限
- 股関節の屈曲拘縮：重症例で見られる。トーマステストで確認しうる
- 片側の下肢の短縮による跛行

X線所見

上述の通り、ペルテス病は、X線の前後像により次の5つの病期に分かれる。

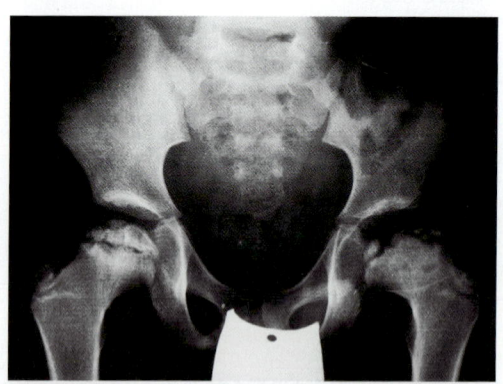

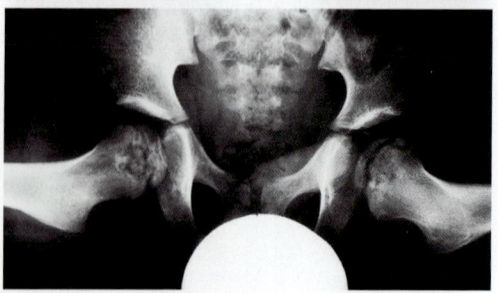

図6.8a-b　ペルテス病
a 両側性ペルテス病。左側に土状の骨端圧潰を有する。カテラル分類の3期（Buckup 2001）
b ラウエンシュタイン像

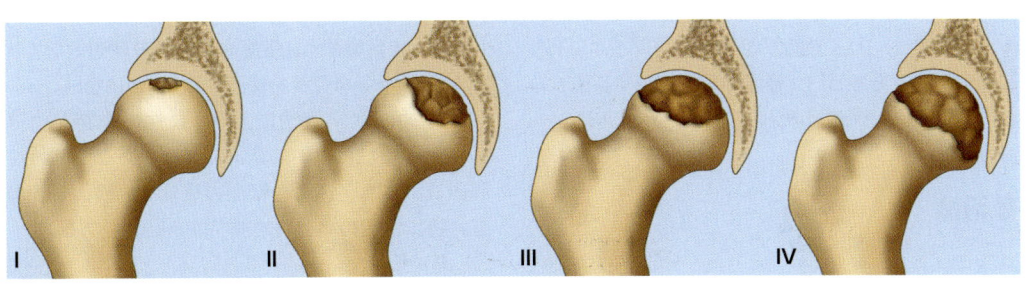

図6.9　ペルテス病のカテラル分類（Buckup 2001）

- 初期：X線所見で、関節裂隙の拡大が見られる。これは、骨頭の骨化中心の骨形成が遅れるためである。また骨頭の骨化中心の石灰密度の上昇を特徴とする

> MRIは、X線画像で確認される前の骨壊死をも描出するため、初期の鑑別診断に役立つ。

- 圧縮期：微小骨折による骨頭の縮小。丸みが減り、骨質が失われる
- 分節期：骨頭の土塊状の圧潰。小さい骨の除去後も骨片が残る
- 修復期：新たな骨梁の形成。茸状変形の危険がある
- 治癒期：末期

各病期は1.5年に及ぶ。骨吸収と再骨化のプロセスでは、骨の強度が低下し、骨頭の変形が生じることもある。

予後評価で重要なのは、カテラル分類の骨頭の壊死範囲（Buckup 2001）と危険因子である。カテラル分類による評価では、ラウエンシュタイン法によるX線軸位像を用いる（図6.8a-b）。股関節を60度屈曲、25度外転して撮影する。

カテラル分類による重症度（図6.9）

1. 初期の骨頭の前外側と頭側の壊死
2. 骨頭の前3分の1または前半分の壊死
3. 骨頭の75％の壊死。骨頭の背側のみ壊死を免れる
4. 骨頭全体の壊死

■ 鑑別診断

- 股関節の形成異常
- 単純性股関節炎（乳幼児の股関節の炎症）
- 先天性の骨の形成異常（骨組織や軟骨組織の異常による発育障害）
- 先天性の骨のジストロフィー（結合組織や支持組織の代謝異常による発育障害）
- ホルモン産生の減少（成長ホルモンなど）を伴う下垂体の機能低下
- 甲状腺ホルモンの減少
- 外傷の後

■ 経過と予後

予後は、患者の年齢と骨頭の変形度により決まる。多くの場合、前関節症の変形が残り、後に二次性の関節症を発症しうる。6歳未満の発症例は、年齢以外の全ての因子に関わりなく、予後が良好である。他方、6歳以降の発症例は、適切な保存療法と手術療法にも関わらず、予後が悪い。男児に比べて女児では、長期的な転帰が悪い（Buckup 2001）。

カテラル分類で危険因子とされる予後不良の徴候（X線画像）

- 外側の石灰化：X線像で骨頭外側に石灰化が認められる
- 亜脱臼：骨頭の骨化中心の外側移動
- 骨幹端の損傷：骨端と接する骨幹端の溶骨病巣
- 骨頭外側の三角形の骨透亮像（Gage徴候）
- 骨端板の水平化：骨端板が水平面の方向に動く

骨頭の変形には、重度の変形を有するタイプ（免荷や手術を要する）と、軽度の変形を有するタイプ（治療なしでさらなる負荷に耐えうる）がある。

■ 治療

保存療法

保存療法の主目的は、骨頭の変形の予防と、股関節の包み込み（containment）の改善である。可動性の維持と改善が必要である（6.4章を参照）。

現在では、股関節の免荷（長期の臥床安静、トーマス副子やマインツァー装具などの整形外科的補助具、杖による免荷）の有効性は疑問視されている（Buckup 2001）。長期の免荷は、小児に精神的な悪影響を生じる。

また、装具療法も、臼蓋内の骨頭の理想的なアライメントや十分な免荷を保証するものではない。

集中的な理学療法による可動性の維持と改善は、保存療法において非常に重要である。可動性制限は、ペルテス病の転帰の重要な危険因子である。特に外転の可動性を維持する必要がある。

手術療法

正しい適応の手術療法は、自然に経過させるよりも、予後が良好である。手術療法の条件として、できるだけ可動性を良好に維持する必要がある。骨頭の中心化を改善する手術療法には、大腿骨手術と骨盤手術がある。
- 大腿骨の骨切り術による中心化：転子間の内反骨切り術（9.1章を参照）
- 骨盤の骨切り術による中心化：

ペルテス病のまとめ

定義
小児および若年者の原因不明の大腿骨頭の血行障害

原因と発症
- 血行障害の原因は不明である
- 罹患期間は数年に及ぶ
- 女児より男児で好発し、発症年齢は4-8歳
- 5つの病期：初期、圧縮期、分節期、修復期、治癒期
- 大腿骨頭の変形
- 典型的な変形は茸状変形である
- 骨頭の変形による病的適合は、二次性の関節症を生じる危険がある

診断
- 小児では、股関節痛の愁訴は少ない。膝痛のみの愁訴もある
- 小児の膝痛と股関節痛は全て重要であり、正確に診断すべきである。単なる「成長痛」ととらえてはならない！
- 股関節の病変の悪化に伴い可動性制限が強まる
  - 4の字徴候が陽性
  - 内転拘縮、内旋制限
  - 屈曲拘縮
  - 機能的な下肢短縮による歩容の変化
- 最終的な診断はX線検査による。前後像とともにラウエンシュタイン法によるX線軸位像により、病期を判定する（「原因と発症」を参照）
- ごく初期のペルテス病の診断はMRIにより可能である
- 骨頭壊死の部位と範囲は、ラウエンシュタイン像を用いて、カテラル分類で判定する

予後
- 予後は、発症年齢、カテラル分類の病期、危険因子の有無により決まる
- 出来るだけ良好な可動性の維持は、良好な予後にとってきわめて重要である

> **鑑別診断**
> 　ペルテス病の病期はX線画像により判定するが、臨床症状により他の小児股関節疾患（単純性股関節炎など）の可能性の除外によりペルテス病と診断されることもある。
>
> **治療**
> ● 保存療法
> 　— 長期の免荷（副子、臥床安静）の有効性は証明されていない
> 　— 疼痛や重度の可動性制限を有する病期は、ロフストランド杖による免荷が有用である
> 　— 可動性の維持と改善は、良好な中心化や適合性を維持した状態での股関節の治癒を促す
> ● 手術療法
> 　— 手術療法の条件として良好な可動性が必要である
> 　— 手術の目的は、大腿骨頸部または骨盤の骨切り術による最適な中心化である

　— ソルター法による骨盤骨切り術（9.1章を参照）
　— テニス法による三点骨盤骨切り術（9.1章を参照）

● ペルテス病の理学療法検査

■ 概論

　5歳以下で重度の可動性制限を有さない場合、原則として、理学療法を行わず、医師による経過観察だけでよい。

　重度の可動性制限を有する場合、予後不良が示唆されるため、理学療法が必要である。短期入院し、両下肢伸展の臥床を行うこともある。理学療法による伸展の治療は行わない。

　5歳以上の場合、免荷の装具を装着する。また理学療法が必要である。装具療法は、監視の必要はなく、終日装着する必要はない。

> 生体力学の観点から、装具療法には疑問が残る。装具による免荷で、両下肢の骨への形成刺激が減り、しばしば腰椎に不利な歩行の変化が生じる。

■ 既往歴

　しばしば最初に親が子の跛行に気づく。小児患者の約半数は疼痛を有し、その多くは膝関節における投射痛である。典型的な鼠径部の股関節痛はまれである。小児は荷重後に下肢の疲労感を訴える。愁訴が一定しない場合、股関節周囲の刺激反応を調べる。

■ 体形と姿勢の異常

- 重度の可動性制限により、立位の拘縮が見られる
- 股関節内の骨盤の屈曲位
- 腰椎の過前弯
- 近位の梃子による下肢の内転位。骨盤の挙上が生じる
- 下肢の荷重の低下。骨盤の挙上が生じる
- 内旋制限による下肢の外旋位
- 伸展位の臥床安静を行う場合、臥床の姿勢を観察する
- その際、ベッドの端で重量による牽引（皮膚が引っ張られ下肢が縦軸に沿って延長される）により、股関節を免荷する。両側を牽引し、腰椎と仙腸関節の一側性の過剰負荷を防ぐ。牽引の際、骨盤と下肢の位置の対称性に注意する。あまり大きな重量で牽引せず、体幹筋と股関節の筋肉（牽引と対抗的に働く）の筋緊張が亢進しないようにする
- トーマス副子を装着した姿勢の観察：補高靴による健肢との均衡が良好か、骨盤の傾斜はないか
- 座位で、坐骨結節と装具の接触面で、坐骨結節から装具へ重量が転嫁されているかを調べる

■ 筋組織

- 内転筋、屈筋、外旋筋の筋緊張亢進。股関節の位置や可動性制限に応じて、他の筋肉も筋緊張が亢進する
- 患肢の免荷により、同側の傍脊椎筋と対側の外転筋の抗重力作用が持続し、筋緊張が亢進する
- 刺激に対する反射による腱付着部の圧痛

筋短縮の検査
- 股関節の運動検査の要領で行う（5.5章を参照）
- 股関節の筋肉の短縮テスト：重度の可動性制限を有し、硬い（hard）エンドフィールが認められる場合、関節保護のため、横断伸張により筋伸張の予備能を検査する（5.5章を参照）

筋力の検査
- 免荷期は静的検査のみ
- 荷重を許可された後は、閉鎖運動連鎖の筋力検査。開放運動連鎖の運動は、高度の剪断力を生じ、偏位を促すおそれがある
- 体幹筋と健肢の筋肉（「骨盤安定化筋」として支持脚に作用する）の筋力の検査

■ 可動性

骨頭の病変範囲が広いほど、可動性制限は強まる！

- 最初は、外転と両方向の回旋が制限される。「4の字徴候」が陽性になる（図6.10a-b）：
  - 背臥位になり、検側の足を、対側の膝関節の上に置く。検側の大腿を外転および外旋しながら、出来るだけ治療台の面に近づける
  - 4の字に似た終了肢位になる
  - 両側を検査し、左右を比較する

骨盤の対側で生じる回避運動に注意すること！

- 進行すると、内旋が制限される。内旋の検査は、90度膝屈曲位と腹臥位で、股関節の伸展、屈曲、中間位を調べる。検査中は、対側の股関節の骨頭が臼蓋にコンタクトするようにする

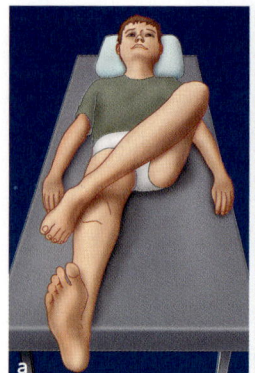

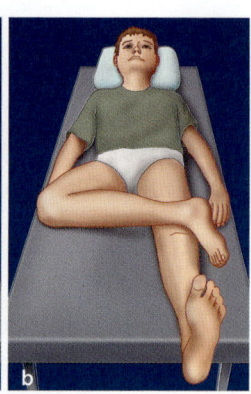

図6.10a-b　4の字徴候の左右比較
a 可動性制限あり　b 可動性制限なし

- 重症例では、屈曲制限が強まり、さらに内転拘縮も生じる
- 屈曲拘縮の強まりによる機能的な下肢短縮は、トーマステストにより検査する
- 最初は、種々の運動が筋肉により反射的に抑制される。これは、身体が患側の股関節の運動を回避しようとするからである。病的適合が悪化すると、滑り摩擦による可動性制限が生じる（より堅く硬い（firm and hard）エンドフィール）
- 骨頭の変形度は、その後の可動性制限に関わる。このため、療法士は、X線所見を確認し、医師と話し合う

■ 運動様式

歩行
- 股関節の負荷を減らすための軽度のデュシェンヌ跛行
- 外転筋の反射的な筋緊張亢進によるトレンデレンブルグ徴候
- 伸展と回旋の制限による立脚期の短縮
- 装具装着時の歩行の観察。重量が装具へ転嫁されているかを調べる。転嫁される重量が少ない場合、上体を健肢の上へ傾ける。また足の踏み出しが重くなる

日常生活運動
- 外転と外旋の可動性低下により、靴や靴下の着

ペルテス病の理学療法的検査のチェックリスト

既往歴	小児患者のほぼ半数が疼痛を有する。その多くは膝関節における投射痛である。
体形と姿勢の異常	重度の可動性制限により、立位でも拘縮が認められる ■ 股関節内の骨盤の屈曲位 ■ 腰椎の過前弯 ■ 近位の梃子により患肢を内転する。骨盤挙上が生じる ■ 患肢の荷重を減らす。骨盤挙上が生じる ■ 内旋制限による患肢の外旋位 ■ 伸展位の臥床安静を行う場合、臥床の姿勢の観察 ■ 装具装着時の姿勢の観察
筋組織	■ 股関節の位置や可動性制限に応じて、種々の筋肉で筋緊張亢進が生じる。例：屈筋、内転筋、外旋筋 ■ 腱付着部の圧痛 ■ 堅く硬い（firm and hard）エンドフィールが認められる場合、横断伸張により筋伸張の予備能を検査する ■ 筋力の検査は、開放運動連鎖で行わない。高度の剪断力が生じ偏位メカニズムを助長するおそれがある ■ 股関節の筋力の検査は、静的検査、荷重を許可された後は閉鎖運動連鎖の検査を行う ■ 体幹安定化筋と骨盤安定化筋の検査
可動性	骨頭病変の範囲が広いほど、可動性制限は強まる ■ 4の字徴候が陽性になる ■ 内旋制限の検査は、膝屈曲位および股関節を伸展、屈曲、中間位にして行う ■ 伸展制限 ■ 屈曲制限と内転拘縮 ■ 骨頭の変形度とこれに伴う病的適合に応じて、可動性制限が生じるため、療法士は画像診断の所見に習熟しなければならない
運動様式	■ 歩行 ― 股関節の負荷を減らすための軽度のデュシェンヌ跛行 ― 外転筋の反射的な筋緊張亢進によるトレンデレンブルグ徴候 ― 伸展と回旋の可動性低下による立脚期の短縮 ― 装具装着時の歩行を観察し、重量が装具へ転嫁されているかを調べる ■ 日常生活運動 ― 椅子に深く座る座位を避ける ― 装具の着脱の観察

用が困難になる
- 長時間椅子に深く座ることが困難になる。この座位は股関節への圧迫負荷が生じるため避けるべきである
- 自分で装具を着脱できるか

● ペルテス病の理学療法

■ 目的

身体構造と機能（機能障害）

- 大腿骨頭の栄養の改善
- 股関節の可動性の改善
- 免荷期の筋力の維持、筋肉内および筋肉間の協調性の促進

活動

- ロフストランド杖や装具を使った歩行訓練
- 装具を装着した日常生活訓練
- 効率的な日常生活の運動シーケンスを訓練し、股関節の圧迫負荷を避ける

参加

スポーツの可否の指導

■ 処置

概論

　股関節の可動性の維持と改善は、関節を保護しながら行う。圧迫負荷なしで骨頭を臼蓋内で動かす。運動により、再生期の均一な骨頭形成を促し、不適合が生じる確率を低下させる。
- 良好な可動性の条件として、骨頭の栄養状態が最適でなければならない。このため、間欠的な牽引と圧迫を交互に加える。患側の骨頭に適切な作用を加えるめ、療法士は事前にX線画像で骨頭の状態を確認する
- また、牽引と交互に、筋肉の静的活性化を行う。交互の力学的負荷を通じて、代謝を促す。筋肉の同時収縮は、骨頭の自動的中心化を支持する（5.5章を参照）
- 近位の梃子による運動：患肢を最終可動域の手前に置く。骨盤の運動が生じ、股関節内の骨盤の角度が変化する。骨盤の運動は、体幹の回避運動を防止する
- 反対方向（buttressing）モビライゼーション：支点移動を伴う両側の梃子（骨盤と大腿骨）の運動により、回避運動を停止させ、股関節の選択的運動の協調性を高める（全方向のモビライゼーションの手順は5.5章を参照）
- スリングのモビライゼーション、水中モビライゼーション（5.5章を参照）
- 腹臥位の腸骨を介した股関節の回旋の改善（角度のある他動的モビライゼーション（徒手療法）。5.5章を参照）
- 短縮した筋肉の横断伸張
- 縦断伸張：健常な膝関節を通じて二関節筋（大腿直筋など）を訓練する

　免荷期は、筋力の維持に限界があるため、主に発散による筋肉の訓練を行う。患者の自己訓練として、伸展位の臥位の静的訓練も可能である。
　筋肉を活性化する場合、遠位の梃子による開放運動連鎖の運動は避ける（吊り負荷が生じるため）。この場合、下肢は第3種梃子（速度の梃子）の長い荷重アームになる。

例：伸ばした下肢を持ち上げる際、腸腰筋の筋力は下肢の重量のほぼ8倍になる。これは、作用アームは荷重アームの8分の1の長さを有するためである。このような大きな筋力は、股関節へ圧迫と剪断力を加える。

　荷重を増やすと、患肢の筋肉訓練（求心性・遠心性収縮の動的訓練）の強度を上げうる。訓練の開始肢位は、閉鎖運動連鎖（例：部分荷重の半端座位）が望ましい（5.5章を参照）。

免荷期
PNFの足パターン

　対称性または非対称性の足パターンをひとつずつ行う。股関節の負荷が少なく、下肢の筋肉全体の良好な発散が可能である。

背臥位の対称性の足パターンの手順（図6.11）
- 両下肢を伸展・外転・内旋位に置く

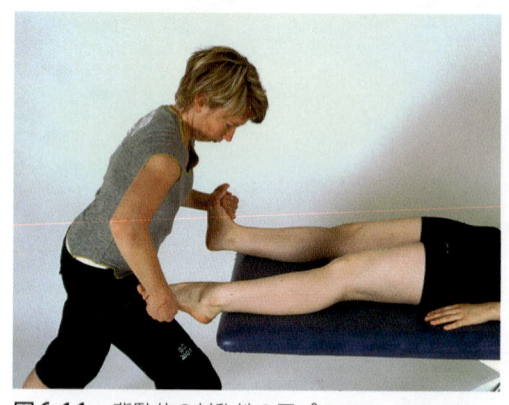

図6.11　背臥位の対称性の足パターン

- 両足を治療台の末端から突き出す
- 療法士は、患者の尾側に立ち、底屈と外がえしが生じないよう両足に抵抗を加える
- 主動筋による逆運動：療法士が加える抵抗に抗して両足を動かし、筋肉の求心性・遠心性収縮を訓練する。筋力が強い方の足は、静的訓練や強度の低い動的訓練を行う。立脚期の発散を両下肢で行う

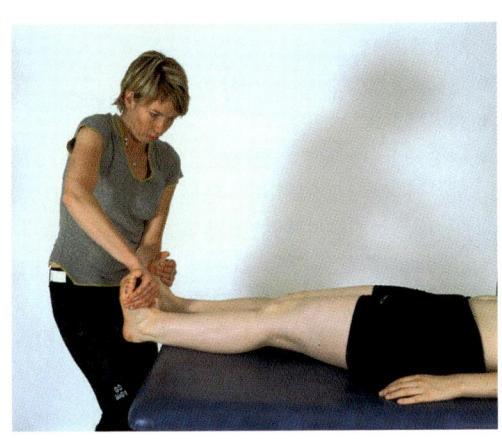

6.4 ペルテス病（若年性大腿骨頭壊死症）

図6.12 背臥位の非対称性の足パターン

- 動的な逆運動：外がえしを伴う底屈と、内がえしを伴う背屈を交互に行い、遊脚期の足の運動を訓練する。相反性の運動により、下肢の歩行運動を行う

背臥位の非対称性の足パターンの手順（図6.12）
- 右下肢を伸展・外転・内旋位、左下肢を伸展・内転・外旋位にする
- 両踵を治療台の末端から突き出す
- 療法士は、患者の尾側で、対角線の延長線上に立ち、右足の底屈と外がえし、左足の底屈と内がえしが生じないよう、両足に抵抗を加える
- このパターンは、上述の対称性の足パターンと同様にして行う
- 動的な逆運動：右足で内がえしを伴う背屈、左足で外がえしを伴う背屈を行う
- 全ての足パターンを行い、歩行運動により下肢の全筋肉の発散を行う。伸ばした下肢を安定化し、股関節の負荷を防ぐ
- 部分荷重を許可された後は、足の筋肉の静的訓練と併せて圧迫（approximation）を行う。足の筋肉の訓練は、足底弓の縦横のアーチを安定化する。免荷期が長いと、これらの保持が難しい

> 足パターンは、腹臥位や側臥位でも可能である。その場合、パターンに応じて下肢の肢位を変更する。

肩甲骨・骨盤・上肢パターン

同様に、肩甲骨・骨盤・上肢パターンを行う。健肢の動的な下肢パターンは慎重に行う（大きな力が患側へ作用するため）。

装具を使う場合
- 装具の着脱の訓練
- 運動の切り替え（起立・着坐など）のための膝ロッキングの改善

歩行
- 補高靴による健肢との均衡が良好であるかを注意する
- 最初はロフストランド杖を使う。その後、不要になる場合もある
- PNFの歩行ファシリテーション。例：立位で平行棒を用いた歩行の各期の運動の訓練（図6.13）
  - 遊脚期の開始：骨盤の前方挙上、筋肉の動

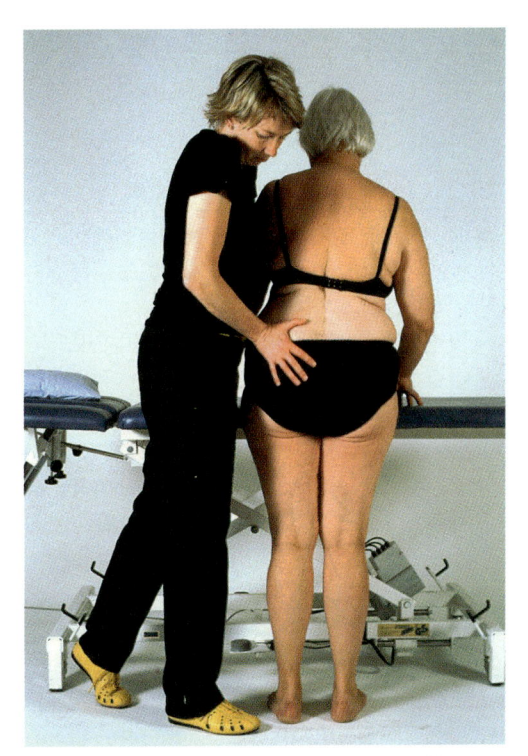

図6.13 骨盤の安定性の改善のための平行棒を用いた横歩き

的活性化、求心性・遠心性収縮
  ― 遊脚期から立脚期への移行：骨盤の後方挙上、求心性・遠心性収縮
  ― 健肢の筋肉（立脚を支持する筋肉）の強化：骨盤に抵抗を加える
- 良好な平衡反応（胸郭から開始する）に対する反応性の足の踏み出し

　例：患者は、重心を患側へ横移動し、重量を装具へ転嫁する方法を訓練する。これにより、健肢が免荷され、遊脚になりうる。

　足の踏み出しの訓練で、療法士は、患者の胸郭を「かかえて」、水平面で真直ぐ前方へ動かす。

日常生活の股関節の圧迫を減らす処置

- 患者は、両手で身体を支え、片側の下肢が持ち上がらないようにする（下肢が長いアームの梃子にならないようにする）
- 長時間の座位では、上体を支持し、股関節の圧迫負荷を減らす。例：椅子にまたがる、背もたれにもたれる
- 自宅では座位より臥位で過ごす。例：テレビを見る
- 免荷のためロフストランド杖の歩行
- 親の指導
- 治癒後も引き続き、強い圧迫負荷を避ける。軽量の通学バッグを使用し、患側で持つ。これにより、重心が患側に移動し、荷重アームが短くなり、股関節の荷重が低下する
- スポーツの指導：軽度のスポーツは、患側の股関節の運動を含むものも可能である。股関節への衝撃を伴うスポーツ（例：跳躍、走る）は望ましくないが、水泳やサイクリングはよい。あらゆるスポーツを数年にわたり禁止するのはよくない。運動は、患側の股関節に好影響を与える。また、小児は、運動を通じて、社会的つながりの機会を保持しうる
- 姿勢の矯正、下肢軸の訓練
- 筋付着部の疼痛を有する場合、圧迫インヒビション、横断摩擦、ホットロールマッサージを行う（3.4章「腱障害の理学療法」を参照）
- 回転骨切り術を行う場合もある。9章の「関節温存手術」を参照

ペルテス病の理学療法のまとめ

- 牽引と圧迫を交互に行い、大腿骨頭の代謝を促す。これにより、大腿骨頭の患部が良好に治癒しうる
- 荷重の小さいモビライゼーションを中心にして行う。近位の梃子による可動域の拡大や反対方向（buttressing）モビライゼーションは、スリング肢位や水中で行う
- 修復期の骨頭成形（丸くする）のための特殊な徒手療法テクニック（例：腹臥位の股関節の回旋の改善）
- 横断伸張による股関節の筋肉の伸縮性の促進。縦断伸張は行わない
- 免荷期の筋力の維持には限界がある。PNFのテクニック（足パターンなど）により、筋肉内および筋肉間の協調性を促し、歩行時の筋肉の作用を活性化する
- 装具を装着した状態での訓練
- 荷重を増やし、患肢に重量をかける訓練を行う。例：平衡反応に対する反応性の足の踏み出し、PNFの歩行ファシリテーション
- 日常生活の圧迫を減らす処置。患児の訓練と親の指導
- 長い梃子による下肢の運動や長時間椅子に深く座ることを避ける
- 疼痛や重度の可動性制限を有する病期は、免荷のため、ロフストランド杖の歩行が望ましい
- スポーツ全般を禁止しない。あらゆるスポーツの数年にわたる禁止は、小児の社会的つながりの機会を失わせるなど、悪影響がある。ただし、股関節への衝撃負荷が少ないスポーツが望ましい（例：水泳、サイクリング）

6.5 骨粗鬆症

■ 定義

骨粗鬆症は、骨破壊が徐々に進行する全身性の骨疾患である。その特徴は、骨量の減少と骨組織の微小構造の破壊、これに伴う骨の脆弱化と骨折リスクの上昇である。

■ 概論

骨粗鬆症の医学的・理学療法的検査および治療は、骨密度低下を伴うその他の疾患の検査および治療の規範となる。その検査および治療の原理は、他疾患にも適用しうる。

骨密度低下を伴う疾患の重大な特徴は、骨の安定性低下による骨折リスクの上昇である。したがって、治療では、疼痛緩和と可動性の維持に加えて、骨折予防が重要である。

骨の構成要素
有機成分

他の結合組織と同じく、骨は、骨基質と骨細胞から成る(2.2章の「結合組織の構成要素」を参照)。

骨基質(マトリックス)

骨基質は、コラーゲン線維(1型コラーゲン)、基本物質(グリコサミノグリカン、プロテオグリカン)、水分、非コラーゲンタンパク質から成る。コラーゲン線維は、骨の弾力性を保持する。基本物質は、ミネラルと結合し(他の組織は水分と結合する)、これにより骨の安定的構造が保持される。コラーゲンタンパク質は、細胞、線維、基本物質を相互に結合する。

骨細胞
- 骨芽細胞(骨を産生する細胞)
  - 骨の形成と維持を担う
  - 骨表面にまとまって存在する
  - 1型コラーゲン、糖タンパク質、プロテオグリカン、アルカリフォスファターゼ(骨の石灰化において重要な酵素)を合成する
  - 骨芽細胞は、石灰化した骨基質に組み込まれた後、活動を弱め、それ以降は骨細胞になる
- 骨細胞(「骨基質」を産生する細胞)
  - 石灰化した骨基質に存在する
  - 骨基質の産生だけでなく、骨組織の維持も担う
  - 骨基質の合成は血流の影響を受けるため、骨細胞は血管部分に密集して存在する
  - 血行の障害により直ちに細胞死、これにより骨が圧潰する
  - 骨細胞は、骨破壊に合わせて骨形成を行い、骨を維持する
- 破骨細胞(骨を破壊する細胞)
  - 骨破壊により骨密度の変化をもたらす
  - 骨破壊は骨形成と同様に重要である。骨破壊が生じなければ、骨折は治癒せず、骨は異常に肥厚する。またカルシウムとリン酸塩(骨破壊で遊離する)が貯蔵されなくなる

> 骨芽細胞と破骨細胞の活動は、他のホルモンにより制御される。これにより、骨密度、骨の安定性、カルシウムの遊離と貯蔵が精密に調整されている。

無機成分
骨のミネラル成分

骨のミネラル成分は、主にカルシウムヒドロキシアパタイト結晶から成る。カルシウムとリン酸塩は、いずれも重要なミネラル成分である。

カルシウムの出入の制御

骨は生理的な負荷刺激(負荷と免荷)を必要とする。長管骨への負荷刺激は、圧迫と牽引の形で生じる(図6.14a-b)。これらの曲げ応力を通じて、圧電効果(電荷の変化)が生じる。これが骨細胞を刺激し、骨形成と骨破壊を促す。患部の骨では、負電荷粒子が少なくなり、破骨細胞が刺激される。負電荷粒子が多くなると、骨芽細胞が刺激され、骨形

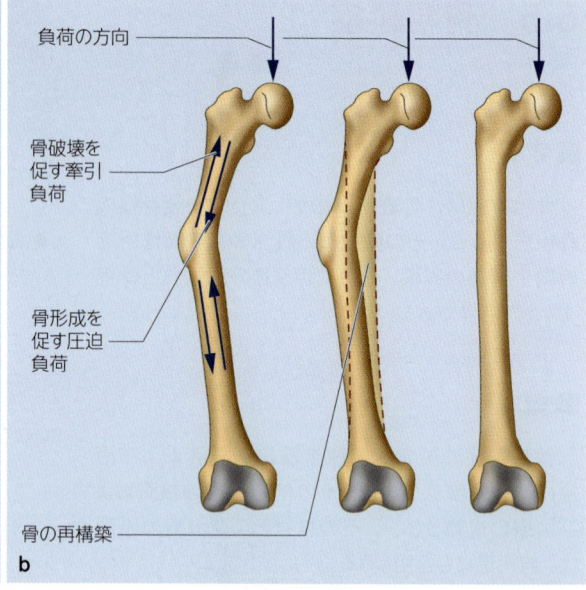

図6.14a-b 長管骨への負荷刺激としての圧迫と牽引。曲げ応力を通じて圧電効果が生じ、骨の細胞を刺激して骨形成と骨破壊を促す

成が促される。

また、細胞レベルでも、骨の細胞を活性化する力学的作用が生じる。圧迫は骨形成の刺激となり、牽引は骨破壊の刺激となる。大きな負荷は石灰化を促し、小さな負荷は石灰化を弱める。

ミネラル成分の保有とこれによる骨の安定性は、負荷刺激だけでなく、ホルモン、ビタミン、栄養状態によっても制御されている。骨質の低下の最初の徴候は、脱灰化であり、骨透亮像として表れる。

> カルシウム量の安定は、身体にとってきわめて重要である。

食事で摂取したカルシウムは、99%は骨に貯蔵され、その他は排泄により身体から排出される。カルシウムの出入は次の要因により制御される。

- ビタミンDは、食事からのカルシウム摂取を助ける(図6.15)。
- カルシトニンは、カルシウムの骨中貯蔵を助ける。また、骨芽細胞の活性化と破骨細胞の抑制により、骨の石灰化を増進する。
- パラソルモン
  — 骨からカルシウムを取り出す。原尿からのカルシウム再吸収を促す
  — 尿からわずかのカルシウムを取り出す
  — 破骨細胞の活性化と骨芽細胞の抑制により、骨の脱灰化をもたらす
  — パラソルモンは副甲状腺で産生される
  — 血中カルシウム濃度の低下により、パラソルモンの産生量が増え、これにより骨からカルシウムが遊離する
  — 血中カルシウム量の増加により、副甲状腺へのタンパク質の取り込みが減り、パラソルモンの産生量が減る。その結果、骨から遊離するカルシウムが減る

カルシウムの摂取

骨粗鬆症の発症において、栄養はきわめて重要である。乳製品や牛乳の摂取が推奨されるが、この推奨の受容は一つの問題である(van den Berg 1999)。他の動物、ベジタリアン、世界の多くの人々は牛乳を摂取しないが、骨粗鬆症に罹患しない。むしろベジタリアンは、そうでない人よりも尿中

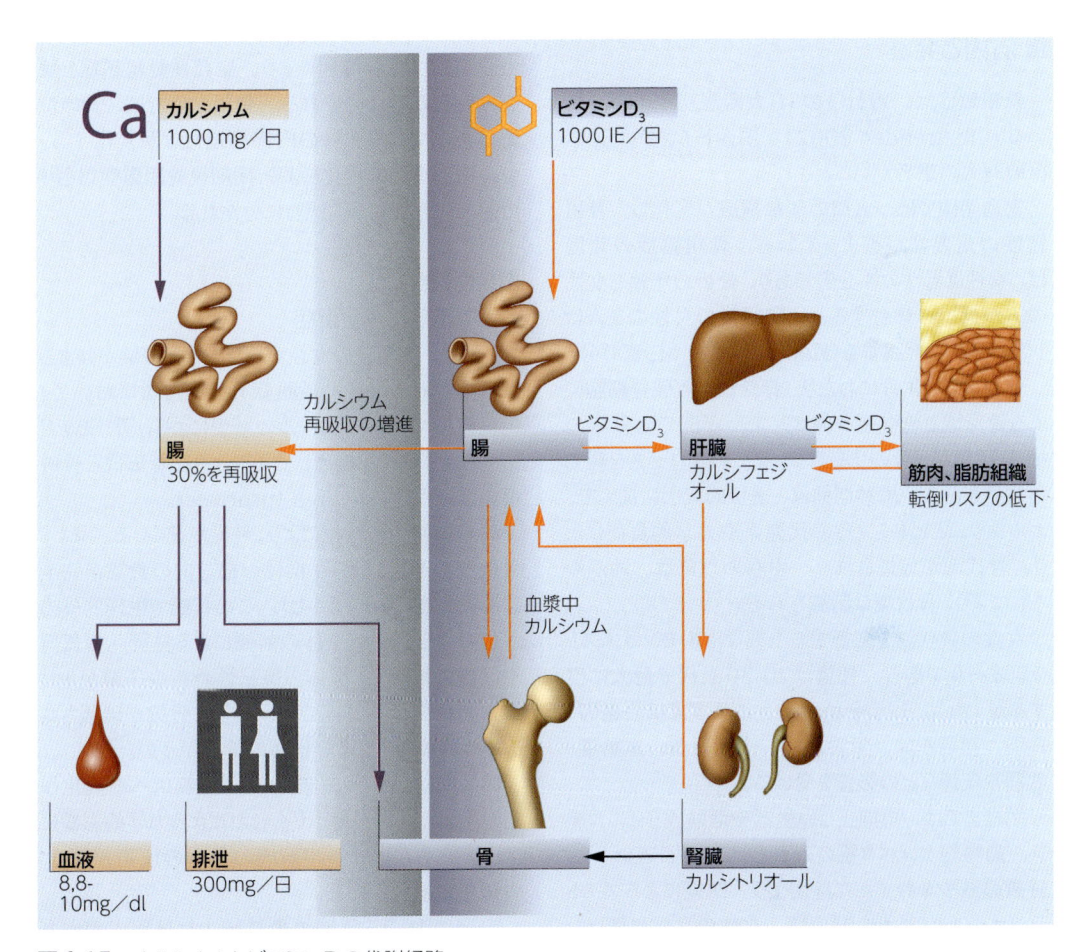

図6.15 カルシウムとビタミンDの代謝経路

カルシウム量が少なく、骨密度も高く、骨粗鬆症や骨折が少ない(van den Berg 1999)。

そもそも人間は牛乳からカルシウムを摂取しうるのかという問題がある。動物性タンパク質の摂取は、体内のpH値を低下させる。同様に牛乳の摂取もpH値を低下させるかについては意見が分かれる(van den Berg 1999)。低下したpH値の中和のため、身体は塩基を動員しなければならず、例えば骨からリン酸カルシウムを取り出す。その結果、骨の脱灰化が生じる(動物性タンパク質に対する身体の反応については、研究により確かめられている。Wachmann 1968, Ellis 1972, Abelow 1992, Willet 1994, Dietel 1995)。結論として、牛乳は唯一の最良のリン酸カルシウムではない。

果物や野菜からも多くのカルシウムの摂取が可能である(van den Berg 1999)。

西欧の先進諸国で骨粗鬆症が多いことの原因についての仮説

- 食事に含まれる必須のビタミンとミネラルが少ない
- 運動量が少ない

> 骨への生理的な負荷が強いほど、石灰化、骨密度、骨の安定性は増進する。反対に、負荷が減少すると、骨密度は低下する(Sabo 1995)。
> 骨粗鬆症の治療では、適切な負荷による運動器系の訓練、栄養指導(バランスの取れた自然素材の食事)を取り入れるべきである。

■病因と発症

骨粗鬆症は、WHOの10大疾患リストに入っている (Oberrender 2002)。旧西ドイツでは500-600万人の患者がいるとされる。

先進諸国では、人口の年齢構成が変化し、骨粗鬆症の重要性が高まっている。骨粗鬆症の頻度は、女性は男性の4-5倍であり、骨折の年齢も女性の方が低い。総合すると、閉経後の女性の3人に1人が骨折を経験する(Hellmeyer et al. 2004)。

骨組織は、生涯にわたり、骨芽細胞と破骨細胞による骨形成と骨破壊を繰り返す。年間で全骨量の約4-10%が「骨のリモデリング」のプロセスを経て再構築される。思春期前は、遺伝的素因に加えて、カルシウムとビタミンDの代謝系や力学的負荷により、骨代謝が促進される。思春期以降は、性ホルモンにより、骨代謝は制御される。

女性の骨代謝を制御する主要なホルモンはエストラジオールである。骨量は20-30歳代で最大に達するが (peak bone mass)、これは遺伝的素因、性別、初経年齢、栄養状態、生活習慣、運動量、飲酒や喫煙などの影響を受ける。

閉経までは、規則正しい生活や危険因子(ニコチン、動物性タンパク質の過剰摂取)の回避により、骨量の減少をわずかに抑えうる。閉経によるエストラジオールの生理的減少は、女性の身体に様々な影響を与える。その一つとして、閉経後骨粗鬆症の危険が高まる。

骨量が最大に達した後の40歳代では、骨を破壊する破骨細胞と骨を形成する骨芽細胞の均衡が崩れ、破骨細胞が優勢となり、骨破壊が強まる。40歳代の骨破壊のペースは、最初は緩徐であり(年間に約0.5-1%)、一時的に加速し(年間に約3-6%)、年齢が進んで再び緩徐になる(年間に約0.5-1%)。

外側の硬い骨質(皮質骨)よりも、内側の海綿状の骨質(海綿骨)の破壊が先に始まり、破壊の程度も激しい。女性の骨破壊の平均速度は、外側の皮質骨で年間に約3%の破壊、内側の海綿骨で年間に約6%の破壊である。

男性の骨破壊は、女性よりも約30%少ない。女性では他のホルモン量も変化し、骨粗鬆症を発症しやすくなる。骨粗鬆症を発症すると、特に海綿骨の破壊が進む。皮質骨は加齢とともに破壊が進む。

骨粗鬆症は、原因により、原発性骨粗鬆症と続発性骨粗鬆症に分かれる。骨粗鬆症では、骨の位置は正常であり、骨の内部構造だけが変化する。骨の内部構造の変化により、閉経後骨粗鬆症(1型)と老人性骨粗鬆症(2型)に分かれる。

原発性骨粗鬆症

1型:閉経後骨粗鬆症

1型は、閉経後の女性が発症し、骨破壊が強まる (high turnover:高回転)。骨代謝において、閉経後のエストラジオールの減少により、骨リモデリングのサイクルが増え、これにより、骨形成と骨破壊の速度が速まる(high turnover)。

破骨細胞の活性化により、骨梁が細くなる。また、骨破壊の進行により、椎体の横方向の骨梁が完全に消失する(図6.16a-b)。この状態で生理的外力が加わると(例:上体の前傾による体幹への負荷や回旋の増大)、椎体の焼結性骨折や圧潰が生じる。閉経後骨粗鬆症では、最初に骨梁が破壊されるため、海綿骨が多い椎体の骨折が多い。

エストラジオールの減少により、筋肉への異化作用が生じ、筋力が低下し、これによる力学的影響により骨破壊が強まる。筋肉の骨への圧迫が減り、骨破壊が助長される。

閉経後10-15年間の骨量減少には個人差がある。閉経後の年間0.5-1%のミネラル減少は正常である。閉経女性の3分の1で、骨量の年間5%の減少が見られ、年間10%減少する例もある(fast loser)。このような場合、骨粗鬆症を発症する (Hellmeyer et al. 2004)。

2型:老人性骨粗鬆症

2型は、65歳以降の男女が発症し、骨の再構築が低下する(low turnover:低回転)。骨破壊が緩徐に進み、皮質骨と海綿骨のいずれもが同程度に破壊される。閉経後骨粗鬆症と比較すると、破骨細胞はさほど活発化せず、骨芽細胞の活動が低下する。

骨全体が弱くなるため、強い生体力学的負荷が生じる部位(椎体、大腿骨頸部、肋骨、上腕骨頭下、上腕骨の遠位)で骨折が生じる。

65-75歳の女性では、混合型も見られる。この

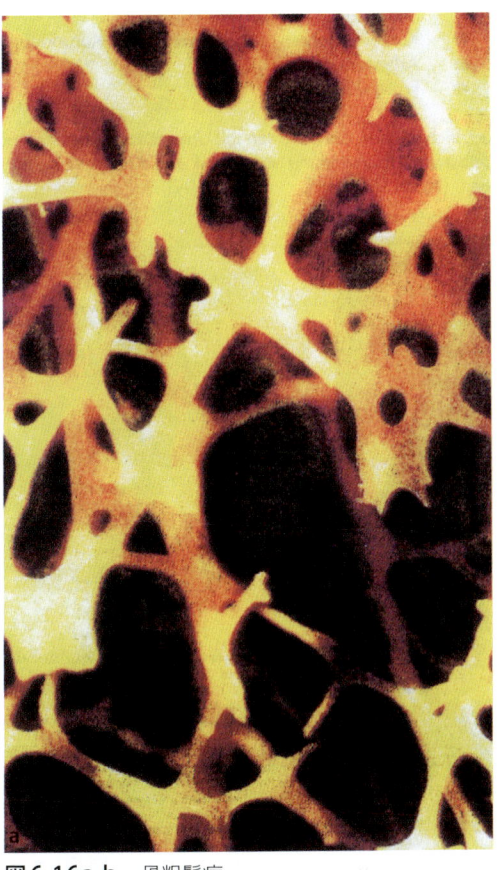

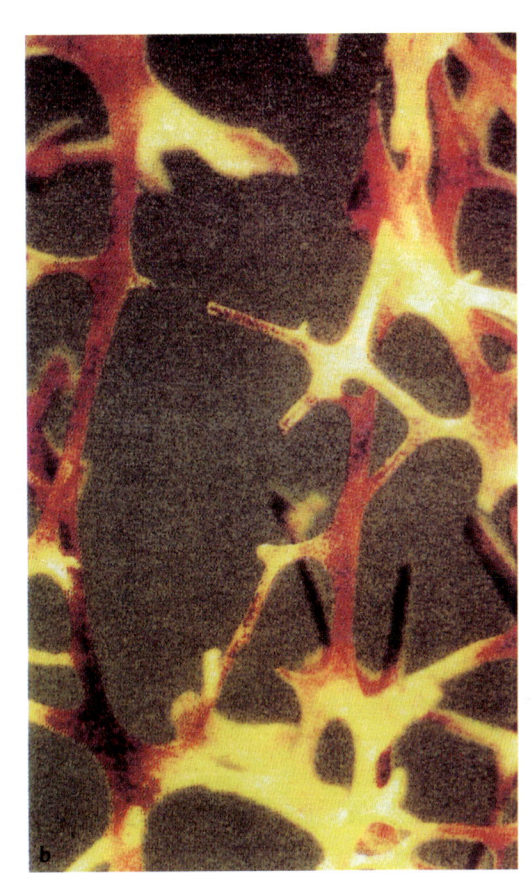

図6.16a-b 骨粗鬆症
a 健常骨の構造　b 骨粗鬆症の骨

場合、エストロゲン減少による骨粗鬆症（閉経後骨粗鬆症）から老人性骨粗鬆症へ移行する。

また同年代の男性の15-20%が、骨粗鬆症を発症する。高齢男性の老人性骨粗鬆症は、閉経後骨粗鬆症と明確な相違はないものの、重要な病理学的特徴および診断上の特徴がある。

年齢が進むと、椎体の圧潰や圧迫骨折に加え、長管骨（特に大腿骨近位）の骨折が増える。この場合、特発性骨折はまれで、転倒による骨折が多い。

従来の学説に反して、年齢が進んでも年間の骨質の減少率は下がらず、むしろ高水準である。または上昇する。性ホルモンの減少（男女とも）や運動不足に加えて、全身のカルシウムとビタミンDの供給不足が、骨粗鬆症の進行の重要な病理的因子として特定されている。ビタミンDが不足すると、食事で摂取したカルシウムは十分に再吸収されず（p.499の図6.15を参照）、排泄を通じた排出が増える。身体は、パラソルモンの分泌を増やし、低カルシウム血症を代償しようとする（老人性副甲状腺機能亢進症）。すなわち、カルシウムの恒常性の維持のため、骨質の破壊が強まる(Ringe 2002)。

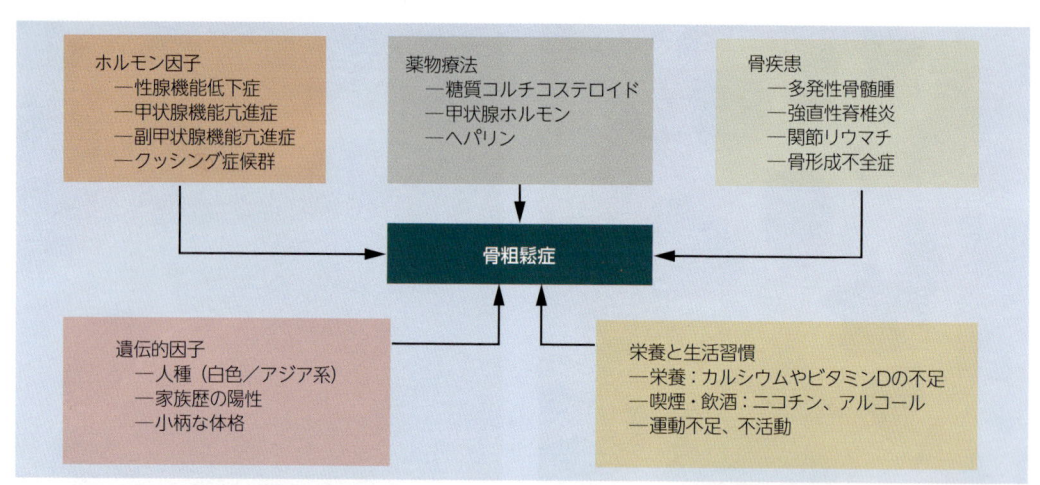

図6.17 骨粗鬆症の潜在的な危険因子

続発性骨粗鬆症

続発性骨粗鬆症の発症因子は、同時に、他の骨粗鬆症の危険因子でもある（図6.17）。

- 遺伝的素因
- 内分泌疾患（例：原発性および続発性副甲状腺機能亢進症）
- 骨軟化症
- 甲状腺機能亢進症
- 神経性食欲不振
- 骨形成不全症
- 胃腸障害、肝胆道系障害
- 薬物療法の有効成分（フェニトニン、ヘパリン、グルココルチコイド）による骨密度の低下
- グルココルチコイドの連続使用。例：炎症性腸疾患（クローン病など）、多数の自己免疫疾患（関節リウマチ、膠原病、血管炎）

特殊型として、若年女性の妊娠後骨粗鬆症がある（発症率は10万人に0.4人）。未診断例を合わせると患者数はより多い(Hellmeyer et al. 2004)。妊娠後骨粗鬆症の発症は骨芽細胞の減少と破骨細胞の活性化のいずれによるのかについては意見が分かれる(Hellmeyer et al. 2004)。

妊娠による骨密度の低下は確認されているが、妊娠と後年の閉経後骨粗鬆症との間に統計的に有意な関連性はない(Hellmeyer et al. 2004)。

例：
- 51歳の秘書職の女性。胸椎で強い放散痛があり、時に痛みが腹側へ回りながら広がるとの愁訴。非常に細身であり、常に少食で、喫煙量が多く、仕事が多忙なため屋外で過ごすことはほとんどない
- 64歳女性。台所のぬれた床で滑り大腿骨頸部を骨折。術後に胸椎と腰椎の疼痛が増強したとの愁訴。
中位胸椎の後弯と腰椎の前弯増強を有する。脊柱のX線検査で、魚椎、楔状椎、椎体の上下面の圧潰が確認される。医師が骨密度の測定を行う

■ 診断

- 疼痛、特に屈伸作業時の下位胸椎と上位腰椎の疼痛
- 椎体の上下面の圧潰による体長の短縮
- 体幹の短縮によるもみの木現象。すなわち、背部の皮膚の斜めのしわと腹壁の前突（図6.18）
- 中位胸椎の後弯。その代償として前弯増強
- 突背、すなわち脊柱が背側へ鋭角をなして曲がる。重度例では肋骨と骨盤が接触する
- 軽微外傷による骨の圧潰の既往。特に大腿骨頸部骨折や椎体骨折。骨の負荷に耐える能力は、

骨密度の二乗に比例するため、骨量減少に比して圧潰リスクは過大に上昇する。椎体の特発性骨折による急性疼痛の突発。それ以外の慢性の疼痛。転倒による大腿骨骨折

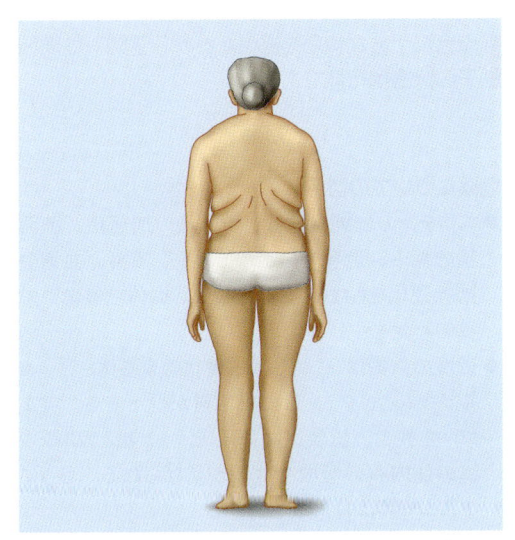

図6.18　骨粗鬆症の体幹の短縮によるもみの木現象

> 骨粗鬆症の疼痛は不明な点が多い。疼痛機序の研究が進んでおらず、学説も少ない。弱体化した椎体の負荷により疼痛が生じる、また微小骨折により椎骨の海綿骨内の血管周囲の知覚神経が力学的に刺激されて疼痛が生じるなどの説がある(Wyke 1985)。

X線所見

> 必ず脊柱のX線検査を行い、次の徴候を確認する。

- 海綿骨の骨梁の減少（ミネラル保有量の約30%以上の減少により発生）
- 皮質骨の肥厚による椎骨の「外枠」の増強
- 椎体の上下面のへこみ

楔状椎
- 椎体の前縁高の減少。中位胸椎（大きく後弯する）で多く見られる
- 極端な後弯姿勢や荷重下の脊柱屈曲を伴う運動により、椎骨腹側が圧潰する

魚椎（図6.19）
- 椎体の中央高の減少。両凹性の椎体の破壊
- 腰椎で多く見られる
- 椎体の上下面が弓状にへこみ、椎体間腔が広がる

圧迫骨折
- 椎体全体の圧迫骨折
- 椎体の前後部の高さの減少。椎体面の不均一な輪郭
- 緻密骨部分の増大
- 中位胸椎（主な負荷ゾーン）で生じる「扁平椎」

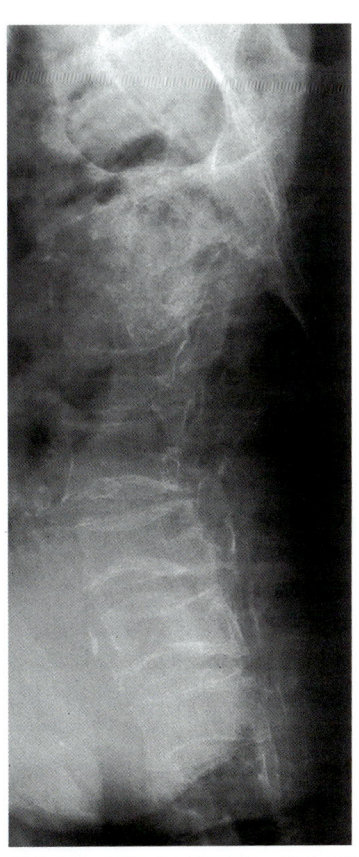

図6.19　脊椎の骨粗鬆症。椎体の典型的変化が見られる(魚椎)

骨密度の測定
- 骨折が疑われる場合、通常のX線検査のほかに、骨密度のX線測定法として、二重X線吸収測定法（DXA）がある。これは、骨粗鬆症の病期の鑑別のための唯一の確実な定量的な骨密度測定法である。この測定法では、骨（腰椎、大腿骨頸部、全身、身体各部）を平面画像化し、面積単位あたりの重量（g/cm^2）を算出する。光子やX線が骨、ヒドロキシ基、アパタイトに吸収され減衰する量に基づき測定・計算する

> 二重X線吸収測定法による被曝量はわずかであるため、妊娠中でも測定可能である。

- 最近では、X線を用いない定量的超音波測定法もある。踵骨、指骨、趾骨の超音波の伝導速度を測定する
- 定量的コンピューター断層撮影：骨組織の各層の密度をモンタージュ画像により比較する
- シンチグラフィや腸骨稜の骨穿孔（生検）は、悪性疾患との鑑別に有用である。骨粗鬆症では、これらの所見は正常である。シンチグラフィで、骨折による圧潰部位が描出される

臨床検査
カルシウム、リン、アルカリホスファターゼ（破骨細胞の活動と関連）は正常値を示す。

> 骨軟化症ではこれらが異常値を示す。

■ 鑑別診断

> 整形外科において、骨粗鬆症の鑑別診断は非常に難しい。

- がんの骨転移
- 骨腫瘍
- 形質細胞腫。抗体を産生し、主に椎体に拡散する形質細胞の腫瘍
- 骨軟化症

■ 治療
基本的治療が重要である。既往歴を精査の上、運動刺激、日照時間（屋外で30分／日を推奨）、栄養、喫煙・飲酒に関する指導を行う。

> 患者に十分な情報を提供すれば、予防や危険因子の除去は可能である。

危険についての啓発
- ニコチンの過剰摂取は、骨破壊の加速化、肺活量の低下、肝臓でのホルモン産生障害、血管の動脈硬化をもたらし、その結果、椎体で酸素や栄養の不足を生じる
- 過度の飲酒は、しばしば栄養状態を悪化させ、カルシウムとビタミンDの摂取量が低下する。アルコール性の内臓疾患により、ビタミン類とカルシウムの体内への吸収や作用が妨げられる。さらにアルコールは骨形成を妨げる
- 運動不足は骨粗鬆症を進行させる。また、運動不足による筋肉の弱化により、転倒や骨折の危険が高まる
- 肥満解消の減量（関節と骨の免荷）や誤った栄養摂取により、血管の変化が生じ、骨粗鬆症が進行する
- 骨粗鬆症の患者の自助グループの紹介

> 医師と理学療法士は、必要な情報を患者に提供すること！

薬物療法
- カルシウム剤とビタミンD剤：多くの場合、栄養と日照だけではカルシウムやビタミンDの身体各部への供給は改善しないことが分かっている。このため、カルシウム剤やビタミンD剤による補給は、重要な基本的治療である。

老人ホーム入居者（平均年齢84歳）や男女の高齢者（平均年齢70歳）を対象とした研究によると、ビタミンD約1000単位／日とカルシウム1000mg／日の補給により、骨密度がやや上昇し、椎骨以外の骨折リスクが有意に低下すること

が分かっている(Ringe 2002)
- 鎮痛剤：慢性疼痛を有する場合、医師は患者に慢性疼痛の基本的な情報を説明する（オピオイドの作用、慢性疼痛の発生機序、神経系の器質的変化、これに対する薬物療法の作用、患者の主体的な治療参加の意義）。完全な除痛ではなく、慢性疼痛への対処能力の獲得を目指す（2.1章を参照）

- 骨の再構築のための治療（骨細胞に作用する特殊な薬物療法）：骨破壊を抑制し、骨形成を刺激する。骨折リスクを低下させる

> 骨粗鬆症において、理学療法は基本的治療を補助するものとして重要である。

骨粗鬆症のまとめ

定義
骨量の減少と骨の微小構造の破壊を有する全身性の骨疾患
- 重症化に伴い骨折リスクが上昇する

原因と発症
- 骨粗鬆症は世界的な重要疾患の一つである
- 男性に比べて女性の発症頻度は4-5倍高い
- 骨量は20-30歳代で最大になる（peak bone mass）。最大骨量は、遺伝的素因、性別、初経年齢、栄養状態、生活習慣、運動量、喫煙・飲酒により変動する
- 原発性骨粗鬆症と続発性骨粗鬆症に分かれる
- 原発性骨粗鬆症には、閉経後骨粗鬆症と老人性骨粗鬆症がある
閉経後骨粗鬆症では、破骨細胞が活性化する。特に椎体の水平の骨梁が破壊され、椎骨の特発性骨折の危険が高まる。
老人性骨粗鬆症では、骨芽細胞の活動が低下する。椎骨の圧潰だけでなく、長管骨（特に大腿骨近位）の骨折も生じる
- 続発性骨粗鬆症の発症因子は、同時に危険因子でもある
- 特殊型として妊娠後骨粗鬆症がある

診断
- 診察により危険因子と機能制限を把握する。これに加え、画像診断（X線検査、定量的CT）、骨密度の測定（DXA）、骨吸収式の生化学的マーカー検査が重要である
- X線画像による椎体の形状変化の確認（魚椎、楔状椎）

鑑別診断
骨腫瘍や骨転移を除外する

治療
- 基本的治療が重要である。既往歴を精査の上、運動刺激、日照時間（屋外で30分／日を推奨）、栄養、喫煙・飲酒に関する指導を行う
- 理学療法は、基本的治療を補助する
- 疼痛へのオピオイドの使用

● 骨粗鬆症の理学療法検査

■ 既往歴

疼痛（図6.20）
- 運動時痛や荷重時痛による運動不足
- 椎体の変形により、椎体間の靱帯の張力が変化し、椎骨骨膜、椎間関節、靱帯により、慢性の反復性の背部痛が生じる。主要な疼痛は、胸腰椎移行部の疼痛で、腹腔内で帯状に放散する

| 強い急性疼痛は、特発性骨折（Th11-12で多く発生）を示唆する！

- 胸椎後弯の増強により、筋肉の抗重力作用が持続し、これによる筋肉痛（胸椎の背部の伸筋）が生じる
- 体幹の短縮により、体幹筋の作用が低下し、これによる筋付着部の疼痛が生じる（特に腸骨稜、棘突起、肩甲骨縁）。不安定感から、歩行器を使うようになる
- 腰椎と頸椎の過前弯による椎間関節の疼痛
- 腰椎における過剰負荷による脊柱管の狭窄。骨棘の発生により、神経が走行する脊柱管と椎間孔が狭小化し、典型的症状として脊髄性跛行が生じる（5.2章を参照）
- 特徴的な疼痛として、振動痛（例：自動車の運転、階段の昇り）や運動時痛（例：寝返り）
- 体幹の骨の圧潰により、胸郭が骨盤に接近し、肋骨弓の下部が腸骨稜に接触する。これらの間の軟部組織が圧迫され刺激される。肋骨の骨膜の痛覚感度は非常に高い。多くの場合、肋骨弓下部と腸骨稜の接触は一側性であり、一側性の疼痛が生じ、側屈時に増強する

| 全体重の荷重位（例：立位）の側屈は、肋骨骨折を誘発するため、避けること！

- 胸肋関節、胸鎖関節、恥骨結合における疼痛。これらは、胸椎後弯の増強に伴う腹側の筋肉（例：大胸筋）の短縮により生じる。重心の腹側移動により、力学的に強い圧迫負荷が腹側の

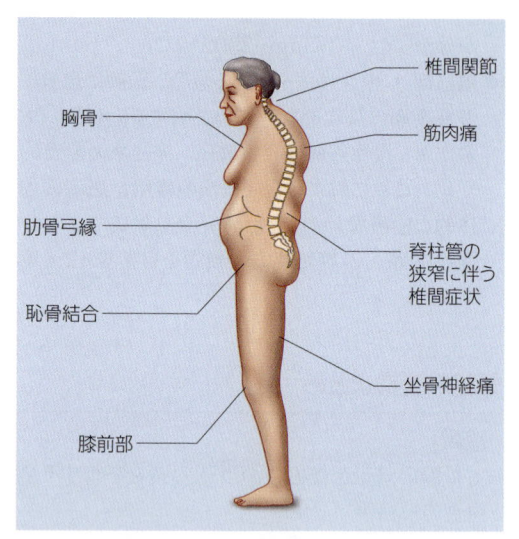

図6.20　骨粗鬆症の疼痛部位

筋肉で生じる
- 膝前部の疼痛：急速に進行する胸椎後弯（1型で多い）に対し、頸椎と腰椎は適時に前弯化により対応できない。前方注視のための膝屈曲が生じる。その結果、大腿四頭筋の抗重力作用が強まり、膝蓋骨への強い圧迫が生じる。これにより、膝蓋軟骨軟化症の症状とともに、膝蓋骨周囲で荷重痛が生じる（特に、階段の昇り、しゃがみ運動、長時間の座位の後）
- 腰椎症状や抗重力筋の持続的作用による臀部と転子における疼痛

■ 体形と姿勢の異常

骨粗鬆症では、骨格の再構築を通じて、特徴的な姿勢と体格の変化が生じる。
- 非対称な椎骨変形（楔状椎、魚椎）により、脊柱の生理的弯曲が強まり、胸椎後弯や頸椎および腰椎の前弯が強まる。多くの場合、最初に胸椎後弯が強まる
- 原発性および続発性骨粗鬆症により、若年時からの側弯が増強する
- 椎体高の減少と脊柱の弯曲の強まりにより、体幹の長さが大幅に短縮する。これにより、身長が最大7cm短縮しうる（Krämer 1991）

- 短縮した体幹に比して上肢が長くなる
- 体幹筋やその上の軟部組織で、長さの余剰が生じ、皮膚と皮下脂肪に斜めのしわができる（もみの木現象。p.503の図6.18を参照）
- 体幹の短縮と重度の後弯により、腹部の前突が生じる。腹筋の作用（内臓を押し支える機能、骨盤や腰椎を安定化する機能）が大きく低下する。その結果、排便時の腸の押圧が困難になり、また股関節内の骨盤屈曲が強まる。これにより、既に過前弯を有する腰椎がさらに前方へ押される
- 急速に進行する胸椎後弯（1型で多い）に対し、頸椎と腰椎は前弯化により即応できない。このため、立位で前方注視のため膝屈曲が強まる
- 重度の後弯により、重心が腹側移動し、前足部の負荷が増大し、足のアーチが扁平化する
- 疼痛や可動性低下により、患者の日常生活機能と自立性が損なわれる。転倒不安のため、外出が減り、社会的孤立が強まる

■ 関節と靭帯

- 頸椎と腰椎の椎間症状に伴い、局所の腫脹や圧痛ゾーンが生じる
- 腰椎の過前弯により、腸腰靭帯が刺激され、仙腸関節で圧痛が生じる
- 重度の体幹の短縮により、腸骨稜と肋骨弓が圧迫され、広範囲の疼痛が生じる
- 胸骨と恥骨への荷重姿勢による圧迫負荷により、胸肋関節、胸鎖関節、恥骨結合において疼痛が生じる。これらの関節への力学的な過剰負荷が持続し、肩甲帯の位置が変化すると、滑液の排出が阻害され、脊柱直立筋で局所の浮腫が生じる。これは、茶工場の労働者を対象としたObolenskajaとGoljanitzkiによる1927年の研究に基づく説である（Brügger 1989）。

■ 筋組織

- 胸椎領域の背部の伸筋の筋緊張亢進：胸郭の重量による抗重力作用の活性化
- 頸部伸筋の筋緊張亢進：胸椎後弯により、頭部が支持面よりも前方へ移動する。頸部伸筋の抗重力作用が活性化し、前弯を増強する
- 腰背部の伸筋により、前屈が妨げられる。上肢で背中を支えると、この筋肉を免荷しうる
- 骨盤の腹側のトルクが大腿骨頭と腹側重心へ作用し、股伸筋の抗重力作用が持続的に活性化する。杖の使用により、股伸筋の過剰作用は低下する
- 筋緊張亢進により、特に筋付着部で圧痛が生じる
- 触診により、胸椎固有の筋肉や胸椎の棘突起周囲の靭帯で、強い疼痛が生じる（3.3章の「胸椎症候群の触診」を参照）。胸半棘筋と多裂筋の過剰伸張により、強い疼痛が生じる
- 膝蓋骨に付着する腱の腱障害（3.12章の膝蓋軟骨軟化症の触診を参照）

筋短縮の検査

姿勢悪化により、筋短縮が生じる。

短縮が生じる筋肉：
- 頸椎の伸筋。例：僧帽筋下部線維、肩甲挙筋、頸部固有の短筋
- 大胸筋、小胸筋
- 肩の内旋筋と内転筋
- 腰背部の伸筋
- 腹直筋
- 股屈筋

筋力と協調性の検査

腹筋の作用、すなわち内臓を押し支える機能や、骨盤と腰椎を安定化する機能が大きく低下する。その結果、排便時の腸の押圧が困難になり、また股関節内の骨盤屈曲が強まる。これにより、既に過前弯を有する腰椎がさらに前方へ押される。

多くの場合、高齢者の筋肉は疲労しやすく、収縮と伸張により疼痛が生じるため、運動不足につながる。また筋肉の反応が遅くなり、転倒の危険が高まる。

機能低下が生じる筋肉：
- 体幹筋全体
- 肩甲帯の筋肉
- 骨盤安定化筋（例：腹筋と共力作用する股伸筋と股外転筋）

また、急な重心移動への反応を評価するため、平衡反応の検査を行う
- 足の踏み出しによる防御反応
- 座位における重心移動への反応

■ 可動性

> 骨の安定性が低下するため、可動性の検査は重量を無くして行う。

- 脊柱の全方向の可動性の低下。骨格の変化による運動時の力学的条件の変化
- 胸椎の可動性低下や筋短縮による肩の可動性制限（屈曲、外転、外旋）
- 股屈筋の短縮による股関節の伸展制限
- 肋骨の可動性低下による腹式呼吸

> 各肋骨と胸椎の可動性の検査は、腹臥位では行わない。腹臥位で背側から肋骨と胸椎を圧迫すると、2つの対立する力（療法士が押す力、治療台からの反力）が生じ、曲げ応力により肋骨骨折の危険が高まる。

■ 運動様式

- 患者は、歩行、立位、座位で、周囲の出来事に対処したり前方注視する際、胸椎後弯を過前弯により代償しようとする。十分に代償できない場合、膝屈曲が強まる
- 患者は、歩行時に、両手を背中に置き、腹側移動した重心の均衡化をはかる
- 胸椎後弯を代償する方策として過前弯や膝屈曲を行っているにも関わらず、さらなる重心の腹側移動が生じた場合、前方の支持面を広げるため、支持物が必要になる。さもないと重心を支持面上で分散させることができず、前方に転倒しやすくなる。このような場合、前傾を防ぐため、杖を使う
- 脊柱の回旋制限により、歩幅が小さくなり、歩行時の上肢の動きが減少する
- 緊張を要しない姿勢を好むようになる（例：上体を前屈し両上肢を大腿で支持する座位、肩・頸部の下に厚めの枕を置いた背臥位）。多くの場合、接触面が最小になる臥位（生理的後弯が増強せず重量を無くしうる接触面の臥位）を選択しないため、後弯がさらに悪化する

■ その他の特殊なテスト

- 転倒リスク、運動能力、姿勢制御を評価するためのテスト
  — ファンクショナル・リーチ・テスト（2.4章を参照）
  — "立って歩け"時間計測（2.4章を参照）
  — ティネッティ・テスト（種々の状況の転倒リスクの評価。2.4章を参照）
- 歩行能力と持久力の評価
- 10mの歩行テスト（2.4章を参照）
- 6分間の歩行テスト（2.4章を参照）

骨粗鬆症の理学療法検査のチェックリスト

既往歴	■ 運動時痛と荷重時痛による運動不足 ■ 転倒不安による社会的孤立 ■ 主要な疼痛として、胸腰椎移行部で疼痛が生じ、腹腔内で帯状に前方へ広がる ■ 呼吸に合わせて胸部で疼痛が生じ、輪状に広がり胸骨に達する ■ 慢性疼痛とは異なる急性の突発性の疼痛は、椎骨骨折を示唆する ■ 典型的な疼痛として振動痛（例：階段の昇り）
体形と姿勢の異常	■ 骨粗鬆症では、骨の再構築を通じて、特徴的な姿勢と体格の変化が生じる ■ 体幹の短縮による椎体高の減少 ■ もみの木現象 ■ 脊柱の弯曲の増強 ■ 重心の前方移動により後弯の強まり
関節と靭帯	■ 靭帯や棘突起周囲の圧痛 ■ 大幅な体幹の短縮による肋骨弓や腸骨稜の骨膜における強い疼痛 ■ 姿勢の変化による胸肋関節、胸鎖関節、恥骨結合への圧迫負荷の持続
筋組織	■ 姿勢の変化による抗重力作用の持続。特に背側の筋肉群（脊柱の長い伸筋、股伸筋） ■ 腹側の筋肉群の縮まりが持続し、筋短縮の傾向が生じる（例：股屈筋、腹直筋、胸筋、肩の内旋筋） ■ 多くの場合、高齢者の筋肉は疲労しやすく、収縮と伸張により疼痛が生じるため、運動不足につながる。しばしば筋肉の反応が遅くなり、転倒の危険が高まる ■ 機能低下が生じる筋肉 　― 体幹筋全体 　― 肩甲帯の筋肉 　― 骨盤安定化筋（例：腹筋と共力作用する股伸筋と股外転筋） ■ 急な重心移動への反応を評価するための平衡反応の検査 　― 足の踏み出しによる防御反応 　― 座位における重心移動への反応
可動性	■ 可動性の検査は重量を無くして行う。 ■ 胸部の肋骨と椎間関節の可動性の検査は、腹臥位で行ってはならない（肋骨への曲げ応力が高まるため）。 ■ 脊柱の全方向の可動性の低下。姿勢の変化とこれに伴う筋短縮により、肩関節や股関節の運動が妨げられる ■ 肋骨の可動性低下による腹式呼吸
運動様式	■ 前方注視のため、重度の胸椎後弯を過前弯により代償する ■ 重心の前方移動が強まり、支持物が必要となり、杖を使う ■ 歩行時に歩幅が小さくなり、上肢の運動が減少する ■ 緊張を要しない姿勢を好むようになる（例：上体を前屈し両上肢を大腿で支持する座位、肩・頸部の下に厚めの枕を置いた背臥位）。これにより後弯が増強する

症例

52歳女性。4か月前から胸椎の疼痛が増強。特に、上体を前屈し床から物を持ち上げる際に強い疼痛がある。起伏のある路面の車の走行により、胸椎で鋭痛が生じる。

2か月前に階段の昇りで一段を踏み外し、肩甲間で刺すような鋭痛を知覚。医師により骨粗鬆症および特発性骨折と診断された。骨折は階段の踏み外しの衝撃によると考えられる。3週間入院し、安定化のため装具療法を受けた。

独居であるため、将来も自立して家事や仕事（事務的作業を主とする経理のパート職）に従事できるかという不安が入院中に生じる。転倒不安から、外出が減少（特に雨天や寒い日）。

骨折部位に疼痛が残り、特に歩行時にこわばりや可動性制限を感じる。当分の間、治療が必要であり、週2回の理学療法を受ける。

仮説と治療

目下の主症状は、骨粗鬆症との診断および特発性骨折により生じた運動不安である。運動不安は運動不足を助長し、骨の弾力性が低下する。患者は、骨粗鬆症と診断され、骨粗鬆症による運動器系の症状の説明を受け、大きなストレスを抱える。このため疼痛症状がさらに悪化する。

疼痛緩和の処置（例：軟部組織テクニックと疼痛のない可動域の運動の組み合わせ）により、運動能力を支持し、こわばり感を減らす。患者は安楽臥位を習得し、自宅で行う。

吊りなしのモビライゼーションと関節テクニックにより、可動性を促進する。その際、胸郭への曲げ応力が生じないようにする（特に側臥位）。種々の開始肢位で、重心移動に反応するための平衡反応を訓練する。この訓練は、トレーニング室だけでなく、実際の日常生活の状況を想定して行う（例：階段、人が多い場所でぶつかられる、起伏のある地面）。

歩行訓練は、不意の状況に対応できるよう歩道でも行う。これにより外出の不安を取り除く。

療法士が勧める骨粗鬆症患者の自助グループに連絡し、毎週の集まりに通う。グループの交流や活動により、患者は自らの身体への自信を回復し、患者どうしのつながりにより社会的孤立から抜け出す。

●骨粗鬆症の理学療法

■概論

骨粗鬆症の患者は、疼痛を理由として医師や療法士を受診する。静止姿勢や体形の悪化は徐々に発生し順応するため、これらを理由とした受診は少ない。

ただし、静力学的異常は疼痛の原因となるため、姿勢と体形の症状は治療すべきである。疼痛は患者の運動能力を阻害するため、疼痛の軽減は非常に重要である。疼痛は悪循環を生む。すなわち、運動量の減少により、骨破壊が進み、骨折リスクが上昇し、骨変形による症状が進む。

骨粗鬆症では慢性疼痛が生じ、完全な除痛は不可能である。このため、患者は、治療を通じて疼痛への対処能力を獲得する（2.1章の「慢性疼痛における療法士と患者間の関係とその戦略」を参照）。

骨の内部構造（例：骨中の海綿骨の骨梁）は、負荷の作用により形成される。骨の形状と機能の間の物理的相関関係は生涯にわたり継続するため、筋骨格系および運動器系の組織は、負荷の変化に適応する能力を備えている。とはいえ、負荷は計算し調整すべきであり、絶対に過剰負荷を与えてはならない。この点で、理学療法は有用であり、骨粗鬆症の予防と治療に役立つ。

▍治療では、事故が発生しうる状況を避けること！

■目的

身体構造と機能（機能障害）

- 疼痛を緩和し、姿勢悪化による過剰負荷が生じる部位を免荷する
- 可能な限り姿勢を矯正するための可動性の維持と改善

活動

- 運動シーケンスの効率化により、骨形成を促進

し、潜在的に進行する椎体変形を効果的に予防する
- 運動の巧緻性を改善し、転倒を予防し骨折を防止するため落下訓練を行う

参加

運動不安の低下のため
- 危険因子を説明する(p.502を参照)
- スポーツや自助グループの情報を提供する(p.512を参照)

■ 処置

疼痛緩和
- 温熱療法、寒冷療法(例：腱障害)、電気療法(2.1章を参照)
- 安楽臥位：急性期には疼痛回避肢位が生じるため、姿勢矯正を行わない

例：
- 足台を用いた背臥位。胸椎後弯に合わせて肩・頸部の下に必要量の枕を置く(枕の量は多すぎてはならず、必要な接触面を保つこと!)
- 側臥位で両下肢間に枕を置く
- 全ての脊椎分節の吊りなしのモビライゼーション。自己モビライゼーションも行う

> 脊柱と肋骨のモビライゼーション(徒手療法)は、側臥位や背臥位で行う。(腹臥位は、曲げ応力による肋骨骨折の危険を有する)。

- 解緊療法(Lösungstherapie)としてのストレッチ臥位(例：三日月の臥位)。ただし、四肢を床に置いて固定し、筋肉の抗重力作用を活性化しないよう注意する
- PNFの呼吸パターンを行う場合は、細心の注意が必要である

> 無理なストレッチを行わないこと!

姿勢矯正
姿勢矯正は、重量を全部または部分的に無くした開始肢位で行う。

例：
- 水中運動
- 肩甲帯の重量を無くした肢位。例：座位で上肢をテーブルに置く、立位で手を壁に付け前腕で身体を支持する(立位の四つ這い位)

> 骨の安定性が低下するため、重量物の持ち上げや持ち運び、梃子や衝撃による負荷が生じる家事や日常生活動作を避ける。あらゆる日常生活動作の運動様式を修正し、繰り返し訓練する(2章の「ADL」、「効率的な運動様式に関するヒント」を参照)。

運動様式の効率化
- 協調性訓練を処方する。例：軟らかなマット上の歩行、バランスボール上での訓練(患者の安全性を確保して行うこと!)
- 起伏面の歩行による協調性の訓練(例：芝生、歩道の端、障害物のある道)
- 背筋、腹筋、下肢の筋肉の強化は、関節周囲への抵抗を加除して行う。これにより、骨への剪断力を回避しうる(例：骨盤パターン、肩甲骨パターン、両者の組み合わせ)。また、静的な上肢パターンと下肢パターンに併せて、軽度の圧迫(approximation)を行い、軸方向の負荷を骨に加える
- 安定化システム(内部ユニットと外部ユニット)の活性化(5.3章を参照)
- 適切なPNFの処置。例：運動の切り替えのファシリテーション
- 歩行(可能であれば直立姿勢の歩行)により、常に変動する生理的な荷重を、全ての椎体、骨盤帯の骨格、下肢に加えて、骨量の低下を防ぐ
- 必要量のビタミンD産生のため、毎日30分間、屋外に出る

運動の巧緻性の改善、転倒予防のための落下訓練
- 遊びの要素を交えながら、反応性、敏捷性、巧緻性、平衡感覚の訓練を行う(自助グループでの

訓練)。ただし跳躍や衝撃を避ける
- 落下訓練は水中や軟らかなマット上で行う
- 自助グループへの参加が望ましい。これにより安心感が得られ、運動器系への自信が得られる。また運動不足を防ぎ、転倒予防法を習得できる
- その他の転倒回避の因子
  ― 靴底に滑り止めのついた適切なサイズの靴の着用
  ― つまずきによる転倒の回避。例：じゅうたんの端、電気コードに注意する
  ― 脱衣室や浴室に手すりや滑り止めマットを設置する
  ― 照明を明るくする
  ― 補助具の使用。例：股関節プロテクター(人工素材の皿状の装具で、転子の上に装着する。衝撃エネルギーを減らし、大腿骨頸部を保護する)
- グループ訓練の原則
  ― 競わず協力する
  ― 各人に合わせて負荷を配分する
  ― 背中を保護する
  ― 事故が発生しうる状況の回避

運動不安の低下
- 知覚的遊びを通じた身体知覚の訓練。これにより、身体や周囲環境からのシグナルを知覚する能力を改善する
- 知覚的印象の獲得
  ― 運動感覚
  ― 視覚
  ― 聴覚
  ― 触覚
- 知覚的遊びによる知覚的認識
  ― 身体各部を動かし使う
  ― 筋肉の緊張状態の変化
  ― 均衡の変化
  ― 毎日の規則的な散歩による骨粗鬆症の予防

スポーツ
- 運動不安を減らすため、自分で定期的にスポーツを行う。スポーツによる骨密度への好影響は多くの研究で証明されている (Bravo et al. 1995, Hartard et al. 1995, Preisinger et al. 1996)
- 筋力、持久力、協調性の最適な訓練を処方し、骨と筋肉に好影響を与える
- 治療効果のある薬を処方するのと同様に、訓練を処方する。その際、個人に合わせて量を計算する。最大運動能力の70%以上の訓練を、週3-4回、40-60分間行う
- 規則的な訓練により、転倒による骨折リスクを低下する。筋肉の協調性や反応性を改善し、転倒を回避しやすくする。特に高齢者では身体制御能力の訓練を行う(Dannbeck et al. 1997)
- 骨粗鬆症の疼痛管理で、運動療法とスポーツは、大きな心理社会的作用を有し、次の因子を促進する(Rieder 1995)
  ― 自信
  ― 信頼感
  ― 楽しさ
  ― 自己資源の再発見
  ― 受容と自愛
  ― 人間関係、社会性、社会的支援
- 療法士の管理の下、持久力を改善し体幹や下肢の安定化システムを強化するための医学的な治療的訓練を行う。また持久力を要するスポーツを行う(例：ジョギング、ウォーキング、トレッキング、サイクリング)
- 協調性の改善にはダンスや水中体操がよい

患者の自助グループ

ドイツ骨粗鬆症患者連盟(社団法人)
所在地：Kirchfeldst. 149, 40215 Düsseldorf
電話：0211/31 91 65
Fax：0211/33 22 02
e-mail：info@bfo-aktuell.de
ウェブサイト：http://www.bfo-aktuell.de

骨粗鬆症の理学療法のまとめ

- 骨の形状と機能の間の物理的相関関係は生涯にわたり継続するため、筋骨格系および運動器系の組織は、負荷の変化に適応する能力を備えている。とはいえ、負荷は計算し調整すべきであり、絶対に過剰負荷を与えてはならない。この点で、理学療法は有用であり、骨粗鬆症の予防と治療に役立つ
- 治療では、事故が発生しうる状況を避けること!
- 骨粗鬆症では主に慢性疼痛が生じるため、患者は疼痛への対処法を習得する
- 疼痛への対処法として、物理療法 (温熱療法、寒冷療法、電気療法) や安楽臥位が有効である。吊りなしのモビライゼーションにより、交互の負荷を加え、骨の栄養と可動性を増進する。関節のモビライゼーションは側臥位と背臥位で行う (肋骨への曲げ応力が生じるため腹臥位は避けること!)
- 姿勢矯正は、最初は、重量を部分的に無くした開始肢位で行う。歩行の訓練は、安全性を高めるため、日常生活に近い状況で行う。例: 障害や起伏のある面の歩行、急に身体の向きを変える、ぶつかられた時の反応
- 安定化システムの筋肉 (内部ユニットと外部ユニット) の活性化。そのための適切なPNFの処置 (例: 運動の切り替えのファシリテーション)
- 遊びの要素を交えた反応性、敏捷性、巧緻性、平衡感覚の訓練 (跳躍や衝撃を避けること!)
- 水中や軟らかなマット上での落下訓練
- 自助グループへの参加。これにより安心感が得られ、運動器系への自信が得られる。定期的な参加により、運動不足を防ぎ、転倒予防法を習得する (股関節プロテクターなどの補助具の情報)。
- *身体や周囲環境からのシグナルを知覚する能力を改善する*
- 知覚的遊びを通じた知覚的認識
- 身体各部を動かし使う
- 筋肉の緊張状態の変化の知覚
- 危険因子を避けるための情報を提供し、疼痛や骨粗鬆症への自己対処力を促す。毎日の規則正しい散歩により、骨粗鬆症を予防する
- 均衡の変化を知覚する訓練
- 運動不安を減らすため、患者は自分でスポーツを行う。持久力を要するスポーツも可能である (例: ジョギング、ウォーキング、サイクリング)
- 協調性の改善にはダンスや水中体操がよい
- 器具を用いた治療的訓練により体幹や下肢の機能を改善する
- スポーツと運動療法は、心理社会的作用を有し、疼痛や運動不安に好影響を与える

7 炎症性リウマチ性疾患

7.1 強直性脊椎炎
　　（ベヒテレフ病）　518

7　炎症性リウマチ性疾患

■ 概論

炎症性疾患は、運動器系の構造的変化をもたらす。

例：
- ベヒテレフ病：脊柱の線維輪と縦靱帯で、骨化が進行する。これによる硬化傾向により、圧電効果の低下、さらに骨密度の低下が生じる（骨粗鬆症）
- 慢性多発性関節炎：滑膜の炎症性変化や軟骨層の菲薄化により、関節の弾力性が低下する

多くの炎症性疾患は、数か月または数年の炎症期を経て、脊柱や末梢の関節の硬化傾向を生じる。活動期には疼痛が、鎮静期には可動性低下と機能障害が強まる。

治療は、活動期には疼痛軽減と可動性の維持を優先する。鎮静期には可動性の維持と改善が重要である。特に慢性多発性関節炎では、日常生活の自立性の維持と改善が治療目標となる（例：重度の手の変形を有する場合の補助具（把持機能）の使用の訓練）。

炎症性疾患は、運動器系の種々の結合組織の形状や形態の変化をもたらす。このため、療法士は器質的変化の程度を把握する。情報源として画像診断所見が役立つ。形状や形態の変化は、関節の可動性と生体力学に影響を与える。

例：慢性多発性関節炎では、滑膜の炎症により、靱帯や関節包の安定性が低下する。頭部関節の屈曲では、環椎横靱帯が、環椎前弓の歯突起を安定化する（図7.1）。慢性多発性関節炎では、環椎横靱帯の炎症性変化のため、環椎前弓の歯突起が不安定になるため、頭部関節の屈曲モビライゼーションは禁忌となる。

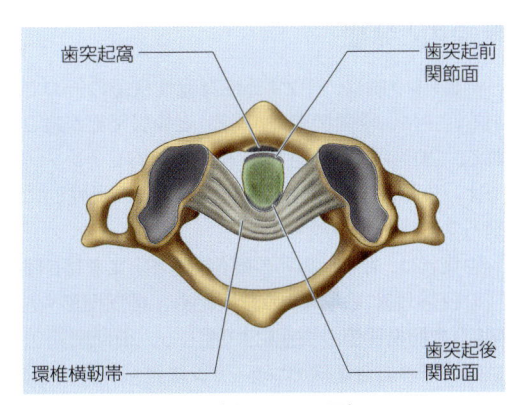

図7.1　環椎横靱帯（上から見た図）

リウマチ性疾患スペクトラム（類似疾患）には、多くの筋骨格系や運動器系の疾患が含まれる。理学療法の対象となるのは、強直性脊椎炎と慢性多発性関節炎である。

炎症性疾患でも、運動器系の弾力性が低下する。したがって、6章で記述した検査と治療の原理を適用しうる。

次節では、リウマチ性疾患スペクトラム（類似疾患）の炎症性疾患の典型として、強直性脊椎炎（ベヒテレフ病）について述べる。

7.1　強直性脊椎炎（ベヒテレフ病）

■ 定義

ベヒテレフ病は、椎骨関節、肋骨の関節、仙腸関節が骨化し、徐々に硬化する疾患である。

■ 原因と発症

ベヒテレフ病は、リウマチ性炎症性疾患の一つである。主に、椎間関節（小関節）と仙腸関節が侵される。20-40歳の男性で好発する。ベヒテレフ病では、最初に夜間の炎症性腰痛が生じ、慢性的に進行する（活動期を含む）。

主症状は、脊柱と胸郭の硬化である。これは、脊柱の靱帯（特に縦靱帯）の石灰化や、椎間関節（小関節）や肋椎関節の炎症により生じる。椎間関節包や縦靱帯の結合組織のコラーゲン線維が骨化する。さらに、胸骨と肋骨をつなぐ軟骨や、骨腱移行部が侵される。

関節の損傷

最初の病理学的変化は、仙腸関節、椎間関節、肋横突関節の炎症である。患者の半数は股関節、3分の1は肩関節の炎症をも有する。その他の下肢の関節の炎症はまれである。炎症は非対称性である。炎症により関節包が破壊され、最終的に関節が硬化する。

傍脊椎の石灰化のため、X線画像で脊柱は竹の棒のようになる。多くの場合、脊柱の硬化は、尾側から頭側へ進行する。頚椎は、かなり進行するまで硬化しないため、長く可動性が維持される。環軸関節は硬化しないことが多い。脊柱の骨化のため、靱帯と椎間関節が椎骨を支持しなければならない。これにより、椎体の上下面の負荷が減少し、椎体の骨透亮像（骨量減少。6章を参照）が見られる。その結果、脊柱は後弯を強めながら硬化する。後弯姿勢が習慣化し、これを和らげる運動療法を行わなければ、脊柱の前縦靱帯が石灰化して縮まり、脊柱は重度の後弯を有したまま固定する。

両側性対称性の仙腸関節炎では、仙腸関節の骨化が両側で生じる。初期には一側性非対称性の骨化も見られるが、進行期には両側性対称性の骨化が多い。脊柱だけでなく大関節（主に股関節）も侵される例もある。

ベヒテレフ病は、必ずしも完全な脊柱骨化まで進行しない。適時の治療により、強い後弯を伴う形状異常を回避しうる。また、脊柱の骨化の進行が止まる可能性は常にあり、しばしば頭部近くの脊椎が骨化する前に進行が止まる。

■ 危険因子

- 遺伝的にヒト白血球抗原のB27型（HLA-B-27）を有する場合、ベヒテレフ病を発症しやすい
- 消化器、泌尿器、生殖器の感染症により、クレブシエラ属やクラミジア属の細菌に感染すると、ベヒテレフ病の発症率が高くなる

例：41歳の男性エンジニア。数年前から主に夜間に腰痛ありとの愁訴。右膝の腫脹のため整形外科医を受診。時に踵痛あり。最近になり脊柱の可動性が低下。深い吸気と呼気が困難なため、身体の負荷を避けている。

■ 診断

- 多くの患者は、主に夜間と早朝に腰痛を有する。しばしば強い痛みで目が覚める。踵痛はやや少ない
- 四肢の大関節（多くは膝関節）の腫脹
- 脊柱の後弯の強まり。顔面が下向きになることもある
- 側弯を伴うこともある
- 脊柱の可動性（背を起こす）の制限。次のテストで確認する：
  — 指床間距離
  — 顎胸骨間距離
  — 頭部壁間距離（背中を壁に付けて立つ）
- 仙腸関節の硬化による股関節の硬化と疼痛

- 肋椎関節と胸肋関節の硬化による呼吸運動の縮小。ベヒテレフ病では、吸気と呼気の両関節の位置変化 (胸郭拡張 (収縮) 差) が2cm以下になる。その結果、気道感染症の発症を繰り返す

脊柱と仙腸関節のX線検査

初期にはX線の異常所見はない。進行に伴い次の異常が見られる：
- 仙腸関節と椎間関節における「混合像」、すなわち骨溶解 (骨が溶ける) と硬化 (骨が硬くなる) の同時発生
- 脊柱の靭帯の石灰化によるバンブースパイン (図7.2)。多くの場合、脊柱は重度の後弯を有しながら骨化する。通常、椎骨の線維輪の骨化は、最初にL1/L2とTh11/12の高位で生じる。この骨化は、靭帯下の石灰化を通じて頭尾側へ広がる

進行した重症例では、X線像で脊柱全体が竹の棒のようになる。末期には、多数の椎間関節の靭帯下石灰化に加えて、骨性の関節強直の徴候が見られる
- 椎体で鉤状の骨が形成される (靭帯骨棘形成)

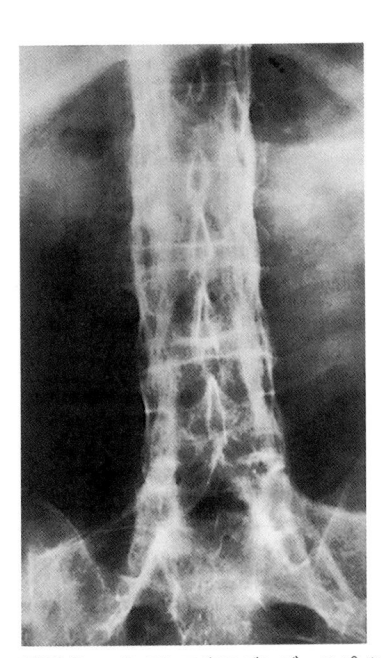

図7.2　ベヒテレフ病のバンブースパイン (腰椎)

シンチグラフィ

初期でも、炎症を有する骨に多くの放射性物質が集積する。この時点でX線の異常所見は見られない。

血液検査
- 患者の約75-85%で、ヒト白血球抗原のB27型 (HLA-B-27) が高値になる。ただし、これは他の疾患でも見られる (乾癬性関節炎、ライター病など)。慢性多発性関節炎 (cP) と区別するため、ベヒテレフ病は、血清反応陰性脊椎関節炎に分類される
- 赤血球沈降速度の亢進は、必ずしもベヒテレフ病を示唆せず、非特異的炎症の存在を示す
- 炎症性貧血 (ヘモグロビンの減少、これに伴う酸素供給量の減少)
- C反応性タンパクの高値

■ 鑑別診断

- 他のリウマチ性疾患
- 骨粗鬆症
- 骨軟化症 (ミネラル減少による骨の軟化)
- ショイエルマン病
- 骨腫瘍

■ 治療

ベヒテレフ病は、炎症活動期を伴う慢性の進行性疾患である。数年かけて末期に進行する (バンブースパインが生じ脊柱が動かなくなる)。治癒しないが、進行の阻止は可能である。

治療により、脊柱の可動性を出来るだけ長く維持し、脊柱を直立した状態で硬化させる。この点で理学療法は重要な役割を担う。

保存療法

- 疼痛緩和や抗炎症のための非ステロイド系抗炎症薬 (鎮痛薬)
- 根治療法 (原発性慢性多発性関節炎の薬物療法

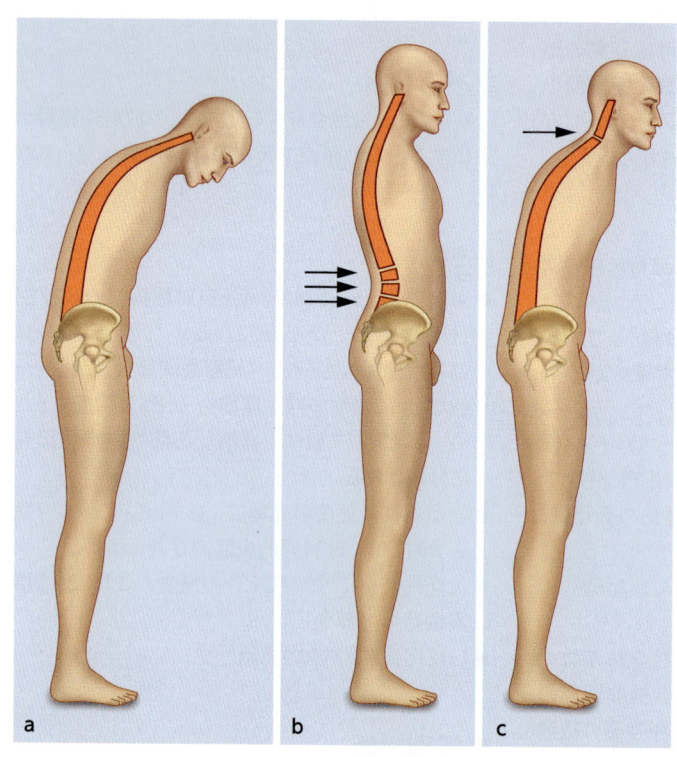

図7. 3a-c
a 全後弯
b 腰椎の多椎体骨切り術。位置異常を有したまま硬化した脊柱を直立にする
c 頸胸椎移行部の骨切り術

など）は、重度の副作用のおそれがあるため、重症例でのみ実施する
- コルチゾン製剤は骨粗鬆症を助長するため、使用しない
- 脊柱が直立になるよう硬化を誘導する
- 骨折回避のため、脊柱への大きな負荷が生じるスポーツ（例：跳躍訓練）を避ける。器質的変化により、脊柱の弾力性が低下するため
- 長時間の脊柱後弯の作業姿勢を避ける

<u>手術療法</u>

手術の目的は、背中を直立にし前方注視が可能な歩行の回復である。手術の適応は、重度の脊柱後弯を有し、脊柱の硬化により社会生活に支障がある場合である（例：後弯を有するため下方しか見ることできない）。発症部位に応じて、次の手術を行う（図7.3a-c）。

腰椎
- 複数の椎体を除去する「前弯化」の骨切り術（多椎体骨切り術）。全身麻酔下で行い、腰椎後弯を矯正する（図7.3b）
- 椎弓根スクリューによる腰椎の固定
- 椎弓根スクリューを金属製ロッドで連結し、脊柱を直立にして固定する

頸胸椎移行部

神経学的症状を確認するため、頸胸椎移行部の骨切り術は局所麻酔下で行う（図7.3c）。ただし、対麻痺のリスクがある。

強直性脊椎炎（ベヒテレフ病）のまとめ

定義
脊柱の椎間関節、肋骨の関節、仙腸関節の骨化が進行する疾患

原因と発症
- 硬化は尾側から頭側へ進行する
- 慢性疾患だが、進行が止まることもある。数年の活動期を経て、炎症が鎮静化する。その後、疼痛は軽減するが、脊柱が種々の変形を有したまま硬化する
- 遺伝的にヒト白血球抗原のB27型（HLA-B-27）を有する場合や、消化器感染症（クレブシエラ属やクラミジア属の細菌）の既往を有する場合、ベヒテレフ病を発症しやすい
- 女性よりも男性で多い
- 発症年齢は20-40歳

診断
- 夜間と早朝の腰仙部痛があり、目が覚めることがある
- 脊柱の硬化に伴い後弯が強まる
- 胸郭の可動性低下は、肺活量の低下など持久力に影響を与える
- 呼吸運動の縮小。吸気と呼気の位置変化が2cm以下になる
- 指床間距離や顎胸骨間距離の縮小
- X線検査：仙腸関節の混合像、脊柱のバンブースパイン
- 血液検査：患者の約75-85%でヒト白血球抗原のB27型（HLA-B-27）が高値になる
- ベヒテレフ病は血清反応陰性脊椎関節炎に分類される（これにより慢性多発性関節炎と区別される）

鑑別診断
他のリウマチ性疾患。特に血清反応陰性脊椎関節炎に分類される疾患

治療
- 保存療法
  — ベヒテレフ病は治癒しない
  — 数年かけて脊柱の硬化が進行する
  — 継続的な治療が必要である
  — 治療の目的は、脊柱の可動性の維持と直立姿勢での硬化である
  — 活動期には疼痛緩和を優先する
  — 治療の中心は、理学療法に加えて、非ステロイド系抗炎症薬による薬物療法である。まれに重症例で根治療法（原発性慢性多発性関節炎の薬物療法）を行う
- 手術療法
  — 重度の脊柱後弯を有し社会生活に支障がある場合にのみ行う
  — 脊柱を直立にして硬化する固定術

● 強直性脊椎炎（ベヒテレフ病）の理学療法検査

■ 既往歴
初期には、夜間の腰痛（詳細な位置は不明、時に臀部に放散）の愁訴がある。末梢の関節（主に膝関節）の弱い腫脹、朝のこわばり、踵やアキレス腱の初期痛が生じることもある。

■ 体形と姿勢の異常

姿勢
- 腰椎の前弯の平坦化
- 股関節内の骨盤が伸展位になる。仙腸関節で炎症が始まり、仙腸骨靱帯が不安定化する。骨盤の伸展により仙骨の垂直化が強まり、腹側尾側への脱臼傾向が妨げられる
- 胸椎の後弯の増強
- 下部頸椎の前弯の平坦化、上部頸椎の前弯の増強

- 身体の重心の前方移動。これによる前足部の負荷の増大
- 足の縦横のアーチの扁平化
- 重度の後弯により、肩関節が伸展位になる。これは、後弯へのカウンターバランスとして、上肢を後方に動かすことにより生じる
- 後弯の強まりによる肩甲骨と翼状肩甲の位置の変化
- まれに脊柱全体が平背のように硬化する（「アイロン台のような脊柱」）
- 硬化が強まり、胸郭が吸気の位置で固定する（図7.4）

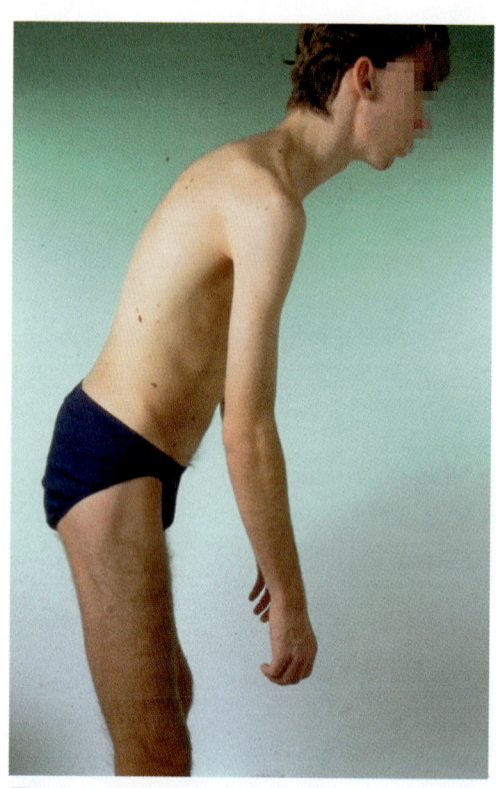

図7.4　ベヒテレフ病の典型的な姿勢

■関節

仙腸関節、椎間関節、肋骨の関節で圧痛が生じる。

■筋組織

- 初期には、脊柱（特に胸椎）の伸筋の筋緊張が亢進する。硬化が定着すると、体幹筋全体が萎縮する
- 腱障害が次々に生じる。例：上肢の伸展症候群による二頭筋腱付着部への刺激（3.4章の「上下肢の腱障害」を参照）

筋短縮の検査

短縮が生じる筋肉
- 大臀筋、ハムストリングス（骨盤の位置変化による筋短縮）
- 腹筋
- 大胸筋、小胸筋
- 胸鎖乳突筋
- 頸椎の伸筋。特に頸椎固有の短筋

筋力の検査

- 体幹筋全体の筋力低下
- 腹筋の作用が弱まり、腹部が前突する。これにより、しばしば消化不良や「太鼓腹」が生じる

■可動性

脊柱の可動性の検査は、各椎の三平面（前額面、矢状面、水平面）の自動運動を通じて行う。疼痛を有する場合、吊りなしの運動を行う。可能であれば、立位や座位の検査も行う。日常生活動作に近い運動（屈曲と伸展の組み合わせ運動。3.3章を参照）を通じて、日常生活の支障を明らかにする。三面の可動性制限が見られる。

> 可動性の検査を行う前に、療法士は画像診断所見を把握しておく。

- 脊柱の硬化は尾側から頭側へ進むため、しばしば上部頸椎の可動性が最も良好である
- 胸郭の呼吸運動の全方向の可動性が制限される。胸郭の可動性は触診により検査する。上位肋骨の運動は主に矢状面で生じ、鎖骨下の腹側

を触診する。下位肋骨の運動は主に前額面で生じ、下位肋骨の外側を触診する(3.3章の胸椎症候群における肋骨の機能障害を参照)

呼吸運動
- 胸郭の硬化に伴い、腹式呼吸が主となり、しばしば腹部が前突する
- 胸郭の可動性は、中間位、最大吸気・呼気の位置の変化により評価する(測定部位：腋窩、胸骨の下端、肋骨の下縁)
- 仙腸関節の重度の可動性制限。疼痛誘発テストにより、仙腸関節の疼痛が増強する
- パトリック・クビステスト(3.3章の「仙腸関節症候群」を参照)
- 腹臥位のメネルテスト：腹臥位または側臥位で、骨盤を固定し、股関節を過伸展する。これにより、腸骨への運動の拡がり(continuing movement)が生じ、疼痛が増強する
- 側臥位のメネルテスト：上側の腸骨(外側)を、内側腹側へ圧迫する。その結果、仙腸関節の背側の離開、腹側の圧迫が生じる。この仙腸関節の運動が制限され、疼痛が生じる(p.606の図10.5を参照)
- 持ち上げテストで重度の可動性制限が認められる(3.3章の「仙腸関節症候群」を参照)
- 股関節の可動性制限(特に回旋)
- 歩行における回避運動を通じて、股関節の伸展制限の印象が得られる。ただし、股関節は、骨盤の位置を通じて、近位の梃子により最大伸展位になる。このため、遠位の梃子による股関節の伸展が生じなくなる
- 股関節の屈曲と内転の組み合わせ運動の制限。この場合、梨状筋と大臀筋の反射的短縮を通じて、仙腸関節がこの運動を制限する
- 肩関節の屈曲、外転、外旋の可動性の制限。これは、胸椎の可動性低下と胸筋の短縮により生じる

■ 運動様式

歩行
- 脊柱と股関節の回旋の可動性の低下による歩幅の縮小
- 遊脚が支持脚を追い越す際、支持脚の離地が早まる。これは、股関節の静力学の変化により、股関節を十分に伸展できなくなるためである。股関節の伸展の可動性は、骨盤の位置を通じて近位の梃子により、最大化する
- 臼蓋内の骨頭の腹側移動により、股関節は外旋位になる
- 歩行において、動力学が機能せず、回旋制限により種々の運動が調和しなくなる。回旋による加速化が生じないため、患者はより多くのエネルギーを必要とする。その代償として、上肢(特に前腕)を大きく動かす
- 歩行で上肢を動かす場合、肩関節をあまり動かさず、肘関節を動かすようになる

日常生活の運動様式
- 頸椎の可動性低下を伴う重度の後弯では、視線を水平面まで上げることが困難になり、社会生活に支障が生じる
- 回旋の可動性低下により、往来での方向転換が困難になる
- 胸郭の硬化により、肺活量が低下し、持久力が損なわれる。また生活の質が低下する(例：階段の昇り、登山)
- 重度の後弯により、頭部を持ち上げた肢位での就寝を余儀なくされる

■ その他の特殊なテスト

呼吸検査
- スパイロメーターによる肺活量の測定
- 胸郭の可動性低下による呼吸の回数の増加。成人の安静時の呼吸の回数の正常値は約18-20回／分である
- 持久力：6分間または12分間歩行テスト(2.4章を参照)

強直性脊椎炎（ベヒテレフ病）の理学療法検査のまとめ

既往歴
- 夜間の腰痛
- ときに四肢の関節における弱い腫脹
- 時に踵やアキレス腱の疼痛

体形と姿勢の異常
- 脊柱の前弯部（頸椎、腰椎）の平坦化。胸椎の後弯の増強
- 骨盤の位置を通じて、股関節が近位の梃子により伸展位になる

筋組織
- 脊柱の硬化の進行に伴う体幹筋の萎縮
- 姿勢と体格の異常による筋短縮：大臀筋、ハムストリングス、腹筋、大胸筋、小胸筋、頸部の短い伸筋、胸鎖乳突筋
- 体幹筋全体の筋力低下、太鼓腹、これによる消化障害

可動性
- 疼痛の強度に合わせて、自動運動を通じて脊柱の可動性を検査する。立位や座位でも検査を行う。日常生活動作に近い組み合わせ運動を行い、日常生活の支障を明らかにする
- 疼痛を有する場合、吊りなしの運動を行う
- 脊柱全体の各椎の可動性の検査。画像診断所見により、骨化部分を把握しておく
- 呼吸運動の可動性：胸囲の変化、呼吸運動の触診
- 仙腸関節、股関節、肩関節の可動性

運動様式
歩行
- 脊柱（特に胸腰椎移行部）の回旋の可動性低下により、歩行における骨盤、胸郭、上肢の運動が減少する
- 脊柱が硬化し後弯が強まると、視線を水平面まで上げることが困難になり、社会生活に支障が生じる

その他の特殊なテスト
- 持久力：6分間または12分間の歩行テスト
- 肺活量、呼吸の回数

● 強直性脊椎炎（ベヒテレフ病）の理学療法

■ 概論

ベヒテレフ病の患者は、長期の理学療法を受ける。多くの場合、生涯にわたり定期的な治療を必要とする。これに加えて、自宅でも自己訓練行う。

理学療法の目的は、脊柱と胸郭の硬化の進行の阻止である。また、進行するにしても、出来るだけ脊柱が直立になるようにする。定期的な脊柱と胸郭のモビライゼーションを行うだけでも、患者の脊柱機能の維持が可能である。

療法士は、定期的に医師と協議し、最近のX線画像により、その時点の骨化の進行度を把握する。既に骨化した関節は不可逆的な硬化を有するため、モビライゼーションを試みる必要はない。反対に、まだ骨化していない関節のモビライゼーションを行い、出来るだけ長く可動性を維持すべきである。

骨化部位では、力学的荷重が減り圧電効果が低下するため、骨粗鬆症をきたすことがある。これにより骨の弾力性が低下する。

> 十分な理学療法的処置を行わなければ、患者は可動性と弾力性を最大限に維持することはできない！
> 活動期は、集中的なモビライゼーションを行わず、疼痛なしの免荷の訓練を行うこと！

■ 目的

身体構造と機能（機能障害）

- 脊柱の各部、股関節、肩関節の可動性の維持
- 胸郭のモビライゼーションにより呼吸を改善し、持久力を強化する
- 体幹筋の筋力の維持と改善
- 活動期：疼痛緩和、安楽肢位と安楽臥位

活動

- 脊柱を出来るだけ直立させて硬化するための姿勢矯正
- 自己モビライゼーションと筋力強化の訓練プログラムの作成
- 持久力の保持による患者の自立性の維持

参加

- 脊柱を直立させて硬化することにより参加を維持する
- 日常生活における支障が生じないようにする（例：往来を歩ける）
- 自助グループの情報を提供する

■ 処置

- 患者は、高いコンプライアンスで、生涯にわたり治療を継続する必要がある
- 自助グループの活動により、動機づけや社会的つながりを得る。最初から治療に主体的に参加する
- 自己訓練プログラムは、治療の中断期にも病状に好影響を与える

モビライゼーション

- 吊りなしの脊柱の各部のモビライゼーションを行い、自己訓練も指導する
  - 全方向の脊柱モビライゼーションにより、椎体の上下面への全方向の圧迫と牽引を維持する。骨への形成刺激により、骨粗鬆症を防止する
  - 胸椎の伸展モビライゼーションは特に重要である。これにより、胸椎が後弯したまま硬化するのを阻止する

伸展モビライゼーションだけを行わないこと！短時間であれば屈曲負荷を与えても胸椎は損傷しない！

- 吊りなしのモビライゼーションと併せて、モビライゼーションマッサージを行う。傍脊椎筋の筋緊張を低下させ、同部の感覚を促進する
- まだ骨化していない仙腸関節は、徒手療法により可動性を維持する（交叉グリップ法と併せて腸骨の腹側モビライゼーションを行う。3.3章の「仙腸関節症候群」を参照）
- 楔形枕の上の背臥位の胸椎モビライゼーション。自己モビライゼーションも可能である（3.3章の「胸椎症候群」「肋骨の機能障害」を参照）
- PNFの呼吸パターン。胸郭の呼吸運動の可動性制限を有する場合に行う
- 胸郭の組織の緊張緩和のため軟部組織テクニック。例：ハンググリップ（Hängegriff）、つかみグリップ（Packegriff）、肋間の皮膚を手で伸ばす（図7.5）。必要に応じて事前にホットロールマッサージを行う

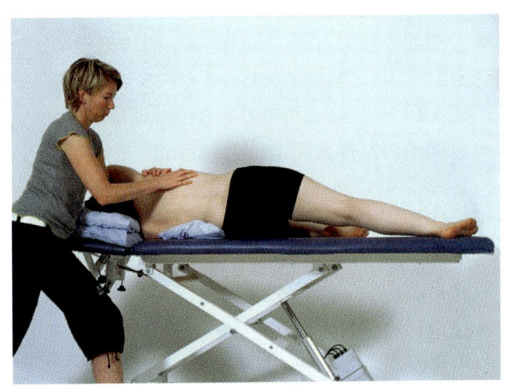

図7.5　肋間の皮膚を手で伸ばす

- 呼吸療法としてのストレッチ臥位。例：三日月の臥位やねじり背臥位（図7.6）。この臥位で、脊柱のモビライゼーションを行い、可動性制限を有する胸郭の呼吸運動を促す。この開始肢位は、胸郭の可動性制限を有しながらも、四肢を床に置くことができる肢位である。これにより、筋肉の抗重力作用を活性化しないようにする

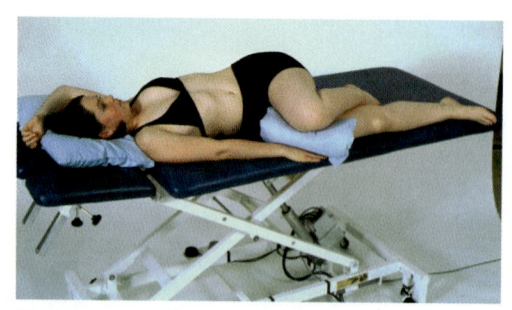

図7.6　ねじり背臥位

ストレッチ臥位は、患者が自宅で行う。どの臥位もゆっくり行うことが重要である。身体各部を一つずつストレッチする。その間、患者は各部に注意を向ける。例えば、三日月の臥位では、脊柱に沿って触診するイメージを持つ。ストレッチ臥位を解いた直後も、臥位を保持し、全注意を身体に向け、変化を知覚する（例：ストレッチした側としなかった側の左右比較、ストレッチした側の床接触面、呼吸運動の知覚）

- 股関節の反対方向（buttressing）モビライゼーション。特に回旋のモビライゼーション。自己モビライゼーションも可能である（5.4章を参照）
- 肩関節の反対方向（buttressing）モビライゼーション。特に屈曲、外転、外旋のモビライゼーションを行う。近位の梃子や遠位の梃子による運動を通じて、肩甲骨まわりの筋肉の筋緊張を低下させ、肩甲骨の位置を改善する（5.4章を参照）
- 遠位の梃子による肩関節の運動により、まず肩甲骨が異常な位置（翼状肩甲の強い外転）を脱する。もし肩甲骨が動かなければ、肩関節の臼蓋の位置が変化する。肩甲骨パターンを通じて、修正された位置で肩甲骨を安定化する。上肢パターンと肩甲骨パターンを組み合わせて行い、上肢と肩甲帯の協調運動を促進する

- 肩のモビライゼーションでは、胸椎の可動性低下を考慮する。無理に肩を最終可動域で屈曲および外転すると、胸椎への運動の拡がり（continuing movement）が生じず、肩甲帯関節の過可動性や、過剰負荷を受ける筋肉の腱障害が発生する
- 肩甲骨パターンと骨盤パターンの組み合わせ（例：側臥位、四つ這い位）により、歩行パターンを行う。例えば、肩甲骨の後方下制と同側の骨盤の前方挙上を組み合わせる。この組み合わせパターンにより、遊脚側の上部体幹の側部が短縮する。組み合わせパターンは、同部への発散を通じて、筋力の強化をもたらす
- 肩甲骨と骨盤パターンの組み合わせパターンの修正による脊柱モビライゼーション。腹側背側の運動を伴う急峻な対角線運動を取り除いて、組み合わせパターンを行う。その結果、運動の拡がり（continuing movement）により脊柱の回旋が生じる
- 両側性の上肢パターンにより、体幹の発散を強める。種々の上肢パターンにより、様々な治療刺激を加える

例：
- 両側性の上肢パターン（屈曲・外転・外旋、伸展・内転・内旋）をホールドリラックス（hold relax）のテクニックで行い、大胸筋を伸張する。伸展・内転・内旋パターンによる静的緊張の後に、屈曲・外転・外旋パターンによる動的な求心性収縮が生じる（p.484の図6.5を参照）
- 「動的な逆運動」を通じて、体幹の腹側筋肉と背側筋肉を交互に収縮させる。その間、両筋の緊張を低下させないようにする
- 軽度の肩痛を有する場合、疼痛のない可動域で、「リズム的安定化」を行う。これにより、肩の筋肉の協調性を促す。また肩の代謝が促進され、肩の筋肉の筋緊張が低下し、疼痛が緩和する

姿勢矯正

姿勢の矯正には限界があるため、可能な範囲で脊柱を直立にすること！

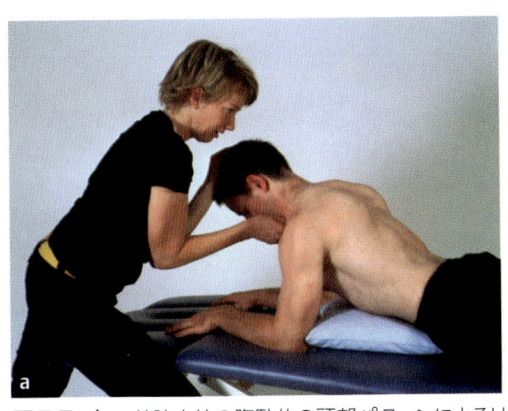

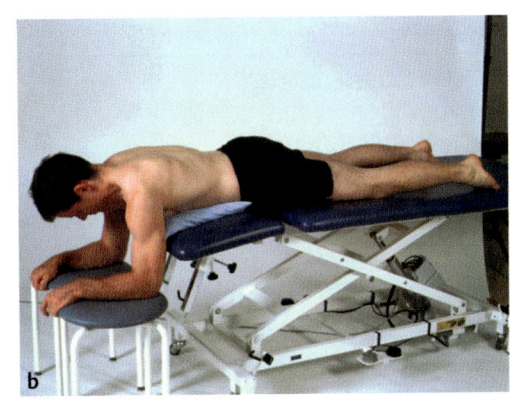

図7.7a-b 前腕支持の腹臥位の頭部パターンによるリズム的安定化
a リズム的安定化　b 脊柱の可動性低下を有する場合の椅子を用いた代替法

- 2章の「効率的な運動様式」を参照
- 矯正した姿勢を安定化するため、肩甲骨と骨盤のリズム的安定化や、抵抗（肩甲帯、骨盤、頭部）を加えた状態での姿勢保持を行う。種々の開始肢位でこれらを行う
- 治療を通じて、患者が矯正姿勢と不良姿勢を明確に知覚できるよう、集中的な訓練を行う。姿勢変化を知覚し転換できなければ、姿勢矯正を日常生活に組み入れることはできない（2.4章の「運動学習」を参照）
- 多くの場合、かなり進行しても頸椎は可動性を保持するため、過可動になりやすい。過可動性により疼痛を有する場合、頸椎安定化筋を強化する

例：椅子を用いた前腕支持の腹臥位の頸椎の安定化

- この開始肢位は、後弯の重症度に応じて、胸郭の接触面を変更する
- 前腕支持により、肩甲帯を安定させる。重心が治療台の上にあるため、肩甲帯の過剰負荷は生じない
- 頭頂をまっすぐ頭側へ動かすと同時に後頭部を天井方向へ動かすイメージを持ちながら、頸椎の位置を調整する

同じ開始肢位で、肩甲骨と骨盤のリズム的安定化や、頭部パターンも可能である。これらにより、椎前筋（深部の頸筋）による頸椎の安定化作用を促進する（図7.7a-b）。

安楽肢位と安楽臥位

- 安楽肢位と安楽臥位の訓練は、患者とともに行い、急性期に患者が自分で疼痛を緩和できるようにする（5.2章を参照）
- 肩・頸筋の自己伸張により、患者は自分で過剰負荷を有する部位の筋緊張を低下させる
- 頸椎の免荷のため、徒手牽引で体幹長軸を延長したり、スリングで頭部や上肢の重量を無くす

その他

- 疼痛緩和のため、温熱療法、電気療法、マッサージを併用する
- 水中のモビライゼーションと安定化
- 持久力の強化のため、定期的な散歩、ウォーキング、エルゴメーター運動
- 患者グループの集まりに定期的に参加し、患者の体験による情報の交換、グループ訓練を行う

患者の自助組織：社団法人ドイツ・ベヒテレフ病協会（旧西ドイツ事務所）
所　在　地：Metzgergasse 16, 97421 Schweinfurt
電話：09721/22033
Fax：09721/22955
ウェブサイト：http://www.bechterew.de, http://www.bechterew-selbsthilfe.de

強直性脊椎炎（ベヒテレフ病）の理学療法のまとめ

身体構造と機能（機能障害）
- 脊柱の各部、股関節、肩関節の可動性の維持
- 胸郭のモビライゼーションにより呼吸を改善し、持久力を強化する
- 体幹筋の筋力の維持と改善
- 活動期：疼痛緩和、安楽肢位と安楽臥位

活動
- 脊柱を出来るだけ直立させて硬化するための姿勢矯正
- 自己モビライゼーションと筋力強化の訓練プログラムの作成
- 持久力の保持による患者の自立性の維持

参加
- 脊柱を直立させて硬化することにより参加を維持する。日常生活における支障が生じないようにする（例：往来を歩ける）
- 自助グループの情報を提供する
- 骨化部位では、力学的荷重が減り圧電効果が低下するため、骨粗鬆症をきたすことがある。これにより骨の弾力性が低下する
- 療法士は、画像診断所見により、その時点の脊柱の骨化の進行度を把握する
- 活動期は、集中的なモビライゼーションではなく、疼痛緩和を行う
- 患者は、高いコンプライアンスにより生涯にわたり治療を継続する
- 治療の中断期も、自己訓練を行い、病状を自己管理する
- 徒手療法による関節テクニックと吊りなしモビライゼーションにより、脊柱各部や仙腸関節を動かす。疼痛が軽い場合、荷重位の自己モビライゼーションも行う
- ストレッチ臥位による胸郭の可動性の改善。ただし四肢を床に置いて固定すること
- さらに、軟部組織モビライゼーション、肋骨のモビライゼーションを行う
- 体幹パターンや、四肢のパターンによる体幹への運動の拡がり（continuing movement）により、体幹の安定性を訓練する
- 頭部パターンやリズム的安定化により、椎前筋（深部の頸筋）を活性化し、頸椎を安定させる
- 患者とともに安楽肢位と安楽臥位の訓練を行う
- 患者グループの集まりに定期的に参加し、患者の体験による情報の交換、グループ訓練を行う。これにより動機づけが得られ、持久力が向上する

8 整形外科手術における理学療法の特徴

9 関節温存手術

9.1 下肢：股関節温存手術　545

9.2 下肢：膝関節温存手術（外反膝および内反膝の矯正骨切り術）　557

9.3 下肢：習慣性膝蓋骨脱臼の手術　562

9.4 下肢：滑膜切除術　566

9.5 下肢：足および足趾の位置異常の矯正　568

9.6 上肢：反復性肩関節脱臼の手術　571

9.7 上肢：回旋筋腱板断裂後の手術　583

9.8 インピンジメント症候群（肩峰下腔の狭小化）の減圧術　588

9.9 上腕骨外側上顆炎のホーマン法による手術　594

8 整形外科手術における理学療法の特徴

　整形外科手術における理学療法の対象は、手術を受けた患者である（関節温存手術、関節置換術、関節固定術、関節切除術）。このうち、関節温存手術と関節置換術を受けた患者が大半を占める。

　整形外科の保存療法は、主にリハビリセンターや民間の診療所で行われ、手術療法は、病院の救急科で行われる。多くの病院では、整形外科と外傷外科（外傷学）が同じ科にある。両者には、多くの共通点があるが、理学療法的治療から見て相違点もある。

　整形外科と外傷学の共通点は、治療にあたる療法士は解剖学や生体力学の十分な知識を持ち、各種の手術に応じてこの知識を駆使して損傷部位の負荷を適正化することである。

　相違点は、患者の運動様式や経験に表れる。整形外科では、多くの場合、手術の準備期間が患者に与えられる。例えば、変形性股関節症の人工股関節置換術を短時間で決定することはない。しばしば患者は手術まで数週間または数か月待機する。疼痛増強のため手術を強く希望する患者でも、大きな不安を有し、不適切な運動で受傷したり疼痛が生じないかを恐れる。強い運動不安は術後リハビリテーションに悪影響を与えるため、療法士は、明確な運動様式の戦略を用意して治療に臨む必要がある（2.1章を参照）。

　これに対し、外傷学では通常、手術までの準備期間がない（例：交通事故後の骨折手術）。患者は、通常の術後症状に加えて、外傷治癒に伴う徴候を有する（拙著『実践理学療法　外傷学の理学療法』の1.5章を参照）。

　外傷や手術の後、種々の筋肉の機能が失われる。生体力学の変化に加え、求心性知覚神経からの情報が阻害または途絶え、運動器系の神経筋の基本機能が損なわれる。ただし、外傷や手術の後でも末梢神経の伝導速度、反射、中枢神経の応答は正常であることが研究により分かっている（Engelhardt 1997）。すなわち、無傷の中枢神経や末梢神経の経路や連結部は正常であると考えられる。

　Freiwaldら（1998）によると、協調性障害は人体の系統発生学的な戦略として生じると考えられる。すなわち、患者が有する防御機構や代償機構がこれにあたる。中枢神経の制御障害を有する場合、知覚運動系のわずかな変化により、運動の大きな変化が生じうる。また、外傷や手術の後は、固有感覚情報の流入が障害される（例：軟部組織の再生過程を通じて）。このため、療法士は、リハビリテーションの出来るだけ早期に協調性障害に取り組み、情報の流入を回復させなければならない（Hauser-Bischopf 2003）。

　協調性や巧緻性を要する運動では、運動に必要な筋肉の活性化や、適切な拮抗筋の動員が必要である。筋肉の不使用により皮質再現が変化すると、運動が不可能となる。運動制御のための代償的戦略として、過剰な同時収縮が生じることがあるが、さらなる運動制御の低下や筋肉の硬化が生じる。静止時の筋長の変化に必要な筋力に応じて、筋肉は硬化する（Dietz & Berger 1983）。

　相反神経支配は環境条件により変化する。拮抗筋は共働するか弛緩するかのいずれかであり、運動時にいずれをなすべきかを「知って」いなければならない。拮抗筋の遠心性収縮による運動制御の必要性は、重力の作用により決まる。この場合、拮抗筋は、脊髄の介在ニューロンを通じて情報を得る一方、皮質脊髄路やその他の下行路を通じても情報を得る（Pearson & Gordon 2000）。これにより、運動の目的、すなわち相反神経支配の様式（拮抗筋の弛緩（抑制）か共働か）が決まる。

例：一方の腕をテーブルに置いて固定し、他方の腕を動かす場合、上腕三頭筋が収縮する。これに対し、一方の手でカップを持ち空中で静止させながら、他方の腕を動かす場合、上腕三頭筋ではなく上腕二頭筋だけが収縮する（Pearson & Gordon 2000）。

仮説：拮抗筋は、有目的の運動では通常弛緩するが、疼痛を伴う運動では運動を回避し阻止しようとする（Horst 2004）。

ある機能の遂行における筋肉の共力作用は、「随意的機能的共力作用」と呼ばれる (Umphred 2001)。この場合、筋肉の共力作用は、機能の目的や環境に合わせて組織化される。

医師や療法士が設定する手術や術後の目標は、各症例により異なるが、全例で最大限の機能回復が目標であることに変わりはない。また、多くの場合、疼痛軽減や社会復帰の実現が目標となる。

また、予防目的の手術もある。例えば、下肢軸矯正の回転骨切り術では、関節摩耗の早発を予防し、出来るだけ長く就労できるようにする。

療法士は、術後リハビリテーションで、関節の可動性の改善や筋力検査の数値の向上だけが機能改善でないことを認識しなければならない。むしろ、機能改善とは、治療目標や患者の希望に近づき、環境の制約下で出来る限り能力に応じて自立し有目的な機能を遂行できるようになることである。

出来るだけ早期に日常生活の運動戦略を作成し、身体各部の訓練を患者の有目的で意思的な活動に組み込む。患者の病状に合わせて、最大の自立性と最適な生活の質（活動、参加）を促すことを目標とする。

この観点から見ると、しばしば推奨される「可動性制限を有する関節では他動運動のみを行う」という治療が有用でないことが分かる。術後、患者は機能を再習得する。Shumway-CookとWoollacott (2001) の定義では、機能とは「特定の課題の遂行を目的とした全身の複合的活動」である。最適な機能は、一定の環境下で有目的の課題を達成する運動様式である。ただし、治療の早期に弾力性低下を有する場合、療法士はしばしば身体各部の重量を無くす工夫をする。これにより、弾力性低下があっても、有目的の運動が可能になる。

純粋な他動運動は、筋肉の共力作用を促さない。他動運動は患者に課題を与えず、その機能回復の学習効果については疑問が残る。さらに、関節を安定化する筋肉系が自発的に動員されない。また、運動シーケンスの中で触刺激を加えても、運動のどの時点で刺激を加えるかという情報にしかならない。必要な部位に必要な時間（出来るだけ短い）だけ触刺激を加えることにより、患者の最大の自立性が促され、運動の最善の効率性と安全性が確保される。

> 運動の習得は、統合的活動を通じてのみ可能である。

多くの場合、整形外科における理学療法士の役割は、術前検査を行い、手術の準備を整えることである。手術の直後に、それぞれの運動器系は、弾力性低下のため、特異な運動様式を強いられる。術後に必要な補助具の使用（例：ロフストランド杖の歩行）や、運動の切り替え（例：エンブロックの身体の回転）を訓練し、術後生活の開始を容易にする。十分な術前の準備により、患者は術後の新たな運動様式への適応が容易になり、自立性の回復が早まる。

医療政策により救急病院の臥床期間が短縮され、コスト削減のため患者あたりの医療費の上限が下げられ、これまで当然であった処置（例：術前の検査や処置）が行われなくなっている。

理学療法士は、術前の機能低下（可動性、運動能力、筋力、これらの総合としての日常生活の運動様式。例：回避運動）を把握し、術後の現実的な治療目標を設定する。術前の機能低下は、疼痛、不安、組織受傷などに起因する典型的な術後症状を増幅する。

手術創を有する部位の弾力性は、執刀医が評価する。理学療法士にとって、術式やこれによる受傷の知識は不可欠である。また、関節の生体力学、病理機序、機能解剖学の知識を用いて、適切な検査や治療処置を講じる。

> 理学療法士は、全ての治療処置につき、身体各部への作用力を把握しなければならない。しばしば、損傷部位は、剪断力や牽引力よりも軸方向の力に対し高い耐性を有する。作用力の分析には、梃子の原理や力の分解（縦方向の力と回旋の力）が有用である。

例：背臥位で膝を伸ばして下肢を持ち上げる場合、下肢は第3種梃子（速度の梃子）になる。荷重アームは作用アーム（腸腰筋）の約8倍の長さになり、下肢の重量の8倍の力が股関節に作用する（図8.1）。筋肉と負荷の力が分解し、筋肉と負荷の回

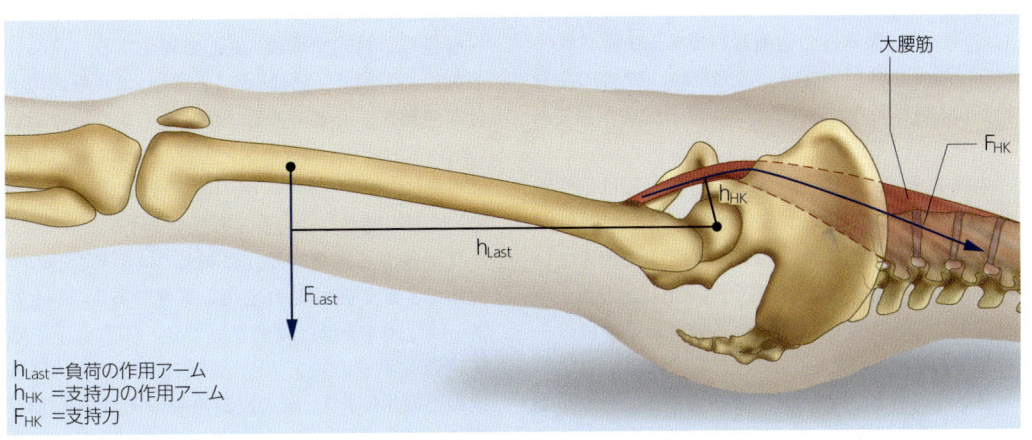

h_{Last} = 負荷の作用アーム
h_{HK} = 支持力の作用アーム
F_{HK} = 支持力

図8.1 開放運動連鎖の股屈曲における梃子の比率：作用アームよりも荷重アームがかなり長い

旋力の間に瞬間支点が形成される。これにより、大腿骨頭を腹側に偏位するトルクが生じる。

このような作用力の把握は、術後療法（例：人工股関節置換術）において重要である。関節包組織の切除後は、脱臼の危険性が高い（少なくとも術後3か月間）。このため、この時期は、長いアームの梃子による開放運動連鎖の運動は避けるべきである。

多くの療法士は、人工股関節置換術の直後から、側臥位の外転の訓練を開始する。この訓練の意義についても疑問が残る。この訓練でも、第3種梃子の長い荷重アームと短い作用アーム（外転筋）が作用するが、手術直後は、外転筋がしばしば反射的に抑制される。長い荷重アームは大腿骨頭の外側偏位を促す。また、日常生活機能で、外転筋は立位と歩行で重要な役割を担う。人工股関節置換術により、術後は負荷に対する安定性が十分に獲得されるため、外転筋の訓練は、体幹長軸を垂直にした開始肢位の閉鎖運動連鎖で行うのが効果的である。

上記の例が示すとおり、負荷に対する安定性の獲得は、必ずしも自動運動や抵抗に抗する運動が可能であることを意味しない。損傷部位は、軸方向の力に対し十分な弾力性を有する（例：全荷重の両下肢の立位）。ただし、自動運動では、作用力の間で瞬間支点が形成され、手術部位に偏位力や剪断力が作用するため、作用アームを短いまま保持し、遠位の抵抗を加えてはならない。

多くの病院では、手術例ごとに術後治療計画があり、これに従って医師と理学療法士は治療を行う。治療にあたる療法士は、繰り返し批判的にこの計画を精査すべきである。機能遂行時の運動器系の負荷は多様であり、既定の計画によって全容を把握するのは難しい。

術後療法では、必ず患者固有の問題の解決を優先すること！

例：術後2週間で歩行の荷重を増やすよう術後治療計画で規定されているが、患膝の関節液の滲出や、膝の皮膚の発赤やと軽度の熱感を有する場合、医師と相談の上、計画を変更し、荷重を増やさない。

全ての手術で、術後の長期の不動を避けるべきである！

多くの場合、手術直後から機能的治療を開始する。損傷した組織は、形成刺激を必要とする。この刺激は、運動を通じて最も多く得られる。また、生体力学的な力の比率を考慮して刺激を加える必要がある（「創傷治癒期」を参照）。

骨、軟骨、関節包、腱、靭帯は、結合組織で出来ている。コラーゲン線維と基質では、負荷に対する弾力性が異なる。靭帯は、コラーゲン線維が多く基質が少ないため、高い牽引の弾力性を有する。反

対に、軟骨は、保水性の緩衝素材である基質が多く、コラーゲン線維が少ない。このため、軟骨の主な役割は、衝撃吸収とこれによる軟骨下骨の保護である。

人体の全ての組織と同様に、結合組織は細胞から成る。結合組織は、コラーゲン線維や細胞外基質を産生する細胞（例：線維芽細胞）で出来ている。損傷した結合組織は、線維芽細胞により再生されるが、これは機能的負荷や運動がある場合のみ可能である。このため、結合組織を通じて、力学的な力が作用する方向を知ることができる。治癒が始まると、機能的方向に合わせて、コラーゲンが合成される。

創傷治癒期に、不動などで適切な負荷を与えない場合（安静保持）、治癒した組織は、力学的な力の方向の具体的情報を得られないまま、線維の走行方向を決めざるをえない。その結果、線維性結合組織は、低弾力性の瘢痕を形成する。関節包、靭帯、腱では、治癒した組織は周囲の健常組織と結合する。この場合、重度の癒着が生じ、可動性が制限され、関節の生体力学に悪影響を与える。

長期安静の影響

長期安静は、機能的治癒が不良になることに加え、創傷部の健常組織に次の悪影響を与える生じる。
- 損傷した結合組織で低弾力性の瘢痕が形成される
- 筋肉と腱付着部の萎縮
- 骨と軟骨の萎縮
- 無傷の関節周囲の組織（関節包、靭帯）の弾力性が低下する

| 結合組織の種類（靭帯、腱、骨）により、必要な治癒期間は異なる。治癒には、血流、ホルモン分泌、栄養状態、年齢、体格などが重要な役割を果たす。

筋肉や軟部組織は、機能的負荷や使用頻度に応じて変化する（例：不動などの不使用による萎縮）。また、線維の種類によっても違いがある（例：相性筋の線維の筋緊張亢進）。

筋長は、目的や環境に応じて変化する。遠心性収縮による延長（姿勢制御に必要）には、筋肉の十分な伸縮性が必要である。変化を有する結合組織（例：水分喪失、コラーゲン沈着、サルコメア減少）は不動により硬化する。骨の再形成は、圧迫に加えて、軟部組織からの刺激の影響を受ける。

身体各部の器質的変化に加えて、不動などの不使用による皮質再現の変化も重要である。レセプターは使用するほど機能が高まる。体力低下、疼痛、運動不安、ギプス固定肢位などによる特定部位の不使用により、脳の皮質再現の領域が変化し、隣接領域に皮質再現が生じる（Merzenich et al. 1984）。

身体各部の視覚的イメージを持つことにより皮質再現が促されることが分かっており、筋収縮をイメージすることで筋肉の随意的活性化が高まる（Yue & Cole 1992）。この知見を術後療法の早期に取り入れる。すなわち、運動制御を視覚的にイメージすることにより、しばしば運動不安が低下する。

| 身体各部の損傷は末梢と中枢に影響を与える。
| 末梢：結合組織の変化など
| 中枢：皮質再現の変化、過敏化の機構（「防御機構」、「運動不安」を参照）

手術は結合組織の損傷を伴うものであり、既定の標準的治療方針のみに依拠するのは危険であり、患者の特性に合わせた手術を行う。術後、理学療法士は、医師から、術後に生じうる特殊な事象の情報を得る（例：人工関節置換術による重度の組織出血、亀裂骨折）。

術後治療計画は、医師と理学療法士が共同で作成するのが望ましい。治療計画は大まかな方針にすぎず、患者に合わせた調整の余地を有する。療法士は、手術記録や画像検査所見（例：X線所見）を速やかに入手する。また、可動性や運動能力に影響を与えうる遺残変化の情報を医師から得る。

| 術後療法は、創傷治癒期や骨の治癒期に合わせて行うこと（2.1章を参照）！

■結合組織(筋肉、腱、関節包、靭帯)の創傷治癒期とその理学療法的な意義

炎症相(5日まで)

　受傷1日目から、線維芽細胞が創傷部に移動し急速に増殖する。毛細血管の発生と同時に、肉芽組織が形成される。この時期には組織の腫脹が生じ、疼痛が知覚される。組織の腫脹により、血管を通じて免疫細胞が、周囲の組織から線維芽組織が創傷部に入る。免疫細胞は、掃除機のごとく創傷部の組織を除去し、細菌を死滅させ、遺残組織を壊し、血栓を溶解する。

> 上記の早期の炎症反応を止めてはならない(例:損傷組織の持続的な冷却)!治癒物質が創傷部へ流入するには、腫脹が必要である。

　通常の創傷治癒過程で、身体は、出来るだけ組織の血流を改善し、栄養や酸素を十分に供給し、組織を治癒しようとする。損傷組織の修復のため、炎症性メディエーターが遊離する。これにより、血管は拡張し、血管壁の透過性が高まる。反対に、創傷部を長く冷やすと、血管や毛細管が収縮し、治癒が妨げられる。冷却はリンパ管やリンパ管壁を損傷し、浮腫を生じさせるだけであることが分かっている(Leduc et al. 1979, Lievens & Leduc 1984, Meeuwsen & Lievens 1986)。

　通常、炎症相は数日で収束する。ただし、炎症相が数週間に及んで慢性化し、免疫細胞による組織破壊が持続することがある。創傷部の組織の除去では、組織の細胞を壊す酵素が作用する。また、細菌の死滅のため、組織液中に高反応性分子(酸素ラジカルや水酸ラジカルなどのフリーラジカル、過酸化水素)が発生する。これらは、長期的に細胞膜を破壊し、基質を弱体化する。治癒過程の局所反応が長期化すると、組織が破壊される。

　炎症が長引くと、特殊な免疫細胞(Tリンパ球など)が活性化する。通常、これらは細菌、腫瘍細胞、ウイルスなどを死滅させる。組織の慢性的炎症により、重度の機能不全や壊死が生じる(例:交感神経性反射性ジストロフィー、ズデック骨萎縮)。

　炎症相の治療は、疼痛のない可動域の運動、予防(血栓症、肺炎)、疼痛緩和を優先する。
　強い疼痛は、交感神経の作用を強め、交感神経の支配域の組織(関節包、腱、靭帯)の血流を低下させ、治癒過程を妨げる。
　損傷部位は、弾力性低下を有するため、運動時に大きな力が作用しないようにする。

増殖相(6-21日)

　増殖相には、コラーゲン線維が産生され、組織は強度を増す。損傷後、炎症細胞により活性化した線維芽細胞は、結合組織の基質やコラーゲンを産生する。またアクチン分子やミオシン分子を合成する。これらの分子により、細胞は収縮したり、前方へ動くことができる。これにより、線維芽細胞は創傷部に移動する。線維芽細胞は、遺残組織が除去された創傷部で自由に動き、増殖する。また毛細血管を生じ、新たな毛細血管床を形成する(血管再生期)。毛細血管の新生により、創傷部の血流が改善し、酸素分圧が上昇する。この時点でようやく、コラーゲン合成に必要な物質(アミノ酸、糖質)が生成される。

　数日の準備期間を経て、創傷部でコラーゲン合成が始まる。まず3型コラーゲン組織が合成される。これは、線維がランダムに並ぶ軟らかな瘢痕組織である。これにより、創傷部で三次元の網状化が生じ、外力に耐えうる性質を備えるようになる。

　最初の数日間、創傷部の強度はフィブリンや血栓だけで支えられている。血栓は一週間で溶解し、引張強度が失われるため、強い力学的刺激(例:マッサージ)を避けなければならない。また、手術創の縫合を有する場合も同様である。

　3型コラーゲンの産生後、出来るだけ早い時期に、負荷への耐性が強い1型コラーゲン(関節包、靭帯、腱、筋肉)が合成されなければならない。これにより、創傷部の結合組織は、出来るだけ早く、高い引張強度を獲得しなければならない。創傷治癒期の2週以降、酸素供給が回復し、線維芽細胞は1型コラーゲンの合成を開始する。さらに、筋線維芽細胞は創傷部を収縮させるため、創傷部は明らかに縮小する。ただし引張強度は低いままである。

この時期も、引き続き、理学療法や日常生活運動で、創傷部に小さな外力しか加えてはならない。過剰な力学的負荷は浮腫を生じる。また、疼痛が増強し、可動性は改善しない。

> 創傷治癒期のどの時期も、過剰な力学的負荷を避けること！
> 筋線維芽細胞が創傷部に流入する時期は、組織を伸張してはならない（2.1章を参照）！

運動は、少ない荷重で、できるだけ大きく動かす。増殖相の終りには、許された運動域で可能な限り自由に動かす。血流が改善すると、組織に酸素が供給される。酸素の供給は基質の産生に不可欠である。酸素が供給されなければ、病的な架橋が生じ、線維が癒着する。血流は、疼痛のない可動域の運動と短時間の寒冷療法の組み合わせなどにより改善しうる。

新生の原線維の強度は、特殊な酵素により保持される。この酵素により、線維芽細胞が原線維の上に沈積する。これにより、原線維中のコラーゲン分子が相互に結合し（分子間架橋）、数週後には、原線維は荷重に対し安定性を獲得する。

手術によっては、術後3週以上にわたり、特定の方向の運動を制限する場合がある。この間、制限された運動で働くはずの筋肉を、重量を無くした肢位で静的に活性化するとよい。静的な活性化でも基質の合成に好影響を与えうる（Miura 1983）。関節周囲の筋肉の静的な同時収縮により、軟骨、関節包、靱帯、腱へ交互の負荷を加える。特に、間欠的な筋肉の緊張は、交互の負荷を生じ、コラーゲンや基質の合成を促す。

強化相（21-60日）

この相で、新生のコラーゲンは組織化され安定化する。繊維芽細胞は、基本物質の合成を開始し、増産し、これにより組織の弾力性が上昇する。線維芽細胞が創傷部を保護する必要性がなくなり、その数は減少する。他方、筋線維芽細胞が増加する。コラーゲン線維の層が厚くなり、弾力性が増す。

3型コラーゲンが1型コラーゲンに改造されると、組織の負荷を増やすことが可能となる。最終可動域の運動を行い、重量をなくさない荷重位の運動も増やす。患者は、最終可動域の自動運動を行い、日常生活に近い運動様式を訓練する。最初は、補助具（例：テーピング、包帯）で安全性を確保する。コラーゲン合成を考慮した適切な荷重を処方し、新生の組織をこれに慣れさせ、最大荷重の最大運動によっても過剰負荷を受けないようにする。損傷部位を保護しながら運動を継続し、患者の自信を回復させる。運動の訓練により、自然で調和的な運動シーケンスが可能となる。

> 負荷を徐々に増やし、過重負荷を与えないこと！過重負荷により、炎症徴候（浮腫など）が再び表れる。新生の組織を日常の負荷に慣れさせるため、筋力、持久力、協調性の訓練を行う。

例：
- 膝の手術の後、階段の昇りの相反性の運動（屈曲と伸展）を訓練する
- 椎間板手術の後、荷重位でも運動を行う。また、日常生活に近い開始肢位や職場と同じ作業形式で、物の持ち上げの訓練を行う（物の重量を徐々に増やす）。脊柱の硬直を有する場合、屈伸が困難なため、エンブロックの運動を減らす。

組織化・再編相（約60-360日）

120日までは、コラーゲンが活発に合成される。150日以降、3型コラーゲンの約85％が1型コラーゲンに変わる。繊維芽細胞の数は徐々に減少する。創傷部の組織の大半が、通常の弾力性を備えた結合組織（1型コラーゲン）に変わる。ただし、これは、組織に生理的負荷刺激を与え不動にしない場合にのみ可能である。運動の最終可動域を広げ、負荷を増やす。

> 治療や訓練を通じて、損傷組織が、予想される日常生活（職場、家庭、スポーツ）のあらゆる負荷に耐えられる状態になれば、治療を終了する。

■ 骨の治癒

骨切り術（骨の切断）後の骨の治癒は、原理的に骨折の場合と同じである。ただし、骨片の安定性と位置、軟部組織損傷の併発などが異なる。

通常、骨の治癒は、運動器系の他の組織の治癒よりも速い。原則として、骨の治癒過程は4期に分けられる。

初期（炎症相：3-4日間）

通常、骨折すると、大きな血腫が生じる。血腫は、血行のある骨だけでなく、軟部組織やその血管の損傷により生じる。骨の切断の手術では、組織の出血を最小限にとどめる。損傷部位にはマクロファージ、白血球、肥満細胞が集まる。これらにより、疼痛性メディエーターや炎症性メディエーターが遊離する。炎症性メディエーターにより、炎症が生じ、治癒過程が開始する。

局所の炎症反応により、骨切断で生じた骨折血腫は除去される。この過程は、切断の約8時間後に開始する。血腫の除去に要する時間は血腫の大きさにより異なる。活性化したマクロファージや破骨細胞は、損傷した軟部組織や骨組織を異物と認識し、これらを吸収する。続いて、間葉細胞が損傷部に集まり、線維芽細胞、軟骨芽細胞、骨芽細胞になる（2.2章の「結合組織の構成要素」を参照）。

創傷治癒期で、線維芽細胞が、収縮する性質を備えるようになると、筋線維芽細胞と呼ばれる。筋線維芽細胞は創傷部を収縮させ安定化する。骨折部では、周囲の組織から生じた血管により、血行が再開する。また、線維芽細胞、骨芽細胞、軟骨芽細胞により肉芽組織が合成され、骨折部分をつなぎ合わせる。約3-4日後、骨の欠損部の周囲は、軟部組織に覆われる。これは軟部組織仮骨とも呼ばれる。仮骨形成をもって炎症相が終了する。

仮骨の形成（増殖相）

骨の切断後の2週間に、線維性軟骨性骨組織（結合組織や軟部組織による仮骨）が生じる。軟部組織仮骨は、切断部を安静にして安定化する役割を有する。切断部に接触部分がある場合、一次性仮骨が生じる。切断部が離開している場合、周囲の組織の細胞による仮骨（骨膜骨仮骨）が生じ、切断部を橋渡しする。

複数の骨片がそれぞれに可動性を有する場合、仮骨が過剰に形成されることがある。仮骨の形成期には、骨はまだ弾力性を有さない。骨接合術を行った場合のみ、骨の安定性が確保される。

| 大きな吊り負荷の訓練や長い荷重アームの作用により、切断された骨に剪断荷重を加えないこと！

仮骨の石灰化（強化相）

骨切断後6週までに、仮骨組織の中にカルシウム結晶が沈積する。石灰化を通じて、既存の仮骨に代わり、硬い仮骨が生じる。その結果、力学的に強く硬い結合が生じるが、弾力性はまだ十分ではない。

線維骨の分化度は低く、典型的な骨構造はまだ形成されない。形成刺激として圧迫と牽引を加える必要があるため、6週以降は負荷を増やす。

仮骨形成の最終期（組織化・再編相）

力学的負荷を増やすにつれ、線維骨の分化度は上昇する。力学的負荷に応じて、骨構造が形成される。海綿骨で圧迫と牽引の軌道が表れ、長管骨で骨梁が凝縮し緻密な骨組織が形成される。

骨形成と骨破壊は、生理的負荷刺激により制御される。最終的に、骨は均質な構造を回復し、瘢痕を識別できなくなる。なお、成長ホルモンの分泌も骨の治癒過程全体に影響を与える。

| 骨の弾力性は、治癒過程の各期の判別だけでなく、医師による治療の処方においても重要である。理学療法では、まず損傷した骨の安定性を考慮する。

ドイツ外傷外科学会は、医師と理学療法士向けの治療指針として、弾力性低下の評価分類を作成している。これは、身体各部の安定性を、臥位、運動、負荷、訓練に分けて評価するものである。外科医は、この分類を用いて、例えば、大腿骨頸部の回転骨切り術や腱縫合において、患部の面が手術時の外力にどれだけよく耐えうるかを評価する。これを手がかりに、身体各部の弾力性を評価し分類す

る。これは理学療法士にとっては治療の指針にもなる。

　上記の分類は、術後療法の実用的基準になる。ただし、理学療法士は、生体力学的分析に基づく理解を怠ってはならない。これにより、各種の開始肢位、グリップ、運動、日常生活機能を正しく評価しうる（p.533の「例」を参照）。

> 自然な運動は、適切な治療の原型である。創傷治癒期の各期に合わせて、自然な運動を行い、機能的生理的治癒を促す。また、自然な運動は、受傷や手術の後の疼痛の慢性化を防ぐ。

　瘢痕組織が元の組織に回復するまでの時間は、結合組織の種類により異なる。
- 1型結合組織（関節包、靭帯、腱、筋肉）：新陳代謝に300-500日を要する
- 2型結合組織（軟骨）：17歳以上の成人で新陳代謝はない。軟骨と軟骨下骨の間の境界により、軟骨に血管がない
- 3型結合組織（骨）：新陳代謝に6週間を要する

■関節手術による影響

　関節包切開であれ関節鏡視下手術であれ、関節手術はいずれも、関節の栄養状態に影響を与え、患関節の機能や栄養供給を長く阻害する。全ての関節手術で、滑液を完全に入れ換える。関節液の再産生には7-14日を要する。関節液は、創傷治癒に不可欠な栄養分や物質を運ぶため、再産生までこれらが関節で不足する。全ての関節潤滑の機能が低下し、時に不能になる（2.2章の「結合組織の構成要素」を参照）。これにより、軟骨（網状のコラーゲン）の負荷が増大する。軟骨の弾力性は、滑液機能の影響を直接的に受ける。

　術後14日間、医師や理学療法士は、関節の弾力性低下に注意する。理学療法士は、疼痛のない可動域の運動や、牽引と軽い圧迫を交互に行い、適切な負荷刺激を与える。ただし過剰負荷を与えてはならない。これにより、関節の栄養状態が改善される。治療の目的は、関節包機能の速やかな調和、さらに関節全体（全ての関節構成体）の栄養的基盤の速やかな回復である。血流を改善し最適化するため、交感神経の支配域に力学的刺激を加える（2.2章の交感神経の起始部への機械的刺激の作用機序、SatoとSchmidtの研究（1973）を参照）。

例：四肢の交感神経の支配域
- 下肢、腰椎、骨盤：Th10-L2
- 上肢、胸椎、胸郭：Th3-Th7（Th9）
- 頭部、頸部：C8-Th3

　関節液は滑膜で合成される。過剰な炎症反応で滑膜機能が妨げられると、関節液の質や量が大きく変化する。滲出液が過剰に生じ関節内に貯留すると、関節の粘着や生理的負圧が弱まり、関節の安定性が低下する。また、炎症性メディエーターが遊離し、軟骨細胞に悪影響を与える。全ての関節機能が低下し、関節全体の弾力性が大きく低下する。

> 滑膜機能の早期回復は、関節手術の術後療法の重要な目標であり、上述した処置により達成しうる。

■術後の可動性低下や疼痛における皮膚の役割

　全ての外力は、皮膚を介して運動器系へ伝わる。外力は、軟部組織の伸長や変形により、面上で広く分散する。皮膚と皮下組織の変形や移動により、ピーク時の力は弱まる。また、皮膚の伸縮性は、関節の可動性の前提条件である。凸面の皮膚はより多くの伸縮性を要する。凸面では皮膚の伸張に多くの力が消費され、皮膚の可動性は低下する。

　術後、しばしば腫脹などにより、皮膚の伸縮性は低下する。腫脹により、皮膚は張った状態になり、わずかな伸張の余地しかない。この状態で皮膚を伸張すると、緊張が生じる。緊張が強まり神経を刺激すると、疼痛が生じる。皮膚の緊張の強まりによる疼痛は、しばしば術後の可動性低下をもたらす（2.2章の「可動性の変化の原因」を参照）。術後の腫脹を改善する処置として、リンパドレナージ、腫脹部位の位置を高くする処置、筋肉ポンプの活性化を行う。反対に、長時間の寒冷療法は、創傷治癒に悪影響を与え、再吸収促進の効果もないため、避けるべきである（p.535の「創傷治癒期」を参照）。

外科的切開や縫合術の計画で、皮膚の変形は重要である。関節近くに瘢痕があると、長期にわたり関節の可動性が阻害される。瘢痕組織は伸縮性に乏しく、正常な皮膚に比べて多くのコラーゲン線維を有するからである（Dunn et al. 1985, Clark et al. 1996）。

正常な皮膚と異なり、瘢痕組織では、コラーゲン線維が縦に伸張しにくくなる（Brinckmann 2002）。これにより、正常な皮膚がもつ当初の伸張性が失われる。皮膚の伸張には、線維が波打って走行し、これにより十分な伸縮性が確保されなければならない。皮膚は粘弾性物質である。試みに持続的に皮膚を伸張すると、時間とともに伸張が強まる（クリープ変形）。真皮（中間層）のコラーゲン線維間の基本物質が、コラーゲン線維どうしの摩擦や、液体成分の移動に影響を与える（図8.2）。

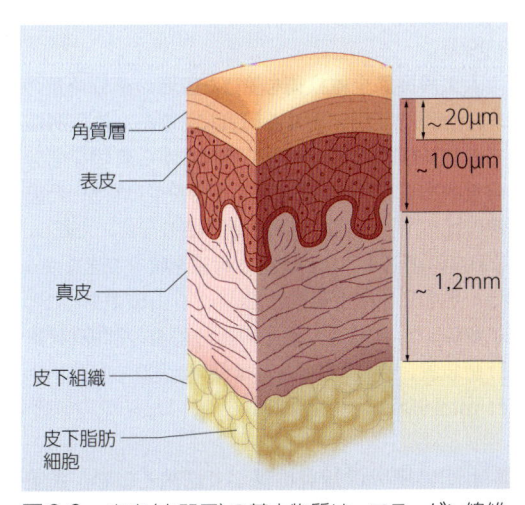

図8.2 真皮（中間層）の基本物質は、コラーゲン線維の摩擦や、液体成分の移動に影響を与える。上図のとおり、皮膚は角質層、表皮、真皮から成り、各層はそれぞれの役割と厚みをもつ。身体部位によっては皮膚の各層の位置が上方に動くこともある

他の組織（関節包、靭帯、筋肉）と同様に、皮膚も生体力学的作用を受ける。このため、機能的負荷に合わせてコラーゲン線維が走行するよう、早期に負荷を与えることが重要である。同様に、瘢痕組織の可動性の改善のマッサージをできるだけ早く患者に指導する。刺激を与えられず固まった瘢痕組織は、まず線維に沿ってマッサージする。療法士は、事前に軟部組織や筋膜のテクニックを慎重に行い、瘢痕周囲の皮膚をほぐす。これにより、瘢痕組織の緊張を避けうる。やさしいリンパドレナージにより、腫脹を和らげ、組織の柔軟性を改善する。

皮膚への強い圧迫負荷が長期化すると、虚血、さらには壊死が生じる。その結果、酸素が不足し、代謝産物が堆積し、これにより炎症が生じうる（Brand et al. 1999）。

術後、患者の自立性が低下し、長期の側臥位を強いられ、皮膚の圧迫負荷が持続することがある。疼痛の発生は、体位変換の必要性の信号である。血行途絶により損傷が生じない時間は、圧迫の強度や持続時間により異なる。強い圧迫は短期間であれば損傷をもたらさない。圧迫負荷は、術後療法の重要要因である。

大手術（例：体幹や骨盤の手術）の後は、しばしば長期の側臥位を強いられる。これにより、片側の皮膚が圧迫され、褥瘡が生じる。これは、体重が重い患者や、皮膚生理学が変化する疾患（糖尿病など）の患者で顕著に見られる。特に恒常的に高温高湿な部位が侵されやすい（血管部分、骨近くの皮膚が薄い部分）。接触面を拡大すると局所の圧迫が弱まるため、回復期のできるだけ早期に体表をベッドに接触させる。

圧迫（許容しうる強度や期間の）を受けていた皮膚で、圧迫がなくなると、全血管が開通し、これにより腫脹が生じる。圧迫が生じる間隔を短くすると、圧迫に耐えうる時間が短くなる。圧迫負荷の問題は、不適合な装具、副子、矯正靴を使用する場合に認められる。多くの場合、患者はこれらをしばらく装着した後、使用しなくなる。

> 理学療法士は、臥位や補助具により生じる皮膚変化を管理し、介護者や整形外科装具士に伝える。体位変換には全員の協力が必要である。

■ 術後の運動様式の変化

下肢の手術により、歩容が変化する。多くの場合、受傷部位の弾力性低下やインプラント固定（人工関節、ワイヤーやプレートなどの金属製インプラント）のため、手術直後に、部分免荷または完全免荷が必要である。免荷は、ロフストランド杖により可能である。

患肢の免荷は補助具により可能である。ただし、どのようにして部分荷重へ移行すべきかについては、長年の理学療法的知見においても、意見が分かれる。部分荷重という未知の環境に円滑に適応するには非常な困難を伴う。適応のため重度の負荷が生じると、インプラント部分の治癒に悪影響を与えることもある（Wirtz et al. 1998）。

荷重の計測の難しさ

通常、急性期の部分荷重は、荷重計測装置で調整する。まず立位が可能になると、患肢の足圧（例：20kg）を調整する。次に、荷重計測装置の上を三点歩行する。この場合、床埋め込み式（床反力計）、または歩行面のやや上方に設置する計測装置を使用する。

20kgの荷重は、患者にとって困難な課題である。重さの単位は、日常的に使用し体感している概念だが、運動訓練の荷重としては全く未知のものである。多くの患者は、立位では容易に荷重を調整しうるが、移動（特に長時間）での荷重の調整は困難である。

通常、人間は歩行中に歩行の手順を考えない。歩行は、小児期の運動発達で徐々に習得し記憶される運動パターンである。しかし、ロフストランド杖の歩行では、患者は突如、一歩を意識して歩行しなければならない。歩行の不安定さは、多くの患者が歩行しながら会話ができないことに表れている。これは、ロフストランド杖の歩行が患者にとって自動化されておらず、転倒リスクが高いことを意味する。転倒リスクは、標準的なテストで把握しうる。例："立って歩け"時間計測、6分間の歩行テスト（2.4章を参照）

部分荷重の問題は、体重との関連で生じる。人工股関節全置換術を受けた患者の研究によると、部分荷重のコンプライアンスと体重には相関関係があるとされる（Gallob et al. 1999）。体重の軽い被験者よりも体重の重い被験者で、荷重のコンプライアンス違反が有意に多く見られた。これは、患者の体重を考慮しなかったため、各患者により部分荷重が変動したためである。

例：20kgの部分荷重では、体重50kgの人は片脚に体重のほぼ半分の荷重をかければよいが、体重100kgの人は体重の5分の1の荷重しかかけられない。したがって、体重の重い人は、部分荷重のコンプライアンス順守に多大な努力を要する。これに加えて、肥満はしばしば持久力、筋力、協調性の低下を伴う。

SavvidisとLöer（1989）は、体重が重くても身体各部は長い時間をかけてこれに適応しているため、部分荷重は四肢の重量に合わせて選択すべきであるとの見解（Rahmanazahdeh 1984）を支持する。これによれば、体重の重い患者の骨は、術後でも大きな荷重に耐えうる。また、高齢の患者では荷重が大きくなる傾向がある（Gallob et al. 1999）。

人工股関節全置換術を受けた患者の部分荷重のコンプライアンスに関する研究によると、救急病院で術後リハビリテーションを受けながら適切な部分荷重の準備を行った患者は、指導を受けなかった患者に比べて、平均して荷重が小さかった。ただし、これらの患者も20kgの部分荷重を順守できなかった。患者による主観的な計測は不正確であることが多かった。しかし、従来の部分荷重の訓練（荷重計測装置、立位）も有効性は低いとされる（Gallob et al. 1999）。

> 上記の研究の知見に基づく結論として、人工股関節全置換術を受けた患者は、現実的には20kgの部分荷重の計測が困難である。
> また、この荷重で疼痛を知覚できなければ、より強い力の荷重の「警戒信号」を受け取れない。
> 患者の荷重計測能力を向上させるための理学療法的訓練が必要である。それには、荷重調整の成功例を視覚的に確認しうるような計測板が必要である。そのためには、メーカーによる高性能で安価な計測機器の開発も必要である（Gallob et al. 1999）。

> 健肢に比べて、患肢の接地時間は平均で11%短い。
> 踵接地と足指離地で、荷重はピークとなる。三点荷重は、杖が最大荷重を受けとめるよう時間的・空間的に調整して杖を使用する。三点歩行の運動シーケンスを調和させるのは困難である。

　Gallobら (1999) は、平行に並べた2つの計測板の上で、患者に8m分の距離を歩行してもらい、そのうち中間3mの作用力を計測した。床反力の計測の結果、患肢の最大荷重は、理想値の20kgを平均で120%超えていた。これは、平均体重との関連で見ると、患肢で体重の60%の力による接地が短時間に生じたことを意味する。術後保護の必要性という観点から、この研究の是非には問題がある。被験者の44%で、予定荷重の大幅な超過が見られた。

> 多くの患者にとって、主観的な荷重の計測は非常に難しい！

　早期の部分荷重は、幾つかのリスクを低下させる。ウルム大学病院外科の研究が示すとおり、静脈還流を8倍増やすには20kgの部分荷重で十分である。したがって、早期の部分荷重により、血栓症リスクが低下する (Münzinger 2003)。

■ 運動様式の変化と運動不安

　疼痛の知覚は主観的であり、個人差が大きい。疼痛の知覚は、処理過程と密接に関連する。また、疼痛の知覚は、心理社会的因子（患者の思考や感情）の影響を受ける。

　手術の直後は、組織保護のため急性疼痛が生じる。この疼痛の知覚には個人差がある。また手術中の事象により変化する（例：重度の組織出血は術後の疼痛や可動性に悪影響を与える）。しばしば、不安が大きい患者は、不安が小さい患者よりも強い疼痛を訴える。ただし、後者では、不安が小さいため荷重を過大にする傾向がある。

　術後の生活（就労、独居、家族の援助）に不安を有する患者は、疼痛が長引き、自立の回復が遅れる。運動不安は、損傷組織のさらなる損傷や疼痛再発への懸念から生じる。このため、患者は運動全般を避け、常に緊張している。これにより筋緊張が亢進し、さらに疼痛が悪化する。

　生体が危険に脅かされると、辺縁系に警告信号が伝わる。自律神経系は、一連の自動的反応を制御し、辺縁系の扁桃体とつながる。これらは、生体の保護を目的として生じる。損傷や疼痛を有する部位の治癒のため、保護が必要な場合、筋肉は患部を「凍結 (固定)」しようとする。この時、患部の安静のための生化学的変化が生じる。ヒアルロン酸の濃度が低下し、関節の滑りが低下する。基質の産生が減少し、関節包の弾力性が低下する。筋線維芽細胞の活性化により、結合組織の弾力性がさらに低下する。また、血中では、pH値が変化する。酸素濃度が低下し、二酸化炭素濃度が上昇する (van den Berg 2000)。

　神経は多くの酸素を必要とするため、上記の生化学的変化により、さらなる疼痛が生じる。炎症性メディエーター（ブラジキニン、プロスタグランジン、セロトニン）が産生され、軸索流を通じて神経系内を輸送される (3章を参照)。生体が傷害刺激を受け続ける限り、この過程は持続する。術後、疼痛を伴う運動を継続すると、この機序が持続し、疼痛が慢性化する。

　受傷刺激への不安を有するだけでも、神経系全体が過剰に活性化する (Butler 2000)。セロトニンは、長期記憶にとって重要な神経伝達物質であり (Le Doux 1996, Squire & Kandel 1996)、これにより防御機構が記憶される。すなわち、組織の治癒にも関わらず、受傷時や手術時と同じ戦略が存続する。

　運動で多大な疼痛が生じると、前述の自律神経系の反応が抑制されず、むしろ促進され過敏化する。疼痛を伴わない運動を反復して行い、上記の神経過程を抑制すると、刺激応答が減少する（馴化。Shumway-Cook & Woollacott 1995）。また、疼痛を伴う運動を「ホメオパシー」のように少量ずつ行うと、患者は運動に慣れる。運動を肯定的にとらえると、不安が低下する。

| 脈絡のない無意味な運動を行うべきではない。日常生活機能に関連した有目的な運動によるファシリテーションを繰り返すだけで、疼痛なしのインヒビションが可能である。反対に、脈絡のない無意味な運動は、不安を生じ、防御機構が働きやすい(Horst 2004)。

例：肩の手術を受けた女性。疼痛のため、背臥位の上肢の屈曲運動が不能。療法士が上肢の屈曲の他動運動を試みる。重度の上腕骨頭の腹側偏位の傾向が触知される。

座位で卓上のグラスをつかみ口元に持っていく運動は、ほぼ疼痛なしに行うことができ、上腕骨頭の中心化は良好である。弾力性低下のため、この運動は上肢の重量を支持して行う。

背臥位よりも座位で上肢の屈曲が容易となる理由

その時々の生体力学的状態により、どの神経筋の活性化が必要かが決まる。不随意の運動制御では、固有感覚情報が必要である(例：重力、療法士による上腕骨頭の中心化のグリップ)。また、視覚的情報や、意図した運動の経験的イメージも必要である。グラスをつかみ卓上から持ち上げる運動は見慣れた運動シーケンスである。すなわち、脳の皮質だけでなく皮質下によっても制御される随意的動作である。前腕にかかる重力は、固有感覚で知覚され、必要に応じて上腕二頭筋の遠心性収縮が生じる。また、体幹安定化筋の作用(動作時の平衡保持に必要)も不随意的に制御される。上肢を動かす前に、体幹が活性化され、これにより、安定した状態で関節を動かすことができる。

固有感覚情報は、関節の安定性の調整にとって非常に重要である。固有感覚は触覚により伝達されるが(例：二頭筋の筋長の延長による関節支持、外旋筋による上腕骨頭の安定化)、固有感覚を支持することも有用である。すなわち、目的の部位で重力が作用するような開始肢位を選択するだけでも有効である。

| 有意味の目的的な運動においてのみ、固有感覚情報は、機能回復の訓練に役立つ。背臥位の上肢の屈曲は、無目的な運動であり、日常生活

との関連性も小さい。反対に、座位の把持動作は、よくある運動パターンであり、自動的な姿勢制御が動員され、これにより安定した状態で運動を行うことができる。

運動不安を有する患者への対処

患者が運動不安を有する場合、不安を低下させる共感的な治療手順や運動戦略が必要である。また、創傷治癒や、その時点の組織の弾力性の情報を十分に患者に提供する。その際、患者が理解できるよう分かりやすい言葉で伝える必要がある。

手術の直後から、患者は疼痛管理の戦略を訓練する(例：臥位の変更、吊りなしの開始肢位の運動)。急性期の正しい対処(2.1章のp.21、p.62を参照)は、疼痛の慢性化を防ぐ。また、処置の作用機序を患者に説明する必要がある(例：臥位変更による筋肉の緊張の変化、疼痛のない可動域の運動による創傷治癒の促進、運動を通じたオピオイド拡散による疼痛緩和。2.1章を参照)。

| 手術部位の可動性の改善は、間接的な処置による運動の改善だけで十分である。

例：座位で骨盤の回転運動により膝屈曲を改善する

- 患者の開始肢位：椅子に座り、両足を接地し、患膝を疼痛のない最終可動域で屈曲する
- 手順：
  — 療法士は骨盤のファシリテーションを行い、近位の梃子による膝関節の屈曲を促す
  — 椅子の上の骨盤の回転運動を通じて、運動の拡がり(continuing movement)により、大腿骨が空間中で前方へ移動し、膝関節の支点が移動し屈曲が生じる
  — 直接的テクニックよりも、日常生活に近い運動シーケンスに組み込まれた運動により、可動性を改善する。これにより、患者の意識が疼痛に集中がしない

| 日常生活に関連した有目的な運動の訓練が、運動不安の解消には有効である。

例：階段の昇りの膝屈曲
- 患者は、患肢の足を階段の一段に置く
- 階段の昇りの相反性の運動には十分な弾力性が必要である。ただし、足を階段に置くだけでも、下肢の屈筋連鎖が動員される

> 術後の疼痛は正常でありさらなる損傷の徴候ではないことを理解すると、患者は精神的に落ち着く！

8 整形外科手術における理学療法の特徴

9 関節温存手術

9.1 下肢：股関節温存手術

手術の目的は、股関節の臼蓋の拡張や移動により、大腿骨頭を中心化することである。変形した臼蓋を術後骨化により矯正するには、骨頭の中心化が必要である。

臼蓋の位置異常は、骨盤または臼蓋の骨切りにより矯正する。骨頭の荷重部を変更するため、臼蓋矯正を行うこともある（例：ペルテス病、成人の大腿骨頭壊死）。

術式の選択では、年齢、位置異常の重症度、その時点の可動性、その時点の関節症的変化を考慮する。

> 大腿骨頸部の位置異常を併発する場合、臼蓋矯正と内反減捻骨切り術を組み合わせることもある。

成長期の終了前の手術(恥骨結合の弾力性が必要)
- ソルター骨盤骨切り術
- 臼蓋形成術

成長期の終了後の手術(45歳くらいまで)
- キアリ骨盤骨切り術
- テニス法による三点骨切り術

ソルター骨盤骨切り術

適応
- 10歳くらいまでの小児。この年齢までは恥骨結合の弾力性を有する。まれに股関節形成異常を有する若年者
- ペルテス病（股関節の骨軟骨壊死症）。骨頭の荷重部の変更のため行う

手術の手順
- 股関節の上方の腸骨を骨切り(切断)する
- 恥骨結合の弾力性を保有するため、骨盤の臼蓋部分を腹側尾側および外側に曲げる
- 採取した楔状骨片を骨盤の臼蓋部分に移植し、叩打して安定化する
- キルシュナー鋼線により、股関節の新しい位置と楔状骨片を固定する
- 臼蓋による骨頭被覆が矯正され、骨頭が再び中心化される
- 併せて転子間内反減捻骨切り術を行うこともある（外反股と大腿骨頸部前捻を併発する股関節形成異常）

術後療法
- 小児のみ、骨盤と下肢のギプス固定による6週間の安静。その後、全荷重までの期間に三輪車（小児用装具）を使用
- 年長の小児では、術後14週以降にモビライゼーションを慎重に開始する（この場合のモビライゼーションは、歩行やその他起居移動動作などの運動を示す）。術後4週以降に足底接地の歩行を許可し（それまでは完全な免荷）、術後7週以降に荷重を増やす

> X線検査が非常に重要である!

臼蓋形成術

適応
十分な恥骨結合の弾力性を有する幼児のみ

手術の目的
臼蓋の角度の正常化

手術の手順
- 腸骨の骨切りを行わず、骨盤の臼蓋のすぐ上方

の楔状骨片を叩打する
- 恥骨結合の軟骨は弾力性を保有するため、楔状骨片の叩打により、骨盤の臼蓋部分が腹側尾側および外側に曲がる

術後療法
約6週間の免荷

キアリ骨盤骨切り術

適応
- 骨頭と臼蓋の重度の不適合を有する股関節形成異常
- 形成異常に起因する軽度の変形性股関節症で、可動性制限のため三点骨切り術を実施できない場合
- 二次臼蓋
- ペルテス病や大腿骨頭壊死における骨頭の荷重部の変更

手術の目的
骨盤遠位部の内側移動による、臼蓋の骨頭被覆の改善

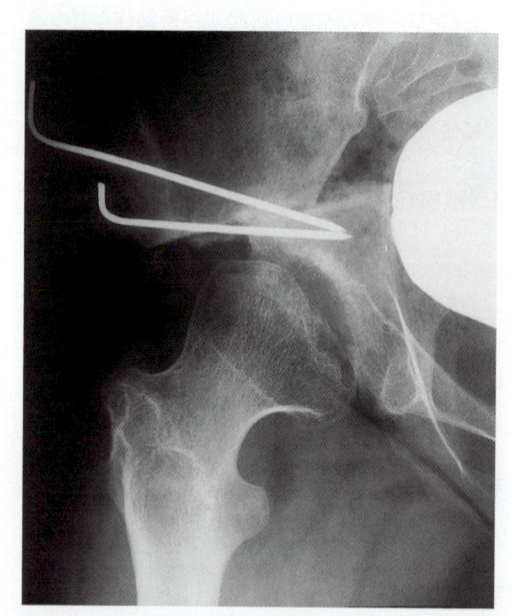

図9.1　キアリ骨盤骨切り術

手術の手順
- 腸骨（関節包が直接付着する部分）を尾側から内側頭側に向かって骨切りする（図9.1）
- 骨切りした腸骨の下部を骨頭とともに内側へ動かす。これにより臼蓋が拡張する。キルシュナー鋼線によりこの位置を固定する
- 次に、関節包の一部を間置する（腸骨と骨頭の間に動かす）。術後、この部分は線維軟骨に変わる

骨盤に付着する臀筋を元の位置に戻すこと！
リスク：大腿外側皮神経の損傷の危険がある。この神経は、上前腸骨棘の下方を内側へ走行する

術後療法
- 患肢のケーラー副子による固定。または3週間の骨盤・下肢・足のギプス固定による安定化。ドレーンの除去後、非荷重の起立を許可する。股関節のモビライゼーションを慎重に行う
- 術後4-6週に、X線所見に応じて荷重を増やす

手術による生理的な被覆率の獲得はまれである。

テニス法による三点骨切り術

適応
- 股関節形成異常。臼蓋と骨頭が適合性を有し、関節の遊びが保持され、軽度の関節症的変化を有する場合のみ
- 成長期の終了から40歳まで

二次臼蓋がまだ見られず、可動性制限のない状態でなければならない。

手術の手順
- 青少年期以降は恥骨結合の弾力性が失われるため、腸骨に加えて（「ソルター骨盤骨切り術」を参照）、坐骨と恥骨の骨切りを行う
- 三平面（前額面、矢状面、水平面）の骨盤の骨切りにより、本来の臼蓋軟骨が骨頭を被覆するよう、

臼蓋の向きを変える。これにより、代替の臼蓋が形成されないようにする

骨盤に付着する臀筋を元の位置に戻す。
リスク：大腿神経や坐骨神経の損傷の危険がある

術後療法
- ルドン洗浄吸引ドレナージ
- ドレーンの除去後、足底接地の起立
- 手術の直後から、非荷重の股関節モビライゼーションを慎重に行う
- 術後6週までは屈曲角度を70度に制限する
- 術後6-12週に、荷重を体重の半分まで増やす
- 患肢をケーラー副子で固定。または3週間の骨盤・下肢・足のギプス固定による安定化
- 術後6週間は、立位に近い座位は短時間のみ可

■ 大腿骨頸部の矯正骨切り術
- 転子間内反または外反骨切り術
- イムホイザー法による転子間回転骨切り術
- 大腿骨近位骨端線離解の骨端刺入

転子間内反または外反骨切り術

目的
大腿骨頸部の角度矯正により、臼蓋が骨頭を完全に被覆する

適応
- 内反股
- 外反股
- 位置異常に起因する変形性股関節症の初期
- ペルテス病
- 股関節形成異常
- 大腿骨頭壊死

内反骨切り術
- 外反股によりCCD角が縮小する（図9.2）
- 大腿骨頸部前捻を併発する場合、減捻により大腿骨頸部前捻の角度を縮小する

- 生体力学的な影響
  — 大転子と骨盤の距離の縮小。その結果、小臀筋の自発的な機能不全（active insufficiency）が生じる
  — 下肢の短縮が生じる

外反骨切り術
- 内反股によりCCD角が拡大し、これにより大腿骨頭部の曲げ応力が低下する
- 生体力学的な影響
  — 大転子と骨盤の距離の拡大。小臀筋の自発的な機能不全（active insufficiency）が生じ、術後の有痛性の筋緊張亢進をもたらす
  — 下肢の延長が生じる

内反および外反骨切り術はいずれも、ペルテス病や成人の大腿骨頭壊死でも行う（骨頭の荷重部の変更のため）。

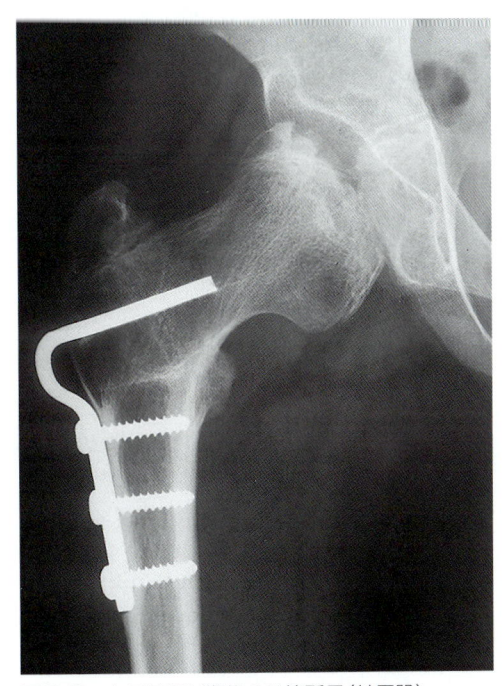

図9.2　内反骨切り術後のX線所見（外反股）

手術の手順
- 大腿骨近位に付着する外側広筋を切り離した後、楔状骨片を切除する。切除骨の角度は、矯正の

角度に合わせる
- 矯正した角度を保持するため角度プレートを挿入する
- 併せて回旋を矯正することも可能である
- 大転子が頭側へ大きく移動している場合（股関節の筋肉の機能不全の危険がある！）、骨切りにより大転子の位置を動かす

> リスク：下肢の短縮、股関節の筋肉の弱化、大腿神経の損傷

術後療法
- 患肢を伸ばして圧迫包帯を巻き、ブラウン副子またはケーラー副子で固定
- 術後1日目から、非荷重の全方向の運動のモビライゼーションを行う
- 術後6週で最大の足底接地。術後12週までに、X線所見に応じて全荷重まで増やす
- 後に、問題がなければ、人工股関節全置換術を行うこともある

イムホイザー法による転子間回転骨切り術

適応
大腿骨近位骨端線離解で、30度以上の骨端板の離解を有する場合（6章を参照）

手術の手順
- 大腿骨の大転子と小転子の間（離解した骨端板より背側）で、楔状骨片を切除する（楔の底部が腹側外側）。骨の切除部を屈曲し外反する
- さらに、骨の切除部を内旋し、角度プレートを挿入して新しい位置で固定する
- 大腿骨遠位の骨切り術は、二次性の大腿骨頭壊死のリスクが低い（大腿骨頸部の矯正の骨切り術ではこのリスクが高い）

術後療法
- ルドン洗浄吸引ドレナージ
- 術後6週間以上の免荷。または術後6週以降に足底接地
- X線所見に応じて、荷重を増やす

骨端刺入

適応
急性の大腿骨近位骨端線離解

> 遷延性の大腿骨近位骨端線離解では、最大30度の骨端の離解を有する場合のみ適応となる。

手術の手順
- 大腿骨近位に付着する外側広筋を切り離す
- 大転子の下方から大腿骨頸部に向かってキルシュナー鋼線を刺入し、骨端板を通って骨頭まで到達させる。骨頭と臼蓋の接合面を損傷しないようにする
- 成長期の終了前の患者では、キルシュナー鋼線の代わりに、スクリューを使うこともある
- 予防のため、健側の大腿骨の骨端刺入を行う

術後療法
- 術後2日間のルドン洗浄吸引ドレナージ
- 術後6週間の部分荷重
- 術後10週から全荷重。X線所見に応じて荷重を増やす
- 予防のため骨端刺入を行った健側は全荷重
- 成長期の終了後の患者では、金属製インプラント（キルシュナー鋼線）の除去。まれに軟骨融解や大腿骨頭壊死が見られる。これらは前関節症（関節摩耗）をもたらす

> 臥位の矯正には注意を要する！しばしば、患者は内旋と伸展の制限を伴う重度の外旋位置異常を有する。

股関節温存手術のまとめ

- 股関節温存手術は、臼蓋矯正手術と、大腿骨頸部の回転骨切り術に分かれる
- 臼蓋矯正手術の目的は、臼蓋の拡張や移動による骨頭の中心化である。変形した臼蓋が術後骨化により矯正されるには、骨頭の中心化が必要である
- 臼蓋の位置異常は、骨盤や臼蓋の骨切りにより矯正する。骨頭の荷重部の変更のための臼蓋矯正もある（例：ペルテス病、成人の大腿骨頭壊死）
- 術式の選択では、年齢、位置異常の重症度、その時点の可動性、その時点の関節症的変化を考慮する。大腿骨頸部の位置異常を併発する場合、臼蓋矯正と内反減捻骨切り術を組み合わせる
- 成長期の終了前の手術（恥骨結合の弾力性が必要）
  - ソルター骨盤骨切り術
  - 臼蓋形成術
- 成長期の終了後の手術（45歳くらいまで）
  - キアリ骨盤骨切り術
  - テニス法による三点切り術
- 大腿骨頸部の矯正骨切り術の目的は、大腿骨頸部の角度矯正により臼蓋が骨頭を完全に被覆することである
- 大腿骨頸部の骨切り術の種類
  - 転子間内反または外反骨切り術
  - イムホイザー法による転子間回転骨切り術
  - 大腿骨近位骨端線離解の骨端刺入

● 股関節温存手術における理学療法検査

■ 術前

術前所見が手術の適応に該当する（外反股、内反股、ペルテス病、股関節形成異常、変形性股関節症。4-6章を参照）。

■ 術後

- 疼痛の既往
- 患肢の位置の調整：患肢を回旋の中間位にする。術後の数日間は、ケーラー副子またはブラウン副子で固定し、下肢の位置をやや高くする。必要に応じて、ベッド上で足の位置が高くなるよう調整する。術後の数日以降、副子を除去し、下肢を伸展・屈曲の中間位にし、軽く外転させて骨頭を臼蓋内で中心化する

骨盤・下肢のギプス固定では、圧迫部位や腫脹の悪化に注意すること！

- 運動様式の観察：運動の切り替え、ベッド上の起坐・着床、トイレまでの歩行、ロフストランド杖の歩行

例：

- 下肢が梃子の長いアームにならないようにする。例：背臥位から上体を起こす際に大きく振動する
- 手術直後は、起き上がってベッド端に座る際、低い座位にならないよう、ベッドを高めにする
- 下肢の疼痛を有する場合、必ず血栓症の圧痛点（例：腓腹部）を調べる（図9.3）。陽性の圧痛点が3つ以上あれば血栓症が疑われるため、必ず医師に報告すること！患者は立ち上がってはならず、療法士は治療を行ってはならない
- 創傷部の温度。温度上昇は過剰な炎症反応の開始を示唆するため、すぐに医師に報告すること！
- 患肢の感覚検査。大腿外側皮神経の損傷により、大腿の腹側外側の感覚鈍麻が生じる
- 伏在神経の刺激により、膝内側の感覚が弱まる
- 患肢の運動検査
  - 大腿神経の損傷による股屈筋と大腿四頭筋の弱化
  - 大腿四頭筋の検査は、背臥位で下肢を側方へ突き出して行う。その際、静止時の大腿骨

の位置に注意する。また膝伸展に伴う梃子の働きに注意する
- 臥位により腓骨頭の後方の腓骨神経が刺激され、足の背屈筋の弱化が生じる
- 健側の股関節の可動性の検査
- 患側の股関節の可動性の検査は、下肢の重量を無くして行う。荷重期（部分荷重）になれば、短いアームの梃子による自動運動で股関節の可動性の検査が可能である
- 健側の股関節の筋力の検査では、強い抵抗を加えず、長いアームの梃子による運動を行わない。これは、患側の股関節に力が伝わらないようにするためである。検査では、短いアームの梃子による運動を行う。また、骨盤の安定性の観察も重要である（歩行、ベッド上）
- 機能的な脚長の変化の測定は、左右対称の背臥位で行う。患肢が長いため免荷できない場合（例：外反回転骨切り術）、脚長差が1cm以上であれば、すぐに補高靴による調整が必要である。十分な弾力性を回復すれば、立位の検査を行う
- 弾力性の回復により、術後後期の検査所見は、術前の検査所見と類似する

症例：32歳女性。昨年妊娠してから右股関節の症状が始まったとの愁訴。X線所見で、形成異常に起因する二次性股関節症の初期と判明。関節症の進行を止めるには回転骨切り術が望ましいと医師に診断された。

仮説と治療
- キアリ骨切り術により臼蓋の骨頭被覆を改善する
- 術後、患者は運動による手術部位の損傷の不安

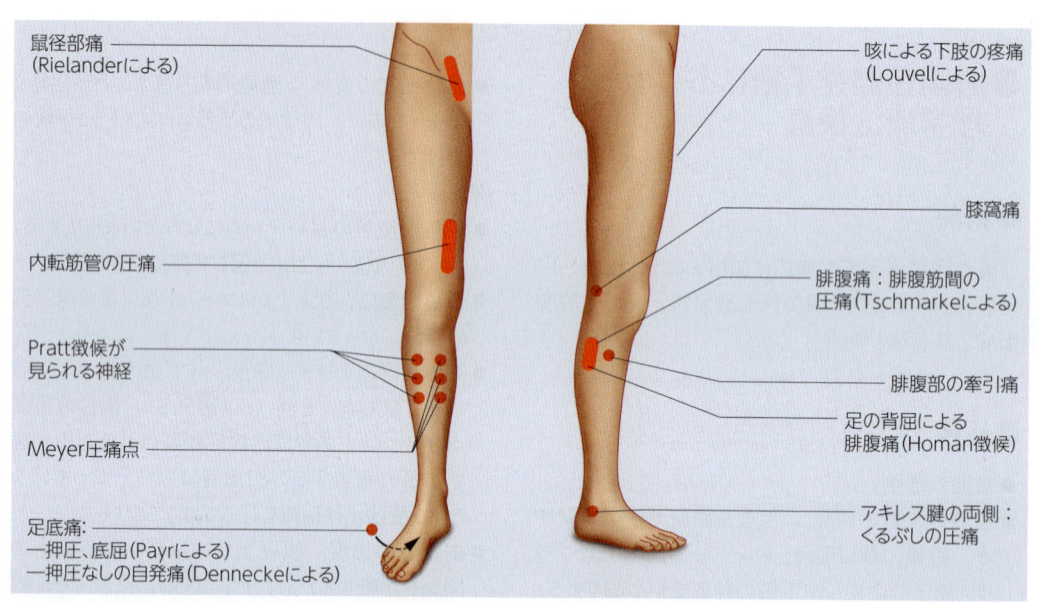

鼠径部痛（Rielanderによる）
内転筋管の圧痛
Pratt徴候が見られる神経
Meyer圧痛点
足底痛：
－押圧、底屈（Payrによる）
－押圧なしの自発痛（Denneckeによる）

咳による下肢の疼痛（Louvelによる）
膝窩痛
腓腹痛：腓腹筋間の圧痛（Tschmarkeによる）
腓腹部の牽引痛
足の背屈による腓腹痛（Homan徴候）
アキレス腱の両側：くるぶしの圧痛

図9.3　静脈血栓症：痛点と早期発見の徴候

股関節温存手術における理学療法検査のまとめ

- 術前所見が手術の適応に該当する（外反股、内反股、ペルテス病、股関節形成異常、変形性股関節症。4-6章を参照）
- 術後：
  — 疼痛の既往
  — 患肢の位置の調整。圧迫部位に注意すること！
  — 腫脹の悪化
  — 温度上昇は過剰な炎症反応を示唆する
- 大腿や腓腹部で突発的な疼痛を有する場合、血栓症の圧痛点を検査する。陽性の圧痛点が3つ以上あれば医師に報告する
- 感覚検査：大腿の腹側外側の感覚障害は、大腿外側皮神経の刺激を示唆する。膝内側の感覚障害は、伏在神経の刺激を示唆する
- 大腿神経の刺激による大腿四頭筋と腸腰筋の弱化
- 臥位による腓骨神経の圧迫による背屈筋の弱化
- 運動様式の観察：運動の切り替え、起坐・着床、トイレまでの歩行、ロフストランド杖の歩行
- 患側の股関節の可動性の検査は、手術の直後は下肢の重量を無くして行う。特に、反射的な筋緊張の変化により可動性制限が生じる
- 健側の股関節の可動性の検査。健肢の筋力の検査では、強い抵抗を加えず、長いアームの梃子による運動を行わない
- 機能的な脚長の検査。脚長差が1cm以上であれば、すぐに補高靴による調整が必要である。十分な弾力性を回復すれば、立位で検査する
- 弾力性の回復により、術後後期の検査所見は、術前の検査所見と類似する

を有する。術後3日目、患者は大腿の腹側外側の麻痺感覚を訴える。患肢の感覚が弱まる。理学療法士が骨盤の腹側で重度の血腫を見つける

- 患者は強い運動不安を有するため、療法士はまず股関節の屈曲可動域を広げる治療を開始する。下肢の位置をやや高くし、近位の梃子による運動を行う。事前にリンパドレナージにより血腫に刺激を与える。患者は、自己訓練として足の運動を日に数回行い、筋肉ポンプを活性化する
- 下肢の屈曲における筋肉の共力作用の低下。これは、血腫に加えて、四頭筋の反射的な筋緊張亢進により生じる。筋緊張亢進の原因として、血腫や神経の刺激が考えられる
- 背臥位の膝関節の反対方向（buttressing）モビライゼーション。小さな運動を行い、筋肉や大腿腹側の筋膜の伸縮性を改善する。下肢を箱型の枕に置き、下肢の位置を高くする
- 股関節の屈曲可動域を徐々に広げる。最後に、導入的な抵抗を加え、足パターンを行い、屈筋の筋肉連鎖を活性化する
- 背屈と回内を組み合わせて行い、運動の拡がり（continuing movement）による股関節の屈曲・外転・内旋の連鎖を生じさせる（図9.4）。近位手は大腿に置く（導入的なコンタクトのみ）
- 患者は、自己訓練として、骨盤運動と筋肉ポンプの活性化を行う
- 術後6日目に側臥位を許可する。この開始肢位で近位の梃子による運動を通じた股伸展の改善を行う。これにより、股関節が徐々に最大下まで伸展する。同時に膝を屈曲し、大腿直筋の伸縮性と神経の可動性を改善する
- 神経の可動性の改善のための膝関節と股関節の神経のスライダー（神経のモビライゼーション）。スランプ肢位で上体を前傾する。股関節を伸展しながら、支点の背側尾側への移動（反対方向（buttressing）モビライゼーション）を通じて膝を伸展する（3章の「神経のモビライゼーションの原理」を参照）。次に、股関節と膝関節を屈曲する。これにより、神経は、いずれかの関節（支点）を通じて収縮する一方、別の関節（支点）を通じて緊張する。これにより、神経の栄養が改善し、血腫により圧迫された神経組織の再生が促され

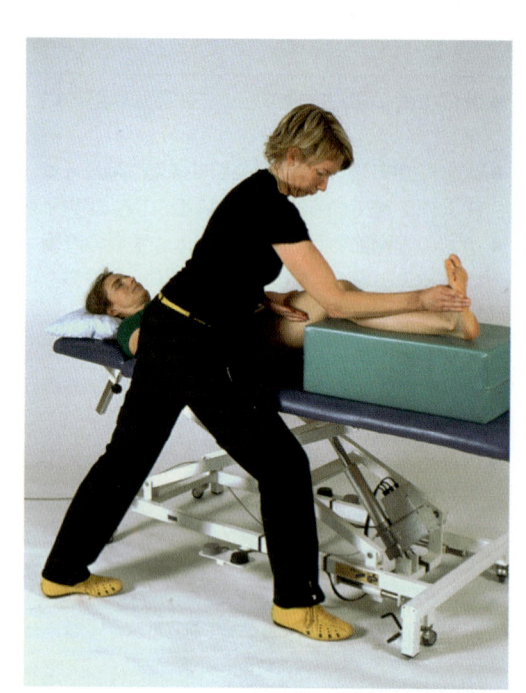

図9.4 屈曲・外転・内旋パターンで下肢を安定化する。下肢を箱型の枕に置き重量を無くす。療法士は近位手を大腿に置き（導入的なコンタクト）、遠位手で足に静的抵抗を加える

る。さらに癒着が減少する
- 患者は、自分で身体を回転させて側臥位（両大腿の間に枕を置く）になる訓練を行う。この開始肢位で、近位の梃子により骨盤を伸展する
- 患者は、徐々に運動量が増えて自信がつき、また下肢の緊張が和らぐのが感じられる
- 術後数日で、大腿にひりひりする感覚が生じた後、軽度の疼痛が生じる。療法士は、これは神経の再生により生じる正常な反応であることを説明する
- 歩行で、足底接地すると、下肢がやや前方に出る。手術の直後は、足指離地により体幹の側部が大きく短縮する。これは、股関節と膝関節の屈曲改善により軽減する

下肢の屈筋の筋肉連鎖の動員を改善するため、階段で下肢の屈曲を訓練する。患肢の足を階段に上げて下ろす。この訓練では、負荷を増やさず、腸骨稜と肋骨弓の距離が縮小しないようにする。短いアームの梃子による股関節への作用は、背臥位よりも立位の方が小さい

●股関節温存手術における理学療法

■概論

> 大腿骨頸部を大きく切断する手術では、術後6週間は、吊り負荷の大きいモビライゼーションを行わない。下肢の重量を無くした肢位または短い荷重アームの梃子による運動を行うこと！

- 歩行時の免荷を徹底する
- 肩甲帯を支持する筋肉の訓練
- 大転子がある皮膚の外側は、大腿筋膜を分割し、外側広筋を起始部から引きはがす。膝屈曲により大腿腹側外側の疼痛が増強するのは、筋組織の切断による。したがって、術後は、大腿四頭筋の伸張と膝屈曲の改善を組み合わせて行う。最初に、発散により、大腿四頭筋と大腿筋膜張筋を活性化する。血腫がある場合、リンパドレナージを行う
- 筋肉の起始部や付着部が移動すると、筋肉が牽引される方向も変化し、筋肉への梃子の作用も変化する
- 筋肉の起始部と付着部の間の距離が変化すると、受動的および自発的な機能不全（passive and active insufficiencies）が生じる
- 患者は、安定性に合わせた機能的な協調性訓練を行い、新たな軸比率に適応する

■目的

身体構造と機能（機能障害）

早期
- 手術部位を保護しながら股関節と骨盤の可動性を回復する
- 患肢の筋肉作用の維持、これによる筋萎縮の予防
- 健側の筋肉の強化（足、体幹、支持筋肉、下肢）
- 疼痛緩和

- 浮腫の再吸収促進
- 血栓症の予防
- 肺炎の予防。特に、臥床安静で骨盤・下肢のギプス固定を行う場合

荷重期

全面（前額面、矢状面、水平面）の運動の可動性の回復

活動

早期
- 荷重を許可された後にロフストランド杖の歩行
- 行ってはならない運動や荷重の増やしすぎを避ける

荷重期
- 日常生活の全ての活動で患肢を使用する
- 股関節と下肢の筋肉全体の協調性の強化と改善（「保存療法」を参照）

参加

早期

創傷治癒やその時点の身体各部の弾力性に関する情報を提供し、運動不安や無理な運動様式を減らす（8章の「結合組織の創傷治癒期」を参照）

■ 処置

患肢の可動性の回復と筋肉作用の維持

> 手術の直後には、手術部位を保護しながら、可動性の回復を促す。その際、運動域を制限する。例：術後6週間は屈曲を90度、外転を20度までに制限する

多くの場合、術前は、大きな可動性制限がなく、器質的変化を有さない。術後は、疼痛やこれによる反射的な筋緊張の変化により、可動性が妨げられる。

可動性の改善は、手術部位を保護しながら、近位の梃子（骨盤）により可動域を広げる。下肢の重量を無くし、主に体幹の筋肉を活性化し、手術部位で剪断力が生じないようにする。可動域の拡大は、背臥位、側臥位、腹臥位で行う。

背臥位から側臥位や腹臥位への体位変換は、執刀医に相談する。多くの関節温存手術では、術後数日で、体位変換が可能である。

近位の梃子による可動域の拡大の手順

1. 屈曲
- 患肢を箱型の枕に置き、その時点の最終可動域の最大下に置く。股関節内の骨盤の屈曲を通じて、股関節の屈曲を改善する
- 屈曲の角度を徐々に強める。多くの場合、手術の直後は、90度屈曲を目標とする
- 可動域を拡大した後、下肢の重量を無くし、手術の屈曲の角度で、屈筋の筋肉連鎖を静的に活性化する。これにより、拮抗筋による股伸筋の抑制が生じる
- 遊脚期の発散を通じて、屈筋を活性化する

例：歩行の発散
- 患肢は、足パターンのみ行う。背屈と内反の組み合わせ。これにより、患肢の屈曲・内転・外旋が生じる
- 背屈と外がえしの組み合わせ。これにより、患肢の屈曲・外転・内旋が生じる
- 健肢の圧迫（approximation）による伸展・外転・内旋：可動域の中間で、静的活性化や主動筋による逆運動を行う。これらにより、患側への大きな力の作用を防止しうる。骨盤骨切り術を行った場合、下肢の重量を無くし、静的活性化のみを行う
- 上肢パターン：同側（患側）の上肢の伸展・外転・内旋、肩甲骨の後方下制。対側（健側）の上肢の屈曲・内転・外旋、肩甲骨の前方挙上
- 側臥位で、骨盤パターンと肩甲骨パターンを組み合わせて行ってもよい。患側の骨盤の前方挙上は、抵抗を処方して行う。主に腹筋と下側の股関節の筋肉が活性化する。これらは免荷期でも可能である

骨盤骨切り術を行った場合、骨盤パターンは、荷重期になってから、抵抗を加えずに行うこと！

2. 伸展
- 背臥位または側臥位で、患肢を最大下まで伸展する。近位の梃子による運動により、股関節内の骨盤の伸展の可動域を広げる
- 療法士は、下腹部に触刺激を加え、恥骨結合と臍の距離を縮小させる
- 側臥位で行う場合、同時に膝を屈曲位にすると、大腿直筋の筋緊張が低下する
- 大腿直筋の筋緊張低下は、膝の筋肉の等尺性収縮後弛緩によっても可能である。これにより、外側広筋の筋緊張も低下する
- 可動域を拡大した後、立脚期の発散を通じて、股伸展筋の静的活性化を行う

例：
- 健肢の屈曲・内転・外旋。可動域の中間で、静的活性化や主動筋による逆運動を行う。これらは、患側への大きな力の作用を生じない

骨盤骨切り術を行った場合、両足の足パターンや上肢と肩甲骨の筋肉の訓練のみを行う

- 患肢の足パターン（導入的な抵抗のみを加えること！）：底屈と回内の組み合わせ。背臥位で行い、対角線運動で両下肢が軽く外転する。多くの患者で、対称性パターンにより、良好な発散が生じる。相反性パターンにより良好な発散が可能な場合もある
  — 対称性：両足で、底屈と回内の組み合わせ、主動筋による逆運動による筋肉の求心性・遠心性収縮
  — 相反性：健肢で背屈と内がえしの組み合わせ、患肢で底屈と回内の組み合わせを行う

3. 外転
- 患者は、同側の体幹の側部を延長し、これにより近位の梃子により外転する方法を訓練する。下肢を接触面で滑らせるため、治療台に滑らかな布を敷き摩擦抵抗を減らす
- スリング肢位により、摩擦抵抗を完全になくしうる。この肢位では、遠位の梃子による外転を行う。介助運動のみ許可されている患者では、療法士が支持して行う。これにより、低荷重位で、自発的な機能不全（active insufficiency）を有する外転筋の収縮を回復し訓練する
- 可動域を拡大した後、新たに獲得された可動域で、外転筋を静的に活性化する（例：立脚期の発散）。また、両足の背屈と外がえしの組み合わせパターンにより、外側の筋肉連鎖と外側広筋（しばしば作用が抑制される）を刺激する

4. 回旋
水平面と前額面の伸展や屈曲の角度に応じて、回旋の可動域を広げる。
- 水平面：背臥位で、健肢を固定し、患肢の回旋の可動域の拡大のため、患側の骨盤の下（接触面）の圧力を強める。また、患肢の外旋の可動域の拡大のため、患側の骨盤の下（接触面）の圧力を弱める
- 前額面：背臥位で、健肢を固定し、患肢を90度屈曲位にして箱型の枕に置く。同側（患側）の体幹の側部を延長して、内旋の可動域を拡大する。また、同側の体幹の側部を短縮して、外旋の可動域を拡大する。この時、療法士は、坐骨結節や腸骨稜に触刺激を加える

その他の可動域の拡大の処置
- 反対方向（buttressing）モビライゼーション。療法士は、遠位の梃子による運動を支持する
- 等尺性収縮後弛緩。下肢の重量を支持して行う。また、部分荷重を許可された後は、遠位に抵抗を加える
- 筋緊張亢進を有する筋肉（特に外旋筋と内転筋）の横断マッサージと横断伸張。ただし血腫がある部位には行わない
- 創傷治癒後は、水中でも可能である

浮腫の再吸収促進、疼痛緩和
- モビライゼーションは、短時間の寒冷療法と併せて行う。これにより、疼痛軽減と血流改善が生じ、創傷治癒が促進され、過剰な浮腫が改善する
- 浮腫の再吸収を促すため、下肢の位置を約30

- 度高くし、遠位から近位へリンパ経路のある皮膚を手で伸ばす
- リンパドレナージ
- PNFの足パターンによる筋肉ポンプの活性化
- 軟部組織マッサージによるオピオイド拡散と疼痛緩和
- 胸腰椎移行部の運動による交感神経の抑制。例：側臥位（骨盤と下肢を支配する交感神経はTh10-12に存する）

血栓症の予防
- 弾性ストッキングの着用。これによる座位の矯正
- 足の運動による筋肉ポンプの活性化。ゆっくりしたリズムで、両足を最終可動域で背屈および底屈する
- 下肢の位置を高くする
- 患肢の静的な筋肉の訓練
- 自己訓練は日に数回、回数と時間帯を決めて行う
- 起立を許可されている患者は、歩行を増やすべきだが、浮腫を生じやすいため、短時間の歩行にとどめる

肺炎の予防
- 療法士または患者自身による徒手コンタクトによる呼吸法。これにより呼吸が深くなる
- 片鼻呼吸：片方の鼻孔を閉じ、呼吸を深くする
- 口すぼめ呼吸：呼気が長くなり、間接的に吸気も長くなる
- 呼吸療法には多くの処置がある。これらは、精神を落ち着かせ、緊張を緩和する。これにより血圧や心拍数が低下する
- したがって、呼吸療法の処置は、起立（十分な血液循環が必要）の直前に行うものではない
- 呼吸療法による緊張の緩和は、交感神経を抑制し、これにより疼痛緩和をもたらす

ロフストランド杖の自立歩行の訓練

> 免荷または部分荷重のロフストランド杖の歩行では、支持機能の身体感覚に加えて、肩甲帯の十分な安定性が必要である。

- 肩甲骨パターン。背臥位で両側性パターンも行う
- 伸展・外転・内旋の上肢パターン。肩甲帯が後方下制位に固定され、支点が中心に移動する
- 両側性の上肢パターン。セラバンドで抵抗を加え、自己訓練として行う
- 静的な肩甲骨パターン。前腕支持型杖や平行棒を用いた立位でも行う
- ロフストランド杖の立位で、療法士が杖をつかみ、頭側から抵抗を加える。ただし、杖を持ち上げてはならない
- 「地面にあいた穴を杖で押して歩く」イメージを持つとよい。これは自己訓練でも有用である
- 免荷期は、歩行で、患肢を遊脚にしてはならない。健側の外転筋と同側の側屈筋の抗重力作用が持続し、筋緊張が亢進する。この場合、軟部組織モビライゼーション、腰椎の吊りなしモビライゼーション、骨盤パターン（許可された場合のみ）により、筋緊張を低下させる。また、足底接地の機能を促進する
- 足底接地を許可されたら、三点歩行を訓練する。患肢の足を、床面上で（床を強く押さないこと）、ロフストランド杖（2本）の間の位置まで動かす。それから、健肢を踏み出す。足を「ケーキ（トルテ）をくずさぬ様に動かす」イメージをもつと分かりやすい
- 部分荷重を許可されたら、患者は、荷重計測装置の上を歩行し、荷重の計測を訓練する。この場合、床面と同じ高さに設置した装置（例：床埋め込み式）を使用する（8章の「運動様式」を参照）
- 支持脚（健肢）の安定性は、患肢を遊脚にするための前提条件である。支持脚の外転筋と回旋筋の訓練により、骨盤安定化筋を強化する
- 下肢の免荷期は、身体を前方へ運ぶための反応である支持脚の股伸展が起こらない。このため、多くの場合、患者はほとんど股伸展せずに歩行する。療法士は、導入的なコンタクトを腹側から鼠径部に加え、患者が患側の股関節の疼痛のない最終可動域を認識できるようにする。導入的なコンタクトは、支点（股関節）の前方移動を促す（支持脚の足を通じて支点が移動する）。事前に安楽肢位で可動性を回復しておく
- 1本の線上を歩行する。これにより、足の機能の

縦軸を通じて、床面上で足を動かす運動を認識しうる。事前に安楽肢位で必要な回旋の可動性を改善しておく
- 部分荷重（体重の半分以上）を許可されたら、四点歩行と二点歩行が可能である
- 全荷重期は、トレンデレンブルグ跛行やデュシェンヌ跛行が消失するまで、ロフストランド杖の歩行を行う
- 注意力が低下する状況の歩行の訓練。例：他者とすれ違う、歩きながら話す（多機能の遂行。2.4章を参照）。これにより、歩行の自動化を促し、日常生活の種々の状況への適応を準備する
- 退院前に、ロフストランド杖の階段の昇りを訓練する
- ロフストランド杖のドアの開閉を訓練する

禁忌動作の確認
- 下肢を持ち上げて梃子の長いアームにならないようにする。手術の直後は、短い梃子による自動運動も行ってはならない。行ってはならない運動を患者の健肢で実演してみせる
- 起坐の際、患者は患肢を健肢で支持する。すなわち、健側の足を患側の下腿遠位の下に押しこむ。骨盤骨切り術を行った場合、療法士が支持して下肢の重量を減らす。これは、患肢を支持するために腹筋と股屈筋が活性化し、多大な吊り負荷が生じるのを防ぐためである
- 手術の直後は座位を避ける。可動性が回復すれば、高い座面の座位は可能である。例：立位でもたれられるバー、テーブルの端
- 患者は、起立・着坐で、必ず患肢を先に前へ出すことを心がける
- 靴や靴下の着脱の訓練。靴べらやソックスエイドを使用
- 背臥位から側臥位になる際、手術の直後は、両下肢間に枕を置く。これは、外転筋の抗重力作用の活性化や下肢が梃子になるのを防ぐためである
- 患側を下側にした側臥位への体位変換は、創傷治癒期の終了後、執刀医の許可があれば可能である

股関節温存手術における理学療法のチェックリスト

身体構造と機能 （機能障害）	■ 早期 — 手術部位を保護しながら股関節と骨盤の可動性を回復する — 患肢の筋肉作用の維持、これによる筋萎縮の予防 — 健側の筋肉の強化（足、体幹、下肢、支持筋肉） — 疼痛緩和 — 浮腫の再吸収促進 — 血栓症の予防 — 肺炎の予防。特に、臥床安静で骨盤・下肢のギプス固定を行う場合 ■ 荷重期：全面（前額面、矢状面、水平面）の運動の可動性の回復
活動	■ 早期 — 荷重を許可された後にロフストランド杖の歩行 — 行ってはならない運動や荷重の増やしすぎを避けること！ ■ 荷重期 — 日常生活の全活動で患肢を使用する — 股関節と下肢の筋肉全体の協調性の強化と改善
参加	創傷治癒やその時点の身体各部の弾力性に関する情報を提供し、運動不安や無理な運動様式を減らす

可動域の拡大	■ 手術の直後は、近位の梃子による運動を行う。その際、下肢を最終可動域の最大下に置く ■ 患肢の筋肉の活性化のための発散 ■ 重度の浮腫や血腫は可動性を低下させる。下肢の位置を高くする処置、リンパドレナージ、筋肉ポンプの活性化を行い、これらを改善する ■ 神経の刺激を有する場合、神経のモビライゼーション（例：スライダー）
血栓と肺炎の予防	いずれも特に臥床安静の患者で重要である
ロフストランド杖の歩行	■ 種々の状況における杖による自立歩行の訓練 ■ 安全に歩行するため、日常生活に近い条件の訓練を増やす（例：病院の廊下の歩行）。その際、他者とすれ違う、障害をよけるなどの訓練を行う。歩きながら話すことで、歩行の自動化を促す ■ ドアの開閉や階段の昇りの訓練 ■ 安全なロフストランド杖の歩行には、肩甲帯の安定性が必要である。このため肩甲帯の支持機能を訓練する。例：肩甲骨パターン、上肢パターン
禁忌動作の確認	■ 損傷部位は弾力性低下を有するため、運動様式の制御が必要である ■ 手術の直後は、長いアームの梃子による運動、深く座る座位を禁止する ■ 背臥位から側臥位になる訓練や起立・着坐の訓練は、患肢を免荷して行う

9.2　下肢：膝関節温存手術（外反膝および内反膝の矯正骨切り術）

- 脛骨頭の外反骨切り術（内反膝）
- 脛骨頭の内反骨切り術（外反膝）
- 大腿骨顆上の内反骨切り術

脛骨頭の外反骨切り術

適応
- 内反膝による内側型の変形性膝関節症
- 靱帯の安定化を要する場合
- 膝蓋骨後部の関節症による疼痛の除去

手術の手順
- 腓骨の中央3分の1を切除する。その際、深腓骨神経を損傷するおそれがある
- 脛骨頭で楔状骨片を切除する（楔の底部が外側）
- 下腿をやや外反させ矯正する。プレートによる骨接合術または代替法で固定する
- 膝蓋骨後部の関節症を併発する場合、免荷のため、脛骨の切除部分の遠位を腹側に動かす
- さらに「関節洗浄」、半月板切除、骨棘や関節内遊離体の除去を行う

術後療法
- 脛骨突起と筋肉の間（深部）にルドン吸引ドレナージを留置する。術後2日目に除去する
- 術後1日目からモビライゼーションを開始する
- 荷重の開始時期は、骨接合術の術式により異なる。プレートによる骨接合術は術後4週（およそ）であり、クランプで固定する場合（術後6週）よりも早い

脛骨頭の内反骨切り術

適応
- 外反膝による外側型の変形性膝関節症
- 靱帯の安定化を要する場合
- 膝蓋骨後部の関節症による疼痛の除去

手術の手順
- 脛骨頭に付着する筋肉をはがす
- 大腿骨頭から自家移植用の楔状骨片を切り出す
- 楔状骨片を腓骨の上方で脛骨に打ち込む（楔の底部が外側すなわち腓骨側）。さらに安定化の

ため、楔状骨片をクランプで固定する。代替法として創外固定を行ってもよい

術後療法
- 副子を装着して下肢の位置を高くする
- 術後1日目からモビライゼーションを開始する
- 免荷の期間は計4-6週間

大腿骨顆上の内反骨切り術

適応
- 大腿骨遠位の外反性位置異常に起因する外側型の変形性股関節症
- 15度以上の角度の歪みを有する外反膝

手術の手順
- 大腿骨遠位の内側広筋をはがす。大腿骨顆部の内側で楔状骨片を切除する。楔の底部が内側になる（図9.5）

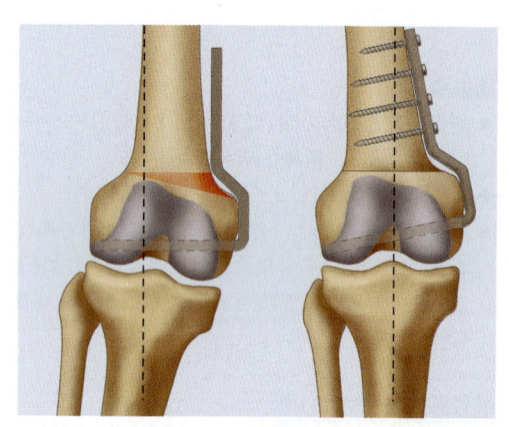

図9.5 大腿骨顆上の内反骨切り術。術後は鉛直線が膝中心を通る

- 把持鉗子を使ってスクリューで角度プレートを大腿骨の内側に取り付け、楔状の切除部分を固定する

術後療法
- 副子を装着して下肢の位置を高くする
- 術後1日目からモビライゼーションを開始する。ルドン吸引ドレナージは術後2日目に除去する
- 下肢の免荷の期間は計4-6週間

● 外反膝および内反膝の矯正骨切り術における理学療法検査

■ 術前
術前の理学療法検査は、保存療法の検査と同じである。

■ 術後
- 疼痛の既往
- 患肢の位置の調整：患肢を回旋の中間位にする。術後の数日間は、ケーラー副子またはブラウン副子で固定し、下肢の位置をやや高くする。必要に応じて、ベッド上で足の位置が高くなるよう調整する。術後の数日以降、副子を除去し、下肢を伸展・屈曲の中間位にする。伸展の可動性低下を有する場合、膝関節を最小の伸展位にして下肢を置く。これは、屈筋の静的作用の持続による虚血性の疼痛を防ぐためである
- 腫脹の悪化に注意する。下腿腹側の大きな血腫により、コンパートメント症候群（筋区画症候群）を発症しうる（「理学療法」の「概論」を参照）
- 症状：重度の疼痛、腫脹、背屈筋の部分的または完全な機能不全。足の脈拍は、コンパートメント症候群（筋区画症候群）を発症しても保持される
- 運動様式の観察。運動の切り替え、ベッド上の起坐・着床、トイレまでの歩行、ロフストランド杖の歩行など。また、手術の直後は、下腿（荷重アーム）を自由に動かさないようにする
- 背臥位で左右の下肢軸を評価する
- 下肢の疼痛を有する場合、必ず血栓症の圧痛点（例：腓腹部）を調べる（p.550の図9.3を参照）

陽性の圧痛点が3つ以上あれば血栓症が疑われるため、必ず医師に報告すること！
患者は立ち上がってはならず、療法士は治療を行ってはならない。

- 創傷部の温度。温度上昇は過剰な炎症反応の開始を示唆するため、すぐに医師に報告すること！
- 膝蓋跳動。特に関節包の切開により、膝関節で滲出液が生じる
- 患肢の感覚検査。伏在神経の損傷により、膝内側の感覚鈍麻が生じる
- 患肢の運動検査。腓骨神経の刺激（臥位による腓骨頭の後方の圧迫、術中の腓骨切断）により、背屈筋の弱化が生じる
- 健側の膝関節、両股関節、両足関節の可動性の検査を行うこと！療法士が患肢を横抱きし、下腿の重量を無くして行う
- 患側の膝関節の可動性の検査は、下腿の重量を無くして行う。荷重（部分荷重）を許可された後は、自動運動による可動性の検査が可能である
- 大腿骨顆上の回転骨切り術では、しばしば大腿直筋と外側広筋の反射的な筋緊張亢進が見られる
- 健肢の筋力検査（患肢を安定させて行う）、骨盤の安定性の観察（歩行、ベッド上）、荷重位の健肢の下肢軸の評価
- 機能的な脚長の変化は、背臥位で左右を比較する。患肢が長いため免荷できない場合、脚長差が1cm以上であれば、すぐに補高靴による調整が必要である。十分な弾力性を回復すれば、立位の検査を行う
- 術後後期には全荷重の検査：「外反膝」と「内反膝」を参照

外反膝および内反膝の矯正骨切り術における理学療法検査のまとめ

- 既往歴で、術後の感覚障害を問診する。原則として、感覚検査は下腿で行う
- 全ての回転骨切り術で、腫脹の増悪により、コンパートメント症候群（筋区画症候群）の危険がある。このため、手術の直後から、再吸収促進のリンパドレナージを行うことが望ましい

- 運動様式では、下腿が梃子になる開放運動連鎖の運動を、重力に抗して行わってはならない。しばしば健肢で下肢軸の偏位が見られる。これは、背臥位で患肢と比較して判定する。また、荷重位（例：歩行、起立・着坐）でも下肢軸の偏位を評価する
- 腓腹部の疼痛があれば血栓症の圧痛点を調べる。患部の温度変化に注意する
- 患肢の可動性の検査は重量を無くして行う
- 脛骨頭の回転骨切り術では、腓腹筋の反射的な筋緊張亢進により、距腿関節の可動性制限が生じる
- 下肢軸を矯正すると、機能的な脚長が延長する

●外反膝および内反膝の矯正骨切り術における理学療法

■概論

- 骨の楔状切除により骨が大きく欠損するため、術後6週間は免荷し、完全な足底接地を行わない
- 荷重の開始は術後6週以降、全荷重の開始は患部の骨癒合後（術後8週以降。X線検査が必要！）
- 術後4-6週間は下腿の無制御な運動を避ける（特に脛骨頭の回転骨切り術）
- 脛骨頭の回転骨切り術では、深部の血腫によるコンパートメント症候群（筋区画症候群）の危険がある。圧迫により前脛骨筋の周囲の血行障害が生じる。血行障害は、筋肉の浮腫性浸軟とともに虚血性局所壊死をもたらす
- 筋膜内の空間の狭小化により、筋肉が圧迫され損傷し、二次的に深腓骨神経が損傷されうる。これらの危険は、下肢の位置を高くしたり、集中的な再吸収促進の処置により防止しうる
- 脛骨頭の回転骨切り術では、腓骨切断により、疼痛が生じ、足関節の可動性制限が生じうる。この可動性制限は、負荷なしのモビライゼーションにより防止しうる
- 下肢軸の矯正により、下肢の内側と外側の靭帯が牽引され、しばしば術後に疼痛が生じる

- 脛骨頭と大腿骨顆上の回転骨切り術では、介助運動の際、グリップを動かさないよう注意する（療法士が把持した部位の局所のみに力を加えるのでなく、下腿全体を一塊りとして扱い骨癒合を阻害しない様にする）（図9.6）
- 手術の直後のモビリゼーションでは、CPM（持続的他動運動機器）を用いる。これにより、関節包の癒着を防ぎ、軟骨の栄養を促進する。患部を安定化し、疼痛のない可動域で行う

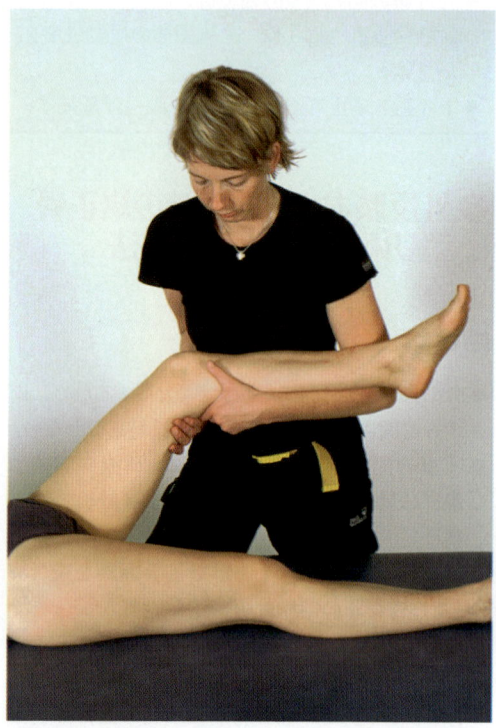

図9.6 脛骨頭と大腿骨顆上の回転骨切り術ではグリップを動かさない

■ 目的

<u>身体構造と機能（機能障害）</u>

早期
- 手術部位を保護しながら膝の可動性を回復する
- 患肢の筋肉作用の維持、これによる筋萎縮の予防

- 健側の筋肉の強化（足、股関節、体幹、支持筋肉、下肢）
- 疼痛緩和
- 浮腫の再吸収促進
- 血栓症の予防
- 肺炎の予防。多くの場合、最初の数日でよい。原則として、年齢の低い患者（65歳未満）は術後1日目で起坐が可能であるため

荷重期
　全面（前額面、矢状面、水平面）の運動の可動性の回復

<u>活動</u>

早期
- 荷重を許可された後にロフストランド杖の歩行
- 行ってはならない運動や荷重の増やしすぎを避ける

<u>参加</u>

早期
　創傷治癒やその時点の身体各部の弾力性に関する情報を提供し、運動不安や無理な運動様式を減らす（8章を参照）

荷重期
- 日常生活の全ての活動で患肢を使用する
- 股関節と下肢の筋肉全体の協調性の強化と改善（「保存療法」の項、4章を参照）

■ 処置

可動性の回復と維持
- 側臥位の伸展と屈曲の反対方向（buttressing）モビリゼーション。摩擦抵抗を減らすため、治療台に滑らかな布を敷き、療法士が腕を添える

> 下肢が治療台の上で動き回旋が生じるのを避けること！

> 等尺性収縮後弛緩では、遠位に抵抗を加えてはならない。

- 回旋モビライゼーションは患部の骨癒合後に行う。剪断作用が生じるおそれがあるため（特に脛骨頭の骨切り術）
- 小さな交互の運動と短時間の寒冷療法を組み合わせて行う。これは膝関節の滲出液の再吸収促進に有効である
- 膝蓋骨の可動性保持のため、膝屈曲の治療肢位で、膝蓋骨の尾側滑りを行う
- 手術の直後は、屈曲の可動域を90度までとする。術後6週以降は、膝を徐々に屈曲の最終可動域まで動かす。この時点で、膝の回旋モビライゼーションも可能である
- CPM（持続的他動運動機器）のモビライゼーションは手術の直後から開始する
- 反射的な筋緊張亢進により、足関節の可動性制限が生じる。多くの場合、特に背屈が制限される。等尺性収縮後弛緩により足関節の可動域を広げる
- 足パターンでは、抵抗ではなく、導入的なコンタクトのみを加える。これは、足関節の可動性の改善と血栓の予防に有効である
- 患肢の筋肉作用の維持のため、歩行の発散を行う。歩行の発散は、背臥位と側臥位で行う。荷重を許可された後は、半端座位と立位で行う
- 膝の最大伸展位により、大腿四頭筋の静的作用が生じる。これにより、膝蓋骨が頭側に動き、膝蓋上包が圧迫され、関節滲出液の再吸収が促進される
- 血栓症の予防（「股関節の矯正骨切り術」を参照）
- 肺炎の予防（p.555を参照）

下肢を免荷したロフストランド杖の歩行の訓練

手術直後の下肢を免荷した歩行は、患者にとって初めての運動である。患肢の足底支持面をこれまでになく小さくし、健肢とロフストランド杖だけで歩行を支える。このため患者は非常な不安定感を有する。

特に階段の昇りは、健肢の多大な力を要する。このため事前に平行棒で訓練する。平行棒を持ちながら小さな障害物や低い踏み台の上を歩行し、健

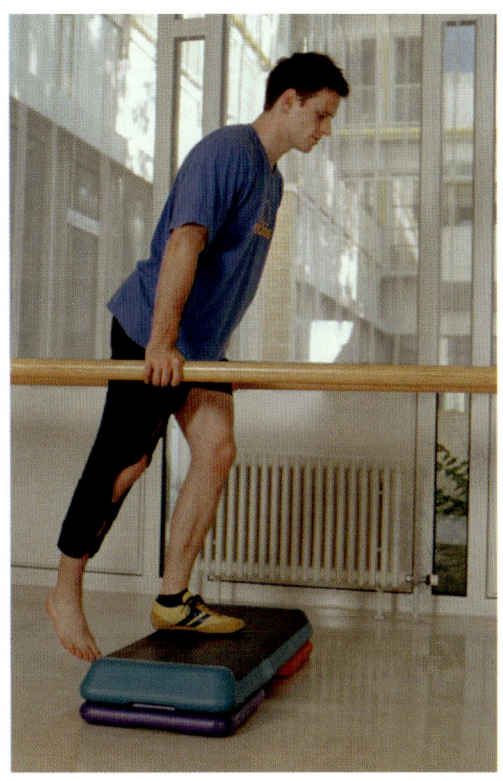

図9.7　平行棒を用いた踏み台の上の歩行。患肢を完全に免荷して行う

肢の支持能力を強め、安定性や筋力を訓練する（図9.7）（その他の歩行については9.1章を参照）。

禁忌動作の確認

- 下肢を持ち上げて梃子の長いアームにならないようにする。また患側の下腿を健側の足で支える。療法士は、行ってはならない運動を患者の健肢で実演してみせる
- 患者は、起立・着坐で、必ず患肢を先に前へ出すことを心がける
- 背臥位から側臥位になる際、手術の直後は、両下肢間に枕を置く。これは、支点（膝）を支持し、脛骨頭や大腿遠位への剪断力の作用を防ぐためである
- 靴や靴下の着脱の訓練（必要に応じて、靴べらやソックスエイドを使用）

外反膝および内反膝の矯正骨切り術における理学療法のまとめ

- 骨の楔状切除により骨が大きく欠損するため、術後6週間は免荷し、完全な足底接地を行わない
- 荷重の開始は術後6週以降、全荷重の開始は患部の骨癒合後（術後8週以降。X線検査が必要!）
- 術後4-6週間は下腿の無制御な運動を避けること(特に脛骨頭の回転骨切り術)
- 手術の直後は、膝関節の可動性の改善のため、重力を無くして運動を行う。例えば、側臥位の反対方向 (buttressing) モビライゼーション。これにより、血流やリンパ排出が改善し、腫脹が減少する。短時間の寒冷療法を組み合わせると効果的である
- コンパートメント症候群(筋区画症候群)の危険があるため、腫脹を十分に管理し、リンパドレナージを行う
- 足パターンや等尺性収縮後弛緩により、距腿関節の背屈の可動性を改善する
- 下腿に重度の血腫がなければ、腓腹筋の軟部組織モビライゼーションと足の運動 (例：側臥位)を組み合わせて行う
- 自己訓練として、大腿四頭筋の静的活性化（例：長座位）と背屈を組み合わせて行う。また、筋肉ポンプ活性化のため、足の運動を行う
- 完全免荷のロフストランド杖の歩行は、健肢の多大な力を要する。不安定な状況における筋力や持久力の訓練のため、事前に平行棒で階段の昇りを訓練する

9.3　下肢：習慣性膝蓋骨脱臼の手術

- エルムスリー・トリラット法
- ルークス・ゴールドスウェイト法
- クロギウス・ルークス法

　膝蓋骨は外側に脱臼するため、手術の目的は、膝蓋骨の運動方向を内側へ向けることである（習慣性膝蓋骨脱臼の原因については「膝蓋軟骨軟化症」を参照）。

　膝蓋骨の関節制動術は、軟部組織の手術であり、重症例では併せて脛骨粗面を内側遠位に動かす。骨の手術は、骨の成長を阻害するおそれがあるため、成長期の終了後に行う。

　骨の手術ではQ角を縮小する。Q角は、脛骨粗面の外側偏位とこれに伴う膝蓋骨の外側偏位の判定で用いられる。Q角は、上前腸骨棘と膝蓋骨中心を結ぶ線と、膝蓋骨中心と脛骨粗面を結ぶ線がなす角度である。Q角の正常値は、男性で10-15度、女性で8-10度である。手術によりQ角を少なくとも10度に縮小する。脛骨粗面の外側偏位が大きいほど、Q角は大きくなる。

エルムスリー・トリラット法

適応
- 習慣性反復性膝蓋骨脱臼
- 膝蓋骨の外側偏位および亜脱臼で、膝蓋骨後部の関節症を有さない

手術の手順
- 必要に応じて術前の関節鏡検査を行い、軟骨損傷を確認する
- 外側膝蓋支帯を分割する
- 脛骨粗面（膝蓋靭帯の付着部）の骨切りを行い、内側へ動かす
- 内側の関節包を縫縮し、内側広筋を遠位へ動かす
- 必要に応じて、外側の関節切開を行い、追加的手術（例：骨棘除去、関節洗浄、関節内遊離体

の除去、Pridie骨穿孔術、損傷軟骨の切除)を行う

術後療法
- ルドン吸引ドレナージ
- 6週間の免荷
- 少なくとも術後の2週間は、膝の伸展・屈曲域を0-0-60度に制限する
- 介助運動のみ許可する
- 術後4週以降、膝の可動域を徐々に広げ、屈曲域を90度まで広げる
- 患部の骨癒合後(術後6週以降)、荷重を全荷重に増やし、屈曲域をさらに広げる
- 大腿四頭筋の作用が低下している場合、術後2週間であれば、内側広筋に電気刺激を加える
- 術後3か月以降、大きな荷重のないスポーツを始めてもよい(例:水泳のクロール、平地のサイクリング)

ルークス・ゴールドスウェイト法

適応
- 小児の先天性および習慣性の反復性膝蓋骨脱臼
- 再発を繰り返す治療抵抗性の膝蓋骨脱臼
- 膝の外側の過剰圧迫症候群

手術の手順
- 膝蓋靭帯を分割する
- 膝蓋靭帯の外側の遠位をはがし、膝蓋靭帯の内側部分の下を通し、脛骨粗面の内側の、鵞足の高さの位置に再固定する

術後療法
- ルドン吸引ドレナージ
- 6週間のギプス固定による安静
- 代替法として、可動域(ROM)の運動が可能な装具を装着する。この場合、許可された運動域の運動のみを行い、前額面の下肢軸の安定性を確保する
- 荷重は10-20kgから開始する
- 術後12週までは、膝の屈曲域を制限する。40度から開始し、徐々に60度まで広げる。術後12週以降は、運動域の制限を無くす

クロギウス・ルークス法

適応
- 習慣性および反復性膝蓋骨脱臼
- 膝蓋骨の外側偏位および亜脱臼で、膝蓋骨後部の関節症を有さない

手術の手順
- 内側膝蓋支帯の、内側広筋につながる帯状部分をはがす。この帯状部分の遠位端を外側へ動かし、脛骨まで移動する
- 膝蓋靭帯の遠位端を脛骨粗面からはがし、内側へ移動し、スクリューで固定する

術後療法
- エルムスリー・トリラット法を参照

症例

　15歳女子。1年前に落馬し、左の膝蓋骨を脱臼。その際、脱臼を整復し、2週間のギプス固定による安静を行う。5か月後、しゃがみ姿勢で膝蓋骨を再脱臼。それ以降、再発を繰り返す。しばしば引き金なしに再発する(例:階段の昇り、座位からの起立)。本人は自己整復できるようになる。医師から手術を勧められる。

　エルムスリー・トリラット法による手術の1週間後に退院し、理学療法のため通院。歩行はメクロン副子による免荷歩行(図9.8)。膝が動かぬようバンド固定し、矢状面と前額面の安定性を確保。着脱可能なマジックテープ式バンドを使用。

　患者は病院で階段の昇りの訓練を行っているが、なお多大な緊張を要する。膝の運動は屈曲60度、伸展0度に制限する。運動不安を有するため、自己訓練は行わない。療法士が介助し、背臥位と側臥位で、許された運動域の運動を無理なく行う。

　大腿四頭筋は、徒手筋力検査で1(静的収縮が触知されるレベル)に達さず、完全に作用が抑制されている。患者自身も筋肉の作用を知覚できない。また、患者は、起坐・着床の際、下腿が落下するの不安から、副子の装着にも関わらず両手で下腿を

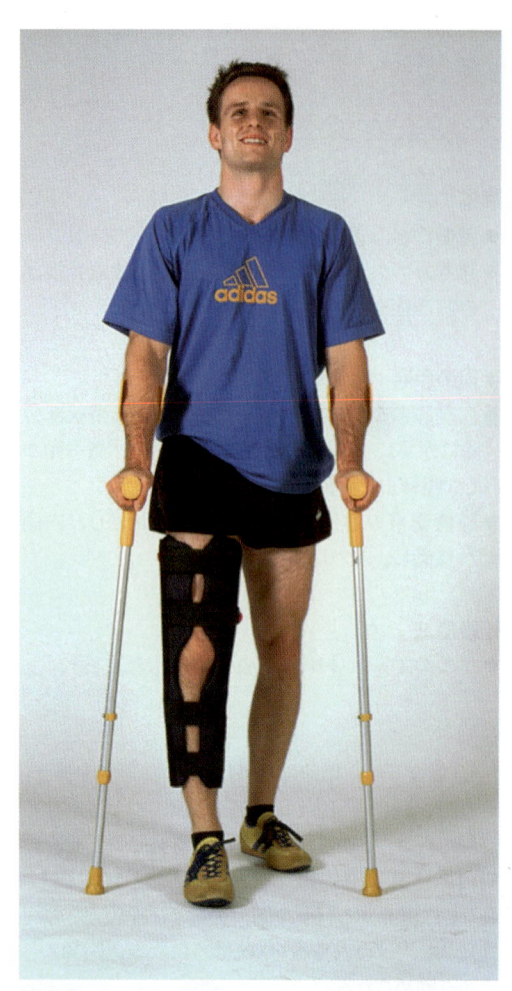

図9.8 メクロン副子

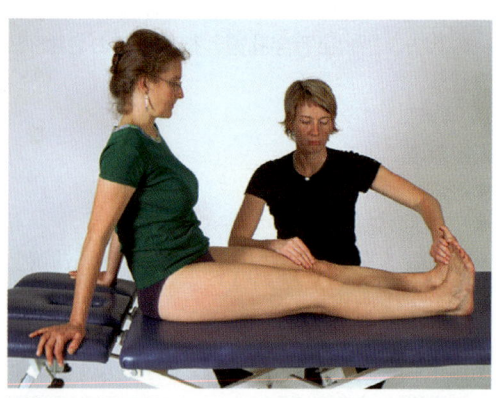

図9.9 反射的な作用抑制を有する大腿四頭筋の訓練。療法士は触刺激を加える

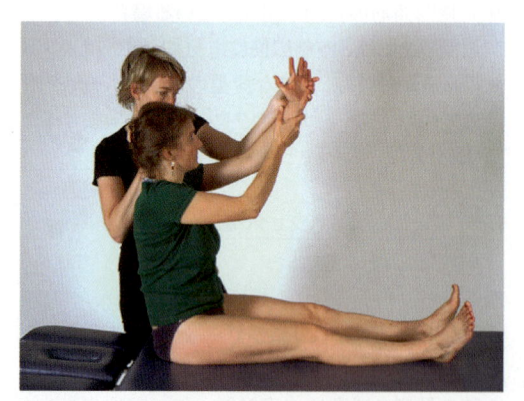

図9.10 長座位のリフティング。体幹筋の活性化による下肢の筋肉の発散

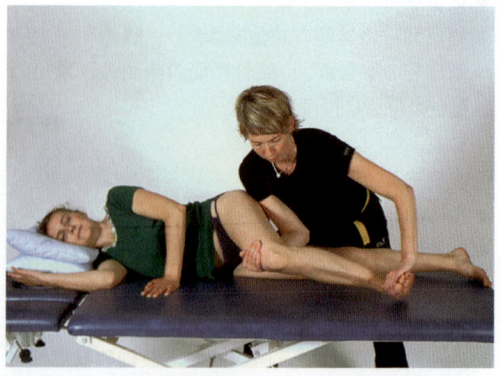

図9.11 荷重が許可されていない場合は下側の支持脚（患肢）の発散。上側の下肢の遊脚運動。足底接地を許可されている場合は患肢の足底を壁に接着する

支える。

　大腿四頭筋の訓練は、療法士とともに長座位で行う（図9.9）。まず、健肢の訓練を行い、大腿四頭筋の作用を認識する。療法士は膝蓋骨の頭側縁に触刺激を加え、患者はこれにより生じる筋収縮による膝蓋骨の運動を知覚する。また、膝蓋骨の側方にしわが生じる。次に、同じ訓練を患肢で行う。療法士が膝蓋骨の頭側縁に軽い刺激を与えると、筋肉が「目覚める」。この訓練の合間に、筋収縮を促す軟部組織モビライゼーションや、筋肉を活性化するタッピング（叩打）を行う。

　さらに、動的な足パターン（背屈と内がえし）と主動筋による逆運動を組み合わせて行い、大腿四頭

筋を活性化する。また、膝蓋骨に圧迫刺激を加え、関節の受容体を刺激する。

患者は、自己訓練として、筋肉の反応を生じさせる訓練を行う。すなわち、支点（股関節）を出発点として体幹長軸をゆっくり後傾し、運動の拡がり（continuing movement）による下肢の筋肉の活性化を触知する。また、長座位で膝蓋骨の運動を知覚する訓練を行う。この訓練では健肢の筋収縮を利用する。まず健肢の筋収縮の訓練を行った後、筋収縮をイメージしながら患肢の筋肉を目覚めさせることを試みる。

次回の治療時には、短時間（約5秒）の筋肉の緊張が可能となる。筋収縮で震えを伴う場合、筋肉内の協調性障害が残っていることを示唆する。

治療中、療法士は、体幹パターンにより大腿四頭筋を活性化する。すなわち、患者は長座位になり、患者とともにPNFのチョッピングとリフティングを行う（図9.10）。これらを通じて、患者は、運動により疼痛が生じないことを実感し、運動不安が徐々に低下する。また、患者は側臥位で患肢を下側にして（支持脚）足底を壁に接着し、療法士は上側の健肢の遊脚運動を行う（図9.11）。

● 習慣性膝蓋骨脱臼の手術における理学療法検査および治療

■ 術前

術前の検査所見：「外反膝」と「膝蓋軟骨軟化症」を参照

大腿筋膜張筋と外側広筋につき、筋短縮を検査する。これらの筋肉により、易脱臼性が強まる。必要に応じて、術前にこれらの筋肉を伸張する。

■ 術後

- 特に大腿四頭筋の静的作用の検査が重要である。大腿四頭筋は反射的にその作用を抑制される。また、特に内側広筋の活性化が必要である。このため、膝伸展して両側性の足パターン（背屈と内がえし）を行う。患者は自宅で、この足パターンを導入的に行い、内側広筋の静的活性化を行う。この訓練はギプス固定期も可能である。また、電気療法で内側広筋を刺激してもよい
- 筋肉の作用を維持するため、術後1週間は主に発散を行う。荷重の開始以降は、閉鎖運動連鎖の訓練を行う（例：半端座位）。

例：半端座位の大腿四頭筋と膝屈筋の求心性・遠心性収縮

- 開始肢位：半端座位で、患側の足を股関節の真下まで動かし、前足部を接地する
- 手順：
  — 療法士は、膝窩に抵抗を加える。この抵抗に抗する運動により、大腿四頭筋の求心性・遠心性収縮を訓練する
  — 求心性収縮の訓練の指示：「私が加える抵抗に逆らって、膝窩を後方へ押し、踵を地面の方向へ動して！」
  — 遠心性収縮の訓練の指示：「膝をゆっくりと前方へ押し出して！」
  — 療法士は、前方から膝に抵抗を加え、膝屈筋の求心性・遠心性収縮の訓練を行う。これは、膝の背部の機能的安定化の訓練として有効である
  — 部分荷重を許可されたら直ぐに、部分荷重位の下肢軸訓練を行う
- 手術の直後から、安定性の訓練として、許された運動域のCPM（持続的他動運動機器）によるモビライゼーションを開始する
- 集中的に発散を行うこと！ギプス固定期でも、部分荷重の開始肢位の歩行の発散が可能である
- 安定性の訓練として、膝蓋骨の尾側モビライゼーションを行う。ただし、膝蓋骨を外側に動かさないこと！
- しばしば関節滲出液が生じるため、集中的に再吸収促進の処置を行う

例：下肢の位置を高くし、吊り負荷なしで小さな屈曲と伸展の運動を交互に行う。これに短時間の寒冷療法を組み合わせる

- 膝の屈曲の可動域の拡大は慎重に行う。大腿四頭筋の他動的伸張を行ってはならない。膝蓋骨

- の圧迫が強まり、これにより大腿四頭筋の反射的な筋緊張亢進とともに膝蓋骨の疼痛症候群が生じるおそれがある
- 患者は、運動域の制限がなくなった後も、長時間の最大屈曲位の座位を行ってはならない。膝蓋骨への持続的な強い圧迫を避けなければならない
- ギブス固定期でも下肢の荷重は可能である。これにより骨萎縮が生じない。ただし、関節包の癒着や広範な筋萎縮の危険が大きい
- ギプスの除去後、間欠牽引により、集中的に関節包の代謝を活性化する。また、大腿膝蓋関節と大腿脛骨関節の間欠圧縮により、軟骨栄養を促進する。これらの処置は、手術部位へ剪断力を与えないため、免荷期も可能である
- 全方向の膝関節のモビライゼーションと回旋
- 吊りなしおよび吊りの少ない反対方向(buttressing)モビライゼーション
- 脂肪組織の癒着を有する場合、軽く圧迫しながら滑りモビライゼーションを行う(2.2章、2.3章を参照)
- その他の検査と治療：「外反膝および内反膝の矯正骨切り術」を参照

9.4　下肢：滑膜切除術

適応
- 関節の感染症の進行期
- 反復感染で、関節強直の危険がある場合
- 慢性の多発性関節炎

手術の手順
- 関節穿刺で組織を採取し、細菌検査を行う
- 関節鏡下で滑膜を除去する。関節切開を行わない。関節包切開では関節切開を行う
- 化膿、壊死、線維化などを有する表層部分を除去し、滑膜全体を切除する
- その後、持続的洗浄のため、洗浄吸引ドレナージを留置する。1日10-20リットルの洗浄が可能である。吸引ローラーポンプで排液する

術後療法
- 完全な足底接地または10-15kgの部分荷重の歩行。ただし、重度の腫脹が生じやすいため、過剰な荷重を避ける
- 滑膜切除術後は関節包が癒着しやすいため、手術の直後に、集中的な膝関節のモビライゼーションを開始する。可動域の拡大のあらゆる処置を行う
- 下腿は自由に動かしてよい
- 副子を装着して下肢の位置を高くする
- 強い疼痛を有する場合、硬膜外カテーテルで鎮痛薬を投与する
- 耐性記録により細菌の種類を特定し、適切な抗生剤を投与する

●滑膜切除術における理学療法検査および治療

滑膜切除術は特に膝関節で多く行われる。このため、膝関節の滑膜切除術における理学療法的治療について述べる。この治療の原理は、他の関節の滑膜切除術にも適用しうる。

- 関節切開による滑膜切除術を行い、洗浄吸引ドレナージを留置すると、多くの場合、強い疼痛が生じる。関節鏡下の滑膜切除術の場合、疼痛は非常に小さく、早期のモビライゼーションが可能である
- 患肢の位置の調整：下肢の位置をやや高くする。また疼痛緩和のため寒冷療法を行う。ただし創傷治癒期であるため、長時間は行わない
- 患者は、下肢の位置を高くして、再吸収促進の自己訓練を行う。下肢の筋肉全体の静的活性化、動的活性化(背屈と底屈)を1時間に数回行い、再吸収を促進し、血栓を予防する

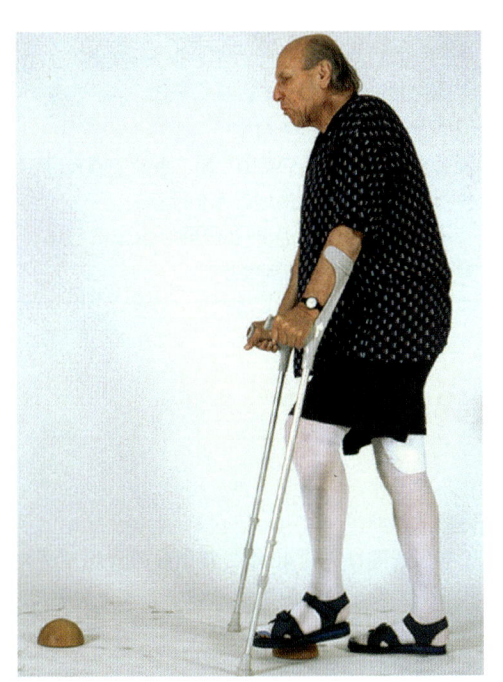

図9.12 小さい障害物の上を歩行し、膝関節と股関節の屈曲を訓練する

- 手術の直後のCPM（持続的他動運動機器）のモビライゼーションは重要である。多くの患者は、疼痛のため自動運動を行うことができない
- 関節包癒着の危険が大きいため、間欠牽引と交互に圧迫を行い、代謝を促進する。これらは、ステージ2までは安楽肢位で再吸収促進のために行い、ステージ3では治療肢位で可動性改善のために行う
- 多くの場合、関節滲出液の増加による膝蓋跳動が見られる。通常、関節滲出液は、関節包の張力を保持し、関節包の癒着を減らす。しかし、過剰な関節滲出液は、関節包の張力を上昇させ、関節を動かすたびに疼痛が生じ、モビライゼーションの妨げとなる
- 膝関節の可動性の拡大のための全ての処置（徒手療法）。また膝関節の回旋を改善する
- 全方向の運動の反対方向 (buttressing) モビライゼーションにより、関節周囲の組織の血行を促進する。患者の活動量が増えるにつれ、協調性が改善する

> 処置により疼痛を増強してはならない。強い疼痛は、交感神経を活性化し、交感神経の支配域の血流が低下する。これにより、関節包の代謝が低下し、滑膜の再生が妨げられる。

- 洗浄吸引ドレナージの装着期は、疼痛のない可動域で膝関節の介助運動を行う。治療肢位の膝蓋骨の尾側滑りにより、膝蓋上包の癒着を防ぐ
- 手術の直後は、まず発散により患肢の筋肉の作用を維持する。部分荷重期以降は、閉鎖運動連鎖の筋肉の訓練を行う（例：半端座位、座位）
- 重度の腫脹を有する場合、リンパドレナージを併せて行う
- 歩行の修正（ロフストランド杖の三点歩行）：手術の直後は、立脚期と遊脚期の運動シーケンスに含まれる膝関節の運動に注意する
- 具体的目標を持って膝関節の屈曲と伸展を訓練する（例：足を踏み台に上げて下ろす）
- 安全なロフストランド杖の歩行ができるようになれば、小さな障害物の上の歩行の訓練を行う（**図9.12**）

膝蓋骨の関節制動術および滑膜切除術における理学療法検査および治療のまとめ

- 習慣性膝蓋骨脱臼手術の目的は、膝蓋骨の運動方向を内側に向けることである
- 膝蓋骨の関節制動術は軟部組織の手術であり、重症例では併せて脛骨粗面を内側遠位に動かす
- 骨の手術は、骨の成長を阻害するおそれがあるため、成長期の終了後に行う
- 骨の手術ではQ角を縮小する術後は通常、膝屈曲を60度までに制限する。術後6週間は下腿を自由に動かしてはならない。しばしば大腿四頭筋の作用が反射的に抑制されるため、手術の直後から療法士は大腿四頭筋の活性化を行う（p.563の症例を参照）。膝蓋骨の尾側モビライゼーションを行ってはならない
- 滑膜切除術は、滑膜の広範な炎症性変化を有する場合に行う

- 重度の炎症（例：関節の感染症に続発）では、洗浄吸引ドレナージを行う。癒着の危険があるため、手術の直後から、ドレナージを行いながら膝の運動を行う
- 強い疼痛を有する場合、硬膜外カテーテルにより鎮痛薬を投与する
- 膝関節の可動性の改善のための全ての処置（徒手療法）を行う
- 疼痛の状態に合わせて、軽く圧迫しながら滑りモビライゼーションを行う
- 関節滲出液が生じやすいため、手術の直後は、歩行の訓練で足底接地のみを行う
- 歩行時の膝関節の屈曲と伸展は慎重に行い、具体的目標を持って訓練する

9.5　下肢：足および足趾の位置異常の矯正

■ 内反尖足

適応

内反尖足（pes equinovarus）という病名には、2つの主徴候が含まれている（4.6章を参照）。距腿関節の底屈制限により生じる尖足は、矯正がきわめて難しい。

手術の手順
- 尖足の矯正のため、アキレス腱のZ字延長を行う
- 関節包の後部の免荷のため、距腿関節と距骨下関節を切り離す（後部の関節包切開）
- アキレス腱のZ字延長では、アキレス腱の付着部を側方から動かさない。これにより、内反した後足部を外反し、生理的な位置に置く
- 非奏効例や手術の時期が遅い場合（生後3か月以降）、手術部位を拡大する。深部の屈筋の腱の延長術を行い、深部の屈筋の回外作用を低下させる
- 神経筋の不均衡に起因する内反尖足では、再発リスクを減らすため、腱の延長ではなく、切断を行う
- また、足の可動化のため、足関節包の内側と後部の全部、また足の靭帯を切断する
- 年長の小児では、前脛骨筋の付着部を、内側楔状骨内側下面と第一中足骨底から、足の外側縁へ移動する。これにより、尖足を矯正し、前脛骨筋の回外作用を低下させる

術後療法
- 術後6週間は、約40度の膝屈曲の大腿ギプス固定による足の安静。毎週のギプス交換時に、癒着防止のため、他動運動により足を矯正の位置に動かす
- その後、12か月間、就寝時に、副子で足を最大背屈および外がえしの位置に固定する
- 歩行開始時は、足底板により、踵を安定させ足の内側縁を持ち上げる
- ギプスの除去後（およそ術後6週後）、足の背屈と外がえしのモビライゼーションを行う
- 重度の骨変形を有する場合、成長期の終了後、T型プレートによる関節固定術（距骨下関節、距舟関節、踵立方関節の固定）を行う。矯正手術では、骨を楔状に切除し、前足部を回旋し、海綿骨を移植する。骨が癒合するまで足を安静にする（臥位でギプス固定、その後は歩行時にギプス固定）

■ 外反母趾

切除間置関節形成術は、様々な手法を用いる。趾骨や中足骨の一部を切除し、有茎皮弁（関節包や骨膜から採取）を切除部分の間に移植する（間置）。
関節温存手術は、母趾の中足指節関節の関節症を有さない若年患者のみ可能である。高齢の患者では関節を切除する。

ブランデス・ケラー法

適応
- 母趾の中足指節関節の関節症を有する高齢の患者
- 有痛性の強直母趾

手術の手順
- 母趾の基節骨の骨底3分の2を切除する
- 第一中足骨の内側の一部を切除する
- 関節包の骨膜部分から採取した皮弁を切断面（元の関節面）の間に移植する
- さらに、母趾の伸筋の腱を延長する

術後療法
- 術後2週間、キルシュナー鋼線で母趾を伸展位で固定する
- 代替の固定法として、爪部分を牽引するフックの付いた靴型のギプスで母趾を固定する
- モビライゼーションは、足趾免荷用の靴を着用して行う

マクブライド法

適応
母趾の中足指節関節の関節症を有さない若年患者

手術の手順
- 母趾の基節骨に付着する母趾内転筋の腱をはがす
- はがした腱を、第一中足骨の内側底部に付着させる
- 母趾の中足指節関節の関節包を内側へ縫縮する

術後療法
- 中足骨に圧迫包帯を巻く。その際、中足骨の骨頭側から巻く
- 術後6-8週間は、定期的な包帯の交換を行う
- 足趾免荷用の靴を着用
- 術後3か月間、就寝時に副子を装着する（図9.13）
- 術後3週以降に部分荷重、術後6-8週以降に全荷重を開始する

■ 鉤爪趾と槌趾

ホーマン法

適応
- 趾節間関節の近位端に屈曲拘縮を有する鉤爪趾と槌趾
- 保存療法が奏効しない場合

手術の手順
- 中足骨の骨頭を切除し、趾節間関節の近位端の屈曲拘縮を矯正する
- キルシュナー鋼線で固定する
- 代替法として、矯正用の圧迫包帯で、基節骨を足底に向かって、中節骨を背側に向かって固定する
- さらに、母趾伸筋の腱を縫縮する

術後療法
- テーピング包帯による固定を毎日行う
- 術後2週で、キルシュナー鋼線による固定を除去する
- 術後3週間、足底板を使用する

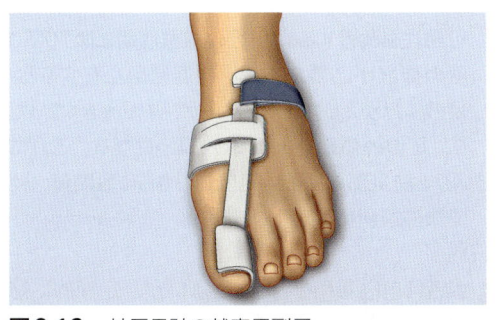

図9.13　外反母趾の就寝用副子

●足および足趾の位置異常の矯正における理学療法検査および治療

■内反尖足

術前
4.6章の「内反尖足の検査および保存療法」を参照

術後
- 軟部組織のみの手術の場合、術後療法は、内反尖足の保存療法の安静保持の後に行う治療と同じである（4.6章を参照）
- ギプス交換時に、足の背屈と外がえしの他動運動を行う。足背と外側縁を手で伸ばし、背屈筋と外がえし筋を刺激する
- 再吸収促進の処置：足の位置を高くする、ギプス固定のない関節近位の運動、ギプス固定部位の筋肉の静的活性化
- 年長の小児と成人では、ロフストランド杖の歩行（免荷、歩行用ギプス）、階段の昇りの訓練を行う
- ギプス固定時の運動の切り替えの訓練（起立・着坐、靴や靴下の着脱）
- 軟部組織のみの手術を行った場合、位置異常を予防するため、適切な筋肉の訓練を行う。手術で筋肉の位置を変更した場合、徒手筋力検査で3になるよう訓練を行う。その際、手で伸ばすなど触刺激を筋肉に加える
- アキレス腱の延長術の後、縦断伸張と横断伸張を集中的に行う。また集中的な瘢痕組織のマッサージにより癒着を防ぐ
- 年長の小児と成人の弾力性回復後の安定性の訓練：立位や半端座位の下肢軸の訓練、補整靴の着脱による平衡の訓練。平衡の訓練は、最初に安定面、次に不安定面（マットを巻いたもの、トランポリン）の上で行う

■外反母趾

安静期
- 下肢の位置を高くする、下肢のリンパ経路を手で伸ばす、必要に応じてリンパドレナージ
- 関節の近位を動かす、下肢の筋肉全体の静的活性化（血栓予防）
- 疼痛緩和のための局所寒冷療法。ただし長時間は行わない（2章、8章の「創傷治癒」を参照）
- 距腿関節と距骨下関節の自由な可動性の維持。反射的な筋緊張亢進を有する場合、等尺性収縮後弛緩を行う
- 足趾免荷用の靴やロフストランド杖の歩行の訓練

安静期の後
- 矯正した位置での集中的な足趾のモビライゼーション
- 母趾の外転：他動的な滑りモビライゼーション。すなわち母趾の基節骨を中足骨の反対方向へ内側に動かす。治療肢位の牽引。また軽く牽引しながら角度をつけて動かす。その後、長母趾外転筋の訓練。すなわち縦足弓の内側を刺激して下肢軸を訓練する。患者は、座位と立位で足弓を刺激する自己訓練を習得する。また、可動性の改善に加えて、扁平足の保存療法と同じ治療を行う（3.13章を参照）
- 長母趾伸筋の伸張：重度の外反母趾では、母趾の中足骨と基節骨の回旋（作用線は外転・内転の運動軸の外側）を通じて、長母趾伸筋を動かす。これにより、長母趾伸筋の内転傾向が強まり、短縮する
- 母趾の伸展の最終可動域に注意する。必要に応じて、牽引と背側滑りモビライゼーションにより可動性を改善する。歩行の踵離地期には70-80度の伸展が必要である。伸展制限を有すると、足のふみかえしで、ディバーゲンスが大きくなったり、足の外側縁を床につけるようになる。これにより、前足部の関節、足関節、さらに股関節、膝関節の過剰負荷が生じる

| 患者は自己牽引を行ってもよいが、定期的に修正しながら行うこと！

- 弾力性が回復したら、足を踏み出した立位で、PNFの主動筋による逆運動により、踵離地を訓練する。また骨盤の圧迫（approximation）を行う
- 左右対称の負荷を前足部に与えて、足趾の位置を調整する。これは自己訓練として行う。左右対称の負荷を加えるには、後足部をそのままにして前足部だけを回内位にねじる可動性が必要である。このため、事前に関節テクニック、軟部組織モビライゼーション、足パターンを行い、可動性を改善する

■ 鉤爪趾と槌趾

安静期
「内反尖足」を参照

安静期の後
- 「内反尖足」を参照
- 趾節間関節近位の伸展の改善：治療肢位の他動牽引、足趾の屈筋の伸張、足底の軟部組織モビライゼーション（例：背臥位）。事前に他動運動を行ってから、腹臥位と足を踏み出した立位で、自動運動により、足趾の屈筋の遠心性収縮による筋長の延長の訓練を行う
- 最初は、中足骨支持の足底板を使って自動運動を行う

> 筋長の制御を日常生活機能に組み込むことは重要である。
> 足底弓のアーチ形成のための自動運動を行う（3.13章を参照）。

9.6　上肢：反復性肩関節脱臼の手術

反復性肩関節脱臼は3種類に分類される。
- 習慣性肩関節脱臼：多くは小児期に初発する。外傷の既往なく生じる反復性肩関節脱臼である。原因として、肩関節の構造的形成異常や上腕骨の後捻角の縮小（正常値はおよそ30度）を有することが多い
- 随意性肩関節脱臼：患者は随意に肩関節を脱臼または亜脱臼しうる
- 外傷後反復性習慣性肩関節脱臼：外傷性肩関節脱臼の後、次の場合に生じる
  — 肩の安静期間が不十分である
  — 関節唇の損傷
  — 肩甲骨の臼蓋下縁の広範な損傷（バンカート損傷）
  — 腋窩神経の損傷

多くの場合、上腕骨頭は腹側尾側に脱臼し、しばしばバンカート損傷が生じる。また上腕骨頭の背側外側の圧痕を伴う(ヒル・サックス損傷)。

手術の適応は、患者の不安定感と愁訴に基づき決定する。強い不安定感を訴え、就労やスポーツに大きな支障がある場合や、様々な状況で日常的な動き（特に外転と外旋の組み合わせ）により肩関節が脱臼する場合などが適応となる。

次の術式がある：
- 肩甲骨の臼蓋下縁（バンカート損傷）の矯正
  — エデン・ヒビネット法
  — ランゲ法
- ヒル・サックス損傷の免荷と上腕骨の後捻角の矯正：ウェーバー法による上腕骨頭下回転骨切り術
- バンカート損傷とヒル・サックス損傷を有さない反復性肩関節脱臼：関節包の修復術

<u>エデン・ヒビネット法</u>

【適応】
外傷後の反復性肩関節脱臼で、肩甲骨の臼蓋下縁に大きな骨欠損を有する場合

手術の手順
- 腸骨稜から楔状骨片（皮質骨と海綿骨）を採取し、臼蓋前縁に移植する。これにより、臼蓋前縁がやや持ち上がり、肩関節の力学が変化する
- 関節包の切除後、牽引スクリューで移植骨を臼蓋前縁に固定する

牽引スクリューは臼蓋前縁の外側へ突き出ないようにすること！ 内旋時に上腕骨頭がぶつかるおそれがある。

- その後、関節包を再固定する

術後療法
- 3週間の安静。胸郭外転ギプスや胸郭外転副子により、肩関節を70度外転・30度屈曲・やや内旋位に固定する
- ギプスの除去後、3週間以上の胸郭外転用枕の使用
- 外旋を避けながら肩関節のモビライゼーションを行う

ランゲ法

適応
外傷を原因とする反復性の肩関節前方脱臼で、バンカート病変を有する場合

手術の手順
- 腸骨稜から採取した皮質骨を移植し、肩甲骨の臼蓋縁をわずかに持ち上げる。これにより、肩関節の力学が小さく変化する
- 腸骨稜から移植用自家骨を採取する
- 肩甲下筋の腱を付着部（上腕骨小結節）で切断する
- 上腕二頭筋短頭と烏口腕筋を烏口突起から切り離す
- 骨ノミで臼蓋前下縁をわずかに持ち上げる
- 採取骨を骨ノミに沿って臼蓋の間隙へ挿入する
- 切り離した筋肉の腱を再固定する
- 肩甲下筋の腱をやや外側に動かして再固定する

術後療法
「エデン・ヒビネット法」を参照

エデン・ヒビネット法とランゲ法はいずれも、肩甲骨の臼蓋縁の持ち上げにより、肩関節の外旋の軽度の制限をもたらす。

ウェーバー法による上腕骨頭下回転骨切り術

適応
- 重度のヒル・サックス損傷
- 上腕骨の後捻角の縮小

手術の手順
- 上腕骨頭下回転骨切り術の後、上腕骨頭を30度内旋し、ヒル・サックス損傷の後外側が臼蓋に接触しないようにする
- 同時に、関節包の腹側と肩甲下筋の縫縮を行う。これらのたるみがあると、肩関節の腹側の不安定性が解消されない

肩甲下筋を過度に外側に動かすと、外旋制限が生じるおそれがある！

術後療法
- この手術の利点は、手術の直後から機能的治療が可能なことである。ただし、この手術の適応は、臼蓋の欠損（バンカート損傷）による反復性脱臼であるため、術後療法を必要とする場合はまれである
- 術後3日間のギルクリスト包帯による固定
- 術後3日以降は、上肢の他動運動と振子運動が可能である
- 術後3週以降は、介助運動から自動運動へ移行する

術後4週以降は、自動外旋運動が可能である。

関節包の修復術

適応

外傷を原因とする反復性の肩関節前方脱臼で、バンカート病変を有さない場合

手術の手順
- 烏口腕筋と上腕二頭筋短頭を烏口突起から切り離す。肩甲下筋の腱を上腕骨小結節から切り離す
- 上腕骨頭の解剖頸と平行に、関節包を切開する
- 脱臼した肩関節の関節包の腹側・背側・尾側のたるみを修復し、関節腔を縮小する
- その後、関節包の腹側または背側を二重にあわせて縫縮する
- 肩甲下筋腱、上腕二頭筋短頭腱、烏口腕筋腱を再固定する

術後療法
- 4週間のギルクリスト包帯による固定

> 術後1.5か月間は、上肢の外旋を行ってはならない。術後6か月間は、スポーツを行ってはならない(例：投げる動作)。

●反復性肩関節脱臼の手術における理学療法検査

■ 術前

体格および姿勢の変化

- 姿勢の所見：特に、胸郭の位置、胸郭上の肩甲帯の位置、上肢の位置
- 胸郭の幅が広く、腕を垂直に下ろすことができない。上体を側方または前方へ動かせば、上肢の振子運動が可能

可動性

- 特に胸椎の伸展の可動性。腕の最終可動域の運動は、運動の拡がり(continuing movement)により胸椎の伸展が生じる場合に

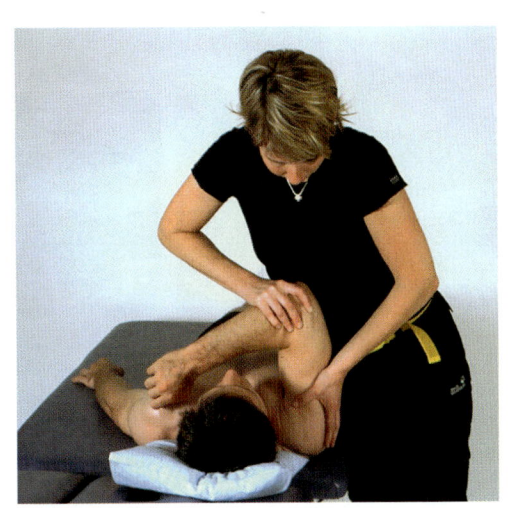

図9.14　後方不安定テスト(アプリヘンションテスト)

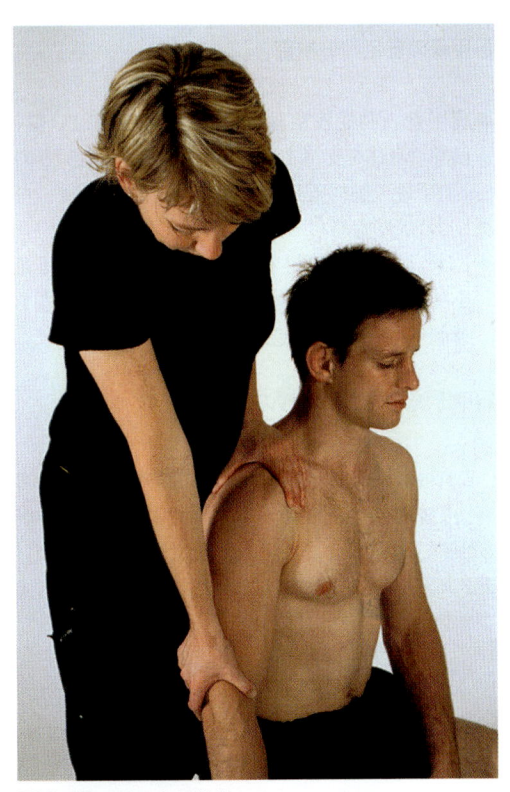

図9.15　サルカス徴候

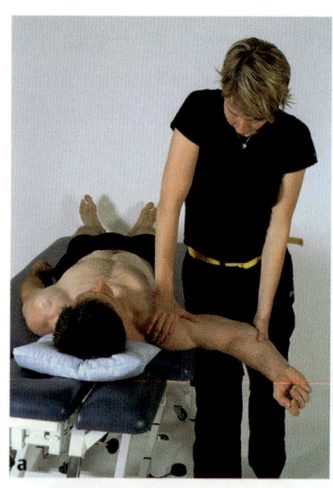

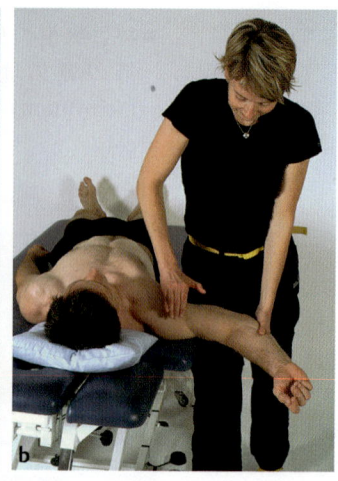

図9.16a-b リリース徴候

のみ可能であるため
- 肩関節の自動および他動運動の可動性の左右比較

筋組織

肩甲骨の安定性の検査

- 肩甲骨の動的安定性：腹臥位、四つ這い位、前腕で身体を支持する肢位、把持機能（p.575の「肩甲骨の動的安定性の検査」を参照）
- しばしば外旋筋と三角筋の萎縮を有する
- しばしば外旋筋が付着する上腕骨大結節で圧痛を有する。この付着部は、恒常的に上腕骨頭を背側へ中心化する機能を担う

肩甲上腕関節の安定性の特殊なテスト

これらの特殊なテストは、肩疾患の保存療法でも有用である（例：肩の不安定性による過剰負荷がもたらす腱障害）。また肩の不安定性によりインピンジメント症候群を発症することもある（p.588、5.6章を参照）。

上腕骨頭の並進の可動性により、関節包の幅や烏口上腕靭帯の状態が分かる（Hauser-Bischopf 2003）。肩甲上腕関節の安定性のテストは、不安定性を確認するため術前に行う。

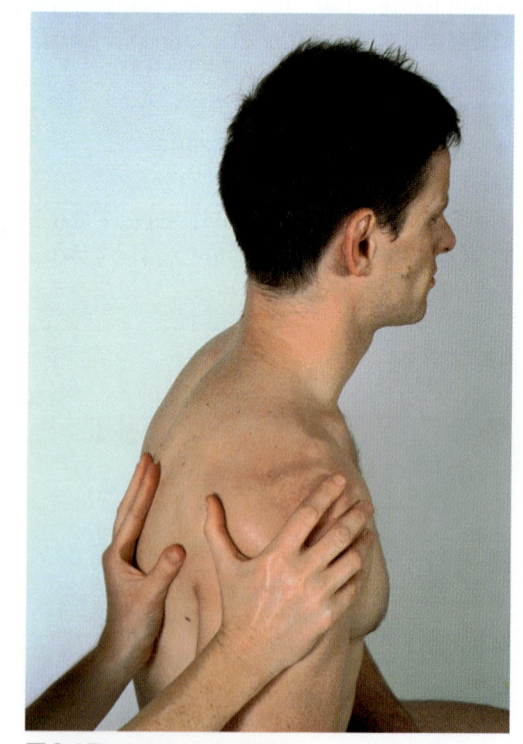

図9.17 ロード&シフト徴候

■ 手術の直後は行わない。

前方不安定テスト（アプリヘンションテスト）
- 肩関節の最大外旋・90度外転・水平伸展により、上腕骨頭が腹側へ押される（2.3章のp.119

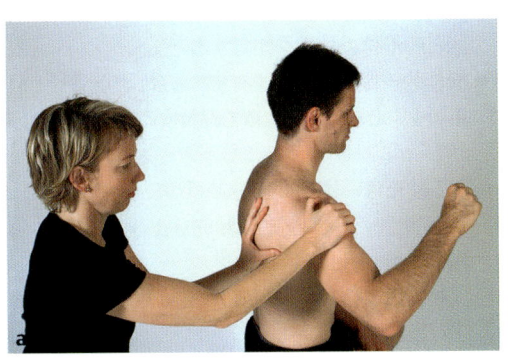

図9.18a-b　肩甲骨の動的安定性の検査

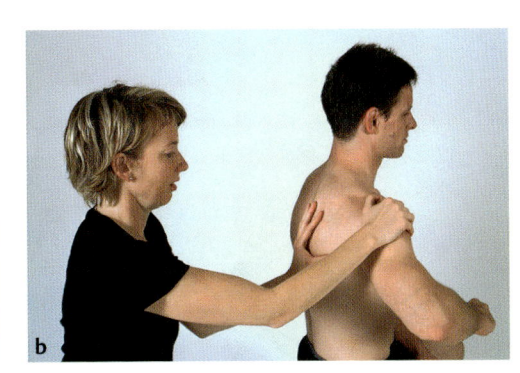

を参照）
- 腹側の不安定性が最も顕著である

後方不安定テスト（アプリヘンションテスト）（図9.14）
- 肩甲上腕関節の後方不安定性を有する場合、背臥位で水平内転および内旋を行うと、上腕の縦軸を通じて上腕骨頭が圧迫される（Rowe 1981）
- 不安定性の反応が認められる場合、陽性である
- 強い筋性防御が認められる場合も、陽性である

サルカス徴候（図9.15）
- 座位で、肩関節を中間位にすると同時に肩甲骨を固定し、上腕骨を上腕縦軸に沿って遠位へ牽引する。これにより、肩甲上腕関節の尾側並進を調べる
- 関節包の弛緩により、肩甲上腕関節の並進の距離が長くなる。ただし、通常、外旋を強めると、並進の距離は短くなる。短くならない場合、烏口上腕靭帯の損傷の可能性がある
- 可動域を広げると、組織が肩峰の外側、腹側、背側に動く
- 関節唇により、ぱちんと弾ける感覚が生じる

リリース徴候（図9.16a-b）
- 背臥位で上肢を90度外転および外旋位にし、腹側および腹側尾側の不安定性を検査する
- 療法士は、上腕骨頭を背側へ押した後、急に手を離す

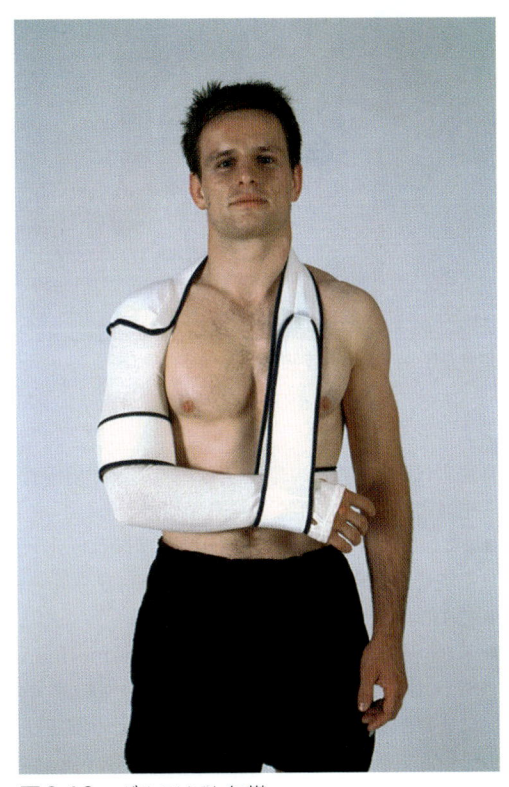

図9.19　ギルクリスト包帯

- 療法士による安定化がなくなり、上腕骨頭は急に前方へ動き、筋性防御を伴う不安定性の反応が生じる

ロード&シフト徴候（図9.17）
- 上腕骨頭の前後の並進の検査（Rockwood 1990）

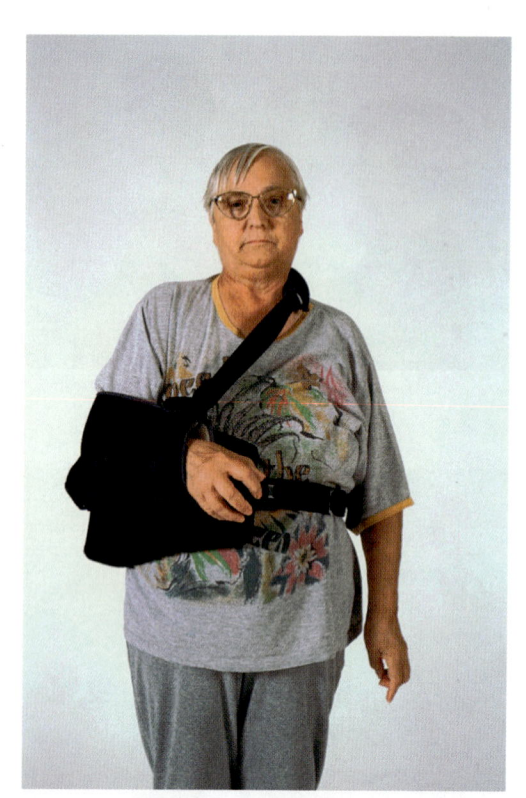

図9.20　三角巾固定装具

- 患者は座位になり、療法士は一方の手で肩甲骨を固定し、他方の手を上腕骨頭に置く
- まず、手で上腕骨頭を内側へ軽く押し（ロード）、上腕骨頭の前後の並進（シフト）を調べる
- これにより、並進の可動性を評価する
- 米国肩肘外科学会（Society of American Shoulder and Elbows Surgeons）の基準に基づき、肩甲上腕関節の並進により、不安定性を判定する（Hauser-Bischopf 2003）
  — なし／軽度の不安定性：0-1cm
  — 中等度の不安定性：1-2cm
  — 重度の不安定性：＞2cm

肩甲骨の動的安定性の検査（図9.18a-b）
- 患者は、座位になり、肩関節を肩甲骨面の上で中間位、45度屈曲位、90度屈曲位にし、速く小さな交互の回旋を行う
- この運動を通じて、療法士は、近位手で、上腕骨頭と肩甲骨の位置を知覚する
- 機能的安定性の低下を有する場合、上腕骨頭と肩甲骨を中心化された位置で保持することができない

この検査は、患者が自分で行うことができるが、肩甲骨セッティングと自動的な上腕骨頭の中心化を訓練した上で行うこと！
代替法として、静的なリズム的安定化により、腕を内旋および外旋する。

■ 術後

- 疼痛の既往
- 位置の調整：上肢を肩甲骨面に置く。すなわち、上腕の下に枕を置き、肘関節が肩より前方に出ないようにする。これにより、上腕骨頭の腹側偏位により関節包の腹側の張力が上昇し、疼痛が生じるのを防ぐ
- 胸郭外転副子やギルクリスト包帯（図9.19）による固定では、姿勢に注意する。副子の位置が高すぎるまたは不適切な場合、肩関節が頭側へ押され、肩の位置が高くなり、肩・頸筋が短縮しやすくなる。上肢の重量を完全に副子へ転嫁できない場合、肩・頸筋の抗重力作用が持続する。患者は、肩の位置異常を矯正する方法を習得する（副子の位置修正、肩甲骨下制の作用の活性化）。
胸郭外転副子の代わりに、より軟らかい心地のよい装具がよく使用される。マジックテープで簡単に装着でき、快適に使用しうるものがある（例：三角巾固定装具。図9.20）。
- 腫脹や血腫の観察。その他の変化の記録
- 感覚検査
- 不安定性やインピンジメントを有する患者は、しばしば重度の胸椎後弯を有する。背部全体の位置低下による平背を有することもある。これらの姿勢異常により、胸郭上の肩甲帯が腹側尾側へ移動する。これにより、肩甲骨の白蓋の腹側内側の傾斜が急峻になる。上腕骨頭の腹側への斜面落下力が増大する。身体がこの変化に適応し、長期にわたり外旋筋の反射的な筋緊張が低下する。外旋筋の中心化機能が弱まると、運動時の上腕骨頭の尾側背側への中心化が不十分

となる。その結果、上腕骨頭が上腕骨大結節にぶつかり、しばしば肩峰下腔が狭小化する。肩峰下腔の狭小化により、棘上筋腱などが過剰な力学的荷重を受ける。したがって、術後は、可能な限り姿勢と肩甲帯の位置を矯正する必要がある

- 安静保持では、手関節と肘関節の可動性検査が重要である。肘の屈曲と伸展により疼痛が生じることがある。創傷を有する場合、上腕二頭筋長頭腱が結節間溝の中を滑走すると、疼痛が生じる。ただし、多くの場合、この疼痛は数日で治まる。腱が癒着しないよう、手術の直後から、肘関節のモビライゼーションを行う。

　上腕二頭筋の反射的な筋緊張亢進により、背臥位で肘を伸展すると、支点（肩）が腹側へ移動し、疼痛が増強する。したがって、療法士は、肘を伸展する場合、近位手で肩関節を固定する。

　上腕二頭筋の筋緊張亢進により、しばしば肘窩でも疼痛が生じる（特に肘屈曲位の安静保持）。その後、二次的に、肘外側でも疼痛が生じる。これは、二次的に橈骨が近位へ偏位するとともに、橈骨頭（橈尺関節の近位）が腹側に動くために生じる。

　腕橈関節と橈尺関節近位の関節の遊びの検査を行い、疼痛の原因を特定し、橈骨を中心化する。橈骨の偏位により、円回内筋の筋緊張も亢進する。これにより、伸展および最終可動域までの回内と回外が制限され、堅く(firm)弾力的なエンドフィールが認められる。

- 胸郭外転副子を装着する場合、肘関節の蝶番の可動性に注意する。蝶番の可動性により副子固定が無効とならないようにする
- 医師から、訓練時と荷重時（牽引と圧迫）の安定性、術後に予想される外旋の可動性低下に関する情報を得る。訓練時の安定性を調べるため、許可された運動域の他動運動や介助運動を通じて、患側の肩関節の可動性を検査する
- 手術の直後は、しばしば外旋を制限する。これは、上腕骨頭の腹側滑りを回避するためである。したがって、手術の直後は、前額面（身体中央）より後方への伸展も避ける
- 術後4-6週は、必要に応じて、屈曲と外転を90度に制限する。最終可動域の屈曲と外転は必ず外旋を伴うからである

- 手術記録により、筋腱の切断や移動についての情報を得る。肩甲下筋を外側に移動した場合、術後6週間は、肩甲下筋を緊張させたり伸張してはならない
- 運動様式の観察：自分で装具や衣服を着脱しうる可動性を保持しているか

反復性肩関節脱臼の手術における理学療法検査のまとめ

術前
- 肩、胸椎、頸椎の自動および他動運動の可動性の検査。さらに、特殊なテストにより、上腕骨頭の並進、上腕骨頭と肩甲骨の安定性を調べる
- これらのテストは、肩疾患の保存療法の検査でも有用である（例：腱障害、インピンジメント症候群）

術後
- 上肢の安静保持の装具を使用した場合の臥位と座位の調整
- 胸郭上の肩甲骨の位置の変化は、肩関節を偏位する力を生じる（例：斜面落下力の増大）。反射的な筋緊張亢進（例：上腕二頭筋、円回内筋、神経）や血腫により、肘関節と手関節の可動性制限が生じうる
- 医師から、運動域の制限、術後に予想される可動性の低下、訓練時の安定性に関する情報を得る
- 手術記録により、筋腱の切断や移動の情報を得る。理学療法士は、これらの情報から力学的な影響を予測する。例：力の作用の変化、作用アーム（作用線（筋肉の走行）と支点の距離）の延長や短縮

●反復性肩関節脱臼の手術における理学療法

■目的

身体構造と機能（機能障害）

- 訓練時の安定性のための肩関節のモビライゼーション。上腕骨頭を中心化し、許可された運動域で行う
- 胸椎と頸椎のモビライゼーションと安定化
- 疼痛緩和
- 筋緊張の低下
- 再吸収促進

活動

- 肩甲帯と肩甲上腕関節の動的安定性の改善
- 姿勢矯正

参加

- 日常生活の全ての活動（職業、趣味、整容）で上肢を使えるようになる
- 患者の自信の回復と運動不安の低下

上肢の機能の回復と訓練の基本原理

> 以下に述べる基本原理は原型であり、肩領域の術後療法や保存療法のあらゆる場面に適用しうる。また「肩の治療」に限らず広く通用しうる！

　肩関節のモビライゼーションは、必ず運動の目標を提示してから開始する。目標を提示せず他動運動だけを行う場合に比べて、損傷した関節包を保護しうる。目標を明確化して運動を行うだけで、中心化を担う筋肉系のフィードフォワードが生じる。協調性や巧緻性を要する運動では、各運動に応じた筋肉の活性化や、適切な主動筋の動員が必要である。どの神経筋の作用が必要かは、その時々の生体力学的な状況（例：重力の作用）により決まる。

　側臥位と体幹長軸を垂直にする開始肢位では、筋肉の作用が異なる。日常生活では、体幹長軸を垂直にする肢位で上肢を使うことが多いため、できるだけ早期にこの肢位の訓練を開始すべきである。疼痛や受傷により耐荷重性が低下している場合、療法士は、安全性の確保のため患者の上肢を安定化する。このため、両手による支持が有用である。

- 近位手を上腕骨頭に置き、各方向の転がり滑り運動を支持する。筋長が延長するはずの筋肉に沿って軟部組織モビライゼーションを行い、筋長の制御を改善する
- 遠位手による上肢の支持

　患者は、テーブルの脇に座り、上肢をテーブルに置き、上肢の重量を無くす（例：物をつかむ）。治療のため上腕骨頭や筋肉に置いた手で、運動に必要な固有感覚情報（可動性か安定性か）を与える。その際、適切な触刺激を処方するよう注意する。

> 療法士は、必要に応じて、手で患者の上肢を支持する。ただし、患者の自立性を最大限に促すため、できるだけ短時間の支持にとどめる。
> 療法士の役割は、有目的な運動の促進と運動戦略の最適化である。すなわち、身体各部に過剰負荷が生じず、患者が安全に目的を達成しうるよう配慮することである！
> 肩の機能的解剖学、神経生理学、生体力学の知識は、状況に合った有効なファシリテーションの選択に役立つ。

　運動は、皮質および皮質下の中枢神経系により制御される（Ghez & Krakauer 2000）。皮質の中枢神経は、遠位筋を制御する。遠位筋はいわば有目的に作用し、視覚的および／または聴覚的情報を必要とする。

　反対に、皮質下の中枢神経は、近位筋を制御する。皮質下の中枢神経は、脊髄の内側を走行する経路を有する。また、遠位筋を制御する神経とは異なり、多数のシナプス結合を有する。これにより、頭部の制御筋と骨盤および仙骨の制御筋が共働し、持続的な姿勢制御が可能となる。

　皮質下の中枢神経は、近位筋だけでなく、遠心性収縮や平衡反応（いずれも姿勢制御に必要）も制御するため、固有感覚情報を必要とする。有目的な運動では、近位筋が先行的に動員される。

例：

- 上肢を物に向かって動かす前に、体幹を安定させる
- 発語や嚥下で舌と口を動かす前に、頭部を安定させる

　また、関節の安定性に必要な神経筋の制御も、

固有感覚情報に依拠している。関節包と靱帯の張力の上昇により、受容体が活性化する。この受容体は、情報を受け取り、脊髄へ伝達する。これにより、脊髄反射が生じ、関節を安定化する筋肉が不随意的に活性化する(Pollack 2000)。

肩関節の安定化では、靱帯と筋肉の共力作用が生じる。また、研究により、腋窩神経は関節包から求心性情報を受け取り、これにより回旋筋腱板が活性化することが分かっている (Guanche et al. 1995)。

例：グラスを卓上に置く

この随意運動では、皮質の神経に制御される筋肉と、皮質下の神経に制御される筋肉が共働する。患者にとって最良のファシリテーションを選択するには、運動に必要な筋肉の作用が生じない理由について仮説を立てる。まず、どの筋肉がいつどのように作用するか、また筋肉の作用が生じるための重力の条件を知らなければならない。

肩関節安定化筋の活性化のため、療法士は近位手を置き、弱化した外旋筋のための固有感覚情報を生じさせる。近位手で肩関節近くをグリップし、上腕骨の外旋を支持する。必要に応じて、遠位手で上肢を支持する。上腕骨頭のグリップを通じて、外旋筋が収縮する。

グラスの上下をひっくり返して卓上に置く運動には、前腕の回内が必要である。肩関節の安定性低下を有する場合、運動の拡がり (continuing movement) により、肩関節の内旋が生じる。肩関節安定化筋は、外旋筋を通じて、この内旋を強化 (buttressing) する。療法士は手でこれを支持する。

この運動を行うために、肘を伸ばして三頭筋を訓練しても意味がない。上肢への重力の垂直作用を固有感覚で知覚して初めて、この運動に必要な二頭筋の遠心性収縮が生じる。

同様に、全ての体幹安定化筋の作用（運動時の平衡維持に必要）も不随意的に制御されている。上肢を動かす前には体幹を活性化する。この無意識の体幹の活性化がなければ、運動不安や疼痛により、体幹安定化筋の作用は反射的に抑制され、これが固有感覚情報となる。二頭筋の筋腹（縦に走行）の牽引は、筋長の延長が必要であるという情報を二頭筋に伝える。

> この運動では、外旋筋を動員するために、肩関節の内旋に抵抗を加えてもあまり意味がない。筋肉の活性化が不随意ではないからである。療法士による抵抗に抗して随意的に肩を動かそうとすると、肩関節全体の制御が失われる!

固有感覚情報は、必ずしも触覚を通じて伝達されず、しばしば重力作用だけで十分に伝達される。ただし、固有感覚情報は随意的運動の文脈においてのみ学習効果を有することは重要である。

例：食事や整髪で上肢を使う

これらの運動では、運動の第一段階で、肩の伸筋、肩の内旋筋、肩甲骨挙上筋の緊張緩和が必要である。伸筋や内旋筋に重力が作用しない開始肢位で手を頭部へ動かすよう患者に言うと、筋肉の共力作用が相反的に抑制される。

運動を促すため、療法士は、軟部組織モビライゼーションとして、縦に走行する筋肉を牽引する。

> 例えば、側臥位で上肢を動かす場合、上肢を持ち上げると、伸筋に重力が作用する。さらに体幹を通じて近位の安定性が失われる。この運動は重力に抗して行われ、側臥位の姿勢制御が失われるためである。

■ 処置

- 上肢の位置の調整：肘を肩甲骨面に置き、肩より前方に出す。前腕の下に枕を置く
- 安静期に、患者は日に数回、手関節と肘関節を動かす。拳を硬く握り手を思いきり開く運動により、再吸収を促進する
- 上肢の位置をやや高くし、遠位から近位に向かって上肢の皮膚を手で伸ばす。事前に、肩甲帯を小さく動かして近位のリンパ排出を促す
- 上肢全体と肩甲帯の筋肉の静的活性化
- 必要に応じてリンパドレナージ
- 疼痛緩和のため、短時間の寒冷療法と交互に肩甲骨の運動を行う
- 自分で副子や包帯を着脱する訓練
- 頸部伸筋の筋緊張低下のための等尺性収縮後弛緩や軟部組織モビライゼーション

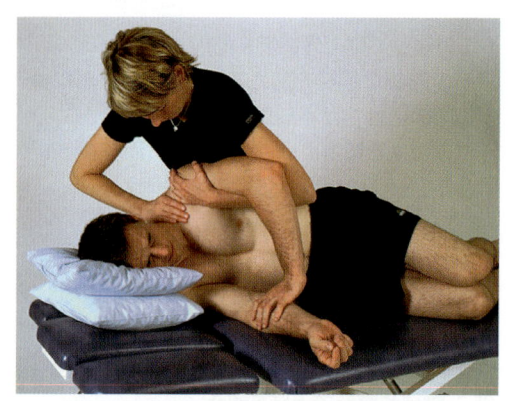

図9.21 側臥位の吊りなしの屈曲モビライゼーション。療法士は近位手で上腕骨頭の背側尾側の中心化を支持する

- 吊りなしの胸椎のモビライゼーションによる交感神経幹の活性化。これにより、上肢全体の代謝を促進する
- 安定性の訓練として、動的な肩甲骨パターン、さらに静的な肩甲骨パターンを行い、頸部の筋肉の血流を改善し、胸郭上の肩甲骨の安定性を高める。肩甲骨パターンは、最初は、側臥位で、上肢を体幹の側部に置き、枕で安定させて行う。徐々に可動域が広がるにつれ、上肢を体幹より前方に置き、枕で安定させる。肩甲骨の可動性の改善のため、近位の梃子による運動を行う
- 肩関節のモビライゼーションは、最初は、重量を無くした肢位で行う（例：スリング）。運動能力が回復したら、できるだけ速やかに、体幹長軸を垂直にした肢位に移行する（図9.21、図9.22）。肩関節の運動で、療法士は近位手で上腕骨頭の中心化を促す
- 創傷治癒後は、水中モビライゼーションが可能である
- 全方向の運動の反対方向（buttressing）モビライゼーション
- 自動的な上腕骨頭の滑りの訓練

例
1. 外転
- 患者は、種々の角度の外転で、自動的な上腕骨頭の滑り運動を訓練する
- 肩関節の中に球があり、これを足に向かって転がすイメージを持つとよい
- 療法士は腋窩に触刺激を加える

この自動運動の訓練は、胸郭外転副子による固定期に開始してもよい。
代替法として、テーブルの脇に座り、上肢を肩甲骨面に置き、テーブルに置く。

2. 上腕骨頭の腹側偏位の防止
- まず外旋筋により、上腕骨頭を背側へ中心化する
- 療法士は、上腕骨頭を腹側へ弱く押してみる。骨頭の背側に付着する筋肉により、この試みが阻止される

導入的な刺激の処方量に注意する。他動的な上腕骨頭の腹側滑りになってはならない！

- まず、上肢を次のいずれかの位置に置く。副子で固定する、テーブルの脇に座りテーブルに置く、側臥位で腕を屈曲し体幹より前方で枕の上に置く。これにより、手を通じて、遠位から緊張が伝わり、外旋が促される
- 療法士は、近位手で、上腕骨頭を背側尾側へ中心化する
- 全方向の運動を自由に行えるようになれば、PNFパターンによるモビライゼーションとともに、リズム的安定化、ホールドリラックスやコントラクトリラックスなどのテクニックを行う。最初は、グリップに変更を加える。すなわち近位手を上腕

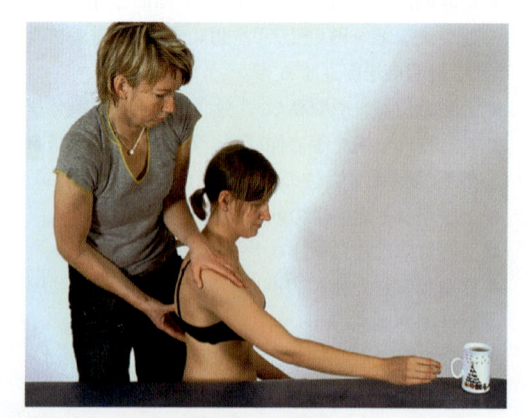

図9.22 卓上の把持動作の訓練

骨頭に置いたまま、運動中に上腕骨頭を中心化する
- その後、この運動パターンを強化する。例：主動筋の逆運動（筋肉の求心性・遠心性収縮）、動的な逆運動（筋緊張を弱めず主動筋パターンから拮抗筋パターンに切り換える）
- 弾力性が回復したら、肩甲帯の安定化のため、様々な開始肢位で、閉鎖運動連鎖で、支持機能の訓練を行う。高度な訓練として、不安定な支持面で支持機能を訓練する（例：バランスボール）
- 肩甲骨の安定化のため、様々な開始肢位で、肩甲骨セッティングを訓練する。最初は、上肢の重量を無くし、患者が肩甲骨の位置を認識できるようにする。患者は、胸郭の位置変化による肩甲骨の位置変化を知覚し、胸椎と頸椎を直立化する訓練を行う。頭頂部を上方へのばすイメージを持つと、直立化が促される（p.639を参照）。さらに、直立姿勢の安定化の訓練として、吊りありの上肢の小さな運動を行う。吊り負荷は、最初は少なく、その後は弾力性に応じて増やす。また、把持動作、書く、食事、整髪などの動きと組み合わせて行う。

|できるだけ早く日常生活に近い開始肢位の機能訓練を行うこと！

例：
- *腹臥位の支持機能の訓練*（**図9.23**）：治療台の上端に椅子を置き、これに前腕を置き、上肢と肩甲帯を支持する。この開始肢位の利点は重心の位置であり、重心が治療台の上にあるため、肩甲帯にかかる重量が比較的少ない

この開始肢位で、静的および動的な肩甲骨パターンと頭部パターンを行う。また、静的および動的な手パターンにより、運動の拡がり（continuing movement）が生じ、肩甲帯の筋肉連鎖が活性化される
- 手指伸展と尺側外転に併せて背屈する
- 手指屈曲と橈側外転に併せて掌屈する
- 手指伸展と橈側外転に併せて背屈する
- 手指屈曲と尺側外転に併せて掌屈する。この開始肢位で、肩の筋肉の同時収縮を訓練する
- 肩の筋肉の同時収縮の訓練は、次の肢位で行ってもよい。前腕で身体を支持する座位、立位の四つ這い位（壁の前に立ち壁に手を付け前腕で身体を支持する）、四つ這い位、前腕で支持した腹臥位。支持機能の訓練は、最初は安定した面で、その後は不安定な支持面（例：バランスボール、トランポリン）で行う
- トランポリンを用いた訓練では、トランポリンを押した弾みで安定化筋が刺激される（**図9.24**）
- 上肢の筋肉全体の強化のための動的な上肢パターン。特定の筋肉群を強化するには、回転軸を用いる。強い筋肉は静的訓練を行い、弱い筋肉は動的訓練を行う
- 把持動作の訓練は、肩甲骨と肩甲上腕関節を安定化し、上肢の角度を変えて行う（具体例は、2章やp.580、「上肢の機能の訓練の基本原理」を参照）

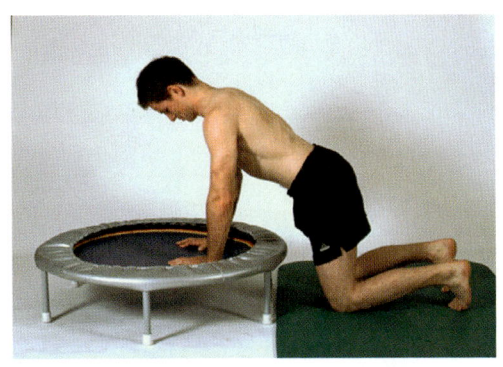

図9.24 不安定な支持面における支持機能の訓練。トランポリンを押した弾みで安定化筋を刺激する

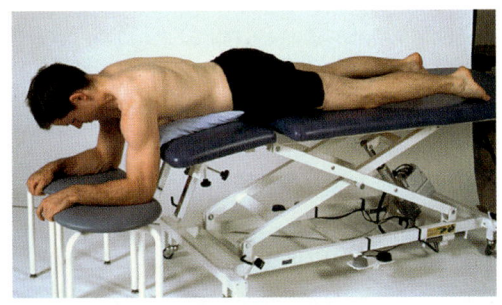

図9.23 腹臥位の支持機能の訓練

- 弾力性が回復したら、牽引装置やセラバンドを使って、筋肉の持久力を訓練する。これにより、日常生活に特有の運動シーケンスを訓練する
- 支持機能の訓練は、胸椎と頸椎の安定性も促す
- また、自動的な姿勢矯正のための全ての訓練を行う（1章、3章を参照）
- 術後、吊り負荷を増やしながら、肩の可動域を徐々に広げると、以前脱臼が生じた「運動の危険ゾーン」に近づく。このため、リハビリテーションの後期は、ゆっくりと制御しながら運動を行う（例：手を頭上に上げる）

運動シーケンスの訓練の強度をあげるため、牽引装置やセラバンドを使う。最初は可動域の中間、その後は可動域の最終近くで運動を行う

その際、療法士が手で関節を安定化する代わりに、テーピングによる外旋筋のファシリテーションを行ってもよい。棘下筋の走行に沿って上腕骨頭から肩甲骨までテーピングを行う。肩甲骨の安定性が低い場合、肩甲骨から胸腰椎移行部までテーピングを行う。さらに、近位の安定性の訓練では、セラバンドによる圧迫（approximation）の刺激を加える（図9.25）

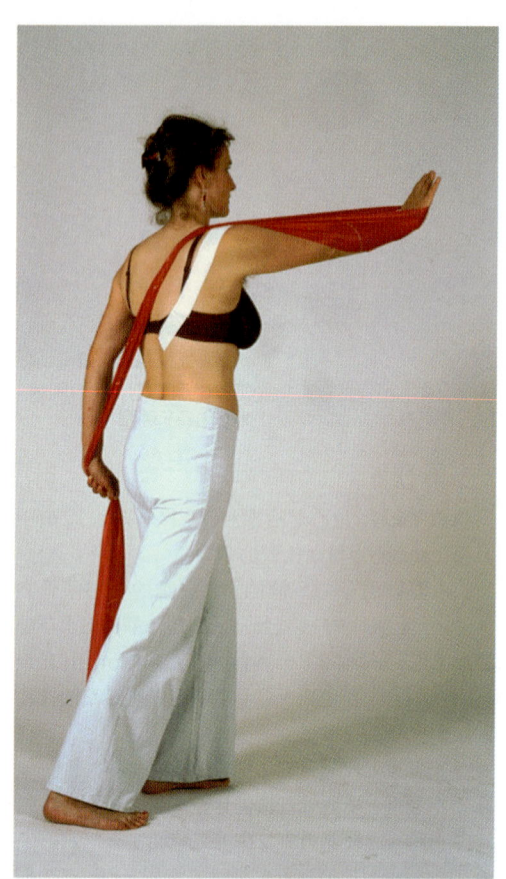

図9.25 棘下筋と僧帽筋下部線維のテーピングによる安定化。セラバンドによる圧迫刺激

反復性肩関節脱臼の手術における理学療法のまとめ

身体構造と機能 （機能障害）	■ 訓練時の安定性：肩関節のモビリゼーションは、上腕骨頭を中心化し、可動域で行う。最初は、上肢の重量を無くし、吊り負荷なしで行う。その際、療法士は近位手で上腕骨頭を中心化する。手術の直後から有目的な運動（日常生活機能に関連した運動）を行うことが重要である ■ 可動性低下を有する場合も「自分の鼻をつかんで!」などの指示を与えて屈曲を訓練する。具体的な指示は、ただ上肢を前方に動かすという抽象的イメージよりも、筋肉の作用を促しやすい ■ 肩甲骨パターンにより、近位の梃子により肩関節の可動性を改善する。これにより、疼痛が弱まる ■ 肘の可動性低下は、特に肘屈曲位の長期安静により、屈筋が反射的に筋緊張亢進し、橈骨が偏位することで生じる。特殊な関節テクニックと軟部組織モビリゼーションを行い、疼痛と可動性低下を軽減する（9.6章を参照） ■ 胸椎と頸椎のモビリゼーションと安定化 　— 胸郭と頭部の直立化や動的安定性は、上腕骨頭を中心化する肩の運動に必要な条件である 　— モビリゼーションは同時に、交感神経の抑制による疼痛緩和をもたらす ■ 筋緊張の低下：軟部組織テクニック、緊張緩和のテクニック。例：肩・頸筋、上腕二頭筋、円回内筋 ■ 再吸収促進。例：リンパドレナージ、筋肉ポンプ活性化、上肢の位置を高くする

活動	■ 肩甲帯と肩甲上腕関節の動的安定性の改善 ■ 自動的な上腕骨頭の中心化は、最初は上肢の重量を無くして行い、その後は可動域を広げて行う。手術の直後から、患者は、肩甲骨の位置変化の知覚や矯正を訓練する。肩甲帯の安定性のため、最初は開放運動連鎖で、弾力性が回復したら閉鎖運動連鎖で支持機能を訓練する ■ 姿勢の矯正
参加	■ 日常生活の全ての活動(職業、趣味、整容)で上肢を使えようになる ■ 手術の直後から、抽象的な運動よりも、有目的な運動を行う ■ 患者の自信の回復、運動不安の低下 ■ 荷重を増やし可動域を広げると、「運動の危険ゾーン」に徐々に近づく。リハビリテーションの後期は、弾力性が回復しても、このゾーンでは、運動シーケンスを制御して訓練する

9.7　上肢：回旋筋腱板断裂後の手術

　回旋筋腱板(ローテーターカフ)は、棘上筋、棘下筋、小円筋、肩甲下筋の4つの筋肉の腱から成り、上腕骨頭を関節窩内に圧迫し中心化する役割を担う。この圧迫と中心化により、並進運動が制御され、肩甲上腕関節は最適な安定性を有する。回旋筋腱板が何らか形で損傷すると、直ちに動的安定性が不足し、さらなる損傷のリスクが生じる(例：関節唇や関節包の損傷)。

　多くの場合、棘上筋腱や棘下筋腱後部が断裂する。棘上筋腱の断裂は、肩峰の器質的変化や烏口肩峰靱帯の肥厚に起因するインピンジメントにより生じる。また滑液包炎も原因となりうる。これらの場合、回旋筋腱板の外面が損傷するが、長期的には内部にも損傷が広がる。腱は肩峰下腔にあり血流が悪いため、しばしば変性が生じる。変性の原因は、上腕骨頭の偏位とこれに伴う長期の肩峰下組織の圧迫(インピンジメント症候)である。

　過剰な力学的負荷は、局所の慢性的炎症を生じ、これにより腱は弱化する。不適切な過剰負荷が反復的に筋肉に加わると、回旋筋腱板で酷使による腱炎が生じる。この腱炎は、典型的には回旋筋腱板の後部で見られる(棘下筋、小円筋)。この場合、しばしば腱の下面が損傷する。これは、筋肉が事前に伸張し、内転と内旋を抑制するために生じる。

　回旋筋腱板の摩耗は長期的に緩徐に進行し、しばしば小さな引き金により断裂が生じる。この場合の腱断裂は、初めは自覚されない。その後、肩関節の可動性制限を伴う慢性症状が表れ、二次的に肩関節症が生じる。

　回旋筋腱板の再建手術は、損傷直後で重度の症状を有する若年患者や、上肢を使う職業(例：手を頭上に上げる作業)の患者で行う。上腕骨頭の中心化という棘上筋腱の重要機能は、再建手術によってのみ回復しうる。

■ 高齢患者の変性腱損傷は、保存療法が望ましい。

■ SLAP損傷

　上腕二頭筋長頭腱が前方関節唇に付着する部分は、損傷すると肩の安定性が損なわれる重要部位である。上腕二頭筋腱と上腕三頭筋腱は、関節唇(軟骨と線維の組織から成る)を支持する。関節唇は、関節窩を縁取る輪状の組織である。関節窩の表面の内側には滑液があり、外側は関節包や肩甲骨骨膜とつながる。関節唇の前部は後部よりも厚みと幅がある。これにより関節面が広がり、肩甲上腕関節の安定性が制御される。

　上腕二頭筋長頭腱は、関節唇の上極に付着する。この部分の損傷を「SLAP損傷」(superior labrum anterior and posterior：上方関節唇

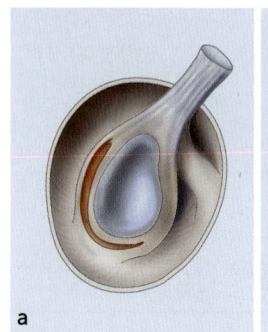

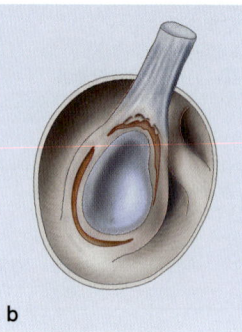

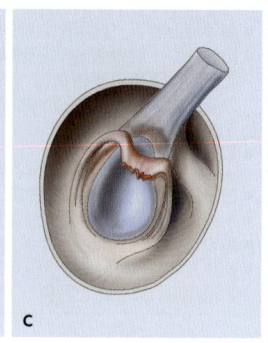

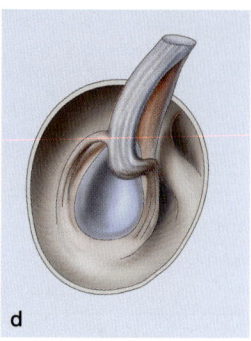

図9.26a-d SLAP損傷の4つの型
a1型：変性による亀裂が上方関節唇に生じるものの、関節唇は関節窩と上腕二頭筋長頭腱に固定されている。
b2型：関節唇が上腕二頭筋長頭腱の起始部とともに関節窩縁からはがれる。これにより、関節包と関節唇の複合体が不安定になる。**c3型**：バケツ柄状断裂に似た関節唇の裂傷が生じるが、上腕二頭筋長頭腱は起始部からはがれていない。**d4型**：関節唇のバケツ柄状断裂とともに、上腕二頭筋長頭腱が縦分割し、断裂部の一部が転位する。

損傷）という。上腕二頭筋長頭腱は、Y字に分かれた上腕二頭筋の一方の腱であり、前方関節唇に付着した後、結節間溝に入り遠位へ走行する。上腕二頭筋長頭腱は、上腕骨頭の下制筋の1つである。上腕二頭筋長頭腱の関節唇への付着部は、力学的ストレスの持続により変性する。この部位の損傷は、上腕骨頭の頭側偏位を促す。

SLAP損傷の分類（図9.26a-d）

- 1型：変性による亀裂が上方関節唇に生じるものの、関節唇は関節窩と上腕二頭筋長頭腱に固定されている
- 2型：関節唇が上腕二頭筋長頭腱の起始部とともに関節窩縁からはがれる。これにより、関節包と関節唇の複合体が不安定になる
- 3型：バケツ柄状断裂に似た関節唇の裂傷が生じるが、上腕二頭筋長頭腱は起始部からはがれていない
- 4型：関節唇のバケツ柄状断裂とともに、上腕二頭筋長頭腱が縦分割し、断裂部の一部が転位する

SLAP損傷により上腕骨頭の並進が強まり、肩甲上腕関節の安定性が低下する。
再建手術では上腕二頭筋長頭腱の固定部を修復する。

回旋筋腱板断裂とSLAP損傷を見つけるための機能検査

ヤーガソン徴候（図9.27）

- 患者は座位で、肩関節を90度外転、40度水平内転し、前腕を回外して保持する
- 療法士が前腕を軽く外側へ押すと、典型的な疼痛が生じる

オブライエンテスト（図9.28）

- 患者は座位で、肩関節を90度屈曲、肘を伸展、前腕を回内する
- 療法士が前腕を軽く外側に押すと、典型的な疼痛が生じる

これらのテストで損傷が疑われる場合、MRIなどの画像診断で確認する（p.585の図9.29、図9.30）。

■ 術式

- 腱内または経骨の腱縫合
- 腱再建術

いずれの手術でも肩峰下の減圧を行う。肩峰下腔を広げ、術後に上腕骨大結節が肩峰にぶつかり腱が再断裂するのを防ぐ。

9.7 上肢：回旋筋腱板断裂後の手術

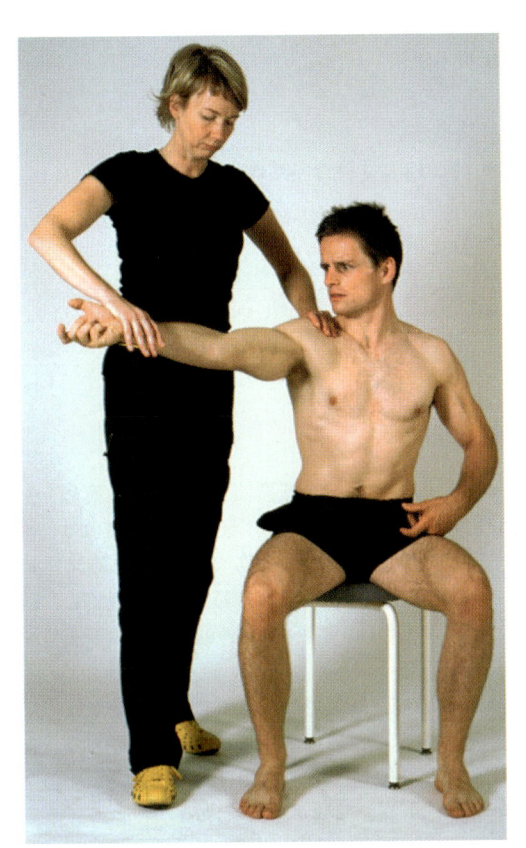

図9.27 ヤーガソン徴候

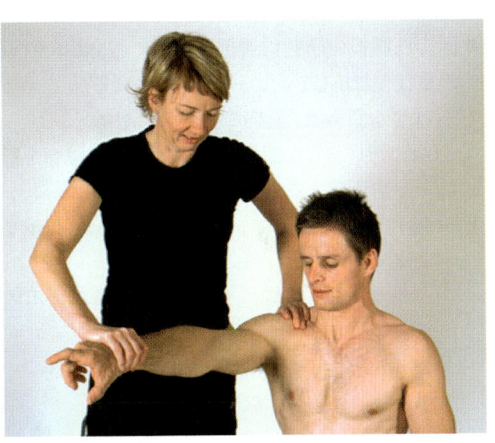

図9.28 オブライエンテスト

■ 腱内または経骨の腱縫合

適応
- 急性外傷性腱断裂の若年患者
- 慢性変性腱断裂の中年患者

手術の手順
- 三角筋を分割し烏口肩峰靱帯を切除した後、肩峰形成術を行う（9.8章を参照）

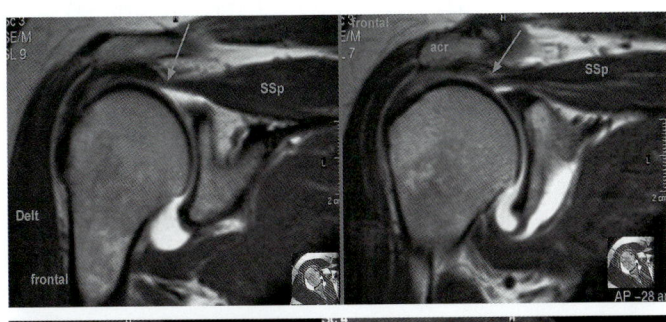

図9.29 回旋筋腱板断裂のMRI所見

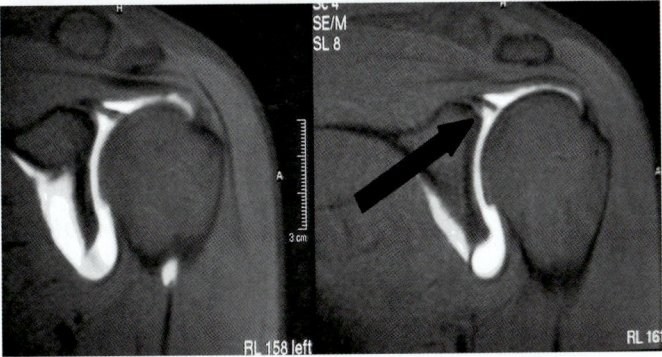

図9.30 SLAP損傷のMRI所見

- 回旋筋腱板の筋腱付着部を画像で確認し、断裂の重症度に応じて次の処置を行う：
  — 小さな断裂は、腱内で縫い合わせる
  — 骨に近い大きな断裂は、経骨的な腱縫合を行い、再固定する
  — 腱付着部の上方で、上腕骨大結節に骨溝を彫る
  — 骨を穿孔し、腱線維を通し、腱を骨溝に再固定する
  — 最後に烏口上腕靭帯を切断する

術後療法
- 術後2日間のギルクリスト包帯による固定。その後、1か月間の外転用楔形枕または三角巾固定装具による固定
- 術後2日目以降、肩の介助運動を行う。原則として、運動域を制限する（45度屈曲および外転）
- 術後6週以降、荷重を増やし、制限をなくして運動を行う。等速性収縮の訓練機器による筋力強化訓練を行う

> 回旋筋腱板の後方の損傷では、最終可動域まで内旋および内転してはならない！

腱再建術

適応
重度の回旋筋腱板断裂を有し、腱内または経骨の腱縫合のいずれもが奏効しなかった若年患者

手術の手順
- 烏口肩峰靭帯を切除する
- 肩甲下筋腱の切開により得られた腱の皮弁（頭側）を、棘上筋腱の断裂部と縫合する
- さらに背側外側の腱断裂を有する場合、棘下筋の腱（必要に応じて小円筋の腱も）を切開し、腱の皮弁を形成する。この皮弁を断裂部まで頭側へ移動し、経骨的に固定する
- きわめて大きな断裂では、棘下筋と肩甲下筋の腱の一部を併せて断裂部まで移動し、経骨的に固定する
- 回旋筋腱板の後方の腱再建では、広背筋腱の皮弁も使う

術後療法
- 「腱内または経骨の腱縫合」を参照

●回旋筋腱板断裂後の手術における理学療法検査

■ 術前
- 急性の棘下筋腱の断裂は、上肢の偽性麻痺を生じ、自動的外転が完全に不能となる。これは、棘下筋が外転を発動する筋肉だからである。運動初期に、棘下筋は上腕骨頭を内側へ動かし、臼蓋に押しつけ、これにより外転発動の瞬間支点を修正する
- 慢性の変性断裂では、身体で適応機構が成立する。患者は、肩を挙上して外転を開始する。また、体を患側に傾け、これにより他動的に上肢を動かし外転を開始することもある
- 患側の上腕骨頭の位置上昇が触知される。多くは、上肢をおろすと上腕骨頭が尾側へ動く。自動運動では、上腕骨頭は頭側へ回転する
- 上腕骨頭の位置が高いため、肩峰下腔が狭小化し、臨床症状として有痛弧が表れる（特に60-120度の外転により疼痛および回避機構）
- 他動的外転の検査で、上腕骨頭は尾側へ滑らず、主に頭側へ回転する。これにより、さらに肩峰下腔が狭小化する。肩峰下の組織が圧迫され、疼痛が生じる
- 回旋筋腱板の損傷により、全ての運動で、上腕骨頭の中心化が障害される。このため、術後、上腕骨頭の自動的滑りを訓練し回復する

運動初期の回旋筋腱板の作用の検査（図9.31）
- 患者の開始肢位：座位になり、上肢を肩甲骨面に置き、テーブルに置き、姿勢と肩甲骨の位置を修正する
- 手順：
  — 療法士は、上腕骨の縦軸に合わせて軽く牽引

する
－ 患者は、上腕骨頭を臼蓋内に保持するよう努める
－ 上腕骨頭の頭側偏位を有する場合、療法士は、肩関節に手を置き、刺激を加える

表在の筋肉(大胸筋、三角筋、広背筋)を弛緩させる。
この検査は、自動的な上腕骨頭の中心化の治療にもなる。

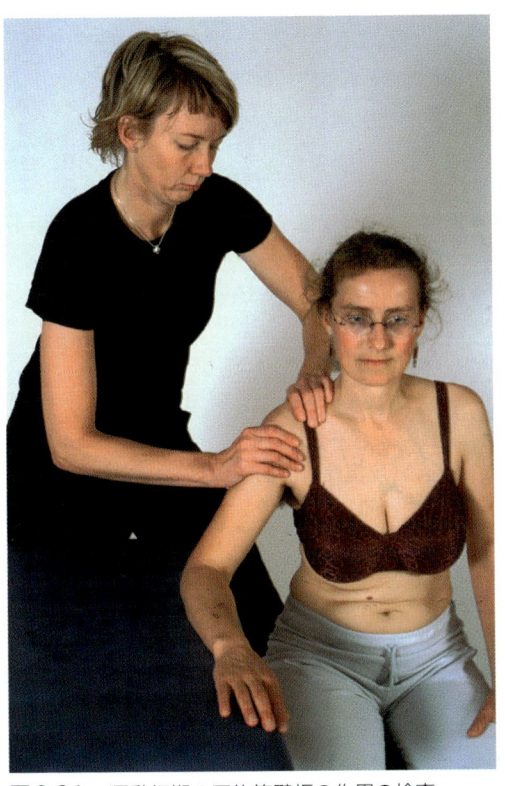

図9.31 運動初期の回旋筋腱板の作用の検査

■ 術後

- 疼痛の既往
- 位置の調整：肘を肩より前方に置く
- ギルクリスト包帯や三角巾固定装具による固定では、姿勢に注意する
- 患者は、肩甲骨挙上を伴う位置異常を矯正するため、正しい包帯の装着や肩甲骨下制を訓練する
- 腫脹や血腫の観察、その他の変化の記録

腫脹の悪化による感覚障害にも注意すること!

- 患者の体格：胸郭の幅が広い場合、上肢を垂直に下ろせないため、外転筋の作用が持続する。手術の直後は、ギルクリスト包帯や三角巾固定装具を装着し、患側の上肢の重量を無くし、縫合や再建を行った腱に過剰負荷を与えないようにする
- 安静保持では、手関節と肘関節の可動性検査を行う。肘関節の屈曲と伸展により、疼痛が生じることがある。また、創傷のため、上腕二頭筋長頭腱が結節間溝の中を滑ると疼痛が生じるが、多くは数日後に鎮静する。腱の癒着を防ぐため、手術の直後から、肘関節のモビライゼーションを慎重に行う
- 医師から、訓練時と荷重時(牽引と圧迫)の安定性に関する情報を得る。訓練時の安定性を調べるため、許可された運動域の他動運動や介助運動を通じて、患側の肩関節の可動性を調べる
- 手術の直後は、しばしば内転と内旋が制限される
- 多くの場合、術後6週以降、自動外旋運動を許可する
- 手術の直後から、運動初期の回旋筋腱板の作用を検査する(図9.31)。

回旋筋腱板断裂後の手術における理学療法検査のまとめ

術前	術後
● 自動外転運動が不能になるまたは外転回避機構が強まる。これは、発動時に上腕骨頭が中心化されないためである ● しばしば上腕骨頭の位置上昇が触知される。ただし、上肢をおろした安静肢位では位置が下がることもある。運動時は、上腕骨頭が頭側に動く ● 上腕骨頭の頭側偏位により、外転・屈曲時に有痛弧が表れる ● 肩甲骨を固定した他動的外転により、肩峰下の組織が圧迫され、疼痛が再現される ● 運動初期の回旋筋腱板の活動の検査	● 疼痛の既往 ● 上肢の位置の調整（肘を肩より前方に置く） ● 姿勢の矯正、ギルクリスト包帯や三角巾固定装具の位置の調整 ● 腫脹、血腫、腫脹悪化による感覚障害に注意する ● 患者の体格：外転症候群など（胸郭の幅が広く肩甲帯が狭い） ● 肘関節と手関節の可動性検査 ● 肩関節の可動性の検査。上肢の重量を無くし、疼痛のない許可された運動域で行う。多くの場合、水平内転と内旋が制限される ● 術後6週以降、自動外旋運動を許可する

● 回旋筋腱板断裂後の手術における理学療法

■ 目的

【術後】
- 訓練時の安定性のため、上腕骨頭を中心化し、許可された運動域で肩関節のモビライゼーションを行う
- 疼痛緩和
- 筋緊張の低下
- 再吸収の促進
- 筋肉による肩甲帯全体の安定化、上肢と肩甲帯の筋肉全体の強化
- 胸椎と頸椎のモビライゼーションと安定化
- 姿勢の矯正

■ 処置

既述の「反復性肩関節脱臼」の全ての処置を行う（9.6章を参照）。

> その後の肩関節の安定化のため、自動的な上腕骨頭の中心化は特に重要である。

9.8　インピンジメント症候群（肩峰下腔の狭小化）の減圧術

　肩峰下インピンジメント症候群は、多因子病態である。疼痛は、肩峰下腔の軟部組織が刺激されて生じることが多いが、関節の機能不全（不安定性、可動性制限）が原因であることもある。また、肩峰の器質的変化（例：肩鎖関節の関節症、肩峰下面の不定型の変化）により、肩峰下腔がさらに狭小化することもある（アウトレット・インピンジメント。図9.32と図9.33）。

　インピンジメント症候群の2型は、肩峰下の通り道の器質的変化を有さず、肩峰下腔の軟部組織（棘

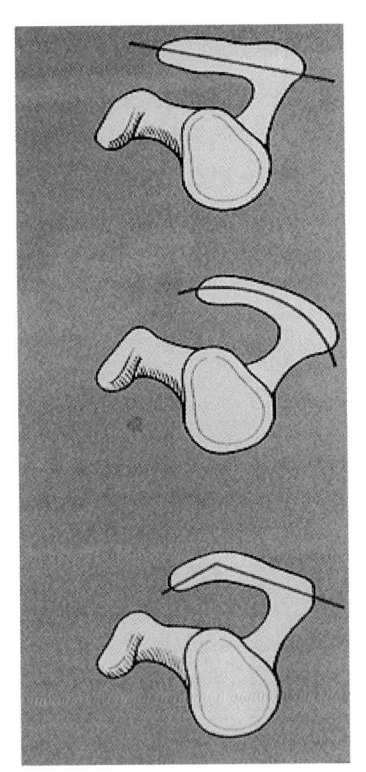

図9.32　肩峰の形状

上筋腱、肩峰下滑液包)を原因とする(ノンアウトレット症候群。図9.34)。

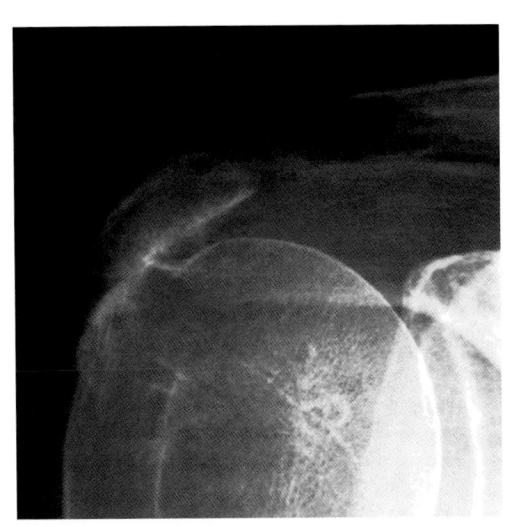

図9.33　アウトレット・インピンジメント

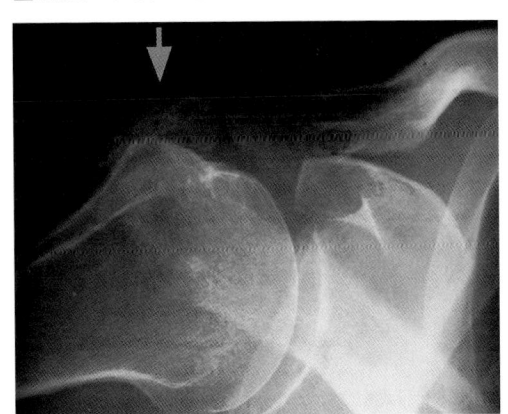

図9.34　外転位で上腕骨大結節が肩峰にぶつかる

■ 術式

- 肩峰形成術
- 関節鏡視下肩峰下減圧術

肩峰形成術

適応

骨棘、肩峰変形、石灰沈着、滑液包炎、回旋筋腱板断裂などによる肩峰下腔の狭小化

手術の手順

- 三角筋は、慎重に切開した後、肩峰先端の付着部からはがす。その際、腋窩神経を傷つけないよう注意する
- 烏口肩峰靭帯を肩峰下滑液包からはがして切除する
- 肩峰先端を楔状に骨切りする
- 骨棘を削り取る
- 肩峰下滑液包は、慢性的炎症を有する場合に切除する(滑液包切除)
- 最後に、三角筋を肩峰の付着部に再固定する

術後療法

- 術後2日間のギルクリスト包帯による固定
- 全面(前額面、矢状面、水平面)の運動が許可されるため、外転用楔形枕による固定の処方はまれである

- 手術の直後から、上肢の重量を無くし、疼痛のない可動域で運動を行う
- 上腕骨頭の中心化や疼痛の状態に応じて、荷重を増やす

関節鏡視下肩峰下減圧術

適応
- 石灰沈着性腱炎の石灰沈着による肩峰下腔の狭小化
- 重度の回旋筋腱板断裂を有する高齢患者

手術の手順
- 関節鏡視下の鑑別により、回旋筋腱板断裂と臼蓋関節唇損傷を除外する
- 関節鏡視下で、肩峰下滑液包と、棘上筋腱の石灰沈着を除去する
- 烏口肩峰靭帯の部分切除、肩峰先端の表面部分の除去を行う
- 創傷部を洗浄した後、ドレナージを装着する

術後療法
- 術後2日間のギルクリスト包帯による固定を要する場合もあるが、多くは術後直ぐにモビライゼーションを開始する
- 全運動方向のモビライゼーションを許可する。ただし、療法士が抵抗を加えずに行う
- 術後4-6週以降、荷重を増やす
- 可動性改善の全てのテクニックと関節テクニックを行う

> 手術直後の長い荷重アームの梃子による運動は、上腕骨頭の偏位を助長する。したがって、いずれの手術でも、まず、自動的な上腕骨頭の中心化や、吊り負荷の少ない運動を行うことが望ましい。

●インピンジメント症候群の減圧術における理学療法検査

■術前

既往歴

- 特に屈曲と外転により疼痛が生じる場合、手を頭上に上げる運動を避ける。

■ 頸椎と胸椎の随伴症状についても把握すること。

例：脊椎の機能障害（C2/C3で多い）による肩甲挙筋の反射的な短縮は、肩甲骨の外旋（上肢の屈曲と外転を発動する）を妨げる。肩甲上腕リズムの障害は、インピンジメント症状を悪化させる（3.5章を参照）
- 患者はしばしば三角筋部分で疼痛を有するが、これは、疼痛原因がこの部分に存しない「関連痛」である。三角筋は、上腕骨頭と肩峰の間に位置せず、これらに圧迫されることもない

体形と姿勢の異常

- 患者は、しばしば重度の胸椎後弯を有する。また背部全体の位置低下による平背を有することもある。これらの姿勢異常により、胸郭上の肩甲帯が尾側背側へ滑る
- 身体は、これに適応するため、反射的に外旋筋を筋緊張亢進へ切り換え、これを持続する。外旋筋の中心化機能が消失し、運動時に上腕骨頭が尾側背側へ中心化されず、上腕骨頭大結節が肩峰にぶつかる。これは、しばしば肩峰下腔の狭小化の原因となるため、術後必ず調整する必要がある
- 上腕骨頭の位置上昇が触知される

可動性

- 特に60-120度の外転により疼痛が生じる
- 外転位の運動が制限される

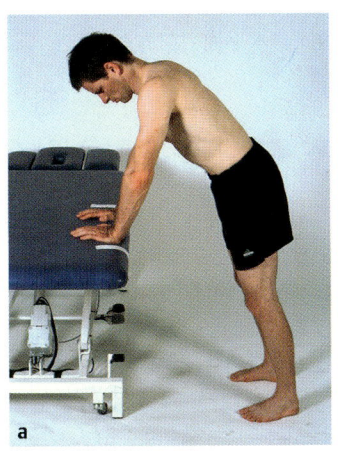

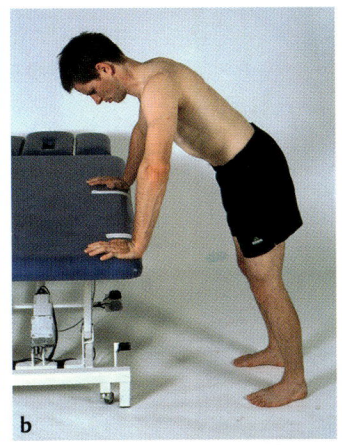

図9.35a-b　壁押しテスト

- 滑液包炎を併発する場合、牽引下で外転すると、疼痛が軽減する
- 運動時に、上腕骨頭の転がりと滑りの運動が主となる
- 肩甲骨を固定した他動的外転により、肩峰下の疼痛が再現される

関節包の癒着を有する場合、治療肢位の牽引と滑りが制限される。

筋組織

- 目で確認しうる三角筋と外旋筋の萎縮
- しばしば肩峰下組織の腱付着部（棘上筋、上腕二頭筋長頭）で圧痛が生じる。棘上筋腱の断裂を伴うこともある
- 胸郭上の肩甲骨の安定性

例：前鋸筋の作用の検査：壁押しテスト
（図9.35a-b）

- 壁押しテストでは、壁に手をつき、支持機能を判定する。前鋸筋内側縁と肋骨の距離を観察する
- 負荷を増やすため、両手（体重を受け止める）の位置をすばやく変更する
- 治療台の端で行う場合
  — 患者は、治療台の前に立ち、体幹長軸を前傾させ、治療台の端に手をつく
  — 治療台の端に2枚の細長いテープを貼り、これにより両手の間隔を調整する
  — 患者は、まず両手をテープの間をつき、次にテープの外側につく。このように位置を変えながら、両手で体重を支える
  — 療法士は、胸郭上の肩甲骨の様式を観察する
  — 負荷を増やすため、治療台の両手の位置を変える速度を速める

このテストの運動は、自己訓練にもなる！

- 肩甲上腕リズムの判定（3.5章を参照）

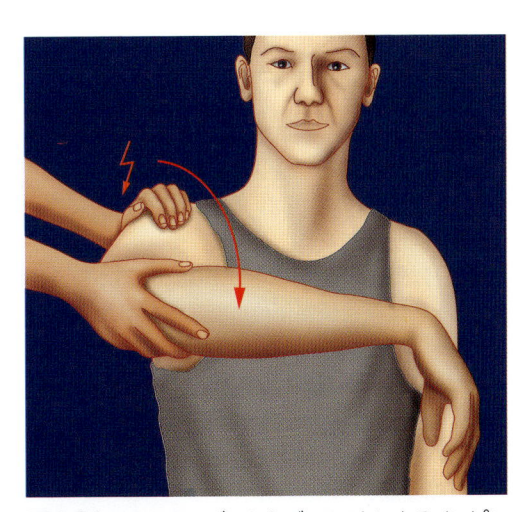

図9.36　ホーキング・ケネディテストによるインピンジメント徴候

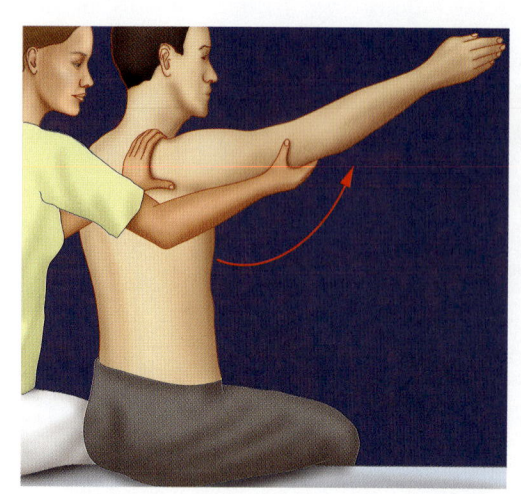

図9.37 ニアーテストによるインピンジメント徴候

その他の特殊なテスト

インピンジメント症状の誘発テスト

> この誘発テストは、肩峰下腔の解剖学的構造の圧迫により疼痛が生じるという原理に基づく。

例：
1. ホーキング・ケネディテストによるインピンジメント徴候（図9.36）

肘を曲げた上肢を、水平面で前方へ内転すると同時に内旋する。

> 特定の運動域で、患者に特有の疼痛が再現すれば陽性である。

2. ニアーテストによるインピンジメント徴候（図9.37）
- 患者は、座位で、上肢を伸ばし、挙上面で高く上げる（Neer 1972）
- 同時に、療法士は、肩甲骨に手を置き、肩甲骨の生理的回旋が生じないようにする

> 特有の疼痛が再現すれば陽性である。

■ 術後

- 多くの場合、遅くとも術後2日以降に全方向の運動を許可するため、上肢の重量を無くして全方向の運動を検査する
- 「術前」の項で挙げた可動域制限に加えて、創傷による疼痛により運動が制限される。また腫脹が生じることもある

> 手術の直後から、関節テクニック（徒手療法）を行う。

インピンジメント症候群の減圧術における理学療法検査のまとめ

術前
- 患者は、手を頭上に上げる運動を避ける
- 頸椎と胸椎の随伴症状についても把握する
- 三角筋部分の疼痛は、原因がこの部分に存しない関連痛である
- 姿勢が変化し、肩甲帯が移動し前方へ突き出ると、上腕骨頭が偏位し、これによりインピンジメント症候群の発症が促される
- 安静肢位で上腕骨頭の位置上昇が触知される
- 典型的な症状として有痛弧が見られる（60-120度の外転で疼痛）
- 外転が最も制限される
- 滑液包炎を併発する場合、牽引下の外転により疼痛が軽減し、上腕骨頭の頭側圧迫により疼痛が増強する
- 肘を曲げた上肢を前方へ水平内転し内旋すると、特定の運動域（内転）で疼痛が生じる（ホーキング・ケネディテストによるインピンジメント徴候）
- 肩甲骨を固定し他動的に外転し屈曲すると、疼痛が増強する（ニアーテストによるインピンジメント徴候）
- 下後方関節包の器質的変化による関節の遊びの低下。弾力性の低下により、上腕骨頭が腹側頭側に動き圧迫される
- 回旋筋腱板の腱付着部の疼痛。棘上筋腱の

- 断裂を伴うこともある
- 支持機能の検査により、肩甲骨の安定性の低下を調べる
- 肩甲上腕リズムの判定によっても肩甲骨の安定性が分かる

術後
- 原則として運動制限を行わない
- 手術の直後は、長い荷重アームの梃子による運動や、吊り負荷のある運動を避ける
- 上腕骨頭の中心化と疼痛の状態に応じて、荷重を増やす

症例

肩峰下減圧のため来院した女性。血液検査で異常が見つかり、直ぐに手術を行えないため、手術までの期間、集中的に理学療法を行うことにする。

コンピューター会社で開発者として働き、座り仕事で上肢の屈曲と外転による持続的な負荷を避けられない。また、多大な集中力を要する仕事でもある。

問診で、以前に理学療法を受けたが有益ではなかったとの言述。それによると、しばしば施術後に疼痛が強まり、特に直後の数日間は仕事に支障が生じた。行われた理学療法は、棘上筋腱の横断摩擦のみであった。

患者は16歳時に陸上選手であったが、21歳で訓練を止め、以後体重が増加し、現在は身長165cm、体重127kgである。体格が激変し、肩甲帯が狭まり、体幹の肥大により外転症候群となった。

6か月前から疼痛があるが、休息時はほぼ消失する。ただし、肩を下側にする側臥位は不可能である。

患者は仕事に支障が生じるため、手術を選択した。1週間にわたり毎日、理学療法を受けた。理学療法の内容は、胸椎と頸胸椎移行部のモビリゼーション、頸椎の安定化、肩甲骨セッティングであり、これらを通じて自動的な上腕骨頭の中心化を訓練した。身体感覚が良好であったため、直ぐに訓練を開始し、日に5-6回の自己訓練を行った。

療法士は、種々の角度で把持動作の訓練を行い、併せて上腕骨頭のファシリテーションを行った。最初は、小さな屈曲角度で肩甲骨を安定させ支持機能を訓練し、前鋸筋の作用を促した。不利な体格により上肢の筋肉の静的作用が持続するため、上肢を安楽肢位に置き、筋肉の作用を低下させた。

1週間後、疼痛は、VASで5（自動的外転と屈曲による疼痛）から2（運動時に肩甲骨や中心化された上腕骨頭で疼痛が生じない）に低下した。

理学療法を行った結果、患者は、手術の中止と、通院での理学療法の継続を希望した。

仮説と治療

身体の片側に負荷がかかる仕事に加え、運動不足と不利な体格のため、徐々に疼痛が生じるようになった。体幹の安定性が失われ、さらに体重の激増に伴い身体各部の幅の比率など生体力学的条件が変化して肩の安定性が失われ、これにより肩峰下腔の組織への持続的な過剰負荷が生じた。

患者が以前受けた横断摩擦の単独療法は、腱刺激の原因を改善しなかったため、疼痛が増強した。その間も腱刺激は継続し、滑液包炎が生じた。横断摩擦による力学的負荷はさらなる腱刺激をもたらした。

> 横断摩擦の単独療法は、上腕骨頭を中心化し肩の病理機序を改善する処置を追加しなければ、意味がない！

● インピンジメント症候群の減圧術における理学療法

■ 目的

身体構造と機能（機能障害）

- 上腕骨頭の中心化による肩関節の可動性の改善
- 疼痛緩和

- 筋緊張の低下
- 胸椎と頸椎のモビライゼーションと安定化
- 姿勢の矯正

活動

上肢機能の回復を目的として、肩甲帯全体の安定性を改善し、上肢と肩甲帯の筋肉を強化する

参加

不安を有さず、新たに獲得された可動性（特に屈曲と外転）を日常生活で活用するための訓練（具体的処置は9.6章を参照）

■ 処置

- 関節の遊びの低下を有する場合、まず治療肢位で他動的な滑りのモビライゼーションを行う（具体例は、5.6章の「肩関節症」を参照）。特に、下後方関節包の弾力性の改善のため、尾側背側滑りのモビライゼーションを行う
- 他動的な滑りのモビライゼーションの後に、治療肢位で自動的滑り運動を行う。その後、新たに獲得された可動域で安定化を行う
- 反対方向 (buttressing) モビライゼーションにより、回避機構を解消する。その際、療法士は手で上腕骨頭の中心化を支持する
- 姿勢矯正と上肢の安楽肢位は重要である。姿勢と肩甲帯の位置の矯正は、手術の直後は上肢の重量を無くして行う（例：テーブルの脇に座る）
- 上肢の安楽肢位：5.6章の「肩関節症」を参照
- 安定化と筋力強化の処置：3.5章の「肩部腱障害」、5.6章の「肩関節症」、9.6章の「肩関節脱臼」を参照
- 再吸収促進：上肢の位置を高くする、拳を握る自動運動、肘関節の運動、上肢の筋肉全体の静的活性化。必要に応じてリンパドレナージ
- 疼痛緩和のため、必要に応じて寒冷療法を行う。ただし、創傷治癒を妨げないよう短時間にとどめる
- 胸椎、頸椎、頸胸椎移行部、神経の処置も併せて行う（頸胸椎移行部（上位肋骨とつながる）の機能障害により胸郭出口症候群を発症することがある。3.10章を参照）

9.9　上腕骨外側上顆炎のホーマン法による手術

■ 適応

- 上腕骨外側上顆炎の全ての保存療法の処置を行った場合
- 術前の鑑別診断が重要であり、一次的原因が頸椎ではなく肘に存することを確認する。肘外側の疼痛はC5/C6によっても再現しうる（3.4章の「上腕骨外側上顆炎」を参照）

■ 手術の手順

- 上腕骨外側上顆の伸筋をはがす。または切れ目を入れる
- さらに、除神経を適切に行う（橈骨神経の露出）

■ 術後療法

術後1週間のギプスシャーレ固定による安静の後、全方向の肘関節のモビライゼーションを行う。

● **上腕骨外側上顆炎のホーマン法による手術における理学療法検査**

■ 術前

3章の「上腕骨外側上顆炎」を参照

■ 術後

- 疼痛の既往歴
- 指の感覚障害や変色（青）は、ギプスシャーレ固定が強すぎることを示唆する。強い固定により尺骨神経が刺激される
- ギプスシャーレ固定のない隣接関節の可動性の検査
- 鑑別診断のための術前の頸椎検査。術前に行わなかった場合は、術後に行う
- 訓練時の安定性を調べるための肘関節の可動性検査
- 指と手の伸筋と屈筋の筋短縮検査
- 上肢の神経の可動性の検査（ULNT1, 2a/b, 3。3.9章を参照）

● 上腕骨外側上顆炎のホーマン法による手術における理学療法

■ 目的

<u>身体構造と機能（機能障害）</u>

- 再吸収促進
- 疼痛緩和
- 肘関節と橈尺関節の可動性の回復
- 筋緊張の低下
- 神経のモビライゼーション
- 姿勢の矯正

<u>活動</u>

　腱障害が再発しないよう、損傷が生じうる状況を回避する訓練を行う

■ 処置

- 上肢の位置を高くする、拳を握る自動運動、上肢の筋肉の静的活性化
- 寒冷療法、ホットロールマッサージ。手の屈筋でも行う
- 必要に応じてリンパドレナージ
- 肩関節の運動を患者に指導する
- 安静保持の後、肘のモビライゼーション。多くの場合、器質的変化による可動性低下を有さないため、主に筋肉のテクニックを行う（例：横断伸張、縦断伸張）
- 反対方向（buttressing）モビライゼーション
- 神経のモビライゼーション（3章を参照）
- 頸椎、胸椎、上位肋骨の処置を併せて行うと効果的である！
- その他に、保存療法の処置を行う（3章を参照）。ただし、創傷部で横断摩擦を行ってはならない

10　関節置換手術

10.1　人工股関節全置換術（TEP）　601

10.2　人工膝関節単顆・双顆置換術　618

10.3　人工肩関節　631

10　関節置換手術

■ **人工関節置換術の概論**

近年、人工関節は著しく進歩し、材質や手術手技が改良されている。ドイツ語圏では、年間20万件を超える人工関節置換術が行われている。ただし、高齢者の件数は増えていない。人工股関節置換術の場合、患者の約5％は40歳未満、約30％は40-60歳である（Jerosch & Heisel 2001）。人工関節置換術の目的は、保存療法（手術以外の治療）により治癒または軽減しない疼痛や可動性制限の改善である。患者にとっては、生活の質が改善し、これに伴い活動（activities）や参加（participation）のレベルが上がり、日常生活能力が高まる。

人工股関節置換術は、最も標準化された整形外科手術の一つである。ドイツにおける年間の人工関節置換術の件数は、股関節15万件、膝関節4万件、肩関節2000件である（Jerosch & Heisel 2001）。ただし、医師も患者も、人工関節により関節の自然な状態が完全かつ永続的に回復するわけでないことを認識しなければならない。人工関節は、耐久年数が有限な、しかもかなり高価な「消耗品」である。

近年の進歩にも関わらず、現在でも人工関節の弾力性には限界がある。すなわち、人工関節自体は代謝を行わない。したがって、耐久性を延ばす新たな手術手技や材質の開発が求められる（例：摩擦を減らす）。また、術中に切除する身体組織を減らすことが試みられている。これにより、特に若年者では、生涯に数回、再置換術が可能となる。

例：人工股関節は、より近位部を置換する型が開発され、大腿骨骨幹部の大きな切除が不要となっている（図10.1a-b）。これは、表面のみを置換するもので、大腿骨頭にキャップをかぶせ欠損した関節面を置換する。この新しい人工股関節の使用の第一例は、2004年7月にマンハイム大学病院で行われた右股関節の乾癬性関節炎の32歳の男性患者

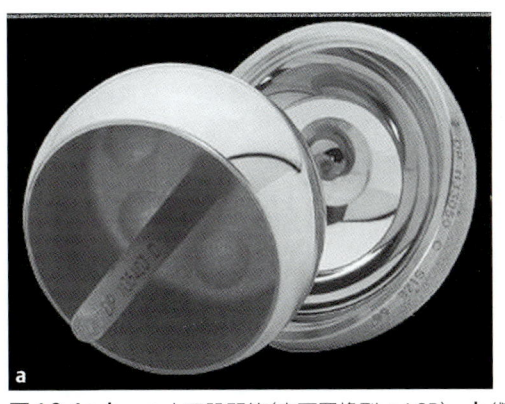

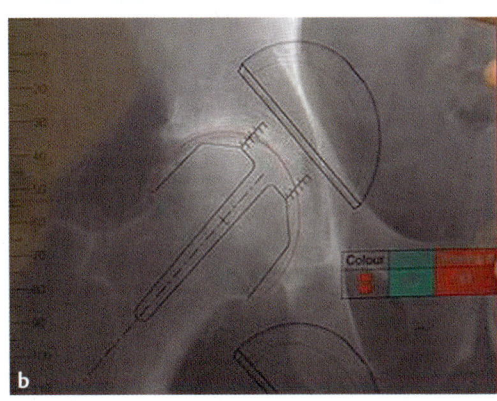

図10.1a-b　a 人工股関節（表面置換型：ASR）　b 術前計画

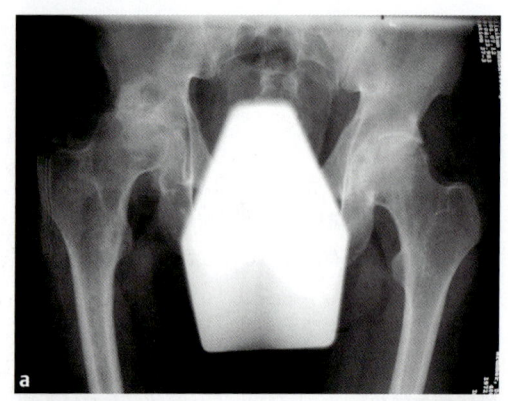

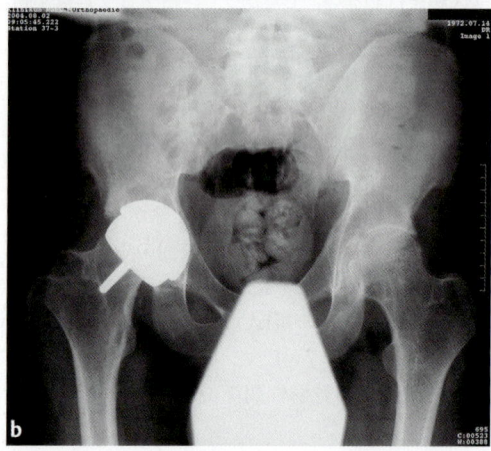

図10.2a-b　乾癬性関節炎患者のX線画像
a 術前　b 術後

の手術であった（図10.2a-b）。

　手術直後に人工関節の静的・動的弾力性を獲得するには、術中に最適な初期安定性を達成することが重要である。また、長期的安定性には、関節の形状、特に人工関節のデザインが重要である。

　人工関節の関節面の接合の原則は「低摩擦」、すなわち関節の摩擦を出来るだけ小さくすることである。これは、金属（チタン）やセラミックではなく高分子ポリエチレンの使用により可能である。ただし、高分子ポリエチレンも、数年経てば摩耗による微粒子を生じる。この摩耗粉が多量になると、関節周囲の軟部組織で重度の異物反応が生じ、食作用や排出が生じなくなる。また、人工関節周囲の異物の蓄積部分には、他の組織も入り込む。侵襲性の異物性肉芽組織が形成され、これが母床骨を吸収し、最終的に人工関節の弛みが生じる。

　ニッケルアレルギーを有する場合、特殊な素材を組み合わせた人工関節を使用する。

| 人工関節の関節面の良好な接合は、初期安定性を良好にする。骨と人工素材の結合部分は危険ゾーンであり、この部分が良好にフィットしないと摩擦が生じる。

■ 人工関節の固定

セメントレス固定

| 特に若年の患者では、セメントレス固定が望ましい！

　セメントレス固定で人工関節の安定性を得るには、無機物である人工関節を周囲の骨組織に最適にフィットさせなければならない。骨組織は、人工関節を通じて作用力を受け止め、そのインパルスを身体組織に伝え、機能的適合を促す。

セメントレス固定の条件
- 手術時の切除を最小にとどめ、多くの身体組織を温存する。これにより、将来の再置換術が可能となる。一般に、関節置換術では、多くの身体組織の切除が必要である
- フォームクロージャーにより人工関節と骨を適合させる
- ミクロレベルの相対運動を減らすため、三次元のフィットが必要である
- 出来るだけ物理的・化学的作用による周囲の組織の損傷を避ける（例：温度変化）
- 表面積の広い人工関節を使用し、力の点状集中による母床骨への過剰な圧迫を避ける
- 術後は人工関節の負荷を徐々に増やし、身体組織と癒合させる

　多くの場合、人工関節は、セメントレスでプレスフィット（press-fit）により埋め込む。フォームクロージャーにより人工関節を骨に組み込み、骨セメントで固定しない。また、広い接触面で力を分散し、人

工関節と骨の結合部分への負荷の集中を避け、近位で力が作用するよう促す(Morscher 1987)。また、生体適合性素材は、金属表面上で骨の二次的成長を促し、人工関節をさらに強く安定化する(Zweymüller 1987)。

以前は表面が滑らかなものが多用されたが、現在は表面積が広いものが主流となっている。セメント固定と異なり、セメントレス固定では、主に海綿骨が人工関節と結合する。人工関節の表面は海綿骨の構造に適合するよう作られ、人工関節と骨がかみあって連結する。また、人工関節を部分的にハイドロキシアパタイトでコーティングすると、骨と人工関節が良好に結合する(Mc Nelly et al. 2002)。

セメント固定

セメント固定は、人工物質を使って、人工関節と母床骨の不適合を完全に覆い均質化する。したがって、人工関節の種類を選択する際、骨の解剖学的な形状をそれほど重視しなくてもよい。セメントにより、速やかに人工関節が骨に固定され、すぐに負荷に対する安定性が得られる。このため、高齢の患者に適している。無菌性の弛みが生じる危険があるため、若年の患者には適さない。

セメント固定では、自己重合性素材(ポリメタクリル酸メチル、PMMA)の人工関節を使用する。また、人工関節の定着には、海綿骨の良好な保持が重要である。膝の脛骨の骨端幹、膝の大腿骨の骨幹端、寛骨臼蓋では、海綿骨が非常に軟らかいので、注意が必要である。このため、膝関節と股関節では、完全セメント固定ではなく、部分的なセメント固定が多い(ハイブリッド法)。原則として、セメント固定は、関節の遠位骨で行い、近位骨では行わない。肩関節は荷重関節ではないため、このような制約はほとんどない。人工肩関節ではセメント固定が多い。

セメント固定は、セメントレス固定よりも、人工関節の弛みが生じる危険が高い。弛みの発生には多因子が関与する。骨と人工関節の結合部分が危険ゾーンである。骨セメントは、加齢に伴い劣化し、時間の経過により安定性が低下する。

PMMAが海綿骨の空洞に入り髄腔に詰まると、骨内の血行の再構築が阻害され、人工関節のステムの埋め込みによる創傷の修復が妨げられる。

骨セメントは毒性を有し、かなりの温度上昇が生じることに加えて、硬化の過程で骨組織を損傷しうる(Zichner 1985)。ただし、これについては、専門家の意見が大きく分かれる。新しい素材や結合の技術が開発され、セメント注入の手法が進歩しており、セメント固定の欠点は減り、長期転帰も改善している。

10.1　人工股関節全置換術(TEP)

人工股関節置換術のうち、全置換術では大腿骨頭、大腿骨幹部、臼蓋を置換し、半置換術では大腿骨頭と大腿骨幹部を置換する。また、半置換術の代替法として、二重ベアリング人工骨頭置換術がある。これは、外側骨頭の中で内側骨頭が動くもので、臼蓋と人工骨頭の摩擦が少ない。いずれも、大腿骨頸部骨折後に行われる。

■ TEPの種類

- TEPは、表面置換型(例：ASR。p.599参照)、ショートステム型、標準型に分類しうる
- 完全セメント固定：セメントにより人工股関節の全部分を骨に固定する
- 部分的セメント固定(ハイブリッド法)：臼蓋をセメントレス、大腿骨頭と大腿骨幹部をセメントで固定する。近位置換型(例：表面置換型：ASR)も部分的セメント固定であり、大腿骨頭の

みをセメントで固定する (図10.1a-b)
- セメントレス固定：セメントなしで人工股関節を埋め込む。身体組織が人工関節に入り込み、長期の安定性が維持される

適応
完全または部分的セメント固定のTEP（図10.3）

> セメント固定は、主に65歳以上の患者や骨粗鬆症患者で行うこと!

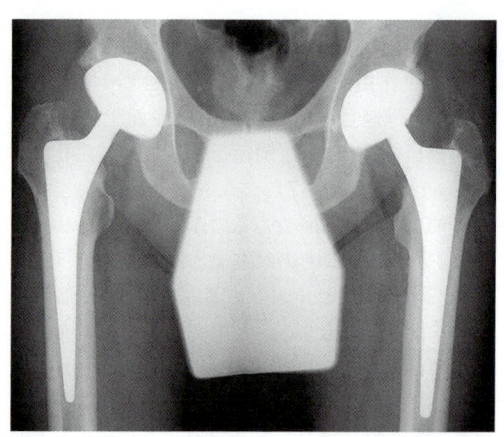

図10.4 セメントレス固定の人工股関節のX線画像

- 変形性股関節症：患部が広範に及ぶ若年の患者（例：臼底突出型の股関節症）
- 変形性股関節症と大腿骨頸部骨折の併発
- がんの大腿骨近位部への骨転移
- 両側性の大腿骨頭壊死（早期に弾力性の回復を要するため）
- TEP再置換術（しばしば海綿骨移植により人工股関節を強化するため、弾力性が低下する）

利点
手術直後から高い弾力性を得られる

欠点
- セメントレス固定に比べて、将来のTEP再置換術が難しく、少ない回数しか行えない（より多量の骨切除を要するため）
- 再置換術で、以前の人工股関節に比べて、より長いステムの人工股関節を置換しなければならない

セメントレス固定のTEP（図10.4）

> 特に65歳以下で、骨粗鬆症を有さない患者では、セメントレス固定を行う。

- 変形性股関節症（例：股関節の形成異常や股関節脱臼後）
- 慢性多発性関節炎
- 大腿骨頭壊死
- 悪性骨腫瘍（腫瘍の大きさに応じて、特殊な長いステムの人工股関節を使用する）

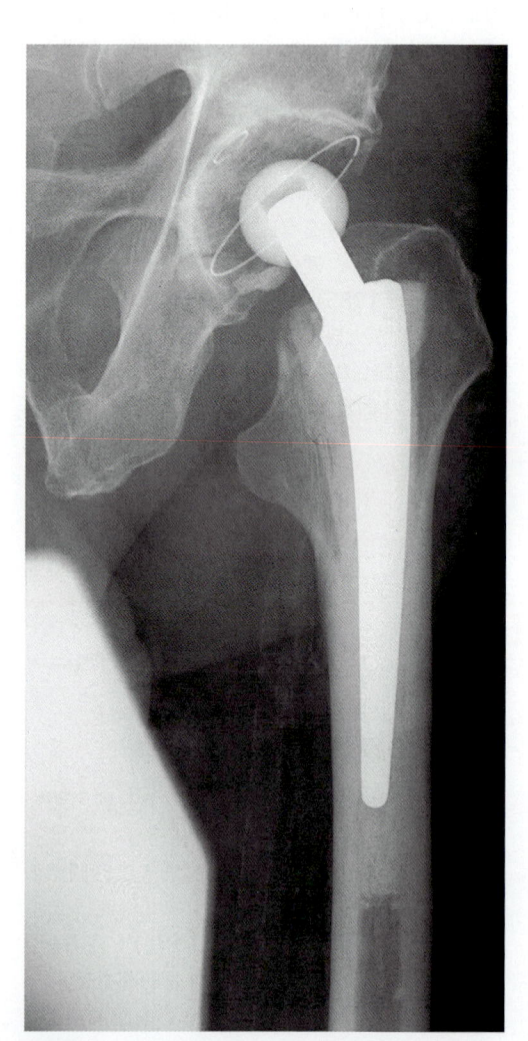

図10.3 セメント固定の人工股関節のX線画像

利点
- 身体組織が人工股関節に入り込むことにより安定性が維持されるため、耐久性が良好である
- TEP再置換術が比較的容易である

欠点

より新しいプレスフィット型であれば、手術直後から良好な弾力性を得られる

■ 人工股関節の生体力学

人工股関節の生体力学について、ベルリンの技術者G. Bergmannのチームの研究がある (Bergmann et al. 1989, 1993)。この研究では、人工股関節にマイクロチップを入れ、記号化された情報を端末で受信し、人工骨頭のセラミックボールの中にマイクロチップを入れることで患者の負担にならないようにした。この方法で、股関節の温度と負荷を直接測定した。大腿骨頭の球部分と臼蓋の間は摩擦により熱が発生する。この部分の温度は最高75度まで上昇した。1時間の歩行後、人工骨頭の中心部は42.5度に上昇した。関節液の温度は最高60度まで上昇し、人工素材により相違があった。温度上昇により摺動が強まり、人工関節周囲の組織が損傷する。

また、Bergmannら(1989, 1993)は、活動時の人工股関節の圧迫負荷を調べた。通常の歩行と軽いジョギングでは、股関節への作用力は、前者が体重の2.5倍、後者が5.5倍であった。自転車は一般に考えられるよりも股関節の負荷が少なく、杖歩行は従来考えられていたほど免荷が得られないことが確認された(8章)。緩衝用足底板や軟らかい床面は、股関節(例：股関節症)を衝撃から保護するには不十分であった。

人工股関節患者においても、事故の危険が小さく、跳躍や急停止を含まないスポーツは有害ではない(Becker 2002)。

訓練時の股関節への作用力の分析から、次のことが分かった(Bergmann et al. 1989, 1993)。
- 開放運動連鎖の股関節の筋肉の訓練(例：屈曲や外転)では、体重の2.5倍の負荷が人工股関節に加わる
- 背臥位で起き上がると(ブリッジ)、体重の1.5倍の負荷が人工股関節に加わる
- 片脚の負荷は、両脚立位で体重の約70％、歩行で最大で体重の300％である

Lucら(1997)は、in vivo研究で、等尺性筋収縮訓練や片脚・両脚立位において大腿骨近位端に作用する筋力を調べた。負荷が最大となるのは、くるぶしに抵抗を加えた等尺性筋収縮訓練(特に外転筋)であり、両脚立位に比べて約30倍の負荷が生じた。

> 開放運動連鎖の訓練は、治癒した軟部組織に多大なストレスを与えるため、注意が必要である(例：腱付着部、筋肉の縫合部)。腱付着部では反射的な硬化や刺激が持続しうる。このため、患者に合わせて負荷を増加し、日常生活に近い開始肢位で、閉鎖系で、骨盤や体幹を制御する訓練を行う。これにより、治癒組織を損傷することなく、筋肉の生理的弾力性を獲得しうる。

■ 手術の手順

- 多くの場合、前外側進入で、大腿骨幹部の縦軸に沿って腸脛靭帯を縦に分割する。まれに、後外側進入で、外旋筋をはがす
- 中臀筋と外側広筋の遠位部を縦に分割する
- 股関節の関節包に到達し切開する
- 下肢を最大外旋し(後外側進入では内旋)、大腿骨頭を切除する
- さらに、残りの関節包や靭帯、臼蓋から突き出た骨棘を切除する
- 海綿骨移植を行う場合、大腿骨頭を消毒する
- 臼蓋骨を軟骨下骨まで削りとる
- 骨嚢胞に海綿骨を充填する
- 人工臼蓋を埋め込む前に、トライアルで位置を確認する。ポリエチレン製やチタン製の人工臼蓋をセメントで固定する。ポリエチレンとチタンを組み合わせた人工臼蓋は特に摩擦が少ない
- 大腿骨の髄腔を広げた後、人工臼蓋を設置し、セメントで固定する。骨頭を人工臼蓋と接合させる
- 埋め込み後、可動域検査により、関節のしまりや易脱臼性を確認する

- 半置換術では、臼蓋を残し、骨頭のみを置換する
- セメントレス固定では、多孔性の人工骨頭を使う。骨細胞が孔に入り込み、骨と人工骨頭が結合する（「人工関節置換術の概論」を参照）
- しばしば術中に、完全セメント固定または部分的セメント固定のいずれかを選択する
- 臼蓋による骨頭の被覆率が不足している場合（例：股関節の形成異常）、ブロック骨（皮質骨と海綿骨）をスクリューで固定するなどして、臼蓋を再形成する
- 術中に脚長を調べ、患肢が長い場合、頸部の短い人工骨頭を選択する。術後、患肢が1cm以上長ければ手術ミスである
- TEP再置換術は症例が少ないため、手術手順を詳細に記録化する

■ 術後療法

- 術後2日間のルドン吸引ドレナージと圧迫包帯
- 発泡スチロール製副子により、下肢をやや外転位にし、回旋しないよう固定する
- 下肢を外転位にする際、必要に応じて楔形枕（楔の角度が大きいもの）を両下肢の間に置く
- 術後1日目に起立する
- 人工股関節の種類に応じて荷重を許可する
- 完全および部分的セメント固定では、全荷重に移行するまでの部分荷重期にロフストランド杖を使用する
- セメントレス固定では、足底接地が可能である
- しばしば、手術直後は部分荷重とし、疼痛に合わせて徐々に全荷重まで増やす

術後早期の荷重は様々であり、専門家の見解も一致していない。最近は、人工股関節の初期安定性が向上し、全荷重が早まっている。
セメントレス固定では、しばしば手術直後から、部分荷重の歩行を行う。ただし、創傷治癒、固有感覚の変化、これに伴う協調性障害を考慮すると、最初は、ロフストランド杖の二点歩行や三点歩行が望ましい。

- TEP再置換術では、荷重開始時期が異なる
- 脱臼の危険があるため、関節包組織が再形成されるまで（3-6か月）、患肢を外旋および内転してはならない
- 多くの場合、術後6週間は屈曲を90度までに制限する。後外側進入では、しばしば60度までに制限する
- 外転は制限しないことが多い
- 高い座面の座位は、股屈曲の可動域に応じて許可する（70度以上の屈曲が必要）
- 側臥位は、内転防止の枕を両下肢の間に置けば可能である。腹臥位も可能である
- 人工股関節の耐久年数は約10-15年である。その後、多くの場合、人工股関節の弛みが生じるため、再置換が必要である。現在は、材質や手術手技の改良により、耐久年数は約12-18年になっている（Jerosch & Heisel 2001）。ただし、多くの患者では耐久年数はもっと短い

人工股関節全置換術（TEP）のまとめ

- 人工股関節置換術には、セメント固定とセメントレス固定がある。人工股関節の種類により、術後に許可する荷重は異なる
- どの種類の人工股関節の初期安定性も良好である。多くの場合、部分荷重が許可され、徐々に全荷重に移行する
- 過剰負荷により、人工股関節の弛みの発生が早まる
- セメント固定に比べて、セメントレス固定は、再置換が容易である
- TEP再置換術後の治療は、執刀医と相談して行う。しばしば、より長期の免荷が必要であり、脱臼の危険が高まることもある
- 関節包組織が再形成されるまで、脱臼の危険がある。特に前外側進入では、下肢を内転および外旋してはならない（約3か月）

- 後外側進入では、術後6週間は中間位を越えて内旋してはならない。特に屈曲と内旋を組み合わせて行わない。伸展位は危険が小さく、特に近位の梃子による運動(歩行に必要)は危険が小さい
- 最近は、素材の改良や骨頭径の拡大により、脱臼の危険は低下している
- 一般に、人工関節置換術の直後は、固有感覚の異常により筋肉の協調性が障害される。多くの関節受容体が切除され、情報伝達が変化する
- 術後は急に可動域が拡大するが、患者はすぐにこの可動域を活用して自動運動を行うことはできない
- 術前の自発的な回避運動は術後も継続する
- 高い座面の座位は、術後、股屈曲域が70度以上になれば可能である
- 多くの場合、術後数日で側臥位と腹臥位が許可される。健側を下にした側臥位では内転防止のため両下肢の間に枕を置く。患側を下にした側臥位の可否は、創傷の状態により決定するが、原則として術後6週以降に可能である
- 術後6週間は屈曲を90度までに制限する。関節包が欠損し、後方脱臼の危険があるからである。後外側進入では、さらに厳しく屈曲を制限する(60度まで)
- 健側の股関節で可動性制限や疼痛を有する場合(例:両側変形性股関節症)、必ず両股関節につき理学療法を行う

● 人工股関節全置換術(TEP)における理学療法検査

■ 術前

> 術後も回避運動は継続するため、可動性検査で回避運動を見つけることは特に重要である。

- 重度の可動性制限では、器質的変化が存することが多い。術後、可動性改善には時間を要する
- 身体は脚長に適応し、しばしば術後は患肢が延長するため、脚長の測定が必要である
- 活動の制限は、問診票(2.1章)、標準的なテスト(例:"立って歩け"時間計測。2.4章)、歩行距離(2.4章)により把握する

> いずれのテストも、術後、時期を変えて繰り返し行う。

- (5.5章「変形性股関節症」も参照)

■ 術後

- 疼痛の既往
- 患肢の位置の調整
  - 回旋の中間位に置く
  - 術後数日間は、下肢の位置をやや高くし、ケーラー副子やブラウン副子で固定する
  - 必要に応じて、ベッドの足側を高くする
  - 術後数日で、副子を除去し、下肢を伸展・屈曲の中間位に置く
  - その際、下肢をやや外転位にし、臼蓋内で骨頭を中心化する
- 多くの病院で、下肢を外転位にするため、楔形枕(楔の角度が大きいもの)が使用される
  - 利点:内転を防止する
  - 欠点:術前に重度の外転制限を有する場合、楔形枕により外転位にすると疼痛が生じる

> 腫脹の悪化に注意すること!

- 運動の切り替え時の様式の観察(例:ベッド上の起坐・着床、トイレまでの歩行、ロフストランド杖の歩行)

- 行ってはならない運動や長い梃子の運動を避けること!

- 下肢に疼痛がある場合、血栓症の圧痛点を調べる。例:腓腹部(9.1章)

- 陽性の圧痛点が3つ以上あれば血栓症が疑われるため、必ず医師に報告すること!また患者は立ち上がってはならず、療法士は治療を行ってはならない。

- 創傷部の温度上昇は過剰な炎症反応の開始を示唆するため、すぐに医師に報告すること!
- 筋緊張の亢進。特に股関節の内転筋、屈曲筋、外旋筋
- 患肢の感覚検査。大腿皮神経の損傷により、大腿の腹側外側で知覚鈍麻が生じうる
- 伏在神経が刺激されると、膝内側の感覚が弱まる
- 患肢の運動検査
  — 大腿神経の損傷により、股屈筋と大腿四頭筋が弱化する。大腿四頭筋の検査は、背臥位で下肢を側方へ突き出して行う。その際、大腿骨を動かさず、膝伸展による梃子の運動の拡がりを避けること!
  — 臥位で腓骨頭の後方の総腓骨神経が刺激されると、足の背屈筋が弱化する
- 健側の股関節の可動性検査。偏位も調べること(5.5章)
- 患側の股関節の可動性検査は、ルドン吸引ドレナージの除去後、下肢の重量を無くして行う
- 股関節の自動運動の可動性検査では、短い梃子の運動または吊りなしの運動を行う
- 健側の股関節の筋力検査では、重力に抗して短い梃子の運動を行う。強い抵抗を加えず、長い梃子の運動を行わない。これは、患側への力の作用を避けるためである。また、歩行やベッド上で身体を動かす際の骨盤の安定性を観察する
- 機能的な脚長の変化。背臥位で左右を比較する。患肢が長いため免荷できない場合、脚長差が1cm以上であれば、すぐに補高靴による調整が必要である。十分な弾力性が回復すれば、立位の検査を行う

- 内転と外旋の検査は、関節包組織の再形成後に行う
- 前外側進入では、臀筋の移動で、多くは小臀筋を転子からはがさず、縦方向に切開するだけにとどめる。小臀筋を転子からはがす場合、術後6週間は、遠位の梃子による内転と中間位以上の屈曲を組み合わせて行わない
- 後外側進入(まれ)では、背側の外旋筋をはがす。この場合、少なくとも術後6週間は、屈曲と遠位の梃子による内旋を組み合わせて行わない。関節包の切除に加え、筋肉をはがすことで脱臼の危険があるため
- 人工臼蓋の埋め込みにより、仙腸関節の位置異常が生じることがある。術後の仙骨溝の疼痛は、仙腸関節の位置異常の可能性を示すため、仙腸関節の検査を併せて行う

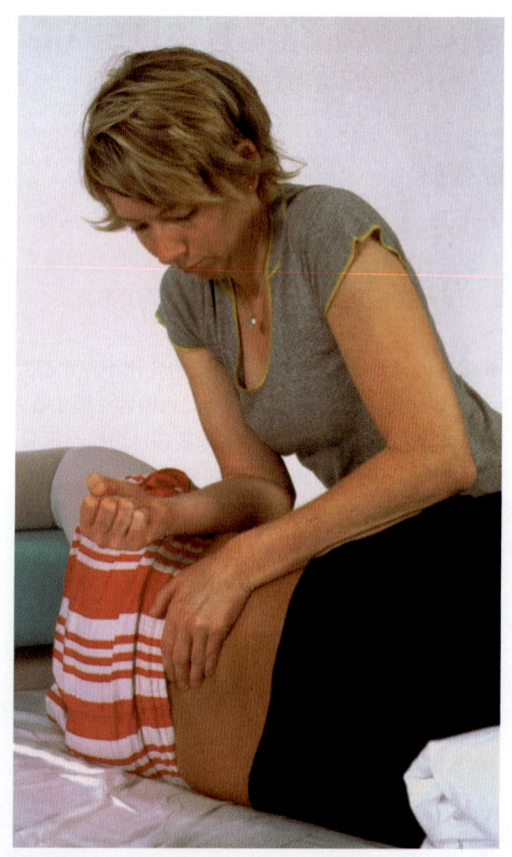

図10.5 メネルテスト

- 仙骨溝の触診
- 側臥位のメネルテスト（図10.5）：療法士は、前腕で腸骨外側を内側腹側へ圧迫し、他方の手で腸骨背側の運動を触診する
- 腹臥位のリフティングテストも可能である（3.3章）
- 腸骨が前置した状態では、腸骨筋の筋緊張が亢進するため、腸骨翼腹側の内側面を触診する
- 腸骨が後置した状態では、大腰筋の筋緊張が亢進するため、経腹壁で触診する（5.2章の「脊椎関節症」を参照）
- 腰椎の前額面の可動性は、近位の梃子による股外転の可動域拡大に必要である
- 腰椎の矢状面の可動性は、近位の梃子による股屈曲・伸展の可動域拡大に必要である
- 外側広筋の切開による疼痛のため、患肢の膝屈曲制限が生じる。この場合、背臥位の可動性検査で、膝屈曲制限のため、運動の拡がり（continuing movement）による股屈曲が妨げられる。膝屈曲制限が軽減すると、股屈曲が改善し、疼痛がなくなる

- 術後後期に弾力性が回復すれば、術前と同じ検査を行う
- 関節包組織の再形成後（およそ3か月後）、全ての運動を許可する。多くの場合、術後後期は、日常生活動作が困難である（例：靴や靴下の着用）。術後6週間にわたり股屈曲を90度までに制限するため、しばしば背側の関節包付着部の組織の伸縮性が低下する。術後時期は、可動域拡大のため関節テクニックを行う（例：治療肢位の牽引）
- 術後後期は、主に日常生活の自立能力を判定するテストを行う。例：反応の速さ、転倒の危険性、床面上での運動の切り替え（逆順でも切り替えを行う）、スポーツの再開、日常生活に必要な運動シーケンス

例：自動車の運転の可否は、反応の速さを検査して判定する。術後6週間で反応の速さはかなり回復するため、自動車の運転に支障はない。

これは、Neumannら（2003）の研究に基づく。この研究は、人工股関節置換術後に全荷重を許可

人工股関節全置換術（TEP）における理学療法検査のまとめ

- 術前
  - 術前は、変形性股関節症と同じ検査を行う（5.5章）。標準的なテスト（例："立って歩け"時間計測、歩行距離。2.4章）や問診票（2.1章）により、活動の制限を把握する。これらのテストは術後も繰り返し行う
  - 脚長の測定。術後の脚長と比較するため
- 術後
  - 下肢の位置の調整：病院により調整の方法は異なる（ケーラー副子、楔形枕）。脚を回旋の中間位に置き、内転しないよう注意する
  - 運動様式の観察：行ってはならない運動を避ける。このため、運動の切り替えを補助する工夫を行う（10.1章）
  - 血栓症が疑われる場合、血栓症の圧痛点を調べる
  - 大腿の感覚障害は大腿皮神経の損傷を、大腿四頭筋の筋力低下は大腿神経の損傷を示唆する
  - 両股関節の可動性の検査。手術直後は、患側の検査は下肢の重量を無くして行う
  - 内転と外旋の検査は、関節包組織の再形成後に行う
  - 外側広筋の反射的な筋緊張亢進により、膝の屈曲制限が生じる。この場合、膝の屈曲制限が軽減すれば、股屈曲が容易になる
  - 手術直後は、健肢の個々の筋肉の検査（抵抗を加え、開放運動連鎖の運動による）を行わない。活動（例：運動シーケンス、歩行）を通じて筋力や協調性を検査するとよい
  - 仙腸関節や腰椎の機能障害を早期に把握する
  - 術後後期は、術前と同じ検査を行う。患者の日常生活能力を把握する（例：反応の速さ、転倒の危険性、運動の切り替え）

した101名の患者（平均年齢58歳）を対象とし、様々な色刺激に対する患肢の反応を調べた。被験者は、それぞれの色刺激に反応してペダルを踏むこととした。術後6週間で、患者は対照群と同等の反応を示すようになったため、Neumannらは、術後6週間で反応の速さが回復すると結論づけている。

症例：55歳女性。6日前にセメントレス固定の右股関節置換術を実施。5年前から股関節の形成異常を原因とする変形性股関節症による疼痛が悪化。

術前の疼痛が完全に消失し患者は喜んでいる。一時的に大腿で緊張した感覚が生じ、膝屈曲すると強まる。ロフストランド杖の自立歩行が可能となり、午後は病院の廊下に出ることが多い。その後、大腿の緊張した感覚はやや強まる。朝は下肢が硬直するように感じられる。

側臥位を許可され、患者は喜んでいるが不安もある。

<u>仮説と治療</u>

大腿の緊張した感覚の原因は深部の血腫であるが、術中の外側広筋の切開も原因となりうる。一時的に大腿四頭筋が反射的に緊張し、膝屈曲を妨げる。

術後数日で荷重を増やすと、しばしば腫脹が悪化する。深部の血腫は、重力により筋膜内で遠位へ移動することがある。

血腫はリンパドレナージにより改善する。患者は、血液の逆流を促す自己処置を訓練する。また、深い腹式呼吸や、歩行後に下肢の位置を高くするなどの自己処置を行う。背屈と底屈の自動運動により筋肉ポンプを活性化する。

療法士は、下肢の重量をなくして股関節を最大下まで屈曲し、屈曲域を拡大する。股関節内の骨盤屈曲により、局所の代謝が改善し、疼痛が軽減する。その後、下肢が弛緩したように感じられる。弾力性が回復すれば、患者は立位で階段を使って自己訓練を行う。その際、右側の腸骨稜を肋骨弓に近づけないようにして、足を階段に置く。階段を使った訓練は、午後に病院の廊下に出る際に行う。

背臥位から側臥位への体位変換を行う前に、療法士は、腸腰筋の緊張を低下させるため、背臥位で軟部組織テクニックを行う。腹筋の線維に沿って処置を行う一方、下肢の重量をなくし下肢の伸展域を拡大する。反動で腸腰筋がやや緊張するため、患者に自動的伸展を行わせ、伸展時に腸腰筋の延長を促すための軟部組織テクニックを行う（筋膜テクニック）。腸腰筋の筋緊張低下は、リンパ排出にとっても重要である（リンパ管や血管は筋肉に引っ張られるため）。

療法士が付き添い、左側を下にした側臥位で運動の切り替えを訓練する。この開始肢位で、膝屈曲の反対方向モビリゼーションを行い、大腿四頭筋を訓練する。股伸展を改善する処置は側臥位で行うとよい。例：下肢を伸ばして近位の梃子による運動を行う、反対方向モビリゼーション

血腫による可動性制限では、動的な運動により可動域を拡大する。運動により疼痛が生じないよう、下肢の重量をなくした近位の梃子による運動や、反対方向モビリゼーションを行う。その後、新たに獲得された可動性を日常生活機能で活用する。例：足を踏み出した立位で下肢を伸展する（支持脚となる健肢の足に体重をかけ、身体を前方へ運ぶ。その際、骨盤の回避運動が生じないようにする。p.616参照）

●人工股関節全置換術（TEP）における理学療法

■目的

<u>身体構造と機能（機能障害）</u>
- 患部を保護しながら股関節と骨盤の可動性を回復する
- 疼痛緩和
- 浮腫の再吸収促進
- 患肢の筋肉の作用の維持と改善、これによる筋萎縮の予防と解消、新たに獲得された可動性の安定化
- 足と体幹の筋肉、肩甲帯と上肢の支持筋肉、健肢の筋肉の筋力強化

活動
- 人工股関節による新たな可動性や荷重を活用して安全に運動を行う
- 自分で運動の切り替えを行う
- 脱臼の危険のある運動を回避する
- 歩行の矯正

参加
- 許可された運動域で、運動不安を有さず運動する
- 創傷治癒の知識を持ち運動制限の理由を理解し、脱臼への不安を減らす

■ 処置

危険な運動を避ける運動様式の訓練

▎手術直後は、特にこの訓練が重要である。

　人工股関節置換術では関節包を切除するため、術後は特定の運動を禁止する。ただし、禁止は生涯続くものではない。これを患者に伝えることは重要である。また、その時点の許可された運動域を守るべき理由についても説明する。
　関節包組織の再形成まで（およそ3か月後）、人工股関節が脱臼しうる運動を避ける。特に遠位の梃子による内転と外旋は危険である。吊り負荷が大きいほど、危険は増大する。少なくとも術後6か月間は、高い吊り負荷の加速度的な内転と外旋を避ける。筋肉により良好な安定性を有する場合、危険は小さい。
　その後、徐々に通常の運動様式に戻す。

▎禁忌動作の回避は、通常の運動様式と異なり、自然に行うことは難しい。反復訓練が必要である。

禁忌動作の確認
- 下肢を持ち上げて長い梃子にならないようにする。手術直後は、短い梃子による自動運動も行ってはならない（例：広範に海綿骨を移植するTEP再置換術後、転子亀裂骨折後）。行ってはならない運動を患者の健肢で実演してみせる
- 患者は、中間位を越えて患肢を内転してはならない。中間位を知覚する訓練として、まず、介助運動で患肢を外転から中間位まで動かし、患者はこれを目で確認する。次に、患者は目を閉じ、療法士が動かす患肢が中間位に来たら、「ストップ」と言う
- 起坐の際、患者は患肢を健肢で支える。すなわち、健肢の足を患肢の下腿遠位の下に押しこむ（「運動の切り替え」を参照）。人工股関節が不安定性を有する場合、療法士が支持して下肢の重量を無くす（健肢で患肢を支えると、腹筋や股屈筋により多大な吊り負荷が生じるため）
- 手術直後は座位を避ける。ただし、可動性が回復すれば、高い座面の座位は可能である。例：立位でもたれられるバー、テーブルの端

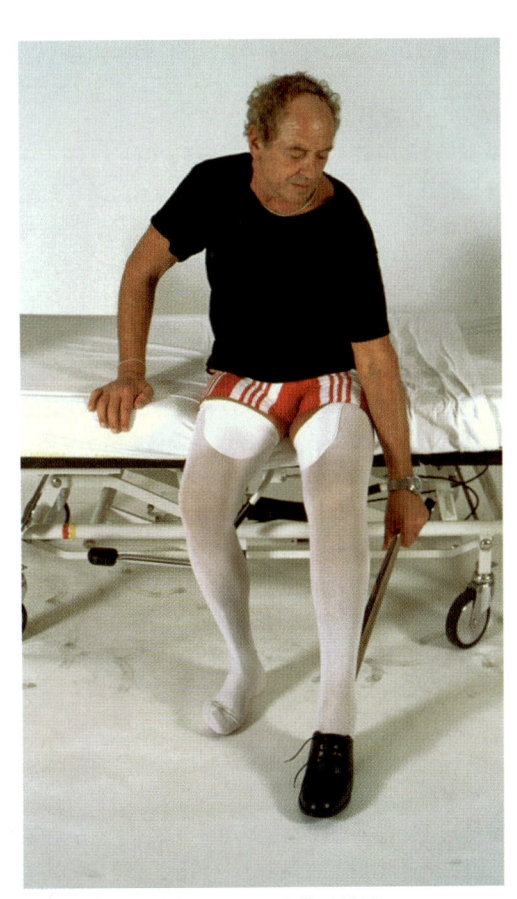

図10.6　長い靴べらを用いた靴の着用

- 患者は、起立・着坐で、必ず患肢を先に前方へ出すよう心がける
- 靴や靴下の着脱の訓練(図10.6)
- 背臥位から側臥位への体位変換では、両下肢の間に枕を置き、患肢の内転を防止する
- 患側を下側にした側臥位は、創傷治癒完了後に執刀医に相談して行う

運動の切り替えの訓練
- 訓練前に、訓練の目的を患者に伝える
- 術後6週間は、患側を下側にした側臥位を許可しない
- 術後6週間は、股関節の偏位や剪断力が生じるおそれがあるため、背臥位や側臥位で長い梃子(下肢)を持ち上げない
- 術後6週間は、股関節の屈曲を90度、外転を20度までに制限する。伸展を自由に行えなければ跛行がなくならないため、伸展は制限しない

ベッド上の運動
- 運動の切り替えは、ブリッジを通じて行う
- 療法士は、患肢をやや外転位にして横抱きし安定させる
- 骨頭部分が出来るだけ持ち上がらないようにする
- 体力が低下した高齢の患者は、手術直後に介護リフトを使用してもよい。ただし、退院前には、介護リフトなしで、ベッド上で動けるようにする
- ベッド上で体幹を動かすには、腹筋と背筋の交互作用が必要である。患者は、上体を動かす際、両上肢を胸郭につけ、頸椎を屈曲して体幹の腹筋を活性化する。療法士は肩甲帯に手を置き、この運動を支持する。また、ベッド上で骨盤を動かすには、支持脚(健肢)の支持機能が必要である
- 支持脚の機能訓練では、事前に、支持脚のベッド面を圧迫する力を強める。静止時の機能訓練で、股伸筋により骨盤を安定させる。骨盤を持ち上げると、股関節が水平になり(可動域が変化する)、しばしば腰椎前弯が増強し、骨盤の屈曲が強まる
- 療法士の補助なしで、ベッド上で身体を動かす場合、患者は事前にピギーバック法で患肢をやや外転位にしてから、ベッド上で身体を側方へ動かす

- セメント固定のTEP患者は、ベッド上で両下肢をそろえて置く。この肢位で、骨盤のファシリテーション(PNF)を行い、ブリッジを訓練する

| ベッド上で身体を動かす際は、小さく動かすこと!
| 患者は呼吸を止めないこと!

起坐・臥床

| 術後1日目は、2名の療法士が付き添って起坐を行うこと!

- 手術直後の起坐・臥床は、療法士が付き添い、必ず患側を手前にする
- 起立では、足に合った靴を着用する
- 術後数日間は、歩行器を使って起立する
- 患者の血液循環や安全性を考慮した上で、術後3日以降に、ロフストランド杖の歩行を訓練する
- 初回の起立の前後に、血圧を測定する
- 術後1日目はベッドの前で起立を訓練し、2日以降は高い座面のトイレでの運動の切り替えを訓練する

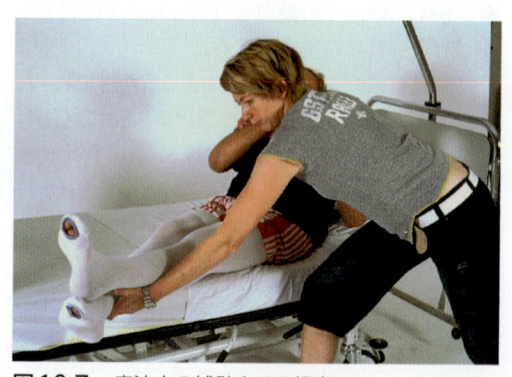

図10.7　療法士の補助ありの起坐

療法士の補助ありの起坐(図10.7)
- ベッドの端近くまで患者を動かす
- 患側を手前にして補助する。これにより患肢が内転する危険が小さくなる
- 起坐では、療法士は、一方の上肢で患肢を横抱きし、他方の上肢を介護リフトの代わりにして患者の身体を固定する

- 患者の上体を直立させ、両下肢を床へ降ろす
- 2名の療法士で補助する場合、一方が上体を支え、他方が下肢を動かす
- 短時間であれば、高い座面の座位（ベッドの端）は可能である
- 臥床では、患者はベッドの端に斜めに座り、起坐と逆の手順でベッドに臥床する。その際、健側を外側（ベッドから遠い側）にする
- 起坐と同様に、療法士は上体と下肢を支持する

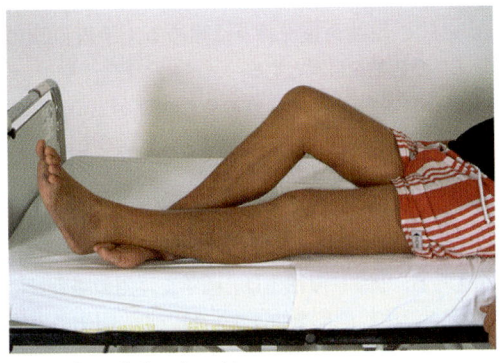

図10.8　ピギーバック法

療法士の補助なしの起坐
- ピギーバック法（Huckepackgriff）により、患肢を健肢で支持する（図10.8）。すなわち健肢の足で患肢の下腿遠位を固定する

▌ この時、患肢を持ち上げて長い梃子にならないようにする。

- 背側から健肢の足を患肢の下腿遠位の下へ押し入れる際、患肢を持ち上げない
- ピギーバック法が不可能な場合、ベッド端まで移動し、患肢を外転位にする
- 患肢の下腿をゆっくりベッド端から突き出し、膝を屈曲して下腿を降ろす。その後、上体を直立させ起き上がる
- 自宅で健側をベッド端に移動させて起坐を行わなければならない場合、退院前に、上と同じ原理で起坐を訓練する。患者は、患肢をどこまで内転してよいかを感覚的に把握する。出来るだけベッドの端近くに移動し、過度の内転を避ける

背臥位から側臥位（健側を下）への体位変換

▌ この体位変換は、術後4日以降に行う。

- 関節包組織の再形成まで（3か月後）、必ず両下肢の間に枕を置いて体位変換を行う
- 術後6週間は、健側を下にした側臥位のみ可能である
- まず健側をベッド端まで移動させる（運動シーケンスは「起坐」の項を参照）
- 両下肢を腰幅に広げる

▌ 患肢に疼痛がある場合、療法士は、患肢を軽く屈曲し横抱きして安定させる。

- 下腿縦軸に合わせて膝から大腿にかけて箱型の枕を置く。枕の厚さは、腰幅に合わせる

▌ 内転を避けること！

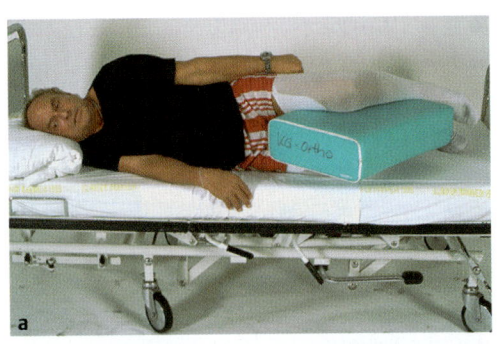

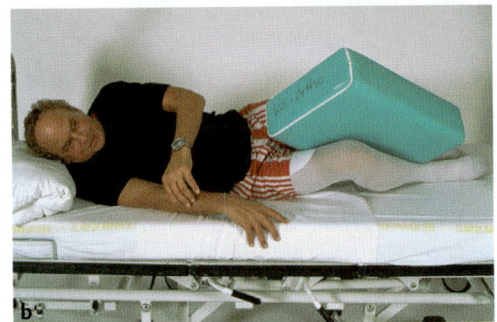

図10.9a-b　背臥位から側臥位への体位変換。両下肢の間の枕により内転を防止する
a 臥位　b 体位変換

- 静止時の内転筋の作用により、両大腿の間で枕を固定する
- 療法士は、体位変換で回転させる側に立ち、必要に応じて患者の骨盤と肩甲帯を支持する
- 体位変換のスタートの指示を出す
- 体位変換を数回繰り返す
- 同じ原理で側臥位から背臥位に戻す
- 側臥位で身体を動かす場合、両下肢の間に箱型の枕を置く。療法士は、骨盤に手を置き、患者の動きを支持する
- 側臥位で身体を動かさない場合、下肢全体(足を含む)を箱型の枕の上に置き、筋肉の抗重力作用(持続すると疼痛が生じる)が生じないようにする
- 側臥位で体幹を安定化するため、骨盤・肩甲骨パターンを行ってもよい

可動性の改善

> 可動性の回復は、股関節を保護しながら、許可された運動域で行うこと!

- 屈曲:90度まで
- 外転:40度まで
- 伸展:制限なし
- 内旋:遠位のテコから自然位ー中間位(0°位)ー許可された可動域まで、そして近位のテコを許可された可動域まで、これらは歩行時に必要となる

> 後外側進入では、運動域制限は、これと異なる(p.604を参照)!

- 術後6週以降、徐々に運動域を広げる。術後3か月以降は、内転と外旋を許可する
- 術前は、しばしば器質的変化により、重度の可動性制限が生じる。短縮した筋肉の緊張を低下させ伸張するため、横断伸張を行う。術後は、疼痛やこれによる反射的な筋緊張により、可動性制限が生じる
- 近位の梃子(骨盤)による可動域の拡大により、術前からの不適切な運動パターンをなくす。近位の梃子による運動は、人工股関節への大きな作用力が生じない。主に体幹の筋肉が働くため、骨盤の回旋運動で人工股関節の脱臼を助長する力が生じない。骨盤の可動域の拡大は、側臥位、背臥位、腹臥位で行う

近位の梃子による可動域の拡大
屈曲
- 患肢をその時点の最大下まで屈曲し、箱型の枕の上に置く。股関節内の骨盤屈曲により、屈曲の可動性を改善する
- 患肢の屈曲角度を徐々に強める。手術直後は90度屈曲を目標とする
- 多くの場合、屈曲を強めると外旋が生じる。外旋は、近位の梃子による内旋を通じて、強化(buttressing)しうる
- 屈曲を強めると、前額面で回旋が生じる。同側の体幹側部を伸ばすと、外旋を強化(buttressing)しうる。まず、療法士は、両手を両側の腸骨稜に置き、体幹側部を伸ばす。続いて、同側の坐骨結節に触刺激を加える。この時、患者は、遠位の梃子により屈曲を強めながら圧迫を保持する。その後、患者は自動的屈曲を試みる。その際、体幹側部が短縮しないようにする
- 屈曲の可動域を拡大した後、下肢の重量をなくし、様々な角度(新たに獲得された可動域)の屈曲位で、屈筋連鎖を静的に活性化する。これにより、股伸筋は拮抗筋により抑制される
- 患肢の屈筋連鎖を刺激するため、足を背屈し、大腿腹側に導入的なコンタクトを加える。同時に、健肢を伸展し筋肉を静的に活性化する

> 療法士は、骨盤と体幹の回避運動に注意する。股屈筋の作用が低下すると、代償的に腹筋が過活性化する。
> 股屈筋は、遊脚期の発散によっても活性化しうる。

例:歩行の発散
- 圧迫(approximation)による健肢の伸展・外転・内旋:可動域の中間で静的活性化や主動筋による逆運動を行う。これらは患側へ大きな作用力を生じない
- 患肢は足パターンのみを行う

― 背屈と内がえしの組み合わせ。これにより、患肢の筋肉が活性化し、屈曲・内転・外旋が生じる
― 背屈と外がえしの組み合わせ。これにより、患肢の屈曲・外転・内旋が生じる。このパターンは、屈曲と内旋の可動域を拡張した後に行うとよい
― 上肢の運動を通じて患肢の筋肉を活性化する。患側の伸展・外転・内旋、肩甲骨の「後方下制」、健側の屈曲・内転・外旋、肩甲骨の「前方挙上」
● 側臥位で骨盤パターンと肩甲骨パターンを組み合わせて行ってもよい。患側の骨盤を「前方挙上」する。主に腹筋と下側の股関節の筋肉が活性化するため、股関節を免荷して行うことも可能である。多くのTEP患者は、長期の屈曲拘縮により、下腹部の腹筋が非常に弱い
● TEP患者でも骨盤パターンは可能である。三平面(前額面、矢状面、水平面)で、骨頭上で臼蓋を動かす。同様に歩行の骨盤パターンを行う。抵抗を処方して加え、患肢を動かさないよう注意する。骨盤パターンは、筋肉の強化だけでなく、可動域の拡大をもたらす

> 強い外旋傾向を有する場合、側臥位で、回避運動が生じる角度の手前まで、患肢を屈曲する。後方下制の骨盤パターンにより、腰椎を慎重に伸展・側屈する(図10.10)。その結果、股関節が屈曲し内旋する。

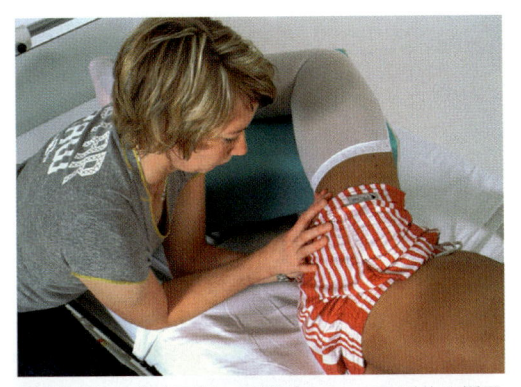

図 10.10 後方下制の骨盤パターンで、近位の梃子により屈曲と内旋を改善する

伸展
● 背臥位または側臥位で、患肢を最大下まで伸展する。股関節内の骨盤伸展により、近位の梃子により伸展の可動域を拡大する
● 恥骨結合と臍の距離を縮小するため、療法士は下腹部に触刺激を加える。側臥位で膝屈曲・股伸展してこれを行うと、大腿直筋の緊張が低下する
● また、等尺性収縮後弛緩により、大腿直筋の膝部分の筋緊張を低下させる。これと同時に、外側広筋の緊張が低下する
● 膝屈曲の可動性低下は、側臥位の反対方向(buttressing)モビライゼーション(5.4章)によっても改善しうる
● 強い外旋傾向を有する場合、近位の梃子により水平面の内旋を改善する
● 患者は、背臥位で、健肢をベッドに置き、患側の骨盤の下の圧力を強めて内旋の可動域を拡大する。その際、膝蓋骨を天井に向け動かさないようにする
● 軟部組織テクニックにより、腸腰筋の重度の筋緊張を低下させる(例:圧迫インヒビション、横断マッサージ)
● 等尺性収縮後弛緩による腸腰筋の伸張は、側臥位または背臥位で下肢を側方へ突き出して行う。その際、「トーマステスト」の肢位で、腰椎を固定する

トーマステストの肢位
● 健肢を最大屈曲すると、運動の拡がり(continuing movement)により、患側で、腰椎が屈曲し、近位の梃子(骨盤)が伸展する。これにより、筋伸張時の運動の拡がり(continuing movement)による腰椎の伸展を防止する
● 健肢をこの位置に置くと、骨盤は正常に連動し、患肢は圧縮され屈曲する。股関節は既に最終可動域まで伸展しているため、圧迫がなければ、骨盤は矢状面で動かない。その結果、他の面(前額面、水平面)で骨盤運動が生じる
● 伸展に伴い、必ず近位の梃子(骨盤)が外転する。この外転は、健肢の外旋によってのみ強化(buttressing)しうる(運動の拡がりにより近位の梃子による内転が生じるため)
● 伸展の可動域を拡大した後、立脚期の発散を通

じて、股伸筋を静的に活性化する

例：
- 健肢の屈曲・内転・外旋：可動域の中間で静的活性化や主動筋による逆運動を行う。これらは患側へ大きな作用力を生じない
- 患肢の足パターン：底屈と回内の組み合わせ。背臥位で、両下肢をやや外転位に置き、対角線運動を行う。多くの場合、発散は、対称性パターンにより良好だが、相反性パターンにより良好な場合もある(9.3章)
- 対称性パターン：両足で底屈と回内を組み合わせて行う。主動筋による逆運動を通じて筋肉の求心性・遠心性収縮を訓練する
- 相反性パターン：健側で背屈と内がえし、患側で底屈と回内を組み合わせて行う

外転
- 患者は、同側の体幹側部を伸ばして近位の梃子により外転する訓練を行う。ベッド上で下肢を滑らせるため、滑らかな布を敷き摩擦抵抗を減らす
- スリング肢位では、摩擦抵抗が完全になくなる。この開始肢位で、遠位の梃子による外転を行う。介助運動のみを許可されている場合、療法士が支持して外転を行う。これにより、自発的な機能不全を有する外転筋の筋収縮を回復させる訓練を低荷重で行いうる
- 外転の可動域を拡大した後、新たに獲得された可動域で、外転筋を静的に活性化する（例：立脚期の発散）。また、両足の背屈と外がえしの組み合わせパターンにより、外側の筋肉連鎖や外側広筋（しばしば抑制されている）を刺激する

その他の可動域の拡大の処置
- 反対方向(buttressing)モビライゼーション：療法士が支持して遠位の梃子の運動を行う(5.5章)
- 等尺性収縮後弛緩：
  — 下肢をしっかり支持して重量をなくす
  — 部分荷重の許可後、遠位に抵抗を加える
- 短縮した筋肉（特に外旋筋と内転筋）の横断マッサージと横断伸張

| 横断マッサージと横断伸張は、血腫がある部位で行わないこと!

- 創傷治癒後は、水中の治療も可能である

浮腫の再吸収促進と疼痛緩和
- 疼痛軽減と血流改善のため、モビライゼーションと短時間の寒冷療法を組み合わせて行う。これにより、創傷治癒を促し、過剰な浮腫を改善する
- 胸腰椎移行部(Th10-12。骨盤と下肢を支配する交感神経が存する)を動かし交感神経を抑制する。自己処置として股関節内の骨盤運動を行ってもよい
- 浮腫の再吸収促進のため、下肢の位置を約30度高くし、リンパ経路のある皮膚を遠位から近位へ手で伸ばす
- リンパドレナージ

仙腸関節の疼痛
- 腹臥位（早くて術後1週以降に可能）の腸骨の腹側モビライゼーション(3.3章)。代替肢位として側臥位でも可能である
- 側臥位の腸骨の背側モビライゼーション（図10.11）：患肢を屈曲し、健肢の最大伸展を通じて仙骨をニューテーションで固定する。療法士は腹側から両手を坐骨結節と腸骨稜に置き、弧を描くようにして背側へ腸骨を動かす
- 側臥位で、クラフテクニックのメネル法により、関節の遊びを改善する（図10.5）

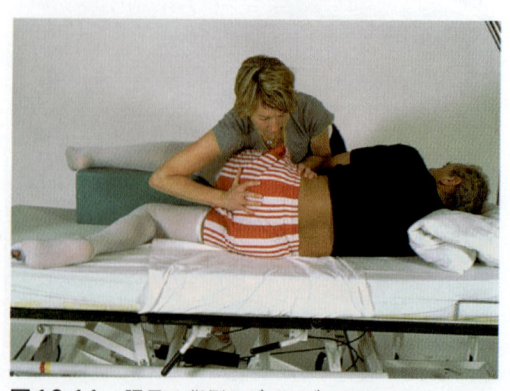

図10.11 腸骨の背側モビライゼーション

腰椎の疼痛
- 尾側牽引による免荷。その際、両下肢を屈曲する。必要に応じてスリングで骨盤と下肢を吊り下げてもよい(5.2章)
- 側臥位で仙骨を牽引して免荷する(5.2章)
- 腰背部の伸筋の軟部組織テクニック
- 骨盤パターンにより腰背部の伸筋の緊張を低下させる
- 腰椎の安楽臥位(5.2章)

> 股関節疾患の患者の多くは失禁症状を有する。また骨盤と脊柱の動的安定性の低下により、反復性の疼痛を有する。このため、手術直後から、内部ユニットの安定化筋(5.3章)を活性化する。股関節疾患の患者の治療では、腹横筋、多裂筋、骨盤底筋を活性化する。

血栓症の予防
- 弾性ストッキングを正しく着用する
- 足の筋肉の動的活性化による筋肉ポンプの活性化。その際、ゆっくりしたリズムで両足を最終可動域まで背屈・底屈する。PNFの足パターンを行う(p.494)
- 下肢の位置を高くする
- 患肢の筋肉の静的な訓練
- 自己訓練は日に数回、回数と時間帯を決めて行う
- 起立を許可されたら、歩行を増やすが、浮腫が生じやすいため短時間にとどめる

肺炎の予防
- 療法士や患者自身による徒手コンタクトによる呼吸法。これにより呼吸を深くする
- 片鼻呼吸：片方の鼻孔を閉じ、呼吸を深くする
- 口すぼめ呼吸：呼気が長くなり、間接的に吸気も長くなる
- 多くの呼吸法は、精神を落ち着かせ、緊張を緩和する。これにより血圧や心拍数が下がり、さらに緊張が緩和する。深い腹式呼吸は交感神経を抑制し、疼痛を緩和する。
- 呼吸法は、起立の直前に行うのでは遅い。起立には十分な血液循環が必要なため
- 瘢痕の癒着の防止
- 抜糸後、患者は瘢痕をマッサージし、癒着を防ぐ

歩行の効率化

> 免荷または部分荷重のロフストランド杖の歩行には、支持機能に対する身体感覚に加え、肩甲帯の十分な安定性が必要である。

- 肩甲骨パターン。背臥位で両側で行う
- 伸展・外転・内旋の上肢パターン。支点が中心に移動し、肩甲帯が後方下制でしっかりと固定される
- 両側性の上肢パターンを患者に指導し、セラバンドで抵抗を加えて自己訓練を行う
- 静的な肩甲骨パターンと支持機能の活性化。ロフストランド杖や平行棒を使って立位で行う(図10.12)。その際、療法士は杖をつかみ、尾側から抵抗を加える。ただし杖を持ち上げてはならない
- 「地面にあいた穴を杖で押して歩く」イメージを持つとよい

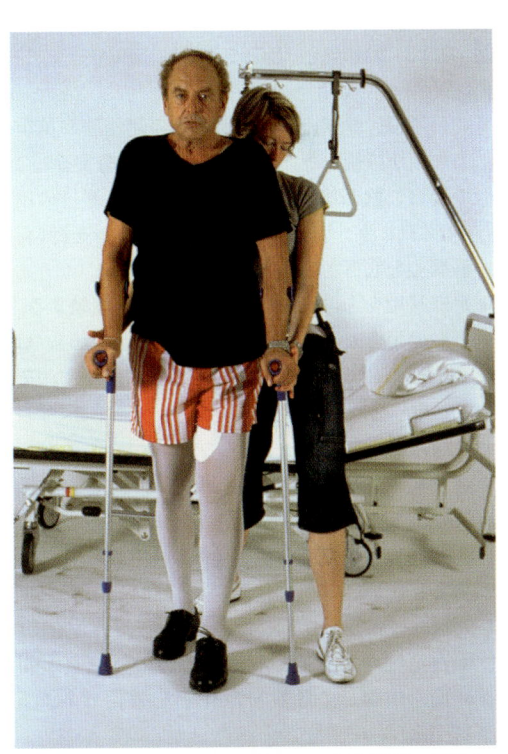

図10.12 ロフストランド杖による支持機能の活性化

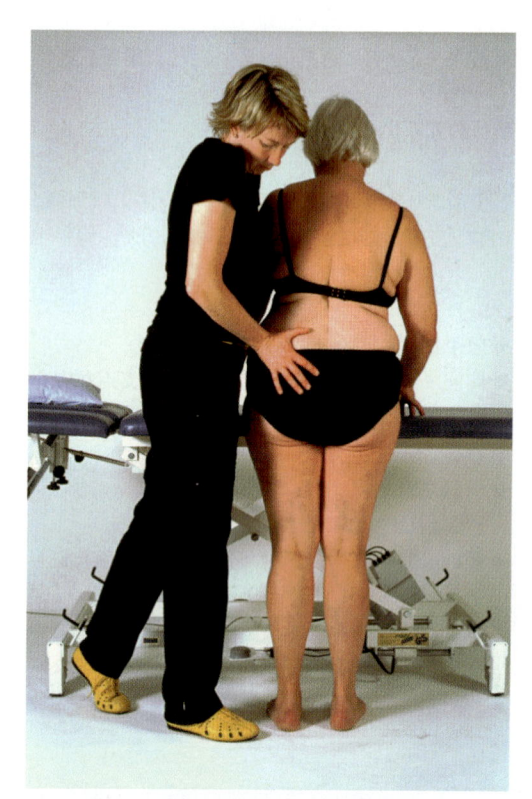

図10.13 横歩きを行う前に安定性を確保する

持脚の股伸展が生じない。このため、多くの場合、患者はほとんど股伸展せずに歩行する。したがって、立位で選択的に足を踏み出す訓練を行う。これにより、患者は患側の股関節の可動域を認識しうる（図10.14）。療法士は、一方の上肢（前腕近位と手）で骨盤による股伸展を支持し、他方の手（遠位手）を踵に置き、膝屈曲と足指離地の早まりを防止する。療法士はこのグリップを加え、患者は前方の支持脚に向かって患肢をゆっくりと動かす

- 患者への指示：「私があなたの骨盤を前方の足に向かって動かすので、ゆっくりこの動きに従って。この時、身体を前傾しないで」

■ 事前に安楽肢位で可動性を回復しておくこと!

- 事前に半端座位で股伸展を行う。体幹長軸を垂直にした肢位で股伸展を訓練する(5.2章)
- 1本の線上を歩行する。これにより、足の機能的縦軸を通じて、床面上の足の運動を認識する。事前に安楽肢位で必要な回旋の可動性を改善しておく

- 免荷期は、健側の外転筋と患側の側屈筋の抗重力作用が持続し、しばしば筋緊張が亢進する。この場合、軟部組織モビライゼーション、腰椎の吊りなしモビライゼーション、骨盤パターンを行い、筋緊張を低下させる
- 足底接地を許可されたら、三点歩行を訓練する。患肢の足を床面につけたまま（強く押さない）、ロフストランド杖（2本）の間の位置まで動かす。それから、健肢を踏み出す。足を「ケーキをくずさぬ様に動かす」イメージをもつとよい
- 部分荷重を許可されたら、患者は、荷重計測装置の上を歩行し、荷重の計測を訓練する。床面と同じ高さに設置した装置（例：床埋め込み式）を使用する
- 選択的に患肢を遊脚にするには、支持脚（健肢）の安定性が必要である。支持脚の外転筋と回旋筋を訓練し、骨盤安定化筋を強化する（図10.13）
- 下肢の免荷期は、身体を前方へ運ぶための支

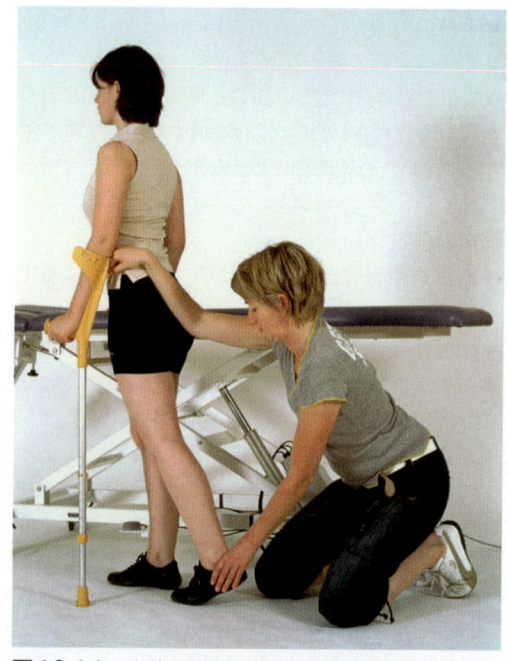

図10.14 身体を前方へ運ぶための股伸筋の訓練

- 部分荷重（体重の半分以上）を許可されたら、四点歩行と二点歩行を行う
- 全荷重期は、トレンデレンブルグ跛行やデュシェンヌ跛行が消失するまで、ロフストランド杖で歩行する
- 全荷重期は、立位と歩行でPNFの歩行ファシリテーションを行う。これは、側臥位の外転筋の訓練よりも有効かつ機能的である。
- 退院前に、ロフストランド杖を使って階段の昇りやドアの開閉を訓練する
- 術後後期は、反応の速さや平衡反応を訓練する（例：シーソーやトランポリンの上での立位や重心移動）。また、急な重心移動に対する防御反応として足の踏み出しを促すため、骨盤を通じてファシリテーションを行う
- 固有感覚の変化により、多機能の遂行を要する状況（例：往来、暗所）での安全な歩行が妨げられる（2.4章）。療法士が付き添い、このような状況での歩行を訓練する

姿勢の矯正

| 腰椎症状や術前の伸展制限を有する場合、姿勢の矯正は重要である！

- 健側の股関節でも伸展制限を有する場合、高い座面の座位で、姿勢の矯正を行う
- 部分荷重および全荷重の開始肢位（半端座位、高い座面の座位、立位）で下肢軸を訓練し、固有感覚を改善する
- 術後後期は、関節包組織の再形成後（早くて3か月後）、治療肢位で牽引を行い、関節包組織の可動性を改善する（「TEPの治療の概論」を参照）
- 衝撃や跳躍による荷重を伴うスポーツを避ける。長距離走、水泳、サイクリングなどは行ってもよい

人工股関節全置換術（TEP）における理学療法のまとめ

- 手術直後の治療では、危険な運動を避ける運動様式の訓練が重要である
- 人工股関節置換術では関節包を切除するため、術後は特定の運動を禁止する。ただし、禁止は生涯続くものではない。これを患者に伝えることは重要である。また、その時点の許可された運動域を守るべき理由についても説明する
- 関節包組織が再形成されるまで、特に高い吊り負荷を伴う遠位の梃子による内転と外旋を避ける
- 術後6週間は、股関節の屈曲を90度、外転を20度までに制限する。また、後外側進入では、特に屈曲と内旋を組み合わせて行ってはならない
- 術後数日間は、運動の切り替えの運動様式の訓練が重要である。通常の運動様式からの回避が生じ、運動の切り替えが自然に行われないため、反復訓練が必要である。患者は、全ての運動手順を意識的に計画して行わなければならず、運動の習得は非常に難しい

- 手術直後は、近位の梃子の運動により、下肢を最大下まで動かし、可動域を拡大する。この利点は、術前からの回避運動がなくなることである。さらに軟部組織テクニックや緊張緩和のテクニック（例：等尺性収縮後弛緩）を行う。また、新たに獲得された可動性を日常生活機能に活用する。弾力性が低下している場合も、多くの処置が可能である（p.608の「症例」を参照）
- 体幹と肩の筋肉の強化。これらの筋肉により、静止時の支持機能が確保され、骨盤が安定する
- 術後後期は、下肢の反応の速さの訓練を行う。平衡反応の訓練や自動車の運転に必要な訓練を行い、日常生活能力を強化する
- ロフストランド杖は、跛行が消失するまで、また長距離歩行で使用する。弾力性が回復したらすぐに、立位や歩行で骨盤の安定性の訓練を行う。最初は閉鎖系の訓練を行う
- 手術直後の外転筋の訓練では、側臥位で長い梃子の運動による開放系の訓練を行わない

> 大腿骨頭の外側偏位が生じる危険が高い。外転筋の反射的抑制は、同時収縮により軽減しうる。側臥位と背臥位で患肢（支持脚）を圧迫し、この圧迫のインパルスにより外転筋と伸筋を刺激する。荷重を許可されたらすぐに、立位と歩行の訓練を行う
>
> - 腰椎と仙腸関節の症状を有する場合、側臥位と背臥位で、徒手療法、軟部組織テクニック、免荷を行う。これと併せて、安定化の処置を行う（例：内部ユニット（腹横筋、骨盤底筋、多裂筋）の活性化）。また、骨盤運動の可動域の拡大は脊柱にも影響を与える。血行が改善し荷重が交互に加わり、脊柱の構造が改善する

10.2 人工膝関節単顆・双顆置換術*

*注：両顆又は全顆置換術ともいう
又は全人工膝関節置換術

■ 人工膝関節の種類

人工膝関節の形とデザインは、骨への作用力や術後の可動性に大きな影響を与える。人工膝関節の種類は、力の作用の仕方により選択する。人工膝関節は、力学的観点から、フォームクロージャー型とフォースクロージャー型に分類される。また、人工膝関節の負荷は支点により決まる。人工膝関節の支点は生理的支点から大きく外れており、特に屈曲時に接触面で圧迫・牽引の負荷が生じる。これにより関節の弛みが生じる。このため、人工膝関節置換術では、患者の下肢軸を正確に計算する。

人工膝関節置換術では、部分的に手術ナビゲーションを使用する。これにより、事前に埋め込みの位置を詳細に計算する。また、術中に、人工膝関節の位置のずれ、軸のずれ、不安定性を詳細に分析する。

人工膝関節の脛骨コンポーネントと大腿骨コンポーネントの回旋により、靭帯の張力（運動の自由度に関わる）が変化し、膝の転がりと滑りが障害される。術後の膝外側の不安定性は、しばしば大腿骨コンポーネントを強めに内旋して埋め込むことにより生じる。その結果、人工素材であるポリエチレンへの負荷が強まる。また、脛骨プラトーを強めに外旋して埋め込むと、強めに内旋して埋め込む場合よりも、人工膝関節の運動は強く阻害される。このため、手術ナビゲーションの運動学的分析により、早めに回旋の異常を見つける。

人工膝関節の外形は、靭帯の相互作用や関節面の形状を考慮して作られている。十字靭帯温存型と十字靭帯切除型では、安定性、負荷、回旋の特徴が異なる。また、女性向けの人工膝関節もある。女性は、大腿骨顆の前額面の内径が狭く、Q角が大きい。

- 単顆型：靭帯一式を完全に温存し、膝関節の一部のみを置換する（しばしば膝内側を置換する）
- 双顆型：膝の内側と外側の両方を置換する
  — ヒンジ型（軸継手で連結するフォームクロージャー型）：人工膝関節の近位部と遠位部を金属の留め具で完全に連結し、留め具が固定軸となる。長いステムを骨に挿入する。膝関節の全靭帯を切除する
  — 表面置換型（フォームクロージャーではない非連結型）：フォースクロージャー型であり、膝関節の生理学を最もよく考慮して作られており、現在最も多用されている。靭帯を完全に温存する
  — 部分連結型：脛骨プラトーの背側を高くし、前十字靭帯損傷による前方の不安定性を防止する

<u>単顆型（膝内側、膝外側）</u>

内側型または外側型の変形性膝関節症で、膝の関節面の内側または外側のいずれかを人工膝関節

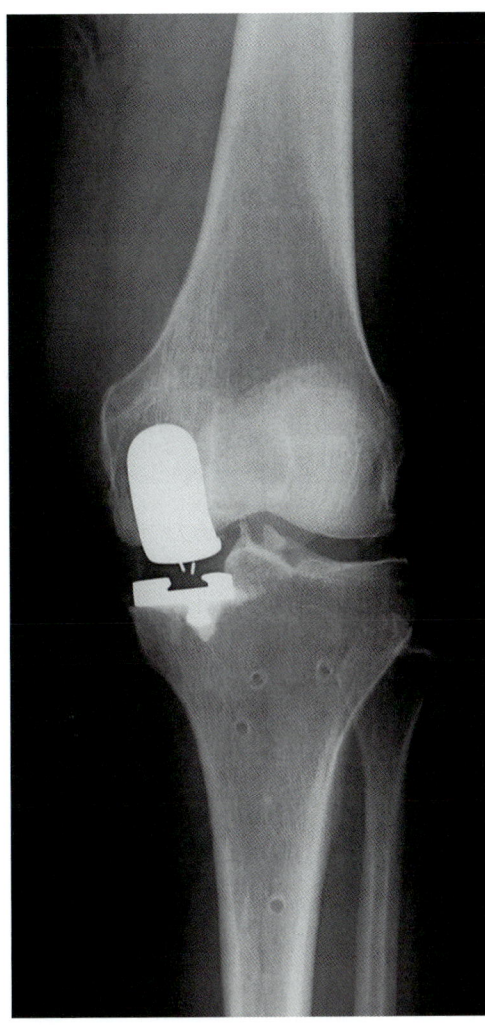

図10.15 膝内側の単顆型のX線画像

(金属製の大腿骨顆、ポリエチレン製の脛骨プラトー)に置換する。

▌膝外側よりも膝内側の置換が多い。

適応
- 内反膝または外反膝を原因とする内側型または外側型の変形性膝関節症
- 大腿骨顆の壊死

欠点
関節の弛みの発生率が高い。膝内側で平均7年後、膝外側で約5年後に弛みが生じる(Jerosch & Heisel 2001)。これに対し、感染症の発生率は低い。

手術の手順
- 癒着の危険が高いため、皮膚と関節包を一緒に切開しない。関節包は、皮膚よりもさらに内側を切開する。原則として、進入法は、傍膝蓋骨正中縦切開、内側傍膝蓋骨皮膚切開(膝内側のパイル皮切法)、外側傍膝蓋骨皮膚切開(膝外側のパイル皮切法)のいずれかを選択する。

▌皮膚切開では、過去の手術の切開部分に注意すること!

- 関節包切開：膝蓋骨内側の関節包を切開して膝関節を到達する。内側広筋の下方で内側膝蓋支帯を切開する。出来るだけ内側広筋をはがさない
- 膝蓋骨を外側へ動かす
- 大腿骨顆の壊死部分を切除する

▌十字靭帯を傷つけてはならない!

- 大腿骨顆を脛骨から離す
- 大腿骨顆を小さく切除し、そこへ単顆型の金属製の滑り面を埋め込み、大腿骨顆の関節面を置換する
- 病変側(膝内側または膝外側)の脛骨頭の上面をわずかに切除する。脛骨プラトーに、ポリエチレン製プラトー(下面が金属製のものもある)を埋め込み、セメントで固定する。人工プラトーは背側へ10度傾けて埋め込む(生理的傾斜と同じ角度)
- 術中に下肢軸も矯正する
- その後、2本のルドン吸引ドレナージと圧迫包帯を装着する

▌多くの場合、単顆型はセメントで固定する。

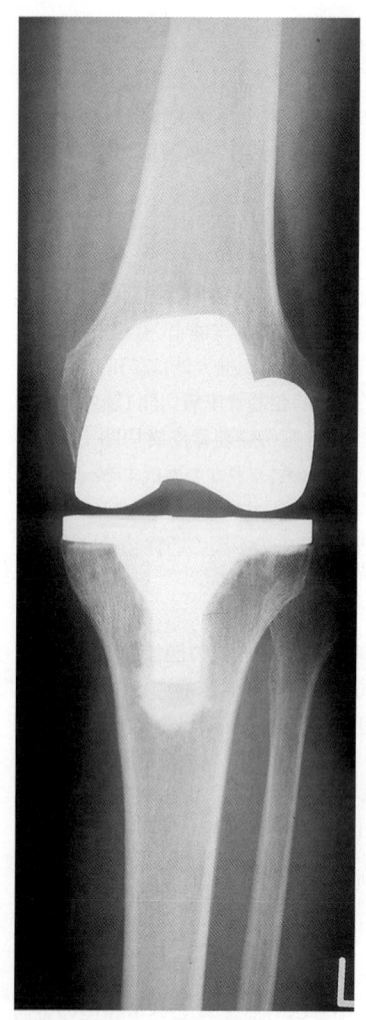

図10.16 非連結の双顆型

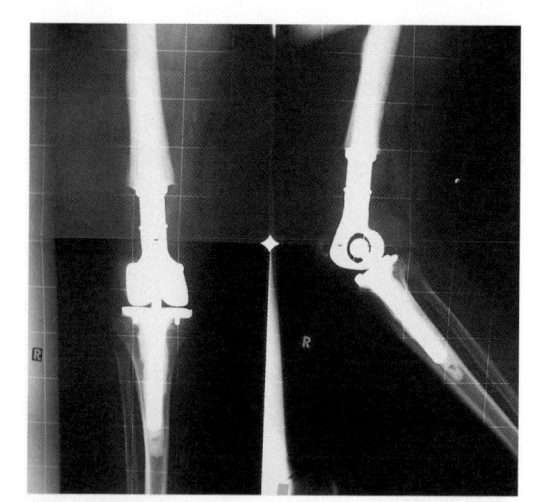

図10.17 大腿と下腿に長いステムを挿入する全置換術後、連結ありの双顆型を埋め込んだ膝腫瘍例

換型。図10.16）：人工膝関節の近位部と遠位部が連結しておらず、膝関節靭帯を温存するため、膝の回旋機能を維持しうる。まれに前十字靭帯を切除する。前十字靭帯を温存する脛骨プラトー置換術は、執刀医の高度な技術が必要である

双顆型に必要な前提条件：
— 関節包靭帯一式の安定性
— 軸の偏位が25度未満
— 不安定性を原因とする重度の反張膝を有さない
— 耐久年数は平均10年、感染率は平均2-14%

- 連結ありの双顆型（軸継手で連結するフォームクロージャーのヒンジ型。図10.17）：人工膝関節の近位部と遠位部が金属の留め具で連結している。膝の回旋機能がなくなり、蝶番機能のみが残る。連結がより弱い2自由度のヒンジ型もあり、脛骨の軸回旋が可能である

適応
- 非連結の双顆型
  — 両側変形性膝関節症（汎膝関節症）で、靭帯の安定性を維持している場合
  — 多発性関節炎による関節の損傷
  — 2度目の膝関節手術（骨切り術後、再置換術）

術後療法
- 発泡スチロール製副子により下肢の位置を高くする
- 手術当日から、持続的他動運動機器による他動運動を行う
- 術後1日目に起立する
- 膝関節への刺激や安定性を考慮の上、部分荷重から全荷重に移行する

双顆型

- 非連結の双顆型（フォースクロージャーの表面置

- 連結ありの双顆型
  — 靱帯の安定性を有する汎膝関節症
  — 前額面の軸の偏位が25度を超える場合
  — 靱帯一式の不安定性を有する場合
  — 高齢の患者

手術の手順
- 皮膚切開の手順：「単顆型」を参照
- 膝関節に到達し膝蓋骨を外側に脱臼させた後、滑膜切除術（関節内皮の切除）を行う
- 滑液の炎症がある場合、半月板や前十字靱帯を切除する。炎症がない場合、非連結の双顆型では靱帯を温存し、連結ありの双顆型では靱帯を切除する
- 関節面（大腿骨顆と脛骨プラトー）を離し、人工膝関節に置換する。2つのコンポーネントは、非連結の双顆型では分離し、連結ありの双顆型ではつながっている
- 脛骨コンポーネントは必ずセメント固定し、大腿骨コンポーネントはしばしばセメントレス固定する
- 連結ありの双顆型は必ずセメント固定する
- 重度の膝蓋骨後部の関節症では、膝蓋骨の後面も人工関節に置換する
- 埋め込み時に下肢軸も修正できる。その際、脛骨プラトーを背側へ10度傾斜する
- 2本のルドン吸引ドレナージと圧迫包帯を装着する

術後療法
- 発泡スチロール製副子により下肢の位置を高くする
- 手術当日から、持続的他動運動機器により患肢を動かす
- 術後1日目から起立する
- 完全セメント固定では手術直後から全荷重が可能である。部分的セメント固定では部分荷重、セメントレス固定では術後6週以降に全荷重が可能である

▎連結ありのヒンジ型では、膝を回旋できない！

人工膝関節単顆・双顆置換術のまとめ

- 人工膝関節には様々な種類がある
- 人工膝関節の種類により、コンポーネントや切除部位が異なる。現在最も多用されるのは、双顆型の表面置換型（フォースクロージャー）である。この型では、関節包靱帯一式を完全に温存する。まれに前十字靱帯を切除する（特に炎症による関節液の変性を有する場合）
- 高齢患者や重度の関節包靱帯一式の不安定性を有する場合、軸継手で連結したフォームクロージャー型を使用する。この場合、関節包靱帯一式を切除する。金属の留め具が軸となり、膝の回旋機能が失われ、蝶番機能のみが残る
- 新型として、2自由度の回旋が可能な金属の留め具による連結型がある。これにより、膝の外反・内反、前後の不安定性を防止しうる
- 近年は、人工膝関節単顆置換術はまれである。単顆型は、膝の内側または外側のいずれかのみを置換する。膝外側よりも膝内側の置換が多い。人工膝関節単顆置換術は、膝外側の安定性を維持している内反型の膝関節症などで行う

■ 理学療法の概論

- 単顆型と非連結の双顆型はいずれも、靱帯一式を広範に温存するため、回旋機能も維持しうる。したがって可動性改善で、回旋も訓練する
- 外反膝や内反膝を有する場合、術中に下肢軸を矯正する。筋肉と靱帯は、矯正された下肢軸に再適応しなければならない
- 関節包と靱帯を大きく切除するほど、固有感覚は大きく障害される

▎連結ありのヒンジ型では、牽引や滑りなどの関節テクニックを行ってはならない！

- ヒンジ型では、膝の伸展・屈曲のみを訓練し、回旋を行わない（例外は「人工膝関節の種類」を参照）
- 牽引と滑りは、非連結の双顆型と単顆型でのみ行う。その際、疼痛が生じないよう、力をかけて

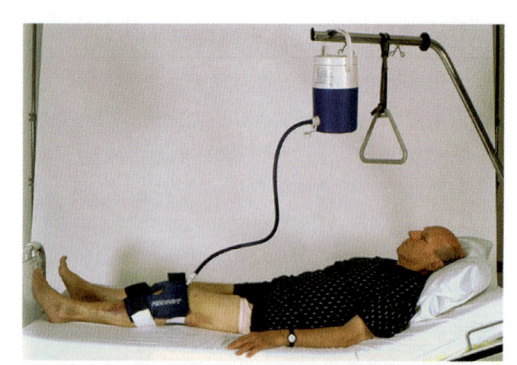

図10.18 クライオカフ装置による冷却と圧迫

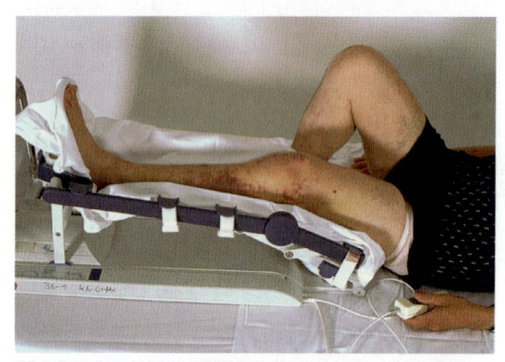

図10.19 持続的他動運動機器を装着した臥位

はならない。治療面とモビライゼーション方向を正しく保持し、人工膝関節を損傷する力が生じないようにする。浮腫の再吸収促進のため、安静肢位でステージ2の牽引を行う。関節テクニックによる可動域の拡大の開始時期は、創傷の状態により異なる。療法士のグリップが可能になれば、すぐに開始する

- 手術直後（術後6週間）は、多くの場合、屈曲を90度まで、伸展を最終可動域まで拡大する。術後6週以降は、屈曲も最終可動域まで拡大する。人工膝関節の種類によっては、さらに早く最終可動域の運動が可能である（例：非連結の表面置換型）
- 両側変形性膝関節症では、必ず両側で理学療法を行う（5.4章）
- 多くの場合、膝蓋骨外側で皮膚切開する。膝蓋骨内側で関節包切開し、膝蓋骨を外側へ動かす。術後数日間、多くの患者は、屈曲時に膝蓋骨内側で、関節包切開による疼痛を有する
- 術後は腫脹が生じやすいため、リンパドレナージを行い、クライオカフ装置を装着する（図10.18を参照）。クライオカフ装置は、創傷治癒を妨げることなく、冷却が可能であり、同時にバンドで圧迫する。タンクからバンドへ冷水が流れ、冷却と圧迫を行う。クライオカフ装置の操作は容易であり、患者が自分で使用できる
- 術後1日目から持続的他動運動機器を使用し、膝関節の可動性を改善する（図10.19）。術後2週間は、日に4時間、持続的他動運動機器を使用する。疼痛軽減の効果も有する（Lenssen 2003）

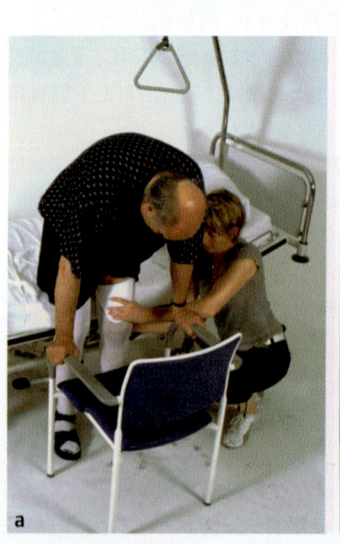

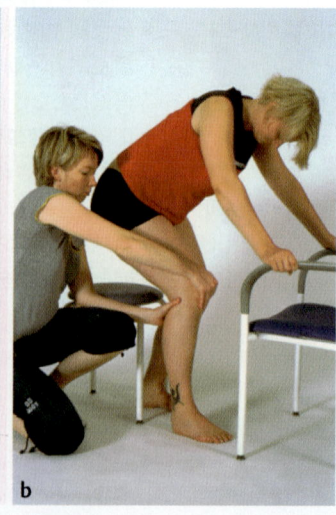

図10.20a-b 起立・着坐
a 前に置いた椅子で身体を支えて起立する。前屈で重心が前方移動し、膝の負荷が低下する
b 膝蓋骨の尾側滑り。着坐では膝屈曲の可動性と膝蓋上包の伸縮性を要する

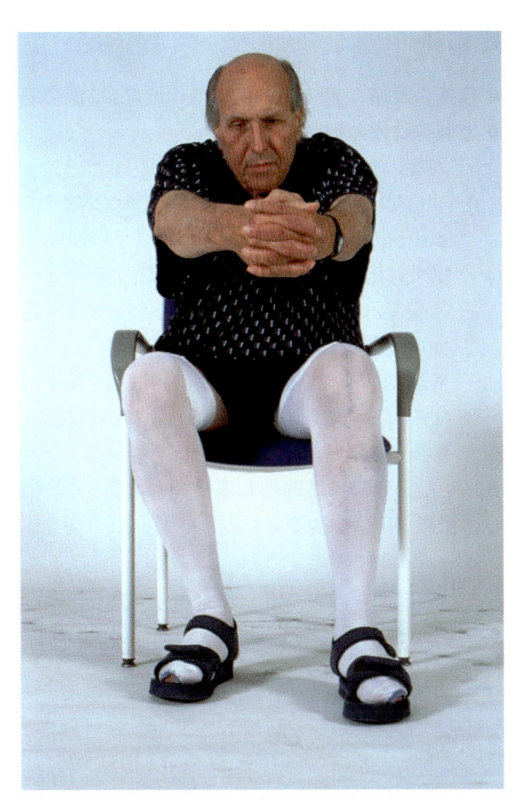

図10.21 体幹長軸の前傾による屈曲域の拡大

> 疼痛による伸展制限を有する場合、疼痛や腫脹の悪化を避けるため、膝の接触面を最小にする。屈筋の静止作用により筋緊張が持続すると、筋肉で虚血が生じ、創傷治癒に悪影響を与える。

- 一般に、膝をベッドに置くと屈曲拘縮が生じると言われるが、J. Sieversの研究(2004、ドイツ理学療法連盟の学術賞を受賞)はこれを否定する
- 術後数週間に重度の可動性制限が生じると、その後の改善が非常に困難である。膝蓋上包の脂肪が急速に癒着し、運動不安により筋緊張が亢進する。したがって、術後数日間も運動を十分に行う。多くの場合、術後数日間は、カテーテルや点滴ポンプで鎮痛剤を投与し、疼痛のない状態を維持する。この場合、麻酔により筋力が低下しうるため、起立の前に筋力を検査する(特に健肢)術後10日以降も重度の可動性制限(屈曲90度未満、伸展5度未満)が続く場合、可動性改善のため、麻酔下でモビライゼーションを行う。その後、可動域の拡大と併せて、交感神経抑制の処置や、疼痛の少ない運動域で運動を行う
- 術後早期に可動性制限が改善しない場合、しばしば交感神経亢進を伴う強い運動不安が原因となっている。したがって、可動域の拡大の身体的アプローチだけでは望ましい成果を得られないことが多い。患者は意識を疼痛に集中させ、療法士が手を膝に近づけることを恐れる。この場合、間接的な方法で膝関節の可動性を改善する

例:
- 起立・着坐の訓練。ベッドの脇に椅子を置き身体を支える(図10.20a-b)

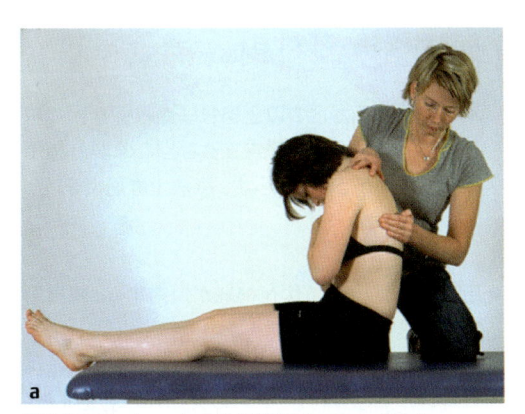

図10.22a-b 交感神経抑制のスランプ肢位
a 長座位の脊柱の屈曲、側屈、回旋により交感神経系を緊張させる
b 階段の昇りにおける選択的な膝屈曲

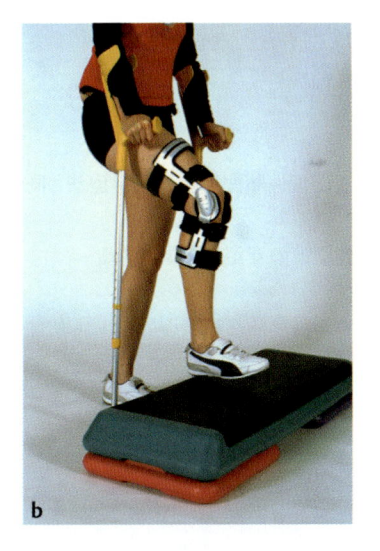

- 座面上で骨盤を動かし体幹長軸を前傾し、膝関節を屈曲する（図10.21）
- 可動域の拡大の前に、スランプ肢位で交感神経を抑制する（図10.22a）。長座位で脊柱を屈曲、側屈、回旋し、交感神経系を緊張させる。この開始肢位で、肋横突関節のモビライゼーションを行う。脊柱を小さく動かし緊張・緩和させる。この処置は患者が自分で行うことができる
- 新たに獲得された可動性を日常生活機能で活用する。例：階段の昇りで選択的に膝を屈曲する（図10.22b）
- 閉鎖系の訓練は、最初は伸展に近い開始肢位と角度で開始する（主な損傷部位が腹側に存するため）。様々な研究によると（Steinkampf et al. 1993, Grabiner et al. 1994, Gresalmer et al. 1994, Escamilla et al. 1998）、手術直後は、次の運動域で安全に治療を行いうる（損傷部位や手術創への危険な力の作用が少ない）
  — 伸展のみ（開放運動連鎖）：90-40度
  — 屈曲のみ（開放運動連鎖）：最終域まで
  — 膝屈曲（閉鎖運動連鎖）：40-0度
  — レッグプレス：60-0度
  — 体幹前屈により膝蓋骨後部の圧力は有意に低下する（Bandi 1972）

● 人工膝関節単顆・双顆置換術における理学療法検査

■ 術前

- 術前の検査は、変形性膝関節症の保存療法と同じ（5.4章）
- 歩行と立位で膝関節の安定性を観察する

しばしば重度の伸展制限を有するため、可動性検査が重要である。背側の関節包の癒着により、術後の伸展の可動域の拡大には時間を要する。

■ 術後

- 疼痛の既往：膝内側の関節包切開による創傷痛
- 患肢の位置の調整：
  — 回旋の中間位に置く
  — 術後数日間、ケーラー副子やブラウン副子により下肢の位置をやや高くする
  — 必要に応じて、ベッドの足側を高くする
  — 術後数日で、副子を除去し、下肢を伸展・屈曲の中間位に置く
  — 伸展制限を有する場合、膝の接触面を最小にする。これにより、屈筋の静止作用の持続や、腫脹の悪化を伴う虚血性疼痛を避ける
- 術後数日間、持続的他動運動機器を使って、膝の組織の癒着を防ぐ

下肢の位置の調整では、副子を大腿や下腿の長さに合わせること！膝関節の運動軸を副子の支点の高さに合わせる。

- 腫脹の悪化と温度上昇は炎症を示唆する。膝蓋跳動を調べ、関節包の滲出液と軟部組織の腫脹を鑑別する
- 運動様式の観察。例：運動の切り替え、ベッド上の起坐・臥床、トイレまでの歩行、ロフストランド杖の歩行など。最初は、患者は患肢の下腿を健肢の足で支持する（ピギーバック法。図10.8）
- 背臥位で下肢軸を左右比較する
- 下肢の疼痛がある場合、血栓症の圧痛点（例：腓腹部）を調べる（9.1章）

陽性の圧痛点が3つ以上あれば血栓症が疑われるため、必ず医師に報告すること！この場合、患者は立ち上がってはならず、療法士は治療を行ってはならない。

- 患肢の感覚検査。伏在神経が損傷すると膝内側で知覚鈍麻が生じる
- 患肢の運動検査：臥位で腓骨頭の後方の総腓骨神経が刺激されると、足の背屈筋が弱化する。点滴ポンプで鎮痛剤を投与し、患肢の運動検査も行う
- 健側の膝関節、両股関節、両足関節の可動性検

査。患側の股関節の可動性検査では、療法士が下腿を横抱きして重量を無くす
- 患側の膝関節の可動性検査は、下腿の重量を無くして行う。また膝の自動運動を検査する。多くの場合、他動運動と自動運動の可動性は大きく異なる
- 健肢の筋力検査は、患肢が動かないように固定して行う。歩行やベッド上で身体を動かす際の骨盤の安定性の観察。荷重時の健肢の下肢軸の評価
- 背臥位で機能的な脚長を左右比較する。患肢が長いため免荷できない場合、脚長差が1cm以上であれば、すぐに補高靴による調整が必要である。ただし、機能的理由による脚長差の可能性を排除すること（例：仙腸関節の機能障害）。十分な弾力性が回復すれば、立位の検査を行う
- 転倒リスクの把握のため、"立って歩け"時間計測（2.4章）や、ファンクショナル・リーチ・テスト（2.4章）を行う。術後後期は、歩行距離により、日常生活の自立性や弾力性を調べる

症例：4日前に左膝の人工膝関節置換術（非連結の表面置換型）を受けた女性。5か月前から外反型の変形性膝関節症により左膝関節で重度の疼痛を有する。

この3か月間で下肢軸の偏位が大きく悪化。患者自身も数週間で下肢がX脚になったことを自覚している。下肢軸の偏位の傾向は両下肢で見られる。患者の母親も同じ症状を有していた。

この数週間は、階段を昇れず、自宅の2階で生活できない。家事や買い物は同居の夫が行う。夫は、治療への関心が高く、患者を術後治療に連れて行く意向である。

この数か月で患者の体重は著しく増加し、現在は身長163cm、体重100kgである。患者は、フラストレーションにより過食したと話している。

術後2日間は、血液循環が安定せず、運動はベッドの脇で起立のみを行う。術後2日以降、歩行器を使って自分でトイレに行くが、非常に体力を消耗する。また、患側の膝関節の疼痛回避の運動様式が顕著である。すなわち、歩行や起立・着坐で、必ず患側の膝関節を硬直させる。膝の屈曲の可動域の拡大を試みると、反動ですぐに緊張が生じる。患者は、手術創が開く不安があると言い、創傷部を触らず見ないようにしている。また膝が異物のように感じられる。

現在の膝関節の可動域は、屈曲60度、伸展は中間位からマイナス5度である。自動運動の屈曲可動域は40度である。屈曲よりも伸展により疼痛が軽減する。膝蓋上包や膝腹側で緊張した感覚がある。膝で重度の腫脹を有する。現在、膝蓋跳動は明らかに陽性である。

仮説と治療

重度の膝屈曲制限は多因子により生じる。主な原因は腫脹と滲出液である。通常、滲出液は術後数日して確認される（術後、滑液の再産生に時間を要するため）。また、強い運動不安や人工膝関節への違和感（全幅の信頼を置けない）も重要な原因と考えられる。

不安定な血液循環や体重増加により弾力性が低下するため、術後数日間は人工膝関節を使うことができない。また、瘢痕に触ることへの強い不安は、理学療法の身体的アプローチにも大きく影響する。

膝の使用の減少による膝蓋上包の癒着や、持続的ストレスによる交感神経亢進の危険もある。関節テクニックや軟部組織テクニックによる可動域の拡大は、患者の心理的障壁がなくなってから行う（処置を行ってもすぐに反動で緊張が生じるため）。

患者が不安を有する場合、背臥位や側臥位で屈曲の可動域の拡大の処置を行ってもあまり効果がない。患者は、膝に視線を向けることが少なく、膝の制御に不安を有する。背臥位で小さなバランスボールで膝を支えて行う屈曲モビライゼーションが奏功する場合もある。ただし、患者がこの開始肢位で安心感を持てるよう、バランスボールに加えて、療法士が下腿を横抱きして支持する。会話しながらモビライゼーションを行い、患者の意識を疼痛への不安からそらす。

不安がなくなれば、積極的な強化が重要となる。創傷治癒や人工膝関節の安定性について説明を行う。これは、不安やストレスが疼痛を悪化させるという知識と同様に重要である。療法士は慎重に処置を行い、患者の信頼を得る。療法士への不信は、患者に悪影響を与える。療法士のグリップへの不

信により、反動的な緊張が強まる。

　この女性患者の場合、膝の知覚訓練（膝を自分の身体の一部として認識する）が非常に重要である。ただしこの訓練は時間を要する（最長で1年）。膝に圧迫インパルスを与える活動を通じて知覚を促す。例：座位または背臥位で膝にバランスボール（壁際で固定）をあてて圧迫インパルスを加える

　部分荷重の開始肢位で訓練を行う前に、両足を通じて固有感覚に情報を与える（例：ねじりの軟部組織テクニック、自動的足パターン）。立位で、許可された範囲で患肢に重心をかける訓練を行う。その際、療法士は大腿と下腿に手を置き、下肢軸の安定性を支持する。また、座位で、膝屈曲の間接的訓練を行う。例：体幹長軸の前傾、踵を床面上で後方へ動かす足の運動

　療法士が付き添い、膝にコンタクトする訓練を行う。患者は、長座位または座位で、創傷部に触れ、創傷部の側方の組織を手で伸ばす訓練を行う。

　治療開始から数日すると、交感神経が抑制される。このため、座位でチョッピングパターンを行い、意図せずに下肢に負荷を加える。これにより、胸椎が動き、交感神経が刺激される。また、毎日の訓練で、全ての開始肢位で、深い腹式呼吸を行う。

　その後2日で、患者は、療法士が創傷部に触れることを許容しうるようになる。座位で膝蓋骨の尾側モビライゼーションを行う。さらに、着坐の運動シーケンスに関節テクニックを組み込む。その際、患者は、ベッドの脇に椅子を置き、椅子の肘掛けで身体を支える。着坐の運動シーケンスを反復訓練する（日に3回、1回につき5度）。これにより、負荷に耐える能力全般も高まる。リンパドレナージで腫脹を改善する。

　ロフストランド杖の歩行は、平行棒による短期間の準備訓練を要する。1週間後、部分荷重（体重の半分）を許可されたので、膝伸展を促すため、患肢に重心をかける訓練を行う。

　1週間後、三平面（前額面、矢状面、水平面）で、関節テクニックによる可動域の拡大が可能となる。背臥位で膝の準備処置を行った後（滲出液の再吸収を促す間欠牽引も含む）、日常生活に近い開始肢位（座位、立位、歩行）で訓練を行う。階段の昇りの準備訓練として、平行棒を使って踏み台の上を歩行する。入院期間中（12日間）は、病状を考慮して、実際の階段を使った訓練が許可されなかったため、退院後の治療で行うこととした。

　退院時、自動運動の屈曲可動域は80度に達した。運動の切り替えや靴・靴下の着用はこの可動域で行う。必要に応じて夫が支持する。

● 人工膝関節単顆・双顆置換術における理学療法

■ 目的

身体構造と機能（機能障害）

- 膝を保護しながら可動性を回復する
- 患肢の筋肉の作用の維持と改善、これによる筋萎縮の予防
- 膝関節の安定性の改善
- 疼痛緩和
- 浮腫の再吸収促進
- 多くの場合、肺炎予防は術後数日のみでよい。術後1日目から起坐が可能であるため

活動

- 許可された荷重で自立歩行する
- 負荷を増やした開始肢位で身体の左右対称性を促す
- 行ってはならない運動や負荷の増やしすぎを避ける
- 股関節と下肢の全筋肉の強化と協調性の改善（「保存療法」を参照）

参加

　不安を有さず可動性を活用する訓練

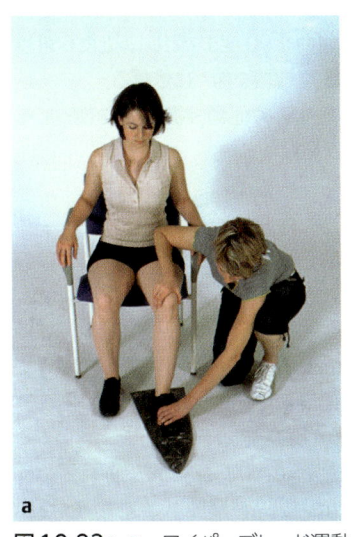

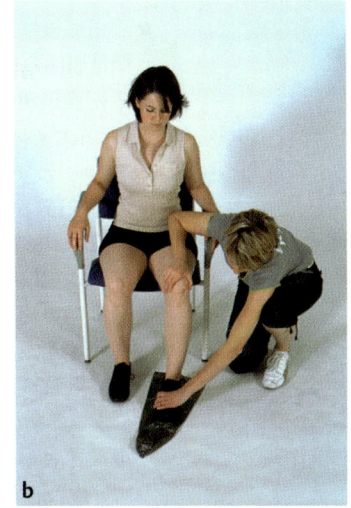

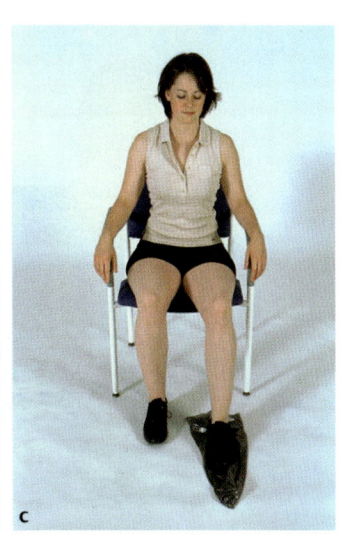

図10.23a-c　ワイパーブレード運動
a 外旋　b 内旋　c カバー使用：足にカバーをかぶせ床面上で滑らせ膝を屈曲する

■ 処置

- 疼痛緩和のため、必要に応じて寒冷療法を行う

> 長時間の冷却を行わない。クライオカフ装置による冷却が望ましい(p.622)。

- 過剰な浮腫の予防。例：下肢の位置を高くする、筋肉ポンプの活性化など。併せて、リンパドレナージを行い、創傷治癒への悪影響を防ぐ
- 側臥位で伸展と屈曲の反対方向（buttressing）モビライゼーションを行う（5.4章）。摩擦抵抗を減らすため、治療台に滑らかな布を敷き、療法士が上肢で支える。ベッドの接触面で下肢が回転しないようにする
- 単顆型と非連結の双顆型では、屈曲と伸展に加えて、回旋の可動性も改善する。機能的に、下腿の外旋は伸展に、内旋は屈曲に含まれる

回旋の改善（非連結型のみ）

- 膝関節を屈曲し、両方向へ回旋する。最大回旋域を90度とする
- 最終可動域の屈曲と伸展は、自由な回旋可動性を有する場合にのみ可能である
- 膝屈曲位で回旋モビライゼーションを行う。例えば、ワイパーブレード運動（図10.23a-c）で、座位で膝関節を最大下まで屈曲し、床に敷いた布に足底全体を置き、内旋・外旋を行う。この運動は自己訓練として行うこともできる
- 近位の梃子による膝回旋のモビライゼーション：患者は背臥位になり、療法士は下腿の重量をなくし、股関節内の大腿骨を水平外転・内転する。これにより、近位の梃子により膝関節が内旋・外旋する

屈曲の改善

- ワイパーブレード運動と同じ開始肢位で、床に布を敷いて足を置き、足を後方へ動かし膝を屈曲する

- 手術直後は、屈曲を90度までとし、術後6週以降は屈曲の最終可動域を徐々に広げる
- 手術直後から、持続的他動運動機器を使ってモビライゼーションを行う

伸展の改善

- 伸展は、膝屈筋（特に一関節筋である膝窩筋）の器質的短縮や、背側の関節包により制限される
- 膝窩筋の短縮による内旋により、膝の終末回旋（terminal rotation）が妨げられ、したがって最終可動域の伸展が不能となる。最終可動域の伸展を促すため、膝窩筋を伸張する
- 等尺性収縮後弛緩により、反射的な筋緊張を有する膝屈筋（特にハムストリングス、腓腹筋）を伸張する。膝の疼痛を有する場合、股関節や足関節を通じて、膝屈筋の筋緊張を低下させる
- 横断マッサージや横断伸張により、筋緊張を低下させ、筋肉を伸張する

骨化性筋炎の危険があるため、血腫がある部位で横断マッサージや横断伸張を行わない！

- 単顆型や非連結の双顆型では、関節包のモビライゼーションとして、治療肢位で牽引や滑りを行う

連結ありの双顆型では、牽引や滑りによるモビライゼーションを行わない！

- さらに、機能的肢位（足を踏み出した立位）で、滑りのモビライゼーションを繰り返し行う（図10.25）
- 関節テクニックと併せてモビライゼーションを行った後、最終可動域で膝を動的に動かす。最終可動域で膝を小さく動かすと、浮腫の再吸収が促進される。併せて短時間の寒冷療法を行うとよい
- 導入的な抵抗を膝窩に加え、膝伸展を促し、伸展の最終可動域で大腿四頭筋の求心性・遠心性収縮を生じさせる。部分荷重期は、前足部接地の半端座位で、閉鎖運動連鎖で膝伸展を促す。これにより、膝腹側の安定性や筋肉の協調性を改善する

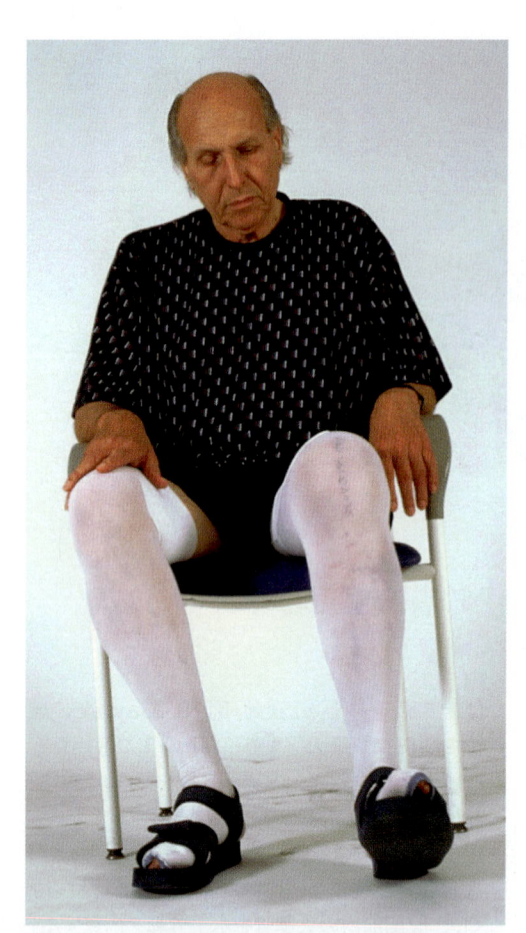

図10.24　踵を床面につけて動かし膝を屈曲する

- 膝を最大下まで屈曲し、足関節を背屈して元に戻す。また、踵を床面につけたまま後方へ動かす。その際、下腿縦軸をわずかに後方へ移動させると、膝が屈曲する（図10.24）。上体を前傾すると、座面上で骨盤が回転し、膝屈曲が強まる。運動の拡がり（continuing movement）により、大腿骨が脛骨プラトー上で腹側へ押される（図10.21）
- 膝屈曲した治療肢位で、膝蓋骨の尾側滑りを行い、膝蓋骨の可動性を改善する。日常生活機能（例：着坐）と組み合わせて行う場合、療法士は手で膝蓋骨を尾側へ誘導する。これに反応して、膝蓋上包が広がり、固有感覚が刺激される
- 等尺性収縮後弛緩を行う場合、抵抗を処方し膝関節近くの遠位へ加える

- 膝背側の安定性を改善するため、前足部接地の半端座位で、膝腹側に抵抗を加える。伸展の最終可動域で、閉鎖運動連鎖で、膝屈筋の訓練を行い、求心性・遠心性収縮を促す
- 下肢軸の訓練。部分荷重期や全荷重期は、それぞれ部分荷重や全荷重の開始肢位で行う。また運動シーケンス（例：起立・着坐）に組み込んで行う。椅子を前に置き、両手をついて体幹長軸を前傾すると、荷重が減少する（図10.20a。p.622参照）
- 閉鎖運動連鎖の訓練により、固有感覚を刺激し、これにより膝の安定性を高める。療法士は手で膝の安定性を支持する

例：立位の重心移動で、療法士は遠位手で脛骨プラトー上の大腿骨の外旋を誘導する（図10.26）

- 伸展の自己訓練として、患者は背臥位または長座位で大腿四頭筋を静的に活性化する。大腿四頭筋の活性化により、膝蓋骨が動き、ポンプ作用に

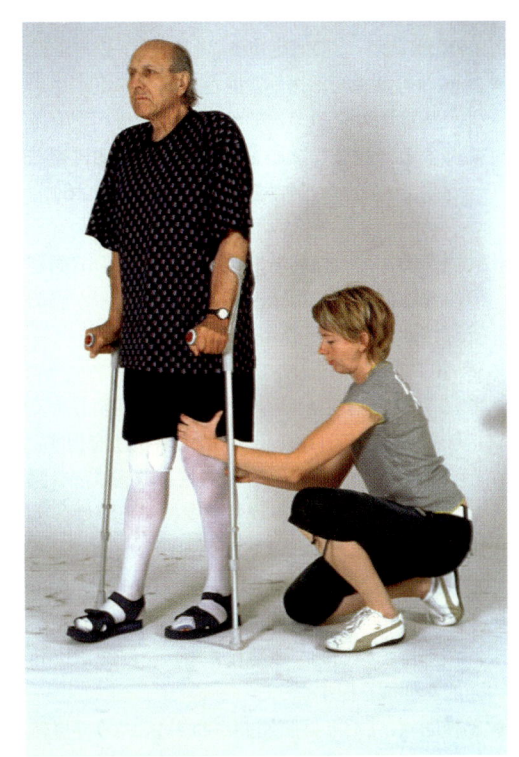

図10.26　患肢に重心をかける際、療法士は膝の安定性を支持する

より関節包の滲出液が排出され、再吸収が促される。また、血栓を予防し、伸展を改善する。大腿四頭筋の活性化は術後1日目から可能である
- PNFの足パターンにより、足関節の可動性を改善し、血栓を予防する。運動の拡がり（continuing movement）により筋肉が活性化し、筋萎縮を防ぐ（9章）
- 発散により患肢の筋肉の作用を維持する。歩行の発散は、最初は背臥位や側臥位で行い、荷重増加期は半端座位や立位で行う（9章）
- 人工膝関節の患者は、重力に抗して下腿を動かし、膝を伸展（例：座位）および屈曲（例：立位で踵を臀部の方向へ動かす）する

歩行の矯正

- 上肢と肩甲骨パターンにより肩甲帯の支持機能を訓練する。セラバンドを使うと、ベッド上や座位で自己訓練が可能である。セラバンドは介護リフト

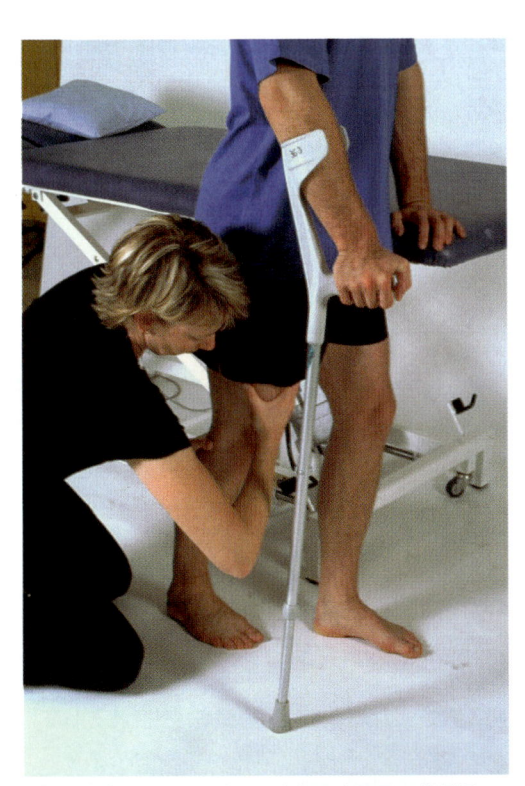

図10.25　足を踏み出した立位の大腿骨の背側滑り

やベッドフレームに固定する
- 伸展の可動性を活用して歩行を訓練する。患者は、踵接地の立位で、その時点の伸展可動域を認識する。患肢に重心をかける際、最初は療法士が手で大腿骨の動きを支持する(図10.26)

> 大腿骨に加える触刺激は、目的(背側の関節包の伸縮性の改善、荷重時の大腿骨の滑り、膝の安定性)に応じて変更すること!

- 療法士は、内旋を伴う大腿骨の背側滑りを支持し、終末回旋(terminal rotation)を促すとともに、背側の関節包の弾力性を改善する(図10.25)。膝の動的安定性を支持する際は、大腿骨を内旋位にせず(すなわち滑りを制止しない)、外旋して安定化する(図10.26)
- 半端座位や立位で、伸展の安定性を訓練し、歩行の支持脚の筋肉を活性化する。これにより、自発的な伸展を促す
- 遊脚期は、しばしば膝屈曲がわずかとなり、患側の体幹側部が短縮する。歩行前に、膝屈筋の強化(重力に抗して膝を動かす)や膝屈曲モビライゼーションを行う。歩行で、療法士は腸骨稜の頭側に触刺激を加える。ただし押す力を強めてはならない。膝屈曲が困難な状態が続く場合、療法士は、支点を腹側から移動させ、これにより屈曲を誘導する
- 選択的な膝屈曲の訓練として、踏み台に足を上げて下ろす運動シーケンスを行う
- ロフストランド杖の歩行は、最初は、許可された部分荷重で三点歩行を行う。体重の半分の荷重を許可されたら、二点歩行に移行する。重度の腫脹があり疼痛を伴う膝の不安定性を有する場合、三点歩行を継続する
- 退院前に階段の昇りを訓練する
- 患者は、起立・着坐で、必ず患肢を先に前方へ出し、荷重を強めないようにする
- ヒンジ型人工膝関節の患者は、体位変換、起立、歩行で、膝関節の回旋を避ける
- 術後後期は、全荷重位で、不安定な支持面で、協調性や筋力を訓練する(例:マットを巻いたものを通過して歩行する、トランポリンの上で足軸を訓練する)。また、注意力が低下する状況や暗所で、日常生活の準備訓練を行う(転倒リスクの評価:"立って歩け"時間計測、ファンクショナル・リーチ・テスト。2.4章)
- 膝が十分に屈曲し、安定性と反応能力が回復すれば、自転車に乗ることが可能である。最初は立位で訓練機を使って訓練する
- 抜糸後、患者は瘢痕マッサージの指導を受ける。その後は自分で行う

人工膝関節単顆・双顆置換術における理学療法のまとめ

- 人工膝関節患者の多くは、手術直後、疼痛や運動に対する不安を有する。療法士は、慎重な処置を行い、十分な情報を提供し、患者の信頼を得る。その上で、可動域の拡大の軟部組織テクニックや関節テクニックを行う
- しばしば術前からの関節包の器質的変化を示唆する関節包パターンが認められるため、治療肢位で関節テクニックを行い、関節包の伸縮性を改善する。関節テクニックは、下肢を弛緩した臥位で準備処置を行った後、機能と組み合わせて行う(例:足を踏み出した立位で、終末回旋(terminal rotation)を強めながら、大腿骨の背側滑りを行う)。これにより、新たに獲得された可動域で機能を遂行し、その可動域を身体に覚えさせる
- 膝の滑りは主に荷重時に生じる。連結ありの双顆型では、膝蓋骨モビライゼーション以外の関節テクニックを行ってはならない
- 最終可動域の伸展を妨げる原因は、背側の関節包に加えて、膝窩筋の反射的な筋緊張や器質的短縮である。膝関節を動かすとともに、軟部組織テクニックを行い、膝窩筋の伸縮性を改善する
- 二関節筋の緊張は、股関節や足関節を通じて緩和させる。その後、運動シーケンスの訓練により、筋肉の伸縮性を改善する(例:踵接地の

背屈)
- 反対方向モビライゼーションは、可動域の拡大に加えて、関節包の滲出液や腫脹を改善する効果を有する。併せてリンパドレナージや間欠牽引・圧迫を行うとよい
- 原則として、治療は急性期も行うが、臥床期だけは行わない。全身状態が回復すれば、すぐに座位、立位、歩行の訓練を行う。新たに獲得された膝関節の可動性を日常生活機能に組み込む。例：起立・着坐、衣服の着脱、階段の昇り
- 知覚訓練として、最初は、療法士が支持して下肢軸の安定性を促す。患肢に重心をかける際、終末回旋 (terminal rotation) により他動的に滑りを制止するのを避けるため、療法士は手で脛骨プラトー上で大腿骨の外旋を促す。他動的な滑りの制止により、運動時の膝関節の動的安定性を促してはならない
- 重度の外反膝や内反膝を有する場合、しばしば足の可動性も考慮する。足のねじりの弾力性の低下は、下肢軸矯正の妨げとなる
- 術後後期は、条件を厳しくし、多機能の遂行を訓練する(例：不安定な支持面、暗所、トレーを持ったまま動くなど)
- "立って歩け"時間計測による転倒リスクの把握
- 下肢軸の安定性の低下は、姿勢制御にも影響を与える(ファンクショナル・リーチ・テスト)

10.3　人工肩関節

■ 人工肩関節の種類

　人工肩関節は、形状や固定方法により様々な種類がある。股関節や膝関節に比べて、人工肩関節置換術の件数は少ない。これは、人工肩関節（特に臼蓋コンポーネント）の固定は構造上難しく、また肩関節症の頻度が低いためである。

　人工肩関節の種類は安定性により分類され、肩関節の損傷度に応じて選択する。人工肩関節には、フォースクロージャーの非連結型 (non-constrained)、半連結型 (semi-constrained)、フォームクロージャーの連結型 (constrained) がある。

　肩の外傷(例：上腕骨頭骨折)では半置換術を行う。すなわち上腕骨頭のみを置換し、臼蓋を残す。

　臼蓋の置換は非常に困難なため、外傷以外でも半置換術を標準手術とすべきとの意見は多い (Irlenbusch et al. 2000)。反対に、安定性に優れ疼痛消失も期待できるため、上腕骨頭骨折を除き、臼蓋を置換すべきとの意見もある (Irlenbusch et al. 2000)。

　臼蓋置換術では、臼蓋を埋め込む母床骨が小さい。また臼蓋への作用力は大きい (90度外転時に長い荷重アームである上肢の重量の0.9倍の力)。60度外転時に臼蓋への剪断力は最大となる。関節接合が良好となり剪断力が小さくなるよう、骨頭と臼蓋の径を調整する。臼蓋はセメントまたはセメントレスで固定する。

　人工肩関節のステムは、非連結のモジュラー型が普及している。これは、長さを選択できるステムと骨頭コンポーネントを組み合わせるものである。ステム挿入には、上腕骨近位部の広範な再建を要する(例：後捻角の調整)。患者の骨の状態に応じて、セメントまたはセメントレスでステムを固定する。骨頭の大きさは、構造的バランスを考慮して選択する。骨頭は上腕骨大結節の先端の約3-5mm上方に設置する。骨頭が小さすぎると筋力が低下する。すなわち、作用アーム(筋肉の走行(作用線)から支点までの垂直方向の距離)が短縮し、筋肉が機能不全となり不安定性が生じる。骨頭が大きすぎると、外転時にインピンジメントが生じる。支点が内側に移

動し、三角筋（外転を発動）の作用アームが延長する。

　人工肩関節置換術の成果は、回旋筋腱板（ローテーターカフ）の機能（再建の可能性）により決まる。しばしば広範な軟部組織の再建が必要である。再建不能の場合、大きめの人工骨頭である、いわゆる「バイポーラ型骨頭」により、回旋筋腱板の損傷を補う。ただし、生体力学の不良は、肩の機能や長期予後に悪影響を与える。

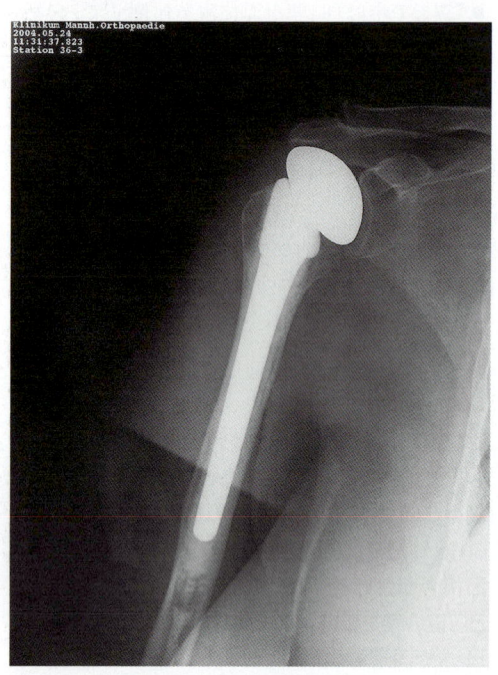

図10.27　バイポーラ型骨頭のX線画像。接合面の広さが特徴的である。この症例では、回旋筋腱板縫合術後の感染症により重度の回旋筋腱板の損傷が生じた

非連結のフォースクロージャー型（non-constrained）と半連結型（semi-constrained）

　これらの型は、臼蓋と骨頭を置換する。したがって回旋筋腱板が無傷でなければならない。フォースクロージャー型は、回旋の中心が移動する（機能的人工関節）。接合面は本物の肩関節を模して作製され、構造上、原理的にほぼ可動性制限を有さない。モジュラー型（ステムと人工骨頭）はそれぞれ後捻角や骨頭の大きさを選択しうる（図10.27）。

　関節唇を切除する場合、凹性の強い人工臼蓋を使用する。これは、半連結型（semi-constrained）に近いものである。フォースクロージャー型だが、接合が良好である。一定の可動性制限が生じる。

　回旋の中心が移動するフォースクロージャー型と異なり、半連結型は、人工臼蓋の形状により、骨頭の頭側偏位を制限しうる。多くの肩関節症患者（特に骨頭の頭側偏位による回旋筋腱板関節症：cuff-arthropathy）は、回旋筋腱板の損傷を有するため、半連結型を使用する。

連結ありのフォームクロージャー型（constrained＝inverse型）

　肩関節の安定性が失われ、回旋筋腱板が完全に破壊されている場合、最終選択肢としてフォームクロージャー型を選択する（図10.28、図10.29）。

> この型は、臼蓋の弛みが生じる危険の高い高齢患者に適している。

　連結ありのフォームクロージャー型では、骨頭と臼蓋の位置が入れ替わる。すなわち、肩甲骨側に骨頭コンポーネントを設置し、上腕骨側に臼蓋ライナーを設置する。上腕骨が骨頭の球部分を包摂し、フォームクロージャーにより安定性を得る。

　フォームクロージャー型は、術後、可動性が悪化するが、疼痛が緩和し、日常生活機能（例：飲食、整髪）が回復する（図10.30）。

図10.28 inverse型人工肩関節

半置換術

半置換術は、上腕骨頭とステムのみを置換する。適応は骨折のみである。半置換術の耐久性は、肩関節全体の関節形成術よりも良好である（人工肩関節で最も危険な部位である臼蓋を置換しないため）。

適応

- 一次性および二次性の肩関節症（例：長期の回旋筋腱板断裂（回旋筋腱板関節症）に続発）
- 外傷後の関節症
- 多骨片骨折
- 肩関節症による不安定性
- リウマチ性の肩関節炎
- まれに骨腫瘍後
- 感染症後の損傷による肩関節症
- 無血管性壊死（例：ステロイドによる上腕骨頭壊死）

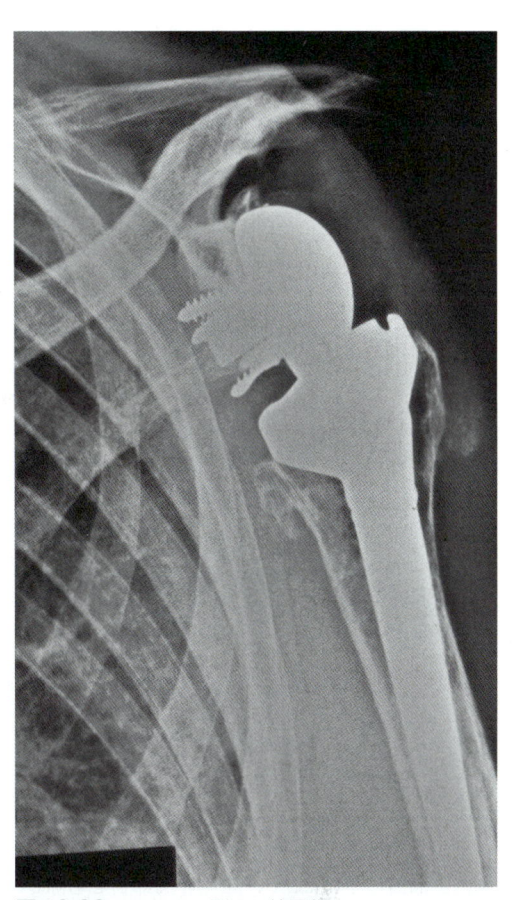

図10.29 inverse型のX線画像

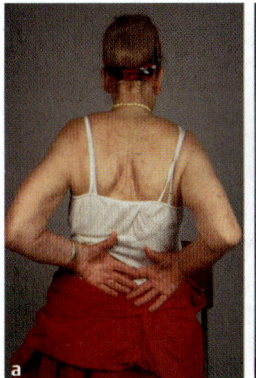

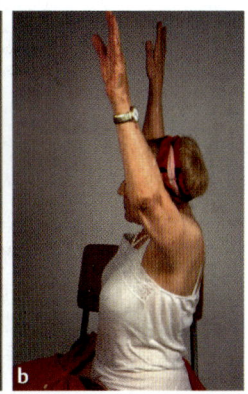

図10.30 術後の日常生活機能の回復と疼痛消失

手術の手順

- 皮膚切開し、三角筋と胸筋に到達する。典型的な肩の切開手術であり、大胸筋と三角筋の間を切開する
- 神経の損傷を避けるため、術中は腋窩神経と筋皮神経を分離し露出する
- 手術ではがす腱は肩甲下筋腱のみである。このため術後6週間は外旋を制限する
- 肩甲下筋腱をはがし、前内側から関節包に進入する

> その際、上腕二頭筋長頭腱を損傷してはならない!

- 回旋筋腱板を温存し、必要に応じて後で再建する
- 肩を内外旋し、回旋筋腱板の付着部を見つける
- 外旋により、上腕骨頭を腹側へ脱臼させる
- 回旋筋腱板が付着する大結節と小結節を温存し、骨頭を切除する
- 骨頭トライアルを設置し、傾斜角度、後捻角、骨頭の大きさを決定する。骨頭は大結節の約0.5cm上方に位置するよう調整する。その後、人工骨頭を設置する
- 臼蓋設置の準備として、腹側の関節唇を切除し、烏口上腕靱帯と上腕二頭筋長頭腱を温存する。まず臼蓋トライアルを設置し、適切な大きさを決定する。トライアルのシャフトと臼蓋トライアルを接合し、可動性、易脱臼性、軟部組織の締りを調べる
- その後、人工臼蓋とシャフトを設置し、セメントまたはセメントレスで固定する
- モジュラー型の場合、人工骨頭を挿入する
- 肩を内旋し、人工肩関節の位置を再調整する
- 回旋筋腱板の損傷を有する場合、経骨または腱内の腱縫合により再建する
- 肩をやや外旋位にして肩甲下筋腱を再固定する
- その後、手術創の各層を閉じる

人工肩関節のまとめ

- 人工肩関節は安定性により分類され、非連結のフォースクロージャー型、半連結型、連結ありのフォームクロージャー型がある。特に回旋筋腱板の損傷度に応じて、種類を選択する。骨折後(例:多骨片骨折)は半置換術を行い、臼蓋を置換しない
- 臼蓋の固定は特に難しい。構造上、固定の土台となる母床骨が小さいからである。このため、臼蓋コンポーネント(特にフォームクロージャー型)の弛みの発生率は高い
- 手術ではがす腱は肩甲下筋腱のみである。回旋筋腱板の付着部と上腕二頭筋長頭腱は温存する
- 肩甲下筋腱をはがすため、術後6週間は外旋を制限する

■ 理学療法の概論

- 人工肩関節の術後療法については様々な意見があるが、手術直後から機能的治療を行うべきである(Irlenbusch et al. 2000)
- 療法士は、手術記録により、手術創の範囲や回旋筋腱板の状態に関する情報を得る
- 上肢の位置の調整では、肘を肩より腹側に置くよう注意する。上腕骨頭が腹側に偏位し、腹側の関節包が緊張するおそれがあるため
- 肩甲下筋腱をはがすため、外旋を制限する。原則として、術後6週間は中間位を越えて外旋しない。腹側の関節包を切開した場合も外旋を制限する。外旋は特に腹側の関節包を緊張させるため
- 人工肩関節の開発者は、多くの術後療法を推奨し、手術直後から上肢を前後に振る運動を行うよう勧める(Irlenbusch et al. 2000)。しかし、これは慎重に検討すべきである。この運動は、筋肉による肩甲上腕関節の制御を含まないからである
- しばしば術後4-6週間は、屈曲と外転の可動域を水平面までに制限する。臼蓋への剪断力を小さくするには、60度までに制限する
- 人工肩関節の製造者は、他動運動を推奨するが(Irlenbusch et al. 2000)、これも機能訓練としては条件つきで有効であるにすぎない。とい

うのも、有目的運動によってのみ、肩関節は中心化され、動的に安定した運動に必要なフィードフォワードが生じるからである (9.6章の「上肢の機能回復の訓練の基本原理」を参照)

> 荷重アームを短く、剪断力を小さくするため、上肢の重量を無くして訓練を行う。術後5-7週以降、吊り負荷の増加を許可する。

- 術後48時間はギルクリスト包帯 (9.6章) による上肢の固定、その後3-4週間は外転用枕 (例：三角巾固定装具。9.6章) を使用する。患者は、鏡の前で、三角巾固定装具の装着や、姿勢や肩甲帯の位置の矯正を訓練する
- 手術直後から肘と手を動かす。特に筋肉ポンプ活性化の自己訓練を行い、再吸収を促す
- 手術直後からリンパドレナージを行う
- 手術直後から、交感神経を抑制するため、胸椎と肩甲骨のモビライゼーションと併せて軟部組織テクニックを行う
- フォースクロージャー型では、間欠牽引により、関節包の創傷治癒を促す
- 手術直後から、持続的他動運動機器 (CPM) を使って上肢を動かす。その際、療法士は、上肢と肩甲帯の正しい位置に注意する。患者は、上肢を動かしながら、どこまで肩を挙上してよいかを学ぶ
- 非連結型では、疼痛や創傷治癒に合わせて、関節包の伸縮性を改善する関節テクニックを開始する
- 介助運動では、療法士は近位手で上腕骨頭の中心化の運動を支持する
- 手術直後から、肩甲骨の位置を知覚し矯正する訓練 (9.6章) を開始する。例：座位で上肢をテーブルに置き重量を無くす

> 療法士が抵抗を加えて長いアームの梃子 (上肢) を動かす運動は、上腕骨頭が中心化され肩甲骨の安定性が回復した後に許可すること！

- 術後7週以降、回旋筋腱板の訓練で吊り負荷を増やす
- 術後12週以降、出来るだけ早く、疼痛や協調性を考慮した上で (執刀医に相談すること!)、スポーツを目的とした訓練を開始する

● 人工肩関節の理学療法検査

■ 術前

術前の検査は、肩関節症と同じ (5章を参照)

■ 術後

- 疼痛の既往：肩全体は第5頸椎の神経が支配するため、しばしばC5のデルマトームで疼痛を有する。上腕の三角筋が存する部位で疼痛があり、特に筋付着部で典型的な関連痛がある。また安静時と運動時に肩腹側で創傷痛がある
- まれに腋窩神経と筋皮神経が損傷する
  — 腋窩神経：三角筋の反射的抑制や神経性刺激により、三角筋による肩の運動制御が低下する。上腕外側の三角筋が存する部位に感覚枝が分布するため、感覚障害が生じる
  — 筋皮神経：上腕の全屈筋は筋皮神経の支配を受けるため、肘屈曲が大きく制限される。上腕筋のみに橈骨神経の分枝が分布する。前腕橈側で感覚障害が生じることがある
- 重度の筋緊張亢進 (例：斜角筋) は腕神経叢を刺激し、手指でひりひりする感覚や感覚鈍麻が生じる。また、重度の上肢の腫脹も、感覚神経を刺激する
- 術後1日目に、肘と手の可動性を検査する。上腕二頭筋の反射的な緊張により、しばしば肘伸展が制限される。運動の拡がりにより上腕骨頭が腹側へ持ち上げられる場合、療法士は近位手でこれを防止する
- 胸椎と肩甲骨の可動性検査。側臥位または座位で行う
- 習慣的な座位姿勢と体幹の直立性の検査
- 頸椎症状を伴う場合、頸椎の可動性検査
- 肩・頸筋の筋緊張の検査

- 健側の肩の可動性検査
- 手術直後の患側の肩の可動性検査では、許可された運動域で吊りなしの介助運動を行い、肩甲帯と上腕骨頭の運動様式を調べる
- 手術により肩関節の多くの受容体を切除するため、肩関節の位置・運動の知覚が悪化する。療法士は疼痛のない可動域で患側の上肢を動かす一方、患者は目を閉じ患側の上肢の運動と位置を模倣して健側の上肢を動かす
- 患者は、自分で外転用枕を設置・除去する訓練を行う

症例：63歳女性。1年前に回旋筋腱板が断裂し、縫合術を受け、その後、理学療法のため定期的に通院。集中的な訓練にもかかわらず、肩の可動性はわずかしか改善しなかった。

約1か月後、疼痛が増強したが、主治医からもっと訓練を行うよう言われる。患者は、痛みを誇張していると思われたくないため、さらに1か月間、がまんして理学療法を続けたが、その後、主治医に電話し肩の救急外来を受診した。

この時点で、感染症は既に収まり、肩が破壊され、肩関節の硬化が強まり、回旋筋腱板も損傷していた。

1週間前にバイポーラ型人工骨頭置換術を行い、術前の疼痛が消失し、現在は主に腫脹や手術創による疼痛がある。

日に2度、持続的他動運動機器を使用。介助運動では屈曲と外転を60度まで許可。内旋（屈曲と組み合わせる）は、体幹長軸手前の80度まで許可。腹側の関節包を切開し肩甲下筋腱をはがすため、術後6週間は外旋と伸展を避ける。

この2日間、許可された運動域で運動を行い、運動（特に屈曲）に変化が見られる。運動の開始時に、肩甲帯が挙上し、上腕骨頭は腹側偏位傾向を有する。屈曲時に、しばしば上腕二頭筋が引っ張られ疼痛が生じる（特に背臥位と側臥位）。座位の把持動作の訓練では疼痛なし。現在、安静時痛はVASで3、運動時痛（特に屈曲）は6。持続的他動運動機器を使って肩甲骨面上で外転を行うと、疼痛は4となり大きく軽減する。その際、上腕骨頭が頭側に良好に動く。

仮説と治療

屈曲時の疼痛は、骨頭の転がり傾向が強まり支点が腹側に移動するため生じると考えられる。これにより、損傷した腹側の関節包が緊張する。ただし、人工肩関節はこの運動を制限する。また、上腕二頭筋が反射的に緊張し、遠心性収縮により延長しなくなる。

座位の把持動作の訓練で、上腕二頭筋の筋痛が弱まる。これは、把持動作が意図した有目的な運動シーケンスだからである。この場合、筋肉の共力作用が機能的に動員される。把持動作は、熟知した運動シーケンスであり、皮質下で記憶され、対象物に向かって上肢を動かす際、筋肉を弛緩させる命令が不随意的に生じる。

背臥位や側臥位で上肢を動かす際、療法士は上腕骨頭に手を置き、運動を補助する。これにより疼痛も軽減する。反対方向モビライゼーションを行うと、肩が弛緩するように感じられ、患者にとって心地良い。また、側臥位の肩甲骨モビライゼーションと併せて軟部組織テクニックを行う。胸椎の伸展の可動性が低下するため、患者は側臥位で鼻をグリップして吊りなしで胸椎の伸展モビライゼーションを行う。その際、患者は、胸椎の動きを知覚するため、側臥位や座位（上肢の重量を無くす）で胸骨を鼻の方向へ動かし胸椎上の皮膚にしわを作るイメージを持つ。このようにして、近位の梃子により肩を小さく動かすことが可能となる。また、上肢の屈曲を改善するため、患者は、テーブルの脇に座って腕の重量を無くし、胸椎を屈曲する。他方、療法士は、キブラーロールにより、両肩甲骨の間の組織の癒着をほぐす。これにより、胸椎の位置が明確となり、患者に理解させることができる。

肩甲帯の安定性が回復したら、療法士が付き添い、上肢の重量を無くした座位で、上肢の屈曲の訓練を開始する。上肢の下に布を敷くと摩擦が減る。患者は、健側の手を患側の前腕遠位に置き、患肢を支持する。療法士は、上肢と上腕骨頭を支持する。患者は、卓上のカップに向かって腕を伸ばす。その際、肩と耳垂の距離が縮小しないようにする。

この訓練に先立ち、残った肩関節の受容体を活性化するため、手でバルーンを垂直方向に軽く押す訓練を行う。患者は立位でテーブルに置いたバ

ルーンを押す。あるいは治療台にバルーンを置き、疼痛のない可動域で上肢を屈曲しバルーンを押す。上肢の角度を適切に保つため、治療台の高さを調整する。この開始肢位で、手根骨でバルーンを押す。バルーンは壁際に置いて固定する。この訓練は、運動の拡がりにより前鋸筋を活性化する効果も有する。

● 人工肩関節の理学療法

「上肢の機能回復の訓練の基本原理」（9.6章）を守ること！

■ 目的

身体構造と機能（機能障害）

- 訓練時の肩の安定性の維持のため、上腕骨頭を中心化し、許可された運動域で肩関節のモビライゼーションを行う
- 肩の運動と位置を知覚する訓練、疼痛回避肢位の解消
- 胸椎と頸椎のモビライゼーションと安定化
- 疼痛緩和
- 筋緊張の低下
- 浮腫の再吸収促進

活動

- 肩甲帯と肩甲上腕関節の動的安定性の改善
- 姿勢矯正

参加

- 日常生活の全活動（職業、趣味、整容）で上肢を使えようになる
- 患者の自信の回復、運動不安の低下

■ 処置

- 上肢の位置の調整
  — 肘を肩甲骨面上で肩より前方に置く。上腕の下に枕を置く
  — 手術直後は、ギルクリスト包帯により固定し（9.6章）、肘の下に枕を置く
- 安静期は、日に数回、手関節と肘関節を動かす。拳を硬く握り手掌を思いきり開く運動により再吸収を促進する
- 上肢の位置をやや高くし、遠位から近位へ腕の皮膚を手で伸ばす。事前に、近位で肩甲帯を小さく動かしリンパ排出を促す
- 上肢全体と肩甲帯の筋肉の静的活性化
- 必要に応じてリンパドレナージを行う
- 疼痛緩和のため、短時間の寒冷療法と肩甲骨の運動を交互に行う
- 自分で副子（外転用枕）を設置・除去する訓練
- 頸部伸筋の筋緊張低下のための等尺性収縮後弛緩や軟部組織テクニック
- 肩甲帯の位置を知覚し意識的に矯正する。これにより疼痛回避肢位を軽減し、筋緊張亢進の回数を減らす

- CPMを使って上肢を動かす（図10.31）
- 矯正した上肢の位置と姿勢に注意する。前腕と上腕のギプスシャーレは、それぞれの長さに合ったものを使う。患者は、これらを装着する際、圧迫の位置に注意する。肘関節内側の尺骨神経を圧迫してはならない。外転時は、意識的に上腕骨頭を頭側に動かし、肘を肩よりやや前方に出し、上腕骨頭の腹側偏位を避ける
- 吊りなしの胸椎モビライゼーションにより、交感神経幹を刺激し、上肢全体の代謝を改善する
- 動的な肩甲骨パターンにより、頸筋の血行や胸郭上の肩甲骨の安定性を改善する。その際、側臥位で、上肢を体幹側部に置き、枕で固定する。肩甲骨を動かし、近位の梃子の運動の可動性を改善する
- 肩関節のモビライゼーションは、最初は上肢の重量を無くして行う（例：スリング）。出来るだけ早く、体幹長軸を垂直にした肢位に移行し、新たに獲得された可動性を活用する（図10.32）。可動性を活用する訓練は、吊りなしの開始肢位では行わない（p.578）。療法士は近位手で上腕骨頭の中心化を促す
- 全方向の運動の反対方向モビライゼーション。療法士は近位手で上腕骨頭の運動を支持する
- 非連結型では、自動的な上腕骨頭の滑りを訓練する。例：テーブルの脇に座り上肢の重量を無くし上腕骨頭の尾側滑りを訓練する（9.6章）
- 事前に、同じ開始肢位で肩甲骨セッティングを訓練する（図10.33）
  — 療法士は、僧帽筋上部線維の走行に合わせて手を置く
  — 療法士は僧帽筋上部線維の走行部分を指で挟み、患者に僧帽筋の位置を走知覚させる
- 創傷治癒後は、水中モビライゼーションが可能である
- 全方向の運動を自由に行えるようになれば、リズム的安定化、ホールドリラックス、コントラクトリラックスなどのテクニックにより、PNFパターンのモビライゼーションを行う。最初は、グリップに変更を加えて行う。すなわち近位手を上腕骨頭に置き、運動時に上腕骨頭を中心化する

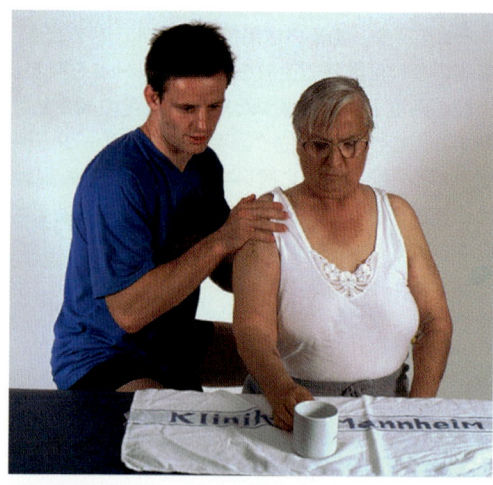

図10.32　手術直後から新たに獲得された肩の可動性を日常生活機能に組みこむ（例：卓上のカップをつかむ）。吊り負荷なしの運動のみを許可されている場合、療法士が上肢を支持する。卓上に布を敷くと上肢を動かしやすい

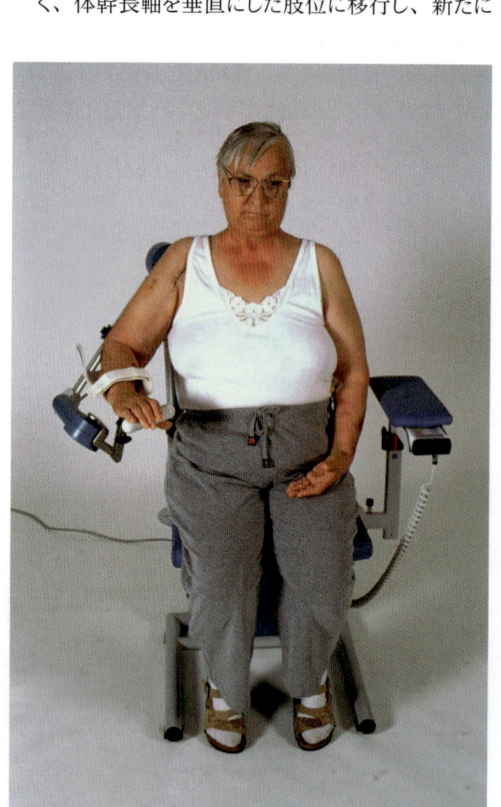

図10.31　バイポーラ型人工骨頭置換術後のCPMによる運動

- その後、PNFパターンを強化する。例：主動筋の逆運動（筋肉の求心性・遠心性収縮の訓練）、動的な逆運動（緊張を弱めず主動筋パターンから拮抗筋パターンに切り換える）
- 弾力性が回復したら、肩甲帯の安定化のため、様々な開始肢位で、閉鎖運動連鎖で、支持機能を訓練する。高度な訓練は、不安定な支持面において可能である(例：バランスボール)
- 肩甲骨の安定化のため、様々な開始肢位で、肩甲骨セッティングを訓練する。最初は、上肢の重量を無くし、患者が肩甲骨の位置を認識できるようにする。患者は、胸郭の位置変化による肩甲骨の位置変化を知覚し、胸椎と頸椎を直立化する訓練を行う。頭頂部を上方へのばすイメージを持つと、直立化が促される。さらに、直立姿勢の安定化の訓練として、上肢を小さく動かす。最初は小さい吊り負荷で、その後は弾力性に応じて吊り負荷を増やし、様々な機能(把持、書く、食事、整髪など)と組み合わせて行う

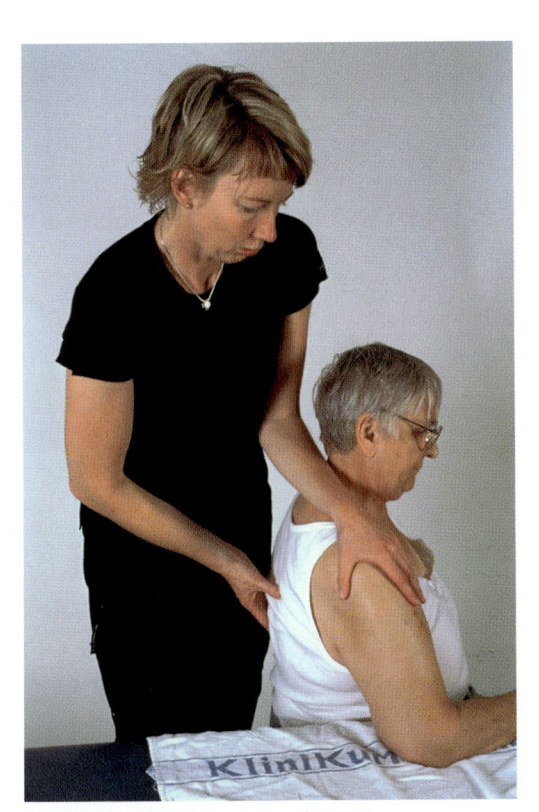

| 出来るだけ早く、日常生活に近い開始肢位で機能訓練を行うこと！

- 知覚を促すため、軽い圧迫刺激を加える。最初は、牽引と圧迫を組み合わせ、臼蓋面に対し直角に小さい力を加える。これは、自動的な上腕骨頭の中心化の前に行うとよい
- 患者が自分で圧迫を加える。例：弾力性が回復していない時期はバルーン、その後はトランポリンやバランスボールに上肢を置き、身体を支持する
- 支持機能の訓練は、最初は低荷重で行う。例：立位でテーブルに置いたバルーンを押す。肩関節の可動性を必要とせず、上肢に大きな重量がかからない
- 療法士は、疼痛のない可動域で患側の上肢を動かす。患者は目を閉じ、この動きを模倣して健側の上肢を動かす
- 肩甲骨を制御して微細な運動を行い、肩の安定性を促す(例：書く、図を描く)
- 可動性制限が続く場合、補助具を使用する。巧緻運動は健側の上肢で行う。日常生活では、補助具により、可動性制限を最小限代償しうる

例：
- 手の補助具：下端が鉗子状のグリッパー。示指と中指で操作でき、梃子により下端が開閉する
- 多数の家事の補助具。例：水道の蛇口の開閉の補助具
- 延長できる長い柄の補助具。例：整髪や入浴用のブラシ
- 手術直後は、着脱が容易な、ゆったりとした前開きの衣服を着用する。ボタンの少ないものがよい
- 肩の弾力性が回復し、物の持ち上げや持ち運びを行う場合、物を体に近づけて持つ

図10.33 肩甲骨セッティングの訓練

人工肩関節の理学療法のまとめ

- 手術で肩甲下筋腱をはがすため、術後6週間は外旋を制限する。術後1週間は、上肢の重量を無くして可動域を拡大する。人工肩関節の製造者は他動運動のみを推奨するが、他動運動は筋肉による肩の制御を含まず、機能訓練として有効でない。同じ理由で、上肢を前後に振る運動も機能訓練に適さない。可動性の維持と代謝の活性化のため、上肢をテーブルに置き重量を無くして体幹を動かす
- 肩の安定化筋のフィードフォワードは、有目的な運動シーケンスにより可能であるため、手術直後から、新たに獲得された可動性を日常生活機能に組み込む。その際、療法士は上肢を支持し重量を減らす
- 非連結型では、ステージ2までの牽引と圧迫を行い、関節包の栄養状態や固有感覚を改善する。上肢の運動で、療法士は近位手で上腕骨頭の中心化を支持する。患者は、座位で、自動的な上腕骨頭の尾側移動を訓練する。これは、CPMによる運動と組み合わせて行う。また、ギルクリスト包帯や外転用枕を使い、自分で姿勢を矯正する
- 肩の安定化筋（例：僧帽筋上部線維、前鋸筋）を知覚し肩甲骨の安定性を高める訓練は、上肢の重量を無くした座位などで行う。胸椎の可動性低下や動的安定性の低下を有する場合、これらを改善する治療も行う
- 同時に、交感神経を抑制する力学的テクニックを行い、疼痛を緩和する
- 特殊な訓練として知覚を訓練する。療法士は疼痛のない可動域で患側の上肢を動かし、患者は目を閉じこの動きを模倣して健側の上肢を動かす
- 手術直後から、リンパドレナージを行い、重度の血腫を軽減する。血腫は可動性を低下させる
- 連結型と半連結型では、疼痛緩和の処置や、少ない疼痛で上肢を使う日常生活機能の訓練を優先的に行う
- 原則として、人工肩関節では、完全に自由な運動はできなくなる

11 関節固定術

11.1 脊椎固定術 644
11.2 股関節固定術 656
11.3 足関節固定術 658

11　関節固定術

　関節固定術は、慢性疼痛（例：脊柱）の治療の最終選択肢である。四肢の関節ではまれである。人工関節の進歩により、関節固定術の適応は減少している。関節固定術は、術後、運動様式の代償的戦略を継続しなければならないため、しばしば最終選択肢となる。

　特に、術後の反復感染や多骨片骨折のため人工関節を骨にしっかり固定できない場合や、人工関節の長期転帰が良くない場合（例：足関節）に、関節固定術を行う。

　関節固定術後、患者は意識的に運動様式の代償的戦略を習得する。特別な訓練を要する場合もある。また、補助具を使うと習得が容易になる。

例：股関節固定術後、通常の椅子に座ることが困難になる。患者は、脊柱を大きく屈曲したり、座面の前縁にしか座れない。こうした座位を長時間続けると、疲労し脊柱を傷めるため、関節固定術用の椅子を使用する（**図11.1**）。この椅子は、患側の座面を低くすることができ、脊柱の過剰負荷が生じず、股関節の可動性低下に合わせて座ることができる。

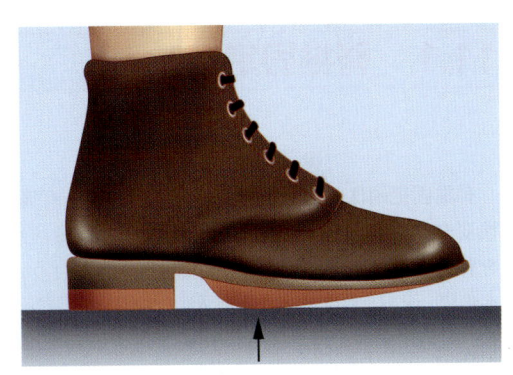

図11.2　靴底中央部のローリング加工による支持面の強化

　足関節や足趾関節の関節固定術後は、靴底のローリング加工により、足のふみかえしを容易にする。靴底の母趾球部分の加工により、足趾関節の回転運動を代償しうる。また、靴底中央部の加工により、支持面を強化し、中足部と後足部を免荷しうる（**図11.2**）。

　関節固定術後、隣接部で多くの代償運動が生じる。その結果、長期的に疼痛や過剰負荷が生じる。隣接部の動的安定性の改善には、特殊な訓練が必要である。隣接部の可動性が低下すると日常生活機能が大きく損なわれるおそれがあるため、集中的なモビライゼーションにより可動性を改善する。

　関節固定術後（特に四肢関節）、患者は、日常生活能力の低下を感じ、「不自由感」が生じることさえある。手術直後から運動様式が変化する（例：跛行、整形外科靴の使用）。

　反対に、脊椎の関節固定術は、外見上は分かりにくい。短椎間固定術では、運動様式はほとんど変化しない。多椎間固定術では（例：側弯の矯正）、

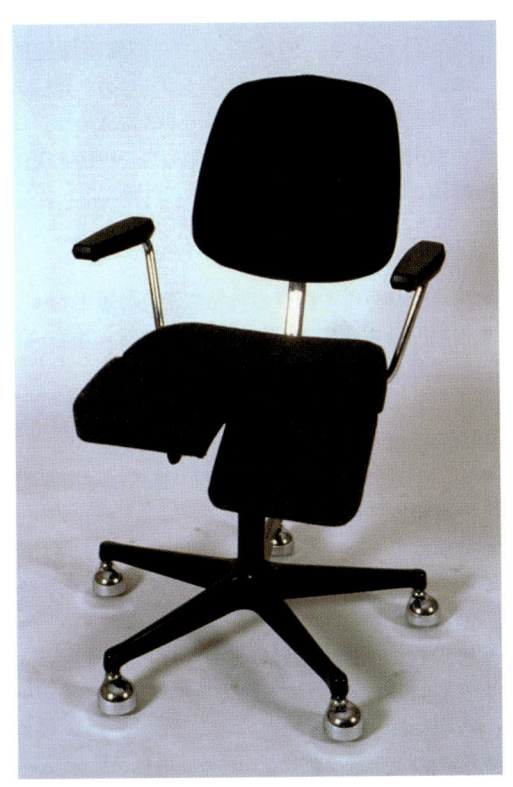

図11.1　関節固定術用の椅子

背中に長い瘢痕ができ、特に若い女性では美容上の問題となりうる。

多くの場合、関節固定術では、大きな金属固定具を挿入する。脊柱では、スクリューやロッドを挿入し、椎間の骨癒合により脊柱を安定化する。金属固定具の挿入に加え、腸骨稜から採取した海綿骨の移植も、安定化に役立つ。

術後、固定部位の弾力性は低下する。特に骨の治癒期は注意すべきである（2.1章、8章を参照）。弾力性が低下すると、固定部位で運動の拡がり（continuing movement）が生じなくなる。このため、手術直後はしばしば隣接関節の可動性が低下する。

例：腰仙椎移行部の脊椎固定術では、骨癒合するまで（約6週間）、股屈曲域を45度までに制限し、座位を禁止する。

11.1 脊椎固定術

脊椎固定術は、脊椎を固定する手術であり、有痛性変性、破壊、外傷、炎症、腫瘍、変形（側弯、後弯）を有する脊椎の持続的安定化を目的として行う。その際、前方または後方から進入し、スクリュー、ロッド、締結用鋼線を挿入する。脊椎固定術は、短椎間固定術（1椎または2椎）と多椎間固定術（胸椎全体、腰椎全体）に分けられる。脊椎固定術により、脊椎の位置異常を矯正し、骨折や不安定部位を安定化しうる。

■脊椎の位置異常の矯正のための脊椎固定術

側弯の矯正・安定化の脊椎固定術では、前方または後方から進入する。手術では、脊椎分節を固定する。側弯の矯正は骨癒合により完了する。

<u>前方減捻脊椎固定術</u>

前方減捻脊椎固定術は、側弯変形を矯正する手術であり、脊椎の捻れを矯正しうる唯一の術法である。単独で行うが、約2週間後に後方進入の脊椎固定術を追加する場合もある（例：神経原性側弯）。側弯変形は圧迫により矯正する。その際、ロッドを椎体に通し、凸性を矯正する。その後、前弯化により矢状面の矯正を行う。

術前処置
- 術前処置では、特に理学療法が重要である（4.1章）
- 術前のハロー型頸胸椎装具（半重力牽引）による側弯の伸長の有効性については意見が分かれる（Palaka et al. 1975）。ハロー型頸胸椎装具は、3-4週間、頭部に金属リングをはめ、脊柱を牽引する。牽引の力（重量）を徐々に強める。この牽引により軟部組織が伸ばされ、手術時の脊椎矯正が容易になる

適応
- 胸腰椎移行部や腰椎の特発性側弯の矯正
- 神経原性側弯症で、異常な後弯を有する場合（脊髄髄膜瘤）

手術の手順
- 第7-10肋骨の高位で経胸膜で進入し、後腹膜で胸腰椎移行部に到達する
- 外腹斜筋を分割し、肋骨を切除する
- その後、高周波メスで、内腹斜筋と腹横筋を分割する
- 腹膜をはがした後、横隔膜を切断する
- 前縦靭帯（椎体の前方）を切離した後、椎間板を取り除く
- 椎体の上下面を新鮮化した後、椎体にスクリューを刺入する。椎体のスクリューにロッドを通し、変

形部を矯正する
- 切除した肋骨から採取した骨を椎骨間に移植する
- その後、壁側胸膜を閉じ、横隔膜を再固定し、胸腔にビューロー・ドレナージを留置し、腹筋の層を縫合する

術後療法
・術後3週間は、体幹装具を装着してモビライゼーションを行う。約9か月間、体幹装具を装着する

脊柱の安定性が不十分な場合、2週間後に後方進入の脊椎固定術を追加する場合もある。

後方ダブルロッド脊椎固定術

後方脊椎固定術は、対になった2本の金属ロッドで脊椎を伸ばし外形を整える矯正手術である。フック、椎弓根スクリュー、椎弓板下鋼線などでロッドを脊椎に固定する。矯正を要する全ての脊椎分節につき固定術を行う。

適応
- 前方脊椎固定術との併用
- 脊椎すべり症
- 退行変性による脊柱の不安定性
- 側弯症
- 腫瘍による脊柱の不安定性
- 腰椎の骨折
- 小児および成人の後弯変形

手術の手順
- 患者を腹臥位にし、胸部の筋肉を横突起まで、腰部の筋肉を椎間関節（小関節）まで切開する
- 椎弓根にスクリューを刺入する

> スクリューは深部で神経根に達するおそれがあるため、神経根を脊柱管から移動させること！

- フックや締結用鋼線を椎弓根と椎弓板に取り付ける。このため、黄色靱帯を椎弓板から切り離す
- 椎弓関節（小関節）の軟骨を除去し、骨ノミで関節面を削る
- 1本目のロッドを挿入し、スクリューで固定する。必要に応じて、ロッドを曲げる
- 対側に2本目のロッドを挿入する。これにより、術後療法でギプス固定が不要になる
- 側弯矯正の脊椎固定術では、海綿骨移植の前に、術中覚醒テストを行う。重度の神経障害が認められた場合、挿入した器具を除去し、矯正した脊椎を元に戻す
- 海綿骨を移植する
- 黄色靱帯を切除した部位にコラーゲンを移植する
- その後、筋肉を層状に縫合する

術後療法
- 内固定術の終了時点で、すぐにX線検査を行い、矯正した脊椎や固定具の状態を調べる。この時点で、さらに矯正が可能である
- 術後3または4日以降、血液循環を考慮の上、半弾性コルセットを装着してモビライゼーションを行う
- 初期弾力性の安定性に影響を与える因子
  — 矯正した変形：挿入した固定具の位置、種類、数
- 骨の強度：短椎間固定術や至適条件下の側弯矯正では、初期弾力性は安定しており、創外固定は不要である。多椎間固定術や骨の状態が悪い場合、術後療法でコルセットを装着する

■ 腰椎不安定症の脊椎固定術

腰椎不安定症の脊椎固定術は、後方または前方から進入する。重度の不安定症の場合、両者を組み合わせる（前方後方脊椎固定術）。まず後方進入で腰椎を固定し、約2週間後に前方進入で腰椎を固定する。

腰椎後方固定術

適応
- 脊椎すべり症
- L4/L5や腰仙椎移行部の退行変性による不安定症
- 椎間板切除後症候群

手術の手順
- 患者を30度股屈曲の腹臥位にする
- 腸骨稜から海綿骨を採取する。睡眠時の側臥位で上側になる側の腸骨稜から採取する
- 横突起と椎間関節から筋肉を切離した後、腸骨稜から採取した骨片を、横突起から仙骨にかけて移植する
- 必要に応じて、追加的に椎弓根スクリューを挿入し、ロッドを通す

術後療法
- 創外固定なしの臥位
- スクリューやロッドの追加的な内固定術で、スクリューが椎弓根にしっかり固定されていれば、創外固定による安定化は不要である
- スクリューやロッドを挿入せずに腰椎を固定する場合、術後8週間、腰仙部にキャンバスコルセットを装着する。この時期は座位を避ける

腰椎前方または前外側固定術

適応
- 脊椎すべり症
- L4/L5や腰仙椎移行部の退行変性による不安定症
- 椎間板切除後症候群

手術の手順
- 上位腰椎固定術（図11.3a-b）：患者を右側臥位にする
- 下位腰椎（L3より下位）固定術（図11.4a-c）：患者を背臥位にする
- 腰椎前弯を和らげるため、股関節をやや屈曲する
- 切開の手順は、固定する腰椎の高位により異なる
- 上位腰椎：斜めに側腹部を切開し、広背筋と腰方形筋を切離する

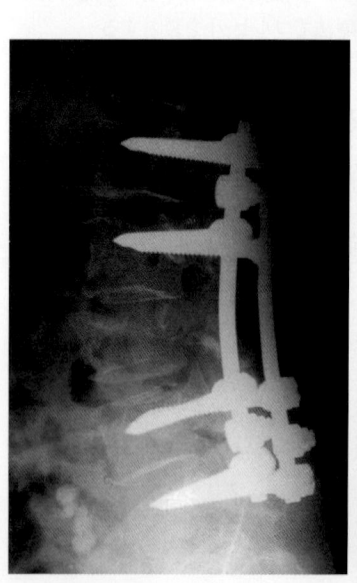

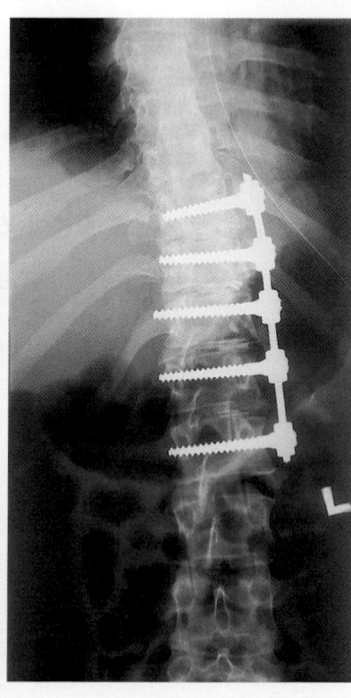

図11.3a-b 上位腰椎固定術
a 後方固定術
b 胸腰椎移行部の前外側固定術

11.1 脊椎固定術　647

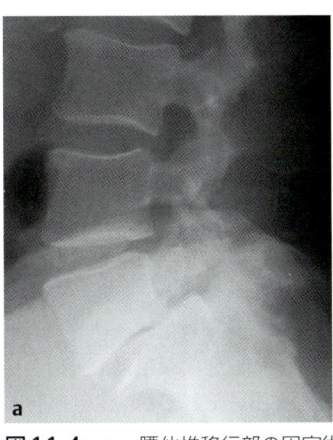

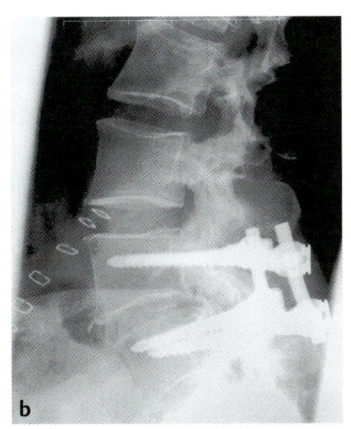

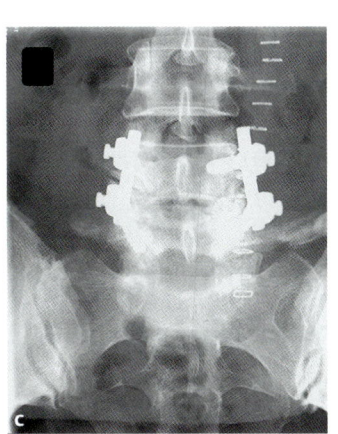

図11.4a-c　腰仙椎移行部の固定術
a 術前：脊椎すべり症　b 術後：横から見た図　c 術後：前から見た図。
X線の前後像で前額面のスクリューの位置を確認する

- 下位腰椎：腹側で腹直筋の外側縁を切開し、外腹斜筋、内腹斜筋、腹横筋を切離する
- 腰筋の内側をはがす
- 後腹膜に進入し、椎間板を切除する
- 椎体の上下面を新鮮化した後、皮質骨と海綿骨を移植し、海綿骨を生着させる

術後療法
- 創外固定なしの背臥位
- 手術直後は臥床安静
- 執刀医に相談の上、半弾性コルセットまたは硬い人工素材コルセットを装着してモビライゼーションを行う(図11.5a-b)

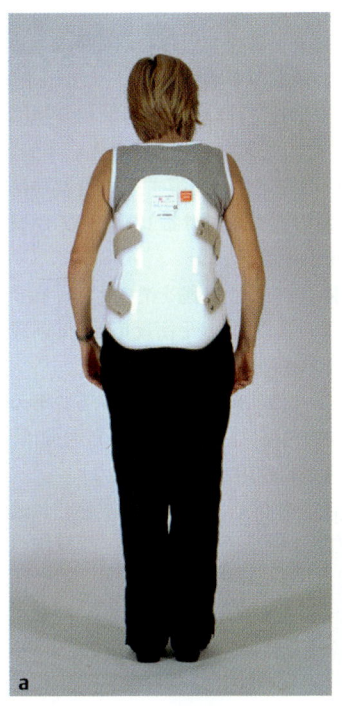

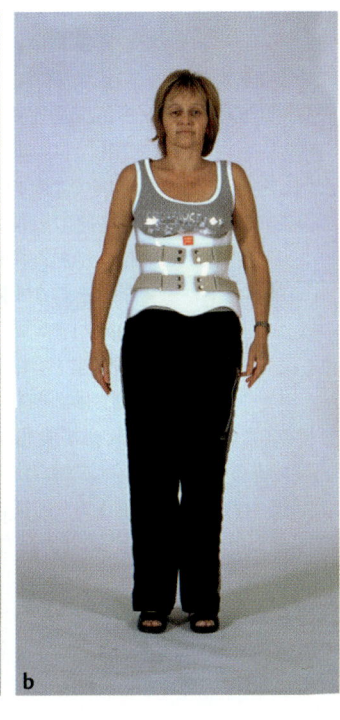

図11.5a-b　L3-L5の前後方腰椎固定術後のコルセット装着
a 後ろから見た図　b 前から見た図

脊椎固定術のまとめ

- 脊椎固定術は、脊椎を固定する手術であり、有痛性変性、破壊、外傷、炎症、腫瘍、変形（側弯、後弯）を有する脊椎の持続的安定化を目的として行う
- 前方または後方進入し、スクリュー、ロッド、締結用鋼線を挿入する
- 脊椎固定術は、短椎間固定術（1椎または2椎）と多椎間固定術（胸椎全体、腰椎全体）に分けられる
- 脊椎固定術により、脊椎の位置異常を矯正し、骨折や不安定部位を安定化する
- 側弯矯正の脊椎固定術では、術前処置を行う。脊柱の可動性や軟部組織の伸縮性が良好であれば、術中の側弯矯正が容易である。術前処置で理学療法は重要である。
- 術前処置のハロー型頸胸椎装具（半重力牽引）の有効性については意見が分かれる
- 側弯の矯正では、多椎間固定術を行うため、長い瘢痕が生じ、特に若い女性では美容上の問題となりうる
- 短椎間固定術は、腰仙椎移行部の脊椎すべり症などで行う。しばしば、後方固定術を行い、2週間後に前方固定術を追加する
- スクリュー刺入に加え、骨癒合により脊柱を安定化する。椎間板を切除し、腸骨稜から採取した海綿骨を移植する
- 術後は、骨癒合するまで体幹装具（人工素材コルセット、金属棒の入ったキャンバスコルセット）を装着し、脊柱を安定化する

■ 理学療法の概論

- 脊椎固定術後は、しばしば臥床安静とするため、手術直後は血栓症や肺炎の予防が必要である
- 術後の運動様式の訓練は、患者の高い集中力と動機を必要とする。最初は、全ての運動シーケンスを意識的に計画して行う。また、運動の拡がりが生じると骨の治癒が遅れるため、運動制御が必要である。術前から、エンブロックの運動様式の訓練を開始する
- まず、脊柱を安定させた運動様式や、ベッド上でのコルセットの着脱を訓練する
- 荷重増加を許可されたら、運動の切り替えを訓練する
- 弾力性が回復したらすぐに、日常生活の様々な状況での運動制御の訓練に移行する
- 脊椎分節の固定により、隣接分節で多くの代償性運動が生じる。この場合、十分な動的安定性の維持に注意する。固定部位は、持続的に固有感覚が阻害されるため、金属固定具や骨癒合により安定性を確保する。それでも、体幹の動的安定性は重要であり、これにより手術創への剪断力や隣接部の過剰負荷は小さくなる
- 四肢の運動による脊柱への運動の拡がりに注意する。しばしば手術直後は、股関節や肩の運動を制限する
- 許可される股屈曲域は、固定する脊椎の高位により異なる。必ず執刀医に相談すること！
- 下位胸椎や腰椎の固定術では、座位の開始時期は執刀医が判断する
- 手術直後は、股屈曲を最大90度に制限するため（下位腰椎固定術では45度以下に制限する場合もある）、高い座面の座位のみを許可する。低い座面では、起立・着坐で上体を前傾するための運動の遊びの余地が不足する
- 多椎間固定術や単独で行われる前方減捻脊椎固定術では、コルセットを装着して術後療法を行う
- 筋肉による体幹の安定性が回復するまで、高い吊り負荷の股関節の運動を避ける（高度の力が脊柱に伝わるおそれがあるため）
- 下肢を動かす際、ベッド上で踵を滑らせ、片脚ずつ動かす（下肢の重量により平衡反応として前弯が増強するおそれがあるため）
- 最初は、前後屈伸の訓練のみを許可する。その際、必ず股屈曲の角度に注意する。左右屈伸は、負荷アームが背筋に作用するため行わない
- 矯正骨切り術後、体幹筋は脊柱の位置変化に適応しなければならない

● 脊椎固定術の理学療法検査

■ 術前

4.2 章を参照

■ 術後

- 疼痛の既往：
  — 脊柱の不安定性を有する患者は、しばしば術前に、慢性痛や疼痛の反復発作の愁訴がある。これらにより、長期的に日常生活能力が悪化する（2.3 章）
  — 多くの場合、側弯の患者は、術前に疼痛を有さない
  — 術後、主に創傷痛が生じる
- 臥位の調整：左右対称の背臥位。必要に応じて臥床用ギプスシャーレ固定（特に多椎間固定術）
- 疼痛により、胸郭の呼吸運動が小さくなり、呼吸が浅くなる

| 神経学的障害に注意する。デルマトームの感覚検査を行うこと！

- 足の動的な運動検査、下肢の静的な運動検査を行う。その際、脊柱で運動の拡がりが生じないよう注意する
- 例：腰仙椎移行部の固定術では、45度までの股屈曲であれば、運動の拡がりが生じない！
- 自律神経症状（例：発汗傾向の強まり、血行の変化）は、胸椎の交感神経幹の損傷を示唆する

| 下肢の疼痛を有する場合、必ず血栓症の圧痛点を調べること（9.1 章）！

- モビライゼーション開始後、血液循環が安定したら、歩行を評価する
  — 脊柱と連結する骨盤の回転運動が不能となるため、歩幅が小さくなる
  — 歩行時の上肢の運動で、肘関節を大きく動かす
  — 背屈筋と底屈筋の弱化に注意すること！
  — 骨盤と膝の安定性を検査する

● 脊椎固定術の理学療法

■ 術前の治療の目的

身体構造と機能（機能障害）

- 脊椎矯正（例：側弯）の脊椎固定術では、患部を保護し、矯正方向に合わせてモビライゼーションを行う
- 矯正の妨げとなりうる短縮した筋肉の伸縮性を改善する

活動

- 脊柱を安定させて術後に必要な運動様式を訓練する
- 術後に行ってはならない運動の情報

■ 術後の治療の目的

臥床安静期
- 呼吸を深くする。これは肺炎予防にもなる
- 血栓症の予防
- 長期の臥床安静による拘縮を予防する
- ベッド上の運動の切り替えの訓練。これにより、運動不安が低下し、脊柱の安定性が改善する
- 背臥位と側臥位の脊柱の安定化
- 神経の可動性の改善

臥床安静終了後
- 起坐・臥床、起立・着坐における運動の切り替えの訓練
- 歩行訓練により、歩行の安全性を高める
- 脊柱の安定性の改善。最初は立位、その後は座位で行う
- 脊柱を安定させて日常生活の運動様式を訓練する
- コルセットを自分で着脱する訓練

コルセット除去後
- 患部を保護しながら、非固定の脊椎分節のモビライゼーションを行う
- 軽度の体力訓練により、肋椎関節や横隔膜のモビライゼーションを行う

■ 処置

臥床安静期
ベッド上の運動の切り替え

背臥位から側臥位への体位変換（図11.6）
- 右側臥位への体位変換では、背臥位で、左下肢を許可された運動域で屈曲する。その際、摩擦抵抗を小さくしたベッド上で踵を滑らせて左下肢を屈曲する。体位変換を開始する際、踵下の圧力を強める。体幹腹側をしっかり固定するため、頸椎を軽く屈曲し、視線を下肢の方向に向け、事前に腹筋連鎖を活性化する。体幹の安定性の低下は、しばしばバルサルバ法や呼吸停止により代償される

❚ 呼吸を止めないこと！

- 左手で左大腿を支持する（手が届く場合）。これにより体幹を安定させて側臥位に体位変換する
- 支持機能が働かない場合、肩甲帯の筋肉の静的作用により体幹を安定化しうる。両肩と両肘を90度屈曲し、両手で対側の前腕遠位をつかむ。「両上肢を反対方向に引っ張るが、肘関節の位置を変えず、肩を耳の方向に動かさない」というイメージを持つと、筋肉の静的作用が活性化し、肩が水平外転し、肩甲骨が内転・下制する。胸郭上で肩甲帯が安定するため、脊柱が頭側から回旋しない

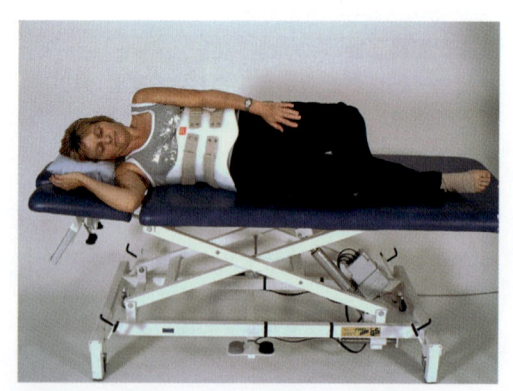

❚ 体位変換では、両上肢と両下肢が落下しやすい！

- この変法は、脊柱回旋筋により体幹を安定化する。この方法は、手で大腿を支持する方法（上肢が肩甲帯と骨盤をつなぐ役割を担う）よりも、吊り負荷が大きい
- 療法士は、腹側から、導入的なコンタクトを肩甲帯と骨盤に加える。体位変換では、肩甲帯と骨盤を同時に動かし、脊柱の回旋を避ける
- 患者が体位変換の運動シーケンスを習得したら、療法士は、肩甲帯と骨盤に軽い抵抗を加え、徐々に抵抗を強める。その際、抗重力作用を有する筋肉を活性化するよう、抵抗を加える
- 背臥位から側臥位への体位変換で、体幹の腹筋連鎖の抗重力作用を活性化するため、療法士は腹側で肩甲帯と骨盤に抵抗を加える
- 側臥位になる際、療法士は、「肩甲帯と骨盤帯を同時に動かして側臥位になって。私の両手の力が弱まらないように」と指示する
- 背臥位に戻す際、療法士は、「ゆっくり背臥位に戻して！」と指示する

側臥位
- 側臥位で静止し、四肢の重量による脊柱の回旋を避ける。必要に応じて、上側の上肢や下肢の下に枕を置く
- マットレスが軟らかい場合、ウエストの下に枕を置く

側臥位から腹臥位への体位変換
- 療法士は、背側から、導入的なコンタクトや抵抗を、上側の肩甲帯と骨盤に加え、背筋連鎖の抗重力作用を活性化する
- 患者の体力が低下している場合、療法士は患者

図11.6　背臥位から側臥位への体位変換

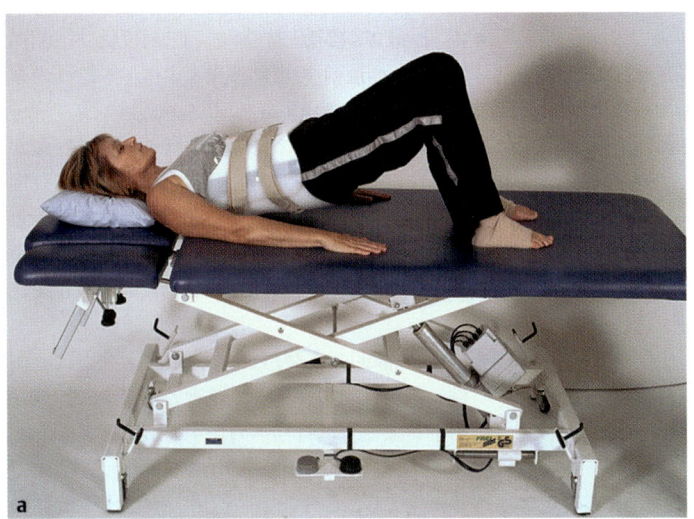

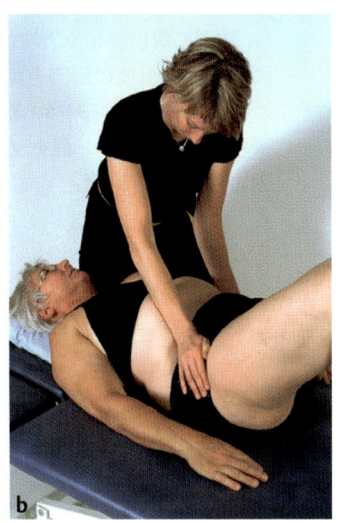

図11.7a-b　aコルセット装着のブリッジ　b体幹の腹筋連鎖への触刺激

の腹側を支持する
- 患者は側臥位で、両下肢を上下に重ねて屈曲・伸展の中間位に置く
- 下側の上肢を最大下屈曲し、耳の側方に置く
- 上側の骨盤と肩甲帯を同時にベッドに向かって動かし腹臥位になる

腹臥位
- 長期の臥床安静では、腹臥位は褥瘡予防にもなる
- 可能であれば、ベッドの頭側を低くする
- マットレスが軟らかい場合、腹部の下に薄い枕を置き、腰椎の過前弯を防ぐ

ブリッジ（図11.7a-b）

ブリッジは、ベッド上で身体を動かしたり、介護する際に必要である。例：差し込み便器

- ブリッジの開始肢位
  — ベッド上で片脚ずつ踵を滑らせて両下肢を屈曲する
  — 屈曲角度は、固定する脊椎の高位により異なる

股屈曲せずに骨盤を持ち上げるのは非常に困難である（両足が身体の重心から離れているため）！

  — 両上肢を身体の脇に置く
- ブリッジの手順
  — 骨盤を持ち上げる前に、腹部の距離を認識する訓練を行う
  — 踵下の圧力を強めると、股伸筋により骨盤が固定され、骨盤を持ち上げた際に下腹部の距離の広がりを防止する
  — 事前に、大腿を通じて股関節に、膝を通じて足に、圧迫インパルスを加える
  — 両上肢で同じ強さでベッドを押す。肩が耳の方向へ動かないようにする
  — 患者は、自宅では、ブリッジを行わず、両上肢・両下肢の筋肉を緊張させる訓練を行う
  — 腹筋連鎖が弱化している場合、両上肢でベッドを押すと、背筋が過剰に活性化し、脊柱の過伸展の危険がある。この場合、患者はchin-in-position（顎を引いた状態）で視線を胸骨の方向に向け、療法士は骨盤を支持

し、事前に腹筋連鎖を活性化する
— 両上肢・両下肢の筋肉を緊張させられるようになれば、骨盤をベッドから離して持ち上げる。最初は、療法士が骨盤を支持する。その際、患者の骨盤の持ち上げの力の弱さにも注意する
— 胸椎固定術後は、介護リフトを使ってブリッジを行う。両上肢で支持して、胸郭を骨盤と同じ高さに持ち上げ、胸椎の屈曲を避ける

> 骨盤の前額水平軸を水平方向に保持する。骨盤の片側が下がると、回旋が生じるため。

— 術後後期は、骨盤と下肢に抵抗を加え、安定性を改善する
— ブリッジを通じて、股伸筋の静的作用、求心性・遠心性収縮を訓練し、事前に歩行時の骨盤の安定性を改善する
— 屈伸訓練により、体幹筋の共力作用を訓練する。その際、腹部の距離が変わらないよう保持する

> 腹筋が弱い場合、胸腰椎移行部や腰椎の過伸展を通じて運動を行わないようにすること！

拘縮の予防
- 介助運動により、許可された運動域で股関節を全方向に動かす
- 腰椎への運動の拡がりに対する反対方向 (buttressing) の自動運動。これは脊柱の安定性の訓練にもなる

例：側臥位で股関節を伸展する。その際、下腹部の距離が変わらないように保持すると、腰椎伸展に対する反対方向 (buttressing) の自動運動が生じる。
- 足関節の自動運動。これは血栓症の予防にもなる
- 療法士が軽い抵抗を加えてPNFの足パターンを行い、歩行時の両下肢と体幹の筋肉の作用を促進する
- わずかな股屈曲のみ可能な場合、膝関節を側方へ突き出して屈曲する。あるい側臥位または腹臥位で膝関節を屈曲する

- 両上肢の自動運動を行い、反対方向 (buttressing) の自動運動により、体幹への運動の拡がりを防止する

例：両上肢を屈曲する際、臍と胸骨下端の距離が変わらないようにすること！胸椎固定術後は、肩関節の屈曲と外転の運動域につき、執刀医の指示と許可を受ける。最終可動域の屈曲と外転は、運動の拡がりにより胸椎が伸展する場合にのみ可能である。
- PNFの静的な上肢パターン（一側性または両側性）。これにより、体幹で運動の拡がりが生じる。事前に療法士は脊柱への作用力を計算する

例：背臥位で、両上肢を90度屈曲し、空間中で垂直に立てる。この開始肢位で、療法士が上肢の遠位部に抵抗を加えると、脊柱の荷重アームは最長となるが、上肢の吊り負荷は最小になる。療法士が抵抗を加えない場合、次の変化が生じる。すなわち、患者は、上肢を屈曲（角度の大小に関わらず）するよりも、垂直に立てる方が楽である。上肢を降ろす際、重力を通じて上肢を梃子として保持し、体幹の距離が変わらないようにする
- 動的な上肢パターン。前提条件として、良好な体幹制御が必要であり、療法士は軽い抵抗のみを加える

背臥位、側臥位、腹臥位の安定化
例：
- 3-5章を参照
- 静的な骨盤・肩甲骨パターン。例：側臥位で行う
- Brunkow 法 (Bald & Grossmann 1989)。基本肢位は背臥位、側臥位、腹臥位のいずれかで、様々な部位（上肢、下肢、骨盤帯、肩甲帯）に抵抗を加える。

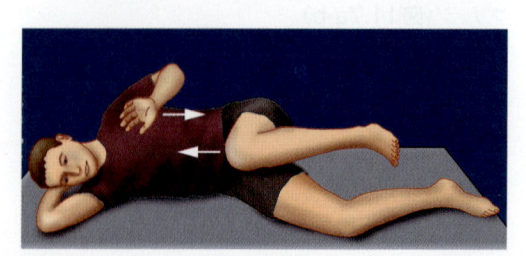

図11.8　側臥位の筋肉の静的な活性化。療法士による抵抗があると仮定して行う

- 患者は、体幹の距離を変えないよう保持し、療法士による抵抗があると仮定して、両上肢・両下肢の筋肉を静的・動的に活性化する

側臥位の場合(図11.8)：療法士による抵抗があると仮定して、上側の下肢を臍の方向へ、上側の上肢を足の方向へ押す。ただし下肢と上肢を動かさない。この訓練により、股関節と肩関節の屈曲を徐々に強める。90度屈曲で、体幹の回旋の安定性を維持するための吊り負荷が最大となる

- 背臥位の内部ユニット(例：腹横筋)の活性化
  — 患者は、両下肢をそろえて背臥位になる
  — 療法士は、2本の指を横向きにして上前腸骨棘の内側に置き、腹横筋を触知して活性化する。腹横筋は内腹斜筋を通じて触知しうる
  — 腹横筋の活性化を訓練する。その際、表在の腹筋を緊張させない。腹横筋を活性化するため、「コートの内側の、取り外し可能なライナー」をイメージする。この場合、腹横筋はライナーである。コートの内側からライナーを外すように、腹横筋を緊張させ腹壁面から離れさせる
  — 腹横筋の活性化(呼吸を止めない)を習得したら、これに骨盤底筋の活性化を組み合わせる。骨盤底筋を活性化するには、「恥骨および恥骨結合を接合する」イメージを持つ
  — 最初は内部ユニットの各筋肉の活性化(認知相)、その後は体位変換や四肢の運動における筋肉の活性化を訓練する(連合相。2.4章の「運動学習の3段階」)

> 手術直後は、椎体や棘突起に直達の抵抗を加えないこと(剪断力が生じるおそれがあるため)！

- 長期の臥床安静では、水中で安定化の訓練を行ってもよい。前提条件として、臥位になれる水中用の治療台が必要である

> 側臥位や背臥位の安定化は、抽象的条件下の処置である。すなわち、重力が体幹長軸に作用せず、安定化筋が自発的に動員されない。

- スライダー(3.8章)やテンショナー(3.9章)で神経の可動性を改善する場合、脊柱への運動の拡がりに注意する。事前に脊柱を屈曲位にしない。側臥位や背臥位で、脊柱と骨盤を動かさず、膝と足の運動を通じて、神経を動かす(2.3章の「神経モビライゼーション」)

臥床安静終了後

起坐・臥床・起立・着坐(図11.9)
- 脊柱を安定させて、側臥位への体位変換を行う(p.650)
- 起坐では、両下肢と体幹を同時に動かす。この

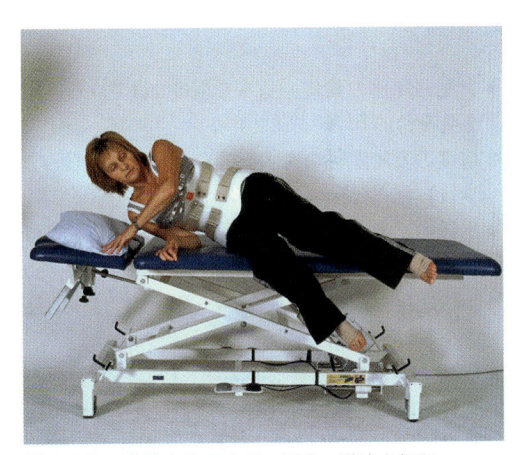

図11.9 脊柱を安定させて起坐・臥床を行う

動きは天秤のようであり、両下肢を床に近づけると、上体がベッドから持ち上がる。脊柱の回旋や側屈が生じないようにして体幹長軸を垂直にする
- 長時間の座位は不可。ベッドなど高い座面の座位のみ可
- 起立では、脊柱を安定させ、股関節で体幹長軸を軽く前傾する。片側の下肢が弱い場合、弱い下肢を前方に踏み出して立ち上がる
- 長期の臥床安静後は、しばしば血液循環が悪化するため、初回の起坐で、2名の療法士が付き添う。事前にベッド上で血液循環を活性化する
- 安全に行えるようになれば、運動の切り替えのシーケンスを反復して行い、脊柱の安定性を訓練する
- 血液循環が改善したら、トイレでの運動の切り替えを訓練する。最初は、出来るだけ高い座面のト

イレを使用する

歩行の安全性
- 歩行前に、骨盤を通じて、下肢軸に合わせて、両下肢を圧迫し、荷重を加える
- 立位で下肢軸の訓練を行う。最初は、下肢の重量を部分的に無くして行う。例：背中を壁につけて立つ
- 背臥位のブリッジで、骨盤安定化筋を強化する

▌胸椎固定術後は、介護リフトを使ってブリッジを行うこと！

- 大腿四頭筋の強化。背中を壁につけて立ち、足を踏み台に上げ膝を屈曲する
- 重度の不安定性を有する場合、平行棒を使って歩行訓練を行う
- 歩行中、療法士は骨盤、肩甲帯、両上肢を支持するが、徐々に支持を減らす
- 歩行速度をあまり遅くしない。遅い歩行は平衡反応を多く必要とするため
- 療法士が付き添って水中訓練を行い、歩行の安全性を高める。水中では、浮力により脊柱の荷重が低下するが、水の抵抗により脊柱の安定性が強化される効果もある

脊柱の安定性の改善
- 最初は部分的に重量を無くして行う

例：
- 背中を壁につけて立つ、または手を壁につけ前腕

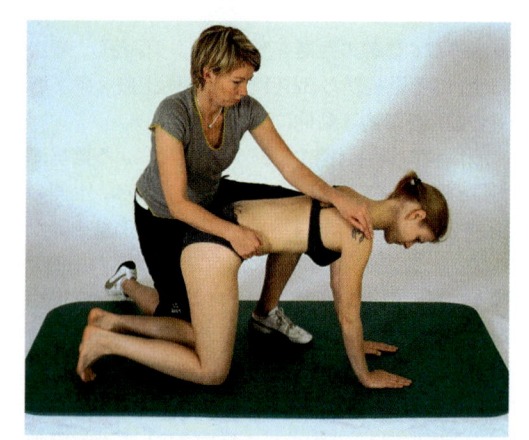

図11.10 四つ這い位の姿勢保持による脊柱の安定化

で身体を支える（立位の四つ這い位）
- 四つ這い位（図11.10）
- 水中
- 運動を許可されたら、短椎間固定術の術後後期には、動的な肩甲骨パターンも行い、隣接分節の動的安定性を維持する（図11.11a-b）
- 運動制限がなくなり全荷重を許可されたら、左右フラダンス運動などにより、可動性や隣接分節の動的安定性を改善する（例：下位腰椎の短椎間固定術後）。また、四つ這い位で、筋肉の遠心性収縮による延長を訓練する（図11.12）

▌座位で股関節内の骨盤と腰椎を動かす際、両足の床を押す力を強めず、膝を前方に向けて動かさない。

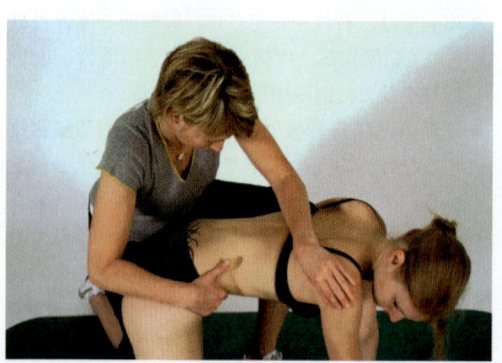

図11.11a-b　a体幹の短縮　b体幹の延長

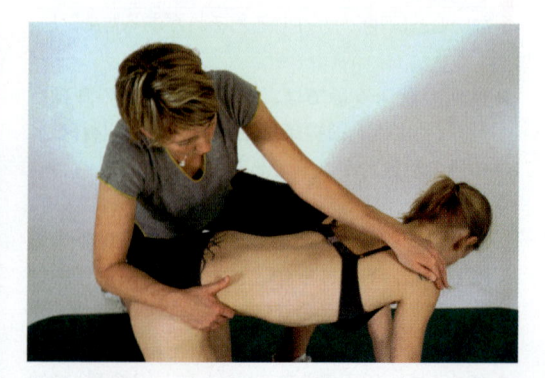

脊柱を安定させる日常生活の運動
- 左右屈伸ではなく前後屈伸を行う。脊柱の荷重アームが短いため
- 正しく運動を行うには、十分な下肢の筋力が必要である
- 準備訓練として、立位で両手を壁につけ、膝を屈曲する。下肢の筋力に合わせて屈曲を強める
- 座位を許可されたら、起立・着坐を訓練する。起立・着坐のシーケンスにより、両下肢と体幹の筋肉を強化する

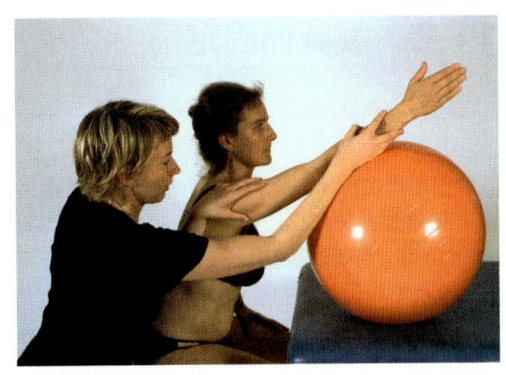

図11.13 頭上運動による上肢軸に合わせた圧縮により体幹筋の同時収縮を促す

- 座位で靴や靴下を着用する。その際、一方の下肢を胡座のように股屈曲・外転・外旋し、他方の下肢に重ねる
- 座位を許可されていない場合、背中を壁につけた立位で、靴や靴下を着用する。この場合、靴べらやソックスエイドを使う(10.1章)
- 安楽臥位と安楽肢位で、脊柱を調整する（例は5.2章を参照）
- 患者は、頭上の把持動作により、自分で腕軸に合わせて圧縮抵抗を加える。これにより体幹筋の同時収縮が自発的に生じる(図11.13)

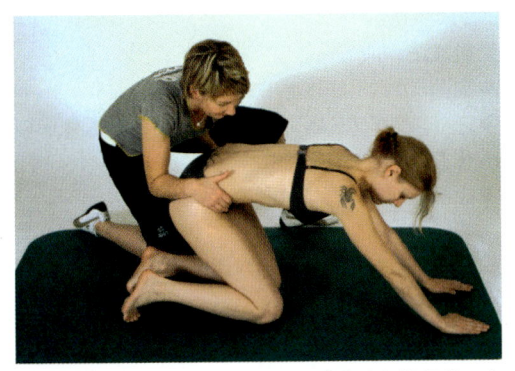

図11.12 四つ這い位の腰部伸筋の遠心性収縮による延長の訓練

脊椎固定術の理学療法のまとめ

- 手術直後は、ベッド上や運動の切り替え時の運動様式を集中的に訓練する。これにより、術後の運動不安が低下する
- 脊柱を安定させて運動を行い、運動の切り替え時の疼痛を避ける
- 患者は、運動様式を意識的に計画しなければならない（通常の運動様式と異なるため）。最初は、事前訓練として運動様式を構成する個々の動作を訓練し、その後、これらの動作を合わせた運動様式を反復訓練し、運動様式を修正する
- 運動様式の反復訓練により、脊柱の安定性や体力も改善する。患者はしばしば、バルサルバ法や呼吸停止により、脊柱の安定性低下を代償する
- 側臥位や背臥位では、重力が体幹長軸に作用しないため、脊柱の安定化筋は自発的に活性化しない
- 手術直後から、内部ユニット（腹横筋、骨盤底筋、多裂筋）の活性化を促す。その際、椎体に直達の抵抗を加えない
- 安全に歩行するため、最初は平行棒を使う
- 歩行前に、背臥位のブリッジや立位で、下肢軸に合わせて下肢を圧迫する。長期の臥床安静後は、まず患者の自分の下肢への信頼を回復させる
- 日常生活の運動様式の訓練。例：脊柱を安定させて屈伸する（最初は前後屈伸）、頭上の把持動作（リーテ）により上肢軸に合わせて圧縮抵抗を加えると同時に脊柱の安定性を改善する

11.2　股関節固定術

　股関節固定術は、股関節をやや内転・10度外旋・20度屈曲位にし、十字プレートで固定する。その目的は、局所の除痛と、高い弾力性による安定性の維持である。

　現在、股関節破壊（例：重度の変形性股関節症）では、人工股関節置換術が有効な治療法であり、股関節固定術はまれである。ただし、股関節固定術を必要とする特殊な例もある（例：人工股関節置換術後の反復感染で、股関節の抜去が必要だが、再置換術が不可能な場合）。

　股関節固定術は、術後、膝関節、健側の股関節、腰椎における代償機構を必要とするため、これらの部位が無傷である場合にのみ可能である。

　体格の大きい患者（身長175cm以上）は、自動車内の座位が困難なため、必要に応じて座席を改造する。また、関節固定術用の椅子を使用する（p.643の図11.1）。

> 大関節（例：股関節や膝関節）の固定術では、患者の「不自由感」は強い。歩行の異常により人目をひくため、患者の自己感情は低下し、早くから日常生活で出来るだけ自立できるよう努力がなされる。

適応
- 広範な骨欠損を有する重度の股関節破壊。例：骨盤や股関節の多骨片骨折後
- 歩行障害を伴う股関節の筋肉の片麻痺
- 未完治の感染症。例：TEP再置換術後

手術の手順

> 特に、術中は股関節の位置を正確に調整し、不適切な角度で固定しないこと！

- 大腿筋膜張筋と外側広筋をはがす
- 大転子を切除し、中臀筋を移動させる
- 腹側と外側の関節包を分割する
- 骨頭を脱臼させ、臼蓋と骨頭の軟骨をけずりとる
- 骨頭をキューブ状に成形する
- スクリューで十字プレートを大腿骨と骨盤に設置し、股関節を内転・外旋・屈曲位にして固定する
- 十字プレートを通じて大転子を再固定する
- 大腿筋膜張筋と外側広筋を大転子に付着させる
- ルドン吸引ドレナージを留置する

術後療法
- 免荷または足底接地して起立する
- ズボン型ギプス固定を行わない場合、股関節の位置に細心の注意を払う
- 患肢の筋肉の静的な訓練

> 健肢を動かす際、骨盤へ運動の拡がりが生じないようにすること！
> 座位を厳格に禁止すること！

- 術後3-5日以降、背臥位で、膝関節を側方へ突き出し、膝関節のモビライゼーションを行う。その際、大腿をベッドに接触させる
- 術後8-12週に、骨癒合が完了したら荷重を増やす
- 出来るだけ早く補高靴により下肢の短縮を調整する
- 関節固定術用の椅子（p.643の図11.1）の調整：患肢が20度屈曲位になるよう患側の座面を下げる。関節固定術用の椅子の座位の開始時期は、医師が決定する
- 通常、股関節固定術では股関節の全筋肉を温存するため、TEPにより股関節の再可動化が可能である。筋肉の器質的変化が生じると再可動化は難しいが、腰椎、膝関節、健側の股関節において力学的原因による疼痛を有する場合、再可動化を検討する

● 股関節固定術における理学療法検査

■ 術前

- 脊柱の可動性検査。特に、腰椎の側屈と胸腰椎移行部の回旋は、歩行に必要であり、重要である。患肢は、遊脚期に同側の骨盤を挙上・回旋して、前方へ動かす
- 健側の股関節の可動性検査：歩行時の骨盤運動では、近位の梃子（骨盤）の良好な外転と内旋の可動性が必要である
- 両側の膝関節と足関節の可動性検査：特に、健側の膝伸展と、両側の底屈が重要である。患肢の立脚終期に、健側の膝伸展と患側の底屈を強め、骨盤運動を通じて、患肢を前方へ動かす
- 股関節の基礎疾患により、しばしば不動による重度の萎縮が生じる

■ 術後

> 視診で、下肢の位置を評価する。臥床用ギプスシャーレやズボン型ギプスで固定する場合、圧迫する位置に注意すること！

- ギプス固定を行わない場合、固定術で固定した角度から患肢を動かさないようにする。ベッドに接触しない部分に枕を置き、下肢が梃子となって患部に力が作用し骨癒合を阻害するのを防ぐ
- 手術創が大きい場合、術後、しばしば重度の腫脹が生じる

■ 理学療法の概論

- 弾力性による安定性が回復するまで、骨盤の運動を避ける。骨癒合が阻害され、偽関節の危険があるため
- 同様に、手術直後は、重量を無くして健肢の運動を行う。重量を無くさず重力に抗して健肢の自動運動を行うと、平衡反応により、骨盤や腰椎で運動の拡がりが生じる
- 術後出来るだけ早く患者が自立できるよう、整形外科装具士や作業療法士と協力して、早めに補助具を準備する（例：ソックスエイド、関節固定術用の椅子、立位で座れる椅子、物の持ち上げで使用する延長グリッパー、高い座面のトイレ）
- 補高靴やヒールを少し高くした靴により、歩行が容易になる
- 歩行には、腰椎の良好な可動性（特に側屈）が必要である

● 股関節固定術における理学療法

■ 目的

<u>身体構造と機能（機能障害）</u>

- 血栓症と肺炎の集中的予防
- 浮腫の再吸収促進
- 体幹と下肢の筋肉の強化
- 支持機能の改善
- 隣接関節を過剰負荷から保護する

<u>活動</u>

- 歩行訓練：補助具を用いた訓練（ロフストランド杖、平行棒、補高靴）、骨盤の代償運動の訓練
- 補助具の使用を訓練し、日常生活の自立を促す

<u>参加</u>

日常生活の自立を促し、患者の「不自由感」を低下させる

■ 処置

- 療法士が軽い抵抗を加えて動的な足パターンを行い、下腿の筋肉を強化し、血栓症を予防する。臥床期は、底屈・外がえし・回内のパターンによ

り、踵離地期の準備訓練を行う

- 手術直後（弾力性による安定性が未回復）は、両下肢の筋肉の静的な訓練のみを行い、骨盤への運動の拡がりにより骨癒合が阻害されないようにする

例：
- 健肢を伸展・外転・内旋の立脚パターンの位置に置き、圧迫と軽い抵抗を加え、筋肉の静的な訓練を行う
- 健肢に外側から導入的な抵抗を、患肢に導入的なコンタクトを加え、両股関節の外転筋の静的な訓練を行う
- 膝関節を屈曲して側方へ突き出し、膝関節のモビライゼーションを行う。反射的な筋緊張を有する大腿四頭筋の等尺性収縮後弛緩や、膝蓋骨の尾側モビライゼーションにより、膝蓋上包の癒着を防止する

▌大腿をベッドにしっかり接触させること！

- 支持機能の改善のため、両側性・一側性の肩甲骨・上肢パターンや、セラバンドを使った訓練を行う
- 歩行訓練は、最初は平行棒を使う。これにより、安定性が高まり、代償運動の訓練に集中しうる
- 骨盤運動の訓練は、立位で、骨盤パターンを通じて行う
  — 足の離地には、骨盤の「後方挙上」が必要である。主動筋による逆運動を行い、求心性・遠心性収縮により、骨盤の後方挙上パターンを訓練する
  — 患肢を前へ動かすには、骨盤の「前方挙上」が必要である。主動筋による逆運動により、骨盤の前方挙上パターンを強化する
- 立位で全ての骨盤パターンを行い、健側の股関節の筋肉を強化する
- 患者はつま先立ちになり、療法士は頭側から骨盤に抵抗を加える。これにより、踵離地を改善する（弾力性の回復後に行うこと）
- 立位で、骨盤と肩甲帯に静的抵抗を加え、骨盤と体幹の安定性を改善する
- 腰椎の安楽臥位（5.2章を参照）。固定術で固定した角度に合わせて、下肢の位置を変更する
- 関節固定術用の椅子の起立・着坐の訓練や、高い座面のトイレの訓練。体幹を屈曲する際は、脊柱のみを屈曲する
- 靴べらやソックスエイドの使用の訓練
- 弾力性が回復したら、複数の患者で、補助具なしの歩行訓練を行う。多くの場合、杖だけで十分である
- 階段の昇りの訓練：相反性の運動シーケンスが不能な状態が続くため、長期にわたり階段の昇りで補助具が必要になる。片脚の完全免荷の歩行シーケンスと同様に行う。階段の昇りのシーケンスは健肢によって決まり、患肢をこれに合わせる。このため、健肢の十分な筋力と跳躍力が必要である

11.3　足関節固定術

距腿関節や距骨下関節の関節症の疼痛は、患関節の固定術により軽減しうる。現在も、足関節の人工関節置換術はまれである。

■ 距腿関節の関節固定術

適応
- 進行した二次性の距腿関節の関節症（しばしば脱臼骨折治癒後の位置異常に続発）
- リウマチ性疾患による骨破壊

- 人工関節抜去後の骨欠損
- 拘縮による尖足位を有する腓骨神経麻痺

手術の手順
- 代替法として、創外固定器による圧迫関節固定術や、スクリューによる関節固定術がある
- 男性は足を中間位で固定し、女性は足を5-10度尖足位にして固定する(靴の形が異なるため)
- 拘縮による尖足を有する場合、必要に応じて足の固定角度を変える
- 前外側を皮膚切開し、関節包を含む各層を切開する

▌絶対に浅腓骨神経を損傷してはならない!

- 距腿関節の関節面の軟骨を切除し、関節面の接合を良好にする
- 脛骨縦軸の腹側にスタインマンピンを刺入する。その際、アキレス腱を牽引し、固定術による負荷が腹側と背側で同等になるようにする
- 創外固定器により、固定した関節面を圧迫する
- 脛骨と距骨の間に適合するよう、腓骨を骨切除する
- 牽引スクリューにより、腓骨の遠位端を脛骨と距骨に固定する

▌骨と軟部組織の状態が良好な場合、代替法として、スクリューによる関節固定術のみで内固定する。

術後療法
- 抜釘後の創傷ケアをしっかり行う
- 6週間の免荷を行い、手術直後から創外固定器を装着してモビライゼーションを行う
- X線検査で確認の上、術後8-12週で創外固定器を除去する
- 術後12週まで、下腿に歩行用ギプスを装着し、全荷重まで徐々に荷重を増やす
- 術後12週以降、骨癒合の状態に合わせて、靴を調整し、部分荷重や全荷重を開始する
- 弾力性による安定性が回復したら、距骨下関節と前足部の関節のモビライゼーションを集中的に行

う。これは、距腿関節の機能の一部をこれらの関節に担わせるためである

▌残存する距骨下関節の可動性が低下する危険があるため、関節固定術用の長靴を使用しない。骨の安定性が回復し、靴底にローリング加工を施せば、歩行は容易になる(図11.2)。

■ 距骨下関節の関節固定術

下跳躍関節の関節固定術では、距骨下関節(距骨下関節、距踵舟関節)と踵立方関節を固定する。

適応
足の位置異常(外反足、扁平足、内反尖足)により重度の足関節症を有する成人患者

手術の手順
- 短趾伸筋をはがし、腓骨筋腱を切離し、踵立方関節に到達する
- 距骨と踵骨の間の骨間距踵靱帯を切除し、関節面の軟骨を切除する
- 距骨と踵骨から楔状骨片を切除する。また、舟状骨、立方骨、距骨、踵骨を骨ノミで削り新鮮化する
- 4つの骨を適合させ、キルシュナー鋼線で固定する

▌関節面の新鮮化が不十分な場合、偽関節が生じる危険がある。

- 安定性を高めるため、砕いた海綿骨を足根洞に詰める
- ルドン吸引ドレナージを留置する

術後療法
- 創傷治癒が完了し腫脹が消失するまで、分割した臥床用ギプスを下腿に装着し、下肢の位置を高くする
- その後、環状の臥床用ギプスを下腿に装着する(ギプス装着の期間は計6週間)
- 術後6週でキルシュナー鋼線を除去し、その後6

週間、歩行用ギプスを下腿に装着する
- ギプス除去後は、足底板、整形外科靴、くるぶしの高さの長靴などを使用する

| 距腿下関節の可動性が低下すると、起伏面の歩行が不安定になることがある。

- 免荷の歩行訓練
- ギプス除去後の荷重増加期
  — 距腿関節の固定術後は距骨下関節と前足部の関節のモビライゼーションを行う
  — 距骨下関節の固定術後は距腿関節と前足部の関節のモビライゼーションを行う
  — 安定性、代償機構、平衡反応の改善

●足関節固定術における理学療法検査

■術前

3.13章、4.6章を参照

■術後

| 位置の調整で、下腿の臥床用ギプスで圧迫する位置に注意すること！

- 重度の腫脹の傾向
- 股関節と膝関節の可動性検査

●足関節固定術における理学療法

■目的

- 浮腫の再吸収促進
- 血栓症の予防

■処置

- 腫脹を軽減するため、下肢の位置を高くし、手でリンパ経路を伸ばす
- 重度の浮腫があればリンパドレナージを行う
- 患肢で、短時間の寒冷療法と筋肉の静的活性化を組み合わせて行う
- 健肢で、PNFの下肢パターンによる発散を行う
- 近位の関節(股関節、膝関節)の運動
- 上肢・肩甲骨パターンによる上肢の支持機能の改善や、セラバンドを使った訓練
- 安定性の改善
  — 最初は部分荷重の開始肢位(例：半端座位、座位)で、その後は全荷重の開始肢位(例：立位、片脚立位)で行う
  — 最初は安定した足底支持面で、その後、隣接関節の可動性が回復したら不安定な足底支持面で訓練を行う(例：マットを巻いたもの)

例：
- 下肢軸の訓練
- 療法士が下肢と骨盤に抵抗を加える
- 平行棒の歩行で、骨盤を通じて歩行ファシリテーションを行う
- 関節テクニック(徒手療法)により、健側の足関節のモビライゼーションを行う(例は3.13章を参照)

12 関節切除手術

12.1 股関節の
 ガードルストーン手術 663

12 関節切除手術

12.1 股関節のガードルストーン手術

ガードルストーン手術は、人工股関節全置換術で設置した骨頭と大腿骨頸部を完全に抜去し、その空隙に吸収性の抗生剤を投与し、洗浄吸引ドレナージを留置する。この手術は、人工股関節置換術後の反復感染や晩期感染で行われる大手術であり、その目的は感染巣の除去と除痛である。

| ガードルストーン手術は、可能な限り、一時的な治療として行うべきである！

ガードルストーン手術後、多くの場合、炎症の鎮静から数週間または数か月後に再び人工股関節置換術を行うが、置換術を行わず股関節が欠損した状態を継続せざるをえない場合もある。晩期感染は、人工股関節置換術の数か月または数年後にも発生しうる。その原因は、人工関節の弛みや、人工関節の素材の摩耗である。素材（人工素材、金属）の摩耗粉は、周囲の関節包に吸収され、肉芽腫を形成する。これにより、関節の防御反応が阻害され、血行性感染に侵されやすくなる。

晩期感染と無菌性の人工関節の弛みの鑑別は難しい。まず荷重時の関節の牽引痛の愁訴があり、さらに運動検査で他動痛（特に回旋時）が認められる。牽引と圧迫により疼痛が増強することもある。

晩期感染では、化膿の進行を早く見つけ、人工関節、骨セメント、壊死組織を除去する。しばしば、これらの除去と同時または直後に再置換術を行う。ただし、感染が長期におよぶ場合、まず異物を除去し、再置換しない。多くの場合、6週間後に再置換術を行う。再置換術を行わない場合、股関節が欠損した状態を継続する。この間、空隙にスペーサーを設置し、下肢や軟部組織の大幅な短縮を防ぐ（図12.1）。

骨頭の除去後、小転子は臼蓋内で、大転子は臼蓋近位の骨盤により支持される。これにより、関節

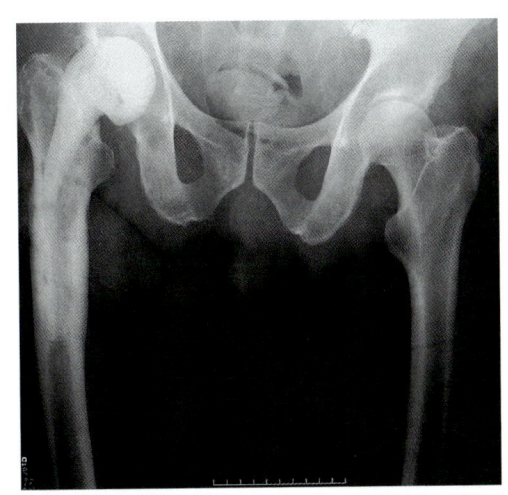

図12.1 股関節を切除しスペーサーを設置した例のX線画像

の組織が再生し、長期的には荷重に対する安定性が得られ、再生した組織により歩行が可能となる。ただし補助具（ロフストランド杖、歩行器）が必要である。

術前に比べて、適切に理学療法を行えば、患者は、満足しうる股関節の機能を得られる。

| ただし、集中的な理学療法的治療にも関わらず、筋力や可動性は完全には回復しない。股関節の不安定性は消失せず（トレンデレンブルグ徴候陽性）、脚長は大幅に短縮する（約5-7cm）。

適応
- 人工股関節置換術後の反復感染。特に感染が長期化し、大腿骨幹部、骨頭、臼蓋で骨欠損を有する場合
- 初回感染だが、日常生活機能が大きく低下し改善の見込みがない場合
- 骨感染巣の除去
- 瘻孔の切除

手術の手順

- 人工股関節置換術後の長期感染では、次の部位を完全に除去する
  - 人工股関節の臼蓋、骨頭、大腿骨頸部。しばしば併せて大結節の骨切りを行う
  - その他の全ての異物。しばしばセメントを小さく砕く必要がある
  - 壊死組織
  - 感染した瘢痕

> 非感染の瘢痕のうち骨化で硬くなったものは、ガードルストーン手術後の股関節の安定性に役立つため、そのまま残すこともある。

- 入念な洗浄後、吸収性の抗生剤を投与する。これにより、感染部位の治癒や骨欠損部の再生を促す
- 洗浄吸引ドレナージを留置する
- 最終的に、臼蓋切除後の骨盤骨と大腿骨近位の残部が、代替の股関節となる(「ガードルストーンの股関節」)
- スペーサー(空隙を埋めるもの。**図12.1**)により、軟部組織の大幅な短縮を防止する。スペーサー設置は、特に炎症の鎮静後に再置換術を行う場合に必要である

術後療法

- 多くの場合、2週間の臥床安静を要する
- 臥床安静期は、下肢の重量を約1.5kgにして下腿を伸展する。これにより、出来るだけ大腿が持ち上がらないようにすると、再置換術が容易になる。両下肢の下腿を伸展し、腰椎への一側性の過剰負荷を避ける
- 手術直後から、患肢の筋肉の静的な訓練を行う
- 手術直後から、膝関節を側方へ突き出し、膝関節のモビライゼーションを行う
- 術後3週以降、股関節を免荷してモビライゼーションを行う(炎症性パラメーターを確認する)
- X線検査を行った上で、徐々に荷重を増やす(早くて術後6-12週)
- 患肢が5-7cm短縮する場合、補高靴や整形外科靴が必要である
- 股関節の不安定性を有する場合、必要に応じて他動的に安定化する。例：Erlanger人工股関節用包帯。骨盤周囲に装着し、股関節と大腿(大腿骨顆の遠位を支持)を力学的に安定化するサポーターが付いている

● 股関節のガードルストーン手術における理学療法検査

■ 術前

患者の全身状態は、炎症や疼痛により大きく悪化する。疼痛による可動性低下や不動による萎縮が生じる。

■ 術後

- 下肢の位置の調整：両下肢は、下腿を伸展し、やや外転位にする。腰椎の過前弯を避ける。重度の伸展制限を有する場合、ベッドの一部を高くすることにより、股関節を近位から圧迫する

> 下肢の位置は中間位が望ましいが、腰椎や股関節で疼痛を有する場合、わずかに圧迫して屈曲する。両下肢を回旋の中間位に置く。

- 下肢に疼痛がある場合、血栓症の圧痛点を調べる(9.1章)
- 腫脹や温度上昇に注意する
- 健肢を動かす際、患肢を伸展し動かさない。「ガードルストーンの股関節」の弾力性による安定性が回復するまで、下肢の重量を無くす
- 患側の股関節を動かす際、しばしば外旋傾向を有する
- 不安定性を有するため、長期にわたり補助具(例：歩行器、ロフストランド杖)を使用する。さらに包帯を装着して安定性を高める。脚長差が大きい場合、補高靴で調整する(遅くとも足底接地の許可以降)
- 歩行で、トレンデレンブルグ徴候が継続し、しばし

ば外旋傾向を有する

■ 理学療法の概論

- 大腿骨頭と大腿骨幹部の切除により、患肢は5-7cm短縮する。このため、股関節の全筋肉で自発的な機能不全(active insufficiency)が生じる
- このような筋肉の状態により、股関節の不安定性が持続する
- 不安定性を有するため、圧迫負荷を避ける（例：弾力性による安定性が回復するまで圧迫しない）
- 股関節のモビライゼーションは、執刀医に相談して行う。炎症性パラメーターを確認し、最初は筋肉の静的な訓練のみを行う。股関節のモビライゼーションは重量を無くして行う。股関節を軽く牽引し、筋肉の牽引により大腿が持ち上がらないようにする
- 背臥位から側臥位や腹臥位への体位変換は、医師に相談して行う
- 股関節の力学的条件が変化するため、集中的な理学療法的治療にも関わらず、筋力や可動性は完全には回復しない
- 患者は、器質的変化（新しい股関節による筋肉の縮み、下肢の短縮）や整形外科的靴への適応に時間を要する
- 退院前にその他の補助具を準備する。例：関節固定術用の椅子（11章）、高い座面のトイレ、延長グリッパー、ソックスエイド

● 股関節のガードルストーン手術における理学療法

■ 目的

身体構造と機能（機能障害）

- 血栓症と肺炎の集中的予防
- 浮腫の再吸収促進
- 体幹と下肢の筋肉の強化
- 支持機能の改善
- 可動性の維持と改善：股関節を制御して動かす。高い座面の座位は可能

活動

- 歩行訓練：補助具を使用する（ロフストランド杖、平行棒、補高靴）
- 安全な歩行のため、患肢を回旋の中間位で安定化する
- 補助具の使用を訓練し、日常生活の自立を促す
- 隣接関節を過剰負荷から保護する

参加

患者の日常生活の自立

■ 処置

- 療法士が軽い抵抗を加えて動的な足パターンを行い、下腿の筋肉を強化し、血栓症を予防する。例：臥床期に、底屈・外がえし・回内のパターンにより、踵離地期の準備訓練を行う
- 手術直後（弾力性による安定性が未回復）は、両下肢の筋肉を静的に強化する。最初は下腿を伸展して行う。例：発散

例：
- 健肢を伸展・外転・内旋の立脚パターンの位置に置き、軽い抵抗を加え、筋肉の静的な訓練を行う
- 健肢に外側から導入的な抵抗、患肢に導入的なコンタクトを加え、両股関節の外転筋の静的な訓練を行う
- 体幹筋の活性化と上肢パターンによる発散
- 健肢の筋肉を動的に強化する（例：下肢パターン）。その際、可動域の中間で下肢を小さく動かし、患側への強い作用力を避ける

> 開放運動連鎖で長い梃子（大腿骨）により筋肉の活性化を行わないこと！

- 膝関節を屈曲して側方へ突き出し、膝関節のモビライゼーションを行う。反射的な筋緊張を有する大腿四頭筋の等尺性収縮後弛緩や、膝蓋骨の尾側モビライゼーションにより、膝蓋上包の癒着を防止する
- 支持機能の改善のため、両側性・一側性の肩甲骨・上肢パターンや、セラバンドを使った訓練を行う
- 患肢のモビライゼーション。近位の梃子（骨盤）を通じて、また下肢の重量を無くして遠位の梃子（大腿骨）を通じて行う。遠位の梃子を動かす際、軽く牽引して大腿縦軸を延ばし、筋肉の牽引により大腿が持ち上がらないようにする

例：
- 股回旋（特に内旋）の改善は、様々な屈曲角度や、伸展・外転位で行う。さらに、近位の梃子を通じた前額面と水平面の骨盤運動（10.1章）や、遠位の梃子を通じた緊張緩和のテクニック（例：等尺性収縮後弛緩）を行う
- 血腫がない場合、側臥位を許可されたら、外旋筋の軟部組織テクニックを行う

反対方向モビライゼーションは、近位の梃子と遠位の梃子の運動を組み合わせて行う（5.5章）。

- 起坐・臥床で、ピギーバック法（10.1章）により、患肢を支持する
- 側臥位への体位変換で、両下肢の間に枕を置く（10.1章）
- 歩行訓練では、最初は平行棒を使う。これにより、安定性が高まり、免荷歩行シーケンスの訓練に集中できる。また、平行棒を使って階段の昇りの準備訓練を行う（9.2章）
- 荷重増加期に、厚みのある補高靴を着用して足のふみかえしを行うのは難しい。靴の厚みで足裏が地面から大きく離れ、また股関節の器質的変化が生じるため、深部感覚が変化する
- 身体上および空間中の基準点を近づけることにより、外旋傾向を矯正する。臥床期は、可動性改善の準備訓練を行う
- 弾力性が回復したら歩行訓練を行う：患者は、「本物の股関節」を有さないため、しばしば安心して患肢に荷重をかけられない。立位での重心移動、療法士が加える骨盤と体幹への抵抗、PNFの歩行ファシリテーション（最初は平行棒を使用）により、患者の患肢への信頼を強化する
- 部分荷重や全荷重の開始肢位で支持脚の安定性を訓練し、骨盤の安定性を高める

例：
- 下肢軸の訓練。半端座位や、背中を壁につけた立位で行う
- 踵離地の訓練。前足部接地の半端座位で、療法士が踵と大腿に抵抗を加え、伸展・外転・内旋パターンを行う
- 台の端や平行棒を使って、横歩きを訓練する。療法士は、側方から、遊脚側の骨盤に、支持の足の方向へ、抵抗を加える。その際、支持脚の外転筋により骨盤は安定化する（10.1章）
- 立位の骨盤パターンにより、支持脚側の骨盤と体幹の安定性を高める
  — 足の離地期には、骨盤の「後方挙上」が必要である。主動筋による逆運動を行い、求心性・遠心性収縮により、骨盤の後方挙上パターンを訓練する。支持脚は、近位の梃子により外転および外旋する
  — 遊脚を前へ動かすには、骨盤の「前方挙上」が必要である。主動筋による逆運動により、骨盤の前方挙上パターンを強化する。支持脚は、近位の梃子により外転および内旋する
- 隣接関節（特に腰椎）を過剰負荷から保護する
  — 腰椎の安楽臥位（5.2章）
  — 軟部組織テクニックによる脊柱の側屈筋（例：腰方形筋）の筋緊張低下。免荷期が長い場合、側屈筋の静的な訓練を継続的に行う
- 補助具の使用の訓練。例：ソックスエイド、整形外科靴や包帯の着脱、ロフストランド杖の階段の昇り

患者は、着坐の前に、患肢を前方へ出すこと！

- 高い座面のトイレや関節固定術用の椅子での起立・着坐の訓練
- 高い座面の座位や関節固定術用の椅子での姿勢矯正

股関節のガードルストーン手術における理学療法のまとめ

- ガードルストーン手術では、大腿骨頭、大腿骨頸部、骨セメント、壊死組織を完全に除去する。特に、人工股関節置換術後、長期の晩期感染が生じた場合に行う
- 人工股関節の再置換術は、ガードルストーン手術と同時に行うこともあるが、しばしば炎症の鎮静から数週間後に行う。また再置換しないこともある。この場合、「ガードルストーンの股関節」を継続する。その際、小転子は臼蓋内で、大転子は臼蓋近位の骨盤により支持される。これにより、関節の組織が再生し、長期的には荷重に対する安定性が得られる。筋肉が縮むと、脚長差が約5-7cmになり、股関節が不安定になる。このため、包帯を装着し安定性を強化する
- 長期にわたり歩行補助具が必要である（ロフストランド杖、歩行器）。また、補高靴により脚長差を調整する
- 術後療法は、臥床安静終了後に行う。患者が可能な限り自立するための訓練が最も重要である
- 平行棒を使って、歩行や階段の昇りの準備訓練を行う
- 補高靴の厚みで足裏が地面から離れ、また股関節の器質的変化が生じるため、深部感覚が阻害される。このため、体幹の安定性を改善し、上肢の筋力を強化すると同時に、発散を行う

■ 参考文献

Abelow BJ, et al. Cross cultural association between dietary animal protein and hip fracture. Calcified Tissue International. 1992;50:14–8.

Anders N, Bold S, Ingold M, Scheidhauer H. Hüftendoprothetik: Teilbelastung versus Vollbelastung. Eine vergleichende Untersuchung an zwei Kliniken. Zeitschrift für Physiotherapeuten. 2002;7:1116–1123.

Annunciato N. Therapie des Nervensystems und Entwicklungsmechanismen. Teil 1: Physiotherapie. 2004;1:18–22.

Appell HJ, Stang-Voss C. Funktionelle Anatomie, Grundlagen sportlicher Leistung und Bewegung. 3. Auflage. Berlin: Springer; 1996.

Ärzteseminar Hamm (FAC) e.V. der Deutschen Gesellschaft für Manuelle Medizin. Arbeitsheft zum W1-Kurs. 2. überarb. Aufl. Berlin: Springer; 1988.

Ärzteseminar Hamm (FAC) e.V. der Deutschen Gesellschaft für Manuelle Medizin. Arbeitsheft zum E1–E3-Kurs. 3. überarb. Aufl. Berlin: Springer; 1990.

Ärzteseminar Hamm-Boppard (FAC) e.V. Kursskript der Deutschen Gesellschaft für Manuelle Medizin. LBB 1–3, 2002; HSA 1–3, 2004.

Ayers N, Tonkin L. Overcoming the return to work barrier of poorly managed pain. International conference. Cairns, Australia; 1999.

Bacha S. Klassifikation der Muskelfunktion. Teil 1. Manuelle Therapie. 2003;3:157–166.

Bacha S. Muskelsysteme. Teil 2: Von der Muskeldysbalance zur myofaszialen Dysfunktion – Assesment. Manuelle Therapie. 2004;1:28–38.

Bader-Johanson Ch. Motorik und Interaktion. Wie wir uns bewegen – Was uns bewegt. Stuttgart: Thieme; 2000.

Bandler R, Carrive P, Depaulis A. Emerging principles of organization of the midbrain periaqueductal gray matter. In : Depaulis A, Bandler R, eds. The Midbrain Periaqueductal Gray Matter. New York: Plenum; 1991.

Bandi W. Chondromalacia patellae und femoropatellare Arthrose. Helv Chir Acta. 1972; 1(3).

Baron R, Blumberg H, Jänig W. Clinical charakteristics of patients with CRPS Type I and Type II in Germany with special emphasis on vasomotor function. In : Reflex Sympathetic Dystrophy – a Reappraisal: Jänig W, Stanton – Hicks M. (Hrsg.) Progress in Pain Research and Management; Vol. 6 Seattle: IASP; 1996:25–48.

Basmajian JV. Electromyography of two-joint muscles. Anatomy Records. 1957;129:371–80.

Basmajian JV. Grant's Method of Anatomy By Regions Descriptive and Deductive, 10th ed. Baltimore: Williams & Wilkins; 1975.

Basmajian JV, de Luca CJ. Muscles alive. Their functions revealed by Electromyography. 5th ed. Baltimore: Williams & Wilkins; 1985.

Bear MF, Connors BW, Paradiso MA. Neuroanatomy. 2nd ed. Philadelphia: Lippincott Williams und Wilkins; 2001.

Becker P. Künstliche Hüftgelenke – Belastungen am Kunstgelenk. Orthopädie-Report. 2002; Sonderheft 7.

Beckers D, Buck M. PNF in der Praxis. 3. Aufl. Berlin: Springer; 1996.

Beckers D, Deckers J. Ganganalyse und Gangschulung. Berlin: Springer; 1997.

Benedetti F. Cholecystocin Type A and Type B Receptors and their Modulation of Opiod Analgesia. News Physiol Sci. 1997;12:263.

Benini A. Die Stenose des lumbalen Wirbelkanals. Der Orthopäde. 1997;5:503–4.

Benninhoff A. Anatomie. Bd. 1 u. 2. München: Urban & Schwarzenberg; 1994.

van den Berg F. Angewandte Physiologie. Bd. 1: Das Bindegewebe des Bewegungsapparates verstehen und beeinflussen. Stuttgart: Thieme; 1999.

van den Berg F. Angewandte Physiologie. Bd. 2: Organsysteme verstehen und beeinflussen. Stuttgart: Thieme; 2000.

van den Berg F. Angewandte Physiologie. Bd. 3: Therapie, Training, Tests. Stuttgart: Thieme; 2001.

van den Berg F. Angewandte Physiologie. Bd. 4: Schmerzen verstehen und beeinflussen. Stuttgart: Thieme; 2003.

van den Berg F. Immobilisation – Mobilisation. Congress Contribution. SVMP/ASPM/ASFM Bulletin. 1995.

Bergmann G, Rohlmann A, Graichen F. In vivo Messung der Hüftgelenksbelastung. 1. Teil: Krankengymnastik. Z. Orthop. 1989;127:672–9.

Bergmann G, Kniggendorf H, Graichen F, Rohlmann A. Influence of shoes and heel strike on the loading of the hip joint. J Biomech. 1995;28:817–27.

Bergmark A. 1989. Stabilitiy of the lumbar spine. A study in mechanical engineering. Acta Orthop Scand. 1989;230(60):20–4.

Berryman C. Wie wird akuter Schmerz zu chronischem Schmerz? Zeitschrift für Physiotherapeuten. 2002;2:218–25.

Beyerlein C. Behandlung unspezifischer chronischer Kreuzschmerzen – ein strukturierter Ansatz zur Einschätzung psychosozialer Risikofaktoren. Manuelle Therapie. 2002;3:151–63.

Biefang S, Potthoff P, Schliehe F. Assesmentverfahren für die Rehabilitation. Göttingen: Hogrefe; 1999.

Bizzini M. Sensomotorische Rehabilitation nach Beinverletzungen. Mit Fallbeispielen in allen Heilungsstadien. Stuttgart: Thieme; 2000.

Bogduk N. Clinical anatomy of the lumbar spine and sacrum. 3rd ed. Edinburgh: Churchill Livingstone; 1997.

Bogduk N. Klinische Anatomie von Lendenwirbelsäule und Sakrum. Berlin: Springer; 2000.

Boner R, Gross B, Blum E. Gesunde Körperhaltung im Alltag. Forschungs- und Schulungszentrum Dr. Brügger. Zürich; 1986.

Brand PW, Hollister AM, Giurintano D, Thompson DE. External stress: effect at the surface. In : Brand PW, Hollister AM, eds. Clinical mechanics of the hand. 3rd ed. St. Louis: Mosby; 1999.

Brand RA. Knee ligaments: a new view. J Biomech Eng. 1986; 108: 106 - 110

Brandt C. Ökonomische Gesichtspunkte der Osteoporosetherapie. Orthopädie-Report, Rheumatologie und Traumatologie. Sonderheft 2002; S. 136.

Brils HJM, Brils B, Steilen A, Huisman W, Pacual G. Wie funktioniert der Kollagentyp 1? Teil 2: Ein Beispiel zur Kollagensynthese. Zeitschrift Krankengymnastik. 1999;9:1552–9.

Brinkmann P. Biomechanische Aspekte der Haut. Man Ther. 2002;2:87–93.

Brokmeier A. Physiotherapie bei Muskelverkürzungen. KG – Intern 2001;2:14–8.

Brokmeier A. Manuelle Therapie. Stuttgart: Enke; 1995.

Bronner O, Gregor E. Die Schulter und ihre funktionelle Behandlung nach Verletzungen und bei rheumatischen Erkrankungen. München: Pflaum; 1986.

Bruzek R, Bieber-Zscham M, Herz A. Die Bauchmuskulatur als ventrales Aufrichtesystem? Manuelle Medizin. 1995;8:115–20.

Buckup K. Kinderorthopädie. 2. Aufl. Stuttgart: Thieme; 2001.

Bühler M, Scheidhauer H. Triggerpunktbehandlung – Theoretische Aspekte und Beispiele aus der Praxis. Z Physiother. 2002;7:1100–13.

Burstein AH, Wright TM. Biomechanik in der Orthopädie und Traumatologie. Stuttgart: Thieme; 1997.

Butler DS. Mobilisation des Nervensystems. Berlin: Springer; 1995.

Butler DS. The sensitive nervous system. Adelaide/Australia: Noigroup Publications; 2001.

Butler D, Moseley L. Schmerzen verstehen. Heidelberg: Springer; 2005.

Carano A, Siciliani G. Effects of continuous and intermittent forces on human fibroblasts in vitro. J Orthod. 1996;18:19–26.

Cervero F, Laird JMA. One Pain or Many Pains? A New Look at Pain Mechanisms. News in Physiological Schiences. 1991;6:268–273.

Chin A, Paw JJM, et al. Therapietrouw van cystic fibrosis patienten. Nederlands Tijdschrift vorr Fysiotherapie. 1993;105:96–104.

van Cochran GB. Orthopädische Biomechanik. Stuttgart: Enke; 1988.

Cholewicki J, McGill S. Mechanical stabilitiy of the in vivo lumbar spine: implications for injury and chronic low back pain. Clin Biomech. 1996;11 (1):1–5.

Clark JA, Cheng JCY, Leung KS. Mechanical properties of normal skin and hypertrophic scars. Burns. 1996;22:443–6.

Coggeshall RE, et al. Unmyelinated fibers in the ventral root. Brain Res. 1973;57:229.

Comerford MJ, Mottram SL. Functional stability retraining: principles and strategies for managing mechanical dysfunction. Man Ther. 2001;6 (1):3–14.

Cotta H, Wentzensen A, Holz F, Krämer KL, Pfeil J. Standardverfahren in der operativen Orthopädie und Unfallchirurgie. Stuttgart: Thieme; 1996.

Dannbeck S, Auer C, Hinzmann J. Die ambulante Sturzvermeidungsschulung bei Osteoporose ist ein wirksames Konzept. In: Weiss M, Liesen H, Hrsg. Rehabilitation durch Sport – 1. Internationaler Kongress des deutschen Behindertensports 1995. Marburg: Verlag im Kilian; 1997.

de Bruijn R. Das subakromiale Impingementsyndrom der Schulter. Zeitschrift für Physiotherapeuten. 2001;6:960–967.

de Marées H. Sportphysiologie. Schriftenreihe Medizin von heute, Bd. 10. 7. Aufl. Köln: Tropon; 1992.

De Moree JJ. Dynamik des menschlichen Bindegewebes. München: Urban & Fischer; 2001.

Debrunner AM. Orthopädie, Orthopädische Chirurgie. Patientenorientierte Diagnostik und Therapie des Bewegungsapparates. 4. Aufl. Bern: Huber; 2002.

Diemer F, Sutor V. Der Weg zu 180°. Physiotherapie bei Schulterendoprothesen. physiopraxis 2008;6 (4):34–37.

Dietl H. Neuere Erkenntnisse und Ergebnisse zum Knochenstoffwechsel und Osteoporose. Journal für Orthomolekulare Medizin. 1995;1:12–35.

Berger W, Dietz V, Hufschmidt A (Hrsg.). Haltung und Bewegung beim Menschen, Berlin: Springer; 1984.

Dietzel R. Die neurophysiologische Grundlage Manueller Therapie. Manuelle Therapie. 2003; 4:179–187.

Dillmann U, Nilges P, Saile H, Gerbershagen HU. Behinderungseinschätzung bei chronischen Schmerzpatienten. Der Schmerz. 1994;8:100–10.

Dolce G, Sazbon L. The Post-Traumatic Vegetative State. Stuttgart, New York: Thieme; 2002.

Dölken M, Kubalek-Schröder S, Brils H, Gautschi R. Ein Fall für vier, Kubalek-Schröder S, Brils H, Gautschi R. Ein Fall für vier – Fallbeispiel Schulterschmerz: vier Therapiestrategien. physiopraxis 2007; 5 (3): 22–27.

Dölken M. Clinical Reasoning – Untersuchen und Behandeln als Prozess. Manuelle Medizin 2006;44:193–198.

Dölken M, Lorenz M. Manuelle Therapie für Physiotherapie-Schulen. Boppard: DGMM FAC Akademie; 2008.

Dölken M. Biomechanische und pathomechanische Aspekte des Humeroskapulargelenks und deren Auswirkungen auf die Rehabilitation der Schulter. Manuelle Medizin. 2000;48:242–7.

Dölken M. Das physiologische Dekompressionssystem des Bewegungssegments der Wirbelsäule. Darstellung am Beispiel der LWS in der Sagittalebene. Manuelle Medizin. 1999;37:152–7.

Dölken M, Lorenz M. Manuelle Therapie für Physiotherapieschulen. Herausgegeben für das Ärzteseminar Hamm-Boppard (FAC) e.V. der Deutschen Gesellschaft für Manuelle Medizin (DGMM) e.V. 2003.

Dölken M, Lorenz M. Manuelle Therapie für Physiotherapieschulen. Herausgegeben für die Deutsche Gesellschaft für Muskuloskeletale Medizin (DGMSM) e.V. Akademie Boppard 2008.

Dölken M. Was muss ein Physiotherapeut über die Physiologie des Bindegewebes und die Entwicklung einer Bewegungseinschränkung wissen? Manuelle Medizin. 2002;40:169–76.

Dorfmüller-Küchlin S, et al. Das Physiotherapeutische Assessment. Krankengymnastik. 1998;10:1712–23.

Dornhauser-Gruber U. Rheumatologie. Lehrbuch für Physiotherapeuten. München: Pflaum; 1996.

Dornholdt E. Physical Therapy Research. Principles and Applications. Philadelphia, London, Toronto: WB Saunders; 2000.

Dostrovsky JO. Proceedings of the 10th World Congress on Pain. Seattle: IASP; 2003.

Dubner R. Assessing pain in animals: In: Wall PD, Melzack R, eds. Textbook of Pain. 3rd ed. London: Churchill Livingstone; 1994.

Dudel J, Menzel R, Schmidt RF. Neurowissenschaft: „Vom Molekül zur Kognition". Berlin: Springer; 1996.

Dunn MG, Silver FH, Swann DA. Mechanical analysis of hypertrophic scar tissue: structural basis for apparent increased rigidity. J Investigative Dermatology. 1985;84:9–13.

Dvoràk J, Dvoràk V, Schneider W, Spring H, Tritschler T. Manuelle Medizin – Therapie. 3. überarb. u. erw. Aufl. Stuttgart: Thieme; 1997.

Edgar MA, Ghadially JB. Innervation of the lumbar spine. Clinical Orthopaedics and Related Research. 1976;115:35–41.

Ellis FR, et al. Incidence of Osteoporosis in vegetarism and omnivores. Am J Critical Nutrition. 1972;25:555.

Elvey RL, Hall T. Neural tissue evaluation and treatment. In : Donatelli R. (Ed) Physical Therapy of the shoulder, New York: Churchill Livingstone; 1997.

Engelhardt M. Neuromuskuläre Veränderungen nach Kniegelenktraumen und Operationen. Habilitationsschrift. Frankfurt: 1997.

Escamilla RF, Fleisig GF, Zheng N, et al. Biomechanics of the knee during closed kinetic chain and open kinetic chain exercises. Med Sci Sports Exerc 1998; 30:556–69.

Flor H, Denke C, Schaefer M. Sensory discrimination training alters both cortical reorganization and phantom limb pain. Soc Neurosci Abst. 2000; 2106

Flor H. Psychobiologie des Schmerzes. Empirische Untersuchungen zur Psychophysiologie, Diagnostik und Therapie chronischer Schmerzsyndrome der Skelettmuskulatur. Bern: Huber; 1991.

Fortin J, Falco FJE, et al. The Fortin Finger Test: an Indicator Of Sacroiliac Pain. Am J Orthop. 1997;26:477–80.

Freiwald J, Engelhardt M, Gnewuch A. Trainingstherapie auf der Basis der Motorikforschung und der philosophischen Erkenntnistheorie am Beispiel von Knietraumen. In: Binkowski H. Hoster M, Nepper HU (Hrsg.) Medizinische Trainingstherapie in der ambulanten orthopädischen und traumatologischen Rehabilitation. Ausgewählte Aspekte. Waldenburg: Schriftreihe Berufskolleg; 1998.

Frisch H. Programmierte Therapie des Bewegungsapparates. Berlin: Springer; 1995.

Frisch H. Programmierte Untersuchung des Bewegungsapparats. 6. Aufl. Berlin: Springer; 1995.

Fröhlich D, Fröhlich R. Das Piriformissyndrom: eine häufige Differentialdiagnose des lumboglutäalen Schmerzes. Manuelle Medizin. 1995;2:1–10.

Fruhstorfer H. Somatoviszerale Sensibilität. In: Klinke R, Silbernagl S, Hrsg. Lehrbuch der Physiologie. Stuttgart: Thieme; 1996.

Fukui S, Ohseto K, Shiontani M, et al. Referred pain distribution of cervical zygapophsial joints and cervical dorsal rami. Pain. 1996;68:79–83.

Funke EM. Krankengymnastik bei Koxarthrose. Stuttgart: G. Fischer; 1994.

Füßl M. Das biopsychosoziale Modell der ICF in der Manuellen Therapie. Manuelle Therapie. 2003;4: 189–195.

Gallob O, Auracher M, Fietze F, Hörterer H. Postoperative Teilbelastung nach Hüftendototalprothese. Wie stark belastet der Patient wirklich? Manuelle Therapie. 1999;4:154–158.

Gentile Am. Skill Acquisition: Action, Movement and Neuromotor Processes. In: Carr JH, Shepard RB. Movement Science: Foundations for physical therapy in rehabilitations. Rockville, Maryland: Aspen Publ; 1987.

Ghez C, Krakauer J. The Organisation of Movement. In: Kandel, Schwartz, Jessell, eds. Principles of Neural Science. New York: Mc. Graw Hill; 2000.

Gibbons SGT, Comerford MJ. Kraft versus Stabilität. Teil 1: Konzepte und Begriffe. Manuelle Therapie. 2001;4:204–212.

Gibbons SGT, Comerford MJ. Kraft versus Stabilität. Teil 2: Grenzen und positive Auswirkungen. Manuelle Therapie. 2002;1:13–20.

Gifford L, Butler D. Die Eingliederung der Schmerzwissenschaften in der klinischen Praxis. ÖVMP-Zeitschrift. 1999;1:1–7.

Gifford L. Perspektiven zum biopsychosozialen Modell. Teil 1: Müssen einige Aspekte vielleicht doch akzeptiert werden? Manuelle Therapie. 2002;3:139–145.

Gifford L. Perspektiven zum biopsychosozialen Modell. Teil 2: Einkaufskorb-Ansatz. Manuelle Therapie. 2002;4:197–206.

Gifford L. Perspektiven zum biopsychosozialen Modell. Teil 3: Patientenbeispiel – Anwendung des Einkaufskorb-Ansatzes und der abgestuften Exposition. 2003;1:21–31.

Gillert O, Rulffs W. Hydrotherapie und Balneotherapie. 11. Aufl. München: Pflaum; 1990.

Gillert O. Elektrotherapie. München: Pflaum; 1983.

Gleixner C, Müller M, Wirth SB. Neurologie und Psychiatrie für Studium und Praxis. Breisach: Medizinische Verlags- und Informationsdienste; 1998.

Götte S. Qualitätsmanagement in der Osteoposediagnostik. Konsequente Diagnostik und Therapie. Orthopädie-Report, Rheumatologie und Traumatologie. Sonderheft 2002; S. 130.

Grabiner MD, Koh TJ, Draganich LF. Neuromechanics of the patellofemoral joint. Med sci sports exerc. 1994;26:10–21

Gresalmer RP, Colman WW, Mow VC, Anatomy and Mechanics of the Patellofemoral Joint. Sport Med Arthroscopy Rev. 1994;2:178–88.

Greenmam PE. Sakroiliakalgelenkdysfunktion und therapieresistentes unteres Lumbalsyndrom. Manuelle Medizin. 1997; 3:131–135.

Guanche C. Knatt Th, Solomonow M, Lu Y, Baratta R. The synergistic action of the capsule and the shoulder muscles. Am J Sports Med. 1995;23:301–6.

Guilbaud G, Iggo A, Tegner R. Sensory receptors in ankle capsules of normal and arthritic rats. Brain Re. 1985;58:29–40.

Gustavsen R, Streeck R. Trainingstherapie im Rahmen der Manuellen Medizin. 3. Aufl. Stuttgart: Thieme; 1997.

Güth V, Overbeck M, Klein D. Einführung in die Biomechanik der Hüfte. KG-Intern. 1994;6:3–10.

Haarer-Becker R, Schoer D. Checkliste: Physiotherapie in der Orthopädie und Traumatologie. Stuttgart: Thieme; 1996.

Haase H, Ehrenberg H, Schweizer M. Lösungstherapie in der Krankengymnastik. München: Pflaum; 1985.

Hamilton C, Richardson C. Neue Perspektiven zu Wirbelsäuleninstabilitäten und lumbalem Kreuzschmerz: Funktion und Dysfunktion der tiefen Rückenmuskeln, Teil 1. Manuelle Therapie. 1997;1:17–24.

Hamilton C. Segmentale Stabilisation der LWS. Wissenschaftliche Untersuchung – therapeutische Konsequenzen. Krankengymnastik. 1997; 4:614–620.

Harding V, Williams A. Extending Physiotherapy Skills Using a Psychological Approach: Cognitive-behavioural management of chronic pain. London: Chartered Society of Physiotherapy; 1995.

Hartard M, et al. Präventiver und therapeutischer Wert von Krafttraining bei Osteoporose. Sportorthop Sporttraumatol. 1995;11:160–6.

Hasenbein U, Frank B, Wallesch CW. Compliance with Medical Guidelines and Problems of Guideline Implementation. Aktuelle Neurologie. Stuttgart: Thieme; 2003.

Hasenbein U, Kuss O, Baumer M, Schert C, Schneider H, Wallesch CW. Physicians' preferences and expectations in stroke rehabilitation – results of a case-based questionnaire survey. Disability and Rehabilitation. London, Washington: Taylor and Francis; 2002.

Hauschka et al. In: Laube W., Müller K. Muskeltonus als biophysikalische und neurophysikalische Größe – Passiver Muskeltonus, Manuelle Therapie 2002;6:21–30.

Hauser-Bischof C. Schulterrehabilitation in der Orthopädie und Traumatologie. Stuttgart: Thieme; 2003.

Head H. on disturbances of sensation, with special reference to the pain of visceral diseases. Brain. 1893; 16: 1-133

Head H. Die Sensibilitätsstörungen der Haut bei Viszeralerkrankungen. Berlin: Hirschwald; 1898

Hellmeyer L, et al. Osteoporose in der Schwangerschaft. Geburtshilfe Frauenheilkunde. 2004;38–45.

Hengeveld E. Psycosocial Issues in Physiotherapy: Manual Therapists' Perspectives and Observations (Thesis). London: Universitiy of East London, Dept. of Health Sciences; 2000.

Hengeveld E. Compliance und Verhaltensänderung in Manueller Therapie. Manuelle Therapie. 2003;3:122–32.

Herbison et al. In: Laube W., Müller K. Muskeltonus als biophysikalische und neurophysikalische Größe – Passiver Muskeltonus, Manuelle Therapie 2002;6:21–30.

Hides JA, Jull GA, Richardson CA, Hodges P. Lokale Gelenkstabilisation: Spezifische Befunderhebung und Übungen bei lumbalen Rückenschmerzen. Manuelle Therapie. 1997;3:8–13.

Hochschild J. Strukturen und Funktionen begreifen. Bd. 1. Thieme: Stuttgart; 1998.

Hochschild J. Strukturen und Funktionen begreifen. Bd. 2. Thieme: Stuttgart; 2002.

Hochstenbach J. The Cognitive, Emotional and Behavioral Consequences of Stroke. Den Haag: CIP-gegevens Koninklijke Bibliotheek; 1999.

Hodges PW. Is there a role for transverses abdominis in lumbo- pelvic stabilitiy. Man Ther. 1999;4:74–86.

Hodges PW, Richardson C. Altered trunk muscle recruitment in people with low back pain with upper limb movement at different speeds. Arch Phys Med Rehabil. 1999;80:1005–12.

Hohman F, Stürz H. Differentialindikation zur lumbosakralen Fusions- und Repositionsoperation beim Wirbelgleiten. Der Orthopäde. 1997;9:781–795.

Hökfelt T, Schaible HG, Schmidt RF. Neuropeptides, nociception and pain. Weinheim: Chapman & Hall; 1994.

Höntzsch D, Weller S. Die richtige Form der Kälteanwendung durch den Patienten selbst (so genannte Eisanwendung). Akt. Traumatologie. 1991; 21:223–4.

Horst R. Ungenutzte Möglichkeiten der manuellen Therapie und der propriozeptiven neuromuskulären Faszilitation (PNF). Neuromuskuläre arthroossäre Plastizität (N.A.P.). Zeitschrift für Physiotherapeuten. 2004;4:640–55.

Hummelsheim H. Neurologische Rehabilitation. Berlin: Springer; 1998.

Hüter-Becker A, Rompe G. Grundlagen der Krankengymnastik, Bd. 1. Stuttgart: Thieme; 1982.

Hüter-Becker A, Schewe H, Heipertz W. Traumatologie und Querschnittlähmung. Bd. 9. Stuttgart: Thieme; 1997.

Hüter-Becker A. Lehrbuch zum Neuen Denkmodell. Bd. 1: Bewegungssystem. Stuttgart: Thieme; 2002.

Hüter-Becker A, Schewe H, Heipertz W. Hrsg; Bandherausgeberin: Dölken M. Orthopädie. Bd. 7. Stuttgart: Thieme; 1998.

Hüter-Becker A. Integrative Physiotherapie – Was ist das eigentlich? Zeitschrift für Physiotherapeuten. 2003;12:2118–21.

Ide W. Muskeldehnung – wann und wie? Zeitschrift für Physiotherapeuten. 2002;7:1094–9.

International Association for the Study of Pain (IASP). Outline curriculum on pain for schools of Occupational Therapy and Physical Therapy. http://www.iasp-pain.org/ot-pt→toc.html. 2004.

Irlenbusch U, Nitsch S, Uhlemann Ch, Venbrocks R. Der Schulterschmerz. Diagnostik, operative Prinzipien, Physiotherapie. Stuttgart: Thieme; 2000.

Janson EE. Drei Wünsche frei – Chronischer Schmerz und Zivilisation. Zeitschrift für Physiotherapeuten. 2003;7:1153–61.

Jerosch J, Heisel J. Künstlicher Gelenkersatz: Hüfte, Knie, Schulter. München: Pflaum; 2001.

Jones MA. Clinical Reasoning: Fundament der klinischen Praxis und Brücke zwischen Ansätzen der Manuellen Therapie. Teil 2. Manuelle Therapie. 1998;1:1–7.

Jones MA, Rivett DA. Clinical Reasoning in der Manuellen Therapie. München: Elsevier, 2006.

Jozsa L, Kannus P. Human Tendons. Anatomy, Physiology and Pathology. Champaign: Human Kinetics; 1997.

Jozsa et al. In: Laube W., Müller K. Muskeltonus als biophysikalische und neurophysikalische Zustandsgröße – Passiver Muskeltonus; Manuelle Therapie 2002;1:21–30.

Jueptner M, Stephan KM, Frith CD, Brooks DJ, Frakkowiack RSJ, Passingham RE. The anatomy of motor learning. I. The frontal cortex and attention to action. J Neurophysiol. 1997;77:1313–4.

Jull GA, Richardson CA, Toppenberg R, Comerford M, Bui B. Towards a measurement of active muscle control for lumbar stabilisation. Aust J Physiother. 1993;39;187.

Jull GA, Richardson CA. Rehabilitation of active stabilisation of the lumbar spine. In Twomey LT, Taylor JR (Eds): Physical Therapy of the Low Back Pain. 2nd. New York: Churchill Livingstone; 1994.

Jull G, Richardson C, Hodges P. New advances in exercise to rehabilitate spinal stabilisation. Skript zum IFOMT preconference course, Lillehammer, Norge; 1996.

Jull GA, Richardson CA. Motor control problems in patients with spinal pain: a new direction for therapeutic exercises. J Manipulative Physiol Ther. 2000;23(2):115–7.

Jull G, Moore SM. Editorial. Evidence based practice: the need for new research directions. Man Ther. 2000;5(3):131.

Kandel ER, Schwartz JH, Jessell TM. Neurowissenschaften. Heidelberg: Spektrum; 1996.

Kapandji IA, Funktionelle Anatomie der Gelenke, Bd. 1–3. Stuttgart: Enke; 1985.

Kendall NAS, Linton SJ, Main CJ. Guide to assessing psychosocial yellow flags in acute low back pain: risk factors for long-term disability and work loss. Accident and Rehabilitation and Compensation Insurance Corporation of New Zealand and the National Health Committee. Wellington/New Zealand: Ministry of Helath; 1997.

Kirstaedter U. Der Clinical Reasoning Prozess in der Ausbildung von Schülern der Physiotherapie oder Clinical Reasoning als Schlüsselqualifikation in der Physiotherapieausbildung. Beiträge zu Unterricht und Ausbildung. Zeitschrift für Physiotherapeuten. 2004;1:1–8.

Kiselev J. Evidenz von Physiotherapie bei Gonarthrose – Ergebnisse und angewendete Therapieformen in 23 RCT. Physioscience 2008;4:107–119.

Kissling R, Michel BA. Das Sacroiliacalgelenk. Grundlagen, Diagnostik und Therapie. Bücherei des Orthopäden, Bd. 66. Stuttgart: Enke; 1997.

Klein P, Sommerfeld P. Biomechanik der Wirbelsäule. Grundlagen, Erkenntnisse und Fragestellungen. München: Elsevier; 2007.

Kleinmann A. In: Fadimann. The Spirit catches you and you fall down – a Humay, her American Doctors and the Collison of the two Cultures. New York: Farrar, Strauss Giroux; 1997

Klein-Vogelbach S. Ballgymnastik zur funktionellen Bewegungslehre. 3. Aufl. Berlin: Springer; 1990.

Klein-Vogelbach S. Funktionelle Bewegungslehre. 4. Aufl. Berlin: Springer; 1990.

Klein-Vogelbach S. Therapeutische Übungen zur funktionellen Bewegungslehre. 3. Aufl. Berlin: Springer; 1992.

Klein-Vogelbach S. Gangschulung zur Funktionellen Bewegungslehre. Berlin. Springer; 1995.

Klein-Vogelbach S. Funktionelle Bewegungslehre. Bewegung lehren und lernen. 5. Aufl. Berlin: Springer; 2000.

Knuchel S, Schädler S. Sturzprävention beim alten Menschen. „Auf Nummer sicher gehen". Physiopraxis. 2004;3:30–3.

Kokemohr H. Kibler-Falte. Anatomie und Topographie. Manuelle Medizin. 1997;3:131–5.

Kolster B, Ebelt-Paprotny G, Hirsch M. Leitfaden Physiotherapie. Befund/Techniken. Stuttgart: Jungjohann; 1994.

Kool J, de Bie R. Der Weg zum wissenschaftlichen Arbeiten. Ein Einstieg für Physiotherapeuten. Stuttgart: Thieme; 2001.

Krämer J. Osteoporose. Diagnostik, Therapie und Prophylaxe. Stuttgart: Wissenschaftliche Verlagsgesellschaft; 1991.

Krämer J. Orthopädie. 5. Aufl. Berlin: Springer; 1998.

Krämer KL, Stock M, Winter M. Klinikleitfaden Orthopädie. Kitteltaschenbuch. 2. Aufl. Stuttgart: Jungjohann; 1993.

Krause P, Windemuth D. Psychologische Schmerzbewältigung bei Osteoporose. Krankengymnasik. 1997;11:1880–7.

Krauspe R, Raab P. Morbus Perthes. Der Orthopäde. 1997;3:289–302.

Kwon OY, Jung DY, Kim Y, Cho SH, Yi CH. Effects of ankle exercise combined with deep breathing on blood flow velocity in the femoral vein. Aust J Physiother. 2003;49(4):253–8.

Kuratorium Knochengesundheit e.V. Bewegungsbehandlung Osteoporose. Kursbegleitheft zum Ausbildungskurs. 1994.

Labeit S, Kolmerer B. Titins: Giant Proteins in Charge of Muscle Ultrastructure and Elasticity. New York: Science; 1995.

Laser T. Lumbale Bandscheibenleiden. Diagnostik und konservative Behandlung. 3. Aufl. München: Zuckschwerdt; 1994.

Laube W, Müller K. Muskeltonus als biophysikalische und neurophysiologische Zustandsgröße – Passiver Muskeltonus. Manuelle Therapie. 2002;1:21–30.

Le Doux JM, Morgan JR, Yarmush ML. Proteoglycans Secreted by Packaging Cell Lines Inhibit Retroviral-Mediated Gene Transfer. J Virol. 1996;70:6468–73.

Le Doux JM, Yarmush ML. Engineering Gene Transfer Technologies: Retroviral-Mediated Gene Transfer. BMES Bulletin. 1996;20:3.

Le Doux JM. The Emotional Brain. New York: Simon & Schuster; 1995.

Leduc A, Lievens P, Isenbaert R, Wouters V. The effect of physical factors on the vasomotricity of blood and lymph vessels. In: Leduc A, Lievens P, eds. Lymphokinetics. Basel: Birkhauser; 1979.

Lee D. Beeinträchtigte Lastübertragung am Beckengürtel – ein neues Modell einer funktionellen Veränderung der neutralen Zone. Manuelle Therapie. 1999;2:53–9.

Lee D. The pelvic girdle. Edinghburgh: Churchill Livingstone; 2000.

Lehnert-Schroth C. Dreidimensionale Skoliose-Behandlung. München: Urban & Fischer; 2000.

Lehnert-Schroth C. Einführung in die angewandte Logik. München: Urban & Fischer; 2000.

Lenssen A. Motorschiene bei Knie – TEP direkt nach der OP. Physiopraxis. 2004;4:14.

Lieber R. Skeletal Muscle Structure, Function and Plasticity: The Physiological Basis of Rehabilitation. Philadelphia: Lippincott Williams & Wilkins; 2002.

Lievens P, Leduc A. Cryotherapy and sports. International Journal of Sports and Medicine. 1984;5:37–9.

Linton SJ. A Review of Psychological Risk Factors in Back and Neck Pain. Spine. 2000;25:1148–56.

Linton SJ, Buer N, Vlaeyen J, Hellsing AL. Are fear-avoidance beliefs related to the inception of an episode of back pain? Psychology and Health. 2000;14:1051–9

Linton SJ. Early intervention for the secondary prevention of chronic musculoskeletal pain. In: Campbell JN, ed. Pain 1996 – an updated review. Seattle: IASP Press; 1996:305–11.

Linton SL. Cognitive-behavioural intervention for the secondary prevention of chronic musculoskeletal pain. In: Max M, ed. Pain 1999 – an updated review. Seattle: IASP Press 1999:535–44.

Lynch ME. Man soll das Kind nicht mit dem Bade ausschütten. Rede Senior-Bobath-Instruktorin, IBITA.

Maitland GD, Hengeveld E. Banks K, English K, Maitland's Vertebral Manipulation. 6th ed. Oxford: Butterworth-Heinemann; 2001.

Maitland GD. Manipulation der Wirbelsäule. Berlin: Springer; 1994.

Masur H. Skalen und Scores in der Neurologie. Stuttgart: Thieme; 2000.

Mc Nally SC, Sheppard J, Mann CH, Walczak J. Studienergebnisse 9 bis 12 Jahre nach Implatation hydroxilapatitbeschichteter Femurschäfte. Orthopädie-Report. 2002;Sonderheft:9–16.

Meeuwsen, R, Lievens P. The use of cryotherapy in sports injuries. Sport Medicine. 1986;3:398–414.

Melzack R. The McGill Pain Questionaire: major properties and scoring methods. Pain. 1975; (1):277–299.

Melzack R, Wall PH. The challenge of pain: New York: Basic Books; 1996.

Mense S, Simons DG. Muscle pain – understanding its nature, diagnosis and treatment. Baltimore: Williams & Wilkins; Personal communication; 1994.

Melzack R. The gate control theory 25 years later: new perspectives in phantom limb pain. In: Bond MR, Charlton JE, Woolf CJ, eds. Proceedings of Vth World Congress on Pain. Amsterdam: Elsevier; 1991; 9–21.

Melzack R, Wall PD. The Challenge of Pain. 2nd ed. London: Penguin; 1991;Chapter 9, 11.

Melzack R, Wall PH. The challenge of pain: New York: Basic Books; 1996.

Mense S, Simons DG. Muscle pain – understanding its nature, diagnosis and treatment. Baltimore: Williams & Wilkins; Personal communication; 2001.

Mense S. Neurobiologische Grundlagen von Muskelschmerz. Schmerz. 1999;1:3–17.

Mense S. Neuroplastizität und chronischer Schmerz. Beilage zum Skript NOI-Mobilisation des Nervensystems, Level II; 1995.

Merskey, Bogduk. Classification of chronic pain – task force on taxonomy. Seattle: IASP Press; 1994.

Merz U. Prothesenart entscheidend für die Nachbehandlung. Blick in die Medizin: Schulterendoprothese. physiopraxis 2008;6(4):38–39.

Merzenich MM, Nelson RJ, Kaas JH, Stryker MP, Jenkins WM. Variabilitiy in hand surface representations in areas 3b and 1 in adult owl and squirrel monkeys. J Comp Neurol. 1987; 258(2): 281–96.

Metz-Stavenhagen P, Sambale R, Völpel HJ, von Stavenhagen N. Behandlung der Spondylolisthese. Der Orthopäde. 1997;9:796–803.

Minne H. Epidemiologische und sozialökonomische Bedeutung der Osteoporose. Orthopädie-Report, Rheumatologie und Traumatologie. Sonderheft 2002; S. 127–128.

Miura T. Non-traumatic felxion deformitiy of the proximal interphalangeal joint, its pathogenesis and treatment. Hand. 1983;15:25–34.

Moog M, Zusman M. Von der Mobilisation zur Funktion. Anwendung kognitiv-verhaltenstherapeutischer Strategien als Erweiterung des manualtherapeutischen Behandlungskonzepts für subakute und chronische Schmerzpatienten. Manuelle Therapie. 2001;2:67–73.

Münzing C. Sprunggelenkfrakturen. Physiopresse – Internationale Studienergebnisse. Physiopraxis. 2003;21:8–9.

Mulder T, Cochonat P. Classification of offshore mass movements J. of Sedimentary Research. 1996;66(1):43–57.

Mulder T. Das adaptive Gehirn. Über Bewegung, Bewusstsein und Verhalten. Stuttgart: Thieme; 2007.

Mumenthaler M. Der Schulter-Arm-Schmerz. Leitfaden für die Praxis. Bern: Huber; 1980.

Mumenthaler M, Schliack H. Läsionen peripherer Nerven – Diagnostik und Therapie. Stuttgart: Thieme; 1993.

Neer CS. Anterior acromioplasty for the chronic impingement syndrome in the shoulder: A preliminary report. J Bone Joint Surg. 1972;54:41.

Netter FH. Netters Orthopädie. Stuttgart: Thieme; 2001.

Neumann U. et al. Hüftgelenkersatz: Auto fahren nach sechs Wochen. Physiopraxis. 2004;4:13.

Nicholas M., Sharp TJ. A collaborative approach to managing chronic pain. Modern Medicine of Australia. 1999;10:26–33.

Niethard FU, Pfeil J, Weber M. Ätiologie und Pathogenese der spondylolytischen Spondylolisthese. Der Orthopäde. 1997;8:750–4.

Niethard FU, Pfeil J. Orthopädie. Duale Reihe. 4. Aufl. Stuttgart: Thieme; 2003.

Nieuwenhuys R, Voogd J, van Huijzen C. Das Zentralnervensystem des Menschen. Berlin: Springer; 1991.

Ochoa JL, Verdugo RJ. Reflex sympathetic dystrophy. A common clinical avenue for somatoform expression. Neurol Clin. 1995;13(2):351–63.

Ochoa JL. Reflex? Sympathetic? Dystrophy? Triple questioned again (Editorial). Mayo Clin Proc. 1995;70:1124–6.

Ogata K, Naito M. Blood flow of peripheral nerve: Effect s of dissection, stretching and compression. J Hand Surg. 1986;11B:10–4.

Overberg JA et al. Wie standardisiert sind Nachbehandlungsschemata für Knieendoprothesen in der Schweiz. Physioscience 2007;3:9–15.

Palaka G, Bowtschko P, Lett R. Preoperative skeletal traction in scoliosis. J Bone Jt Surg. 1975;57A:616.

Pascual-Leone A, Dand N, Cohen L, Braskil-Neto J, Cammarota A, Hallett M. Modulation of muscle responses evoked by transcranial magnetic stimulation during the acquisition of new fine motor skills. J Neurophysiol. 1995;74:3:1037–45.

Patten JP. Neurologische Differentialdiagnose. 2. Aufl. Berlin: Springer; 1998.

Pearson K. Gordon J. Locomotion. In: Kandal P, et al. Principles of neuroscience. New York: McGraw Hill; 2000.

Pescioli A, Kool J. Zuverlässigkeit klinischer ISG-Tests. Manuelle Therapie. 1997;1:3–10.

Pfeilschifter J. Prävention und Risikofaktoren in der Osteoporose – Forschung. Orthopädie-Report, Rheumatologie und Traumatologie. Sonderheft 2002; S. 132–133.

von Piekartz HJM. NOI – Mobilisation des Nervensystems. Diagnose und Management einer physischen Dysfunktion des Nervensystems in einem Rahmen der Schmerzwissenschaft und des Clinical Reasonings. Kursskript zum Kurs Level II; 2002.

Podsiadlo D, Richarson S. The timed „up & go°: A test of a basic functional mobility for frail elderly persons. Am Geriatr Sac. 1991;39:142–8.

Poeck K, Hacke W. Neurologie. Berlin: Springer; 1998.

Pollack RG. Role of Shoulder Stabilization, Relative to restoration of Neuromuscular Control and Joint Kinematics. In: Lephart SM, Fu FH, eds. Proprioception and Neuromuscular Control in Joint Stabilitiy. Human Kinetics; 2000.

Pon A, Jörger L. Praktische Biomechanik. Krankengymnastik. 1994;6:738–43.

Panjabi M. The stabilising system of the spine. Part I Function, dysfunction, adaptation and enhancement. J Spinal Disord Tech. 1992a;5:383.

Panjabi M. The stabilising system of the spine. Part II. Neutral zone and stability hypothesis. J Spinal Disord Tech. 1992b;5:390.

Pott C. Messtheoretische Grundlagen von Dokumentations- und Evaluationsinstrumenten für Physiotherapeuten in der neurologischen Rehabilitation. Krankengymnastik. 2000;8:1300–12.

Preisinger E, Wernhardt R. Osteoporoseprävention – ein Übungsprogramm für Frauen nach der Menopause. München: Pflaum; 1996.

Preisinger E, Alacamlioglu Y, Pils K, et al. Exercise therapy for osteoporo-sis: results of a randomised controlled trial. Br J Sports Med. 1996; 30(3):209–12.

Price DD, Miling LS, Kirsch I et al. An analysis of factors that contribute to the magnitude of placebo analgesia. Pain. 1999;83(2):147–56.

Rahbek O, Overgaard S, Jensen TB, Bendix K, Soballe K. Sealing effect of hydroxyapatite coating. A 12 months study in canines. Acta Orthop Scand. 2000;71:563–573.

Rahmanzadeh R, et al. Hüftgelenksendoprothetik. Berlin: Springer; 1984.

Ren K. Wind up and the NMDA receptor: from animal studies to the humans. Pain. 1994;59:157–8.

Richardson O, Jull G, Hides J, Hodges P. Therapeutic Exercises for Spinal Stabilisation: Scientific basis and practical techniques. London: Churchill Livingstone; 1998.

Rieder H. Bewegungsgemeinschaften und ihre Bedeutung in der Rehabilitation. In: Werle J, Hrsg. Osteoporose und Bewegung. Berlin: Springer; 1995.

Ringe JD. Stellenwert der Basistherapie mit Calcium und Vitamin D3 im Rahmen der Osteoporose – Behandlung. Orthopädie-Report, Rheumatologie und Traumatologie. Sonderheft 2002; S. 138–9.

Rockwood CA, Matsen FA (Ed.) The Shoulder Volumes 1 and 2. Toronto: W.B. Saunders, 1990.

Rolf G. Bedeutung der Mobilität des Nervensystems für ein gesundes Bewegungsverhalten. Vortrag anlässlich des Kongresses Bewegung – Lernen und Lehren. Heidelberg. Krankengymnastik. 1997;4:608–13.

Rössler H, Ruther W. Orthopädie. 17. Aufl. München: Urban & Schwarzenberg; 1997.

Rydervik BL, Myers RR, Powell HC, Pressure increase in the dorsal root ganglion following mechanical compression. Spine. 1989; 6: 574–576.

Sabo D, Reiter A, Flierl S, Güßbacher A, Rompe G. Einfluß spezifischer Trainingsprogramme auf die Mineralisationsdichte des Knochens. Physikalische Rehabilitation und Kur Medizin. 1995;5:37–41

Sato A, Schmidt RF. Somatosympathetic Reflexes: Afferent Fibres, Central Pathways, Discharge Characteristics. Physiological Reviews. 1973;53:916–47.

Savvidis E, Löer F. Größe der am proximalen Femur einwirkenden Kräfte bei unterschiedlichen entlastenden Gangarten mit reduzierten Bodenreaktionskräften. Zeitschrift für Orthopädie. 1989;127:111–6.

Schaibl H- G, Schmidt RF. Nozizeption und Schmerz. In: Schmidt RF, Thews G, Lang F, Physiologie des Menschen, 28. Auflage, Berlin, Heidelberg, New York. Springer; 2000: 236-250.

Scharll M, Lohse R, Rompe G. Orthopädische Krankengymnastik. Lexikon und Kompendium. Stuttgart: Thieme; 1973.

Scharll M. Orthopädische Krankengymnastik. Stuttgart: Thieme; 1984.

Scharll M. Fußgymnastik mit Kindern. 16. Aufl. Stuttgart: Trias; 1990.

Scherer B. Schmerzmuster C2–C7 bei Diskus, Nervenwurzel und Facettengelenk. Manuelle Therapie. 2001;2:74–84.

Scherfer E. Standardisierte Tests und Assessments: Bindeglied zwischen Forschung, Praxis, Qualitätssicherung und einer ganzheitlichen Perspektive. Zeitschrift für Physiotherapeuten. 2003;7:1178–84.

Schmidt RA, Lee TD. Motor control and learning: A behavioral emphasis. Champaign/IL: Human Kinetics; 1999.

Schmidt RF, Thews G. Physiologie des Menschen. Berlin: Springer; 1997.

Schneiders A, Zusman M, Singer K. Exercise therapy compliance in acute low back pain patients. Manual Therapy. 1998;3:147–52.

Schomacher J. Ist der M. quadriceps nach Ruptur des vorderen Kreuzbandes wirklich so wichtig? Biomechanische Aspekte zur Stabilisierung des Kreuzbandes nach Ruptur des vorderen Kreuzbandes. Manuelle Therapie. 1997;1:27–36.

Schomacher J. Manuelle Therapie. Bewegen und Spüren lernen. Stuttgart: Thieme; 1998.

Schomacher J. ICIDH-2: Internationale Klassifikation der Schäden, Aktivitäten und Partizipation. Manuelle Therapie. 1999;2:81–4.

Schomacher J. Schmerz – Entstehung, Leitung, Verarbeitung und physiotherapeutische Beeinflussung. Teil 1. Manuelle Therapie. 2001a;2:93–103.

Schomacher J. Schmerz – Entstehung, Leitung, Verarbeitung und physiotherapeutische Beeinflussung. Teil 2. Manuelle Therapie. 2001b;3:112–120.

Schreiber TU, Winkelmann C. Die Visuelle Analogskala (VAS) zur Schmerzmessung in der Physiotherapie. Krankengymnastik. 1997;49;11: 1856–65.

Seel F. Kursmaterialien zum Kurs: Analytische Biomechanik nach Raymond Sohier (ABS) und Behandlungskonzept; Riehen, 1998–2000.

Shacklock M. Angewandte Neurodynamik. Neuromuskuloskeletale Strukturen verstehen und behandeln. München: Elsevier; 2008.

Shumway-Cook A, Woollacott M. Motor Control: Theory and Practical Applications. Baltimore: Williams & Wilkins; 1995.

Sievers J. In: ZVK- Kongress: „Jetzt aber los!" Physiopraxis. 2004;4:11.

Slater H, Vincencino B, Wright A. „Vegetativer Slump": die Auswirkungen einer neuen manualtherapeutischen Technik auf die Funktion des peripheren sympathischen Nervensystems. J svomp. 1998;3:3–7.

Sluys E. Patient Education in Physiotherapy: towards a planned approach. Physiotherapy. 1991;77:503–8.

Snijders CJ, Vleeming A. Transfer of lumbosacral load to iliac bones and legs. Part 1: Biomechanics of self-bracing of the sacroiliac joints and its significance for treatment and exercise. Clin Biomech. 1993;6:285.

Snijders CJ, Vleeming A. Transfer of lumbosacral load to iliac bones and legs. Part 2: Loading of the sacroiliac joints when lifting in a stooped posture. Clin Biomech. 1993;6:295.

Snijders CJ,. Vleeming A. et al. Biomechanics of the interface between spine and pelvis different postures. In: Vleeming A. Mooney V. Dorman T. Snijders C. Stoeckart R. (eds) Movement, Stability and low back pain. Edinburgh: Churchill Livingstone; 1997.

Sohier R., Sohier J.; Grundlage der biomechanischen Reharmonisation und Therapie der osteopathischen Gelenkläsionen als Einführung in das analytische Konzept; Editions Kiné – Sciences, La Louvière - Belgique 1991.

Soyka M, Meholm D. Physiotherapie bei Wirbelsäulenerkrankungen. München: Urban & Fischer; 2000.

Squire LR, Kandel ER. Memory. From mind to molecules. New York: Scientific American Library; 1999.

Squire LR, Kandel ER, Gedächtnis. Die Natur des Erinnerns. Heidelberg, Berlin: Spektrum akademischer Verlag; 1999.

Stanton-Hicks M, Janig „, Hassenbusch S, Haddox JD, Boas R, Wilson P. Reflex sympathetic dystrophy: changes and taxonomy. Pain. 1995;63:127–33.

Stanton-Hicks M. Management of patients with complex regional pain syndromes. A Publication on Pain and the Sympathetic Nervous System. IASP Press; 1998.

Steinkamp LA, Dillingham MF, Markel MD et al. Biomechanical considerations in patellofemoral joint rehabilitation. Am J Sports Med. 1993;21:438–44.

Sullivan PE, Markos PD, Minor MAD. PNF – Ein Weg zum therapeutischen Üben. Propriozeptive neuromuskuläre Fazilitation: Therapie und klinische Anwendung. Stuttgart: G. Fischer; 1985.

Tabary J, Tabary C, Tadieu C. Physiological and structural changes in the cat soleus muscle due to immobilization at different lenghs by plaster casts. J Physiol. 1972;149:231–44.

Teirich-Leube H. Grundriß der Bindegewebsmassage Anleitung zur Technik und Therapie. 5. Aufl. Stuttgart: Gustav Fischer; 1970.

Tonkin L. Physiotherapy: its role managing chronic non-malignant pain. Modern Medicine. 1999;12:24–9.

Trepél M. Neuroanatomie. Struktur und Funktion. München: Urban & Schwarzenberg; 1995.

Trepte T. Endoprothetik für junge Patienten. Orthopädie-Report. 2002;Sonderheft:22.

Treves KF. Understanding people with chronic pain following whiplash: a psychological perspective. In: Gifford L, ed. Topical Issues in Pain – Whiplash: science and management. Fear-avoidance beliefs and behaviour. Falmouth, Adelaide: NOI Press; 1998.

Trompetter E. Frauen leiden anders als Männer, Geschlechterspezifische Unterschiede bei Schmerzen. physiopraxis 2008;6(9):28–31.

Troup JDG, Biomechanics of the lumbar spinal canal. Clin Biomech. 1986;1:31–43.

Umphred DA. Neurological Rehabilitation. St. Louis: Mosby; 1995.

Umphred D. Neurological Rehabilitation. St. Louis: Mosby; 2001.

Vernon-Roberts, Pirie. Degenerative changes in the intervertebral discs of the lumbar spine. Rheumatol Rehab. 1977;16:13–21.

Vicenzino B, Collins D, Benson H, Wright A. An Investigation of the interrelationship between manipulative therapy – induced hypoalgesia and sympathoexcitation. J Manipulative Physiol Ther. 1998;21:448–53.

Viidik A. Adaptabilitiy of connective tissue. In: Saltin B, Hrsg. Biochemistry of exercise VI. Human Kinetics. Illinois: Champaign; 1986

Viidik A. Interdependence between structure and function in collagenous tissues. In: Viidik A. Vuust J. Hrsg. Biology of collagen. London: Academic Press; 1980

Viidik A. Biomechanical behavior of soft connective tissues. In. Akkas N. Progress in Biomechanics. Amsterdam: Sythoff&Noordhoff; 1979

Vlaeyen JWS, van den Hout J, Kole-Snijders AMJ, Heuts PHTG. Eine kognitiv-verhaltenstherapeutische Analyse chronischer muskuloskelettaler Schmerzen. Manuelle Therapie. 1999;3:101–10.

Vlaeyen JWS, Linton SJ. 2000. Fear-avoidance and its consequences in chronic musculoskeletal pain: a state of the art. Pain. 2000;85(3):317–32.

Vleeming A et al, übersetzt von Schäfer A. Evidenz für die Diagnose und Therapie von Beckengürtelschmerz – Europäische Leitlinien. Physioscience 2006; 2:48–58.

Voss DE. Propriozeptive neuromuskuläre Fazilitation. 6. Aufl. Stuttgart: G. Fischer; 1988.

Wachmann A. et al. Diet and Osteoporosis. Lancet. 1968; 958.

Waddell G. The back pain revolution. Edinburgh: Churchill Livingstone; 1998.

Wadell G. The back pain revolution; Second Edition. Edinghburgh; Churchill Livingstone 2004

Waldvogel HH. Analgetika, Antinoziceptiva, Adjuvanzien. Heidelberg: Springer; 2001.

Wall PD, Melzack R, Textbook of Pain. Edinburgh: Churchill Livingstone; 1994.

Wall PD. On the relation of injury to pain. Pain. 1979;6:253 –64.

Wall PD. Introduction. In Wall PD, Melzack R, (eds). Textbook of Pain. Edinburgh: Churchill Livingstone; 1994:224–9.

Warren CG, Lehmann JF, Koblanski JN. Elongation of Rat Tail Tendon: Effect of Load and Tempurature. Arch Phys Med Rehabil. 1971:465–74.

Weber M, Hirsch S. Krankengymnastik bei idiopathischer Skoliose. Stuttgart: G. Fischer; 1986.

Weineck J. Sportanatomie. Beiträge zur Sportmedizin. Erlangen: Perimed; 1996.

Weineck J. Optimales Training. 10 Aufl. Balingen: Spitta; 1997.

Weh L. Präarthrosen des Kniegelenks. extracta orthopaedica. 1995;4:15–9.

Wenk W. Der Schlingentisch in Praxis/Unterricht. München: Pflaum; 1989.

World Health Organization. International Classification of Functioning, Disability and Health. Geneva: World health Organization; 2001.

WHO. ICIDH-2: International Classification of Functioning and Disabilitiy. Beta-2 draft. Full Version. Geneva: World Health Organization; 1999.

Widmer C. Diskussion der Neuromatrix – Theorie des Schmerzes. Manuelle Therapie 2008;12:161–168.

Wieben K, Falkenberg B. Muskelfunktion. 2. Aufl. Stuttgart: Thieme; 1997.

Wiemann K, Klee A, Stratmann M. Filamentäre Quellen der Muskel – Ruhespannung und die Behandlung muskulärer Dysbalancen . Physiotherapie. 1999;51: 628–40.

Willet WC. Diet and Health: What should we eat? Sience. 1994;264:532.

van Wingerden BAM. Physiologie des Bindegewebes. Script der International Academy for Sportscience. 1990.

van Wingerden BAM. Cartilage in function. Basis knowledge for assessment and treatment of synovial joints. IAS Journal. 1992 (übers.u. bearb. von Haas HJ. Ein funktionelles Knorpelmodell – Zur Untersuchung und Behandlung synovialer Gelenke. IAS Journal. 1993).

van Wingerden BAM. Eistherapie kontraindiziert bei Sportverletzungen. Leistungssport. 1992;2:5–8.

Winkel D, Vleemig A, Fischer S, Meijer OG, Vroege C. Nichtoperative Orthopädie der Weichteile und des Bewegungsapparates. Bd. 1: Anatomie in Vivo. Stuttgart: G. Fischer; 1985.

Winkelmann C, Schreiber TU. Die visuelle Analogskala (VAS) zur „Schmerzmessung" in der Physiotherapie. Krankengymnastik. 1997;11:1856–1865.

Wirth CJ. Praxis der Orthopädie.Bd. 1: Konservative Orthopädie. 3. Aufl. Stuttgart: Thieme; 2001.

Wirtz D-Ch, et al. Biomechanische Aspekte der Belastungsfähigkeit nach totalendoprothetischem Ersatz des Hüftgelenks. Zeitschrift für Orthopädie. 1998;136:310–5.

Wittink , Hoskins 1997. Wittink H, Wittink M, Hoskins, T. Chronic pain management for physical therapists. Oxford: Butterworth-Heinemann; 1997.

Wolff HD. Neurophysiolgische Aspekte des Bewegungssystems. 3. Aufl. Berlin: Springer; 1996.

Wolke B, Sparmann M. Knierevisionen mit dem Navigationssystem beim Prothesenfrühversagen. Orthopädie-Report. 2002;Sonderheft:27–29.

Wright A. Hypoalgesia post – manipulative therapy. A review of a potential neurophysiological mechanism. Manuelle Therapie. 1995;1:11–26.

Wright A, Vincenzino B. Cervical mobilisation techniques, sympathetic nervous system effects and their relationship to analgesia. In: Shacklock MO (ed.). Moving in on Pain. Melbourne: Butterworth-Heineman; 1995.

Wyke BD. Articular neurology and manipulative therapy. In: Glasgow EF, Twomey LT, Scull ER, Kleynhans AM, Idczak RM, eds. Aspects of Manipulative Therapy. 2nd ed. Melbourne: Churchill Livingstone; 1985

Yarnitsky D, Kunin M, Brik R, Sprecher E. Vibration reduces thermal pain in adjacent dermatomes. Pain. 1997;69:75–7.

Zilch H, Weber U. Orthopädie mit Repetitorium. Berlin: de Gruyter; 1988.

Zilger M, Gruhn H. Die Bedeutung von Hitze bei Schwellungszuständen. Krankengymnastik. 1995;4:490–4.

Zimmermann M. Der chronische Schmerz. Krankengymnastik. 1997;11:20–3.

Zusman M. Structure – Oriented beliefs and disability due to back pain. Aust J Physiother. 1998;44:13–20.

Zweymüller K. Erfahrungen mit dem Titaniumschmiedeschaft nach Zweymüller. In: Rogge, D. H. Tscherne, H. (Hrsg.): Zementfreie Hüftendoprothesen. Grundlagen, Erfahrungen, Tendenzen. Unfallheilk. 183. Heidelberg: Springer; 1987.

索引

CE角　313, 318
CPM（持続的他動運動機器）　622, 635
HLA-B-27（ヒト白血球抗原のB27型）　518
O脚　327
PIR（等尺性収縮後弛緩）　184, 310, 666
PKB（腹臥位膝屈曲テスト）　236
PNF（固有受容性神経筋促通法）　234, 414
Q角　269
SLAP損傷（上方肩関節唇損傷）　583
SLR（下肢伸展挙上）テスト　116, 235
　スランプテスト　233, 238
TENS（経皮的電気刺激）　54
ULNT（上肢神経動力学検査）　238
VAS（視覚的評価スケール）　39
WDR細胞（広作動域細胞）　18
X脚　327

あ

アイロン台のような脊柱　522
アウトレット・インピンジメント　588
アキレス腱、腱障害　210, 221, 243
胡座　350
足
　位置異常、矯正　568
　横足弓　280, 290
　構造的な位置異常　354
　縦足弓、機能的な　280
　縦足弓　279, 281, 290
　静力学　278
　足底弓　278
　背屈筋の筋力低下　417
　レベル診断　288
足底接地の運動　417
アセスメント（評価）　40
亜脱臼位　453
圧
　圧痛点　549
　軌道—圧迫、軌道　315
圧縮—圧迫

間欠　97, 459
圧痛点　333
圧迫　51, 439
　症候群　229, 247, 254
　痛、根性　183
　テスト　36
圧力　269
　神経束内　229
アドソンテスト　248
安静　534
安定化
　構成要素　129
　段階　128
　動的　114
　分節　205
　リズム的　461
安定性
　オルトラーニテスト　317
　テスト　119
安楽
　臥位　50, 376
　肢位　50
イエローフラグ　22
維持　319
移植　545, 602
痛み　→疼痛の項を参照
位置異常、構造的　297
　足　354
　股関節　312
　膝関節　327, 332
　大腿膝蓋関節　268
　大腿神経　236
異痛症（アロディニア）　232
一点吊り下げ　377
インピンジメント
　症候群　451, 588
　徴候　591, 592
ヴィーナスのえくぼ　340
鬱滞、静脈　229
腕挙上試験　25
運動
　切り替え　610
　シーケンス　109
　質、低下した　65
　自動　59
　神経外　230
　神経内　230

制限
　他動　58
　ディバージェンス—脊椎関節　183, 190
　バケツの取っ手　189
　分節
　様式
運動学、機能的　168
運動不安　105
栄養刺激　407
エデンテスト　250
炎症相　59, 405, 535
エンドフィール　367
　質　83
　生理的な　83
エンブロックテクニック、起き上がり　412
円背　163
横扁平足　282
凹足　282, 284
横断伸張　57, 461
横断マッサージ　57
横突起の過形成　249
起き上がり、エンブロックテクニック　412
オット徴候　84
オブライエンテスト　584
オルトラーニテスト-安定性検査　317
折れそうな感覚　29, 112, 193, 308, 322

か

ガードルストーン
　股関節　664
　手術　663
臥位
　台を用いた臥位　50, 376
回外筋症候群　247, 252
回旋筋腱板（ローテーターカフ）　449
　作用　587
　断裂　583
回転骨切り術　298, 366, 547
　ウェーバー法、上腕骨頭下　572
　転子間、イムホイザー法　547
外転症候群　208

回内筋症候群　247, 252
開排オムツ　317
外反骨切り術、転子間　547
外反足　282, 333
外反母趾　285, 568
　　ブランデス・ケラー手術(法)　286, 569
　　マクブライド法　569
外部ユニット　408
開放運動連鎖　464
開放固定機構（Öffnungsklammer mechanismus)　389
界面モビリゼーション　246
過外転テスト　251
かがみかたのトレーニング　152
かがみ運動の種類　152
　　垂直的　152
　　水平的　152
踵離地期　307, 311, 312, 402, 570, 658, 665
鉤爪趾　284, 286, 569
　　ホーマン法　569
架橋、分子間　536
学習、運動　140
架橋　70, 94
角質形成　285, 286
仮骨
　　形成　537
　　石灰化　537
下肢軸
　　訓練　276, 427
　　　　ペンギンエクササイズ　276
　　効率的な負荷　290
　　偏位　268
下肢伸展挙上テスト　116, 234
　　自動的　116
過剰運動性　110
下垂手　252
可塑性　19
肩の関節症　449
肩関節脱臼
　　習慣性　571
　　随意性　571
肩・頸部の線　341
滑膜炎　363, 451
滑膜切除術　366, 566
カテラル分類　489
壁押しテスト　591
カルシウムの出入、骨　497
感覚

深部－(固有受容)　37
表在－　37
寛骨臼
　　形成術　319
感作
　　中枢の　15
　　末梢の　14
関節
　　遊び　88, 367
　　動き、一時的な　88
　　固定術　365
　　置換術　365
　　テクニック　325
　　軟骨損傷　363
　　摩耗　363
関節炎、仙腸関節　518
関節受容感覚　389
関節鏡検査　539
関節固定術用椅子　643
関節固定術　366, 643
　　股関節　656
　　足関節　643, 658
関節症　363
　　肩関節　449
　　胸鎖関節　449
　　肩甲上腕関節　449
　　肩鎖関節　449
　　股関節　430
　　ステージ　451
関節唇　449
関節洗浄　365
関節の遊び　88
関節表面置換　599
関節包
　　修復術　572
　　切開　619
　　パターン　367, 434, 451
関節包切開　539
乾癬性関節炎　600
関連痛　175
キアリ骨盤骨切り術　320, 545
偽性すべり症　342
ぎっくり腰　399
キッシングスパイン（棘突起接触症）　371
軌道
　　圧迫　315
　　牽引　315
　　垂直方向　431
　　椎体　392

機能障害、治療可能な　180
機能的運動療法(FBL)　277, 291
機能障害　159
ギプスキャスト　319
キブラーロール　179, 373, 400
ギャッピングテスト　187
臼蓋
　　角度　545
　　形成術　545
　　臼蓋角　318
吸気位　190
臼底突出型の変形性股関節症　433
強化相　60, 416, 537
胸郭出口症候群　243, 247
胸鎖関節
　　関節症　449
　　牽引　459
狭小化、肩峰下腔　588
矯正臥位　346
矯正骨切り術　298, 547, 557
強直性脊椎（関節)炎　518
胸椎症候群　173
胸椎側弯症、右凸の　352
虚血　229
魚椎　503
ギルクリスト包帯　575, 586
筋
　　共力作用　532
　　硬化　531
　　固有の　411
　　システム、局部的な　270
　　短縮　74
　　弾性　91
　　バランス　88
筋弛緩、等尺性収縮後　183, 310, 665
筋伸張の予備能　434
筋短縮検査　222, 225
筋付着部の腱障害　208
靴底中央部のローリング加工　643
靴底のローリング加工　643
靴のアドバイス　292
クモ膜　230
クライオカフ装置　622
クラフテクニック、メネル法　427
クリープ変形　540
クリニカルリーズニング　21
脛骨
　　プラトー　420
　　骨端、骨軟骨症―脛骨骨端　469

ねじれ、拡大した 274
CCD角（頚体角） 297, 314, 316, 431, 547
頚椎症候群 173
脛腓関節 212, 233
経皮的電気刺激（TENS） 54
頚部屈曲、他動的 307
ゲートコントロール理論 20
ケーブル管 230
血液神経関門 230
血管再生期 536
結合組織
　不規則性 67
　構成要素 67
　コラーゲンの 60
　創傷治癒期 535
　規則性 67
楔状椎 479, 503
血栓症
　圧痛点 549
　予防 555
減圧術、関節鏡視下 589
減圧システム
　椎間板 388
　椎体 388
牽引 51, 439
　間欠 459
　胸鎖関節 459
　肩鎖関節 459
　段階 51, 96
　モビライゼーション 195, 200
　腰椎 380
牽引の軌道 314
腱炎 208
腱滑膜炎 264
肩甲骨
　安定性 573
　位置、理想の 218
　運動 455
　運動の遅れ 455
　運動の早まり 455
　セッティング 218
肩鎖関節
　関節症 449
　牽引 459
　モビライゼーション 460
腱障害 160, 208, 458
　アキレス腱 224, 233
　肩 213
　下腿三頭筋 224

棘上筋 215
手関節伸筋群 222
減捻脊椎固定術、前方 644
腱付着部、間接付着 212
腱付着部の刺激 160
ケンプテスト 183
肩峰、形状 589
肩峰下腔 588
肩峰形成術 589
腱縫合 584
股
　impulsiveな 433, 435
　expulsiveな 433, 435
　形成異常 312, 317
　大腿骨頭 599
　脱臼 317
　腰股伸展強直 304
交感神経系の減弱 245
効果、圧電 407
交感神経幹
　自律神経 179, 257
交感神経の興奮 407
後屈テスト 185
交叉グリップ法 201
広作動域細胞（WDR） 18
後捻角 571
硬膜 230
硬膜外麻酔（PDA） 398
絞扼症候群 451
効率的起立 152
コーピング戦略 61
股関節
　外反股 312
　大腿頚部前捻 313, 316
　内反股 312
　扁平股 487
呼気位 190
呼吸
　パターン 203, 309, 345
　法 168, 203, 309, 345
　療法 168
骨
　壊死、無菌性 487
　仮骨形成の最終期 538
　カルシウムの出入 497
　構成要素 497
　測定 504
　脱灰化 498
　治癒 537
　密度 497

骨芽細胞 497
骨棘 364
骨切り術
　回転 298, 366, 547
　外反 547, 557
　矯正 547, 557
　三点 319
　上腕骨頭下、ウェーバー法 572
　大腿骨顆上の内反 557
　多椎体 520
　内反 547, 557
骨細胞 497
骨粗鬆症 497
　型 500
　危険因子 502
　原発性 500
　続発性 502
　閉経後 500
　老人性 501
骨端刺入 548
骨軟骨壊死症 478
骨軟骨症 371, 487
　小児 487
　無菌性 469, 478
骨のリモデリング 500
骨盤
　脚の吊り下げ、スリング 446
　骨切り術 545
　脊柱側弯 340
　腸骨稜骨端 337
骨盤の揺動 197, 325
骨密度測定 504
骨梁構造、水平の 431
固定
　セメント 601
　セメントレス 600
固定術
　多椎間 644
　短椎間 644
コブ角（の測定） 479
固有受容性神経筋促通法（PNF） 277, 292, 345, 565
コラーゲン
　構成 71
　合成 407, 536
　種類 70
コルセット
　シェノー装具 339
　ボストン装具 339
　ミルウォーキー装具 339

ゴルフ肘　209, 243
転がり滑りの軌跡　432
コンバーゲンス運動―脊椎関節　183, 190
コンパートメント症候群（筋区画症候群）　559
コンピューター断層撮影、定量的　504
コンプライアンス　4

さ

座位、正しい　153
サイクリスト麻痺　254
細静脈　229
細動脈　229
坐骨神経　235
作用部位、主症状の影響　5
サルカス徴候　573
猿手　252
三角巾固定装具　576
酸素需要量　229
三点荷重　333
三点骨切り術　319
　テニス法　545
三点歩行　555
枝
　後　175, 400
　前　400
シェノー型コルセット　339
視覚的評価スケール（VAS）　38
持久テスト　150
軸索流　541
　逆流　232
　正流　232
刺激、熱　55
自己モビライゼーション　162
　胸椎　200
支持機能、肩　463
指床間距離　85
システム
　管理　107, 109
　他動的　107
　能動的　108
　閉鎖系　463
　制御　107, 109
姿勢
　悪化　159
　異常　159
　矯正　162, 346

指導、学校　170
節約的な　144
槌状趾　286
不良　159
分析　144
ホーマン法による手術　268, 569
持続的他動運動機器（CPM）　635
膝蓋骨
　膝蓋骨尖症候群　271
　膝蓋跳動　81, 421
　習慣性脱臼　269, 562
　疼痛症候群　268
膝蓋骨後部の関節症　419
膝蓋骨性軟骨軟化症　272
膝蓋神経障害　236
膝蓋軟骨軟化症　272
膝関節
　構造的な位置異常　327, 332
　置換術　618
支点移動　462
斜角筋隙　233, 248
斜角筋症候群　247
斜頸　404
尺骨神経症候群　254
斜面　160, 269
斜面落下
　脊椎すべり症　160
　力　160, 271
シャント　253, 263
ジャンプ台症状　304
就寝用副子　330
周辺組織　228
終末強制回旋運動　424
手根管症候群　243, 247, 253
手術
　関節温存　545, 557
　関節固定　643
　関節切除　663
　関節置換　599
　術後治療　534
　　計画　534
　　手術直後の機能的治療　533
シュモール軟骨結節　479
主症状　5, 11
　作用部位への影響　5
腫瘍例での人工関節　602, 620
ショイエルマン病による側弯　479
上顆炎
　外側　209, 221
　上腕骨外側　594

内側　209, 243
小胸筋症候群　248
症候群、静的　159
上肢神経動力学テスト（ULNT）　238
踵足　354
　踵足位　355
静脈血栓症　550
上腕骨頭
　中心化　217
　背側滑り　459
　尾側滑り　459
　腹側滑り　460
ショーバー徴候　84
初期　537
初動痛　430
侵害受容器　16
　機能　17
　疼痛　28, 175
神経系
　中枢　229
　末梢　229
神経構造　162, 229
神経根　229
神経周膜　230
神経障害　229, 247, 260
　神経外　231
　神経内　231
神経上膜　230
神経生体力学　233
神経束　230
神経動力学検査　234
神経内膜　231
神経剥離術　255
人工肩関節　631
　型　631
　バイポーラ型　632
人工関節　365, 599, 618, 619, 631, 663
　inverse型　632
　型　618, 631
　感染症　663
　腫瘍　602, 620
　単顆型　618
　バイポーラ型　632
　半置換術　631
　表面置換型　618
　ヒンジ型　618
　フォースクロージャー　632
　フォームクロージャー　632
人工膝関節　618

人工股関節全置換術　601
迅速な運動検査　305
身体図　24
身体ブロック　340
靱帯骨棘　371, 519
伸張感受性、筋　74
新陳代謝、コラーゲン線維　395
真皮　539
(深部)横断摩擦　57, 212
深部感覚　37
随意的共力作用　532
髄核　390
髄核摘出後症候群　395
水中運動　50
垂直距骨　354
ストループテスト　142
ストレス低減　160
ストレステスト　36, 192
ストレス反応　160
スパーリングテスト　35, 183, 256
スプリンギングテスト　185, 188, 306, 436
スペーサー　663
滑り　233
滑りモビライゼーション　98
スライダー　245
　遠位　245
　近位　245
スリング　50, 376
　骨盤・下肢の吊り下げ　377
整形外科手術　531
成長障害　478
整復　319, 357
　バンド　319
脊髄神経(根)　229, 399
脊髄性跛行　372
脊柱
　安定化システム　408
　矯正　346, 348
　バンプースパイン　519
脊柱後弯症　165
　脊柱側弯　340
脊柱前弯症　160, 165
　頂点　165
脊柱側弯症　335, 340, 347, 350, 479
　矯正　347
　構築性　335
　骨盤側弯症　340
　学童期　335

ショイエルマン病による　479
乳幼児期　335
思春期　335
後側弯症　340
非構築性　335
脊柱のタイプ　163
円背　163
凹円背　163, 165
平背　163, 166
症候群　173
脊椎下垂　302
脊椎関節症　371
脊椎骨棘　364, 371
脊椎固定術　644, 645
　後方　646
　後方二重バー　645
　前外側　646
　前方減捻　644
　前方後方　645
脊椎症　371
脊椎すべり症　164, 302, 303
　偽性　302, 342
　斜面落下　160, 302
脊椎分離症　164, 302
切除間置関節形成術　286
前位(anteposition)、中心化　432, 435
線維症
　神経上膜　230
　神経内　231
線維輪　388, 391
前屈テスト　341, 185
仙骨障害　198
仙腸関節　173, 185
　ベルト　174
仙腸関節炎　518
仙腸関節障害　198
先天性多発性関節拘縮症　355
相
　自動相　129
　認知相　129
　連合相　129
装具　124
　体幹　126
創傷治癒　60
　相　60, 405
　結合組織　60, 535
　増殖相　60, 408, 536
足
　凹足　282, 284, 355

外反足　282
鷲足　209
踵足　354
尖足　355
先天性扁平足　354
内転足　354
内反尖足　357
内反足　355
外反扁平足　282
横扁平足　282
足関節固定術　658
足趾の位置異常、矯正　568
足趾の位置変化　285
速度の梃子　428, 533
鼠径管症候群　261
鼠径部痛　322
組織化相　61, 537
速筋　73
足根管症候群　264
　後　264
　三関節固定　283
　前　264
ソルター骨盤骨切り術　319, 545

た

体幹装具　339
大腿骨顆上の内反骨切り術　557
大腿骨近位骨端線離解
　急性　548
　遷延性　548
台を用いた臥位　309, 376
脱灰化、骨　498
脱水　391
"立って歩け"時間計測　149
多点吊り下げ　377
他動的頸部屈曲　234
多発性関節炎、慢性　517
ダブルクラッシュ症候群　230
ダブルロッド脊椎固定術、後方　645
樽状椎　479
単顆型　618
単純性股関節炎　489
弾性　74
知覚異常性大腿神経痛　262
力
　外部　51
　計測単一　90
　内部　51
　評価スケール　90

遅筋　73
中心化現象　407
中心化　162, 194, 459, 460, 464
　自動的　162, 464
　上腕骨頭　460
肘部管症候群　247, 253
腸骨
　位置異常　198
　後置　192, 606
　前置　192, 606
　モビライゼーション　198
腸恥包　322
チョッピング　198
治療、安定化　123
椎間円板　388, 391
椎間腔　376
椎間板
　栄養　406
　頸椎　398
　減圧システム　389
　生体力学　388
　組織　391
　脱出　388
　脱水　391
　中心化　391
　突出　388, 391
　病理機序　388
　ヘルニア　388, 391
　変性　393
　腐骨化　397
　腰椎　398
椎間板切除術　480
椎間板椎骨の三脚　389
椎骨の階層　389, 392
椎体
　軌道　392
　鉤状の骨の形成　519
　減圧システム　338
痛覚過敏　232
痛覚受容　28, 175
痛覚計測　37
ツォーレン徴候　275
包み込み　474, 490
積み木遊び　169
吊り下げ
　一点　377
　多点　377
抵抗テスト、静的　453
低酸素　229
ティネッティ・テスト　151

ディバーゲンス運動—脊椎関節　183, 190
テーピング　123
梃子
　近位の　440
　両側の　429
テコテクニック　203
テスト
　圧迫　36
　安定性　119
　ギャッピング　187
　筋短縮—前屈—仙腸関節　185
　後屈　185
　上肢神経動力学　238
　神経動力学　233
　スパーリング　35, 183, 256
　スプリンギング　185, 188, 306, 436
　スランプ　234, 237
　張力　36, 233
　トーマス　434, 613
　パトリック・クビス　187, 435
　不安定　573
　腹臥位膝屈曲　236
　持ち上げ　186
テニス肘　209, 221
デュシェンヌ跛行　52, 374, 436
デルマトーム　34
逆運転、主動筋による　300
電気療法　54
臀部の非対称なしわ　317
テンショナー法　245
凍結肩　451
疼痛
　間欠的な　13
　記憶　15
　スケール　398
　偽根性　398
　急性　11
　計測　38
　根性　398
　時間的な経過　23
　次元　12
　質　23
　受容体—　28
　種類　23
　処理　15
　図表　38
　段階　13
　知覚　11

　中心化　398
　伝達　15
　発生　15
　部位　22
　分類　13
　慢性　11
　問診　24
　問診票　39, 41
　誘発テスト　36, 211, 215
　ロゼット　180
疼痛回避肢位　399
疼痛の質問票　39
疼痛図表　38
疼痛生活障害尺度　40
頭部関節（環椎後頭関節，環軸関節）　190, 191
トーマステスト　434, 613
トーマス副子　490
徒手療法　21
突背　502
トリガーポイント　175, 381
鶏眼　286
トルク　51
トレンデレンブルグ
　徴候　436
　跛行　317, 436
トンネル　229

な

内腔狭窄　236
内反骨切り術
　減捻　320
　転子間　547
内反尖足　354, 568
　腓腹筋の萎縮　355
内反中足　354
内部ユニット　408
軟骨症（chondrose）　371
軟膜　230
二重Ｘ線吸収測定法　504
二重関節固定術　283
日常機能のアンケート　45
ADL（日常生活動作）　40, 476
ニュートラルゾーン　66, 117
捻挫　178
ノンアウトレット症候群　589

は

バーロー徴候　317
肺炎の予防　555
肺活量　344
背側滑り、上腕骨頭　459
バケツの取っ手運動　189
跛行　25
　デュシェンヌ　52, 374, 436
　トレンデレンブルグ　317, 436
破骨細胞　497
白血球抗原、ヒト、B27型（HLA-B-27）　518
発散、歩行の　553, 612
パトリック・クビステスト　187, 435
馬尾症候群　396
ハロー型頸胸椎装具　644
バンカート損傷　571
　エデン・ヒビネット法　571
　ランゲ法　571
汎膝関節症　419
反射試験　37
反射性ジストロフィー　535
反射性腹這い　324
ハンター管　263
ハンター管症候群　263
反対方向（buttressing）の自動運動　446
半端座位　445
半置換術　631
バンブースパイン　519
ピギーバック法（Huckepackgriff）　476, 611
腓骨症候群　263
膝
　外反膝　274, 299, 333, 557
　内反膝　299, 557
尾側化、能動的　162
尾側滑り
　自動的　216
　上腕骨頭　459
ヒト白血球抗原のB27型（HLA-27）　518
病
　シュラッター　469
　キーンベック　478
　ケーラー　478
　ショイエルマン　469, 478
　バーストラップ　371
　フライバーグ・ケーラー　478
　ベヒテレフ　517
　ペルテス　469, 487
評価スケール
　口頭式　40
　数値　40
表在感覚　37
標的組織　232
ヒル・サックス損傷　571
ヒンジ型　620
ファーレンテスト　254
ファンクショナルリーチテスト　142
不安定テスト（アプリヘンションテスト）、後方　573
フィードフォワード　578
フォースクロージャー　108, 632
フォームクロージャー　107, 632
不活性　77
負荷トルク　51
腹臥位膝屈曲テスト　236
副子、フィンランド製　418
腹側滑り、上腕骨頭　459
腹部抱き枕　377
浮腫、神経周囲　395
不動　77
舟底足　354
踏み台試験　25
ブラガード徴候　36
ブリッジ　603
プレスフィット　600
フローマン徴候　253
プロセス、治療　4
平行棒　658, 660, 666
平背　163
ベーカー嚢胞　421
ペーシング　48
変形性関節症　363
変形性股関節症　430
　臼底突出型　433
　ステージ　430
変形性膝関節症　419
　ステージ　419
変形性脊椎症　371
片鼻呼吸　345, 555, 615
外反扁平足　282
扁平足、先天性　354
膀胱の麻痺　396
傍漆蓋疼痛症候群　271
関節包切開　357
歩行、観察　148
歩行速度テスト　150
ボストン型コルセット　339
ボトル徴候　252
ホフマン・ティネル徴候　254

ま

マインツァー装具　490
マクギル疼痛質問表　39
マッサージ　56, 443, 462
　モビリゼーション　443, 462
末梢麻痺　417
マティアス・テスト　343
マニピュレーション、脊柱　174
ミクリッツ線　327
見せかけの施術　25
ミルウォーキー型コルセット　339
メクロン副子　564
メナール-シェントン線　318
メネルテスト　606
免荷固定機構
　（Entlastungsklammer mechanismus）　389
持ち上げテスト　186
モビリゼーション
　PNF　446
　膝蓋骨　425
　神経の　411
　水中の　447
　スリングの　446
　脊椎分節の　416
　腸骨　198
　吊りなしの、脊椎分節　383
　吊りの少ない、脊椎分節　384
　反対方向（buttressing）　426, 442, 463
　分節の　195
　並進　384
　ワイパーブレード運動　426
もみの木現象　471, 502

や

ヤーガソン徴候　584
夜間知覚異常性上腕痛　254
有痛弧　160, 212, 451
誘導刺激　58
誘発テスト　36, 183, 187
　エデンテスト　250
　スパーリング　36, 183

ファーレンテスト　254
　　ライトテスト　251
容易な立位　113, 265
要因、心理社会的な　13
腰椎
　　安定化の筋肉システム　413
　　　症候群　173
　　　神経解剖学　32, 394
　　腰部安定化トレーニング
　　　（Taillen trimmer）　413
腰部枕　376
腰部隆起　340
予備スペース、生理学的な　66
予防戦略　27
4の字徴候　472, 488

ら

ライトテスト　251
ラウエンシュタイン像　488
ラセーグテスト　36
　　逆ラセーグテスト　36
　　反転ラセーグテスト　36, 236
梨状筋症候群　260
リズム、肩甲上腕　213
離断性骨軟骨症　469
リッサー徴候　337
リフティング（持ち上げ）　152, 565
リリース徴候　574
礫音　367
レッドフラグ　22
レベル診断、足　288
ロード&シフト徴候　574
肋鎖症候群　247
肋骨運動、検査　189
肋骨癒合　337
肋骨隆起、評価　343

わ

ワイパーブレード、モビライゼーション
　　426
鷲手　253
ワデル徴候　25
割座、トンビ座り　299

編集：
アンチェ・ヒューター－ベッカー（Antje Hüter-Becker）
理学療法士として神経科、神経外科、精神科、リハビリテーション科(四肢まひ、対まひ)に勤務。理学療法の教師となるため専門教育を受け、いくつかの理学療法専門学校で教師を務める。担当科目は神経学、リハビリテーション、専門職論。理学療法の教師のための高度な訓練の場の構築と管理に携わり、そこで講師を務める。担当科目は教授法、教師の職務、専門職論。専門誌『理学療法(Physiotherapie)』の編集長を務めるほか、理学療法関連の教科書の著者や編者としても活躍している。

編著者：
メヒトヒルト・デルケン（Mechthild Dölken）
理学療法士(ディプロマ＝学位〈カレッジ〉)。ハイデルベルグ大学医学部の病院「Universitätsmedizin Mannheim（大学病院マンハイム）」付属の理学療法専門学校に勤務。さらに、社団法人・ドイツ筋骨格系医学協会（DGMSM）で、理学療法士と医師のための徒手療法／徒手医学の上級コースで専門講師を務める。独・ティーメ社の理学療法の教本シリーズの著者や編者としても活躍。

監修者：
守安 健児 （もりやす　けんじ）
《学歴》
　1994年　川崎リハビリテーション学院　理学療法学部卒業
　2007年　ドイツ留学　ドイツ筋骨格医学会(DGMSM)研修
《職歴》
　1994年〜2001年　医療法人親仁会　米の山病院、みさき病院
　2001年〜2002年　医療法人創和会　しげい病院、重井医学研究所附属病院
　2002年〜2007年　岡山医療生活協同組合　岡山協立病院
　2008年〜　朝日医療学園　朝日リハビリテーション専門学校　理学療法学科専任講師(現在に至る)
　2013年〜　Movement Intelligence Okayama主宰(現在に至る)

松尾 慎 （まつお　まこと）
《学歴》
　1999年　国士舘大学　体育学部卒業　（体育学学士）
　2002年　岡山健康医療技術専門学校　理学療法学科卒業　（理学療法士免許取得）
　2008年　ドイツ留学　ドイツ筋骨格医学会(DGMSM)研修
　2011年　吉備国際大学　保健科学研究科　修士課程卒業　（保健学修士）
《職歴》
　2002年　慈彗会　亀川病院
　2007年　朝日医療学園　朝日リハビリテーション専門学校　理学療法学科専任講師
　2012年〜　平成医療学園　宝塚医療大学　保健医療学部　理学療法学科　講師

ガイアブックスは
地球(ガイア)の自然環境を守ると同時に
心と身体の自然を保つべく
"ナチュラルライフ"を提唱していきます。

Copyright © of the original German language edition 2009 by Georg Thieme Verlag KG, Stuttgart, Germany Original title: Physiotherapie in der Orthopädie, 2/e by Antje Hüter-Becker and Mechthild Dölken (Editors), Mechthild Dölken (Author)

登録商標(トレードマーク)は特に**明示されていない**。このことから記載の商標が非登録商標である可能性も排除できない。

初版 2005年

〈お断り〉
ほかの学問分野と同様、医学分野も日々進化しています。特に治療法や薬物療法においては、研究や臨床経験を通じて日々新たな発見がなされています。
用量や使用法に関する記載に対して、出版社はいかなる保証も負いかねます。薬剤の使用上の注意を熟読し、あるいは専門医に相談することにより、そこに記載されている用量あるいは副作用にまつわる注意書きが本書に記載されているそれと異なることがないか、利用者は各自でご確認ください。用量や用法の決定は利用者自らの責任で行ってください。

Physiotherapie in der Orthopadie
整形外科における理学療法

発　　　　行	2014年10月10日
発　行　者	平野 陽三
発　行　所	株式会社 ガイアブックス
	〒169-0074 東京都新宿区北新宿 3-14-8
	TEL.03(3366)1411　FAX.03(3366)3503
	http://www.gaiajapan.co.jp

Copyright GAIABOOKS INC. JAPAN2014
ISBN978-4-88282-929-4　C2047

落丁本・乱丁本はお取り替えいたします。
本書を許可なく複製することは、かたくお断わりします。
Printed in China

編集：
アンチェ・ヒューター－ベッカー
(Antje Hüter-Becker)

編著者：
メヒトヒルト・デルケン
(Mechthild Dölken)

日本語版監修者：
守安 健児(もりやす けんじ)
松尾 慎(まつお まこと)

翻訳者：
長谷川 圭(はせがわ けい)
高知大学人文学部卒業。渡独。フリードリヒ・シラー大学哲学部修士課程卒業。大学の教員を務めるかたわら、医療、技術、観光などさまざまなジャンルの翻訳を手かける。訳書に、『実践 押圧マッサージ』『スポーツ筋損傷 診断と治療法』(いずれもガイアブックス)など。

吉水 淳子(よしみず じゅんこ)
奈良女子大学文学部社会学科哲学専攻を卒業後、大阪府立大学大学院綜合科学科文化学専攻を修了。医薬翻訳者として、独語および英語の翻訳を手掛ける。訳書に、『クラニオセイクラル・オステオパシー』『エビデンスに基づく高齢者の作業療法』(いずれもガイアブックス)など。